Encyclopädisches
Wörterbuch
der
medicinischen Wissenschaften.

Herausgegeben

von den Professoren der medicinischen Facultät
zu Berlin:

D. W. H. Busch, C. F. v. Gräfe,
C. W. Hufeland, H. F. Link, K. A. Rudolphi.

Vierter Band.

(Attrahentia — Band.)

Berlin,
im Verlage bei J. W. Boike.

1830.

Verzeichnifs

der Herren Mitarbeiter mit der Namenschiffre:

Herr Professor Dr. *v. Ammon*, zu Dresden. v. A — n.
— Dr. *Andresse*, zu Berlin. An — e. sen.
— Regimentsarzt Dr. *Baltz*, zu Berlin. B — tz.
— Professor Dr. *Barckow*, zu Breslau. Ba — w.
— Dr. *Basedow*, zu Merseburg. B — w.
— Hofrath Dr. *Beck*, zu Freiburg. B — ck.
— Professor Dr. *Benedict*, zu Breslau. B — ct.
— Professor Dr. *Berndt*, zu Greifswald. B — dt.
— Privatdocent Dr. *Brandt*, zu Berlin. Br — dt.
— Professor Dr. *Carabelli*, zu Wien. C — i.
— Medicinalrath Dr. *Casper*, zu Berlin. C — r.
— Hofrath und Leibarzt Dr. *Curtze*, zu Ballenstädt. C — e.
— Professor Dr. *Dzondi*, zu Halle. Dz — i.
— Rath und Professor Dr. *v. Eckstein*, zu Pesth. v. E — n.
— Professor Dr. *Fabini*, zu Pesth. F — i.
— Dr. *E. Gräfe*, zu Berlin. E. Gr — e.
— Staabsarzt Dr. *Grofsheim*, zu Berlin. G — m.
— Medicinalrath Dr. *Günther*, zu Cöln. Gü — r.
— Professor Dr. *Hecker*, zu Berlin. H — r.
— Dr. *Hedenus*, zu Dresden. H — s. jun.
— Dr. *Herzberg*, zu Berlin. H — g.
— Privatdocent Dr. *Hess*, zu Marburg. H — ss.
— Dr. *Heyfelder*, zu Trier. H — der.
— Leibarzt Dr. *Hohnbaum*, zu Hildburghausen. Ho — m.
— Geh. Medicinalrath und Professor Dr. *Horn*, zu Berlin. H — rn.
— Privatdocent Dr. *Hüter*, zu Marburg. Hü — r.
— Hofrath und Professor Dr. *Hufeland*, zu Berlin. Hu — d.
— Professor Dr. *Jäger*, zu Erlangen. Jä — r.
— Professor Dr. *Jäger*, zu Wien. J — r.
— Professor Dr. *Klose*, zu Breslau. Kl — e.
— Leibarzt Dr. *v. Koehring*, zu Stollberg. v. K — ng.
— Generalarzt und Obermedicinalrath Dr. *Kothe*, zu Berlin. K — e.
— Hofrath und Leibarzt Dr. *Kreyssig*, zu Dresden. K — g.
— Dr. *Krimer*, zu Aachen. K — r.

Herr Professor Dr. *Krombholz*, zu Prag. Kr — lz.
— Hofmedicus Dr. *Lau*, zu Potsdam. L — u.
— Dr. *M. Mayer*, zu Berlin. M — r.
— Dr. *Michaelis*, zu Berlin. M — lis.
— Professor Dr. *Naumann*, zu Bonn. Na — n.
— Regierungsrath Dr. *Neumann*, zu Neu-Wied. Ne — n.
— Professor Dr. *Osann*, zu Berlin. O — n.
— General-Staabschirurgus Dr. *Pockels*, zu Braunschweig. P — s.
— Professor Dr. *Purkinje*, zu Breslau. P — e.
— Professor Dr. *Radius*, zu Leipzig. R — s.
— Privatdocent Dr. *Ratzeburg*, zu Berlin. R — g.
— Staabsarzt Dr. *Richter*, zu Berlin. A. L. R — r.
— Professor Dr. *Riecke*, zu Tübingen. R — e.
— Regierungsrath und Professor Dr. *Ritgen*, zu Giessen. R — gen.
— Geh. Medicinalrath und Leibarzt Dr. *Sachse*, zu Ludwigslust. S — se.
— Professor Dr. *Schlemm*, zu Berlin. S — m.
— Dr. *Seifert*, zu Greifswald. S — rt.
— Hofrath u. Director d. med. chir. Akad. zu Dresden Dr. *Seiler*. S — r.
— Professor Dr. *Ed. v. Siebold*, zu Marburg. Ed. v. S — d.
— Pensionairarzt Dr. *v. Siedmogrodzki*, zu Berlin. v. S — i.
— Regimentsarzt Dr. *Sommer*, zu Trier. So — r.
— Professor Dr. *Ullmann*, zu Marburg. Ull — n.
— Geh. Medicinalrath und Leibarzt Dr. *Vogel*, zu Rostock. V — l.
— Professor Dr. *Wagner*, zu Berlin. Wg — r.
— Professor Dr. *Walther*, zu Leipzig. W — er.
— Leibchirurgus Hofrath Dr. *Wedemeyer*, zu Hannover. Wed — r.
— Regimentsarzt Dr. *Wutzer*, zu Münster. Wu — r.

Die Chiffren: B — h., v. G., H — d., L — k. und R — i. zeigen die Namen der Herausgeber an.

A.

ATTRAHENTIA. Anziehende, herbeiziehende Mittel. Man gebraucht sie, wenn man die Absicht hat, die Säfte nach einem Ort hinzuziehen, oder von einem andern abzuleiten. Sie sind entweder reizende oder erschlaffende (feuchte Wärme, örtliche warme Bäder, warme Umschläge, Dämpfe, trockne Schröpfköpfe); auch örtliche Blutentziehungen z. B. Blutegel, blutige Schröpfköpfe (S. Ableitung). Am meisten werden sie angewendet zur Wiederherstellung unterdrückter Menstruen und Hämorrhoiden, zur Herbeiziehung der Milch im Wochenbette, und bei gefährlichem Zurücktritt äufserer Krankheitsaffektionen nach innen, z. B. zu Wiedererregung des Podagra, bei gefährlicher Metastase desselben auf innere Eingeweide. H — d.

ATTRITUS. S. Afterfratt.

ATYPUS, *Atypicus*, was keinen Typus beobachtet; besonders von Fiebern gebräuchlich, *Febres atypicae.* Am meisten sind es Febres nervosae et malignae, und das Atypische gehört zu ihrem Karakter, daher auch das Wort häufig dafür gebraucht wird. H — d.

AUDITIVUS MEATUS, *nervus*, etc. S. Gehörgang, Gehörnerve u. s. w.

AUDITUS. S. Gehör.

AUFBRAUSEN. *Effervescentia.* Das Aufbrausen ist die plötzliche Entwickelung von Gas beim Vermischen verschiedener Körper. Die gewöhnlichste Erscheinung dieser Art ist das Aufbrausen, welches entsteht, wenn eine tropfbar flüssige Säure auf kohlensaures Kali, kohlensauren Kalk oder kohlensaure Talkerde gegossen wird. Hier verbindet sich die Säure mit Kali, Kalk- oder Talkerde und treibt die Kohlensäure aus. Man bedient sich dieses Mittels, um Kohlensäure als Gas in den Magen zu bringen. S. Kohlensäure. Auch ist es ein Mittel die kohlensauren Verbindungen, besonders die natürlichen zu erkennen, wobei man jedoch bemerken mufs, dafs manche, z. B. die kohlensaure Schwererde oder der Witherit, nur zerrieben mit Säuren aufbrausen. Das Aufbrausen entsteht aber noch in vielen andern Fällen, z. B. wenn kohlensaures Kali mit Schwefel geschmolzen wird, wo sich der Schwefel mit dem Kalium verbindet und die Kohlensäure mit dem Sauerstoffgas ausgetrieben wird, oder wenn Braunstein (Braunsteinhyperoxyd) mit Salzsäure (Hydrochlorsäure) übergossen wird, wo sich der Sauerstoff im Braunstein mit dem Wasserstoff in der Säure zu Wasser verbindet und Chlor entwickelt wird u. dgl. m.

L — k.

AUFFÜTTERUNG der Kinder ohne die Brust der Mutter. — Obgleich es keinem Zweifel unterworfen ist, dafs die naturgemäfse Ernährungsart der Kinder, d. h. durch die Milch der Mutterbrust, die passendste ist, so giebt es jedoch Fälle, wo die Mutter des Kindes physisch unfähig ist, dasselbe selbst stillen zu können, (vergl. den Artikel Amme) und wo anderseits Verhältnisse obwalten, die das Stillen des Kindes durch eine Amme nicht zulassen, oder wo Vorurtheile, Besorgnisse von Seiten der Eltern, der Annahme einer Amme entgegen sind, und das neugeborne Kind demnach durch künstliche Auffütterung genährt werden mufs.

Diese künstliche Auffütterung verdient, obwohl sie, wie gesagt, der naturgemäfsen Ernährung nachsteht, nicht so streng beurtheilt zu werden, wie dies, namentlich von ältern Aerzten geschah, welche die Sterblichkeit der Kinder in den Findelhäusern, der künstlichen Auffütterung zuschrieben. Sie berücksichtigten hierbei nicht, dafs wohl andre Ursachen die Sterblichkeit veranlassen konnten, als z. B. eine unzweckmäfsige Einrichtung der Findelhäuser (S. diesen Artikel.), Ueberfüllung der Kinder in einem verhältnifsmäfsig kleinen Raum, Mangel an Pflege, Reinlichkeit, Unzweckmäfsigkeit der Art und Weise der Auffütterungsmethode u. s. w. Wie viele Kinder werden nicht jetzt künstlich aufgefüttert, ohne dafs dabei auch nur im Geringsten ihre Gesundheit, Entwickelung leidet? (S. *Henke*, Kinderkrankheiten Bd. I. 2te Ausg. p. 101. 1818.) Ja es giebt wohl Verhältnisse, wo die künstliche Auffütterung der Kinder, der Ernährung durch eine Amme vorzuziehen ist, wenn dabei nur eine zweckmäfsige Methode gewählt, alle Bedingungen, unter welchen sie geschehen mufs, erfüllt werden. Diese Verhältnisse sind nämlich in den Fällen zu suchen, wo die Amme nicht diejenigen Eigenschaften besitzt, die sie haben sollte (S. Amme.).

Bedenkt man, wie schwierig es oft ist eine gute Amme zu finden, die nicht allein physisch gut beschaffen ist, sondern auch moralisch gute Eigenschaften besitzt, Geduld, Liebe zu dem Kinde, einen sanften Charakter u. s. w. haben mufs, erwägt man endlich, dafs eine zärtliche Mutter, die nicht das Glück haben kann ihr Kind selbst zu stillen, was sie so sehnlich wünscht, gewifs lieber alle nur mögliche Sorgfalt auf die künstliche Auffütterung verwenden wird, als ihr Kind behufs der Ernährung einer Amme zu überlassen, so wird man gewifs nicht so sehr gegen die künstliche Auffütterung eingenommen seyn.

Die künstliche Auffütterung erheischt grofse Geduld, eine sorgfältige Auswahl der Nahrungsmittel, eine passende Zubereitung derselben, und endlich grofse Reinlichkeit. Die ersten 14 Tage erhält das Kind nur flüssige Nahrung, wozu *Hufeland* die süfsen Molken vorschlägt, *Henke* abgekochte Milch mit Wasser vermischt, und zwar 2 Theile Wasser und 1 Theil Milch; *Jahn* empfiehlt Reis- und Gersten-Wasser; *Gölis* Eichelkaffee mit Milch. Man soll hierzu entweder frische oder geröstete Eicheln nehmen, wovon 3 Quentchen mit ½ Seidel Wasser gekocht und der Absud mit Milch vermischt, gereicht wird. Bei gesunden Kindern kann man Kuhmilch, bei kränkelnden Ziegen- oder Eselsmilch nehmen. Da die Milch in ungekochtem Zustande Flatulenz, Durchfall u. s. w. erregt, so mufs sie abgekocht und abgerahmt werden; auch soll man, nach *Henke*, das Wasser abkochen.

Das Getränk mufs dabei die Wärme der Muttermilch haben; man halte es während der Nacht durch eine Lampe warm, und gebe es dem Kinde, sobald dasselbe erwacht. Nach Verlauf von 14 Tagen, wenn das Kind kräftig zunimmt, geht man zu nahrhafteren Nahrungsmitteln über. Gut ausgebackner, getrockneter Zwieback wird mit Wasser, Wasser und Milch oder Fenchelthee zu einem dünnen Brei gekocht und mit Zucker versüfst. Dieser Brei ist allem andern, als Mehl-, Brod-, Gries-Brei vorzuziehen. In der Regel giebt man den Zwiebacksbrei täglich 4 Mal, nach Umständen jedes Mal zu 8—12 Theelöffeln, und reicht in der Zwischenzeit zum Getränk Milch mit Wasser. Nach und nach geht man zu dünnen Kalb-, Hühner-, Taubenbrühen mit Zwieback gekocht über und wechselt damit. Es kömmt hierbei natürlich alles auf die Beschaffenheit des Gesundheitszustandes des Kindes an; ist es kräftig, so wird man nicht nöthig haben von dieser Diät abzuweichen, ist es jedoch schwächlich, so gebe man ihm gedachte Fleischbrühen mit Eigelb auch wohl mit etwas süfsem Wein. Auch eine Braunbiersuppe mit etwas Kümmel bereitet, ist ein vorzügliches Nahrungsmittel für Kinder. Mit dem zunehmenden Alter des Kindes nimmt seine Efslust zu, und daher mufs man ihm gröfsere Portionen geben, fährt jedoch mit dieser Auffütterungsmethode bis nach dem 7—8 Monate fort, wo das Kind solche Nahrung erhält, die man den entwöhnten Säuglingen giebt.

Zum Darreichen des Breies bedient man sich am besten kleiner hölzerner oder porzellanener Löffel, welche etwas flach seyn müssen; das Getränk wird mittelst einer Flasche mit langem Halse, z. B. einer Eau de Cologne-Flasche gegeben. Man giefst darin das Getränk, schiebt in den Hals ein conisch zugeschnittenes Stückchen Schwamm, umhüllt dasselbe mit reiner, feiner Leinewand, die sorgfältig an den Hals der Flasche gebunden wird, und läfst hieran das Kind saugen. Man mufs stets reinen Schwamm und Leinwand nehmen und die Flasche rein halten. — Die, leider noch häufig vorhandene Gewohnheit, zum Einschläfern der Kinder und auch aus Bequemlichkeit, denselben einen sogenannten Zulp in den Mund zu stecken, verdient mit Recht verworfen zu werden, indem dies nicht allein höchst ekelhaft, für das Kind ungesund ist, sondern auch gefährlich werden kann. Mir ist ein Fall vorgekommen, wo ein solcher Zulp vom Kinde in den Mund geschluckt, beinahe den Erstickungstod herbeigeführt hatte. E. Gr — e.

AUFGESOGENE BRUSTWARZEN. S. Brustwarzenwunde.

AUFGETRIEBENHEIT, (Intumescentia, Tumor, Physconia, Gonflement, Enflure, Engorgement) ist die anomale Zunahme des Volumens eines organischen Theiles oder des ganzen Körpers, und stellt sich unter dem Symptome der Geschwulst dar. Sie kommt vorzugsweise an Theilen mit einem laxen Gefüge, besonders aber im Umfange der Höhlen des Organismus vor. Ihr Grundverhältnifs bezieht sich fast stets auf einen veränderten Vegetationsprozefs, und deshalb findet sie in folgenden Fällen statt, nämlich bei gesteigertem Turgor vitalis, bei der Entzündung, bei Ansammlungen anomaler oder abnormer Secretionsstoffe, besonders des Wassers, der Luft, plastischen Lymphe, des Eiters. Aufserdem findet man sie bei fremden, in den Körper gedrungenen Stoffen, doch in diesem Falle mehr durch die Reaction des Organismus, als durch die Masse des fremden Körpers bedingt. Das prognostische Verhältnifs der Aufgetriebenheit ist im allgemeinen ein günstiges, in sofern es auf einen gewissen Grad einer noch stattfindenden Energie der Vitalität schliefsen läfst. Ein schnelles Verschwinden der Aufgetriebenheit, bezeichnet dagegen meistens den Uebergang in örtlichen oder allgemeinen Tod. Das Curverfahren gegen die Aufgetriebenheit ist nach dessen ursächlichen Verhältnissen verschieden.

S — ki.

AUFGIESSEN. Aufgufs. *Infusum.* Als Kunstausdrücke werden diese Wörter gebraucht, wenn man Körper aus dem organischen Reiche, besonders Pflanzentheile, mit Wasser oder andern Flüssigkeiten übergiefst, diese einige Zeit darüber stehen läfst, und dann abgiefst oder abseihet. In engerer Bedeutung nennt man Aufgufs, wenn man Wasser dazu angewendet hat; die Aufgüsse mit Weingeist, Aether oder Ammonium, heifsen Tincturen. Einige zusammengesetzte Formeln, welche Infusa heifsen, sind unter diesem Worte zu suchen. Das Wasser wird zum Aufgufs kalt oder warm, oder heifs, oder auch siedend genommen, und man läfst es längere oder kürzere Zeit, an einem wärmeren oder kälteren Orte darüber stehen, dann giefst man ab, oder colirt, oder filtrirt. Die vegetabilischen Körper welche mit Wasser übergossen werden, müssen gut zerkleinert seyn; sehr feste, z. B. feste Hölzer, Rinden und Wurzeln, reibt man auch wohl mit etwas Wasser in einem Mörser und giefst dann erst Wasser hinzu. Durch solche mechanische Mittel, werden die Zellen der Pflanzen, welche die wirksamen Stoffe enthalten, geöffnet und die letzteren gehörig ausgezogen. Will man weniger concentrirten Aufgufs erhalten, so läfst man die Pflanzentheile nur wenig zerkleinern. Die Pflanzenstoffe, welche durch Wasser ausgezogen werden und in den Aufgufs übergehen, sind: Schleime, Gummi, Zukker, Säuren, Salze, Extractivstoff, und mit diesen wird aufgenommen, ohne jedoch völlig aufgelöset zu werden: Harz, Gummiharz, fettes Oel. Das ätherische Oel wird an und für sich schon etwas vom Wasser aufgelöset, noch mehr aber wird durch Hülfe des Schleims und Gummi aufgenommen. Einige von diesen Körpern werden leichter, andere schwerer vom Wasser aufgelöset, und es kommt also auf die in einem Körper enthaltenen Stoffe an, wie der Aufgufs zu bereiten sei. L — k.

AUFHEBEBINDE, (*Suspensorium, Suspensoir,*) Tragbinde, ist derjenige einfache oder zusammengesetzte Apparat des chirurgischen Verbandes, welcher zur Unterstützung einzelner Theile des Körpers, oder anderer Theile des Verbandapparates dient, und dieselben zugleich in die Höhe hebt. Man bedient sich hierzu entweder einfacher Binden, oder zusammengesetzter Bandagen, von denen letztere wegen der gröfsern Bequemlichkeit bei ihrem Gebrauch vorzuziehen sind. Nach Verschiedenheit der Theile, für welche diese Binden bestimmt sind, hat man sehr verschiedene, von denen folgende die Wichtigsten sind:

1) Suspensorium mammae simplex, duplex, compositum. Aufhebebinde der Brüste.

2) Fascia scapularis s. Scapulare cum Munbili, (le Scapulaire, Schultertragebinde).

3) Das Suspensorium scroti.

4) Suspensorium brachii s. Mitella.

In gewisser Rücksicht gehören auch die T. Binde und Bruchbänder mit ausgehöhlter Pelotte hierher.

Diese verschiedenen Arten der Suspensorien sind untereinander sehr verschieden, so wie auch jedes einzelne derselben wieder mannichfaltige Modificationen erlitten hat, worüber die einzelnen Artikel zu vergleichen sind.

Abbildungen dieser Binden findet man in den Werken über Bandagenlehre. *Bass. Henkel, Böttcher, Starke, Schreger.* S — ki.

AUFHEBER, (*Levator*). S. Hebel.

AUFLIEGEN. S. Decubitus.

AUFLOCKERUNG DER HORNHAUT. *Porosis corneae.* Die Auflockerung der Hornhaut besteht in einer Erweichung und Anschwellung der einzelnen Hornhautlamellen, und einer daraus entstehenden Trennung der zwischen den Interstitien derselben stattfindenden cellulösen Verbindungen; damit vergesellschaftet sich Trübung der Cornea, indem gewöhnlich zwischen die einzelnen Hornhautlamellen puriforme Ergiefsungen stattfinden. Das Uebel ist die Folge eines gehemmten Stoffwechsels in der Textur der Cornea, und entsteht meistens nach einer in derselben entstandenen Entzündung, und ist daher auch fast nur von allen Schriftstellern mehr als die Folge der Ceratitis oder anderer Augenentzündungen, welche die Hornhaut mit ergriffen hatten u. s. w., angesehen und abgehandelt worden. — Alle verschiedenen Augenentzündungen, als die Ophthalmogonorrhoe, die Ophthalmia neonatorum, die Ophthalmia contagiosa afficiren auf verschiedene Weise durch einen eigenthümlichen Auflockerungsprocefs die Cornea; im hohen Grade der erst genannten Krankheit, liegen die Hornhautlamellen wie Dachziegel übereinander, in der Ophthalmia neonatorum sehen wir die einzeln aufgelockerten Lamellen der Hornhaut, gleichsam absterben, und die contagiöse Ophthalmie, wenn sie heftig auftritt erweicht die Cornea bis zum schnellen Bersten derselben. Auflockerungen der Hornhaut beobachten wir ferner beim Onyx, oft beim Hypopyon, beim Pannus, bei der Rhytidosis corneae, bei der

Exulceration derselben, aber auch hier immer wieder nach vorausgegangenem Entzündungsprocefs.

Auflockerungen der Hornhaut werden aber auch bisweilen beobachtet, ohne dafs sie von einer sichtbaren entzündlichen Thätigkeit im Auge begleitet sind. Hierdurch erhält die Cornea anfangs ein trübes, mattes Ansehen, welches nach und nach zunimmt, und oft gänzliche Trübung der Cornea, ja bisweilen gänzliche Beeinträchtigung des Gesichts zur Folge hat. Diese Auflockerung der Hornhaut kommt gewöhnlich bei dyscrasischen Subjecten, als an Gicht und Scropheln Leidenden vor. Der Verfasser dieses Aufsatzes hat sie bis jetzt nur beim weiblichen Geschlecht, und zwar vor dem Eintritt der Regeln, und in den climacterischen Wehen beobachtet. Man sieht wohl auch bei älteren Subjecten, wenn sich ein Gerontoxon, ein Arcus senilis bilden will, am äufsern Rande der Hornhaut, Auflockerungen einzelner Hornhautlamellen kreisförmig sich bilden. (S. den Artikel: Hornhautentzündung). v. A — n.

AUFLÖSUNG (in chemischer Beziehung), *Solutio, Dissolutio,* heifst, wenn ein fester Körper in Berührung mit einem flüssigen ebenfalls flüssig wird. Der flüssige Körper heifst das Auflösungsmittel (menstruum, solvens), der feste das Auflösende. Man unterscheidet schon lange Solutio von Dissolutio; in jener erleidet keiner der zusammengebrachten Körper eine Zerlegung, in dieser aber geschieht eine solche. Als die neue französische Nomenclatur in's Deutsche übertragen wurde, übersetzte man Solution mit Lösung, Dissolution mit Auflösung. Aber der Unterschied ist nichtig, denn in der Auflösung mufs zweierlei betrachtet werden, die Veränderung des Festen in's Flüssige, welches die eigentliche Auflösung ist, und die Zerlegung des aufzulösenden Körpers als eine von der vorigen verschiedene Erscheinung. Die gewöhnlichen Auflösungen geschehen in tropfbar flüssigen Körpern: ob Auflösungen in gasförmigen Körpern geschehen, ist noch die Frage, denn um gasförmige Verbindungen zu machen ist es nicht hinreichend, gasförmige Körper mit andern in Verbindung zu bringen. Die Wasserdämpfe sind gewifs nicht in der Luft aufgelöset. Auch hat man das Schmelzen eine Auflösung in der Wärme genannt, oder eine Auflösung auf trockenem Wege, aber diese Erscheinung unterscheidet sich wesentlich von der Auflösung dadurch, dafs der geschmolzene Körper bei weitem nicht die Flüssigkeit des Auflösungsmittels angenommen hat. Wir haben nämlich zwei Kennzeichen einer vollkommenen Auflösung. Zuerst die völlige Durchsichtigkeit; denn so lange die Flüssigkeit noch trübe ist, schwimmen unaufgelösete Theilchen in derselben, daher ist eine Emulsion keine vollkommene Auflösung. Zweitens, dafs der aufzulösende Körper die Flüssigkeit des Auflösungsmittels angenommen hat. Das Aufquellen des Saleps und des Tragantstoffs in Wasser, ist noch nicht eine vollkommene Auflösung zu nennen; wenigstens unterscheidet sie sich wesentlich von der Auflösung der Salze in Wasser, wo die Flüssigkeit vor und nach der Auflösung dieselbe bleibt. Wenn Gummi, Zucker in Wasser aufgelöset, beim Abdampfen eine dickflüssige Masse geben, so ist beim Concentriren der Auflösung eine Art von Trennung geschehen und die Auflösung unvollkommen geworden. Wärme befördert in der Regel die Auflösung, das heifst, es wird nicht allein mehr aufgelöset, sondern auch schneller, aber dieses ist nicht immer der Fall, und die Beförderung schreitet auch nicht mit der Vermehrung der Wärme gleichförmig fort. Immer befördert aber die Vermehrung der Berührungspunkte die Auflösung, zwar nicht in Rücksicht auf die Menge, doch auf die Schnelligkeit, womit ein Körper aufgelöset wird, daher pflegt man den aufzulösenden Körper zu zerkleinern und ihn mit dem Auflösungsmittel oft umzuschütteln. Was die Theorie der Auflösung betrifft, so wissen wir davon eigentlich gar nichts; man sagt zwar, sie werde durch die Anziehung der Körper auf einander bewirkt, aber dadurch könnte nur ein Anhängen des Auflösungsmittels an den aufzulösenden Körper bewirkt werden, nicht eine Trennung der Theile des letztern, wozu ein gegenseitiges Abstofsen erfordert wird. L — k.

AUFLÖSUNG, (in medicinischer Beziehung). AUFLÖSENDE MITTEL. *(Resolventia).* Der Begriff ist doppelt, pathologisch und therapeutisch.

Pathologische Auflösung. Darunter versteht man die anfangende rein chemische Wirkung chemischer Kräfte im

Lebendigen zur Zersetzung der Materie. Sie ist allerdings bei schwindender Lebenskraft, welche im gesunden Zustande den Organismus beherrscht und bindet, auch im Lebenden bis zu einem gewissen Grade, ja örtlich bis zur völligen Fäulnifs, möglich, und sie ist es, was man mit den Worten Fäulnifs, faulichte Diathesis, bei der Gangraena, Sphacelus bezeichnet, und was den Karakter des Faulfiebers und seine Unterscheidung von einem Nervenfieber, desgleichen des Scorbuts, des Morbus maculous haemorrhagicus, constituirt. Ihre Zeichen sind: Ammoniakalische Zersetzung, faulichter Gestank der Sekretionen, des Schweifses, Athems, Urins u. s. w., schwarzes, nicht geronnenes, eine sich nicht scheidende breiigte Masse bildendes, Blut, leichtes, passives, Durchfliefsen des aufgelöseten Blutes aus den feinsten Gefäfsen, Haemorrhagien, Petechien; jene brennend-beifsende Hitze (Calor mordax), die schon ein Beweis chemischer Zersetzung des Wärmestoffes, chemische, nicht lebende, Wärme, ist, grofse Geneigtheit zu örtlicher Fäulnifs.

Therapeutische Auflösung. — Eine der wichtigsten Operationen der heilenden Kunst. Der Prozefs, stockende, verdickte Säfte und Stoffe mobil zu machen und sie zur Ausleerung, oder zur Resorption zu bringen. — Dies geschieht auf doppelte Weise. Eben so wie die Stockung auf zweifache Art, entweder durch Unthätigkeit der Gefäfse, oder durch Verdickung der Säfte, entstehen kann, eben so ist es mit der Auflösung. Sie geschieht entweder auf dynamischem Wege, durch Vermehrung der Thätigkeit der Gefäfse, besonders der feinen Kapillar- und Resorptionsgefäfse, oder durch chemische Einwirkung, durch Mittel, welche die stockende Materie chemisch verdünnen, zersetzen, mobil machen; oder durch beide Wirkungen zugleich, welches das kräftigste ist. Alle diese Mittel nennt man *Resolventia*, und man sieht, wie grofs ihr Reich? ist. Zu der ersten Klasse gehören alle die Mittel, welche diese eigenthümliche Gefäfsthätigkeit vorzüglich befördern, die frischen Sprossen fast aller Vegetabilien im Frühlinge, die seifenhaften, Salz- oder Zucker haltigen, bitterlichen Vegetabilien, Taraxacum, Fumaria, Marrubium, Millefolium, Beccabunga, Rad. Graminis, besonders die frisch ausgepreſsten Säfte derselben im Frühlinge, die Mellagines und Extracte derselben (Extracta resolventia). Ferner die Neutralsalze, besonders die, welche nicht zu stark purgiren, als Tartarus tartarisatus, Sal ammoniacum, Terra foliata Tartari, die Alkalien, die Seife, die Gummi resinen (Gummata ferulacea), Ammoniacum, Galbanum, Asa foetida, Guajacum; das Fel Tauri. Manche Metalle, besonders Merkur, Antimonium und Baryta, der Schwefel, die Jodine; die Narcotica, besonders Cicuta, Belladonna, Digitalis. Körperliche Bewegung, Friction gehören in dieser Hinsicht zu den kräftigsten Auflösungsmitteln. Aber, wenn die Stockung ihren Grund in einem hohen Grade der Schwäche hat, so sind oft die stärksten Excitantia und Roborantia nöthig, um den Gefäſsen den zur Fortbewegung nöthigen Grad von Thätigkeit zu geben, und dann werden sie die besten Resolventia, wie sich das bei scrofulösen Drüsengeschwülsten, Stockungen und Verstopfungen zeigt, welche oft durch China und Eisen am besten gehoben werden. — Zu der chemischen Auflösung gehört vor allem Wasser und Wärme, ohne welche, so wie im Chemischen, also auch im Organischen, keine Auflösung möglich ist. Dies zeigt schon die groſse Wirkung einer Menge Wassers, besonders warmen Wassers, durch Trinken oder Baden in den Körper gebracht, in solchen Fällen, und die ausgezeichnete Kraft der Mineralwasser und Bäder zu diesem Zwecke beruht gewiſs gröſstentheils hierauf. Auch den Alkalien und dem Schwefel kann eine solche chemische Wirkung nicht abgesprochen werden, und unstreitig steht das Kali und das Natron, als beide Wirkungsarten am vollkommensten vereinend, als chemisch-organisches Resolvens, unter allen oben an, und daher ist das, an Natron reichste, Karlsbad das gewaltigste aller Auflösungs- und Schmelzungsmittel, durch dessen Gebrauch oft in wenig Wochen die stärksten Verstopfungen, Vergröſserungen und Verhärtungen der Eingeweide auf wunderbare Weise verschwinden.

Die Anwendungsart dieser Mittel ist theils innerlich, theils äuſserlich, in Bädern, Umschlägen, Salben, Pflastern, Dämpfen, Klystiren.

Die Krankheiten, wo sie gebraucht werden, sind unzählig, weil eine Menge derselben ihren Grund lediglich in solchen inneren, oder auch äufseren Stockungen, Anschwellungen, Verhärtungen, haben; besonders ist hier die Stockung und Verstopfung der Unterleibseingeweide von vorzüglicher Wichtigkeit, indem nicht blos die Lokalkrankheiten der Verdauung und Unterleibsfunktionen, sondern auch per consensum die wichtigsten und hartnäckigsten Nervenkrankheiten, Kopf-, Brust- und Hautkrankheiten, aus dieser Quelle entstehen können, z. B. Hypochondrie, Hysterie, Epilepsie, Lähmungen, Gemüthskrankheiten, Schwindel, Apoplexie, Asthma, selbst alle Arten der Phthisis. Hier ist nun die Anwendung durch Klystire von vorzüglicher Wirksamkeit, und hierauf gründen sich die vor 30 Jahren von *Kämpf* (in seiner neuen Methode zur Heilung der Hypochondrie) empfohlenen Visceralklystire, oder vielmehr Medicina pro anum, täglich eine zweimalige Injektion in den Mastdarm um sie bei sich zu behalten. So sehr diese Methode oft übertrieben und gemifsbraucht worden ist, auch wohl dadurch geschadet und Lokalschwäche erzeugt hat, so ist sie doch keineswegs zu verwerfen, sondern vielmehr als eine der kräftigsten Heilmethoden bei solchen Krankheiten zu betrachten und zu benutzen, wodurch oft schon, nach vergeblichem Gebrauch anderer Mittel, die hartnäckigsten Uebel aus dieser Quelle, selbst Epilepsie, geheilt worden sind.

H — d.

AUFLÖSENDE METHODE. (*Methodus resolvens*). Die Kunst, die auflösenden Mittel gehörig anzuwenden. Sie beruht hauptsächlich darauf, die Ursache der Stockungen, den Grad derselben, die Lokalität, und die allgemeine damit verbundene Konstitution, gehörig zu ermitteln und zu bestimmen. — In Absicht der Ursache hauptsächlich, ob sie vielleicht spezifische Dyskrasie zum Grunde haben, wozu besonders die syphilitischen und arthritischen gehören, wo oft die Heilung der specifischen Diathesis schon hinreicht, die Obstruktion oder Verhärtung gänzlich zu heben. Eben so ist die Rücksicht auf die allgemeine Konstitution von vorzüglicher Wichtigkeit, ob nemlich die örtliche Obstruktion entweder mit einer phlogistischen, plethorischen, zur Entzündung neigenden, oder mit einer atonischen torpiden Konstitution verbunden ist (der Unterschied der Obstructio calida und frigida der Alten). Im ersten Falle mufs man sich sehr hüten, Resolventia calida anzuwenden, weil sie Entzündung und alle ihre Folgen in den verstopften oder verhärteten Organen erzeugen können, wofür man sich besonders bei Tuberkeln in den Lungen sehr zu hüten hat, wo man dadurch den Uebergang in Phthisis purulenta bewirken kann. Im letzten Falle hingegen sind sie gerade nothwendig und die wirksamsten. H — d.

AUFLÖSUNG DES GLASKÖRPERS, Glaskörperentmischung. *Beer* hat den Begriff von Synchysis, als eine Krankheit, deren Wesen in einer Veränderung des Ernährungsprozesses der Hyaloidea begründet ist, zuerst festgestellt; früher verstand man unter dem Worte Synchysis eine durch Zerreifsung der Augenhäute im Innern des Auges entstandene Blutergiefsung oder Vermischung der Augenfeuchtigkeiten. Gewöhnlich nach einer vorausgegangenen Iritis, oder einer Entzündung der tiefern Gebilde des Auges selber, ohne dafs die genannten Leiden vorangingen, bemerkt der Kranke, dafs er fernsichtig (presbyops) zu werden beginnt. — Dies sind die Zeichen, durch welche der Kranke auf sein Leiden aufmerksam gemacht zu werden pflegt. Untersucht man das Auge, so findet man auf der Sclerotica entweder einzeln varicöse Gefäfse, oder wenn diese fehlen, so ist das genannte Organ gewöhnlich bläulich oder schmutzig; die vordere Augenkammer scheint vergröfsert, die hintere nimmt bisweilen eine dunkele braunröthliche Farbe an, wahrscheinlich wegen einer Metamorphose des Glaskörpers, und die Iris pflegt in von vorn nach hinten gehender zitternder Fluctuation bei jeder Bewegung des Bulbus zu gerathen; die Contraction und Expansionen dieses Organs sind öfters gestört, und wenn eine Entzündung in diesen Theilen voranging, so ist die Pupille bald klein, bald eckig, bald hier und dort von lymphatischer Exsudation besetzt. Diese nehmen zu, sobald die Krankheit im Steigen begriffen ist, und nicht selten entsteht in Folge derselben eine Synizesis pupillae. Jetzt collabirt die vordere Augenkammer, indem die Convexität der Hornhaut sich mehr und mehr verliert. Untersucht man das Auge entweder durch die leise geschlossenen Augenlider, oder auf der Sclerotica mit den Fingerspitzen, so hat der Bulbus eine weiche breiige Consistenz, merklich verschieden von jener elastischen Beschaffenheit des gesunden Augapfels. *Wardrop* meint, das an Synchysis leidende Auge fühle sich wie eine mit Wasser gefüllte Blase an. Kommt in diesem Stadio der Krankheit eine leichte Ophthalmie hinzu, so erfolgt in kurzer Zeit eine complete Atrophie des Sehorgans. Mit zunehmender Krankheit schwindet auch die Sehkraft, allein nach *Benedict's* Wahrnehmungen litt selbst bei vollkommner Synchysis die Lichtempfindung der Retina nicht immer sehr bedeutend. Es löfsten sich zufällig einige Exsudate aus der vollkommen geschlossen gewesenen Pupille, und als in derselben hierauf einzelne schwarze Punkte und Streifen entstanden, konnte der Kranke wieder zur Noth lesen und schreiben. Hier war demnach noch die Krystalllinse nicht durch den Einflufs der Synchysis ergriffen, allein wo auch diese in Mitleidenschaft gezogen ist, da möchten jene günstigen Erscheinungen keineswegs sich zeigen, wenigstens erinnert sich der Verfasser, dafs in drei Fällen der Synchysis des Glaskörpers, wovon bei zweien die Pupille sehr verengt, aber nicht verschlossen war, und bei dem dritten die hinter der sehr zusammengezogenen Pupille befindliche Cataract blofs auf dringendes Verlangen des Kranken dislocirt ward, auch nicht die mindeste Lichtperception sich zeigte. Im höhern Grade der Krankheit tritt eine Verdunkelung der Linse ein, die käseartig mit weifser, zuweilen mit grünlicher Farbe sich entmischt. Oft fliefsen bei fortgehendem Krankheitsprozefs Linse und Glaskörper in eine Masse zusammen.

Das Wesen der Synchysis ist keineswegs erforscht, weshalb die Meinungen der Pathologen über diese Krankheit noch sehr getheilt sind. Die constante Weichheit des Bulbus bei dieser Krankheit, die Fluctuationen der Iris von der vordern in die hintere Augenkammer, der später eintretende Collapsus aller Häute, die Ergebnisse der von Synchysis ergriffenen Augen, thun sattsam dar, dafs die eiweifsartige cellulose Consistenz des Corporis vitrei in eine dünne, flüssige, wasserähnliche Feuchtigkeit umgeändert ist. Ob diese Metamorphose primäre oder secundäre Erscheinung ist, darüber ist man zweifelhaft. Allein da alle Augenfeuchtigkeiten doch wohl, wie aus der schnellen Regeneration derselben nach zufälligen Verwundungen oder nach Operationen hervorgeht, eine Absonderung der Hyaloidea und der Tunica humoris aquei sind, so mufs bei einer verkehrten Absonderung wohl eine Krankheit dieser Häute vorangehen, und dafs dem wirklich so sey, beweisen die Resultate von Sectionen, welche eine Atrophie im Baue des Glaskörpers auf das deutlichste erwiesen haben. Diese Atrophie beschränkt sich aber nicht blofs auf die genannten Häute, denn auch die Sclerotica scheint davon ergriffen zu werden, indem ihre schmutzige, blaue Farbe nur von der jetzt mehr durchscheinenden Chorioidea herrührt. Woher diese aber kommen, ob sie durch einen verminderten Nerveneinflufs der Retina, ob durch einen von den Blutgefäfsen des Auges ausgehenden und durch irgend eine Krankheitsmetastase herbeigeführten Ernährungsmangel hervorgerufen werde, darüber fehlen sowohl in Hinsicht der pathologischen Anatomie des Auges, wie in therapeutischer Hinsicht die Facta, um bestimmte Schlüsse machen zu können.

Die Ursachen dieses Uebels liegen gleichfalls noch sehr im Dunkeln, indem denselben eben so oft keine entzündliche Krankheiten voranzugehen pflegen, als sie durch inflammatorische Augenleiden veranlafst zu werden scheinen. Dafs Krankheitsmetastasen, als Gicht, impetiginöse Dyscrasien, vielleicht auch Syphilis oder Mercurialleiden als entferntere Ursachen der Synchysis angesehen werden müssen, erleidet wohl keinen Zweifel; allein der Behauptung *Beer's*, dafs nur die syphilitische Iritis eine Synchysis corporis vitrei veranlasse, widerspricht *Benedict* wohl mit allem Rechte!

Nach den geschilderten Erscheinungen ist die Diagnose der Synchysis nicht schwer; von der glaucomatösen Metamorphose der hintern Augenkammer unterscheidet sie sich schon durch die Farbe.

Dafs an die Heilung einer bereits ausgebildeten Synchysis nach dem jetzigen Standpunkte der Wissenschaft nicht zu denken ist, hat leider die Erfahrung sattsam dargethan. Glücklich, wenn die Krankheit auf der ersten Stufe ist, dann kann der Arzt durch eine zweckmäſsige Diät und Lebensweise, durch kräftige Ableitungen in den Nacken, als Haarseile, künstliche Ausschläge u. s. w., durch eine gegen die Bekämpfung der aufgefundenen Krankheitsursachen gerichtete innere Behandlung, zu welcher hauptsächlich die Eisen- und Stahlquellen empfohlen werden, ihren weitern Fortgang zu hemmen suchen. Ein vorsichtiger Gebrauch zweckmäſsiger Brillen, das behutsame Eintröpfeln des Extracti belladonnae oder Hyoscyami tragen ferner dazu bei, das abnehmende Gesicht des Kranken zu stärken und zu unterstützen.

Synon. Lat. *Synchysis*, von συγχυσις, welches starke Vermischung bedeutet (kommt her von συν- und χύω, mischen), *Dissolutio humoris vitrei, Cataracta hyaloidea.* Franz. *Dissolution de l'humeur vitrée, Confusion des humeurs de l'oeil.* Engl. *Discoloured, Vitreous humor.*

Litteratur.

Beer Lehre von den Augenkrankheiten. Wien 1813—17. II. Bd. p. 257.

T. W. G. Benedict's Handbuch der practischen Augenheilkunde. Leipzig 1825. V. Bd. p. 163—169.

Ejusd. De morbis humoris vitrei in oculo humano. Lipsiae 1810. in 4.

K. Himly's opththalmologische Untersuchungen und Beobachtungen. Bremen 1802. v. A — n.

AUFLÖSUNG DER LINSE. Die Auflösung der Linse ist nichts anderes, als eine durch, bis jetzt keineswegs erforschte oder genügend erklärte, Ursachen herbeigeführte Zersetzung des Körpers der Krystalllinse in eine bald halbweiche, bald filzige, bald käsige, milchartige Masse, welche in der Linsenkapsel enthalten ist. Diese Auflösung macht eine von den verschiedenen Metamorphosen aus, welche die Krystalllinse erleiden kann, und welche man mit dem Namen „grauer Staar" (Cataracta) zu bezeichnen pflegt. Diesen durch Auflösung der Linse herbeigeführten grauen Staar hat man Cataracta mollis, semifluida, caseosa, scabrosa, gelatinosa, lactea, fluida cum nucleo u. s. w. getauft. Bald tritt diese Krankheit gleich anfangs als ein Flüssigwerden, eine Zersetzung der Krystalllinse in die eben beschriebenen Massen auf, bisweilen geht aber erst eine Verdunkelung des Krystallkörpers voraus, welcher nach und nach eine Zersetzung desselben folgt. Dies wird hauptsächlich bei alten Leuten sehr häufig beobachtet. Die Auflösung der Linse kommt bald nur auf einem Auge vor, bald wird sie in beiden beobachtet. Ist dieser Auflösungsprozefs allein in der Linse, so entsteht bekanntlich der graue Staar, allein bisweilen ist dieses nur ein Symptom einer Zersetzung fast aller Augenfeuchtigkeiten, wie bei der Synchysis corporis vitrei, oder beim Glaucom; dann hat aber auch die aufgelöfste Linse ein synchystisches Ansehen!

Was die Auflösung der durch die Staaroperation dislocirten oder zerstückten Linse in der hintern oder vordern Augenkammer betrifft, so siehe hierüber die Artikel Staarauflösung, Staaroperation.

Synon. Lat. *Dissolutio lentis crystallinae, Synchysis lentis.* Franz. *Dissolution du crystallin.* v. A — n.

AUFSPERRER. S. Speculum und Dilatatorium.

AUFSPRINGEN DER LIPPEN (*Fissura labiorum, Impetigo labialis*) erfolgt bei Menschen mit reizbarem Hautorgane, besonders bei Kindern und Frauen, wenn dieselben sich rauher, kalter Luft aussetzen. Es offenbart sich durch Rauhigkeit und vielfache Risse der Ober- und Unterlippe, die meistens oberflächlich sind, wenigstens sehr selten, und nur bei Vernachlässigung oder übler Behandlung und etwa zufällig hinzutretenden allgemeinen Krankheiten des Körpers tiefer eindringen. Diese Risse erregen aufser einem Gefühl von Spannung wenig Beschwerden, und heilen in der Regel leicht bei Vermeidung der Ursachen. Nur selten, wenn nämlich die oben angegebenen schädlichen Einflüsse hinzutreten, verwandeln sich diese Risse in Geschwüre, die dann zuweilen einen bösartigen Charakter annehmen, sehr schmerzen, mit bedeutender Anschwellung und Mifsfarbigkeit der Lippen verbunden sind, daher leicht mit Krebs verwechselt werden können; doch fehlen bei ihnen die Härte, die aufgeworfenen Ränder, die brennenden Schmerzen, der Ausflufs einer stinkenden Jauche. Leichter ist die Verwechselung dieser Geschwüre mit Aphthen, Herpes, syphylitischen und scorbutischen Geschwüren möglich.

Die Prognose der einfachen Fissuren ist sehr günstig.

Es sind unbedeutende Leiden, die indefs in so fern beschwerlich werden, als sie wegen Reizbarkeit des Hautorgans leicht wiederkehren. Die prognostische Bedeutung der Fissuren, wenn sie sich in Geschwüre verwandelt haben, richtet sich nach dem ursächlichen Verhältnifs dieser Veränderung.

Die Cur der einfachen Fissuren erfordert aufser der Berücksichtigung ihres Grundverhältnisses, der erhöhten Hautreizbarkeit, die Vermeidung rauher Luft und den Gebrauch milder, einhüllender, schleimiger, oder fetter Arzeneien, z. B. des Mucilag. Gi. arabici mit Bals. indicus und Aq. rosarum, der verschiedenen Lippenpomaden u. dgl. Haben sich die Fissuren in Geschwüre verwandelt, so mufs die Cur auf die Entfernung der ursächlichen Krankheitszustände gerichtet seyn. Sehr häufig kommen hier gastrische Leiden in Betracht, welche die Anwendung der Laxantia indiciren. Oertlich sind im Allgemeinen die schon angezeigten milden Arzneimittel zu gebrauchen, aufserdem mufs das Geschwür nach seinem besonderen Charakter behandelt werden; doch sind alle Aetzmittel gewöhnlich streng zu verbannen, da sie sehr häufig den Uebergang eines solchen Geschwürs in wahren Hautkrebs herbeiführen. S — i.

AUFSTECHEN (*Apertio cavi punctura*) bezeichnet im Allgemeinen diejenige chirurgische Operation, bei welcher mittelst eines stechenden Werkzeuges eine Höhle behufs Entleerung einer Flüssigkeit geöffnet wird. Sie umfafst die Oncotomia und die Paracentesis oder Punctio. Im besonderen versteht man aber unter Aufstechen nur die Eröffnung einer kleinen und oberflächlich gelegenen, meistens nur von der Epidermis gebildeten Höhle (Blase, Blatter, Bulla, Pustula) durch stechende Werkzeuge. Gewöhnlich bedient man sich hierzu einer einfachen stählernen Nadel, oder der Spitze einer kleinen Lanzette, die man in die Basis der Blase einsenkt, worauf ein seröses Secret ausfliefst und die Blase zusammenfällt. Die Heilung der Secretionsfläche einer solchen kleinen Höhle wird durch die darüber liegen bleibende Epidermis sehr befördert, indem diese fremde, reizende Stoffe, so wie den Lufteinflufs abhält. S — i.

AUFSTEIGEN DER GEBÄRMUTTER, ein veralteter Ausdruck für Mutterbeschwerden, Hysterie, auch für hysterischen Knoten, hysterische Kugel, Globus, Nodus hystericus. E. Gr — e.

AUFSTEIGENDE BINDE (*Fascia adscendens, Dolabra adscendens, Fascia sima, obtura, spiralis adscendens, Ascia, Bandage doloire,* oder *Bandage en doloire, Bandage coigné*). Sie gehört zu der Art der Hebel oder Hebebinden, und wird so gemacht, dafs bei der Anlegung einer einfachen, einköpfigen Binde die einzelnen Gänge (Umwickelungen, Touren) sich nicht vollkommen decken, sondern dafs der zweite Gang höher als der erste liegt, doch diesen noch zum Theil bedeckt. Decken sich die einzelnen aufsteigenden Touren nicht, so nennt man die Binde eine Fascia repens adscendens.

Sie wird vorzüglich zu Einwickelungen von Gliedmafsen benutzt, und ist aufserdem der Grundtypus mehrerer anderer Formmodificationen der Rollbinde, welche durch das Ortsverhältnifs bedingt werden, z. B. die Spica adscendens, Stella u. s. w. Abbildungen derselben finden sich in *Böttcher's* Auswahl des chirurgischen Verbandes. T. III. Fig. 8. 9. — *Henkel* Anweisung zum chirurg. Verbande. T. III. Fig. 22. 23. S — i.

AUFSTOSSEN. S. Ructus, Blähung.

AUFTREIBUNG. S. Aufgetriebenheit.

AUFWEICHUNG bezeichnet den Act einer solchen Veränderung der Structur und Mischung eines Organs, wodurch dessen Resistenz gegen äufsere Eindrücke verringert wird. Gewöhnlich ist hiermit Zunahme des Volumens verbunden, doch ist diese keinesweges nothwendig. Es kann die Aufweichung sowohl in harten als weichen Theilen vorkommen, und erscheint in jenen besonders als Mollities ossium, in diesen bei sehr mannigfaltigen Krankheiten, die mit einem Vorwalten der flüssigen über die festen Theile verbunden sind. Die Aufweichung ist stets ein Symptom einer Anomalie des Vegetationsprozesses, dessen Ursachen und besondere Arten sehr verschieden seyn können. Confer. Mollities ossium, Gastropathia, Oedema, Abscessus, Gangraena, Ulcus u. s. w. S — i.

AUGAPFEL (*Bulbus oculi*), gewöhnlich geradezu Auge genannt, ist mit den Sehnerven wie eine Frucht mit ihrem Stiele verbunden, und liegt im vordern Theile der Augenhöhle. Er ist hinten und an den Seiten von seinen Muskeln und einem fettreichen Zellstoffe umgeben, vorn frei, kann indefs hier von den Augenlidern bedeckt werden. Seine Gestalt ist im Allgemeinen rund, doch nicht ganz kugelförmig, weil seinem hintern, gröfsern Theile ein vorderer, kleinerer, stärker gewölbter, und daher mehr vorragender, so angefügt ist, dafs man deutlich zwei Abschnitte, einen hintern gröfsern und einen vordern kleinern unterscheiden kann, welche, aufser der Form, sich auch durch ihre Textur wesentlich unterscheiden. Der Durchmesser des Augapfels von vorn nach hinten, die Axe des Auges, ist wegen der stärkern Wölbung seines vordern Abschnittes etwas länger, als ein Quer- oder senkrechter Durchmesser.

Der Augapfel ist gebildet 1) aus mehreren Häuten, welche sich theils einander decken, theils mit einander berühren und verbinden, deren aber keine seinen ganzen Umfang einnimmt, 2) aus Flüssigkeiten und durchsichtigen, feuchten Körpern, welche von jenen Häuten umgeben sind, ausserdem aber theils ihre eigenen Hüllen haben, wodurch sie von einander gesondert werden.

I. Häute des Augapfels. Sie bilden, von aufsen nach innen sich einander deckend, drei Schichten, deren jede wiederum, wie der Augapfel, aus einem hintern gröfsern und einem vordern kleinern Abschnitte besteht, welche mit einander zwar verbunden, aber ihrem Gewebe nach höchst verschieden von einander sind.

Aufser diesen eigenen Häuten des Augapfels befindet sich zwischen ihm und den Augenlidern noch eine gemeinschaftliche, die Bindehaut (Conjunctiva), welche mit den Augenlidern betrachtet werden wird.

1) Die erste oder äufsere Schicht der Augapfelhäute. Sie besteht im hintern Theile aus der harten Haut, im vordern Theile aus der Hornhaut.

a) Die harte Haut (Sclerotica), auch von Einigen undurchsichtige Hornhaut (Cornea opaca) genannt, umkleidet den hintern, grofsen Abschnitt des Augapfels, läfst hinten den Sehnerven eintreten, und ist vorn mit der durchsichtigen Hornhaut so zusammengefügt, dafs ihr schräger Rand einen ihm entsprechenden der Hornhaut von aufsen deckt.

Im hintern Theile, am Eintritte des Sehnerven ist sie fast eine Linie dick, wird nach vorn zu dünner, bis sie wieder nahe an der Hornhaut etwas zunimmt. Sie ist ihrem Gefüge nach eine feste, zähe, glatte, undurchsichtige Sehnenhaut, woran sich weder Fasern von bestimmter Richtung, noch regelmäfsige Lamellen unterscheiden und trennen lassen. Ihre innere Seite ist von einem feinen glänzenden Häutchen fest bekleidet, was *Zinn* (Descript. anat. oculi humani §. 2 et 7.) nur im Fötusalter trennbar fand, und als durch die Scheide des Sehnerven fortgesetzte weiche Hirnhaut betrachtet; *Fr. Meckel* (Handb. d. menschl. Anat. Bd. 4. S. 73.) hält es dagegen für eine Fortsetzung der Spinnwebenhaut und wohl deshalb mit mehr Recht, weil die Sehnervenscheide, so wie die ganze innere Seite der harten Hirnhaut von der Spinnwebenhaut bekleidet sind.

Im hintern Theile, etwa eine Linie nach innen von der Axe des Auges entfernt, hat die harte Haut eine Oeffnung, oder wenigstens eine dünne, siebartig durchlöcherte Stelle, durch welche das Sehnervenmark zur Netzhaut des Augapfels gelangt. Im Umfange dieser Oeffnung ist die sechsmal dünnere Sehnervenscheide mit ihr fest verbunden. Ausserdem wird diese Haut an verschiedenen Stellen, doch besonders im hintern und vordern Theile von Gefäfsen und Nerven, der Gefäfshaut und der Blendung angehörig, durchbohrt, auch dient sie den Sehnen der den Augapfel bewegenden Muskeln zur Anlage, ohne indefs davon im vordern Theile einen Ueberzug zu bekommen, den Aeltere die weifse Haut (Albuginea) nannten, wie dies hinlänglich von *Zinn* (l. c. p. 13.) und später von *Rudolphi* (Anat. physiol. Abhandl. Berlin 1802. S. 4.) dargethan worden.

b) Die Hornhaut, durchsichtige Hornhaut (Cornea, Cornea pellucida) liegt vor der vorigen, und beschreibt der Form nach den Abschnitt einer etwas kleinern Kugel, als die, welche durch die harte Haut beschrieben wird, ragt daher mehr vor und ist stärker gewölbt, als die harte Haut. Ihr äufserer Umfang ist schief von aufsen nach innen abgeplattet, und an den vordern schiefen Rand der harten Haut so angefügt, dafs dieser ihn von aufsen bedeckt, wodurch ihre gewölbte Seite etwas kleiner wird, als ihre concave. Oben und unten ist die vordere Seite der Hornhaut eine halbe Linie breit von der Bindehaut der Augenlider bedeckt, weshalb sie nicht rund, sondern der Quere nach elliptisch ist. Die hintere Seite endet mit einem völlig runden Rande, hinter welchem sich eine falzförmige Vertiefung zur Anheftung des Blendungsbandes findet. Die Hornhaut ist, mit Ausnahme ihres Verbindungsrandes, überall gleich dick, und etwas dicker als die harte Haut. Von dieser unterscheidet sie sich aber am wesentlichsten durch ihre Textur. Sie besteht aus schwammigem, blättrigem Gewebe, worin eine ganz helle, durchsichtige, wässerige Feuchtigkeit enthalten ist, deren Verdunstung nach dem Tode ein Zusammensinken der Hornhaut und ein mattes, todtes Ansehn des Auges veranlafst. Ein dünnes, glattes Häutchen dient dem Gewebe auf der vordern und hintern Seite zur Decke; auf jener ist es eine zarte Fortsetzung der Bindehaut; auf dieser eine eigene Membran, welche mit dem vordern Plättchen der Blendung am Rande der Hornhaut zusammenfliefst. Man hat ihm den Namen: Haut der wässerigen Feuchtigkeit (Membrana humoris aquei) beigelegt.

Die zarten Gefäfse der Hornhaut stammen von den Gefäfsen der Bindehaut und vielleicht auch von den Blendungsgefäfsen her. Sie führen im gesunden Zustande wässerige Feuchtigkeit, entzündet enthalten sie Blut. *J. G. Walther* (de ven. ocul. p. 18.) injicirte sie in entzündeten Augen zweimal mit Glück.

N e r v e n d e r H o r n h a u t. Mit Recht kann ich wohl behaupten, dafs kein Theil des Körpers so oft und genau von geschickter Hand, von guten Forschern und Beobachtern untersucht worden ist, als das Auge, und dennoch ist bis zur Zeit die Hornhaut ganz und gar für nervenlos erklärt. Es freute mich daher um so mehr, die Nerven derselben, bei meinen jüngst angestellten genauen Untersuchungen des Auges, aufzufinden. Sie haben ihren Ursprung aus den Blendungsnerven (Nervi ciliares). Diese theilen sich hinter dem Blendungsbande (Ligamentum ciliare s. orbiculus ciliaris) in oberflächliche und tiefere Zweige. Diese gröfser und an der Zahl mehr, als jene, gehen zu der Blendung (Iris); die oberflächlichen hingegen gehen dicht an der harten Haut liegend, über das Blendungsband nach vorn und senken sich am Falze in den Rand der Hornhaut so ein, dafs sie an dem schiefen, die Hornhaut im hintern Umfange deckenden Rande der harten Haut bleiben, bis sie sich endlich ihrer Kleinheit halber dem Auge entziehen. Ob also ihre feinsten Zweige zwischen dem Blättergewebe der Hornhaut bis zur äufsern Seite dringen, wage ich jetzt noch nicht mit Gewifsheit zu bestimmen; wahrscheinlich ist es mir, weil die Berührung der Hornhaut Empfindung veranlafst, und weil eine Lösung von dem Extrakt der Belladonna u. s. w. in das Auge getröpfelt, in kurzer Zeit eine Veränderung der Iris bewirkt. Den vorbemerkten Verlauf der Hornhautnerven habe ich an mehreren Rinderaugen und an einem Hirschauge beobachtet. Am menschlichen Auge kann ich aber ihre Existenz dadurch beweisen, dafs man immer, auch bei der behutsamsten Lösung des Blendungsbandes aus seinem Falze, abgeschnittene Nerven durch eine gute Lupe wahrnimmt, was mich zuerst zu genauerer Nachforschung an gröfseren Thieraugen veranlafste.

J. F. Mauchart, Corneae oculi tunicae examen. Tubingae. 1743. 4. rec. in *Halleri* coll. diss. T. IV. p. 105.

2) Unter den beiden bis jetzt betrachteten Häuten, welche mittelst ihrer Festigkeit die schützende Hülle des Augapfels bilden, liegt die zweite, in ihrer Ausbreitung jener ziemlich ähnliche Schicht der Augenhäute. Sie besteht im hintern Theile des Augapfels aus der Gefäfshaut; im vordern aus der Blendung.

a) Die Gefäfshaut, Aderhaut (T. choroidea, vasculosa) ist dünn, weich, nicht leicht zerreifsbar und hat eine braune Farbe. Sie beginnt da, wo der Sehnerve in's Auge tritt, umfafst den hintern grofsen Abschnitt des Augapfels bis zum vordern Rande der harten Haut, ist in dieser Ausbreitung auf ihrer äufsern Seite durch ein bräunliches Schleimgewebe, worin die Blendungsnerven und die Blendungsgefäfse liegen, ganz locker an die innere Seite der harten Haut geheftet, mit welcher sie aufserdem noch im hintern Umfange durch ein- und austretende Gefäfse genauer verbunden wird. Ihre innere Seite deckt in dieser Ausbreitung die Netzhaut, ohne mit ihr weder durch Gefäfse noch Schleimgewebe verbunden zu seyn.

Der vordere Umfang der Aderhaut ist von einem, aus weifsem, zartem Schleimgewebe gebildeten, ungefähr eine Linie breiten Ringe, dem Strahlenbande (Ligamentum ciliare s. orbiculus ciliaris) bedeckt. Das Strahlenband ist hinten dünn, wird nach vorn allmählich beträchtlich dicker, und tritt als Trennungstheil zwischen die Aderhaut und die Blendung, ist mit beiden verbunden, indefs inniger mit der Blendung, weil es ihre Gefäfse und Nerven durchtreten läfst. Sein vorderer Umfang heftet sich in die falzförmige Rinne am innern Hornhautrande fest. Von dem Strahlenbande bedeckt, faltet sich der vordere Theil der Aderhaut vor dem Glaskörper, in einer Breite von anderthalb Linien, nach innen, umfafst mit etwa siebzig rundlich endenden Falten (Processus ciliares) den gröfsten Umfang der Linsenkapsel, ohne mit ihr verbunden zu seyn. Die vordere Seite dieser Falten oder Strahlenfortsätze ist frei, die hintere an das Strahlenplättchen (Zonula Zinnii) geheftet. Man nennt diesen ganzen Theil der Aderhaut: Strahlenkörper oder Faltenkranz (Corpus ciliare s. corona ciliaris). Um diesen Strahlenkörper in seiner Verbindung mit der Zonula Zinnii von vorn zu sehen, löse man, nach weggenommener Blendung, das Ligamentum ciliare von der Gefäfshaut ab.

Die Aderhaut besteht in ihrer ganzen Ausbreitung aus Blutgefäfsen und dem sie verbindenden Schleimgewebe, hat ihre braune Farbe von einem Pigmente, was in ihrem Gewebe enthalten und besonders an ihrer innern Seite abgelagert ist.

Die Pulsadern derselben heifsen kurze Blendungspulsadern (Art. ciliares posticae breves). Sie sind zahlreich, und treten im Umfange des Sehnerven durch die harte Haut sogleich in die Aderhaut. Hierin theilen sie sich unter spizzigen Winkeln vielfach, gehen mit dünnen, parallel laufenden Zweigen vorwärts bis in die Strahlenfortsätze, anastomosiren unter einander, und gehen endlich in ein Netz von Blutadern über. Diese, von den Pulsadern durch ihren besondern Verlauf kennbar, bilden das äufsere Gefäfsnetz der Aderhaut. Ihre, von einer gewissen Strecke zusammenstrahlenden Zweige bilden meist vier Stämme, die man Wirbelgefäfse (Vasa vorticosa) nennt. Sie treten vor den Pulsadern durch die harte Haut und ergiefsen sich in die Augenvenen. Eine Zerlegung der Gefäfshaut in zwei Blätter findet wirklich Statt.

Es läfst sich eine äufsere zellige Schicht, welche die zum Blendungsbande und zur Blendung verlaufenden Gefäfse enthält, aufheben; sie ist nahe am Blendungsbande stärker, weiter nach hinten hin schwächer, enthält aber nicht die Wirbelgefäfse (Vasa vorticosa), sondern diese liegen in der tiefern Schicht. Die innere Schicht ist nach *Ruysch*, dem Entdecker dieser Theilung, die *Ruysche* Haut (Membrana *Ruyschii*) genannt, und der äufsern der Name Choroidea geblieben. Ich betrachte die äufsere Schicht, wegen ihrer Gefäfse und Nerven, mehr als der Blendung angehörig, und halte die innere für die eigentliche Gefäfshaut, die vorn mit dem Strahlenkörper sich endiget.

Ruysch, epist. probl. XIII. Amstel. 1720. p. 11.

K. A. Rudolphi, l. c. p. 11.

M. J. Weber, über die wichtigsten Theile im menschl. Auge. Journal der Chirurgie und Augenheilk. von *v. Gräfe* und *v. Walther*. 11r Bd. Berlin. 1828. S. 385.

b) Die Blendung oder Regenbogenhaut (Iris), liegt im vordern Theile des Augapfels, hinter der Hornhaut, wie eine ebene Scheibe hinter einem convexen Glase. Sie ist von einem kreisrunden, in seiner Gröfse höchst veränderlichem Seheloche (Pupilla) durchbrochen, welches indefs nicht völlig ihre Mitte einnimmt, sondern der Nasenseite etwas näher gelegen ist, wodurch Ungleichheit ihrer Ausbreitung und geringere Breite der Nasenseite entsteht. Nahe am Seheloche ist sie dünner, als am Umfange. Dieser ist am Rande der Hornhaut mit dem Strahlenbande durch ein- und austretende Gefäfse und Nerven genau verbunden. Aufser dem Umfange und dem Rande des Seheloches, unterscheidet man eine vordere und eine hintere freie und gerade Seite der Blendung, welche beide, von wäfseriger Feuchtigkeit umgeben, die Grenzen der Augenkammern bilden. Die vordere Augenkammer (Camera oculi anterior), zwischen der Hornhaut und der vordern Seite der Blendung, ist geräumiger, besonders von vorn nach hinten tiefer, als die hintere (Camera oculi posterior), deren vordere Wand die hintere Seite der Blendung ist, deren hintere Wand zusammengesetzt wird durch die vordere Seite der Krystallkapsel und des Strahlenkranzes. Die vordere Seite der Blendung ist bei verschiedenen Menschen verschieden gefärbt, auch zuweilen bei einem Menschen in dem einen Auge anders, als in dem andern. Diese Färbung steht sehr oft in einer gewissen Harmonie mit der Farbe der Haut und der Haare. Blondhaarige Menschen mit weifser Haut haben gewöhnlich himmelblaue, brünette, graue oder dunkelgefärbte Augen u. s. w. Auch ändert sich im Alter die Farbe der Augen so wie die der Haare.

Die hintere Seite der Blendung, Traubenhaut (Uvea) genannt, kann von der vordern nicht getrennt werden, und ist von einer starken Lage des Pigments bekleidet. Entfernt man das Pigment von ihr, so verschwindet die Färbung der vordern Seite ganz; fehlt das Pigment krankhaft, wie bei den Kakerlaken, so erscheint die Blendung blafsroth.

Structur der Blendung. Sie ist eine weiche, schwammige Haut. Betrachtet man, ohne Einspritzung der Gefäfse, die vordere Seite derselben, so sieht man geschlängelte, dicht aneinander liegende, vom Umfange gegen die Pupille zusammenstrahlende, zarte Bündel, welche in geringer Entfernung vom Pupillarrande durch ein kreisförmig-geschlängeltes Bündelchen verbunden und durchflochten werden. Der zwischen diesem und dem Sehloche befindliche Theil der Blendung heifst der kleine Ring (Annulus minor), und der zwischen ihm und dem Umfange der grofse Ring (Annulus major). Der kleine Ring ist stets etwas dunkeler gefärbt, als der grofse.

Glücklich eingespritzt wird die Blendung nach der Farbe der Einspritzungsmasse gefärbt, wodurch sie als ein sehr gefäfsreicher Theil erscheint; doch sieht man (*Zinn* l. c. p. 95.) zwischen den Gefäfsen noch gelblich-weifse Fasern, welche ältere, *Ruysch*, *Heister* u. s. w., und von den neuern Schriftstellern *J. P. Maunoir* (Mémoires sur l'organisation de l'Iris etc. Paris. 1812. 8.), *F. Meckel* (Handb. d. menschl. Anat. Bd. 4. 1820. S. 88.) und *M. J. Weber* (l. c. p. 397.) geradezu für Muskelfasern halten, von denen *Zinn* es unentschieden läfst, ob es Muskelfasern, oder feine Nervenfäden sind, indefs wegen der grofsen Beweglichkeit der Iris ebenfalls geneigt ist, sie theilweise für Muskelfasern zu halten. *K. A. Rudolphi* (Physiologie. Berlin. 1823. Bd. 2. Abth. 1. S. 218.) sahe nie bestimmt Muskelfasern, nimmt indefs eine den Muskeln analoge Substanz an.

Die Blendungspulsadern stammen aus der Augenpulsader her; es giebt theils vordere (Art. ciliares anticae), welche durch den vordern Theil der harten Haut eintreten; theils hintere (Art. ciliares posticae longae), gewöhnlich zwei, eine innere und eine äufsere, welche hinten durch die harte Haut eintreten, zwischen ihr und der Gefäfshaut zum Strahlenbande gehen, um sich hier, am Umfange der Iris, mit den vordern, durch Spaltung und Wiedervereinigung der Zweige zu einem grofsen Aderkranze (Circulus major), zu verbinden. Aus diesem grofsen Aderkranze treten im ganzen Umfange der Blendung unzählige Zweige hervor, laufen gegen das Seheloch, und vereinigen sich etwas vom Rande dieses Loches entfernt, abermals untereinander zu dem kleinen Kreise (Circulus minor). Aufserdem gehen die kleinsten Zweige durch netzartige Verbindung in die Blendungsvenen über.

Die Blendungsvenen werden bei glücklicher Einsprizzung durch die Arterien angefüllt. Sie ergiefsen sich theils in die Wirbelvenen der Choroidea, theils begleiten sie als eigene Gefäfse die langen Blendungspulsadern.

Die Nerven der Blendung (Nervi ciliares), ungefähr zwanzig an der Zahl, kommen aus dem Linsenknoten (Ganglion ciliare) und zum Theil aus dem Nasenzweige des Augenastes vom fünften Nervenpaare, treten durch den hintern Theil der harten Haut, gehen hierauf zwischen ihr und der Gefäfshaut als platte, weifse Fäden nach vorn, theilen sich nahe hinter dem Strahlenbande in zwei oder mehrere Zweige, welche sich abermals im Strahlenbande zertheilen und als sehr feine Fädchen in den äufsern Umfang der Blendung treten. *M. J. Weber*, in Bonn, (l. c. p. 396.) hat diese Nerven, nach seiner Behauptung, bis in die Blendungsfortsätze (Processus ciliares) verfolgt, indefs nie ein Aestchen in die Blendung gehen sehen. Nach den Resultaten meiner Untersuchungen mufs ich *Weber* widersprechen, und den Worten des genauen Beobachters *Zinn* beipflichten: er sagt (l. c. p. 91.): *In homine plurimi (nervi) certe exteriorem eamque latiorem iridis partem adeunt.* Trennt man mit Vorsicht neben einem Ciliarnerven, von vorn nach hinten, ein Stückchen der Iris und des Blendungsbandes vom Faltenkranze los, so sieht man deutlich, dafs die Nerven nicht in die Tiefe zu den Processus ciliares gehen, sondern alle gegen den äufsern Rand der Iris laufen. An einem Ochsenauge verfolgte ich die Zweige von vier nebeneinander liegenden Ciliarnerven bis zur Mitte der vordern Seite der Iris, konnte aber keinen Faden in die Processus ciliares gehen sehen. Das Praeparat wird im hiesigen Museo aufbewahrt.

Auf beiden Seiten ist das Gewebe der Iris von einer äufserst zarten Haut bekleidet, welche am äufsern Rande der vordern Seite, mit dem Häutchen der hintern Seite der Hornhaut zusammenfliefst, und an demselben Rande der hintern Seite in das die Strahlenfortsätze bekleidende Häutchen übergeht. Beim Foetus ist das Seheloch der Iris bis zum achten Monate durch ein dünnes, mit Gefäfsen versehenes Häutchen, welches vor der Iris hergespannt ist, verschlossen. Man nennt es Pupillarmembran (Membrana pupillaris) oder nach seinem Entdecker, die Wachendorffische Haut.

Das schwarze Pigment (Pigmentum nigrum), zusammengesetzt aus unregelmäfsig-runden, schwarzen Kügelchen und einer schleimigen Substanz, besteht nach den chemischen Untersuchungen von *Berzelius* (med. chir. transact. III. p. 255) vorzüglich aus Kohlenstoff und Eisen.

Es bekleidet die hintere Seite der Iris, die Processus ciliares so wie die innere Seite der Choroidea überhaupt, ist aber auch in dem Gewebe der Choroidea vorhanden.

Elsässer, de pigmento oculi nigro. Tubing. 1800.

L. Gmelin, dissert. inaug. chem. physiol. sistens indagationem chemicam pigmenti etc. Gottingae. 1812.

3) Die dritte Schicht der Häute des Augapfels umfafst den grofsen Abschnitt desselben und fehlt dem vordern kleinern ganz. Sie besteht: *a*) aus der Netzhaut, *b*) aus dem Strahlenplättchen.

a) Die Netz- oder Nervenhaut (Tunica retina s. nervea) ist die Ausbreitung des Sehnervenmarkes, beginnt daher als eine dünne, weifse und weiche Haut im hintern Theile des Augapfels, und zwar von einem kleinen warzenförmigen Vorsprunge ausgehend, den das Mark des Sehnerven bildet, nachdem es durch das Siebchen der harten Haut und die vor diesem liegende runde Oeffnung der Gefäfshaut in's Auge getreten ist, umfafst dann den Glaskörper, ohne eine Falte oder Runzel zu bilden, und ist von der Gefäfshaut bedeckt. Vorn hört sie auf mit einem geraden, etwas angeschwollenen Rande da, wo der Glaskörper von dem Strahlenkranze der Aderhaut bedeckt wird. Das Mark dieser Haut wird von einem, dem Glaskörper zugewandten, gefäfsreichen Zellplättchen getragen, von welchem es indefs ohne Maceration nicht getrennt werden kann. Die äufsere Seite der Netzhaut ist von einem schleimigen, in alten Augen von dem Pigment schwärzlich gefärbten Gewebe bedeckt, was sich indefs unter Wasser leicht mit einem Skalpellstiele wegstreichen läfst. Es ist von *Jacob* zu Dublin (Phil. Transact. 1819. p. 300.) als eigene Haut betrachtet und wird nach ihm Membrana Jacobi genannt. In der Axe des Auges, etwa anderthalb Linien nach aufsen, vom Eintritte des Sehnerven entfernt, hat die Nervenhaut einen ovalen, gelben Fleck, und ist hier beträchtlich dünn, doch ohne eine Oeffnung, wie *Sam. Th. Sömmerring* (de foramine centrali limbo luteo cincto retinae humanae. In comm. soc. Gott. Tom. XIII. ad ann. 1795—98.), der Entdecker des gelben Fleckes, behauptet hat. Der Nervenhaut des Foetus fehlt der gelbe Fleck, doch findet er sich in spätern Jahren auch dann, wenn das Seheloch verschlossen oder die Hornhaut verdunkelt ist. (*Rudolphi*, Physiologie l. c. p. 176.).

b) Das Strahlenplättchen (Zonula Zinnii, Lamina ciliaris) nimmt seinen Anfang am vordern Rande der Markhaut, ist vor dem vordern Theile des Glaskörpers hergespannt, und heftet sich an den gröfsten Umfang der Linsenkapsel fest. Seine vordere Fläche nimmt in Vertiefungen die Processus ciliares auf, und ist durch das Pigment derselben, nach der Ablösung des Strahlenkörpers, schwärzlich gefärbt. Sein hinterer Rand ist aufser mit der Markhaut, auch mit der angrenzenden Glashaut des Glaskörpers verbunden. Zwischen seiner hintern Seite und der Glashaut ist im Umfange der Linsenkapsel ein Kanal, der *Petit*'sche (Canalis Petiti) genannt, den man durch Einblasen von Luft ausdehnen kann. Das Strahlenplättchen ist weder eine Fortsetzung der Markhaut, noch eine Platte der Glashaut, sondern eine eigene Membran, die dicker als die Glashaut ist, in Weingeist gelegt, trübe wird, und endlich von der Glashaut, ohne diese zu verletzen getrennt werden kann. Mit der Markhaut ist sie zwar verbunden, indefs fehlt ihr das Mark und es kann die Markhaut von ihr abgelöfst werden, ohne dafs der Petitsche Kanal dabei verletzt wird. (*Rudolphi*, anat. physiol. Abhandl. S. 18. 19.). *M. J. Weber* (Elem. d. allg. Anatomie. Bonn. 1826. S. 39—41.) fand die Zonula abnorm gebildet, bei gesunder Beschaffenheit der andern Theile.

II. Durchsichtige feuchte Körper und Flüssigkeiten des Augapfels.

1) Der Glaskörper (Corpus vitreum) füllt die von den drei Häuten, der Sclerotica, der Choroidea und der Retina umschlossene Höhle im hintern grofsen Abschnitte des Augapfels aus, und ist, bis auf eine vordere Vertiefung, worin die Krystalllinse liegt, kugelförmig. Er ist vollkommen durchsichtig, besteht aus der Glasfeuchtigkeit (Humor vitreus), welche etwas consistenter ist, als die wässerige Feuchtigkeit, und aus einer zarten Haut (Hyaloidea), welche nicht allein jene Glasfeuchtigkeit umschliefst, sondern sie so durchzieht, dafs dadurch der Glaskörper in viele Zellen abgetheilt wird.

Der Glaskörper ist nervenlos, erhält aber Gefäfse aus der Arteria und Vena centralis retinae.

2) Die Krystalllinse (Lens crystallina), ein linsenförmiger, völlig durchsichtiger Körper, liegt in einer flachen Grube der vordern Seite des Glaskörpers so, dafs die Augenaxe durch ihre Mitte fällt. Sie ist doppelt so breit und hoch, als dick, und ihre Flächen sind nicht gleich gewölbt, die vordere ist flacher als die hintere. Ihr Umfang ist etwas kleiner, als der der Hornhaut. Sie wird in ihrer Lage erhalten durch eine eigene, durchsichtige, dünne Hülle, die Linsenkapsel (Capsula lentis), welche indefs stärker ist, als die Glashaut, womit sie in der Linsengrube des Glaskörpers fest verbunden ist und nicht ohne Zerreifsung der Glas-

haut gelöst werden kann. Eben so verbindet sich mit dem gröfsten Umfange derselben die Zonula Zinnii, und vor dieser liegen unangeheftet an ihr die Processus ciliares, so dafs nur ihre vordere Seite frei und unbedeckt bleibt. Die hintere mit der Glashaut verbundene Seite der Linsenkapsel, bekommt Gefäfse aus den Centralgefäfsen des Auges. — Die Linse ist mit ihrer Kapsel höchstens nur durch äufserst zarte Gefäfschen verbunden, sonst völlig von ihr durch eine geringe Menge Feuchtigkeit (Humor Morgagni) getrennt, weshalb sie nach geöffneter Kapsel leicht aus ihrer Grube weicht.

Die Substanz der Linse ist im Ganzen weich, wird aber von aufsen nach innen allmählig etwas härter; deshalb wird der innerste Theil der Linse der Kern genannt. In Säuren gelegt oder getrocknet, zeigt die Linse ein blättriges Gefüge und zerfällt meistens in dreieckige, mit den spitzen Winkeln nach innen gerichtete Stücke.

3) Die wäfserige Feuchtigkeit (Humor aqueus) füllt die, bei der Blendung näher betrachteten beiden Augenkammern vollkommen an, und enthält nach *Berzelius* (bei *Rudolphi*, Physiol. Bd. II. 1te Abth. S. 310.) etwas Kochsalz, etwas nur in Wasser auflösliche Substanz, eine Spur von Eiweifs, aufserdem Wasser. S — m.

AUGAPFELAUSROTTUNG. Der Zweck dieser Operation ist entweder theilweise, oder auch gänzliche Ausrottung des metamorphosirten Augapfels, und mittelst dieser unmittelbare Hebung einer das Leben gefährdenden Krankheit. Was das Verhältnifs dieser Verfahrungsart und der verwundenden Potenz zum Organismus betrifft, so wird zwar das Leben, besonders das vegetative, durch die Entfernung des Augapfels wenig getrübt, mithin nicht gefährdet. Allein schlägt man den durch die Operation gesetzten Eingriff auf das Nervensystem mittelst der vielen und wichtigen dabei interessirten Nerven gehörig an, beachtet man die Nähe des Gehirns, denkt man an den bei diesem Augenkrankseyn gewöhnlich bestehenden hohen Grad von Verwundbarkeit, so wird man allerdings erwarten müssen, dafs gefährliche krankhafte Processe durch diesen Operationseingriff hervorgebracht werden können. Uebrigens ist dies von geringerer Wichtigkeit bei theilweiser, von höherer hingegen bei gänzlicher Ausrottung des Augapfels. — Das Verhältnifs nun, welches diese Operation als eine heilsame charakterisirt, ist folgendes: beschränkt sich das Uebel auf den blofsen Augapfel oder doch nur auf nahe liegende Theile, welche durch das Messer ausrottbar sind: ist dessen Ursache eine äufsere oder eine gewifs getilgte innere: hat es noch nicht lange bestanden, ist die Constitution des Kranken nicht zu sehr depotenzirt, ist das mitleidenschaftliche Krankseyn ohne besondere Bedeutung, so kann man sie allerdings als ein Mittel betrachten, welches vollkommene Heilung bedingt. Bei entgegengesetzten Umständen schafft sie entweder nur eine auf kurze Zeit bestehende Linderung, oder ruft sogar die Natur zur rascheren Zerstörung des Uebrigen auf. Nach diesen Bestimmungen behauptet die folgenreiche, zwar überall niedergeschriebene aber doch nicht im allgemeinen gehörig gewürdigte Regel, die Exstirpation, als letztes Mittel betrachtet, ja nicht lange zu verschieben, ihre allgemeine Gültigkeit.

Ich gehe nun zu den Indicationen und Contraindicationen über; die anzeigenden Krankheitsumstände zu dieser Operation sind folgende: 1) ein von einer äufsern Ursache veranlafster Vorfall des Auges, wobei dasselbe gänzlich aus seiner Höhle getrieben ist, auf der Wange herabhängt, und nicht mehr trotz der angewandten zweckmäfsigsten Mittel zurückgesetzt werden kann. Indefs eile man in diesem Falle nicht allzusehr mit der Operation, indem die Natur zuweilen wunderartig die Zurücksetzung bewirkt. 2) Augenwassersucht, oder Ansammlung irgend einer andern krankhaften Flüssigkeit in den Augenkammern mit wirklich bestehender oder angedrohter Zersetzung der das Auge bildenden Organe, wenn nichts mehr von dem Aufsaugungsgeschäft zu erwarten steht; 3) krebsartige Verwandlung des Auges; 4) krebssichte Entartung der Augenmuskeln, wobei das Auge aus seiner Höhle getrieben ist; 5) ein Pterygium malignum cancrosum nach den Erfahrungen von *Gaston*, *Chopart*, *Desault*, *Scarpa* und *v. Graefe*; 6) eine Encanthis carcinomatosa nach *Scarpa*; 7) Beinfrafs der Augenhöhlenknochen, dem ohne Ausrottung des Augapfels nicht zu begegnen ist; 8) staphyloma-

töse

töse Auswüchse mit gleichzeitigem sonstigen Krankseyn des ganzen Augapfels; 9) irgend eine andere jedem andern Heilverfahren trotzende Desorganisation des Augapfels, wobei er nicht mehr erhalten werden kann, und dem Leben auf verschiedene Arten Untergang gedroht ist. —

Dagegen ist diese Operation nicht angezeigt:

1) Wenn die krebsichte Zerstörung mit dem Messer nicht erreicht, nicht alles Entartete durchaus ausgerottet werden kann; 2) wenn die Krankheitsform in einem offenen Carcinom besteht, und der Augapfel unbeweglich ist; 3) wenn die dem Auge nahe liegenden Theile bereits ergriffen sind; 4) wenn die den Vorfall des Augapfels bedingenden Geschwülste auf eine schickliche Weise entfernt werden können; 5) wenn eine bedeutende Entzündung in den nahe liegenden Organen besteht; 6) wenn der Beinfraſs von einer noch bestehenden Krankheit, als von seiner Ursache, bedingt ist; 7) wenn auf einem andern Wege, als z. B. auf dem der Entzündung, Eiterung oder des Brandes das Entartete zersetzt und entfernt werden kann; 8) wenn die Constitution des Kranken beträchtlich erschöpft ist und sich Mischungsveränderungen, von welcher Art sie immer seyn mögen, gebildet haben, zumal wenn diese Erscheinungen nicht sowohl Wirkung des Augapfelkrankseyns als vielmehr Produkt, dessen Ursache sind; 9) wenn das Krankseyn des Augapfels überhaupt das Produkt einer noch bestehenden innern Krankheit ist, und mithin nicht als bloſser Krankheitsrückstand (residuum morbi) besteht. Dieſs die Contraindicationen. Bemerken muſs ich nun aber noch hier, daſs es wohl auch Ausnahmen von den eben festgesetzten Regeln giebt, ich meine, wo bei einer offenen carcinomatösen Zerstörung des Augapfels und seiner nächsten Umgebungen, und zwar oft von der grellsten Art, bei absoluter Unbeweglichkeit des Bulbus und bei sehr herabgesunkener Constitution des Kranken, ja selbst bei gleichzeitig bestehendem beträchtlichen Hirnleiden die Operation doch schon mit Glück und mit unwiedersprechlich gutem Erfolg vorgenommen worden ist, so daſs man also diese Complicationsfälle nicht unbedingt als gegenanzeigende Krankheitsumstände ansehen kann. Zwar ist es wahr, daſs unzeitige

operative Eingriffe in carcinomatöse Metamorphosen die Natur zur raschern Zerstörung gleichsam aufrufen, und dafs Kranke nach solchen Operationen oft weit schlimmer daran sind, als wenn sie nie operirt worden wären; allein dies ist beim Brustkrebse, laut aller Erfahrung, weit öfterer als beim Augenkrebse der Fall; denn wird bei letzterem die Operation mit der erforderlichen Genauigkeit verrichtet, alles Schadhafte und Verdächtige sorgfältig, ja selbst bis auf's Knochenhäutchen hin entfernt, sey es auch, dafs die Operation dadurch mehr das Ansehen einer anatomischen als chirurgischen Handlung bekommt, so kann man fast gewifs seyn, dafs der Kranke, wenn er auch nicht vollkommen geheilt werden sollte, doch sicher nicht in einen schlechtern Zustand versetzt werde, als in dem er vor der Operation war.

Oft wird und kann man erst nach sorgfältiger Entfernung des Afterproduktes in jenen Fällen, wo das Uebel nicht rein örtlich ist, das gleichzeitig bestehende allgemeine Leiden durch diätetische Vorkehrungen und ein dem ursächlichen entsprechenden Heilverfahren entfernen, dann und wann geschieht dies aber auch nicht. Aber deshalb, wie dies leider immer mehr Mode zu werden anfängt, dem Kranken die geforderte Hülfe versagen, weil der Ausgang der Operation zweifelhaft ist, oder weil der Operateur in den Augen des profanen Publikums und im Zirkel schadenfroher Collegen seinen operativen Ruf gefährdet, ist grausam und viel zu egoistisch gedacht, als dafs ich die dahin abzielenden Grundsätze, welche freilich immer als Norm angenommen werden müssen, unbedingt unterschreiben möchte. — Noch mufs ich einige Vorsichtsmafsregeln, die man hier zu nehmen hat, erwähnen; die Sache erheischt:

1) dafs man kein Auge ausrotte, das unbeschadet für die übrigen Theile und die Gesundheit des Kranken leicht durch die Entzündung und Eiterung consumirt werden kann; 2) dafs man nicht unnöthiger Weise den ganzen Augapfel ausrotte, und 3) dafs man bei etwa vorhandener Entzündung dieses dann erst thue, sobald diese vorüber ist.

Diese allgemeinen Grundsätze müssen in folgenden speciellen Fällen berücksichtigt werden, nämlich 1) bei Verwundungen des Augapfels; 2) bei schlimmen Geschwüren in demselben; 3) bei Anhäufungen natürlicher und ungewöhnlicher Feuchtigkeiten in demselben; 4) im Vorfalle; 5) in staphylomatösen Auswüchsen daran; 6) in allen solchen Ausartungen des Augapfels, die blofs auf Kosten des übrigen Organismus bestehen; und 7) in allzu hartnäckigen Auftreibungen desselben.

Bevor ich zur genauern Auseinandersetzung der verschiedenen Methoden dieser Operation übergehe, wird es zweckmäfsig seyn, in aller Kürze die Männer jedes Zeitalters chronologisch aufzuführen, welche diese Operation nicht nur beschrieben, sondern auch wirklich ausgeführt haben, sey es nun mit glücklichem oder unglücklichem Erfolge.

Geschichte der Operation. Die chirurgische Technik der Exstirpation des Auges hatte mit mehrern andern Handlungsweisen der Kunst gleiches Schicksal: Jahrhunderte lang übte man sie; Jahrhunderte hindurch lag sie vergessen, bis ein neues Zeitalter sie wieder erhob und in ihre Rechte einsetzte. Mit *Celsus* müssen wir die Geschichte dieser Operation anfangen; hier finden wir die Urtypen des Technismus, die erst von späten Zeiten wieder ergriffen wurden, um den Unternehmungen der neuern Kunst zum Muster zu dienen. Und wenn auch wahrscheinlich die Alexandriner die Operation zuerst vornahmen, so haben wir aus jener Zeit keine schriftlichen Denkmähler, und wir müssen uns also an den halten, der die erste Nachrichten davon gab. — Von *Celsus* an liegt nun ein Zwischenraum von vielen Jahrhunderten mitten inne, ohne auch nur von irgend einer Spur dieser Operation Zeuge seyn zu können, bis wir unter den Deutschen auf *Johann Lange*, 1485 zu Löwenberg in Schlesien geboren und später Leibarzt von einigen Churfürsten von der Pfalz, stofsen, der im Jahre 1555 die Exstirpation des Auges als einer schon gebräuchlichen Operation erwähnt; ihm folgen unter den Deutschen aufser mehreren andern: *George Bartisch* 1583, *Fabriz v. Hilden* 1641, *Heister* 1719, *Bilguer* 1763, *Mohrenheim* 1783, *Richter* und *Kortum* 1790, *Beer* 1792, *Hedenus* d. V. 1800, *B. v. Siebold* 1805, *v. Graefe* 1807, *Himly* und *Zang* 1814, *v. Walther* und *Langenbeck* 1815, *v. Klein* 1822 und

Benedict 1823. Unter den Franzosen ist es *De la Vauguyon* 1698, der zuerst von dieser Operation gesprochen hat: nach ihm hauptsächlich *St. Yves* und *Maitre-Jean* 1722, *Petit* 1767, *Morand* 1768, *Hoin* und *Louis* 1774, *Demours* 1778, *Chopart* und *Desault* 1784, *Percy* 1785, *Bichat* 1800, *Sabatier* 1802, *de Wenzel* 1808, *Larrey* 1812, *A. P. Demours* 1818, *Richerand* 1821, *Boyer* 1822, *Sanson* und *Dupuytren* 1824. In England zeichnete sich zuerst aus *Dawbeny-Turberville* 1685, dann vorzüglich *Thomas Woolhouse* 1700, *Gooch* 1767, *Ware* 1780, *Benj. Bell* 1785, *Cline* 1795, *Charles Bell* 1814, *Saunders* 1816, *Will. J. Wilson* 1818, *Travers* 1819, *Wardrop* 1820. *Averill* 1825. In Nordamerika tritt *Stevens* 1818 und *Ceorge Frick* 1823 hervor. In Italien *Scarpa* 1801, *Gius. Flajani* 1803, *Assalini* 1810, *Quadri* 1811, *Vacca-Berlinghieri* 1820. In Holland *Thomas Bartholinus* 1654, *Henr. van Roonhuysen* 1674, *Bidloo, van der Maas* 1708, *Bleuland* 1795, *Bruggmanns* und *Vrolik* 1809, *Greeve* 1818. In Dänemark *Henr. Callisen* 1800, *Kölpin* 1817. In Schweden *Acrel* 1772, *Ramström* 1796, *v. Willich* 1805. u. s. w.

Wenn wir demnach in dem Verfolge dieser kurz abgefafsten Geschichte wahrnehmen, wie wechselnd die Epochen dieses Technicismus waren, so mufs uns wohl zunächst eine genauere Auseinandersetzung der verschiedenen Verfahrungsarten interessiren.

Wiederum mit *Celsus* beginnen wir diesen Abschnitt. Jener grofse römische Encyklopädist gedenkt schon der wirklichen, aus innerer Entzündung entstandenen Vergrösserung und Hervortretung des Augapfels, die er wegen der heftigen Erscheinungen, mit welchen sie aufzutreten pflegt, προπτωσις nennt; wie bekannt, erfolgt hier zuweilen eine förmliche Metamorphose der Gebilde des Auges, welche früher oder später die Exstirpation nothwendig macht: seine Verfahrungsweise drückt er in aller Kürze mit folgenden Worten aus: *at si induruit et sic emortuus est oculus, ne in pus vertatur, quatenus foede prominebit, exscindendus erit, sic ut hamo summa tunica apprehendatur: infra id deinde Scalpellus incidat; tum eadem medicamenta erunt conjicienda, donec omnes dolor finiatur.* Lib. VI. Cap. III.

Sect. 1. edit. Paris. 1808. Hierauf darf sich Deutschland rühmen, beim *Joh. Lange* zuerst eine Spur der schon gebräuchlichen Ausrottung des Auges zu finden; er spricht nämlich von der Heilung eines durch Fallen in ein Messer ganz zerschnittenen Auges, welches die Chirurgen hatten exstirpiren wollen; doch wird nichts Genaueres davon angeführt. Auf ihn folgt *Bartisch*, der besonders bekannt ist wegen der von ihm zuerst genauer beschriebenen Exstirpation des Auges, die er wegen eines bedeutenden Vorfalles desselben unternahm: mit einem grofsen löffelförmigen, am Rande scharfen Messer dringt er unter dem obern Augenlide rasch ein, und fährt damit im Kreise umher, indem er sich wohl hütet, die Augenlider zu verletzen; dann wird eine Wieke eingelegt, und ein Pflaster darüber befestigt. Hierauf finden wir die Geschichte eines sehr grofsen, endlich glücklich operirten Augenkrebses sehr gut beschrieben bei *Wilh. Fabriz von Hilden.* Dafs das von Andern gehoffte Selbstausfallen des Auges eben so wenig möglich sey, als die Abbindung desselben mit seidenen Fäden, zeigt er mit vielen Gründen, die Exstirpation dagegen sey vollkommen sicher und gefahrlos, obwohl sie von Circulatoren schändlicher Weise zu oft und ungeschickt gemacht werde. Vor der Operation steckte er das hervorstehende Auge in einen ledernen Beutel, den er hinten mit einer in Drahtschlingen laufenden Schnur zuzog, öffnete dann die Conjunctiva im innern Augenwinkel durch einen Stich mit der Lanzette, und führte in diesen ein etwas auf die Fläche gebogenes, mit einem halben Knopfe versehenes Messer ein, womit er dann rasch das Auge rings herum ausschälte und den Nerven abschnitt; dann brachte er Charpiebäuschchen mit Pulver von Blutstein ein, und bedurfte eines schon bereit liegenden Kauterisireisens nicht, um die Blutung zu stillen. Obwohl Knochenfrafs in der Augenhöhle sich zeigte, ward der Kranke doch glücklich hergestellt.

Er warnt sehr, dafs man nichts sitzen lassen möge, weswegen auch die an sich schon nicht gut mögliche Abbindung unzulässig sey, hat aber wohl die Alten, deren Beispiele er hier anführt, unrecht verstanden, da bei ihnen blos vom Staphylom die Rede ist. Das löffelförmige Instrument des *Bartisch* verwirft er mit Recht gänzlich, weil man ohne Zerbrechung der Orbitalknochen nie das ganze Auge damit herausnehmen könne, denn das Instrument sey viel breiter als der Grund der Augenhöhle. Aufserdem erwähnt er doch einer glücklichen Abbindung des Augenvorfalles, die *Chapuis* mit einem arsenikalischen Faden verrichtet habe. So sehr man nun die Nachtheile des *Bartisch*schen löffelförmigen Exstirpationsmessers auch dargethan hatte, so bediente sich doch *Henr. van Roonhuysen* und *Martin Bogdan* eines ganz ähnlichen Instrumentes. *Kornelis van Soolingen* zieht das Auge mit einem hinten umgelegten Bande oder einem durchgeführten Faden hervor, und exstirpirt es mit einem etwas gebogenen myrthenblattförmigen Messer. *M. B. Valentini* verrichtete die Exstirpation beim Augenkrebs nach *Fabriz von Hilden* mit Glück. *De la Vauquyon* ist der erste französische Wundarzt, der von dieser Operation gesprochen hat; er hielt eine Lanzette zur Exstirpation des Auges für hinreichend. Alle übrigen Wundärzte seines Vaterlandes betrachteten diese Operation als unnütz, grausam und gefährlich, bis *St. Yves* und *Maitre-Jean* mit der Nachricht erschienen, dafs sie diese Operation mit Erfolg gemacht hätten, ohne übrigens ihren dabei befolgten Plan näher anzuführen. In den Inst. chir. finden sich zwei degenerirte Augen dieser Art abgebildet, welche die Verfasser mit dem Bistouri ablösten, das sie für vollkommen zureichend halten, und den von *Bartisch* und *Hildanus* vorgeschlagenen Mitteln vorziehen. Mehrere englische Wundärzte haben sich eines gekrümmten Messers bedient, wovon eine Abbildung in *Bell's* System gegeben ist. *Thomas Woolhouse* gab über die Ausrottung des Auges nur flüchtige Andeutungen, so wie auch *Bidloo*, der ein carcinomatöses Auge von *van der Maas* exstirpiren sah; dieser verrichtete die Operation mit einem geraden in einen Winkel mit dem Griffe gebildeten Messer sehr langsam, und in vielen vom grofsen nach dem kleinen Winkel hin laufenden Schnitten, erst am untern, dann am obern Theile des Bulbus. *Bidloo* selbst verrichtete die Exstirpation eines sehr verwundeten Auges in *Rauwenhof's* Gesellschaft mit glücklichem Erfolg. *Lorenz Heister* befolgt streng die Methode von *Fabriz v. Hilden*, und warnt sehr, diese Operation nie mit dem Messer des *Bartisch* zu verrichten, womit man immer die Knochen der Augenhöhle zerbrechen würde, und räth aufserdem gegen das nachher wachsende wilde Fleisch eine starke Compression durch eine Bleiplatte anzuwenden. *Kaltschmied* beschreibt nirgends die Methode, welche er bei den Ausschneidungen des Auges befolgte; er erzählt überhaupt die Krankheitsgeschichte und Curart höchst unvollkommen. Schon mit gröfserer Genauigkeit verfuhr *Benj. Gooch*; er exstirpirte ein ganz krebshaftes, aber noch bewegliches Auge, nachdem er um die Geschwulst, da, wo durch den Druck der Augenlider eine Vertiefung in derselben gebildet war, ein schmales Band mit vier davon auslaufenden Enden gelegt, und es daran von einem Gehülfen hatte halten lassen; er schnitt erst die Verbindung mit dem untern Augenlide, dann die Theile in der Tiefe der Orbita, und endlich die obere Verbindung durch, füllte dann die Augenhöhle mit Charpie, und erhielt durch Setons und Fontanelle den Kranken mehrere Jahre gesund.

In einem andern Falle, wo er die Operation dennoch wohl verrichtet nennt, ward von beiden gesunden Augenlidern ein Stück abgeschnitten, der Kranke aber ebenfalls hergestellt. Immer war nun aber noch der eigentliche von den bisher genannten Chirurgen angerathene Operationsplan auf keine feste Regeln gegründet.

Louis suchte diese nach *Hoin*, dem Vater, aufzustellen, und seine Methode wurde lange Zeit fast durchgängig in Frankreich befolgt. Sie besteht in Ablösung der Verwachsung des Auges mit den Augenlidern, Durchschneidung des kleinen schiefen und dann auch des grofsen schiefen Muskels und späterhin des Levator palpebrae super., wobei man den verschiedenen Insertionen derselben zufolge dem Messer eine verschiedene Richtung gab. *Louis* bediente sich hierzu eines geraden Bistouris. Der Augapfel, die vier geraden Muskeln und der Augennerve werden alsdann vollends mit einer stumpfen, stark auf die Fläche gebogenen Scheere abgelöfst, deren man sich auch zugleich, indem man sie schliefst, als eines Löffels zur Herausnahme der

Theile bedienen kann; aufserdem sey man sorgfältig bedacht, alles nur im mindesten veränderte Fett und die Thränendrüse stets mit herauszunehmen. Diese auf anatomische Grundsätze gebaute Operationsart scheint der ersten Ansicht nach von der Art zu seyn, dafs nach der Bemerkung *Louis* jeder Zug des Instruments durch die Kenntnifs der Theile geleitet ist. Man darf aber nicht vergessen, dafs diese Theile durch die Krankheit verändert sind, und gewöhnlich nicht mehr den Bau und die Verhältnisse, wie im natürlichen Zustand, zeigen, und dafs die gedehnten, zum Theil degenerirten Muskeln, die öfters mit dem Auge selbst ganz verschmolzen sind, nicht wie bei der Lithotomie zur Gründung einer Vorschrift in Rücksicht auf die Operation dienen können. Wozu soll aufserdem der Gebrauch von zweierlei Instrumenten, vom Bistouri und von der Scheere, dienen? Das letztere Instrument ist bestimmt unnütz, obschon *Louis* es für ganz unentbehrlich bei der Operation hält. Die abhängige Lage der äufsern Seite der Orbita wird immer die Einbringung eines Bistouri's auf den Hintergrund der Höhlung gestatten, so dafs man von oben nach unten den Augennerven und die Muskelbefestigungen wird ablösen können, so wie man zur Spannung derselben die letzteren nach vorwärts zieht.

Jetzt trat *Olof Acrel* auf, und führte einige Modificationen ein; er exstirpirte bei einem Knaben von 4 Jahren ein krebshaftes Auge von der Gröfse eines Renettenapfels, indem er die äufsere Vereinigung der Augenlider einen Daumen breit von einander schnitt, sodann das obere und untere Augenlid von der Geschwulst absonderte, einen starken Faden von dem äufsern bis zu dem innern Augenwinkel durch das Auge zog, dasselbe mit diesem Faden in die Höhe hob und so ganz ausschälte. Die Orbita ward mit trockener Charpie angefüllt, darüber wurden zertheilende Weinumschläge gelegt, und die vollkommene Heilung erfolgte in kurzer Zeit. In einem andern Falle aber entstand bald nach der Operation aus dem Boden der Augenhöhle ein grauer Schwamm, die Knochen wurden aufgetrieben, und nach dem bald erfolgten Tode der Kranken fand man das Gehirn und den Sehnerven ganz fungös entartet. —

Nachdem *Desault* und *Bichat* alle früheren Methoden geprüft, und besonders die von *Louis* angewendet hatten, so kehrten sie wieder zu dem *Hilden*'schen und *Heister*-schen Rath zurück, der blofs die Anwendung eines Bistouri's wünscht; sie setzten daher, um eine genaue Vorstellung von ihren Encheiresen zu geben, drei Grade des degenerirten Augapfels fest, nach welchen ihre Methode zu operiren, einige Abänderung leidet; im ersten Grade überschreitet die noch in der Augenhöhle zurückgehaltene Geschwulst kaum die Grenzen der Augenlider; im zweiten ist sie gröfser von Umfang, und bildet eine beträchtliche Hervorragung; die noch gesunden Augenlider werden mit hervorgezogen, und der die Augenlider überziehende Theil der Conjunctiva ist von diesen abgerissen und legt sich auf die Geschwulst; im dritten Grade leiden die Augenlider mit vom krebsartigen Zustande. *Desault* liefs die Kranken im ersten Falle auf einen Stuhl setzen, und von einem Gehülfen den Kopf mit sich auf der Stirn kreuzenden Händen gegen dessen Brust halten. Das gesunde Auge ward bedeckt. Zugleich hob dieser Wundarzt das obere Augenlid in die Höhe, und der operirende Wundarzt zog mit der linken das untere Augenlid herab, und schnitt mit einem gewöhnlichen Bistouri die Vereinigung der beiden Augenlider am äufsern Winkel in der Länge von einem halben Zolle durch. Darauf stöfst er das Bistouri zwischen dem Augapfel und dem untern Augenlide dicht neben der inneren Commissur ein, und dreht es zirkelförmig bis an die äufsere Commissur. Eben so wird der obere Schnitt gemacht, und was noch übrig bleibt, darauf getrennt. Nachdem das Auge so nach vorn gelöfst ist, fafst man es mit den Fingern der linken Hand, wozu etwas lange Nägel sehr vortheilhaft sind, zieht es vor und durchschneidet mit dem an der äufsern Seite eingebrachten und mit der Schneide nach unten gekehrten Bistouri den Sehnerven und die Schlagader. Nun untersucht man, ob noch etwas Schadhaftes zurückgeblieben, nimmt die Thränendrüse weg, und stopft die Augenhöhle mit Bourdonnets aus, die mit Colophonium bestreut sind. — Vorzüglichen Werth legte *Desault* auf die Durchschneidung der äufsern Commissur, weil dadurch das Vorziehen des kranken angeschwollenen Auges sehr erleichtert wird. Auch hält er es für wichtig, keine Haken zu gebrauchen, und die Thränendrüse auszurotten, auch wenn sie nicht angegriffen ist, da sie sonst durch das Auslaufen der Thränen die Heilung hindert. —

Im zweiten Grad mufs der Einschnitt der äufseren Commissur der Augenlider noch gröfser seyn. Leidet die über das Auge gezogene Conjunctiva der Augenlider nicht mit von der Krankheit, so ist es für die Heilung wichtig, es zu erhalten. Deshalb mufs man diese erst trennen, bevor man die Lösung des Augapfels unternimmt. Ist aber die Conjunctiva mit angegriffen, so mufs man sie mit dem Nagel zurückhalten, damit das Messer sie nicht sitzen läfst.

Im dritten Grade spannt ein Gehülfe das untere, und ein anderer das obere Augenlid, und der Wundarzt zieht das Augenlid mit der einen Hand an, indem er mit der andern das Bistouri zwischen dem grofsen Winkel und der Commissur der Augenlider sehr tief in die Augenhöhle stöfst, und indem er nach aufsen fährt, die Haut und übrigen Theile mit einem Schnitte durchschneidet. Die Vernarbung dauert aber in diesem Falle weit länger, wie in den ersteren.

Percy zieht die Hohlscheere mit stumpfen Spitzen dem gebogenen Scalpell vor; das eine Instrument ist nach ihm wirklich so bequem als das andere, ja die öftere Eröffnung der Blätter der Scheere in der Augenhöhle macht, dafs das Bistouri wirklich noch bequemer ist; es versteht sich, dafs diefs eine abgerundete schneidende Spitze haben mufs. Ein Gleiches lehrte *Benj. Bell*, der sich eines gekrümmten Messers bediente, und der unsterbliche *Richter*, nur dafs man zu dieser Operation weder eines auf die Fläche gebogenen Messers, noch selbst einer Scheere bedürfe, rieth aber sehr, dabei die äufsere Commissur stets einen halben oder ganzen Zoll weit aufzuschlitzen, oder die Augenlider mit flachen Haken aus einander zu ziehen, einen Faden als Handhabe durch das Auge zu führen, und dasselbe vom untern Augenlide zuletzt zu trennen, dabei aber allemal die Thränendrüse ganz mit wegzunehmen. Ihnen folgten *Kortum* und *Callisen* nach, nur dafs Ersterer nach der Operation einen Schwamm mit einem Faden in die Augenhöhle legt.

Nun tritt *Beer* mit einigen Abänderungen auf: er zieht mit einem in der Mitte eingesetzten Haken, um die Ausrottung zu verrichten, den Bulbus stark nach oben, läfst von einem Gehülfen das untere Augenlid herabhalten und trennt es durch einen Schnitt des Scalpells vom Auge; mit der *Ludwig*'schen Scheere schneidet er dann in grofsen Schnitten alle Verbindungen des Augapfels, und zwar die obern zuletzt durch, nimmt ihn dann heraus, läfst kaltes Wasser einspritzen und untersucht mit dem Finger, ob noch schadhafte Theile zugegen sind, die dann, so wie die Thränendrüse immer, alsbald weggenommen werden. Abscheulich findet er das Ausstopfen der Augenhöhle mit Charpie, und räth nur, die Augenlider nach der Operation durch einen Pflasterstreifen zu schliefsen.

Ein Tenakel, um das Auge bei der Ausrottung besser halten zu können, erfand *Weir*; es besteht aus zwei Hälften, welche durch einen, von unten herauf zu drückenden Schieber, in eine scharfe Spitze vereinigt werden und welches man geöffnet einstöfst und dann schliefst. *Cline* bediente sich dieses Instruments vorzugsweise, da es steter sey und den Augapfel fester halte, als der blofse durchgezogene Faden. —

Mit seltenem Glück operirte *Wagner* zu Balingen ein grofses, schwammiges, nach theilweiser Ausrottung des Bulbus in der Augenhöhle entstandenes Gewächs, welches die Augenlider ganz hervorgedrängt hatte, und mit ihnen verwachsen war.

Er machte zuerst einen Querschnitt durch das obere Augenlid, vom äufsern nach dem innern Winkel hin, brachte durch denselben ein an der Spitze stumpfes, concav-schneidiges Scalpell in die Tiefe der Orbita, und schälte das Gewächs rings herum mit dem untern Augenlide zugleich aus, so dafs der Schnitt im äufsern Winkel mit dem erstern zusammentraf. Dann schnitt er den Sehnerven ab, füllte die Augenhöhle mit Charpie an, zog die Wundlefzen mit Heftpflastern zusammen, und hatte, obwohl die ganze Orbita cariös und bedeutend ausgedehnt war, doch das Glück, den

Kranken vollkommen herzustellen. — *Sabatier* bediente sich bei Ausrottung des Augapfels, die er übrigens nach *Louis* verrichtete, zur Befestigung desselben seiner mit doppelten Häkchen versehenen, eigentlich für die Operation des Brustkrebses bestimmten Zange, empfiehlt aber, besonders beym Buphthalmos, das Abschneiden einer blofsen Portion des Bulbus. —

Flajani löfst durch einen Kreuzschnitt mit einem geraden Bistouri die Verbindungen der Conjunctiva, bringt dann eine auf die Fläche gebogene Scheere hinter den Bulbus und trennt ihn mit einem Schnitte gänzlich; bisweilen ist es nöthig, vorher die äufsere Commissur aufzuschneiden und sich eines convexen Bistouri's zu bedienen. — *B. v. Siebold* handelt mit der gröfsten Einfachheit; seine Operationsmethode ist folgende: die Augenlider werden, wenn sie den allzuausgedehnten Augapfel fest umgeben, durch stumpfe Haken auseinandergezogen, ja es wird, wenn dieses nicht hinreicht, die äufsere Augenlidervereinigung eingeschnitten. Hierauf wird die angewachsene Haut ringsum getrennt, so dafs man in die Augenhöhle bequem eingehen kann. (Sind aber die Augenlider mit verdorben, so trennt man vor allem diese in einem querovalen Schnitte so ab, dafs man gleich von den Rändern der Augenhöhle aus, in dieselbe gelangt.) So ist es möglich, alle schadhaften oder verdächtigen Theile, die den Augapfel umgeben, mit einem stumpfen convexen Bistouri oder Scalpell loszutrennen.

Ist das obere Augenlid gesund, so mufs man dessen Aufhebemuskel schonen. Durch Hülfe einer Scheere mit gebogenen Flächen endigt man die Operation dadurch, dafs man damit den Sehnerven durchschneidet, und die etwa verdächtigen Reste herausnimmt. Dafs die Führung des Messers und der Scheere von einer anatomischen Pincette geleitet und unterstützt werden müsse, versteht sich von selbst. Nur im Nothfalle wird der Augapfel durch Haken oder durchgezogene Faden während der Operation hervorgezogen.

Vor allen andern Operationstypen aber, welche je von den Chirurgen aller civilisirten Nationen erdacht worden sind, müssen nachstehende, von *v. Gräfe* vielfach erprobte Encheiresen ganz besonders empfohlen werden, da sie alle die

Bedingungen erfüllen, nach welchen das Streben der Kunst in der Ausübung gerichtet seyn soll, und welche uns auch bei der Beurtheilung der absoluten und relativen Zweckmäfsigkeit jedes einzelnen Kunstverfahrens als Maafsstab dienen müssen. Der Technicismus ist folgender: vor allem andern figire man das Auge, vermöge eines, dem gewöhnlichen Schusterpfriemen ähnlichen, mäfsig gekrümmten, dreiseitig zugeschliffenen Werkzeuges dergestalt, dafs dasselbe mitten durch die vordere Hälfte des Augapfels gestofsen wird.

Gleich nach vollendeter Einsenkung des Pfriemens ist dessen Griff fest in die linke Hand zu fassen. Darauf setzt der Operateur den in die rechte Hand genommenen stumpfwinklich zugespitzten, nur vorn gebogenen Exstirpator, welcher dem *Leber*'schen, mit auf der Fläche gekrümmter und vorn spitzig zulaufender, zweischneidigen Klinge gleicht, so unter das obere Augenlid, dafs die concave Seite der Klinge an die vordere und obere Wand des Bulbi zu liegen kommt. Von da aus mufs man das Instrument dreist zwischen den Augapfel und der Orbita schieben, hierbei die Spitze stark nach dem optischen Nerven herabsenken, denselben baldmöglichst quer durchschneiden, und zuletzt das Auge vollständig umkreisen. Während des Kreiszuges unterlasse es der Arzt nie das Messer zur raschern Trennung der Weichgebilde abwechselnd, bald ein wenig vorzubewegen, bald wieder etwas tiefer einzusenken. Die beschriebene Figirung gewährt den Nutzen, dafs sie ungemein schnell bewirkt werden kann, und dafs man mittelst derselben den Augapfel am behendesten nach den verschiedenen Seiten richtet, nach welchen er gehalten werden mufs, um immer gerade jene Gegend zu spannen, in der die Incision geschieht. Nicht minder vortheilhaft ist auch das Lösen des optischen Nerven ganz zu Anfang; durch dasselbe wird jegliche nachtheilige Zerrung verhindert, die Beweglichkeit des Augapfels vermehrt, und zugleich somit die schnellere Vollziehung der Operation wesentlich gefördert. Beachtungswerth ist noch dies, dafs man nach Entfernung des Augapfels sämmtliche, von der Periorbita umschlossene Weichgebilde, selbst wenn sie kein verdächtiges Ansehen haben, mittelst einer Cooperschen Scheere vollkommen ausschäle; zurückgelassen, können sie nur den Keim des Krebses verborgen in sich tragend, durch erneute Wucherungen schaden. —

Ganz unzweckmäfsig ist das Bistouri oculaire von *Mothe*, so wie es durch *v. Gräfe's* Exstirpator überflüssig wird. — *Charles Bell* giebt folgendes Verfahren an: der Patient sitzt auf einem Stuhle und stützt den Kopf an die Brust eines Gehülfen, der einen stumpfen Haken bereit hat, um das Augenlid aufzuheben. Der Wundarzt sitzt vor dem Kranken. Er stöfst einen starken, flachen Haken durch das vordere Segment des Auges. Die ersten Messerzüge sind zwei Halbzirkelschnitte, um die Conjunctiva zu zerschneiden und das Augenlid vom Augapfel zu trennen.

Ist das Auge sehr aufgetrieben, füllt es die Höhle an, so sticht er mit dem Messer, was ein gewöhnliches Scalpell ist, in den Augapfel und läfst einige Feuchtigkeiten auslaufen; denn thut man dies nicht, so schneidet man in einem beschränkten, engen Raume zwischen dem aufgelaufenen Auge und der Höhle, welches die Operation erschwert und die Knochenwände der Orbita unnöthiger Weise in Gefahr setzt. Ist die Conjunctiva durchschnitten, das Messer ganz um das Auge herumgegangen, und die Verbindungen der zwei schiefen Muskeln durchschnitten, so würde das Auge locker da liegen, wenn es der Sehnerve nicht sehr fest hielte.

Charles Bell sah, dafs ein Wundarzt unverantwortlicher Weise nicht daran dachte, und wiederholte, höchst schmerzhafte Versuche mit Schneiden und Ziehen machte, da er doch nur den Sehnerven hätte durchschneiden dürfen. Um dies zu thun, mufs das Messer flach unter dem obern Rande der Augenhöhle eingeführt und an der Wand derselben fortgeschoben werden. Wenn es in dieser Richtung über den Augapfel hingeht, wird ein einziger Schnitt den Nerven und die umgebenden Muskeln absondern und die kranken Theile befreien, welche hervorgezogen werden können, da sie nur noch an einigem Zellgewebe anhängen. —

Gehen wir nun endlich zur Auseinandersetzung des Verfahrens von *Zang* über, welcher alle Bedingungen, die vor, während und nach der Operation zu erfüllen sind, ausführlicher und bestimmter als alle früheren, beleuchtet hat; folgende Momente sind es, die er beachtet wissen will: I. Vorrichtung der Werkzeuge und Verbandstücke. Zu ersteren gehören: 1) ein gerades, schmales Scalpell, 2) ein spitziger, einfacher und zweispitziger Haken, 3) eine stumpfspitzige Coopersche Scheere, 4) eine anatomische Pincette, 5) zwei stumpfe Häkchen, 6) zwei Spritzen, 7) Waschschwämme und kaltes Wasser. Die zweiten bestehen in: 1) reiner, weicher Charpie, 2) einigen Streifen Klebepflasters, 3) einem Stückchen Eichenschwammes, 4) einer Compresse und 5) einer Rollbinde zur Bestellung des Monoculus.

II. Gehülfen. Derer sind vier erforderlich. III. Lagerung des Kranken. Dieser werde auf einen, der Gröfse des Operateurs anpassenden, hohen Stuhl mit hoher Rükkenlehne gesetzt, oder auch nach Umständen auf einen Tisch gelegt. In dieser Lage werde er von zwei Gehülfen festgehalten. Kinder werden in dasselbe Lageverhältnifs gebracht, wie bei der Staaroperation. IV. Das gesunde Auge werde zugebunden. Da bald der ganze Augapfel, bald nur ein Theil desselben, und wieder bald mit, bald ohne nebenliegende Theile auszurotten ist, so untersuche der Operateur noch ein Mal genau den krankhaften Zustand, und entwerfe nach dem Befunde den Operationsplan, um nicht während der Operation solche Modificationen derselben treffen zu müssen, welche Zögerung und unnöthige Schmerzen verursachen, und vor dem Beginnen derselben hätten bestimmt werden können.

Operation. Ein hinter dem Kranken stehender Gehülfe befestige dessen Kopf an der Stuhllehne, im Sitzen, und auf dem Kissen, im Liegen, mit seiner auf dessen Stirne gelegten Hand und ziehe mit derselben, mittelst eines stumpfen Häkchens das obere Augenlid nach aufwärts; ein anderer Gehülfe ziehe mittelst eines andern Häkchens das untere nach abwärts. Der Operateur trenne nun die äufsere Commissur der Augenlider auf einen halben bis ganzen Zoll gegen den Schlaf hin, um Raum zu gewinnen. Dann umgebe er den Augapfel, im Falle er bedeutend hervorragt, mit einem baumwollenen Tuche, und handhabe ihn mittelst desselben nach Erfordernifs der Umstände; oder wenn dieses wegen minderer Hervorragung nicht leicht geschehen kann, so setze er mit seiner linken Hand den spitzigen Haken auf die Weise in seine Häute ein, dafs er nach Erfordernifs des leichten Trennens der Bindehaut nach innen, unten und dann nach aufsen leicht gerollt werden kann, und bemächtige sich somit des Augapfels. Hierauf steche er das gerade Scalpell oder Bistouri am äufsern Augenwinkel da in die Bindehaut, wo sie sich vom Augenlide her zum Augapfel begiebt, und führe es zwischen der Orbita und dem Augapfel über dessen obere Rundung gegen den innern Augenwinkel, die Bindehaut auf allen diesen Punkten rein trennend. In dem Verhältnisse, als das Messer dem innern Augenwinkel näher geführt wird, rolle er das Auge mehr nach unten und aufsen. Nun setze der Arzt den Haken in den untern und äufsern Theil des Auges, und rolle es nach innen und oben. Dann führe er das Messer wieder im äufsern Augenwinkel auf demselben Punkte, wie das erste Mal, zwischen der Orbita und dem Augapfel ein, ziehe es in einer Halbzirkelrichtung an der untern Rundung des Auges, von aufsen nach innen, und ende im innern Augenwinkel, in das Ende des ersten Schnittes einfallend. Nach Maafs, als das Messer dem innern Augenwinkel näher kommt, werde das Auge nach oben und aufsen gerollt. So ist nun die Bindehaut ringförmig um den Augapfel herum getrennt; durch diese zwei Halbzirkelschnitte sollen zugleich auch die beiden schiefen Augenmuskeln getrennt werden. Hierauf fasse der Operateur neuerdings das Auge mit dem Haken, ziehe es gelinde, und zugleich nach abwärts rollend an, führe dann die Coopersche Scheere über die obere Augenwölbung in die Tiefe der Orbita gegen den Sehnerven, trenne diesen und dann die geraden Augenmuskeln. Darauf ziehe er den Augapfel noch mehr aus seiner Höhle, und trenne mit der Scheere vollends den hier und da noch statthabenden Zusammenhang und nehme sodann noch das Auge aus. Nun gehe der Arzt an die Thränendrüse, fasse sie mit der Pinzette, ziehe sie gelinde an sich, und schneide sie mit derselben Scheere aus. Hierauf werde die Orbita sowohl mit dem Gesichts- als Tastsinne, nach vorläufiger Reinigung derselben mittelst eingespritzten kalten Wassers, auf das Genaueste untersucht und alles entartet Befundene sogleich mit der Pincette gefafst, und mit der Cooperschen Scheere abgeschnitten. Dann schreite

schreite man zur Stillung der etwa bestehenden Blutung. Druck und Reiben mit dem Finger, die Anwendung des kalten Wassers, des Eichenschwammes, und endlich der Charpie reichen jedes Mal zu, die Blutung zu stillen. —

Zu bemerken ist noch das Verfahren, was durch eine zugleich bestehende Entartung des einen oder der beiden Augenlider gesetzt wird: man fasse mit der Pincette den Rand des degenerirten Augenlides, und ziehe ihn ein wenig vom Augapfel ab und gegen sich. Hernach bringe man ein Blatt der Cooperschen Scheere am äufsern Augenwinkel des linken Auges, und am innern des rechten, zwischen das Augenlid und den Augapfel, und trenne es nach der Richtung eines Bogens von der gesunden Verbindung. Dann schreite man zur Ausrottung des Augapfels selbst. —

Verband. Der anzulegende Verband mufs einfach seyn. Die Augenhöhle wird mit weicher Charpie leicht ausgefüllt, darüber werden zur Abhaltung äufserer Einflüsse eine Compresse und die einäugige Binde oder das zusammengelegte trianguläre Tuch angelegt.

Sind die Augenlider aber zugleich abgetragen worden, so bringe man keine, mehr oder weniger jedesmal beleidigende Charpie ein, sondern man bedecke die Orbita blos mit einer, in einen Absud eines erweichenden Krautes getauchten Compresse und halte sie durch den Monoculus unverrückbar. Nachher mufs der Operirte in eine horizontale Lage so gebracht werden, dafs der Kopf weder zu viel vorwärts, noch zu viel rückwärts liegt. Alles mufs vermieden werden, was Blutungen herbeiführen, und Nervenzufälle aufregen könnte. Was nun die partielle Exstirpation betrifft, so findet sie vorzüglich Statt, wenn nur der vordere Drittheil oder auch die Hälfte des Augapfels entartet, oder wo irgend eine krankhafte Ansammlung von einer Flüssigkeit in den Augenkammern, das Abtragen eines Theiles des Augapfels fordert. In dieser Absicht wird im allgemeinen *Beer's* bekannte Methode empfohlen, nach welcher dieser staphylomatöse Ausartungen am Auge wegschneidet, nur mit dem Unterschiede, dafs das Messer jedesmal in der Sclerotica mehr oder weniger geführt werde. Kranke Rückstände können aufserdem noch mit der Pincette gefafst und mittelst der Scheere ausgeschnitten werden. —

Ich werde nun noch von den Folgen der Ausrottung des Augapfels handeln. Zu den bald oder später nachfolgenden Zufällen werden gerechnet: 1) Blutungen, die zuweilen bedenklich waren; 2) heftige Entzündungen, die von der Augenhöhle und vom Sehnerven aus sich bis ans Gehirn verbreiteten und so tödlich wurden; 3) langwierige oder auch häufige Eiterung, wozu sich leicht Beinfrafs an den Knochen der Augenhöhle gesellte, und selbst den Schedel ergriff; 4) Auflockerung und schwammige Auswüchse; 5) Necrose; 6) entweder vorübergehende oder anhaltende Nervenzufälle, denen der Tod ein Ende machte, auch wohl öfters halbseitiges Kopfweh; 7) Fehler und Störungen in entfernten Theilen, welche die Heilung aufhielten oder ganz vereitelten. Unter solchen Zufällen erfolgte entweder eine vollendete Heilung, oder sie kam gar nicht zu Stande. Gelang sie, so beobachtete man dennoch zuweilen ein Herabhängen des obern Augenlides, oder eine Verwachsung der Augenlider, oder wenn die Thränendrüse zurückblieb, eine Thränenfistel, und gewöhnlich eine Zeit lang Empfindlichkeit der operirten Stelle gegen äufsere Luft. —

Nachbehandlung. Das Regimen sei überhaupt in den ersten Tagen antiphlogistisch, jedoch jedesmal nach der Individualität des Kranken und dem Grade der traumatischen Reaction modificirt.

Der erste Verband werde pünktlich nur dann gelöst, und ein neuer angelegt, wenn die Eiterung bereits eingetreten ist.

Es ist höchst nachtheilig für den Heilungsprocefs, wenn die Verbandstücke eher abgenommen werden, als sie durch Eiter gelöst worden sind. Dann werde er, besteht kein aufserordentlicher Umstand, blos durch reine, weiche, trokkene, oder auch mit einem Malvaabsude oder Kamillenaufgusse befeuchtete Charpie bestellt. Die etwa zurückgebliebenen Augenlider trachte man durch die angeführte Verbandweise in einer solchen Lage und Gestalt zu erhalten, dafs am Ende der Cur Gebrauch von einem künstlichen Auge gemacht werden kann.

Ein wohl berechneter Gebrauch von salpetersaurem Silber, trägt viel zur Beschleunigung der Uebernarbung bei.

Ist ein Theil vom Augapfel sammt den Augenlidern erhalten worden, so werde nach erloschener, besonderer Empfindlichkeit der Narbenfläche ein künstliches Auge eingesetzt, wie sie von *Hazard* in Paris und von *Hacke* in Nürnberg verfertigt werden. —

Die Nachblutung werde bei Erneuerung des Verbandes durch die bekannten Mittel, zu welchen man jedoch noch Gummi arab., Colophonium, Alcohol, *Theden's* Wundwasser hinzufügen kann, gestillt. — Der Entzündung werde nach Beschaffenheit ihres Grades, Sitzes, Dauer, Art und Ursächlichkeit, nach den bekannten Vorschriften einer geläuterten Therapie begegnet. Das Ansetzen der Blutegel um die Orbita herum, erweist sich vorzüglich erspriefslich. —

Der langwierigen Eiterung setze man tonische Mittel und solche entgegen, die ihre veranlassende Ursache zu heben im Stande sind. Gegen die Auflockerung der Wundflächen handle man mit den so eben erwähnten Mitteln und dem Höllenstein. Man vermeide sowohl in diesem, wie in dem vorhergehenden Falle die Anwendung von Salben. Gegen die schwammigen Auswüchse kämpfe man mit dem Messer, und besonders mit dem Glüheisen. —

Der Beinfrafs fordert die Heilung seiner Ursache, und diese ist gewöhnlich dieselbe, welche die Metamorphose des Auges hervorbrachte. — Das Gehirnleiden fordert eben so verschiedene Heilarten, als seine Natur verschieden ist. — Die Rückkehr einer krebsichten Verwandlung kann nur noch mit einigem Erfolg durch das glühende Eisen beschränkt oder vielleicht auch gehoben werden. — Die Blepharoptosis kann mit Nutzen durch Einreibung geistiger Flüssigkeiten, ätherischer Oele, und durch die Anwendung der Aetzmittel, nach *Schmidt* behandelt werden. —

Synon: *Ausrottung des Auges.* Lat. *Exstirpatio oculi.* Franz. *Extirpation de l'oiel.* Engl. *Extirpation of the eye.* Ital. *Estirpatione dell' ochio.* Holländ. *Oogextirpation.*

Litteratur.

G. Bartisch, Augendienst. Dresden. 1583.

Louis, mémoire, ou l'on examine particulièrement les cas, qui exigent

4*

l'exstirpation de l'oeil etc., in den Mémoires de l'academie Roy. de Chir. T. V. p. 161. 287. 1774.

Cline, exstirpation of the eye. In *Ehrlich's* chir. Beob. T. I. p. 43. 1795.

Gouillart, sur l'exstirpation d'un oeil carcinomateux. Aus dem Annuaire de la Soc. de Méd. du Departement de l'Eure. 1806. p. 88.

Unger, glückliche Ausrottung des Augapfels wegen Carcinoma, in *Hufelands* Journ. Bd. VII. 1812.

v. Klein, vierzehn Fälle von Blutschwamm im Auge. In *Hufeland's* Biblioth. d. pr. Heilk. 2s St. 1822.

Aufserdem enthalten manches Beachtungswerthe die Schriften von ***Hildanus***, ***Valentini***, ***Heister***, ***Bilguer***, ***Mohrenheim***, ***v. Graefe***, ***Zang***, ***v. Walther***, ***Benedict***, ***Beer***, ***Boyer***, ***Demours***, ***Travers***, ***Averill***, ***Flajani***, ***Callisen*** u. m. a.

H — s. jun.

AUGAPFEL, der fehlende, veranlafst eine bedeutende Entstellung, wobei jederzeit die Augenlider gegen die Augenhöhle einwärts sinken, und die Augenliderknorpel in ihrem Mittelpunkt nach einwärts gebogen sind. — Der Mangel des Augapfels ist entweder durch einen Fehler der ersten Bildung bedingt, wobei der Bulbus entweder gänzlich fehlt, oder nur in der Form einer Hydatis vorgefunden wird, welche bei gegebener Veranlassung leicht platzt und zusammensinkt, — oder er wird durch Atrophie des Augapfels veranlafst, die die Folge vorausgegangener Entzündungen und Vereiterungen ist, — oder der Augapfel fehlt, weil der Kranke die Operation der Ausrottung desselben mit glücklichem Erfolge überstanden hatte. Sehr häufig ist die Atrophie des Bulbus nicht vollständig ausgebildet, und dann wird nicht selten ein bedeutender Rest des Auges in der Tiefe der Augenhöhle entdeckt, an welchem oft die einzelnen Organe, Hornhaut, Iris u. s. w. deutlich zu unterscheiden sind.

Um die durch dies Zusammensinken des Auges bedingte Entstellung zu vermindern, hat man die sogenannten künstlichen Augen erfunden, welche indessen nach der bisherigen Erfahrung nur dann benutzt werden konnten, sobald ein hinreichend grofser Rest des Augapfels zurückgeblieben ist, der dem künstlichen Auge den nöthigen Stützpunkt gewährt. Individuen also, bei denen der Bulbus gänzlich atrophisch geworden ist, oder welche die Ausrottung desselben überstanden haben, mufsten auf diese Hülfe der Kosmetik Verzicht leisten. Ref. glaubt indessen, dafs auch diese nicht ohne den Gebrauch eines künstlichen Auges bleiben werden, sobald es uns gelingt, den hintern Theil der leeren Augenhöhle mit einer leichten, nicht drückenden Masse, einem mit weicher Charpie und nach der Form des Orbita gefülltem Beutelchen, einem Stück Federharz u. dgl. auszufüllen, wodurch dann die Einlegung des künstlichen Auges möglich werden kann. Sind bei der Ausrottung des Auges die Augenlider zugleich mit verloren gegangen, so wird die Anlegung des künstlichen Auges unmöglich. Man müfste denn das künstliche Auge mit künstlichen, aus Blech verfertigten Augenlidern versehen, und die ganze Vorrichtung durch eine Brille befestigen. Aber freilich ist dieser Apparat viel zu complicirt und dem gewöhnlichen, bei dieser letzteren Entstellung üblichen Verfahren nachzusetzen, wo die Oeffnung der Augenhöhle durch ein Stück Wachstafft oder Seidenzeug, oder, sobald diese Decke die Augengegend erhitzen sollte, mittelst einer Brille von dunkelgefärbtem Glase verdeckt wird. Die besten Vorschriften über den Gebrauch des künstlichen Auges, findet man übrigens von *Huzard-Mirault* (traité pratique sur l'oeil artificiel. Paris. 1818. 8., und einen Auszug davon in dem Journ. von *Gräfe* und *Walther*. II. 167.) vollständig angegeben.

Ob die alten Aegyptier und Griechen bereits künstliche Augen von Metall, wie dieses behauptet worden ist, gebraucht haben, scheint noch ungewifs zu seyn, indem sie dieselben höchst wahrscheinlich nur zu der Ausschmückung ihrer Mumien, und in der roheren Periode der Kunst zum Einsetzen bei ihren Statüen gebraucht haben. Alterthumsforscher werden es indefs wohl bestimmen, ob in den späteren Zeiten der Römer künstliche Augen zur Verhütung einer stärkern Entstellung benutzt worden sind. — Die in der neueren Zeit üblichen künstlichen Augen bestehen theils aus Fayance oder Porcellan, theils aus Glas, theils aus Gold mit Emaille. Nur der letztere Stoff dürfte den Vorzug des gefahrloseren Gebrauchs verdienen, indem die aus den ersteren verfertigten künstlichen Augen, bei einem Fall des Kranken auf den Kopf, leicht zerbrechen und durch die Splitter die Augenhöhle, der Rest des atrophischen Auges und die Augenlider leicht auf eine höchst gefährliche Weise verletzt werden können. In der früheren Zeit wurden die künstlichen Augen in Nürnberg und Paris sehr schön verfertigt. Der verstorbene Mechanikus *Wolfssohn* zu Wien, hatte auch dergleichen sehr gut gearbeitete goldene Augen zu verkaufen. Jetzt werden dem Vernehmen nach, sehr brauchbare künstliche Augen in Paris von *Desjardins* verfertigt.

Das Einlegen der künstlichen Augen erfordert übrigens die gröfste Vorsicht. Nur nachdem die vorausgegangene Entzündung gänzlich getilgt, und jede Spur von vermehrter Empfindlichkeit in dem Umfange der Reste des Auges und in den Augenlidern verschwunden ist, darf die Einlegung gestattet werden. — Das künstliche Auge wird, nachdem das Modell von dem Umfange der Augenhöhle und der Augenlider, so wie von der Oberfläche des zerstörten Bulbus sorgfältig genommen, auch die Gröfse und die Farbe der Regenbogenhaut des gesunden Auges genau angegeben worden ist, verfertigt, weshalb auch die bereits vorräthigen künstlichen Augen, welche zu Kaufe sind, selten zu einem ungestörten Gebrauch sich eignen. Wo möglich, müssen auch mehrere Exemplare vorräthig gehalten werden, unter denen eins von geringerer Gröfse, nach *Huzard's* Angabe, für den Anfang des Gebrauches sich eignet. Das Einbringen derselben erfolgt bei einiger Uebung des Inhabers mit grofser Leichtigkeit. Der obere Rand des künstlichen Auges wird unter das obere Augenlid gebracht, in die Höhe geschoben und nachher das untere Augenlid nach abwärts gezogen, so dafs der untere Rand des künstlichen Auges an den Bulbus sich anlegt, worauf sodann das untere Augenlid über denselben in die Höhe geht und das künstliche Auge befestigt. Das Herausnehmen desselben, welches täglich vor dem Schlafengehen stattfinden soll, erfolgt, indem man das untere Augenlid nach abwärts zieht, mit einer stumpfen, an dem vorderen Ende etwas gekrümmten Sonde, den unteren Rand des künstlichen Auges erhebt, sodann dasselbe mit den Fingern der anderen Hand empfängt, und es nun mit Leichtigkeit unter dem oberen Augenlide herauszieht. Unmittelbar nach dem Herausnehmen mufs das künstliche Auge in laues Wasser gelegt und vor dem neuen Gebrauch sorgfältig gereinigt werden. Eintretende Schmerzen und Entzündungen zwingen den Gebrauch desselben einige Zeit hindurch, bis zu gänzlicher Tilgung jener Zufälle zu unterlassen.

Noch mufs Ref. den Fall erwähnen, wo das Einlegen des künstlichen Auges nicht allein zu dem Zweck der Verbesserung der äufsern Gestalt, sondern auch zu einer reellen Erleichterung des Kranken und zu seiner Befreiung von argen Schmerzen dienen wird. Derselbe findet bei Kranken Statt, deren Auge zerstört ist, wo zugleich eines oder beide Augenlider an einer Verschrumpfung des Tarsus leiden, und dabei das atrophische Auge noch grofs genug ist, um durch die Spitzen der Wimpern fortdauernd gereizt zu werden. Hier wird allein das künstliche Auge die Zufälle der Trichiasis mindern und heben, vorausgesetzt, dafs ein öfterer Wechsel desselben stattfindet, und der Kranke auch des Nachts ein künstliches Auge zu tragen im Stande ist. B — ct.

AUGAPFELENTZÜNDUNG, die, (*Ophthalmitis*) ist jene Abart der Ophthalmie, bei welcher sämmtliche Theile des Augapfels von der Entzündung gleichzeitig ergriffen sind. Sie zeigt sich theils idiopathisch, und ist in diesem Zustande die gewöhnliche Folge grofser Verletzungen des Auges, theils aber auch als sympathische Entzündung, z. B. bei den Blattern, in der Gicht und während der Lustseuche, wobei dann die mannigfaltigsten Modificationen der Symptome dieser Krankheit stattfinden. Auch kann sie nicht selten aus einer falschen Behandlung aller anderen Formen der Augenentzündung entstehen.

Die idiopathische Ophthalmitis beginnt, wie die meisten anderen idiopathischen Augenentzündungen, mit einer einfachen Taraxis, und mit dem Gefühl des Druckes, der Spannung, der Lichtscheu in dem Auge. Bald gesellen sich dazu heftige Kopfschmerzen in der Stirne und in der Schläfengegend, welche bis zu dem Hinterhaupte der leidenden Seite sich ausbreiten, und fast immer ohne bedeutenden Nachlafs fortdauern. Das Gefühl des Druckes im Auge ist gleichzeitig in einen bohrenden, reifsenden Schmerz übergegangen, das Gesicht mindert sich unter dem Sehen von Funken und Blitzen (Photopsia), und verschwindet sehr bald ganz und die Taraxis geht in eine Chemosis über. Nun zeigt sich die der letzteren Krankheit eigenthümliche Anschwellung der Bindehaut der Sclerotica, welche sich gleich einem Wall über den Rand der Hornhaut erhebt. Dabei findet man auch Geschwulst der Augenlider, besonders an dem obern Augenlide, und eine immer zunehmende Röthung der Ränder und der äufseren Haut derselben. Das wichtigste Kennzeichen endlich, durch welche die Ophthalmitis sich auszeichnet, beruht in dem stärkeren Hervortreten der ganzen Vorderfläche des entzündeten Augapfels. Ohne Zweifel wird diese letztere Erscheinung durch die Entzündungsgeschwulst bedingt, die sich der sämmtlichen Häute des Augapfels bemächtigt hat und wodurch der letztere, indem er Raum zu gewinnen trachtet, von der Augenhöhle nach vorwärts gedrängt wird. Deshalb klagen auch sämmtliche an der Ophthalmitis leidende Individuen aufser dem erwähnten heftigen Schmerz, über ein Gefühl, als ob der Augapfel zusammengeprefst werde, als ob derselbe für die Augenhöhle zu grofs geworden sei. — Ist die Krankheit bis zu dieser Höhe gediehen, so wird sie jederzeit durch ein heftiges synochöses Fieber, mit allen demselben eigenthümlichen Symptomen begleitet. —

Der fernere Verlauf des Uebels ist verschieden. Sobald eine passende Behandlung zeitig genug stattfindet und nicht die Verletzung selbst, die vorausgegangen war, so bedeutend ist, dafs auch eine zweckmäfsige Kurmethode die Zerstörung des Auges nicht mehr abwenden kann, — so mindern sich zuerst die Schmerzen des Auges und des Kopfes, der Bulbus fängt wiederum an feucht zu werden, das Fieber mindert sich, und die ganze Oberfläche des Auges erscheint weniger empfindlich und gespannt. Die Hervorragung des Bulbus schreitet allmählich zurück, die Lichtscheu nimmt ab, und die Geschwulst der Bindehaut beginnt sich allmählich zu setzen. Die Abnahme der Bindehautgeschwulst erfolgt zuerst in der oberen Hälfte des Auges, wobei dann auch die weifse Farbe der Sclerotica durchzuschimmern anfängt und verschwindet zuletzt in dem unteren Augenwinkel. Auf diese Weise bleibt bei dem Schlufs der Krankheit nur noch eine geringe Taraxis nebst einer Augenliderdrüsenentzündung zurück, welche indessen ebenfalls nach und nach aufhören. Der günstigste Fall des Ausgangs kann indessen nur dem Kranken die ungestörte Form des Auges wiedergeben. Das Gesicht selbst hat durch die vorausgegangene Entzündung der Retina in dem Grade gelitten, dafs entweder eine wahre Amaurose oder doch ein bedeutender Grad der Amblyopie zurückgeblieben ist. Beide werden in diesem Falle jederzeit unter die unheilbaren Formen gerechnet.

Hatte dagegen die Heftigkeit und der rasche Verlauf der Krankheit über die Kunst das Uebergewicht erlangt, oder wurde überhaupt keine zweckmäfsige Behandlung angewendet, so geht die auf ihrer Höhe befindliche Entzündung sehr bald in Eiterung über. Die Hornhaut, so weit sie sichtbar ist, zeigt sich getrübt, und es bilden sich zwischen den Blättern derselben einzelne Abscesse, welche die ganze Oberfläche gelblich färben. Gleichzeitig mag auch eine bedeutende Ansammlung von Eiter in den Augenkammern erfolgen, so wie wahrscheinlich auch in den tiefer liegenden Theilen des Auges ähnliche kleine Anhäufungen entstehen, welche nach und nach zusammenstofsen. Unter diesen rasch hinter einander sich ausbildenden Erscheinungen, nehmen die Schmerzen und das Fieber scheinbar etwas ab, erreichen aber wiederum ihre vorige Höhe. Nun platzt das Auge, und da die ganze innere Höhlung desselben mehr oder minder mit Eiteranhäufungen gefüllt ist, so wird der Inhalt des Auges mit einer grofsen Menge Eiter gemischt entleert. Unmittelbar nachher verschwinden die Schmerzen gänzlich, so dafs nur ein geringes Brennen in der Gegend der Oeffnung des Auges zurückbleibt, das Fieber hört auf und die Geschwulst der Bindehaut und der Augenlider zertheilt sich. Der Augapfel, welcher durch diese Veränderungen seine ganze eigenthümliche Structur verlohren hatte, stellt nun einen rothen, flachen, nach und nach bleicher werdenden Fleischklumpen dar, in dessen Mittelpunkt der Abscefs sich befindet, durch dessen Oeffnung der Bulbus sich entleert hatte. Diese Masse wird nun bei dem Verschwinden der Entzündung atrophisch, sinkt zusammen, und bleibt gewöhnlich in der Tiefe der

Orbita als ein kleiner, graulich weifser, oder gelb grauer Knopf zurück.

Die Heilung dieser idiopathischen Ophthalmitis kann nur durch eine in ihrem ganzen Umfange streng antiphlogistische Kur erreicht werden, durch Aderlässe, die bis zu gänzlicher Abnahme der Schmerzen fortgesetzt werden müssen, durch Scarificationen der geschwollenen Bindehaut des Augapfels (nicht der der Augenlider, indem darauf die Entzündung nicht ab- sondern zunimmt) und durch kalte Umschläge auf das Auge. Die Blutegel bringen nach des Ref. Erfahrung auch in dieser Form der Ophthalmie wenig Vortheil, veranlassen gewöhnlich wiederholte secundäre Entzündungsanfälle und überhaupt eine längere Dauer des Uebels, sie müssen deshalb jederzeit den Scarificationen nachstehen, welche aber ebenfalls nur nach vorausgeschickter Aderlafs statt finden dürfen.

Vortheilhaft zeigt sich auch dabei die Eröffnung der Arteria temporalis. Aufserdem mufs noch die strengste antiphlogistische Diät, der Gebrauch antiphlogistischer innerer Mittel, des Salpeters, der Pulpen, der abführenden Mittelsalze und nach Befinden der Umstände des Calomels angewendet werden. Den Schlufs der glücklich beendigten Kur mufs die trockne Wärme, und nach gänzlich getilgter Entzündung das Einstreichen einer möglichst schwachen Präcipitatsalbe machen, um die entstandenen Ausschwitzungen in etwas zu vertilgen.

Sobald dagegen der Augapfel durch ausgebildete Eiterung zerstört worden ist, so kann, um von der Form des Auges so viel als möglich zu erhalten, als Nachkur nur das Einstreichen des reinen Laudanum gestattet seyn, da die Merkurialsalben, so wie die trockne und aromatische Wärme, fast immer die Atrophie des vereiterten Bulbus zu vermehren scheinen.

Einen ganz ähnlichen Verlauf soll die Augapfelentzündung zeigen, welche während der Menschenpocken (*Ophthalmitis variolosa*) entstanden ist. Zum Glück kommt sie selten vor, indem in dieser Krankheit viel häufiger Entzündungen der Augenlider und der äufseren Oberfläche des Augapfels oder Ophthalmoblennorrhöen sich ausbilden, der innere und hintere Theil des Bulbus dagegen gewöhnlich frei bleibt. Ref. hat diese Blatternophthalmitis noch nie beobachten können, vermuthet indessen, dafs die Behandlung dieses Uebels mit vielen Schwierigkeiten verbunden seyn mufs, indem das Allgemeinleiden die Anwendung der hier so dringend nothwendigen antiphlogistischen Behandlung entweder modificirt oder gänzlich untersagt.

Die gichtische Ophthalmitis, eine nicht selten vorkommende Abart des Uebels, unterscheidet sich von den idiopathischen Augapfelentzündungen durch ihren sehr oft rein chronischen Verlauf, so wie dadurch, dafs, obschon alle Theile des Augapfels von der Krankheit ergriffen sind, dennoch der konstante Begleiter der bereits erwähnten Formen, die Chemosis jederzeit fehlt. Ein kriebelndes Gefühl in der Stirn und in der Augenbraunengegend, welches später in heftige, bohrende Gichtschmerzen dieser Theile übergeht, die bei allen die Gicht hervorrufenden und verschlimmernden Veranlassungen wieder erwachen oder zunehmen, eine varicöse, unreine, in das gelblich Violette spielende Röthe des Bulbus, ein blaulich weifser Ring um den Rand der Hornhaut, der in der Regel gegen die Sclerotica zu, wieder mit einem dichten dunkelrothen Gefäfskranz umgeben ist, eine vollkommene Durchsichtigkeit der Hornhaut, und in der Regel die Abwesenheit von Vereiterung und Geschwüren auf derselben, Trägheit und Erweiterung der Pupille, bald auf allen Seiten, bald mehr gegen die Augenwinkel zu, Abnahme des Gesichts unter dem Eintreten von Skotomen bald nach dem Erscheinen der schon erwähnten gichtischen Schmerzen, eine grau grünliche Trübung des Glaskörpers, deren Zunahme mit den Schmerzen und mit der Blindheit gleichen Schritt hält, bei weiterem Verlauf der Krankheit gänzliche Blindheit mit vollkommenem Mangel aller Lichtempfindung, zuletzt eine eigenthümliche Trübung der Linse, die in das Gelbgrüne spielt und mit einer besonderen Auflockerung des Linsenkörpers verbunden ist, — der Umstand endlich, dafs diese Form viel häufiger Augen mit dunkel gefärbter Iris, sehr selten blaue oder blaugraue Augen befällt, dafs endlich die damit behafteten Kranken gewöhnlich mit einer anhaltenden oder doch oft wiederkehrenden Neigung zur Stuhlverstopfung behaftet sind, — zeichnen diese Form der gichtischen Ophthalmitis vor allen andern aus. Sehr ungewifs ist übrigens das Verhältnifs der hier eintretenden Verdunkelung des Glaskörpers, des sogenannten Glaukoms, zu der gichtischen Ophthalmitis. Gewöhnlich geht die letztere voraus, so dafs in der Höhe der Krankheit das Glaukom sich entwickelt. Ref. hat aber auch gesehen, dafs die Spuren des Glaukoms früher zugegen waren und die Ophthalmitis später in Folge des erstern aufgetreten ist; in noch anderen Fällen war die gichtische Ophthalmitis ausgebildet, eine einfache Amaurose, die bisweilen sehr schnell und plötzlich den Kranken erblinden läfst, zeigte sich als Folge der Entzündung, und erst nach der Ausbildung des schwarzen Staares entstand als zweite Folge die Verdunkelung des Glaskörpers.

Die Behandlung der gichtischen Ophthalmitis ist von der der idiopathischen Formen gar sehr verschieden. Jede streng antiphlogistische Behandlung führt den Uebergang in Blindheit mit schnellen Schritten herbei. Ableitende Mittel, Senfteige an verschiedenen Stellen zu wiederholten Malen aufgelegt, ein Haarseil in den Nacken, Fontanelle auf den Oberarm, längere Zeit wiederholte reizende Fufsbäder, — Mittel, die die gichtische Reaction örtlich mindern und den Schmerz beschränken, Einreibungen von Opium mit Speichel gemischt, das Tragen einer Kappe und einer Viertelsmaske von Wachstaffet, die trockne und aromatische Wärme an das Auge gebracht, — der Gebrauch aller jener inneren Arzneistoffe, welche gelind abführen und zugleich die übrigen Absonderungen des Körpers befördern, z. B. das essigsaure, das weinsteinsaure Kali, das Seignettensalz, die auflösenden seifenartigen Extrakte, — so wie eine angemessene Entziehungskur sind es allein, durch die es uns gelingt, eine beginnende gichtische Ophthalmitis zu zertheilen. Indessen ist diese Hülfe nur bei dem ersten Anfang der Krankheit wirksam. Sind bereits Entmischung des Glaskörpers und Spuren von Lähmung der Netzhaut vorhanden, dann schreitet auch bei der sorgfältigsten Behandlung die Krankheit unaufhaltsam bis zu der gänzlichen Erblindung vorwärts, und das Höchste, was die Kunst in diesem Falle zu erreichen vermag, besteht in der, einige Wochen oder Monate hindurch verzögerten Ausbildung der Krankheit. Dieselbe Prognose findet ihre Anwendung, sobald bereits ein Auge glaukomatös geworden ist, indem früher oder später auch der andere Bulbus derselben Krankheit unterliegen mufs.

Die syphilitische Ophthalmitis, — auch bisher die syphilitische Iritis genannt, da die vorzüglichsten Veränderungen während dieses Uebels in dem Bereich der Iris statt finden, obschon auch alle übrigen Organe des Bulbus daran theilnehmen, kommt nur bei Kranken vor, welche entweder an der ausgebildeten Lues leiden, oder wo eine unvollkommene Heilung derselben jenen verborgenen krankhaften Zustand zurückgelassen hatte, den wir mit dem Namen der Lues larvata zu belegen pflegen. Ursprünglich geht in den meisten Fällen ein anderes Entzündungsleiden des Auges, gewöhnlich eine catarrhalisch rheumatische oder traumatische Opthalmie voraus, aus welcher nach einigen Tagen die Zeichen der Syphilis des gesammten Augapfels hervor zu treten beginnen. — Heftige, immer mehr zunehmende Anfälle von Knochenschmerzen in der Augenbraunengegend des leidenden Auges, welche genau gegen die Abendstunden sich einstellen, gegen Mitternacht ihre gröfste Höhe erreichen und gegen Morgen wiederum gänzlich verschwinden, Lichtscheu und Thränenflufs während des Anfalles, eine rheumatisch-catarrhalische, aber dabei offenbar unreine Röthe des Bulbus, ein rother Gefäfskranz rings um den Rand der Hornhaut, eine matte, unreine, grünliche, staubartige Trübung der Hornhaut und der wäfsrigen Feuchtigkeit, die mit den einzelnen Anfällen des Knochenschmerzes immer stärker wird, und zuletzt sogar die genauere Untersuchung der Iris und der Pupille in etwas verhindert, Starrheit und Unbeweglichkeit des Pupillenrandes im Anfange, im weiteren Verlaufe eine Entfärbung desselben in das Grünliche oder unrein Rothbraune, knotenartige Ausschwitzungen des Pupillenrandes und der Oberfläche der Iris, welche mit jedem Anfalle des Schmerzes zunehmen, und sich von allen übrigen Exsudationen der Iris durch ihre dunklere Farbe und durch die Anhäufung neuer warzenähnlicher Auswüchse unterscheiden, auch bei fernerer Zunahme der Krankheit die Pupille gänzlich verschliefsen, — Abnahme des Gesichts und zuletzt gänzliche Blindheit, welche zwar anfangs nur durch die Ausschwitzungen, später dagegen durch eine wahre Amaurose veranlafst zu seyn scheint, — und bei fernerer Fortdauer der Schmerzen die Ausbildung von syphilitischen Exostosen längs der schmerzhaften Punkte des Knochenrandes, sind die Kennzeichen dieser syphilitischen Ophthalmitis. — Die Heilung derselben ist möglich, so lange noch keine Verwachsung der Pupille entstanden, auch die Retina noch nicht in stärkerem Grade durch die Entzündung beleidigt worden ist. Die Heilung kann sogar in dieser Form, sobald alle andere Complicationen fehlen, mit einer gewissen Sicherheit voraus verkündigt werden.

Die schleunige Tilgung der nächtlichen Knochenschmerzen und der damit verbundenen Entzündung des Auges beginnt die Behandlung, die Heilung der allgemeinern Lustseuche mufs die Kur vollenden. Einreibungen von der grauen Merkursalbe mit vielem Opium versetzt, in der Augenbraunengegend bis zur Tilgung der Schmerzen wiederholt, die trockne, und sobald es der Kranke verträgt, die trockne aromatische Wärme und der innere Gebrauch des Calomels in angemessenen Gaben machen den Anfang der Kur, und werden so lange fortgesetzt, bis die Entzündung entweder gänzlich oder doch in so weit gewichen ist, dafs nur eine unbedeutende Röthe zurückbleibt, auch die Pupille sich in etwas wiederum erweitert hat. Dieser Erfolg zeigt sich gewöhnlich am Ende des fünften oder sechsten Tages, alle nassen Mittel, alle Augensalben sind während der syphilitischen Ophthalmitis gänzlich zu vermeiden. Nach dem Aufhören der Augenentzündung mufs aber die Tilgung der Lustseuche durch eine allgemeine antisyphilitische Kur unmittelbar eintreten. Wurde dieses Letztere verabsäumt, so werden sich in kurzem neue Anfälle der Ophthalmie ausbilden, bei denen die Ausschwitzungen mit gröfserer Raschheit zunehmen, und das Auge oft während der zweckmäfsigsten Behandlung unheilbar erblindet.

B — ct.

AUGAPFELGESCHWULST, die, kann theils in Folge einer eingetretenen Entzündung dieses Organs, theils als die Begleiterin eines chronischen Leidens des Augapfels entstehn. In dem ersteren Falle wird diese Geschwulst entweder den ganzen Augapfel einnehmen, oder sie zeigt sich auch nur auf die Bindehaut desselben beschränkt. Eine über den Bulbus allgemein verbreitete Anschwellung, wird nur in dem höchsten Grade der Entzündung desselben vorgefunden, wo der Augapfel selbst wirklich aus der Orbita hervorzuragen anfängt, und sämmtliche innere und äufsere Membranen desselben durch die Entzündung angeschwollen sind. Aufser den übrigen deutlich wahrnehmbaren Kennzeichen der Augapfelentzündung (Ophthalmitis proprie sic dicta) findet sich als ein eigenthümliches Symptom dieser Krankheit das Gefühl vor, über welches der Kranke fortdauernd klagt, als ob der Augapfel für den Raum der Augenhöhle zu grofs geworden sei. Dabei völliger Verlust des Gesichts, heftiges, reifsendes Kopfweh, Stuhlverstopfung u. s. w. — Die Prognose ist hier die in der Augagfelentzündung nothwendige, das Gesicht des leidenden Auges geht fast jederzeit, selbst wenn es die Form des Auges zu retten möglich geworden seyn sollte, verlohren. Aber die letztere wird selten ungestört bleiben, besonders wenn die Krankheit in Folge einer erlittenen Verletzung oder Operation entstanden ist. Der Bulbus geht entweder in Vereiterung über, oder es wird nach erfolgter Tilgung der Ophthalmitis eine Atrophie als die Folge der durch die vorausgegangene Entzündung beschränkten Reproduktion des Augapfels eintreten. Die Behandlung dieser allgemeinen Entzündungsgeschwulst des Bulbus ist die gewöhnliche antiphlogistische durch Aderlässe, Skarifikation der geschwollenen Bindehaut, durch die Arteriotomie auf der leidenden Seite, durch Einreibungen der grauen Salbe in die Stirngegend und, falls die Krankheit durch eine äufsere Verletzung entstanden war, durch den Gebrauch kalter Umschläge, vorausgesetzt, dafs der allgemeine Zustand des Kranken dieselben verträgt. Die Anwendung der Blutegel zeigt sich auch hier, sobald sie in der Nähe des Bulbus angesetzt worden sind, fast unter allen Umständen nachtheilig. Dabei wende man eine angemessene antiphlogistische Behandlung an.

Die partiellen Entzündungsgeschwülste des Augapfels betreffen dagegen nur die Bindehaut der Sclerotica, indem die durch eine allgemeine Vereiterung der Hornhaut erzeugte Auflockerung, weniger hierher zu gehören scheint. Zu diesen Entzündungsgeschwülsten der Bindehaut rechnen wir vor allem die in der Chemosis vorkommende, — roth, gespannt, gleichmäfsig und im höchsten Grade empfindlich und schmerzhaft — und die Bindehautgeschwulst der Ophthalmoblennorrhoe, welche ebenfalls stark geröthet, dabei aber mehr schlaff, lappenartig gefaltet, weniger empfindlich und schmerzhaft, mit einer argen Schleimabsonderung verbunden, und dabei auf der unteren und mittleren Fläche des Bulbus viel stärker, als in der oberen Hälfte hervorragend erscheint. Bei beiden Formen ist neben der übrigen, jeder einzelnen Form des Uebels angemessenen örtlichen und inneren Behandlung, die sorgfältige und zum Theil wiederholte Skarifikation der Bindehaut, und auch wohl das Ausschneiden ganzer Stücke der am meisten hervorragenden Puncte der Anschwellung, als die unerläfsliche Bedingung zu einer schnelleren und glücklicheren Heilung zu erwähnen.

Ganz anders wird die partielle Anschwellung der Bindehaut der Sclerotica, bei dem Erysipel und bei dem Oedem des Augapfels auftreten. In der ersteren Form ist die Anschwellung dieser Membran blafsroth, weniger schmerzhaft, weniger hervorragend, mit vielen stärker ausgedehnten Gefäfsen durchzogen, ungleich und mit Rose der Augenlider fast immer verbunden. Bei der letzteren dagegen erscheint die Anschwellung der Bindehaut blafs, beinahe bernsteinfarbig, mit einzelnen rothen Gefäfsen durchzogen, schlaff, dabei fast so bedeutend wie bei der Ophthalmoblennorrhoe, in der unteren Hälfte viel stärker, auch in vielen Fällen mit einem ähnlichen Oedem der Augenlider gepaart und im ganzen sehr wenig empfindlich. Beide Entzündungen werden der Form des Auges bei einer angemessenen Behandlung, wenige oder gar keine Gefahr bringen. Die Meidung nasser und erschlaffender Mittel, der metallischen Augenwässer und Salben, und die zeitige Anwendung der trock-

trocknen und der trockner und aromatischen Wärme, reichen in allen Fällen zu der schnellen und sicheren Tilgung dieses Uebels aus.

Unter die chronischen Anschwellungen des Augapfels zählen wir die bei dem Scirrhus und Krebse, so wie bei dem Markschwamm vorkommenden Geschwülste des Bulbus, so wie auch die bei den verschiedenen Arten der allgemeinen Augenwassersucht entstehenden Geschwülste des Bulbus. (S. Augenkrebs und Augenwassersucht.) Zu den partiellen chronischen Anschwellungen der Bindehaut des Bulbus, rechnen wir dagegen die in dem höchsten Grade des sarkomatösen Augenfelles eintretenden Geschwülste der Conjunctiva der Sclerotica sowohl, wie der der Cornea (S. Augenfell), und die kleineren und gröfseren Verknotungen dieses Theiles, welche bei der Trichiasis bulbi, bei den Tumoribus et Papulis benignis der Bindehaut, und bei dem entstehenden Hautkrebs des Augapfels bemerkt werden. Endlich ist hier das von *Beer* und *Bouttaz* zuerst beschriebene und in der späteren Zeit häufiger wahrgenommene Sarkom der Bindehaut der Sclerotica zu erwähnen, ein Zustand, der bisweilen fälschlich mit dem Scirrhus und dem Markschwamm des Bulbus verwechselt worden ist. Dieses Sarkom der Bindehaut kann nur nach sehr vernachläfsigten Formen der Chemosis und der Ophthalmoblennorrhoe, welche bei zur Verhärtung und Schwammbildung geneigten Scrophelkranken eingetreten waren, und nach dem gleichzeitig stattgefundenen Mifsbrauch mucilaginöser und fetter Mittel entstehen. Die Geschwulst ist sehr grofs, dunkelroth, schwammartig, daher oft bei der Berührung blutend, vollkommen schmerzlos und in Lappen gefaltet, welche die Hornhaut zum Theil oder ganz bedecken. Die letztere kann dabei sobald die frühere Entzündung das Auge nicht zerstört, die Hornhaut nicht getrübt hatte, noch ziemlich gesund seyn, weshalb auch nach der Entfernung der Bindehautgeschwulst, das Gesicht in diesem glücklichen Falle fast unverletzt wiederum zurückkehrt. Die Ausrottung dieser Schwammgeschwulst durch das Messer, ist das einzige Mittel zur Heilung. Die bei der Operation stattfindende Blutung ist sehr bedeutend, verschwindet indessen nach der vollständigen Abtragung des Sarkoms von selbst, und darf uns daher von der letztern keinesweges zurückhalten. Nur in jenem ungünstigen Falle wird dieses Heilverfahren nicht ganz vollständig durchzuführen seyn, sobald das Schwammsarkom mit einem Synblepharon verbunden gefunden wird. Die Rückkehr des letzteren ist dann fast unter allen Umständen nicht zu vermeiden. B — ct.

AUGAPFELKREBS. Mit dem Worte „Augapfelkrebs" bezeichnet die Ophthalmiatrik denjenigen krankhaften Zustand des Auges, bei welchem eine carcinomatöse Degeneration ihren Heerd in den Gebilden des Augapfels aufgeschlagen hat. — Obwohl dieses furchtbare Uebel sich häufig genug der ärztlichen Beobachtung darbietet, und obgleich schon *Bartisch* im sechszehnten Jahrhundert den Augapfelkrebs durch Exstirpation zu beseitigen versuchte, so fand die Augenheilkunde die erste, die Diagnostik sichernde Beschreibung dieses Uebels doch erst am Ende des vorigen Jahrhunderts in *Desault's* hinterlassenen chirurgischen Werken.

Phänomenologie. Es mag der Augapfelkrebs als Reflex irgend eines Leidens des Gesammtorganismus, oder als rein örtliche — entweder dynamische, oder traumatische — krankhafte Affection entstehen, so offenbart sich sowohl in dem einen, als in dem andern Falle die Krankheit unter folgenden Erscheinungen.

Vorläufer der wirklichen krebshaften Degeneration bilden häufige und heftige Kopfschmerzen und ein Gefühl ungewöhnlich vermehrter Wärme im Auge, welchem nach einiger Zeit ein lästiges Jucken und Beifsen (*démangaison*), ein stumpfer Schmerz im Auge selbst, so wie in den angrenzenden Theilen, und eine gelinde Auftreibung der Bindehaut zu folgen pflegt. Häufiges Thränenfliefsen, welches die Einwirkung des Lichtes vermehrt und grofse Empfindlichkeit gegen letzteres (Photophobie) sind — falls nicht durch frühere, vorhergegangene Leiden desselben Organs die Lichtempfindung vermindert, oder aufgehoben worden war — in diesem ersten Zeitraume des Uebels sehr gewöhnliche und fast nie fehlende Erscheinungen.

Dieser Zustand, welcher je nach dem rascheren oder

kürzeren Verlauf des Uebels sich schneller oder langsamer entwickelt, und kürzere oder längere Zeit dauert, läfst durch nichts die beginnende furchtbare Krankheit mit Sicherheit erkennen, und sich, selbst für den geübten Beobachter, von einer chronischen Augenentzündung schwer oder gar nicht unterscheiden.

Dem lästigen Jucken und Beifsen und dem anfangs stumpfen und wenig heftigen Schmerze, folgt bald ein Gefühl von Ameisenkriechen und ein heftiger, stechender, lanzinirender, periodischer, nach kürzeren oder längeren Intervallen wiederkehrender Schmerz. Die Auftreibung der Bindehaut nimmt zu, und ihre gleich anfangs livide, schmuzzige Farbe wird gelblich, und jene stufenweise und allmählig immer dunkler gefärbt. — Das Volumen des Augapfels selbst wird gröfser, und das Uebel äufsert jetzt zuerst auch seinen nachtheiligen Einflufs auf das Sehvermögen, vorausgesetzt, dafs dieses nicht schon vorher durch frühere organische Fehler, in deren Folge das Carcinom sich häufig ausbildet, getrübt, oder vernichtet war. — Das Auge verliert seinen natürlichen Glanz, bekommt ein mattes Ansehen, der Augapfel ist bei der Berührung mit dem Finger härter, als im gesunden Zustande, uneben an seiner Oberfläche, knotig und höckerig, die Bindehaut mit angeschwollenen, knotigen Blutadern durchwebt. — Die bisher durchsichtige, aber matte Hornhaut verliert ihre Durchsichtigkeit und wird weifslich, dann schmutzig roth, platzt, und wird von mifsfarbigen, leicht blutenden Fungositäten durchbrochen, welche eine stinkende Jauche absondern, ohne dafs jedoch jetzt schon die Sclerotica, welche der Einwirkung des Uebels am längsten widersteht, bedeutend verändert worden wäre. —

Auch auf dieser seiner zweiten Stufe ist das Uebel nicht immer mit zuverlässiger Gewifsheit und bestimmt als wahres Carcinom zu erkennen. Fungöse Excrescenzen (Sarcome), welche häufig aus der Bindehaut und Hornhaut hervortreten, ohne carcinomatöser Natur zu seyn, den krebshaften Auswüchsen aber in ihrem Aeufsern, in ihrer Gestalt und Farbe, so wie durch ihre Absonderung und mehr noch durch ihren häufigen Blutergufs sehr ähnlich, von dem wahren Carcinom aber, in Bezug auf ihre wesentliche Beschaffenheit und Natur, und besonders in Bezug auf die Prognose und die Behandlung sehr verschieden sind, täuschen hier oft den Arzt, und können häufig nur von dem geübten Praktiker richtig erkannt und von dem wahren Augapfelkrebs unterschieden werden. — Am täuschendsten sind diese nicht krebshaften Fungositäten, und am leichtesten führen sie auch den geübteren Beobachter dann irre, wenn sie aus den inneren Gebilden des Augapfels ihren Ursprung nehmen — wie *Maitre-Jean*, Maladies de l'oeil, pag. 375—77, ein solches Sarcom von der Traubenhaut ausgehend beobachtete — und wie beim wahren Augapfelkrebs die Hornhaut degeneriren und durchbrechen, besonders wenn sie schon einen solchen Grad von Ausbildung erreicht haben, dafs sie die ganze Oberfläche des Bulbus überziehen, aus der Augenhöhle hervorragen und von den Augenlidern nicht mehr bedeckt werden können. Anamnestische und comparative Zeichen, am meisten die fehlende harte und ungleiche, hügelichte Oberfläche des Bulbus, welche nach Zurücklegung jener Fungostitäten sich oft in ihrer vollen Integrität erkennen läfst, die zuckerartige Absonderung, der entweder ganz fehlende, oder verhältnifsmäfsig nur geringe Schmerz, das wenig oder gar nicht getrübte Allgemeinbefinden, hauptsächlich aber ein geübter, praktischer Blick, müssen in solchen Fällen die Diagnose, Prognose und therapeutische Handlungsweise bestimmen.

Im zweiten, eben näher bezeichneten Stadium des Augapfelkrebses wird der Bulbus, obwohl er an Volumen zugenommen und mehr oder weniger unbeweglich in der Orbita geworden ist, dennoch in der Regel vollständig von den Augenlidern bedeckt. — Wird aber das kranke Auge am Ende dieses Zeitraums nicht durch die Hülfe des Messers aus der Sphäre des Organismus entrückt, so nimmt die Substanzvermehrung des Auges immer mehr zu, das räumliche Verhältnifs zwischen ihm und der Augenhöhle wird immer mehr und auffallender gestört, so dafs der Bulbus jetzt keinen Raum mehr in der Orbita findet, und aus ihr und über die Grenzen des Augenhöhlenrandes allmählig hervortritt, nach aufsen hervorragt und nun von den Augenlidern nicht mehr bedeckt werden kann. Die Bindehaut der Augenlider wird — durch den Druck des in seinem Volumen vermehrten Augapfels nach vorn — von den Augenlidern getrennt, tritt von diesen auf den Augapfel über, und da die Conjunctiva palpebrarum von festerer Textur auch mit mehreren Gefäfsen als die Conjunctiva bulbi durchwebt ist, so scheint es, als wenn ein röthliches, mehr oder minder breites Band die Oberfläche des carcinomatösen Bulbus peripherisch umgrenzte. In demselben Verhältnifs scheinen die Augenlider kürzer zu werden und erfüllen ihre Bestimmung, die Bedeckung des Auges, immer unvollkommener. — Bei Kindern inzwischen erfolgt das Hervortreten des Bulbus aus der Augenhöhle verhältnifsmäfsig später als bei Erwachsenen, weil der geschwollene und in seinem Volumen vergröfserte Augapfel durch seinen Druck die wenig widerstehenden Nähte der zur Bildung der Orbita zusammentretenden Knochen trennt und diese von einander entfernt, wodurch der Umfang der Augenhöhle vergröfsert und das räumliche Mifsverhältnifs zwischen ihr und dem Bulbus verzögert wird. —

Gleichzeitig wird auch die Sclerotica in Mitleidenschaft gezogen, exulcerirt, sondert die nämliche übelriechende Jauche ab und wird von Fungositäten bedeckt. Diese schreiten in ihrer Ausbildung immer weiter fort, werden gröfser, bedecken oft die ganze Oberfläche des Bulbus und geben dieser ein fleischiges, mifsfarbiges Ansehen. — Später wird die Absonderung der Jauche immer reichlicher, die Fungositäten nehmen eine mehr schwärzliche Farbe an, die Schmerzen werden immer heftiger und anhaltender, die Zwischenräume, in denen der Kranke frei von ihnen ist, immer kürzer, und hören zuletzt ganz auf, so dafs der Kranke Tag und Nacht auf gleiche Weise von ihnen gequält wird. Häufige und reichliche Blutungen entstehen aus jenen Fungositäten, und sie führen neben den unausgesetzt heftigen Schmerzen und der fehlenden nächtlichen Ruhe bald ein hectisches Fieber herbei, dem der Kranke, — wenn ihm nicht bald gründliche Hülfe gebracht werden kann — früher oder später sicher unterliegt. Endlich pflanzt sich auch das Uebel auf die Augenlider fort, sie entzünden sich und werden scirrhös, besonders wird das untere, über welches die reichlich abgesonderte Jauche beständig hinfliefst, excoriirt, es erzeugen sich auf ihm Fungositäten wie auf dem Augapfel selbst, der Krebs geht zur Wange und zur äufsern Nase über, und der Augapfelkrebs bildet in diesem Zustande nach *Bichat's* Urtheil das fürchterlichste Bild aller äufserlichen Krankheiten.

Auf dieser höchsten Stufe der Ausbildung des Uebels geht die organische Structur des Augapfels völlig verloren. Das nach dem Tode oder nach der Exstirpation dem anatomischen Messer unterworfene Auge, läfst seine einzelnen Organe durchaus nicht mehr als solche erkennen, noch unterscheiden; das Fett in der Augenhöhle, die Muskeln und Häute, so wie die Feuchtigkeiten des Bulbus, vereinigen sich in eine einförmige Masse von schwärzlicher Farbe, welche *Boulet* (Journal de Chirurgie de *Desault*, Tome I. pag. 134.) mit dem Parenchym der Leber verglich. — Oft ist die Substanzvermehrung ungeheuer; *Muys* (Mémoires de l'academie de Chir. T. V. p. 195.) beobachtete einen Fall, in welchem das Auge, dessen Structur und Beschaffenheit er mit der Brustdrüse eines Kalbes (*ris de veau*) vergleicht, sechszehn Loth schwer war. — Die krebshafte Degeneration beschränkt sich zuletzt nicht mehr auf den Augapfel und die angrenzenden äufsern Gebilde allein, sondern pflanzt sich auch auf die Knochen fort. Caries des Sieb- und Thränenbeines und Fortpflanzung des Uebels auf die Schleimhaut der Nase sind gewöhnliche Erscheinungen, aber selbst bis auf die Fossa pituitaria des Keilbeins fand *Delpech* (Dictionnaire des sciences médicales, T. III. p. 586.) den Knochenfrafs fortgepflanzt, und *Hebenstreit* (*Bell's* Lehrbegriff der Wundarzneikunst 6ter Thl. p. 356.) und *Mohrenheim* (Beobachtungen chirurgischer Vorfälle, 2ter Bd.) beobachteten Desorganisationen des vordern Lappens des grossen Gehirns in Folge des Augapfelkrebses. —

Das eben in seiner progressiven Entwickelung gegebene Bild unserer Krankheit, gestaltet sich in allen Fällen und bei allen Individuen mit wenigen und unwesentlichen Ausnahmen im Allgemeinen auf dieselbe Art; nur mit dem

Unterschiede, daſs sich die Erscheinung der ersten Ausbildung auf der niedrigsten Stufe des Uebels — je nachdem vorher andere Krankheiten das Auge befallen hatten, welche für das Carcinom die Uebergangsstufe bilden, als Staphylom, Hydrophthalmus u. s. w. — nach den diesen Zufällen eigenthümlichen Symptomen mehr oder minder modificiren. Als zufällige Erscheinung beobachtete *Desault* einmal eine ödematöse Anschwellung der Lider des gesunden, nicht carcinomatösen Auges. —

Bichat unterschied, mehr in Bezug auf das operative Verfahren behufs der Ausrottung des krebshaften Augapfels als in diagnostischer Hinsicht, drei Grade des Uebels, und zwar 1) denjenigen Zustand, wo der carcinomatöse Bulbus freilich seinem Volumen nach vermehrt ist, aber die Grenze der Orbita noch nicht überschritten hat, und von den Augenlidern bedeckt werden kann. 2) Eine solche Substanzwucherung, daſs den, weit aus der Orbita hervorragenden Bulbus die Augenlider nicht mehr zu bedecken vermögen, und 3) die höhere Ausbildung des Uebels, wo auſser dem Augapfel auch die Augenlider an der carcinomatösen Degeneration participiren. — Welchen drei Graden des Augapfelkrebses man füglich einen vierten, nämlich eine solche Ausbreitung der krebshaften Degeneration, bei welchem ausser den Augenlidern auch die Wange, die äuſsere und innere Nase und die Knochen der Orbita vom Carcinom ergriffen sind, hinzufügen könnte. —

Aetiologie. Die Beobachtung lehrt, daſs carcinomatöse Degeneration seltener am Augapfel als an den weiblichen Brüsten, der Gebärmutter, den Hoden, dem Mastdarm, den Lippen und an innern Organen, aber häufiger als an andern äuſsern Gebilden, z. B. dem männlichen Gliede, den weiblichen Schaamlefzen u. s. w. vorkommen. Das kindliche Alter scheint diesem Uebel mehr, als das reifere unterworfen zu seyn, in welcher Beziehung der Augapfelkrebs mit den krebshaften Entartungen anderer Organe, welche nur im vorgerückten Lebensalter dem Carcinom unterworfen zu seyn pflegen, in Gegensatz tritt. Von allen Kranken, welche *Desault* im Hôtel-Dieu zu Paris als am Augapfelkrebs leidend beobachtete, gehört der dritte Theil dem kindlichen Alter unter zwölf Jahren an. — Aufser dieser sehr beschränkten Disposition zum Augapfelkrebs, welche theils das kindliche Alter, theils das Organ des Auges selbst zu begründen scheinen, sind die Gelegenheitsursachen theils örtlich, theils allgemein. — Zu ersteren, den örtlichen Ursachen, gehören theils dynamische, theils traumatische Affectionen, als das Staphylom, die Wassersucht des Augapfels, heftige acute, oder schlecht geleitete chronische Augenentzündungen und nicht selten vorzugsweise die variolöse Ophthalmie. — Traumatische Ursachen bilden alle Verwundungen, besonders aber Quetschungen des Bulbus. *Cline* (*Ehrlich's* chirurgische Beobachtungen 1. Bd. und *Richter's* chirurgische Bibliothek, 15. Bd. pag. 132.) beobachtete einen Fall, in welchem der Augapfelkrebs bei einem Manne durch einen Stofs mit dem Stiel einer thönernen Tabackspfeife entstanden war. — Oft ist aber auch die carcinomatöse Entartung des Bulbus selbst die Folge einer bösartigen Encanthis, eines Pterygions, oder das Uebel entsteht ursprünglich, wie *Tulpius* beobachtet hat, in der Thränendrüse, und pflanzt sich von dieser auf den Augapfel fort. — Die innern, allgemeinen Ursachen, welche vielleicht nicht minder häufig als die äufsern zur Erzeugung des Augapfelkrebses beitragen, sind dunkel und ihrer wahren Natur nach selten mit Bestimmtheit zu enthüllen. Nur der Mangel örtlicher Causalmomente und gleichzeitige Leiden innerer Organe, deren Verwandschaft mit dem Augapfelkrebse bekannt ist, erlauben auf solche innere, aber versteckte und nur erst nach dem Tode zu entdeckende allgemeine Ursachen zu schliefsen. — *Boulet* (Journal de Chirurgie de *Désault*, Tome I. a. a. O.) beobachtete einen Fall, in welchem das Carcinoma bulbi mit krebshaften Entartungen der Leber, des Magens und Darmcanals, der Lungen und anderer innerer Organe verbunden war, und *Boyer* glaubt, dafs der Augapfelkrebs sich am häufigsten mit carcinomatösen Degenerationen der Leber complicire.

Prognose. Der wahre Augapfelkrebs gestattet nach dem einstimmigen Urtheile der besten Beobachter nur eine durchaus ungünstige Vorhersagung, da die Anwendung weder innerer noch äufserer Mittel der unaufhaltsamen Ausbildung dieses furchtbaren Uebels Einhalt zu thun vermag. — Die Ophthalmotherapie kennt nur Ein Mittel, am Augapfelkrebs leidende Individuen von dieser Krankheit zu befreien, welches in der baldigen und leicht zu lange zu verzögernden Exstirpation des Augapfels besteht, ohne welche der Tod unter den quälendsten Schmerzen, die sichere und unvermeidliche Folge des Augapfelkrebses ist. — Aber auch diese Hülfe, obgleich an und für sich ohne Gefahr, begleitet keinesweges immer ein sicherer Erfolg. Unter den drei Fällen, welche *Bichat* aus *Desault's* Beobachtungen bekannt gemacht hat, haben sich zwei der spätern Beobachtung entzogen, und der dritte Kranke, der längere Zeit beobachtet werden konnte, starb an der Wiederkehr des Uebels. *Scarpa* (Trattato delle principali malattie degli occhi. 1r Thl. Vorrede.) verrichtete die Operation zweimal, und zwar mit ungünstigem Erfolg, und *Sabatier* (Médecine opératoire. 2de édit. Tome II. p. 268.) war in allen Operationen dieser Art, welche er anstellte, nicht glücklicher. *Richter* theilt in seiner chirurgischen Bibliothek, (IIr Bd. 2s St. pag. 10., IV. Bd. pag. 630., VI. Bd. pag. 584. und XV. Bd. pag. 132.,) vier Fälle von Exstirpation des Augapfels mit, von welchen aber drei von unglücklichem Erfolge begleitet waren, und der vierte sich der späteren Beobachtung entzogen zu haben scheint. — *Boyer* ist jedoch der Meinung, dafs man im Allgemeinen von der Operation einen günstigen Erfolg zu erwarten habe, sobald die Ausbreitung des Uebels nicht zu bedeutend, und es nicht mit inneren Leiden derselben Art complicirt ist. —

Therapie. Sobald der Augapfelkrebs wirklich und bestimmt als solcher erkannt ist, mufs auch der Gedanke einer radicalen pharmaceutischen Hülfe von der Behandlung des Uebels entfernt bleiben. Dafs innere Arzeneien über das Uebel, von welchem hier die Rede ist, wenig oder gar nichts vermögen, hat die Erfahrung hinreichend bestätigt; und eben so bewährt ist es, dafs diejenigen äufsern krebswidrigen Mittel, welche bei dem superficiellen Carcinom anderer äufserer Organe sich oft hülfreich beweisen, die ätzenden und corrodirenden u. s. w. am Auge das Uebel, anstatt es zu verringern, nur vermehren und seinen völligen Ausbruch beschleunigen. — Manche Beobachtungen sprechen freilich für die Anwendung solcher äufserer Mittel beim Augapfelkrebs; es ist aber mehr als wahrscheinlich, dafs die Beobachter, nicht krebshafte, fungöse Excrescenzen (Sarcome) für wahres Carcinom ansahen und mit ätzenden Mitteln glücklich behandelten; wenigstens kennt die Augenheilkunde keinen Fall einer solchen Cur, welcher nicht rücksichtlich der Diagnose gegründeten Zweifeln Raum gäbe. — Daher ist auch eine sichere Unterscheidung gutartiger Fungositäten, nicht krebshafter Natur von dem wahren Carcinom, welchem sie oft so ähnlich sind, höchst wesentlich, da erstere auf die ätzenden Mittel mit Erfolg reagiren, welche bei letzteren den Grad des Uebels nur zu erhöhen und dessen Ausbildung nur zu beschleunigen vermögen. Daher mufs auch das sonst häufig angewandte, und in vielen andern Fällen oft mit Nuzzen anzuwendende cosmische Mittel, von der Behandlung des Augapfelkrebses ausgeschlossen, und allein nur palliative Hülfe da gesucht und bezweckt werden, wo die Operation nicht mehr anwendbar ist. Für jene, deren Wirksamkeit sehr eng begrenzt ist, empfiehlt sich die äufsere Anwendung narkotischer Einspritzungen, Umschläge und Salben, theils auf den Augapfel selbst, theils auf die benachbarten, gleichfalls exulcerirten Stellen, aus Opium, Bilsenkraut, Schierling, Mohnköpfen u. s. w. — Will man, um nicht ganz unthätig zu bleiben, auch zu dem Gebrauche innerer Mittel übergehen, so mögte das Extractum Cicutae das am wenigsten unzweckmäfsige seyn, obgleich sich von diesem noch weniger als von den äufseren Mitteln für die Mehrzahl der Fälle erwarten lassen dürfte. Gegen die quälenden Schmerzen ist auf der Höhe des Uebels auch der innere Gebrauch des Mohnsaftes nothwendig. Im Uebrigen ist auch hier die Cur des Krebses im Allgemeinen. — (Man vergleiche die Artikel: Krebs und Augapfelausrottung.)

Synon.: Lat. *Carcinoma bulbi.* Französ. *Cancer du globe de l'oeil.* Engl. *Cancerous eye, Cancer of the eye.* Ital. *Cancro, Carcinoma del occhio.*

Litteratur.

Joh. Bapt. Rainer, Dissertatio de carcinomate oculi. Landshut. 1811. 8.

Oeuvres chirurgicales de *Desault,* publiées par *Xavier Bichat.* Tome II. *Desault's* chirurgischer Nachlafs, übersetzt von *Wardenburg.* Göttingen. 1800. 2r Bd. 3r Thl. pag. 143.

Boyer, traité des maladies chirurgicales et des opérations qui leur conviennent. 3me édit. Tome V. pag. 573. S—rt.

AUGAPFELLÄHMUNG, *Ophthalmoplegia*. Ist jene Unbeweglichkeit des Augapfels, die durch einen paralytischen Zustand der denselben bewegenden Muskeln bedingt wird. Das Auge hat, bei dem Unvermögen sich zu bewegen, eine gerade Lage nach vorwärts und die Hornhaut befindet sich in ihrer gewöhnlichen Richtung. Hierdurch unterscheidet sich die Augapfellähmung vom Schiefstehen des Auges (*Luscitas*), wo meistens auch eine Unbeweglichkeit des Augapfels, aber zugleich eine Abweichung von der geraden Lage bemerkt wird, indem die Hornhaut bald nach einem der beiden Augenwinkel, bald nach aufwärts oder abwärts gestellt ist. Mit der Augapfellähmung ist fast immer eine abnorme Erweiterung der Pupille, Unbeweglichkeit der Regenbogenhaut und gröfsere oder geringere Abnahme des Gesichts verbunden. Das Auge hat dabei manchmal ein mattes Aussehen, öfter einen stieren, wilden Blick, wo dann gewöhnlich auch ein Strotzen der Gefäfse der Bindehaut und vermehrte Thränenabsonderung beobachtet wird. Schmerzen sind selten zugegen; doch giebt es Fälle, wo der Kranke über reissende, stechende Schmerzen im Auge und dessen Umgebung, oder wenigstens über ein Gefühl von Schwere und Betäubung klagt.

Dieses Uebel erscheint oft in Gesellschaft der Augenliderlähmung und entsteht nicht selten plötzlich, kann aber kaum als eine eigene Krankheit betrachtet werden. Hier und da kommt es als Symptom der Wurmkrankheit vor, oder stellt sich nach Erkältung bei Personen, die an der Gicht leiden, mit andern arthritischen Lähmungen ein. Oefter beobachtet man die Augapfellähmung als Vorbothe, Begleiter oder Nachkrankheit des schwarzen Staares und der Apoplexie, vorzüglich derjenigen, die unter dem Namen Blutschlag bekannt ist.

Da die Augapfellähmung, wie aus dem Vorhergehenden erhellt, mit mancherlei, meist gefahrvollen, langwierigen, schwer zu heilenden Krankheiten in einem Causalverhältnifs steht, so ist die Vorhersage in der Regel ungünstig, richtet sich aber in einzelnen Fällen nach der Beschaffenheit der ursprünglichen Krankheit. —. Auf diese ist auch bei Behandlung der Augapfellähmung hauptsächlich Rücksicht zu nehmen. Die örtlichen Hülfsmittel werden nach Umständen in örtlichen Blutentleerungen in der Umgebung des Auges, in Ableitungsmitteln, die an die Schläfengegend oder hinter die Ohren gelegt werden, endlich in örtlichen Reizen, die wie in der Amaurose anzuwenden sind, bestehen. F—i.

AUGAPFELVORFALL. S. Augenvorfall.

AUGAPFELWUNDE. S. Augenverletzung.

AUGE, Sehorgan, (*Oculus, organon visus*) ist doppelt vorhanden. Jedes liegt in seiner knöchernen Augenhöhle unter der Stirn, zur Seite der Nasenwurzel, im obern Theil des Antlitzes. Man theilt das Auge ein: 1) in den Augapfel (Bulbus oculi) mit seinen Gefäfsen, Nerven und Muskeln; 2) in die Schutzmittel des Augapfels, als: die Augenhöhle, die Augenbraunen, die Augenlider und die Thränenwerkzeuge.

Litteratur.

H. Fabricius ab Aquapendente de visione, voce et auditu c. fig. Patav. 1603. fol. (Venet. 1606., Francof. ad M. 1614. et in oper. omnib. Lips. 1787. fol.)

Franc. Petit, réflexions sur les découvertes, faites sur les yeux, à Paris. 1732. 4. (Aufserdem Beiträge von demselben in den Mém. de l'acad. des sciences de Paris an 1723—35.)

J. Pet. Lobé, dissert. inaug. de oculo humano. Lugd. Bat. 1742. rec. in Halleri disput. select. Tom. VII. P. II. pag. 65.

Pet. Camper, dissert. de nonnullis oculi partibus. Lugd. Bat. 1746. rec. in *Halleri* disput. select. Tom. IV. p. 261.

J. G. Zinn, descriptio anat. oculi humani. Gotting. 1755. 4. c. fig. (Eine vorzügliche Schrift.)

J. Bap. Morgagni, epist. anatomic. Nr. XVI. et XVII. Batav. 1764. fol.

Sam. Thom. Sömmerring, Abbildungen des menschl. Auges. Frankf. a. M. 1801. fol.

K. A. Rudolphi, über einige Theile des Auges, in seinen anat. physiol. Abhandl. Berlin. 1802. 8.

J. Döllinger, illustratio ichnographica oculi humani. Wirceb. 1817.

D. W. Sömmerring, de oculorum hum. animaliumque sectione horizontali. Gotting. 1818. fol. S — m.

AUGE, bebendes. S. Augenbeben.

AUGE, doppeltes, eine zur Bedeckung beider Augen, und zur Befestigung von äufserlichen Mitteln auf denselben geeignete Binde, die man ein- und zweiköpfig anlegen kann. Bei der einköpfigen fängt man mit einer 10—12 elligen, 2 Finger breiten Binde im Genicke an, geht unter dem Ohr hervor über den Winkel der Kinnlade und die Wangen, nach der Nasenwurzel und Stirn, so dafs das Auge zum Theil bedeckt wird. Alsdann führt man die Binde schräg über die Stirne um den Kopf herum, und steigt nun abwärts über dieselbe nach der Nasenwurzel, wo man die erste Tour mit der zweiten kreuzt, und über den Winkel der Kinnlade nach dem Genick. Diese Touren werden aufsteigend 2—3 Mal wiederholt, und das Ganze mit Cirkeltouren um den Kopf befestiget. Bei zwei Köpfen setzt man den Grund der 10—12 Ellen langen, 2 Finger breiten Binde im Genick an, steigt mit beiden Köpfen unter den Ohren hervor bis nach der Nasenwurzel, kreuzt und wechselt die Köpfe, führt sie schräg über die Stirn und die Ohren hinweg nach dem Genick, wechselt abermals die Köpfe, und wiederholt aufsteigend diese Tour 2—3 Mal, worauf man Cirkeltouren um den Kopf anlegt.

Einige bedienen sich einer, auf 2 ungleiche Köpfe gewickelten Binde, die mit dem Grunde über die Augenbraunen, mitten auf die Stirn gesetzt wird, über die Ohren nach dem Nacken hingeht, dort gekreuzt und gewechselt, sodann aber über die Winkel der Kinnlade nach den Backen und der Nasenwurzel zur abermaligen Kreuzung geführt wird u. s. w. Das übrigbleibende Stück des gröfsern Kopfes dient zu befestigenden Cirkeltouren.

Synon.: *Oculus duplex, Fascia ocularis duplex.* So — r.

AUGE, einfaches. Den Anfang der 6 Ellen langen 2 Finger breiten Binde setzt man in's Genick, geht unter dem Ohr der kranken Seite hervor, über den Winkel der Kinnlade und die Wangen nach dem Auge hin, steigt nun über das Scheitelbein nach dem Genick, macht eine Tour um den Hals, geht nun wieder über die Wange nach dem Auge, und wiederholt die erste Tour so, dafs sie sich mit der andern über dem Auge kreuzt. Dies kann man nach Umständen zum zweiten Male thun, worauf befestigende Touren um den Kopf folgen.

Synon.: *Binde zur Bedeckung eines Auges.* Lat. *Monoculus. Fascia ocularis simplex. Oculus simplex.* So — r.

AUGE, geborstenes. S. Bersten des Auges.

AUGE, gläsernes, künstliches. S. Augapfel, fehlender.

AUGE, zerrissenes. *Rhegma bulbi oculi*, *Rhexis oculi*. Entweder durch heftig wirkende äufsere Gewalten, oder bei dem höchsten Grade einer Ophthalmitis, verlieren die Häute des Augapfels ihre Continuität, indem sie bersten, und Linse und Glasfeuchtigkeit ausfliefsen lassen.

Dieses höchst mifsliche Ereignifs tritt nach einem Schlag, Stofs, Schufs auf den Bulbus plötzlich ein, oder wird im Verlaufe der heftigsten Augenentzündung allmählig eingeleitet, wo dann, unter furchtbaren Schmerzen, oft Delirien und Hirn-Affectionen, bei dem Gefühl von Kälte und Schwere im Auge, die sehr gespannten und vorgetriebenen Häute nicht selten mit hörbarem Geräusch zerplatzen.

Die gonorrhoische und ägyptische Augenentzündung sind nicht selten von diesem traurigen Zufall begleitet, aber auch andere Ophthalmien neigen dazu hin, wenn die Ursache den Bulbus in seiner Totalität ergreift, z. B. bei Pulverexplosionen, Verbrennungen u. s. w.

An die Wiederherstellung des Sehvermögens ist nun nicht mehr zu denken, und man hat theils durch geeignete, kräftig und schnell angewandte Mittel das Fortschreiten der Entzündung in Brand zu verhüten, theils mit möglichster Schonung der Augapfelreste, dahin zu trachten, dafs späterhin durch Anbringung eines künstlichen Auges der Deformität abgeholfen werde.

Etymol.: ῥήγνυμι *ich zerreifse.* — Synon.: *Rhegma bulbi oculi. Rhexia oculi.* So — r.

AUGENADERLASS. Die Blutentziehung am Auge bei Augenkrankheiten, geschah von den alten Aerzten entweder an der Vene, welche am innern Augenwinkel läuft, oder an den Gefäfsen der Conjunctiva des Auges, oder an der innern Fläche der Augenlider.

Die Venäsection am innern Augenwinkel wurde mit der Lancette, oder mit dem Lafseisen auf die gewöhnliche Weise verrichtet.

Die Durchschneidung der Blutgefäfse an der Conjunctiva bulbi, geschah auf eine doppelte Weise; entweder wurden die einzelnen, vom Blute ausgedehnten Gefäfse mit einer krummen Nadel aufgehoben, und dann mit einer Scheere oder einem Bistouri durchschnitten; oder man schob eine platte, auf beiden Seiten schneidende Nadel unter das Blutgefäfs, und schnitt es durch, indem man es aufhob.

Zum Scarificiren der Augenlider bedienten sich die Aerzte des Alterthums eines Instrumentes von der Form eines kleinen Löffels, dessen oberer Theil einem kleinen feinen Reibeisen ähnlich war, welches Instrument *Paul von Aegina* Blepharoxystrum und *Celsus* Asperatum-specillum nennt. (S. Blepharoxystrum.) *Woolhouse* empfahl zu diesem Zwecke ein Bürstchen (Augenbürste, Augenkratzer. S. Blepharoxystrum.) oder einen Pinsel aus den langen, stachelichten Spitzen der Gersten- oder Rockenähren, von welchen man 10—12 mit einem starken, gewichsenen Faden zusammenbindet, damit aus den Stacheln gleichsam eine Handhabe wurde, wobei die schneidende Fläche der dicken Theile dieser Stacheln, nach aufsen gesetzt werden mufs. Die Scarification mit diesem Instrumente geschah auf folgende Weise. Der Wundarzt zog mit dem Daumen und Zeigefinger der linken Hand die Augenlider auseinander, und kehrte sie zugleich etwas nach aufsen; in der rechten Hand nahm er den Augenkrazzer, und fuhr damit über die innere Fläche der Augenlider, von dem äufsern nach dem innern Winkel, oder von oben nach unten, so dafs die Meibomschen Drüsen nicht verletzt wurden. Diese Operation wurde nach den Umständen täglich, oder einen Tag um den andern, des Morgens oder des Abends wiederholt. Die dadurch entstandene Blutung unterhielt man eine Zeitlang durch Bähung des Auges mit lauwarmer Milch oder Wasser.

Zu gleichem Zwecke bedienten sich die Wundärzte auch des Bimsteins, der Stengel des grofsen Schachtelhalms und mehrerer Distelarten.

In der neuesten Zeit haben die Augenärzte alle diese genannten kleinen Operationen als unzweckmäfsig verworfen. Bei heftiger Chemosis schneiden sie kleine Stückchen der entzündeten Conjunctiva mit einer in der Fläche gekrümmten Scheere aus, bedienen sich der Scarification u. s. w.

Synon.: *Ophthalmoxysis* (von ὀφθαλμός, *oculus* und ξύσις *scarificatio*. *Scarification des yeux*, *das Augenkratzen*.

Litteratur.

Lorenz Heister's Chirurgie, neue Auflage. Nürnberg. 1763.

J. G. Gmelin, praesid. *B. D. Mauchart*, Dissert. med. chir. de ὀφθαλμοξυσι nov. antiqua s. *Woolhusiano-Hippocratica*. Tüb. 1726. (*Albr. v. Haller's* auserlesene chir. Disputat. im Auszug von *A. Weiz*, Leipz. 1777. Bd. 1.

Plattneri, Diss. de Scarificatione oculorum. Lips. 1728.

D. W. Triller, Programma de scarificatione et ustione oculorum. Wittenb. 1754. *Weiz*, neue Auszüge aus Dissertationen für Wundärzte. Bd. III. Leipz. u. Frankf. 1775. M — lis.

AUGENARZT (Oculiste, Ocularius) soll im eigentlichen Sinne des Wortes denjenigen Heilkünstler bedeuten, der sich nur mit Krankheiten der Augen und ihren Operationen beschäftigt. Da jedoch die Augenheilkunde in den neuern Zeiten stets von Aerzten geübt wurde, welche auch andere Zweige der Heilkunde überhaupt betreiben, so verstehen wir jetzt unter einem Augenarzt denjenigen, der sich vorzugsweise mit Krankheiten der Augen und ihren Operationen beschäftigt, in diesen sowohl, als auch in der Behandlung der Augenkrankheiten überhaupt ungewöhnliche Talente und Geschicklichkeiten besitzt. In der Regel sind ausgezeichnete Chirurgen zugleich auch ausgezeichnete Augenärzte gewesen, vorzüglich seitdem die Chirurgie den Händen roher Empyriker entrissen, und zu einer Wissenschaft erhoben wurde. Nicht so stand es mit den Augenärzten bis zum 18ten Jahrhunderte, wo sogenannte Oculisten durchs Land zogen, um den Leuten den Staar zu stechen, wie ehedem die Steinschneider. Dergleichen Oculisten findet man nur noch in Frankreich (s. die Artikel: Charlatan und Oculiste im Diction. des sciences médicales). Ein Mehreres über Augenärzte sagt der Artikel: Augenheilkunde, Geschichte derselben. E. Gr — e.

AUGENAUSSCHÄLUNG. S. Augapfelausrottung.

AUGENBAD. Das Baden des Auges geschieht theils um verschiedene Arzneimittel unmittelbar in's Auge zu bringen, theils um kleine fremde Körper, die zufällig in's Auge gekommen sind, und es reizen, aus demselben vermittelst

mittelst der Feuchtigkeit zu entfernen. Man bedient sich hierzu der sogenannten Augenbecken (*Cucurbita, Pelvis ocularis*), die aus Glas oder Porcellan gearbeitet, von ovaler Form und mit einer Handhabe oder einem Fufsgestell versehen sind.

Diese kleinen Behälter werden mit der bestimmten Flüssigkeit angefüllt und so vor das Auge gehalten, dafs der Rand des Gefäfses das Auge ganz umgiebt. Soll das Mittel blofs auf die äufsere Fläche der Augenlider und auf die Augenwimpern wirken, so läfst man das Auge während des Gebrauchs der Wanne schliefsen. Hingegen müssen die Augenlider geöffnet werden, wenn die Flüssigkeit das Auge unmittelbar bespühlen soll. M — lis.

AUGENBALSAM. S. Balsam.

AUGENBEBEN, *Nystagmus*, ein clonischer Krampf der Augenmuskeln, welche den Augapfel unwillkührlich im Kreise herumdrehen. Selten ist er idiopathisch, zuweilen entsteht er bei Operationen aus Furcht, oder zeigt sich als Folge von organischen Fehlern in den Theilen der Orbita.

Die Cur berücksichtigt vorzüglich die Ursachen.

Das Empl. Belladonnae oder Opiatum auf die Orbitalgegend gelegt, Einreibungen von Oleum Cajeput, Spirit. Lavendulae, Tinct. Benzoes composita sind aufserdem die gebräuchlichsten Heilmittel.

Wenn der Zufall bei Augenoperationen erscheint, so ist physisches Einwirken auf den Kranken das beste Mittel. Einige Operateurs empfehlen dazu den Schreck.

Etymol. νυω, νυστω, νυσταω, ich nicke. So — r.

AUGENBECKEN. S. Augenbad.

AUGENBERSTEN. S. Bersten des Auges.

AUGENBINDE. Augenbinden dienen dazu, entweder andere Stoffe auf dem Auge zu befestigen, oder äufsere Schädlichkeiten von demselben abzuhalten. Diejenigen, welche in der ersten Absicht angewandt werden, sind wirkliche Binden, letztere sind dagegen eigentlich nur als Vorhänge vor dem Auge zu betrachten. Beide Arten dürfen, wenn sie nicht schaden sollen, weder einen starken Druck auf das Auge selbst ausüben, noch dasselbe erhitzen, noch den Ausflufs der etwanigen Secreta aus dem Auge behindern. — Die früher in Gebrauch gewesenen, so wie die noch jetzt angewandten Augenbinden, sind nach diesen Rücksichten zu beurtheilen.

I. Augenbinden.

1) Die sogenannte einäugige Binde, *Monoculus.* Sie ist einköpfig, 6 Ellen lang, 2 Querfinger breit. Für das rechte Auge fängt man im Genicke an, geht unter dem rechten Ohr weg zum Auge aufwärts, dieses bedeckend schräg über die Stirn und das linke Scheitelbein zum Genicke, befestigt den Anfang der Binde durch eine Tour um den Hals, wiederholt dann den ersten Gang 1 oder 2 Mal, und endet mit Cirkeltouren um den Hals. — Sie ist bei Augenentzündungen und nach der Staaroperation zu verwerfen; dagegen anwendbar zur Befestigung von Verbandstücken, z. B. nach der Operation der Thränenfistel, ferner zur Retention eines reponirten Prolapsus bulbi.

2) Die Binde für beide Augen, *Oculus duplex; a)* mit der einköpfigen Binde. Nachdem einige Cirkeltouren um den Kopf geführt sind, geht man mit dem Bindenkopfe unter dem Ohr hervor, über den Winkel der Kinnlade nach der Glabella. Dadurch wird Ein Auge gedeckt. Man führt die Binde weiter schräg über die Stirn um den Kopf herum, und steigt schräg über die Stirn, die Nasenwurzel nach dem Winkel der andern Kinnlade herab nach dem Genicke. Diese Tour kreuzt sich auf der Glabella und deckt das andere Auge. Man wiederholt die Touren über beide Augen 2 bis 3 Mal, und endet mit Cirkelgängen um den Kopf; — *b)* mit der zweiköpfigen Binde. Man legt den Grund im Genicke an, führt die Köpfe unter den Ohren über die Winkel der Kinnlade zur Nasenwurzel in die Höhe, wechselt die Köpfe, führt sie schräg über die Stirn und oberhalb der Ohren nach dem Genick, wiederholt die vorigen Touren zweimal und endet mit Cirkeltouren um den Kopf.

3) Die dreieckige Augenbinde. Man legt die entgegengesetzten Winkel eines viereckigen Stückes Leinwand zusammen, schlägt dieselben noch einigemal ein, legt die Mitte der Binde so auf die Stirn, daſs die Augen mit bedeckt werden, führt die Enden um den Kopf und befestigt dieselben auf einander mit Nadeln. — Man kann mit der-

selben zwar andere Verbandstücke gut befestigen; sie erhitzt aber sehr.

II. Binden, welche eigentlich nur Vorhänge bilden.

1) Zwei längliche Compressen legt man von der Stirn über die Augen weg abwärts, und befestigt die obern Enden mit der 3eckigen Augenbinde. — Dieser Verband drückt nicht, und die Compressen können zugleich mit den erforderlichen Flüssigkeiten getränkt werden. — Wesentlich ganz gleich sind die 3 folgende.

2) *Böttcher's* Augenbinde, aus einem über die Stirn um den Kopf herumgehenden, eine Hand breiten Leinwandstreif bestehend, an welchem zwei, oben zusammenhängende, abwärts getrennte Compressen befestigt sind, welche die Augen bedecken.

3) *Schreger's* Augenbinde, in Form eines π. Der horizontale Theil wird um den Kopf geführt; die beiden herabhängenden Köpfe dienen zur Befestigung von Compressen, die über die Augen gelegt werden. Auf dem Kinne werden diese Köpfe gekreuzt, und durch einige Touren des horizontalen Kopfes um den Hals befestigt.

4) *v. Gräfe's* Augenbinde besteht aus einem Kopfe, der um die Stirn geführt wird und an dessen unterem Rande zwei, an den untern Ecken abgerundete, längliche Compressen befestigt sind. — Aehnlich ist die Binde, deren man sich in der hiesigen Charité bedient. Die unteren Ecken der herabhängenden Compressen sind daran nicht abgerundet. — Diese Art von Binde drückt nicht, erhitzt nicht, hindert den Abflufs des Secrets nicht, schützt vor dem Lichte und dient zugleich zur Aufnahme etwa anzuwendender fester und flüssiger Arzneistoffe.

5) *Wenzel's* Augenbinde ist zugleich Correctionsmittel für schielende Augen. Sie besteht aus 2 Stücken glatt polirten Ebenholzes, die wie Schalen ausgedreht sind, und die Gröfse des Auges haben. Diese befestigt man auf einem Bande oder einer Binde, deren Köpfe man im Nacken auf einander befestigt. — Sie schützt das Auge vor Licht, Luft und Druck. Bringt man in den Schalen kleine Oeffnungen an, so wird's eine Brille für Schielende.

6) *Böttcher* hat eine ähnliche Binde. Statt der Ebenholzschalen hat er Metallringe, worin Gläser eingesetzt sind.

Litt.: *J. F. Henkels*, Anweisung zum Verbande. Mit Zus. v. *J. Ch. Stark*. Berlin und Stralsund. 1802. G — m.

AUGENBISTOURIE. S. Augenmesser.

AUGENBLENNORRHOE. S. Aegyptische Augenentzündung.

AUGENBLINZEN. S. Augenstern, Zittern desselben.

AUGENBLÖDIGKEIT. S. Blödsichtigkeit.

AUGENBRAND. S. Augenliderbrand.

AUGENBRAUNE (*Supercilium*). Der nach oben gewölbte, aus vielen, dicht aneinander stehenden Haaren gebildete Haarstreifen, welcher, das Auge schirmend, am untern Theile der Stirn, vor dem obern Augenhöhlenrande sich befindet, und von dem der andern Seite meistens, doch nicht immer, durch eine vor der Nasenwurzel befindliche haarlose Stelle, die Glatze (Glabella), getrennt ist. Die Haare, selten sehr lang, sind steif, zuweilen etwas gekräuselt und an Farbe bei verschiedenen Menschen abweichend. Sie haben eine solche Stellung, dafs die untern aufwärts, die obern abwärts, die mittlern quer und alle zugleich mit ihren Spizzen gegen die Schläfe hin gerichtet sind. Die Haut, worin ihre Wurzeln stecken, ragt etwas wulstig vor, und kann, mittelst einer Anheftung durch Zellstoff an die unter ihr liegenden Muskeln, nach verschiedenen Richtungen hin bewegt werden.

Augenbraunrunzler (Musculus corrugator supercilii), ein kleiner, rundlicher Muskel, bedeckt von dem untern und innern Theile des Stirnmuskels und dem angrenzenden Theile des Augenlidschliefsers, entspringt vom Stirnbein, neben der Glatze, am innern Theile des Augenbraunbogens, wendet sich an diesem, dünner und breiter werdend, auswärts und vermischt sich mit dem Augenlidschliefser, von welchem seine Fasern sich indefs durch eine stärkere Röthe unterscheiden. Er runzelt die Augenbraunen und die Stirnhaut in senkrechte Falten. S — m.

AUGENBRAUNHAARE, das Ausfallen derselben. Diese Haarkrankheit kommt nur selten vor. Sie ist gewöhnlich eine Folge der Syphilis, oder einer flechtenartigen Schärfe, oder sie wird auch erzeugt durch Geschwüre, die sich in den Augenbraunen gebildet haben. Der Verlust der Augenbraunhaare hat keinen nachtheiligen Einflufs auf das Sehvermögen; nur die Schönheit des Angesichts leidet etwas darunter. Sind durch die genannten Cachexien zugleich die Haarwurzeln zerstört, so ist die Krankheit unheilbar, die Haare wachsen nicht wieder. Sind jene aber unverletzt geblieben, so kann man das Emporsprossen der jungen Haare durch Einreibung der Stelle mit fetten Oelen befördern. Das Ausfallen der Augenbraunhaare kommt fast immer mit demselben Leiden der Augenwimpern vor; daher gelten auch die verschiedenen griechischen Benennungen, als *Madarosis*, *Milphosis*, *Ptilosis*, *Psilosis*, *Alopecia* für beide Haarkrankheiten. M — lis.

AUGENBUTTER. Augenwinkelunreinigkeit, eine zähe, gelbliche Substanz, welche in den Augenwinkeln mancher Personen beim Erwachen des Morgens erscheint, und wenn sie vertrocknet, eine klare Kruste bildet, welche man am Tage noch zu bemerken Gelegenheit hat. Wo sie sich fortdauernd zeigt, entsteht sie durch Krankheit der Schleimdrüsen der Caruncula lacrymalis. Noch giebt es akute und chronische Uebel, wo diese Absonderung vorkömmt, im letzteren Falle besonders bei kachektischen Individuen.

Waschungen mit kaltem Wasser reichen wohl hin, es zu beseitigen; in hartnäckigen Fällen dürfte eine schwache Sublimat- oder Zink-Vitriol-Auflösung dazu erforderlich seyn. (S. die verschiedenen Augenentzündungen und Augenentzündungsform.)

Synon.: Lat. *Lemositas.* Französ. *Chassie.* An — c. sen.

AUGENBÜRSTE. S. Blepharoxystrum.

AUGENDOUCHE. Die Augendouche wirkt intensiver, als das Waschen und Baden der Augen. Man gebraucht die Douche theils bei Schwäche der Augen zur Stärkung derselben, theils bei beginnender Amblyopie zur Reizung und Belebung der Augennerven. Bei ihrer Anwendung läfst man den Kopf des Patienten etwas zurückbeugen, und die Flüssigkeit durch eine kleine Giefskanne oder mit einer Spritze auf die Augenbraungegend fallen. Zweckmäfsiger hiezu ist die Augendouchemaschine von *Beer*, die er in seinem Werke über die Pflege gesunder und geschwächter Augen (Wien, 1800) abgebildet und beschrieben hat. Diese Maschine hat den Vortheil, dafs man die Stärke des springenden Wassers nach Willkühr genau bestimmen kann. Die Temperatur der Flüssigkeit richtet sich nach der Verschiedenheit der Indicationen. Sorgfältig mufs Erkältung des Auges bei der Anwendung der Douche gemieden werden. M — lis.

AUGENDUNKELHEIT, die, entsteht bei verschiedenen Augenkrankheiten als Kennzeichen der dabei stattfindenden Abnahme des Gesichts. Bei den Amaurosen, welche durch Lähmungen erzeugt sind, so wie bei den durch Blutandrang nach der Netzhaut und den Sehnerven verursachten Formen dieses Uebels, erscheint die Dunkelheit des Auges unter der Gestalt der Skotomen oder schwarzen Punkte, Striche und Streifen, welche der Kranke mehr oder minder deutlich unterscheidet. Gleichzeitig beobachtet derselbe eine dunklere Färbung aller vorschwebenden Gegenstände und der Farben derselben, und bei der Zunahme der Krankheit einen schwarzen Rand, der die Objecte umzieht. Zuletzt breitet sich vor dem Auge ein schwarzer Nebel aus, in welchem späterhin das Gesicht untergeht, so dafs auch die Lichtempfindung bei vollendeter Ausbildung der Blindheit gänzlich erloschen ist. Auf eine gleiche Weise geht die Augendunkelheit den Glaukomen, so wie den durch organische Fehler des Gehirns verursachten Formen der Blindheit voraus, und nimmt hier bis zu dem gänzlichen Verblinden zu. Bei den erethischen Amaurosen dagegen, erfolgt die Verdunkelung des Gesichts auf eine von der vorigen ganz verschiedene Weise. Die Krankheit, welche unter den Erscheinungen des schärferen Sehens, einer schmerzhaften Spannung in dem Auge und der Lichtscheu begonnen hat, zeigt die Farben in hellerem Glanze, die Gegenstände mit regenbogenfarbnen Rändern umzogen und abwechselnd feurige Punkte und Streifen, welche übrigens den Skotomen der Congestionsamaurose vollkommen analog zu seyn scheinen. Unter dem Gemisch dieser Symptome des Erethismus der Retina entwickelt sich nun ein lichter weislicher Nebel, welcher nach und nach die Objecte verdeckt. In diesem hellen Nebel, welcher offenbar den Uebergangspunkt des Erethismus zu der Paralyse der Retina bildet, entstehen allmählig schwarze Punkte, deren Zahl und Umfang zunimmt, und zuletzt den vor dem Auge schwebenden lichten Nebel gänzlich vertilgt.

Während der Entstehung der Verdunkelung des Krystallkörpers oder des sogenannten grauen Staares, zeigt sich die beginnende Augendunkelheit als ein feiner Rauch oder Nebel, welcher vorzüglich während einer stärkeren Beleuchtung, oder bei dem Sonnenlichte zunimmt, in der Dämmerung dagegen und bei trübem Wetter momentan sich verändert. Die Zunahme der Augenkrankheit hat eine stärkere Verdichtung dieses Uebels im Gefolge, durch welche die Umrisse aller Gegenstände verdunkelt und verdeckt werden, bis zuletzt bei der vollendeten Ausbildung der Krankheit, nur die Unterscheidung des Lichtes von der Finsternifs dem Kranken noch möglich ist. Indessen zeigen die mancherlei Arten der Cataracte bei dem Kranken auch verschiedene Grade dieser Verdunkelung des Gesichtes, so dafs z. B. der Kranke bei dem atrophischen grauen Staare, bisweilen durch den Nebel noch einzelne Gegenstände mehr oder minder deutlich zu unterscheiden im Stande ist. Die glückliche Heilung des grauen Staares, hat auch das Verschwinden der damit verbundenen Verdunkelung des Auges zur Folge. Auf eine gleiche Weise zeigt sich endlich die Augendunkelkeit bei den Formen der Exsudationen in der Iris, so wie bei den Nebelflecken und Narben der Hornhaut, die der Pupille gegenüberstehen. Von der Heilbarkeit dieser organischen Uebel ist nun auch die Prognose in der Verdunkelung des Gesichts, welche durch sie veranlafst worden ist, abhängig. Ueber die Heilung der Augenverdunkelung s. Amaurose, Cataracta u. s. w. B — ct.

AUGENEISEN, *Cauterium actuale ophthalmicum.* Zu jener Zeit, als man über die Natur und den Sitz der Thränenfistel keineswegs richtige Ansichten hatte, irrte man auch in der Wahl der Mittel diese Krankheit zu heilen; unter diesen spielten die *Wehlhous*ischen Brenneisen zur Heilung des cariösen Os unguis keine kleine Rolle. Diese sind jetzt der Vergessenheit übergeben, und von ihnen ist hier keineswegs die Rede. Wenn man aber schon in früher Zeit bei gewissen Augenlidkrankheiten das glühende Eisen zur Heilung anwendete, so bediente man sich hierzu zwar auch der gewöhnlichen eisernen Sonden, oder Nadeln, welchen man nach Umständen den erforderlichen Hitzegrad gab (*Celsus*), allein man hatte doch auch schon eigene Augeneisen (*Ambros. Paré*). Auch *v. Graefe* dachte darauf, ein zu diesem Behufe passendes Cauterium anfertigen zu lassen, nachdem er den grofsen Nutzen dieses Mittels beim sarcomatösen Ectropium, und bei den nach der variolösen Augenliderdrüsenentzündung oft auf den Palpebralrändern zurückbleibenden rothen Flecken erprobt, und nachdem das von *Percy* angegebene Cauterium actuale in mehr als einer Hinsicht nicht allen Forderungen entsprochen hatte, welche man an ein für die Augengegend bestimmtes Brenninstrument zu machen berechtigt ist.

Dasselbe besteht in einer nach dem Ende zu knieförmig gebogenen Sonde, welche in einen bald schwächern, bald stärkern Knopf sich endigt. Man mufs das Instrument von verschiedener Länge und Stärke haben, und darnach richtet sich auch der Grad und die Länge der Geniculation. Durch eine Schraube wird das Cauterium in einen bequemen Handgriff befestigt, um dasselbe sicherer führen zu können. Das *v. Graefe*'sche Augeneisen gleicht übrigens sehr dem von *Paré* angegebenen (s. les oeuvres *d'Ambroise Paré*, à Paris 1607. in fol. p. 595.). Ueber die Anwendung dieses Augeneisens s. die Artikel: Augenlid-Auswärtskehrung, Ectropium und variolöse Ophthalmie. Die Abbildung des *v. Graefe*'schen Augeneisens s. in dessen epid. contag. Augenblenn. Tab. V. Fig. 18. u. 20.

Synon. Franz. *Cautère actuel de l'oeil et des paupières.* Engl. *Cautery actual of the Eye-lid.* Holl. *Oogenschroei-yzer.*

Litteratur.

M. Percy Pyrotechnie. Paris 1810. 8. p. 208.

A. C. F. Jung de morbis quibusdam palpebr. organicis, praeside *C. v. Graefe*. Berol. 1813. in 4. c. tab. aen. p. 28.

C. F. v. Graefe Repertorium augenärztlicher Heilformen. Berlin 1817. in 8. pag. 211.

Dessen epidemisch-contagiöse Augenblennorrhoe Aegyptens. Berl. 1823. in fol. p. 127.

G. G. Lüce de ectropio sarcomatosa per ferramentum caadens sanando. Berolin. 1819. in 8. v. A — n.

AUGENENTZÜNDUNG DER NEUGEBORNEN. Die Augenliderentzündung, die Augenliderdrüsenentzündung, der Augenlid- oder Augentripper, das Eiterauge oder Triefauge der Neugebornen oder der Säuglinge, ist eine der wichtigsten Kinderkrankheiten. Nächst der ägyptischen Augenentzündung führt dieses Leiden den Verlust der Augen am häufigsten herbei; denn so unbedeutend dasselbe anfangs erscheint, so leicht es zu beseitigen ist, wenn es Kinder trifft, welche sich in guter Pflege befinden, so hartnäckig und verderbenbringend wird es, wenn es in die Hütten der Armen oder in Findelhäuser einzieht. Und hier trifft man leider dieses Uebel am häufigsten! — Der Verfasser dieses Aufsatzes fand in vielen Blindenerziehungsanstalten Deutschlands und Frankreichs zwei Drittel der Zöglinge durch diese Augenentzündung erblindet, ein Verhältnifs, das sich vielleicht bei der Auszählung der Blinden in einem grofsen Staate, z. B. Preufsen, nicht gleich bleiben würde.

Ueber das Alter der Chemosis oder Taraxis neonatorum (denn das ist wohl der beste Name) ist man in Ungewifsheit. Fast scheint es, als wenn das jetzt häufigere Vorkommen der Krankheit mit der allgemein verbreiteten falschen Pflege der Säuglinge und Neugebornen, hauptsächlich aber mit der Errichtung der Findelhäuser und Gebäranstalten, mit der so sehr um sich greifenden Trippersenche u. s. w. in einer nähern Beziehung stände, da dasselbe in den ältern medicinischen Schriftstellern fast nie oder doch nur sehr gleichgültig erwähnt, und erst im siebzehnten Jahrhundert genauer beschrieben wird. So erzählt *Riverius* 1669 (Opera medic. universa, Francof. ad Moen. 4. p. 688.), dafs ein gewisser *Albrecht* „lacrymas lacteas, fluxumque oculorum chylosum" bei einem neugebornen Kinde beobachtet habe, und mehr als hundert Jahre später (1750) erwähnen *Joh. Storch Pelargus* (theoret. pract. Abhandlungen von den Kinderkrankheiten, Eisenach 1750. in 8. 1. Th. p. 134.) und hauptsächlich *Sam. Theod. Quelmulz*, Professor zu Leipzig (Panegyr. medic. indicans de coecitate infantum fluoris albi materni ejusque virulenti pedissequa etc. 1750. 4.) die

Augenentzündung der Neugebornen. Seit dieser Zeit haben sich in England *Warner* (1773) und *Ware* (1787—1801), in Deutschland hauptsächlich *Schäffer* (1791—1803), *Götz* (1791), *Dreyſsig* (1793), *Reil* (1798), *J. A. Schmidt* (1806), *Lentin* und *Hegewisch* (1808), *A. Ph. v. Walther* (1810), *Beer* (1798—1813) u. a. m., um die Erforschung der Ursachen, des Wesens und der Heilung dieser Krankheit Verdienste erworben (s. das Nähere in dem Litteraturverzeichniſs am Ende der Abhandlung); allein obgleich dieselbe, vorzüglich in den letzten Jahrzehnden, als ein Lieblingsgegenstand in Gelegenheitsschriften vielfach besprochen worden ist, so fehlt es doch noch immer an einer Monographie dieses Uebels.

Allgemeine Zeichen der Taraxis neonatorum. Zwischen dem ersten und vierzehnten Tage nach der Geburt, gewöhnlich aber am siebenten, wird das Kind, das bis dahin schon mit einem gewissen Wohlbehagen die Augen geöffnet hatte, auf einem Auge, bald auf dem linken, bald auf dem rechten, lichtscheu, und schlieſst die Augenlider krampfhaft zusammen. Kurz darauf entsteigen häufige Thränen dem Auge, welche nicht selten die Wangen röthen, oder doch wenigstens ein charakteristisches Verkleben der Augenwimpern verursachen; jetzt erscheint eine leichte Röthe am obern Palpebralrande, denn in dem obern Augenlide scheint die Krankheit am häufigsten auszubrechen, und diese geht schnell in eine leichte ödematöse Geschwulst der Augenlider bis zum Orbitalrande über; der Thränenfluſs nimmt zu, am innern Augenwinkel erscheint eine schleimige Absonderung, und während der Nacht verkleben die Augenlider, so daſs sich schon kleine Borken bilden. Wird das kranke Auge jetzt geöffnet, so füllt ein bereits weiſs-gelbliches Secret die Palpebralspalte, und die innere Palpebralfläche erscheint sehr geröthet. Bis hieher blieb das andere Auge verschont; allein jetzt stellen sich dieselben Erscheinungen in der angegebenen Reihefolge auf den gesund gebliebenen Augenlidern ein; das zuerst ergriffen gewesene Auge scheint sich zu bessern, so daſs man an eine geschehene Wanderung der Krankheitsmaterie zu glauben anfängt. Allein dieser scheinbare Stillstand dauert nur so lange, bis die Krankheit auf dem zuletzt ergriffenen Auge bis in das Absonderungsstadium vorgeschritten ist, denn dann eilt sie mit erneuerter Heftigkeit auf beiden Augen der Acme zu. Oefters beginnt die Krankheit auf beiden Augen zugleich, selten, jedoch bisweilen, beschränkt sie sich in ihrem ganzen Verlaufe auf ein Auge. Die ödematöse Geschwulst der Augenlider, hauptsächlich die des obern, wird während des Absonderungsstadiums immer gröfser, dabei lockert sich in einer Masse von Papillen die innere Palpebralconjunctiva des obern und untern Augenlides auf, jedoch die des obern mehr, und bildet so einen dunkelrothen, nicht selten bis zur Nase herabhängenden Klumpen, der einen furchtbaren Anblick gewährt, und die Ursache entstehender Ectropien ist. Sehr oft ergreift die Augenlidentzündung die benachbarten Theile consecutif, und es tritt Geschwulst der Wangen, des Thränensackes u. s. w. ein. In diesem Stadium ist eine eintretende Blutung aus der aufgelockerten Augenliderbindehaut eine nicht häufige, aber sehr wohlthätige Erscheinung, hauptsächlich wenn sie sich in kleinen Zwischenräumen wiederholt, denn die Geschwulst der gesammten Bindehaut nimmt hierauf sehr schnell ab, und die Eiterung wird geringer und milder. Ist das nicht der Fall, so entströmet den heifsen, fast glühenden Augenlidern jetzt ein gelblich dickes Schleim-Eitergemisch, nicht selten von langen Blutstreifen durchzogen, oder wenn die Krankheit ein cachectisches Subject traf, das ausserdem an Schwämmchen oder am Icterus leidet, so entströmt dem Auge eine dünne, dem Fleischwasser ähnliche Jauche, die gewöhnlich mit Colliquation des Bulbus endigt. Wird das Kind nicht sehr reinlich gehalten, fliefst demnach der Eiter aus den Augenlidspalten über die Wangen herab, so corrodirt es dieselben, und macht durch lange Borkstreifen, die sich auf den Wangen bilden, den schrecklichen Anblick des Kindes noch schrecklicher. Geht die Krankheit, d. h. die Entzündung von der Palpebralconjunctiva auf die Bulboconjunctiva über, dann steigern sich die Hitze, die Geschwulst und die Schmerzen noch einmal, es tritt demnach eine neue Exacerbation ein, und hat diese ihre

Stadien durchlaufen, wurde durch dieselbe der Bulbus selbst ergriffen, so endigt sie selten ohne Colliquation. Nach und nach vermindert sich die Schleimsecretion, entweder langsam aufhörend, oder sich mehr und mehr zum wässerigen Secrete umwandelnd, und die Epiphera, welche eine eigenthümliche Verklebung der Augenwimpern noch lange verursacht, ist gewöhnlich das letzte äufsere Zeichen der Krankheit, die Nachkrankheiten des Bulbus, wenn dieser lebhaft erkrankte, und eine gewisse Lichtscheu ausgenommen. Das Allgemeinbefinden der Neugebornen erkrankt bei diesem Uebel ebenfalls; bisweilen ist aber auch die in Rede stehende Krankheit ein Reflex allgemeiner Leiden, als: eine Entzündung aller Schleimhäute (Aphthen), der Nase, des Icterus, der Atrophie einer syphilitischen Blennorrhoe u. s. w. Hiervon hängt aber auch die Dauer der Taraxis neonatorum ab, die an 2 bis 12 Wochen und darüber anhalten kann. Das eben entworfene Bild der Krankheit enthält die pathognomonischen Zeichen derselben, allein die einzelnen Züge treten nach den verschiedenen Ursachen, nach der Constitution, nach den äufsern Verhältnissen und Einflüssen (ob sporadisch oder epidemisch, z. B. in Findelhäusern) u. s. w. bald schwächer, bald stärker hervor. Deutlich lassen sich aber in dem Verlauf des Uebels drei Stadien unterscheiden, welche die verschiedenen Schriftsteller über diese Krankheit verschieden benannt haben. Der Verfasser steht nicht an, sie nach den verschiedenen Secretionsmaterien einzutheilen, wie das schon nach *v. Graefe's* Vorgange bei einer andern Gelegenheit geschah, da sie sich als charakteristische Zeichen besonders bemerklich machen. Dieselben sind folgende:

1) Das Stadium, in welchem ein seröses Secret abgesondert wird, also das der Hydrorrhoea, Serumflufs, Wasserflufs (v. *ὕδωρ*, *serum*, Wasser, und *ῥέω*, fliefsen).

Beim Beginnen dieses Stadiums scheint das ganze Auge in Thränen zu stehen; der Bulbus und die Augenwimpern sind fortdauernd nafs, und die wasserhelle, den Thränen gleichende Flüssigkeit entstürzt in grofser Menge, bald sickernd, bald stofsweise den Augenliderspalten. Dabei ist der Tarsalrand geröthet. Untersucht man in diesem Stadium, welches gemeiniglich mit grofser Lichtscheu verbunden ist, die innere Augenliderfläche, so findet man dort auf der Blepharoconjunctiva einzelne, nicht zusammenhängende, rothe Punkte oder Streifchen, welche, näher besichtigt, als Ramificationen eines mit Blut erfüllten Gefäfsstammes erscheinen, dessen Ende sich als ein starker Punkt auf der Palpebralconjunctiva darstellt. Dieses eigene Ansehen der beginnenden Entzündung der Schleimhäute, läfst sich nur aus ihrer Organisation erklären; ganz richtig vergleicht daher *Saunders* diese Erscheinung mit einem fein injicirten Fötusmagen. Nicht selten finden sich aber im Stadium der Hydrorrhoea diese Gefäfsinjectionen auch schon auf der Bulboconjunctiva, und die Bindehaut bekommt durch diese Erscheinung ein eigenes schmutziges Ansehen, das, im Fall gleichzeitig mit der beginnenden Taraxis neonatorum, Icterus, Rose u. s. w. im Anzuge sind, durch eine gelbe oder gelblich-rothe Färbung noch erhöht wird. Die Dauer dieses Stadiums ist unbestimmt; dagegen ist zu bemerken, dafs mit demselben die Krankheit beginnt, und dafs sie mit demselben gewöhnlich aufhört. Dieser Thränenflufs verwandelt sich oft nach mehreren Stunden, jedoch meistens erst nach Tagen, in eine Schleimabsonderung; hiermit beginnt das zweite Stadium der Taraxis, das der

2) Schleimabsonderung, der Phlegmatorrhoea, (φλεγματοῤῥοία) von φλέγμα, Schleim und ῥέω, fliefsen.

Waren bis jetzt die Augenlider nur an den Tarsalrändern geröthet, dagegen in ihrer Mitte sehr aufgetrieben, so nimmt jetzt die Geschwulst sehr stark überhand, und hauptsächlich hängt das obere Augenlid entzündet und sackähnlich über das untere herab. Ein zäher, dicklicher, helldurchsichtiger Schleim entquillt den Augenspalten und bildet in Berührung mit der Luft, theils an den Tarsalrändern, theils in den Augenwimpern, gelbe Krusten, die bisweilen das obere und untere Augenlid mit einander verkleben. Die innere Augenlidfläche, die Blepharoconjunctiva, bekommt ein granulirendes, sammetartiges Ansehen, sondert den beschriebenen Schleim ab, und ragt nicht selten wulstig unter dem obern Augenlide hervor; jetzt ist es selten möglich das Verhalten des Bulbus zu beobachten, denn der

Blepharospasmus verbietet alle nähere Untersuchung der innern Augenlidfläche und des Augapfels, und wenn diese möglich wird, verhindert der immer aussickernde Schleim die Besichtigung des Bulbus. Jedoch wollen Einige während dieses Stadiums eine bedeutende Entzündung der Bulboconjunctiva und eine Auflockerung der Hornhaut, an den lebenden Kindern beobachtet haben. Der Verfasser dieses fand diese Erscheinungen wiederholt an den Augen solcher Kinder, die in dem phlegmatorrhoischen Stadium dieser Entzündung an intercurrenten Krankheiten gestorben waren. Dieses Stadium dauert gewöhnlich nur einige Tage, selten mehrere und geht rasch in das des Eiterflusses über. Selten, dafs in diesem sich Ectropien bilden. Bisweilen endet die ganze Krankheit in diesem Stadium; dasselbe ist die Mittelstufe im Verlauf der Krankheit; und da diese, wie sie sich nach und nach ausbildet, auch nach und nach wieder aufhört, so ist sie eben sowohl der Vorläufer der Verschlimmerung als der Besserung. Nach ein bis drei Tagen beginnt das Stadium des

Eiterflusses, der Pyorrhöe (*πυοῤῥοία*), von *πύον*, Eiter, und *ῥέω*, fliefsen.

Aus der nun papillenförmig metamorphosirten gesammten Conjunctiva, die als ein Conglomerat kleiner lymphatischer, blutrother Kugeln erscheint, und bald als ein dicker Ueberzug des Auges und des Augenlides, bald als ein ziemlich grofser Fleischklumpen sich zeigt, schwitzt bald ein dikker, zäher, dunkelgelber, bald ein grünlicher, corrodirend wirkender Eiter, der, wenn man die geschwollenen Augenlider von einander entfernt, die Augenlidspalten ausfüllt, und einen furchtbaren Anblick gewährt. Der Verfasser fand an vielen Augen unglücklicher Kinder, die an intercurrenten Krankheiten in diesem Stadium der Taraxis gestorben waren, dafs die papillose Verbildung sich höchst selten auf die Conjunctiva corneae fortsetzt, sondern wenn diese ergriffen wird, so zeigen sich auf derselben, von allen Seiten gegen die Mitte der Cornea hinlaufende rothe Gefäfse, die sehr schnell grofse Exsudate auf der hintern Fläche der Conjunctiva corneae veranlassen; es bildet sich jetzt schnell die der Taraxis neonatorum eigenthümliche Erweichung der

Hornhaut; einzelne Lamellen derselben blättern sich ab, oft nur in der Gröfse einer sehr kleinen Linse, oft in der eines Stecknadelknopfes, es entsteht ein Hervortreten der innern Hornhautlamellen, eine sogenannte Ceratocele und bald darauf ein Myocephalon. Ein Glück, wenn hiermit der Destruction des Augapfels Grenzen gesetzt sind! das ist aber leider nicht immer der Fall. Oft zerstört jene Erweichung der Cornea, die sich sehr selten als Onyx darstellt (Hypopium sah ich bei dieser Taraxis nie), in einem gröfseren Umfange viele Hornhautlamellen; da platzt plötzlich der noch übrige Theil der Hornhautlamellen an einer oder an mehreren Stellen auf Einmal, die Iris drängt sich in die Spalte derselben; noch wenige Stunden, und es berstet die hervorgedrängte Linsenkapsel — die Linse entfällt der Augenlidspalte — und jetzt ist ein Collapsus aller Häute vorhanden! Die Augen sind dem Kinde im Kopfe zerschmolzen! Unheilbare Blindheit ist der Ausgang der Krankheit.— Glücklich sind die Kinder zu nennen, welche mit Synechien davon kommen; gewöhnlich sind dieselben an der untern Hälfte der Hornhaut und zwar nach der innern Seite des Auges zu, so dafs nicht selten hierdurch längliche Verziehungen der Pupillen entstehen.

Nun ergreift die Krankheit aber nicht allemal die Hornhaut mit ihrer Bindehaut; sie findet im Gegentheil hier öfters gleichsam einen Damm den sie nicht überschreitet; in diesem Falle leidet die Cornea gewöhnlich nur durch den abgesonderten, schädlich einwirkenden Eiter der Bindehaut, und zwar weniger, indem dann nur geringe Trübungen zurückbleiben. Mehrere Tage, (2—6 Tage) bleibt die Krankheit auf ihrer Acme; die Absonderung der beschriebenen Eiterflüssigkeit dauert fort, eben so die Geschwulst der Augenlider, die, nach der Heftigkeit des Uebels, bald röthlich, bald roth, bald bläulich, bald blau erscheint. Nach der angegebenen Zeit läfst die Eiterabsonderung zuerst an Menge etwas nach, geht dann nach und nach in das Stadium der Schleimabsonderung, und endlich in das der Hydrorrhoe zurück; sie geht demnach auf derselben Stufenleiter abwärts, auf der sie zu ihrer Höhe gelangt war.

Die Nachkrankheiten der Taraxis neonatorum sind

bald solche, die in den Augenlidern, bald solche, welche im Bulbus selbst ihren Sitz haben.

In Folge der grofsen Erschlaffung der Augenlider während der Krankheit, entstehen dann und wann, bei unvorsichtiger Behandlung des Kindes Ectropien; der Verfasser sah in dem Pariser Findelhause ein Kind, dessen obere Augenlider, in Folge der Taraxis, sich so umgestülpt hatten, dafs es sehr schwierig war, dieselben an ihre Normallage wieder zu gewöhnen. (S. hierüber mehr in dem Artikel Augenlidumstülpung.) Die gewöhnliche Nachkrankheit ist eine länger anhaltende Epiphora, und eine unnatürliche Röthung der innern Augenflächen, bisweilen, jedoch sehr selten, bleibt eine Dacryocystitis chronica zurück, sehr oft dagegen eine anomale Stellung der Augenwimpern. Bei weitem trauriger sind die Nachkrankheiten des Bulbus; entweder gänzliche Atrophie desselben in wunderbaren Gestaltungen, oder Verwachsungen der Iris mit der Hornhaut, oder mit der Linsenkapsel, dann Pupillenverziehungen, oder höchst nachtheilig wirkende Ausschwitzungen in dem Pupillenrande. Ferner alle Arten von Staphylomen, von dem gewöhnlichen Staphyloma corneae, bis zu dem des Corporis ciliaris. Sehr oft wird mit der Taraxis neonatorum ein Leiden tiefer liegender Gebilde des Augapfels begründet, welches eine längere Zeit scheinbar verborgen bleibt, dann plötzlich hervortritt, und Jahre braucht um seine Höhe zu erreichen; hierher ist hauptsächlich der Hydrops bulbi in Folge organischer Veränderungen in der Chorioidea zu rechnen. Ferner beobachtete der Verfasser gar nicht selten, dafs solche Kinder die längere Zeit an der Taraxis litten, nach Aufhören der Krankheit, an einem Auge, sehr selten an beiden zugleich, eine Cataracta centralis zeigten. Das letztere Leiden ist keineswegs Folgekrankheit, wohl aber scheint es in so fern mit der Taraxis neonatorum in einiger Beziehung zu stehen, als die Augen, in denen sich die Cataracta centralis angeboren vorfindet, häufiger als ganz gesunde Augen von der in Rede stehenden Krankheit befallen werden. Die Höhe und die Gefahr der Nachkrankheiten der Taraxis, hängen übrigens von den verschiedenen Ursachen derselben mehr oder weniger ab. Noch ist zu bemerken, dafs Pte-

rygien,

rygion, Pannus, sarcomatöse Palpebralauflockerungen selbst nach dem schlimmsten Verlaufe der Taraxis, als Folgekrankheiten derselben fast nie vorkommen.

Der Verlauf der Taraxis neonatorum ist nach den verschiedenen Ursachen der Krankheit, nach der Natur des Kindes, nach ihren äufsern Verhältnissen u. s. w. sehr verschieden. Den peracuten Verlauf der Taraxis, der gewöhnlich nur in Findelhäusern vorkommt, nennt man denjenigen, welcher schon in 3—5 Tagen seine Acme erreicht, gewöhnlich zwei Tage in derselben verweilt, den Bulbus schnell zerstört, und vom neunten Tage ab mit allen wesentlichen Symptomen aufhört. Derselbe kommt nur sehr selten, und zwar nur dann vor, wenn ein Contagium syphiliticum der Krankheit vorhanden wár, und die Augen eines sehr vollsaftigen Kindes traf. Hier ist es sehr schwierig die einzelnen Secretionsstadien zu unterscheiden, da der Uebergang derselben, von einem in das andere sehr rasch ist. Der acute Verlauf der Krankheit ist dann vorhanden, wenn die Entzündung mit günstigem oder ungünstigem Ausgange binnen 2—3 Wochen ihren Verlauf macht; dieser Verlauf kommt ebenfalls selten vor, und zwar nur dann, wenn die Krankheit gleich anfangs sich sehr heftig zeigte, und wenn das Kind Praedisposition zur Krankheit hatte. Der gewöhnliche Verlauf der Taraxis neonatorum ist der subacute; hier lassen sich alle drei Stadien genau unterscheiden, und brauchen bis zum Eintritt der Genesung 6—8 Wochen. Dieses ist wohl der gewöhnliche Decurs der Krankheit.

Aufmerksamen Beobachtern wird es nicht entgehen, dafs im Verlaufe der Taraxis ein intermittirender Typus vorherrscht. Die an der Taraxis leidenden Kinder werden gegen Abend, der eintretenden Exacerbation wegen, unruhig, bekommen einen heifsen Kopf, heifse Hände, die Geschwulst der Augenlider wird röther und heifser, die Kinder schreien oder wimmern sehr laut, verlangen öfters die Brust u. s. w. Diese Erscheinungen steigern sich bis nach Mitternacht; dann werden die Kinder ruhiger, schlafen einige Stunden, und während des Schlafes ist eine vermehrte Absonderung in den Gebilden der Augenlider sehr bemerkbar. Am Morgen und bis zur Mittagszeit ist die meiste Ruhe vorhanden. Ist

Taraxis in Findelhäusern oder in Gebäranstalten epidemisch vorkommend, so wird man den Einflufs der Witterung auf die Verschlimmerung oder Verbesserung der Taraxis neonatorum wahrnehmen; heftige Gewitter führen momentane Steigerung aller Zufälle herbei.

Der Sitz und das Wesen der Taraxis neonatorum.

Die Bindehaut der Augenlider und des Augapfels ist der Sitz der Krankheit. Auf der Blepharoconjunctiva nimmt sie ihren Anfang; ob primär in den Meibomischen Drüsen, und secundär in der Bindehaut, oder ob zuerst in diese, und dann auf die Meibomischen Drüsen übergehend, ist unbestimmt; jedoch hat die erstere Meinung das Meiste für sich. Selten bleibt sie auf die Blepharoconjunctiva beschränkt, sondern geht meistens auf die Bulboconjunctiva über, um auch hier die papillose Metamorphose theilweise zu bewirken, die dann ohne nachtheilige Folgen für den Augapfel selbst nicht bleiben kann.

Das Wesen der Krankheit besteht in einer eigenthümlichen Entzündung, die durch die eigenthümliche Organisation ihres Sitzes, der Augen- und Augenliderbindehaut, zur Papillarbildung sich neigt, und mit der Ausscheidung eines mehrere Stadien durchlaufenden Secretes verbunden ist.

Dieses Secret, hauptsächlich in seiner eiterförmigen Gestalt, wirkt per contagium, und nicht selten auch per distans ansteckend. So stecken Kinder mit eitertriefenden Augen, bei unvorsichtiger Behandlung des Secretes, nicht selten ihre Mütter, Ammen, oder Wärterinnen an, (ein Beispiel erzählte noch in der neuern Zeit Dr. *Ritterich* in Leipzig, in seinen jährlichen Beiträgen zur Vervollkommnung der Augenheilkunst. 1826.) und Versuche an Thieren, denen man das eitrige Secret aus der Augenspalte an Taraxis leidender Kinder, auf die Augenlider- oder Augenbindehaut brachte, haben die Ansteckbarkeit des Uebels ebenfalls dargethan. Dafs dieses aber hauptsächlich dann der Fall ist, wenn der Taraxis eine syphilitische Ansteckung zu Grunde liegt, bedarf wohl kaum einer Erwähnung. In Findelhäusern und Gebäranstalten, in welchen die Taraxis epidemisch herrscht, hat man aber sehr oft die traurige Gelegenheit zu beobachten, dafs die Taraxis neonatorum auch per distans ansteckt.

Neugeborne, welche gesund in Findelhäuser gebracht werden, in deren Stuben viele triefäugige Neugeborne liegen, bekommen bei aller Vorsicht, selbst wenn sie entfernt von jenen zu liegen kommen, gar bald rothe Augenlidränder, und hiermit ist das Signal zur vollständigen Ansteckung gegeben. Der Verfasser dieses Aufsatzes sah dieses sehr oft in dem Pariser Findelhause, und er machte dabei sehr oft die Bemerkung, dafs selbst Erwachsene beim Aufenthalte in den Stuben der triefäugigen Kinder, ein sehr empfindliches Beifsen in den Augen empfanden.

Die **Diagnose** der Taraxis neonatorum ist den angegebenen eigenthümlichen Kennzeichen nach nicht schwer, und wird dadurch bestimmt, dafs diese Augenkrankheit die einzige ist, welche Neugeborne befällt. Die Kennzeichen derselben modificiren sich in etwas nach den Ursachen des Uebels; dieses führt uns zur

Aetiologie der Taraxis neonatorum.

Die Schriftsteller über die in Rede stehende Krankheit, sind über die Ursachen derselben keineswegs einig; der Eine klagt diese, der Andere jene Ursache an. Es würde uns hier zu weit abführen, wollten wir näher auf eine Aufzählung derselben eingehen; es mufs hinreichen hier die Hauptsachen in der möglichsten Kürze darzustellen.

In den Augen der Neugebornen ist Alles der vegetativen Seite zugewendet; wir finden deshalb die Hyaloidea, die Kapsel, selbst die Linse und den Glaskörper roth; eben so die Chorioidea, auf der das abgesonderte Pigmentum nigrum leise aufliegt; der Nervus opticus hat seine Ausbildung noch nicht erreicht, denn gar oft findet sich das dem Strahlenblättchen zugekehrte äufsere Ende desselben noch umgeschlagen, und bedeutende Falten stellen sich im ganzen Verlaufe derselben dar; die kaum verschwundene Membrana pupillaris deutet ebenfalls auf die im Auge vorherrschende Vegetation. Die Bindehaut des Augapfels und der Augenlider liegt sehr locker auf den genannten Organen, und ist bei näherer Besichtigung sehr faltenreich. Das Alles zusammengenommen, wie das eigene Verhältnifs der andern Augenkammer, an der wir die grofse Cornea, und die dieser sehr nahe liegende Iris bemerken, deutet auf ein rasch fortschreitendes Wachsthum des Auges in den ersten Wochen des Lebens hin, und dieses entzieht sich auch dem aufmerksamen Beobachter nicht. Kommt nun, bei der vorherrschenden Vegetation in den Augen der Neugebornen, irgend eine Ursache vor, welche reizend auf das Auge einwirkt, so ist es denkbar, wie leicht eine Entzündung auf der Augenliderbindehaut entstehen kann. Hierher gehören nun, aufser der syphilitischen Ansteckung durch die Mutter, die Luft, in welcher das Kind die ersten Athemzüge thut, und in welcher es dann verweilt. Diese kann durch den Lochienflufs der Mutter und durch andere, mit den Entbindungen und Wochenbetten verbundene Ausdünstung, verpestet werden, wie wir das in den Hütten der Armen und in vielen Gebäranstalten finden, und so schädlich auf die Schleimhäute des Kindes, hauptsächlich aber auf die Augenbindehaut einwirken; dasselbe kann geschehen, wenn das Kind in den ersten Augenblicken seines Lebens erkältet wird. Ferner dürfte wohl auch ein zu helles Tageslicht, oder künstliches Licht, dessen Einwirkungen die Augen des Neugebornen ausgesetzt werden, dazu beitragen können die Taraxis neonatorum zu veranlassen. Schmutziges, durch erdige Theile verunreinigtes Badewasser ist wohl auch nicht selten die Ursache der in Rede stehenden Krankheit; auch können wohl grobe Bettdekken mit den die Augen der Kinder in Berührung kommen, zur Entstehung derselben beitragen. Vielleicht auch, dafs das lange Stecken der Kinder im Becken während der Geburt, wodurch starke Congestionen nach den Augen verursacht werden, als Ursache des in Rede stehenden Leidens angesehen werden kann. Alles das würde aber nicht für sich die Taraxis neonatorum veranlassen können, wenn nicht das Auge des Neugebornen, vermöge der in ihm vorherrschenden, oben angedeuteten Evolution zu diesem Leiden eine gewisse Praedisposition hätte. Eine sehr häufige Ursache ist aber gewifs die Uebertragung der Materie eines Fluoris benigni oder maligni der Mutter, auf die Augen und Augenlidbindehaut des Kindes; daher denn auch vorzüglich wenn das Leiden ein syphilitisches ist, der ähnliche Verlauf des Taraxis mit einer Gonorrhoea, daher die ersten Spuren der Krankheit in den ersten sieben Tagen nach der Geburt!

Auf dem Lande tauft man die Kinder gewöhnlich in dieser Zeit, und man schiebt daher nicht selten, das von der Mutter auf das Kind übergetragene Leiden, auf das kalte — Taufwasser. In Findelhäusern und in Gebäranstalten kann die Krankheit oft durch Miasma, oft durch Contagium, wie bereits früher erwähnt ward, entstehen.

Die Charaktere welche die Taraxis, je nachdem die verschiedenen Constitutionen der Neugebornen, ihre äufsere Umgebungen u. s. w. in Betracht kommen, annimmt, lassen sich, der Erfahrung gemäfs, auf den synochösen, erethischen und torpiden zurückführen.

Der synochöse Charakter ist durch hochrothe, grofse, brennend-heifse Geschwulst der Augenlider, die sich bisweilen dem ganzen Gesicht mittheilt, durch ein sehr geringes, mehr wässeriges Secret, durch grofse Unruhe des Kindes, die sich in stetem Verlangen nach der Brust, durch viele Bewegungen mit Händen und Füfsen, durch lautes Aufschreien, oder einen eigenen wimmernden, lang fortgesetzten Ton, zu erkennen giebt, repräsentirt. Die Krankheit nimmt diesen Charakter gewöhnlich dann an, wenn sie junge, vollsaftige Kinder befällt, von einer syphilitischen Ursache abhängt, oder mit der Rose complicirt ist. Der Verfasser sah sie sehr häufig in dem Pariser Findelhause. Den Puls, die Hitze der Haut u. s. w. betreffend, so variiren diese Kennzeichen zu sehr, um aus denselben ein bestimmtes Resultat ziehen zu können.

Der erethische Charakter offenbart sich durch eine schmutzig-rothe, bald in das Gelbliche, bald in's Bläuliche spielende Geschwulst der Augenlider, die bei weitem geringer, als beim synochösen Charakter ist, sich hauptsächlich auf den Torsalrand der Augenlider erstreckt, jedoch dabei auch die Augenlider etwas einnimmt, und sich so stufenweis in den Gesichtsbedeckungen verliert. Hier ist der Schleimflufs sehr reichlich, von mittlerer Consistenz, weniger gekocht, als bei dem synochösen Charakter. Die Unruhe der Kinder ist auch hier sehr stark. Er kommt häufig in Complication mit dem Icterus, und wohl auch mit der Induratio telae cellulosae vor, und gewöhnlich dann, wenn das erkrankte Kind weniger Energie zeigt, wenn die ersten

Wege voll Kindspech stecken, wenn die Ernährung des Kindes künstlich von Statten geht u. s. w.

Beim torpiden Charakter der Taraxis neonatorum, tritt eine allgemeine Erschlaffung der Augenlider und der Augenliderbindehaut ein, die äufsere Geschwulst hat eine mehr dunkelrothe Farbe, wenig oder gar keine Wärme, die Augenliderbindehaut ist dunkelroth, sehr stark durch Papillen aufgelockert, und hängt nicht selten unter dem obern Augenlide hervor; das Secret ist mehr wässerig, dann und wann mit einzelnen Schleimflocken oder mit Blutstreifen durchzogen, in welchem letzteren Falle das Secret dem Fleischwasser gleicht. Die Gesichtszüge des Kindes ziehen sich hauptsächlich um Mund und Nase in die Länge; das ganze Gesicht gleicht dem eines abgezehrten Greises; dabei magert der ganze Körper ab, die Haut hängt erschlafft um Arme und Beine; ein Durchfall, der häufig eintritt, trägt zur gänzlichen Abmagerung das Seinige bei, und allgemeine Aphthen die Mund und Nasenhöhle befallen, führen nicht selten den Tod herbei. Tritt dieser nicht ein, so bleibt ein langes Siechthum des Kindes, das sich erst nach vielen Monaten verliert, oder in Scrophulosis übergeht, zurück. Dabei bleibt die Auflockerung der Augenlider noch lange zurück, und giebt zu krankhaften Stellungen der Augenwimpern und der Augenlider selbst seltsame Veranlassung. Die Taraxis neonatorum nimmt den torpiden Charakter gewöhnlich dann an, wenn die Kinder schwächlich zur Welt kommen, nicht durch die Mutter- oder Ammenbrust, sondern durch künstliche Auffütterung ernährt werden, ferner die gehörige Reinlichkeit nicht beobachtet wird, und die Luft, welche sie athmen, mit ungesunden Stoffen geschwängert ist. Dem torpiden Charakter der Taraxis neonatorum begegnet man sehr häufig in Findelhäusern.

Die Prognose richtet sich nach dem Verlauf und Charakter der Krankheit, dieselbe bleibt aber so lange unbestimmt, als der Arzt nicht vermag bei der Untersuchung die Beschaffenheit des Augapfels genau zu erkennen; er mufs aus der Art und Weise des Anfangs, aus der Beschaffenheit der ursächlichen Momente, aus dem Complex der

Symptome das Günstige oder Ungünstige der Prognose zu nehmen suchen! —

An der Taraxis neonatorum sterben die Kinder fast nie, wohl aber können Kinder, wenn mit derselben allgemeine Entzündung der Schleimhäute verbunden ist, an diesem letzten Uebel und dessen Folgen der Atrophie zu Grunde gehen. Die anatomischen Untersuchungen der von der Taraxis befallen gewesenen Augen, haben eine Ueberfüllung aller innern Organe des Auges mit Blut, wohl auch dann und wann innere Entzündungen derselben dargethan. Jedoch liegt hier deshalb noch vieles im Dunkeln, weil die Grenzen zwischen Krankheit und natürlicher Evolution des Auges nicht bestimmt aufzufinden sind. (S. hierüber mehreres in des Verfassers Aufsatz „das pathologische Verhalten des Augapfels und seiner Häute während der sogenannten Augenentzündung der Neugebornen," *Hecker's* litterar. Annalen der gesammten Heilkunde 1. Bd. S. 129. 1825.) Ueberaus merkwürdig bleibt jedoch bei so vielen Aehnlichkeiten, welche die Taraxis neonatorum mit der Ophthalmia bellica hat, auch das beinah gleiche pathologisch-anatomische Ergebniſs der Sectionen, welche mit den von der Taraxis neonatorum und Ophthalmia bellica befallen gewesenen Augen vorgenommen worden sind. (S. den Artikel aegyptische Augenentzündung. Bd. I. p. 477.)

Behandlung der Taraxis neonatorum. Dieselbe zerfällt in eine örtliche und in eine allgemeine. Die örtliche Behandlung besteht in der diätetischen Pflege der Augen und der Augenlider, und in der Application von Heilmitteln auf dieselben.

Ist die Taraxis neonatorum im Entstehen, so reicht die örtliche Behandlung mittelst frischen, kalten, aber sehr reinen Wassers hin, welches man als Waschung und als Fomentation gebrauchen kann, und die Application von Blutegeln an die Stirn, oder von Vesicatorien hinter die Ohren ist überflüssig. Wenigstens loben dieses Mittel diejenigen Aerzte, welche Gelegenheit haben, die Krankheit im Entstehen zu beobachten, das sind die Vorsteher von Gebäranstalten; diese berichten fast alle einstimmig, daſs das frische, kalte Wasser zeitig angewendet, die Taraxis neonatorum im ersten Stadio zu unterdrücken vermöchte. Wenn die Krankheit aber bereits in das zweite Stadium, in das der Schleimabsonderung übergetreten ist, so reicht dieses einfache Mittel nicht mehr hin. Hier ist es erstlich nöthig, das zu helle Licht durch Vorrichtungen an den Fenstern der Wohnstuben, oder an den Wiegen der Kleinen abzuhalten, und die schädliche Luft, in welcher das erkrankte Kind athmet, zu verbessern. Ist dieses geschehen, so ist ein vorsichtiges, leises Abwaschen des immer ausschwitzenden Schleimes an den Augenlidern eine der Hauptbedingungen des Gelingens der Cur; denn bleibt der Schleim zwischen den Augenlidern stehen, so wirkt er reizend auf die gesunde Ophthalmoconjunctiva, und trägt die Entzündung auch auf diese, und von hier aus auf die innern Gebilde des Augapfels über; ferner verhärtet dasselbe in Berührung mit der atmosphärischen Luft zu Borken, welche als mechanische Körper wirkend die vorhandene Entzündung steigern, und selbst auf die Umgegend des Auges fortpflanzen. Beim Reinigen der Augen ist die Vorsicht zu gebrauchen, dafs 1) das Schwämmchen oder der Lappen, den man zum Reinigen braucht, sehr fein sey, 2) dafs man nur durch leises Betupfen der Augenliderflächen mittelst desselben den Schleim entferne, nie aber mit demselben auf der innern Augenlidfläche hin- und herwische, 3) dafs man dieses vorsichtige Waschen möglichst oft wiederhole. Man hat in dem zweiten und dritten Stadium der Taraxis neonatorum zum Behufe der Waschungen mancherlei Collyrien angegeben. Einige empfehlen dazu die Muttermilch, allein diese ist aus mehr als einer Ursache schädlich; Andere ein leichtes Infusum Serpylli, oder Rosenwasser. Die englischen Aerzte gebrauchen hierzu gewöhnlich folgende Mischung. *Rec.* Aluminis Romani gr. jj solve in Aquae rosarum ℥j. D. S. Zum Waschen der Augen; manche deutsche Aerzte (*Himly*) wählen warmes Goulard'sches Wasser; *J. A. Schmidt* empfahl folgendes Collyrium hierzu. *Rec.* Vitrioli albi ℈j., Extr. Saturni ʒß, Spirit. camphorat. ʒjj, Aquae destillatae ℥x. M. D. S. Tags 3 — 6 Mal die Augen zu waschen. Nach *Saunder's* Vorschlag kann auch folgendes in Anwendung kommen: *Rec.* Zinci Sulphur.

gr. j solve in Aqua destillat. ℥j. D. S. Zum Waschen, oder auch in folgender Form: *Rec.* Zinci sulphuric. gr. jj solve in Aqua rosarum ℥jjj adde Mucilag. G. Arabici ℥jj, Acet. Saturni ℈jj. M. D. S. Augenwasser. Alle diese Collyrien können nach Verhältnifs der Entzündung und der Schleimabsonderung ihre Anwendung finden. Der Verfasser dieses Aufsatzes fand hierzu folgende Mischung sehr dienlich. *Rec.* Extr. Saturni gr. jjjj — vj solve in Aquae destillat. s. rosarum ℥jjj — v, adde Tinct. opii simpl. ʒß — ʒj. M. D. Hiermit läfst er die Augen des Kindes alle 2 — 3 Stunden vorsichtig waschen, wohl auch in manchen Fällen mit dieser Mischung, die lauwarm gemacht werden mufs, Läppchen befeuchten und auf die Augenlider auflegen. Dann und wann sind feine Kräuterkissen, mit der Spec. aromat. pulveris. gefüllt, auf die Stirn und die Augenlider stundenweise zu legen, vorzüglich dann, wenn die Taraxis einen erysipelatösen Anstrich gewinnt, oder atonisch, torpid wird. Die äufsere Anwendung des Kamphers erfordert wegen der grofsen Reizbarkeit der kindlichen Haut grofse Vorsicht, obgleich derselbe von Vielen unbedingt empfohlen wird. Hat man das Auge in den ersten Tagen des zweiten Stadiums auf die beschriebene Weise fleifsig gereinigt, so kann man dann und wann 2 — 4 Mal des Tages einige Tropfen des bekannten Conrad'schen Sublimataugenwassers in die Augen fallen lassen. Es ist besser so zu handeln, als den Sublimat gleich in einem Collyrio mit dem Bleiwasser zu verbinden. Jenes Mittel wirkt auch dann sehr heilsam, wenn sich bereits Exulcerationen auf der Cornea und andere Nachkrankheiten gebildet haben. Ist staphylomatöse Metamorphose Folge der Taraxis neonatorum, so findet der Lapis divinus seine Anzeige, und Trübungen der Cornea, selbst wenn sie den ganzen Umfang derselben einnehmen, hat der Verfasser bei einiger Geduld und Ausdauer der Mütter, durch folgendes Collyrium sehr oft schon beseitigt. *Rec.* Vitrioli albi gr. j — gr. jjjj solve in Aquae opii ʒjß — ʒjjj. D. S. Tags 1 — 3 Mal einen Tropfen auf den Augapfel zu bringen. Von ähnlicher heilsamer Wirkung ist eine verdünnte Opiumtinctur; nur mufs in diesen Fällen auch jede Spur von Entzündung beseitigt seyn! Andere empfehlen die rothe Präcipitatsalbe zur Beseitigung von Nachkrankheiten, und in der neuesten Zeit lobte Dr. *Ritterich* zu Leipzig im dritten Stadium der Taraxis neonatorum folgende Augensalbe. *Rec.* Mercur. praecipit. albi gr. jj — jjjj, Flor. Zinci gr. vj — vjjj, Extr. Ratanhiae gr. x — xjj, Butyri insalsi ʒjß — ʒjj. M. exactiss. D. S. Hiermit die Augenlider mehrere Male des Tages zu bestreichen.

Was die innere Behandlung betrifft, so ist es jedenfalls gut, im Anfange der Krankheit durch kleine Gaben Rheum und Magnesia oder Calomel die Secretion im Darmcanal zu vermehren, oder das noch vorhandene Meconium zu entfernen. Sieht man aber, dafs sich Aphthen und Atrophie einstellen wollen, so mufs man durch das Elix. Rhei Darelii und ähnliche passende Mittel dem Collapsus der Kräfte zuvorzukommen suchen. Allgemeine Bäder müssen mit grofser Vorsicht gebraucht werden. Ist zur Syphilis gegründeter Verdacht vorhanden, so ist ein geeignetes Mercurialpraeparat angezeigt. Eine Hauptsache bei der Behandlung der Taraxis neonatorum, ist und bleibt aber allemal die reinlichste Pflege des erkrankten Neugebornen, und die Ernährung desselben durch die Mutter- oder Ammenbrust. Ist diese nicht zu erlangen, so mufs die künstliche Auffütterung mit grofser Vorsicht geschehen. S. Auffütterung, künstliche.

Synon. Lat. *Ophthalmia neonatorum, Blepharophthalmia rec. natorum, Ophthalmoblennorrhoea neonatorum, Blepharoblennorrhoea neonatorum, Blepharopyorrhoea, pyophthalmia neonatorum, Blepharophthalmia purulenta s. puriformis, Psorophthalmia, lippitudo neonatorum, Oculus purulentus, Palpebrarum inflammatio neonatorum, Suppuratio glandularum palpebralium* u. s. w. Franz. *Ophthalmie puriforme des petits enfants, Yeux rouges des enfants.* Engl. *Inflammation of the globes of the eyes, purulent eye, Ophthalmia of new born childern.*

L i t t e r a t u r.

Facultatis medicae in Acad. Lips. h. t. Procancellar. Dr. *S. Th. Quelmalz* P. P. O. panegyrin med. indic. De caecitate infantum fluoris albi materni ejusque virulenti pedisseque diss. Lips. 1750. in 4.

A description of the human Eye and its adjacent parts together with their principal diseases and the methods proposed for relieving them by *J. Warner.* London 1773. the second edition 1775. in 8.

Remarks on the ophthalmy, psorophthalmy and purulent eye, with methods of the cure, considerably different from those commonly used and cases annexed in proof of their utility by *James Ware*. London. 1780. in 8. 2. edit. 1787.

(Deutsch in der Sammlung auserlesener Abhandlungen für practische Aerzte. Bd. 3. und übersetzt als eigene Schrift von *J. G. Runde*, mit einer Vorrede von *Himly*. Götting. 1819. 1. Bd. p. 99.)

A treatise on some practical points relating to the diseases of the eye by the late *John Cunningham Saunders*. London 1816. 8. p. 37.

Schäffer „Ueber die Augenentzündung der Neugebornen" in Medic. chirurgische Zeitung 1791. Nr. 39. Beilage.; dann in Sammlung auserlesener Abhandlungen z. Gebr. für practische Aerzte. Bd. 14. St. 1 p. 75. und in

J. C. Stark's Archiv für Geburtshülfe u. s. w. Bd. 3. St. 4. p. 763. Jena 1791. 8.; endlich in *Schäffer's* Bearbeitung des *Armstrong*-schen Werkes „Ueber die gewöhnlichen Kinderkrankheiten und deren Behandlung. 2. Auflage. Regensburg 1803. in 8. p. 61.

J. G. Götz, Diss. de Ophthalmia infantum rec. nator. Jenae 1791. 4. Deutsch in der „Neuesten Sammlung für Wundärzte" VI. St. Nr. 6.

W. F. Dreyssig, Diss. de ophthalmia neonatorum. Erfurt. 1793. 4. Deutsch in „*Hufeland's* Journal der pract. Arzneikunde" 1806. Bd. 23. 2. St. pag. 5.

J. Chr. Reil, Memorabil. clinic. medico-practica. Fasc. I. ed. II. Halae 1798. 8. Sect. IV. p. 105.

J. Ad. Schmidt, Ophthalmologische Bibliothek v. *Himly* und *Schmidt*. III. Bd. 2. St. p. 107.

L. F. L. Lentin, Beiträge zur ausübenden Arzneiwissenschaft. Supplementband h. v. *W. Sachse*. Leipz. 1808. in 8.

Ph. F. v. Walther, Abhandlungen aus dem Gebiete der pract. Medicin, besonders der Chirurgie und Augenheilkunde. 1. Bd. m. K. Landshut 1810. in 8.

Dr. *Heyfelder*, Beobachtungen über die Krankheiten der Neugebornen, namentlich über Nase, Augenentzündung u. s. w. Leipz. 1825. in 8. (Deshalb beachtenswerth, weil der Verfasser das epidemische Vorkommen der Ophthalmia neonatorum im Findelhause zu Paris gründlich beschreibt.)

Hegewisch in *Horn's* Archiv f. practische Medicin. Bd. 3. Heft 2.

F. A. v. Ammon, das pathologische Verhalten des Augapfels und seiner Häute während der Ophthalmia neonatorum. *Hecker's* litt. Annalen d. ges. Heilkunde. 1825. Bd. I. S. 129. In's Engl. übersetzt in Edinburgh med. and surgical Journal 1825. vol. twenty third. N. 83. In das Französische übers. in Revue médicale. 1825. Juillet. und im Journ. complement. 1825. December.

S. Uebrigens die besten deutschen Werke über Augenkrankheiten und Kinderkrankheiten. Die großse Litteratur der Taraxis neonatorum hat bis 1821 sehr vollständig zusammengestellt:

J. Chr. Metsch De blepharophthalmia blennorrhoica rec. natorum. Diss. inaugural. Berolini 1821. in 8.

In der hier gegebenen litterarischen Skizze sind nur die für die Geschichte der Krankheit wichtigsten Schriften und Aufsätze genannnt. v. A — n.

AUGENENTZÜNDUNGSFORM, die, bezeichnet die einzelnen Abarten von den mancherlei Gattungen der Entzündungen, welche sich in dem Auge nach den einzelnen davon ergriffenen Theilen desselben, so wie nach den verschiedenen Gattungen und Graden des Allgemeinleidens, welche auf den Verlauf und die Erscheinungen der Augenentzündung einen sehr wesentlichen Einfluſs zeigen, auf eine eigenthümliche Weise ausbilden. Da nicht nur der Verlauf dieser einzelnen Formen unter einander sehr abweicht, da ferner die Behandlung derselben sehr verschieden ist, und oft unter sehr gesonderten Rücksichten eingeleitet werden muſs, so zeigt sich die Kenntniſs dieser wesentlichen Verschiedenheiten der Ophthalmie für den Arzt und Wundarzt von dem höchsten Belang, da er ohne dieselbe nie mit glücklichem Erfolge dem Kranken eines der edelsten Geschenke des Schöpfers, das Gesicht, welches bei diesen Entzündungen so sehr Gefahr läuft, zu erhalten im Stande ist.

Die bis jetzt bekannt gewordenen Entzündungsformen des Auges, lassen sich unter folgende Abtheilungen bringen: I. Idiopathische Augenentzündungen. II. Sympathische oder secundäre Augenentzündungen, welche durch ein bestimmtes, bald acutes, bald chronisches Allgemeinleiden verursacht, oder doch in ihrem Verlaufe verändert worden sind.

I. Idiopathische Formen. 1) Entzündung der Augenlider (Blepharophthalmia, fälschlich Blepharotis). *a*) Entzündung der äuſsern Haut der Augenlider (Blepharopthalmia externa, Erysipelas palpebrarum, Rose der Augenlider), *b*) Entzündung der innern Oberfläche oder der Bindehaut der Augenlider (Blepharophthalmia glandulosa, Lippitudo, welche bei stärkerer Schleimabsonderung als Blepharoblennorrhoea, bei vorhandener consumirender Exulceration als Blepharophthalmia ulcerosa, fälschlich Psorophthalmia) erscheint. *c*) Entzündung des ganzen Augenlides (Blepharophthalmitis).

2) Entzündungen des Augapfels (Ophthalmia). *a*) Entzündung der äufsern Häute des Auges (Ophthalmia externa), von welcher *α*) der leichtere Grad Taraxis, *β*) der schwerere Grad Chemosis genannt wird. Eine besondere Hornhautentzündung oder Bindehautentzündung giebt es eigentlich nicht, indem beide Organe nie gesondert, sondern nur zusammen entzündet gefunden werden, wenn man auch die lächerlichen Ausdrücke Corneitis und Conjunctivitis durch andere grammatisch richtigere ersetzen wollte. — Noch ist als eine Abart der äufsern Augenentzündung *γ*) die mit Schleimflufs und Exulceration verbundene Entzündung (Ophthalmoblennorrhoea) zu erwähnen. — *b*) Entzündungen des inneren Auges (Opthalmia interna, von dem hauptsächlich bei dieser Form ergriffenen Organ, der Regenbogenhaut, auch Iritis genannt). Die Abarten derselben sind: *α*) innere Entzündung mit Verdunkelung der hinteren Oberfläche der Hornhaut und der übrigen Häute der Augenkammern, *β*) die acute Iritis, *γ*) die subacute Iritis, *δ*) die chronische Iritis. Die Formen unter *α* und *γ* fallen zwar freilich oft zusammen, sind aber auch nicht selten von einander getrennt wahrzunehmen. c) Die Entzündung des Augapfels in allen seinen Theilen (Ophthalmitis).

3) Die Entzündung der den Augapfel umgebenden Theile (mit Ausnahme der sub 1 erwähnten Entzündung der Augenlider). Zu denselben gehören: *a*) die Entzündung der Thränendrüse und des übrigen Zellgewebes in der Augenhöhle, *b*) die Entzündung der Thränenkarunkel (Encanthis inflammatoria), *c*) die Entzündung des Thränensacks und der einzelnen Theile desselben (Dacryocystitis).

4) Die durch äufsere Verletzungen bedingte Entzündung des Auges und der angrenzenden Theile desselben (Ophthalmia traumatica).

II. Sympathische oder secundäre Formen der Augenentzündungen.

1) Die Ophthalmie mit synochösem Allgemeinleiden, zu welcher besonders die Form der Chemosis, acuten Iritis und Ophthalmitis gehören.

2) Die Ophthalmie mit dem Charakter des Torpors, welcher sich besonders bei den meisten Blennorrhöen, bei dem Brand der Augenlider und des Auges, und bei denen mit der Anlage zu Varicosität und dem Pannus ausgestatteten Entzündungen vorfindet. Ferner gehören zu dieser Klasse alle Formen der Ophthalmia neonatorum ohne Ausnahme, welche als Blepharophthalmia glandulosa oder als Blepharoblennorrhoea und Ophthalmoblennorrhoea auftreten.

3) Die intermittirenden Ophthalmien, ein reines örtliches Wechselfieber des Auges.

4) Die exanthemathischen Ophthalmien. Zu diesen werden gezählt *a*) die morbillösen O., *b*) die scarlatinösen O., *c*) die variolösen Ophthalmien, als deren Abarten besonders *α*) die variolöse Blepharopthalmie, *β*) die variolöse Ophthalmia externa, *γ*) die variolöse Ophthalmitis, *δ*) die variolöse Blepharblennorrhöe, *ε*) die variolöse Ophthalmoblennorrhöe, *ζ*) die variolöse Dacryocystitis zu erwähnen sind.

5) Die catarrhalischen und rheumatischen Ophthalmien, zu denen *a*) die catharrhalische Augenliderdrüsenentzündung, *b*) die rheumatisch catarrhalische Entzündung der äufsern Häute des Auges, *c*) die Rose des Auges (Erysipelas bulbi), *d*) das Oedem des Auges (Oedema bulbi), *e*) die rheumatische Iritis gehören.

6) Die impetiginösen Ophthalmien. Die vorzüglichsten Gattungen derselben sind: *a*) die psorischen Ophthalmien, welche bald als Blepharophthalmie, bald als Ophthalmia externa sich zeigen, *b*) die Ophthalmie von der Crusta lactea, *c*) die Ophthalmie von der Crusta serpiginosa, *d*) die flechtenartigen Augenentzündungen, unter denen *α*) die Flechte der Augenlider (Tinea palpebrarum) und *β*) die Flechte der äufseren Oberfläche des Auges (Pannus oculi herpeticus) vorzüglich zu bemerken sind.

7) Die dyscrasischen Ophthalmien, die als die zahlreichsten Formen der jetzt vorkommenden secundären Augenentzündungen zu erwähnen sind. Zu denselben gehören: *a*) die scrophulöse Augenentzündung, als deren Abarten *α*) die einfache scrophulöse Blepharophthalmie, *β*) die impetiginös-scrophulöse Blepharophthalmie, *γ*) die skrophulöse Ophthalmia externa, *δ*) die mit Lichtscheu verbundene

scrophulöse Augenentzündung der Kinder (Photophobia infantum scrophularis) zu nennen sind, — *b*) die durch die Lustseuche erzeugten und modificirten Ophthalmien, zu denen *α*) die secundäre syphilitische Blepharophthalmie, *β*) die syphilitische Blennorrhöe des Augenlides und des Augapfels, fälschlich von Einigen die Iritis syphilitica genannt, *γ*) die syphilitische Entzündung des inneren Auges (Iritis et ophthalmitis syphilitica), *δ*) die secundäre syphilitische Entzündung des Thränensackes (Dacryocystitis syphilitica) gehören. *c*) Die gichtische Opthalmie. Zu deren Abarten gehören *α*) die gichtische Augenliderentzündung mit chronischem Charakter (Blepharophthalmia arthritica chronica), welche in vielem mit der Lippitudo senilis übereinkommt, *β*) die gichtische Blennorrhöe des Auges und der Augenlider, *γ*) die gichtische Iritis, *δ*) die gichtische Ophthalmitis. — *d*) Die scorbutischen Ophthalmien. — *e*) Die krebsartigen Ophthalmien. Zu diesen gehören: *α*) der Krebs der Augenlider und der Bindehaut, *β*) der Krebs der Thränenkarunkel (Encanthis carcinomatosa), *γ*) der Krebs der Thränendrüse und des Zellgewebes der Augenhöhle, *δ*) der Krebs des Thränensackes, *ε*) der Skirrhus und Krebs des Augapfels und *ζ*) der Markschwamm des Auges.

8) Die metastatischen Ophthalmien, welche zwar sehr oft mit den dyskrasischen Ophthalmien, besonders in der syphilitischen Blennorrhöe und in den verschiedenen gichtischen Entzündungen des Auges zusammen fallen, indessen auch bisweilen als rein metastatisch, z. B. bei der Ophthalmoblennorrhoe der Wöchnerinnen, und bei den in manchen entzündungsartigen und gastrischen Fiebern entstehende Ophthalmien vorkommen.

Alle diese einzelnen vielfältig von einander verschiedenen, aber auch eben so oft unter den mannigfaltigsten Modificationen in einander übergehende Formen, bedürfen daher einer besonderen Aufmerksamkeit von Seiten des Arztes, welcher sie genau kennen zu lernen wünscht. Das öftere Sehen und Betrachten der in dem lebenden Auge sich darstellenden Entzündung, das indessen nur unter der Leitung eines erfahrenen Lehrers, den erwarteten Nutzen bringen kann, so wie die nothwendige Analyse der einzelnen

Symptome der Form, können uns allein auf die Stufe erheben, auf welcher wir stehen müssen, so bald wir die Behandlung der Ophthalmie mit glücklichem Erfolg übernehmen wollen. Vergl. Ophthalmie u. s. w. B — ct.

AUGENFELL. Mit diesem Worte bezeichnet man im Deutschen sehr verschiedene Augenkrankheiten; bald versteht man unter Augenfell, das sogenannte weiſse Augenfell, (Leucoma, Albugo), bald das sogenannte Nagelfell (Pterygium, unguis oculi, ungula), bald aber auch den sogenannten Pannus. Der deutsche Sprachgebrauch versteht unter Augenfell jede Ursache, welche eine Verdunkelung der Hornhaut, und hierdurch Veränderungen, oder gänzliche Aufhebung der Sehkraft veranlaſst. Diese verschiedenen Uebel gehörig zu sondern, bezeichnen wir hier mit dem Worte Augenfell das Pterygium, Flügelfell, Augenfell und den Pannus, und verweisen übrigens auf die Artikel, Augenfleck, Hornhautfleck. Zuerst vom Pterygium.

Diese schon von den Alten sehr gut gekannte Krankheit hat ihren Namen von ihrer Gestalt, die manche mit der eines Flügels oder einer Feder, andere mit der eines Nagels verglichen, daher das griechische Wort *πτερύγιον*, und das lateinische unguis, was von hier aus in viele neue Sprachen übergegangen ist. Eine bessere Beschreibung dieses Uebels, als sie schon die Alten gegeben, dürfte deshalb schwierig seyn, weil jene ganz aus der Natur gegriffen ist. Das Pterygium ist ein bald mehr bald weniger dreieckiges, regelmäſsiges Häutchen, welches mit seiner Basis gewöhnlich in dem innern Augenwinkel, neben der Thränencarunkel zu entspringen pflegt, und dessen Sitz sich bisweilen nur bis zum Hornhautrande, meistens aber bis auf die Cornea, und jene bis in deren Mittelpunkt, selten aber darüber hinaus erstreckt. Dieses ist das gewöhnliche Vorkommen des Pterygium's; allein nicht eben so selten werden auch solche Flügelfelle beobachtet, deren Basis sich in den äuſsern Augenwinkeln befindet; auch hat man bisweilen diese Krankheit in der Art gesehen, daſs das breite Ende sich am obern oder untern Theile des Bulbus befand, und der spitzige Theil so von oben herab, oder von unten hinauf nach dem Mittelpunkt der Hornhaut hin sich erstreckte. Gewöhnlich kommt

kommt die erst beschriebene und gewöhnliche Lage des Flügelfells auf einem Auge vor, und zwar, wie behauptet wird auf dem linken öfter, als auf dem rechten; seltener wird diese Krankheit auf beiden Augen zugleich beobachtet; ist dieses der Fall, so entspringt diese Krankheit mit der Basis gewöhnlich aus dem innern Augenwinkel; ob Fälle beobachtet worden sind, wo auf einem Auge das Pterygium an dem innern, und auf dem andern Auge dasselbe von dem äufsern Augenwinkel entstand, darüber konnte der Verfasser nicht zur Gewifsheit kommen; allein das Vorkommen zweier Pterygien auf einem Auge, von denen das eine in dem äufsern, das andere in dem innern Augenwinkel entstand, ist nicht zu selten, und glaubwürdige Beobachter erzählen, dafs sie ein drittes Pterygium von oben her, und ein viertes von dem untern Winkel des Auges aus, gegen die Hornhaut hin sich ausbreiten sahen. Befinden sich zwei Flügelfelle, die von entgegengesetzten Richtungen mit den Spitzen gegen einander laufen, auf einem Auge, so berühren sich dieselben nicht; man hat sie auf dem Mittelpunkt der Hornhaut nie mit einander verwachsen gefunden, vielmehr beobachtete man fast immer bei genauerer Untersuchung einen kleinen Zwischenraum zwischen den Spitzen. Dasselbe ist der Fall, wenn sich vier Pterygien auf einem Auge befinden.

Die Folge dieses Uebels ist, wenn es einfach vorhanden, eine Beschränkung der Sehkraft; in den Fällen wo es doppelt, dreifach oder gar vierfach auf einem Auge vorkommt, wird dieselbe ganz aufgehoben; dazu gesellt sich in den meisten Fällen eine lästige, oft sehr schmerzhafte Empfindung im Auge und den Augenlidern, die hauptsächlich bei künstlichem Lichte und zur Nachtzeit sehr gesteigert und von einem lästigen Thränenflufs begleitet wird; zu gewissen Zeiten, z. B. bei Wetterveränderungen, zur Zeit der Menstruation bei Weibern, steigern sich alle jene lästigen Gefühle und Zufälle sehr. Sehr wahr ist die Bemerkung, die ein alter Arzt (*Cassius*, iatrosophista problematum §. 14. edi. et interpret. *Hadriano Junio Hornuno*) schon machte, dafs gewöhnlich ein Pterygium dem Kranken mehr Schmerz bereitet, als wenn er deren auf jedem Auge eins hat. Die Ursache hiervon läfst sich leicht auffinden.

Das Pterygium kommt gewöhnlich nur bei älteren Subjecten vor, und zwar bei solchen, die an Gicht und Rheumatismen leiden, oder überhaupt dyscrasischer Constitution sind, die ferner viel im Staub oder in der Hitze und beim Feuer zu arbeiten genöthigt sind, als: Schmiede, Schlosser, Köche, Köchinnen, Fuhrleute, Steinmetze u. s. w. Jedoch hat man diese Krankheit auch bei sehr jungen Kindern beobachtet; einige Aerzte sahen diese nach acuten Exanthemen, nach Masern, Scharlach, Blattern entstehen; man will auch beobachtet haben, dafs das Pterygium am meisten in warmen Climaten vorkomme, und als Folgekrankheit der sogenannten Ophthalmia bellica, oder Aegyptiaca ist dieses Uebel oft bemerkt worden, und schon in früher Zeit machte man die Bemerkung, dafs hauptsächlich Fischer und Schiffsleute, häufiger als andere Stände, von Pterygien heimgesucht würden. (*Cassii* iatrosophistae problemata. §. 13. Parisiis, interprete *Hadriano Junio Hornuno.* 1541. in 4.)

Was die Aetiologie und Pathogenie des Pterygium's betrifft, so ist folgendes das darüber am allgemeinsten Angenommene.

Dasselbe ist gewöhnlich die Folge einer hartnäckigen dyscrasischen, schlecht verlaufenden, bisweilen auch einer schlecht behandelten Ophthalmie, und hat seinen Sitz in der Conjunctiva oculi, keineswegs in der Caruncula lacrymalis, auch nicht in der Membrana semilunaris oculi. Nach rheumatischen Ophthalmien, welche alte Subjecte befielen, wird das Pterygium am meisten beobachtet, bisweilen auch als Folge variolöser, morbillöser, scarlatinöser und contagiöser Augenentzündungen. Jedoch bildet es sich auch oft auf den Augen derer aus, die viele spirituöse Getränke und schwer verdauliche, fette Speisen geniefsen, und an triefigen Augen leiden; dann geschieht die Entstehung dieser Krankheit sehr langsam, ohne alle Entzündung und ohne Schmerzen, so dafs der Kranke erst dann auf sein Uebel aufmerksam wird, wenn dasselbe sich über die Hornhaut zu verbreiten beginnt. In seiner unveränderlichen dreieckigen Form entsteht diese Krankheit auf der Conjunctiva scleroticae auf einmal, und beginnt nicht auf verschiedenen Punkten zu verschiedenen Zeiten; anfangs gleicht es daher einem abgeschnittenen Kegel, der erst dann seine Spitze erhält, wenn das Uebel sich auf die Hornhaut auszudehnen beginnt. Was die entferntere Entstehungsursache der Krankheit betrifft, so ist dieselbe keineswegs klar dargethan, und alles was man darüber weifs, sind Vermuthungen; so viel läfst sich aber mit Bestimmtheit sagen, dafs das Uebel in einer Auflockerung eines regelmäfsig dreieckigen Theiles der Bindehaut des Auges, welche das Zellgewebe zwischen der Conjunctiva oculi und der Sclerotica und Cornea mit ergreift, besteht, und die nach und nach verschiedene Stufen der krankhaften Metamorphose durchlaufen kann, woher dann auch das Pterygium nach den verschiedenen Constitutionen, nach der Länge seiner Dauer u. s. w. verschiedenes Aussehen hat, die dann auch verschiedene Benennungen herbeigeführt haben, nämlich Pterygium tenue, crassum, cellulosum u. s. w. So unterschieden sie *Beer* und andere ganz naturgemäfs.

Jedes Pterygium das von selbst und ohne Entzündung entsteht, ist anfangs ein tenue, hat eine blasse, gelblichrothe matte Farbe, und ist gewöhnlich von einigen Blutgefäfsen durchzogen. Ist das Wetter schön, die Jahreszeit trokken, der Zustand des Körpers nicht aufgeregt, gingen keine Umstände voraus, welche eine starke Erregung im Blutsysteme hervorriefen, als: übermäfsige Leibesbewegung, Tanz, Nachtwachen, längerer Aufenthalt in Staub u. s. w., so bemerkt man das Pterygium tenue nur bei genauer Besichtigung, und der Kranke hat von dem Uebel weder eine lästige Empfindung, noch spürt er ein Hindernifs im Sehen, weil die Conjunctiva oculi nur bis zum Rand der Hornhaut aufgelockert ist. Allein sobald eine Witterungsveränderung vor sich geht, oder eine der genannten Erregungen eintrat, so entsteht gewöhnlich eine Entzündung im Augenwinkel, die sich nach und nach auf das Pterygium fortpflanzt; jetzt wird dieses mehr aufgelockert, eine Menge von Blutgefäfsen zeigen sich in demselben, das Uebel verursacht Spannung und Klopfen im Auge, einzelne Blutgefäfse des Pterygium's treten nun auf die Bindehaut der Cornea, und das Uebel bekommt jetzt die ihm noch fehlende Spitze, um eine dreieckkige regelmäfsige Gestalt zu haben. Kehrt diese entzündliche Thätigkeit öfters zurück, und das geschieht gar zu leicht bei der geringsten Ursache, so bildet sich das Pterygium tenue mehr und mehr aus, und geht nach und nach in das crassum über. Demnach sind diese beiden Arten nur durch den Grad unterschieden. Das Pterygium crassum oder Sarcomatosum hat nun das Ansehen einer mucösen, fleischigen, der Länge nach gestreiften Masse, ist stark über die Oberfläche der Bindehaut hervorragend, und von vielen ziemlich grofsen Gefäfsen durchzogen; rings um dasselbe ist die Bindehaut der Cornea bisweilen getrübt; dabei behält das Pterygiüm aber immer eine weiche, mucöse Structur, die nur deshalb für eine tendinöse Wucherung gehalten werden konnte, weil ihr Bau gestreift ist, und weil das Pterygium crassum da, wo es sich über die Conjunctiva erhebt, eine hellere, bleichere Farbe, als in seiner Mitte hat.

Dafs das Pterygium übrigens nichts anders, als eine, meistens aus dyscrasischer Ursache entstandene dicke, matte und mucöse Umänderung der Conjunctiva, dafs dasselbe keineswegs parasitischer Natur ist, kann man aus den Falten erkennen, welche das Pterygium und die Conjunctiva zu gleicher Zeit bilden, wenn das kranke Auge gegen den Winkel gerichtet wird aus welchem die Krankheit entstanden ist; dasselbe erweifst sich ferner durch die in beiden genannten Theilen entstehende Spannung, wenn das kranke Auge nach der entgegengesetzten Richtung gekehrt wird, und endlich dadurch, dafs, wenn man mittelst einer Augenpincette das Pterygium in einer Falte erhebt, die Conjunctiva bulbi zugleich angespannt wird! Dafs, wie man früher glaubte, eine krankhafte Wucherung der Caruncula lacrymalis oder der Membrana semilunaris die Ursache dieser Krankheit seyn könne, wird dadurch sattsam widerlegt, dafs dann ja das Uebel nicht am äufsern Augenwinkel, oder an dem untern oder obern Theile des Auges auch vorkommen könnte; auch entspringt das Pterygium mit seiner breiten Fläche allemal hinter der Caruncula lacrymalis! Was die Beantwortung der Frage betrifft, warum das Pterygium durchgängig die regelmäfsige Form eines Dreiecks habe, so dürfte dieselbe durchaus nicht bestimmt gegeben werden können. Die Ursache dieser wunderbaren Form betreffend, so wirken daran gewifs mehrere, als: die runde Form des Auges, die eigene Organisation der Bindehaut, und die Insertion der verschiedenen Augenmuskeln an den Bulbus u. s. w. Die Beständigkeit dieser Erscheinung scheint nach *Scarpa* von dem zunehmenden Grade der Festigkeit herzurühren, womit die feine durchsichtige Lage der Conjunctiva an der Oberfläche der Hornhaut hängt, je mehr sie von dem Umfang gegen den Mittelpunkt dieser Haut vorschreitet; daraus müssen nun nach ihm die Fortschritte des Pterygiums in jedem Falle auf der Hornhaut langsamer seyn, als auf der Sclerotica; und da nun das Pterygium einen innern gröfsern Widerstand in seiner Ausbildung erfährt, je mehr es sich dem Mittelpunkte der Hornhaut nähert, so mufs es schon durch mechanische Nothwendigkeit die Form eines Dreiecks annehmen, dessen Basis gegen einen Augenwinkel, oder den obern oder untern Theil des Bulbus gerichtet ist, und dessen Spitze gegen das Centrum der Cornea läuft. Als Bedingung zur Bildung des Pterygium's nimmt er eine durch Entzündung der Bindehaut entstandene Varicosität ihrer Gefäfse an. So wahrscheinlich nun die erste dieser Erklärungen auch seyn mag, so wenig können wir durchgehends der letzteren beistimmen, denn wenn das Pterygium nur die Folge einer Varicosität der Gefäfse der Bindehaut seyn könnte, wie sollte man sich die Entstehung solcher Pterygien erklären, denen weder eine Entzündung voranging, und deren Entstehung kein solches Leiden begleitete, auch nicht einmal ein chronisches. Wäre die Ursache nur eine blofse varicöse Entzündung einiger Capillargefäfse, so könnte das Pterygium nicht seine unveränderliche Gestalt beibehalten. Jedoch ist die *Scarpa*'sche Erklärung noch immer die beste, und bevor keine andere gründlichere sie verdrängt, mufs sie als die wahrscheinlichste beibehalten werden, denn dafs das Pterygium seine sich immer gleich bleibende Gestalt den gegen das Centrum der Cornea hin laufenden Gefäfsen mit zu verdanken hat, wird durch die auf dem Pterygium sich fast immer vorfindenden Gefäfse nach wahrscheinlich, die von dem untern Theile des Auges aus ziemlich stark und dick beginnen, und je mehr sie sich dem Mittelpunkte der Hornhaut nähern, dünner und feiner werden, so dafs die Gestalt des Pterygium's sich in der Gestalt der auf demselben befindlichen Gefäfse gleichsam wiederholt. Ferner spricht auch dafür die Erfahrung, dafs diese Krankheit am öftersten an dem innern Augenwinkel sich bildet, von wo aus doch wohl die Conjunctiva den gröfsten Theil ihrer Gefäfse bekommt.

Bleibt das Pterygium sich selbst überlassen, so hat man beobachtet, dafs es vorzüglich dann, wenn es sich nicht bis zum Centrum der Hornhaut erstreckt, auf einem gewissen Punkte stehen bleibt, und dem Kranken, wenn keine Entzündung hinzukommt, gar keine Beschwerde verursacht. Ergreift das Uebel aber die Cornea, und das ist meistens der Fall, so hat es oft grofse Verdunkelungen der Hornhaut, und wenn die Dyscrasie des Kranken grofs ist, selbst Vereiterungen dieses Organs zur Folge, nimmt bisweilen einen bösartigen Charakter an, und kann nach *Scarpa* ein sogenanntes Pterygium malignum cancrosum werden, das bei der geringsten Berührung stark blutet, und nur durch die Exstirpation des ganzen Bulbus radical geheilt werden kann. Sind mehrere Pterygien auf einem Auge vorhanden, so ist eine gänzliche Verdunkelung der Hornhaut noch mehr zu fürchten, weshalb die Kunst so bald als möglich eingreifen mufs.

Die Diagnose ist wegen der constanten Gestalt, welche die Krankheit anzunehmen pflegt, sehr leicht. Das Uebel steht in der erkrankten thierischen Bildung einzig da, und kann daher mit keiner andern verwechselt werden.

Die Prognose ist bei der Behandlung dieses Uebels günstig zu nennen; *Beer* hat während seiner 32jährigen Praxis 376 Pterygien von verschiedener Gröfse und Dicke, ohne ein einziges schlimmes Symptom oder eine üble Folge geheilt.

Den doppelten Weg, den die Kunst zur Beseitigung des in Rede stehenden Uebels einschlagen kann, hat schon *Celsus* (VII, 7, 4,) sehr gut mit folgenden Worten bezeichnet: *„Hunc (morbum) recentem non difficile est discutere medicamentis; si inveteravit, jamque ei crassitudo quoque accessit,* *excidi debet.*" und dieser Celsische Canon ist bis zu unserer Zeit in allgemeiner Anwendung.

Gegen das in seiner Ausbildung, im ersten Stadio der Krankheit begriffene Pterygium, des tenue, hauptsächlich wenn es noch sehr schmal und dünn ist, empfiehlt man die Anwendung tonischer, styptischer, schmelzender und caustischer Mittel, als: Auflösungen von Alumen, Vitriolum album, Lapis divinus, Ferrum sulphuricum, Hydrargyrum mur. corrosivum, Tinctura Thebaica, Laudanum liquidum Sydenhami, dann das Unguentum mercurii praecipitati rubri, Mittel, die man mit einem kleinen Pinsel auf das Pterygium bringt; auch hat man, hauptsächlich in früherer Zeit, styptische Pulver aus: Bimmsstein, Zucker, gebranntem Alaun und florentinischer Iriswurzel und andern Dingen der Art bestehend, eingeblasen, ja man hat sogar durch Betupfen mit Lapis infernalis, Butyrum antimonii u. s. w. das Uebel zu zerstören gesucht. Bisweilen gelingt die Heilung des beginnenden Uebels durch Anwendung eines der zuerst genannten Mittel, allein doch selten, denn adstringirende Collyrien und styptische Pulver reizen das Uebel oft sehr, und anstatt eine Rückbildung oder eine Zusammenziehung zu bewirken, determiniren sie den Blutflufs dahin noch mehr, woraus eine schnelle Zunahme des Uebels befördert wird. Auch zeigt sich die Natur zur Ausbildung dieser Krankheit nicht thätig, und wer glaubt, dafs das Jünglings- oder Kindesalter das Uebel heben werde, irret sehr. Die Heilung ist nur von der Operation zu erwarten, und schafft die Anwendung eines der oben genannten Mittel nicht bald sichtbare Hülfe, so ist es am gerathensten ohne Verzug zur Operation zu schreiten.

Dieselbe besteht in der Abtragung des Pterygium's durch die Scheere oder das Messer, die um so leichter zu machen ist, je mehr durch die krankhafte Veränderung der Bindehaut, die sich auch auf das zwischen dieser und der Sclerotica und Cornea befindliche Zellgewebe erstreckt, die Verbindung der Conjunctiva mit den genannten unter ihr befindlichen Häuten, denen sie als Ueberzug dient, aufgehoben ist. Wie schon oben erwähnt ward, läfst sich das Pterygium, wenn es mit einer kleinen Pincette gefafst wird, leicht an einer Falte in die Höhe heben, und *Scarpa* hat bei einer sorgfältigen Untersuchung der Pterygien an Leichen beständig gefunden, dafs sich dasselbe eben so leicht von der Sclerotica, als von der Cornea ablösen läfst. Dieselbe wurde offenbar an dem Sitze der Krankheit entblöfst, und war, wenn das Pterygium entfernt ward, nicht mehr von seiner Conjunctiva bedeckt; dagegen konnte *Scarpa* es niemals dahin bringen, die Cornea über die Gränzen des Pterygium's hinaus von der Conjunctiva zu entblöfsen.

Was nun die verschiedenen Operationsmethoden zur Exstirpation des Pterygium's betrifft, so läfst sich dieselbe unter zwei Hauptabtheilungen bringen, in die Methode nämlich, bei welcher mittelst einer Nadel unter das Pterygium ein Faden gebracht, und mit Hülfe dieses die Operation vollzogen wird, und zweitens in die, welche ohne Hülfe des Fadens ausgeführt wird. Die erste wurde schon von *Celsus* beschrieben, und ist seit jener Zeit unendlich oft nachgeschrieben und nachgemacht worden. Selbst in unserer Zeit finden sich noch Anhänger dieser Methode. Man hat eigends zur Durchführung des Fadens zwischen Pterygium und Sclerotica dienende Nadeln erfunden, (z. B. *Maître-Jean*, traité des maladies de l'oeil et des remédes. 2. edit. Paris. 1741. pag. 473.) und einige Augenärzte haben statt Nadeln und Faden starke Pferdehaare zu diesem Endzweck empfohlen. Die Absicht bei der Anwendung des Fadens ist eine Fixirung des Pterygium, und dadurch mögliche genaue Gränzbestimmung desselben. Man glaubte, wenn man das Pterygium an dem durchgezogenen Faden oder Rofshaar, welche wohl auch manche über der Mitte des Pterygium's zusammenknüpfen, stark anzöge, die Trennung desselben von den darunter liegenden Häuten zu bewirken, und dann nur noch die Basis und die Spitze mittelst eines Instrumentes durchschneiden zu dürfen; auch glaubte man dadurch einer möglichen Verwundung der Caruncula lacrymalis, der Membrana semilunaris, ja sogar der Thränenpunkte vorzubeugen.

Die zweite Methode, welche ohne Hülfe des Fadens das Pterygium ausrottet, ist hauptsächlich von *Scarpa* und *Beer* empfohlen worden, und sie ist ohne Zweifel die vorzüglichere, indem es keinem Zweifel unterliegt, dafs durch Anwendung des seidenen Fadens, oder des Rofshaares die Operation nur verzögert wird, und dafs durch das dabei entstehende Bluten der Operateur die nöthige Reinlichkeit entbehren mufs, die zur Unterscheidung der Gränzen des auszuschneidenden Pterygium's so nothwendig ist. Jedoch ist nicht zu läugnen, dafs der Gebrauch des Fadens oder des Rofshaares zur Befestigung und Erhebung der Geschwulst dann seine Anwendung findet, wenn das Pterygium sehr breit und dick ist, und sehr fest aufsitzt.

Die Art und Weise der Abtragung des Pterygium's betreffend, so sind die Meinungen der Wundärzte darüber sehr verschieden. Manche halten es für hinreichend, das Pterygium blos zu durchschneiden, und zwar am Rande der Cornea. Die Spitze meinen sie, werde dann nach und nach schon zusammenschrumpfen und absterben, und der übrige Theil der Membran werde durch die Eiterung verschwinden; andere halten hauptsächlich, wenn Pterygien weder sehr dick noch roth sind, schon die Scarification für hinreichend. Das Letzte dürfte in den meisten Fällen nicht ausreichen die krankhafte Vegetation zu hemmen, und was die blofse Durchschneidung des Pterygium's betrifft, so ist es thörigt bei einmal geschehenem blutigen Eingriff, dadurch die Heilung noch zu verzögern, das man den Naturkräften überläfst, die nur langsam wirken können, was die Kunst schneller und sicherer vermag. Am rathsamsten ist es wohl, die Abtragung des Pterygium's von seiner Spitze aus zu beginnen, und zwar nach *Scarpa* mit der Scheere, oder nach *v. Gräfe* mit einem bauchigten Messerchen, und der *Blömer*'schen Pincette. Man läfst die Kranken wie zur Staaroperation setzen, und hält wie dort, auch die Augenlider; der Operateur steht oder sitzt vor dem Patienten, und nachdem er denselben veranlafst hat, seinen Bulbus gegen die Seite zu bewegen, welche der Grundfläche des Pterygium's entspricht, so fafst er diese kranke Haut mittelst einer Augenpincette, und erhebt sie in einer Falte ungefähr eine Linie von ihrer Spitze. Die Duplicatur wird nun emporgehoben, und so lange fest angezogen, bis man fühlt, dafs sich das Pterygium von den darunter befindlichen Häuten trennt; jetzt durchschneidet der Wundarzt mittelst einer feinen Augenscheere diese Falte so nahe als möglich an der Hornhaut, indem er von der Spitze des Pterygium's anfängt; ist der Schnitt bis zum Rande der Cornea vollendet, so wird die Falte mehr und mehr emporgehoben, und das Pterygium mit der erschlafften Portion der Conjunctiva, welche die Grundfläche desselben ausmachte, so concentrisch und fest, als möglich, an der Hornhaut mit einem Zuge durchschnitten. Dieser zweite Einschnitt mufs eine halbmondförmige Gestalt haben, dessen Hörner sich zwei Linien weit unter dem erschlafften Theil der Conjunctiva, in Folge der Krümmung des Augapfels hinaus erstrecken. Man vermeide wo möglich auf das sorgfältigste keine Reste des Pterygium's auf der Hornhaut zurückzulassen, indem diese nur durch eine Eiterung zerstört werden, deren Folge nicht unbedeutende Verdunkelungen der Hornhaut sind. Ungegründet ist die Furcht derjenigen, welche glauben, dafs es unmöglich sey, das gespannte und festsitzende vordere Ende des Augenfells, mittelst der Scheere leicht und ohne Zurücklassung von Resten hinwegzunehmen, und dafs daher der Anfang der Operation, sobald derselbe von der Spitze des Flügelfells beginnt, durchaus mit dem Messer geschehen müsse; eine feine Augenscheere leistet hier jedenfalls bessere Dienste, als das feinste Augenscalpell.

Wendet man den Faden oder die Borsten an, so verfährt man auf folgende Weise. Nachdem der Kranke, wie oben erwähnt, gesetzt ist, und man eine Borste oder einen seidenen Faden in eine krumme Nadel gefädelt hat, so bringt man dieselbe zwischen dem Felle und dem Augapfel durch, zieht die Nadel zurück, und gebraucht die Borste oder den Faden, um den Zusammenhang des Pterygiums mit der Sclerotica aufzuheben, indem man jene von einem angewachsenen Punkt zum andern so bewegt, als ob man sägte. Hierauf macht man mit der Borste oder dem Faden dicht neben der Verwachsung des Pterygiums mit der durchsichtigen Hornhaut einen doppelten Knoten, und hebt damit in die Höhe, trennt dann durch einen Schnitt mit der Scheere die Verwachsungen im Umkreise mit der Hornhaut, und darauf die im Augenwinkel, wo das Pterygium entstanden ist. Was die auf der Hornhaut befindliche Spitze des Pterygiums betrifft, so schneidet man sie mittelst Scheere und Pincette weg.

Sind auf einem Auge mehrere Pterygien vorhanden, so verfährt man mit allen übrigen auf die angegebene Weise; bei solchen, die ihre Basis an dem untern oder obern Theil des Auges haben, mufs man so viel als möglich die Augenlider von dem Bulbus abziehen, um das Uebel an seiner Basis exstirpiren zu können! (S. Augenumstülpung.)

Um die Operation immer mit der rechten Hand zu machen, bei Pterygien, die auf der äufsern Seite des linken Auges, oder auf der innern des rechten u. s. w. entspringen, hat man verschiedene Stellungen des Kranken vorgeschlagen; Manche lassen ihn legen, Andere denselben ganz tief setzen, und nehmen den Kopf zwischen die Beine u. s. w.

Ist das Pterygium abgetragen, so befördere man die Blutung durch Auswaschen des operirten Theils mit lauwarmen Wasser; hört dieselbe auf, so bedeckt man das Auge mit einer leinenen Compresse, hält das zu starke Licht ab, empfiehlt Ruhe, strenge Diät und öfteres Waschen mit kaltem Wasser, oder, wenn eine Entzündung eintreten sollte, mit verdünnter Aqua vegeto mineralis *Goulardi*. Wird der Schmerz heftig, die Spannung im Auge grofs, schwellen die Augenlider beträchtlich an, so mufs eine antiphlogistische Behandlung eintreten; das ist aber ein seltener Fall. Fünf bis sechs Tage nach der Operation erscheint die Oberfläche, von welcher das Pterygium abgeschnitten wurde, gelblich und mit Eiter bedeckt. Die Ränder der Wunde und die benachbarten Theile der Conjunctiva bekommen ein röthlicheres Ansehen, späterhin zieht sich die Oberfläche der Wunde täglich immer mehr zusammen, so dafs sie sich endlich vollkommen schliefst und eine Narbe bildet. Man hüte sich vor der Anwendung aller örtlichen Reizmittel, dieselben können nur Schaden bringen. Acht bis zehn Tage nach der Operation, wenn die Entzündung gehoben ist, und die eingetretene Eiterung hier und dort zurückgebliebene Stückchen des Pterygiums noch nicht ganz geschmolzen hat, so kann man durch Betupfen der genannten Stellen mittelst eines Pinsels, der in Tinctura Thebaica getaucht ist, die Eiterung befördern und die Heilung so beschleunigen.

Die Folgen der Abtragung der Pterygien sind gewöhnlich leise Trübungen der Cornea; manchmal bleibt jedoch gar keine Spur auf derselben zurück.

Einen Hauptthcil der Behandlung der Pterygien macht noch die Behandlung der Dyscrasien, als der entfernteren Ursache des Uebels aus. Man versäume sie nie!

Synon. *Τὸ πτερύγιον*, d. h. der kleine Flügel, von *πτέρυξ*, der Flügel. Lat. ***Pterygium, Unguis oculi, ungula.*** Deutsch Augenfell, Flügelfell, Nagelfell, Fell auf dem Auge, flügelförmiges Augenfell. Franz. ***Onglet, clou de l'oeil, Ptérygion.*** Engl. ***Web Film of the eye, tunicle.*** Dän. ***Ögenhinde.*** Ital. ***Ungola, Ugnà, Unghia dell' occhio.*** Holl. ***Nagelvel.*** Span. ***Una.*** Schwed. ***Vagel.***

Jetzt zur Lehre vom Pannus.

Augenfell, dichtes Augenfell, Wolkenfleck der Hornhaut, ***Pannus, Pannus vasculosus, Sebel.*** Diese Krankheit, welche hinsichtlich ihres Wesens ein allgemeines Pterygium der ganzen Ophthalmoconjunctiva genannt werden könnte, trägt den Namen Augenfell, wenn sie auf einer höhern Stufe der Entwickelung steht, mit dem gröfsten Rechte. Denn während die Krankheit anfangs damit beginnt, dafs sich bald in Folge einer Entzündung, bald wie von selbst, eine Menge kleiner Gefäfse auf der Scleroticalbindehaut entwickeln, und nach und nach über die Cornea sich verbreiten, so mehren sich doch bald dieselben durch unzählige Ramificationen zu einem dichten und erhabenen Netze, so dafs man an der erkrankten Stelle den Vereinigungsort der Sclerotica und Cornea kaum mehr zu entdekken vermag. Beginnt dieser krankhafte Prozefs nur von einer Seite, so verbreitet sich derselbe meist langsam, allein wo das Uebel aus allen Stellen des Auges entspringt, und gleichsam zur Vereinigung nach der Cornea eilt, wo demnach der Pannus peripherisch beginnt, da ist das Wachsthum schnell und ohne Aufenthalt. Wird die Cornea von dem Pannus bedeckt, so kann man die unterliegende Iris und Pupille durch das hochrothe Gefäfsnetz nur bei sehr geringer Krankheitsintensität etwas durchscheinen sehen, bei höherer Ausbildung gleicht die vordere Augapfelfläche nach ihrer Mitte hin einem aus dicht zusammenliegenden Gefäfsen bestehenden, ganz undurchsichtigen, allenthalben scharlachrothen Teppich. Je nachdem nun der Pannus mehr oder weniger ausgebildet ist, hat man zwei verschiedene Arten unterschieden, den Pannus membranaceus oder tenuior und den Pannus carnosus, oder das Sarcoma ophthalmoconjunctivae; der letztere entsteht immer aus der ersten, und beide Formen sind eine Krankheit nur dem Grade nach von einander verschieden. Gewöhnlich leidet nur ein Auge an dieser Krankheit, aber nicht selten wird auch das andere ergriffen.

Pannus membranaceus oder tenuior heifst die Krankheit, wenn die rothen Gefäfse, welche sich in den verschiedensten Krümmungen verbreiten, deutlich von einander unterschieden werden können, wenn aber das zwischen den Gefäfsen sonst durchsichtige Bindehäutchen in gröfseren oder geringeren Graden aufgelockert und nebelartig getrübt ist; die Krankheit bleibt nicht selten längere Zeit auf diesem Grade der Entwickelung stehen.

Schreitet aber dieselbe so vorwärts, dafs man bald die einzelnen Gefäfse nicht mehr unterscheiden kann, dafs die ganze Ophthalmoconjunctiva eine, gleichsam fleischartige, Masse bildet, die fest auf der Sclerotica und Cornea aufsitzt, mit keinem Instrumente in die Höhe gehoben werden kann, doch sich hier und dort, hauptsächlich aber auf der Cornea kleine Geschwüre bilden, so hat man das Uebel Pannus carnosus oder Sarcoma ophthalmoconjunctivae genannt. Selten dürfte der Pannus der ersten oder zweiten Gattung blofs von einer örtlichen Ursache entstehen, zur Bildung dieser Krankheit vereinigt sich gewöhnlich diese mit einer allgemeinen Ursache. Scrophulosis, impetiginöse, herpetische, syphilitische Dyskrasien, veraltete rheumatische oder gichtische, mit irgend einer Kachexie vergesellschaftete Leiden liegen dem Uebel gewöhnlich zum Grunde; kommen hierzu nun längere Zeit auf die Ophthalmoconjunctiva einwirkende örtliche Reize, als Trichiasis, Distichiasis und andere Folgen des Entropiums, ferner ununterbrochener Aufenthalt in Staub und Schmutz, oder in der Gegend heftiger Ausdünstungen, so entstehen entweder langwierige Augenentzündungen, die leicht pannöse Ausgänge haben, oder es bildet sich diese Krankheitsform gleich selbst aus. Sehr häufig ist der Pannus die Folge heftiger catarrhalisch-rheumatischer, oder arthritischer Ophthalmien, und die furchtbare contagiöse Ophthalmie hat gar zu oft pannöse Ausgänge.

Das Wesen des Pannus betreffend, so besteht es allerdings in einer durch Entzündung herbeigeführten Metamorphose der Ophthalmoconjunctiva, die wohl auch die Sclerotica und Cornea in Mitleidenschaft zieht. Ob aber der Pannus der Ausgang einer specifiken Entzündung in Verhärtung sey, wie *Weller* meint, oder ob nicht vielmehr durch das Ergriffenseyn der ganzen Ophthalmoconjunctiva und des zwischen dieser und der Cornea befindlichen Zellgewebes, die Ernährung der Hornhaut gestört ist, demnach eine Atrophie derselben sich bildet, darüber müssen künftige Forschungen entscheiden; so viel läfst sich aber mit ziemlicher Bestimmtheit sagen, dafs die Ophthalmoconjunctiva durch irgend einen specifiken Krankheitsreiz sich in einer widernatürlichen Neigung zur Blutgefäfsbildung befindet, durch welche der zur Integrität der Organe nothwendige Austausch der Säfte gestört wird.

Die Folgen der pannösen Wucherung betreffend, so sind deren Primärfolgen gewöhnlich grofse Schmerzen für den Kranken, Lichtscheu, stete Empfindung, als sey ein fremder Körper im Auge, bei dem geringsten hellen Sonnen- oder Kerzenlichte die heftigsten Stiche im Auge und heftiges Thränen, dabei halbseitige bis tief in den Schädel hineindringende Kopfschmerzen; nach dem Grade der Krankheit partielle oder gänzliche Trübung des Gesichts. Die Secundärfolgen sind Ergiefsungen plastischer Lymphe zwischen Cornea und Conjunctiva, oder zwischen die Lamellen der ersteren, welche Verwachsungen oder Verdickungen herbeiführen und die verschiedensten Arten von Hornhautflecken, von den leisesten Trübungen an bis zu den stärksten Leucomen, zur Folge haben.

Die Prognose richtet sich nach den verschiedenen Graden der Krankheit und nach den veranlassenden Ursachen; günstig ist sie bei noch nicht weit vorgerücktem Krankheitszustande und bei sonst übriger guter Constitution, ferner dann, wenn mechanischer Reiz dazu beitrug und fortdauernd beiträgt, das Uebel zu unterhalten (Entropium, Distichiasis); dagegen ist die Prognose schlecht, wenn das Uebel bereits zum Pannus sarcomatosus geworden, wenn die ganze Constitution des Kranken dyskrasisch, wenn es die Folge der contagiösen Ophthalmie ist, wenn sich viele Geschwüre bereits gebildet haben u. s. w.

Die Diagnose betreffend, so kann das Uebel seines charakteristischen Aussehens wegen nicht leicht mit einem andern Augenleiden verwechselt werden; ein Auge, auf welchem sich vier Pterygien (ein höchst seltener Fall) gebildet haben, würde Aehnlichkeit mit einem Pannus carnosus haben, allein durch einige freie Stellen auf der Cornea und durch die Regelmäfsigkeit der einzelnen Pterygien, die immer sichtbar bleiben würden, ferner durch die Erschlaffung der durch die Pterygien herbeigeführten Ophthalmoconjunctiva sich lebhaft unterscheiden.

Die Behandlung des Pannus besteht in der Entfernung der allgemeinen und örtlichen Ursache dieses Uebels. Ist ein Entropium oder eine Distichiasis vorhanden, so werde diese zweckmäfsig gehoben, und ist der Pannus nicht zu alt und schon ein sarcomatosus geworden, so verliert er sich dann oft ohne alle Arzneimittel; hält sich der Kranke in der Nähe heftig stinkender Ausdünstungen auf, oder bringt er einen grofsen Theil seines Lebens in Steinbrüchen oder am Feuer u. s. w. zu, so verändere er seinen Aufenthalt und suche eine gesunde Luft. Den Hauptheil der Behandlung macht jedoch immer die Bekämpfung der allgemeinen dyscrasischen Ursache des Uebels, der Skropheln, Arthritis, Syphilis, der Plethora abdominalis u. s. w. aus. In diesen Fällen ist der Gebrauch des grauen Quecksilberkalkes oder des Calomels, des Sulphur. aurati, welchen man neben sogenannten alterirenden Mitteln, als: Mittelsalzen, gelinden Pflanzenextracten u. s. w., so lange reicht, bis sich eine Affection des Zahnfleisches oder Vorläufer des Ptyalismus zeigen, von grofsem Nutzen, gewöhnlich reichen diese Mittel aus, die specifike Entzündung im Auge als Reflex einer allgemeinen Dyscrasie zu tilgen. Dann und wann kann man eine Purgans geben, und nach kurzem Aussetzen des Quecksilbers dasselbe von neuem in

Verbindung mit den angegebenen Mitteln zu reichen fortfahren. Bessert sich die Constitution des Kranken unter dieser Behandlung, so zeigt sich hiermit auch gewöhnlich eine Besserung des Pannus. Zugleich sorge man, wenn die Empfindlichkeit des Kranken es zuläfst, für eine künstliche Ableitung von den Augen, durch ein Setaceum im Nakken, durch Hervorrufung eines künstlichen Ausschlages, durch den Gebrauch der *Autenrieth*'schen Salbe, der weissen Präcipitatsalbe von *Kopp*, des Vesicatorii perpetui u. s. w. In der neuern Zeit ist von Dr. *Schmalz* die Radix Polygalae Senegae mit grofsem Nutzen gebraucht worden. Diese Wurzel hat die Eigenschaft, da von heilendem Einflusse zu seyn, wo es darauf ankommt, eine Reizung zu krankhaften Gefäfsbildungen und Ausschwitzungen zu bekämpfen, und zu hemmen, und da das Wesen des Pannus in einer krankhaften Gefäfsbildung und daher entstehenden Lymphausschwitzungen besteht, so läfst sich schon a priori von dem Gebrauche dieser Wurzel viel Nützliches erwarten. Die Erfahrung hat auch bereits günstig entschieden. Man kann die Senega in Abkochung mit dem Kali tartarico und andern Mittelsalzen, wohl auch mit Tartarus stibiat. refracta dosi nehmen lassen, oder auch in Pulverform mit Magnesia und andern den Nebenindicationen entsprechenden Mitteln reichen; in Pillenform nimmt sich übrigens das Mittel am besten. Schon nach achttägigem Gebrauche pflegt die Besserung zu beginnen, und ist der Pannus kein sarcomatosus, so thut das Mittel wie bei der Behandlung von dyscrasischen Fufsgeschwüren u. s. w., bei fortgesetztem Gebrauche ganz ausgezeichnete Dienste. (Ueber die Anwendung und den Nutzen der Radix polygalae Senegae in mehreren Augenkrankheiten von Dr. *A. v. Ammon* s. Heidelberger klinische Annalen II. Bd. 2. Heft. p. 220 — 242.) Ist das entzündliche Stadium des Pannus ein acutes, so mufs den angegebenen Behandlungen ein antiphlogistisches Regimen bis zu örtlichen oder allgemeinen Blutentleerungen vorangehen. Zugleich ist aber noch zu bemerken, dafs während der ganzen Behandlung die strengste Diät gehalten werden mufs; dieselbe ist eine unerläfsliche Bedingung zur glücklichen Beseitigung des Uebels.

Einen

Einen wichtigen Theil der Behandlung des Pannus macht allerdings die topische Anwendung von Arzneimitteln auf das Auge; allein den Haupttheil derselben darf diese nie ausmachen, und endlich kommt die Klage über die Hartnäckigkeit dieses Uebels daher, dafs man diese so oft zum Hauptgegenstande der Behandlung machte, während man die Verbesserung der Dyscrasie durch innere Arzneimittel übersah, oder doch hinten ansetzte. Aerzte wie *Langenbeck*, *v. Walther*, *Schmalz*, *Weller* u. a., welche die angegebenen Behandlungssätze befolgen, versichern die so hartnäckige Krankheit, in der gröfsten Zahl der Fälle geheilt zu haben.

Der Zeitraum wo das vom Pannus ergriffene Auge örtliche Arzneimittel verträgt, und wo diese zur Heilung des Uebels wahren Nutzen schaffen, beginnt gewifs erst dann, wenn mit der Tilgung oder wenigstens Verbesserung der allgemeinen Dyscrasie der Reflex davon im Auge sich zu verringern beginnt; so lange sich diese heftig ausspricht, ist jedes örtliche Mittel von Nachtheil, und des *Mercurialis* Worte: „*Abstineatis a localibus, praesertim in principio.*" findet hier eine schickliche Stelle als nachzubeachtende Warnung! Während der innern Behandlung bedecke man anfangs das Auge mit einer leichten Compresse, und wasche es dann und wann, vorzüglich wenn eine starke Schleimabsonderung vorhanden ist, mit einer dünnen Sublimatsolution. Tritt nach und nach unter dem angegebenen innerlichen Verfahren, bei erhöhter Thätigkeit aller resorbirenden Gefäfse des Körpers eine Veränderung der pannosen Wucherung ein, zeigt sich hier und dort eine partielle Aufhellung der Conjunctiva oder Cor nea, vermindern sich die starken Trübungen, welche Folge von Ausschwitzungen sind, thut sich, um kurz zu seyn, eine erhöhte Thätigkeit der resorbirenden Gefäfse, und eine Veränderung der krankhaft erhöhten Gefäfsthätigkeit im Auge kund, so ist wohl der Zeitpunkt da, diese heilsame Naturthätigkeit durch Anwendung örtlicher Mittel zu unterstützen.

Hier ist aber bei der Wahl der topischen Mittel, die Natur der allgemeinen Dyscrasie zu berücksichtigen, ferner bedarf die Art und Weise des Vehikels und der Anwendung eine genaue Beachtung. Bald ist die Anwendung der verschiedenen Präparate des Opiums, der Aqua opii, der

Tinctura thebaica, des Laudani liquidi Sydenhami, allein, oder in Verbindung mit Balsam. vitae Hoffmanni, peruvian. und Naphten, bald der Mercurialpräparate, als eine Sublimatsolution mit Opium, oder des Calomels, das mittelst eines Pinsels auf das Auge gebracht wird, bald adstringirender Mittel, als: Borax, Alumen crudum, des Lapis divinus u. s. w. angezeigt; ja man hat sogar dünne Solutionen des Lapis infernalis in einzelnen Fällen von Nutzen gefunden, und die Uebertragung von Schleim aus blennorrhoisch afficirten Augen auf den Pannus, um hierdurch eine neue Entzündung und durch diese eine Schmelzung desselben zu bewirken, verdient wenigstens einer historischen Erwähnung, obgleich *Jäger* hiervon entschiedenen Nutzen sah! Augenwasser müssen immer lauwarm angewendet werden, denn fast nie verträgt die Natur des Pannus die Kälte. In Form von Augensalben dürfen die angeführten Mittel nie gegeben werden, denn die Erfahrungen aller Aerzte kommen darin überein, dafs der Gebrauch fettiger Mittel bei der Behandlung des Pannus die Metamorphose nur begünstigt. Ueberhaupt schaden bei dieser Krankheit alle Emollientia, und man hat sich vor der örtlichen Anwendung dieser Arzneimittel eben so zu hüten, wie vor dem Gebrauche fetter Substanzen.

Noch bedarf die Scarification des Pannus einer Erwähnung, die von *Beer*, *Scarpa* und andern empfohlen worden ist. Man verrichtet dieselbe entweder theilweis, indem man die zur Cornea laufenden Gefäfse aufserhalb derselben durchschneidet, oder auch, nach *Scarpa*, indem man einen halbmondförmigen Schnitt rings um den Rand der Cornea führt; einige haben auch das partielle Ausschneiden des Pannus empfohlen. Der Erfolg dieser Operation ist sehr verschieden; jedenfalls ist es rathsam, diese Operation nicht im höchsten Stadium der Krankheit vorzunehmen, sondern den Zeitraum abzuwarten, wo der Pannus anfängt sich zu vermindern, und die Hauptramificationen der abnormen Blutgefäfse sich mehr isoliren; auch müssen alle Umstände vorher erwogen werden, damit durch den zu früh geschehenen operativen Eingriff, die schlummernde Dyscrasie nicht zu neuer Flamme angefacht werde.

Ist man so glücklich den Pannus bezwungen zu haben, so suche man dem Kranken durch eine angemessene Lebensweise, und durch zweckmäfsige Mittel vor jedem Recidive zu schützen.

Noch bedürfen einige Auswüchse auf der Sclerotica einer Erwähnung, die wohl dann und wann mit dem Namen Augenflecken belegt werden. Das sind die Pingueculae als Fettgewächse der Scleroticabindehaut, ferner die Epanastemata Knoten derselben u. s. w., allein sie werden schicklicher unter ihrem Namen abgehandelt werden.

Synon.: Franz. *Phannus*. Engl. *The Pannus*. Holländ. *Lap op't oog*. *Ooglap*. Ital. *Fighette*.

Litteratur:

A. G. Richter, de pterygio. Comment. Societatis reg. Scient. Gotting. T. VIII. p. I. p. 50. 1777.

J. F. Guston, Observation sur l'extirpation d'un ptérygion volumineuse, devenu cancéreux. Annales de la Soc. de médec. prat. de Montpell. T. 4. P. I. p. 361.

M. F. Laignelet, Observations et réflexions sur le ptérygion. Journal de médecine, chirurgie et pharmacie. 1810. Mai. T. XIX. p. 347.

A. G. Richter's Anfangsgründe der Wundarzneikunst. B. III. p. 141.

Delpech, Précis des maladies reputées chirurgicales. T. III. p. 407. Paris. 1806.

Ferner die bekannten Werke von *Scarpa*, *Demours*, *Beer* u. s. w. über Augenkrankheiten.

Gondler, über die Krankheiten des Auges. p. 112.

T. W. Benedict, Handbuch der practischen Augenheilkunde. 3. Bd. 1824. p. 173. u. d. f.

An einer Monographie des Pterygium's und Pannus fehlt es noch in der gesammten ophthalmologischen Litteratur. v. A — n.

AUGENFISTEL. S. Thränenfistel.

AUGENFLECHTE. S. Augenliderflechte.

AUGENFLECK. S Hornhautfleck.

AUGENFLUSS, rheumatische Augenentzündung. S. Augenentzündungsform.

AUGENFUNKEN, die, bezeichnen schnell vor dem Auge vorübergehende Lichterscheinungen, welche bald als einfache Funken, bald als feurige, gerade und gekrümmte Strahlen, bald als glänzende Ringe dem Auge sich darstellen und in einem verdunkelten Raume von dem Kranken um so deutlicher unterschieden werden können. Die Entstehungsursachen derselben sind verschieden, deuten aber sämmtlich auf eine widernatürliche Reizung der Retina, welche durch mechanischen Druck oder durch vermehrte Empfindlichkeit, oder durch einen krankhaften Blutandrang nach derselben vermittelt worden ist. Die Gesammtheit dieser Erscheinungen wird auch mit dem Namen des Lichtsehens, Photosoopia belegt. Wir sehen dieses Lichtsehen schon beliebig durch einen Druck auf das Auge, besonders auf die Seitentheile des Augapfels hervorgebracht. Ein Stofs auf dasselbe in dem Moment seiner Einwirkung, und selbst ein mäfsiger Druck mit dem Finger erzeugt dieselbe Erscheinung, welche sich dann besonders als ein feuriger Ring zu erkennen giebt, eben so schnell vorübergeht, und falls nicht der Druck anderweitige Störungen des Gesichts veranlafst hatte, oder das Auge durch öftere Wiederholung jenes Handgriffs bleibend beleidigt wird, an sich für das Gesicht gänzlich gefahrlos ist.

Ernsthafterer Art sind die vorübergehenden Lichterscheinungen, die die Folge einer primären oder consensuellen Congestion nach dem Gehirn und dem Augapfel sind, und bei Kopfverletzungen, bei beginnenden Hirnentzündungen, bei Hämorrhoidalleiden, bei Unterdrückung der Katamenien, bei Stockungen in dem Pfortadersystem, bei Wurmzufällen u. s. w., nicht so gar selten vorkommen. Sie verschwinden nur durch eine zweckmäfsige Behandlung und Entfernung der vorhandenen Ursachen und können, falls letztere nicht gehörig in acht genommen würden, in ausgebildete Entzündungen des Gehirns übergehen.

Auf gleiche Weise findet sich das Lichtsehen bei allen gefährlichen Entzündungen der inneren Organe des Auges, den verschiedenen Abarten der Iritis oder Ophthalmitis, der Entzündung der Augenhöhle u. s. w. und zeigt sich dann immer als Begleiter der in Fällen dieser Art vorhandenen Lichtscheu und der damit stattfindenden Abnahme des Sehens. Mit der Abnahme der Entzündung, es mag nun dabei das Auge ganz unverletzt geblieben, oder Amblyopie und selbst Amaurose an die Stelle der Entzündung getreten seyn, wird dann auch das Lichtsehen von selbst verschwinden. Die

Behandlung des letztern hängt übrigens ganz allein von der Heilung der Ophthalmie ab.

Auch ist das Sehen der Funken und Blitze vor dem Auge ein eigenthümliches Zeichen der erethischen Formen der Amblyopie und der Amaurose. Indessen glaubt Ref. beobachtet zu haben, dafs diese Erscheinung hier nur in der herannahenden Akme, bei dem bereits sehr hoch gestiegenem ersten Stadium der Krankheit einzutreten und eine sehr ungünstige Wendung derselben zu verkündigen pflegt. Der Schmerz des Auges, die Lichtscheu haben dann bereits einen hohen Grad erreicht, das vorher übermäfsig empfindliche Sehen, nimmt bereits in dem den Kranken umgebenden Lichtnebel ab und die Heilung dieses Zustandes wird alsdann nur in sehr seltenen Fällen möglich. Seltener kömmt das Lichtsehen auch bei den Congestionsamaurosen zum Vorschein, wird aber auch in diesem Fall, indem dadurch bereits der Uebergang der Congestion in einen subinflammatorischen Zustand der Retina angedeutet wurde, die gröfsere Hartnäckigkeit des Uebels und den baldigen Uebergang desselben in unheilbare Lähmung bezeichnen.

In den gänzlich unheilbaren Gattungen der veralteten Amaurose, so wie bei dem Glaukom kommen nicht selten einzelne, schnell vorübergehende Momente des Funken- und Lichtsehens vor, und erregen bei dem armen Kranken die täuschende Hoffnung der Möglichkeit einer Genesung. Der Ursprung dieser Erscheinung in diesem Zustande ist nicht wohl mit Gewifsheit zu ermitteln. Ref. hat dieselbe fast nur bei Personen beobachtet, welche in Folge der vorausgegangenen Congestion, das Gesicht verloren hatten, bei denen der erblindete Augapfel und die Stirngegend in einzelnen Zwischenräumen sich noch schmerzhaft zeigten, und wo in der Regel die äufseren und inneren Theile des Bulbus mehr oder minder varikös gefunden wurden. Vielleicht können eine momentan verstärkte Ueberfüllung der Gefäfse der Retina, vielleicht selbst erneuerte Anfälle der Entzündung in diesen gelähmten Organen, als die Ursache dieser vermehrten Empfindlichkeit, die bei übrigens vollkommen erloschenem Gesichtssinne stattfindet, angenommen werden.

B — ct.

AUGENGEFÄSSE. 1) Augenpulsader, 2) Augenblutadern, 3) lymphatische Gefäfse des Auges.

1) Die Augenpulsader (Arteria ophthalmica) ist der erste Hauptast der inneren Kopfpulsader (Carotis cerebralis), wenn diese in die Höhle des Schädels und der harten Hirnhaut getreten ist.

Sie giebt dem ganzen Sehorgan Zweige, ferner der innern und äufsern Nase und zuweilen noch dem vordern Theile der harten Hirnhaut.

Sie geht mit dem Sehnerven aus der Schädelhöhle durch das Sehnervenloch in die Augenhöhle, giebt, aufser kleinen, unbeständigen Zweigen zum Sehnerven, dem Augapfel: *a*) die Netzhautpulsader (A. centralis retinae), welche in die Scheide des Sehnerven tritt, zwischen den Bündeln desselben in den Augapfel vorwärts geht, und sich in die Netzhaut, den Glaskörper und die Kapsel der Krystalllinse verbreitet; *b*) die langen und kurzen hintern Blendungspulsadern (A. ciliares posticae longae et breves) und die vordern Blendungspulsadern (A. ciliares anticae). Jene entspringen gröfstentheils aus der Augenpulsader unmittelbar, nur einige aus andern Nebenästen derselben, z. B. aus der Thränenpulsader u. s. w. Sie gehen im Umfange des Sehnerven gegen den Augapfel, treten durch den hintern Theil der harten Haut desselben, und gehen, die langen zur Blendung, die kurzen zur Aderhaut.

Die vordern Blendungspulsadern entspringen nicht unmittelbar aus der Augenpulsader, sondern aus Hauptästen derselben, z. B. aus der Oberaugenhöhlenpulsader, der Thränenpulsader u. s. w. Sie gehen zum vordern Theile des Augapfels, treten hinter der Hornhaut durch die harte Haut in das Blendungsband, und verbinden sich mit den hintern langen Blendungspulsadern. S. den Art. Augapfel.

Aufser diesen Zweigen für den Augapfel, entspringen aus der Augenpulsader:

c) die Augenmuskelzweige (Rami musculares). Einige von ihnen sind indefs wieder Nebenzweige der Thränenpulsader, der Oberaugenhöhlenpulsader u. s. w.

d) Die Thränendrüsenpulsader (A. lacrymalis); sie geht am äufsern geraden Augenmuskel nach vorn zur Thränendrüse, giebt auſserdem dem Aufhebemuskel des obern Augenlides und dem Augenlidschlieſser Zweige, und verbindet sich mit der Unteraugenhöhlenpulsader und den Pulsadern der Augenlider.

e) Die Oberaugenhöhlenpulsader (A. supraorbitalis); sie geht unter der Decke der Augenhöhle nach vorn, tritt durch einen Ausschnitt oder ein Loch des Oberaugenhöhlenrandes zur Stirn hinauf, verbreitet sich in die Muskeln und die Haut dieser Gegend, und anastomosirt mit dem vordern Aste der Schläfenpulsader.

f) Die Nasen- oder Siebbeinpulsadern (A. ethmoidales), eine hintere kleinere und eine vordere gröſsere. Jede geht durch eine Oeffnung (Foramen ethmoidale), zwischen dem Siebbeine und dem Augenhöhlentheile des Stirnbeins, nach innen zum obern Theile der Nase, und verbreitet sich in die Schleimhaut der Nasenhöhle und der obern Nebenhöhlen derselben.

Wenn die vorbenannten Aeste aus der Augenpulsader entsprungen sind, so geht sie an der innern Seite der Augenhöhle nach vorn zum innern Augenwinkel, und giebt:

g) eine obere und eine untere Augenlidpulsader (A. palpebralis superior et inferior), deren jede an ihrem Augenlidrande auswärts geht und mit der Thränendrüsenpulsader in einen Bogen zusammenmündet.

h) Die Nasenpulsader (A. nasalis), welche auf dem Nasenrücken herabsteigt und mit den Nasenästen aus der Gesichtspulsader sich verbindet.

i) Die Stirnpulsader (A. frontalis), womit sie zugleich sich endiget. Diese steigt auf zur Stirn, giebt Zweige dem Augenliderschlieſser, dem Augenbraunrunzler, dem Stirnmuskel und der Haut, und anastomosirt mit dem vordern Aste der Schläfenpulsader.

2) Augenblutadern (Venae ophthalmicae). Es sind zwei vorhanden, eine Augengehirnblutader (V. ophth. cerebralis) und eine Augengesichtsblutader (V. ophth. facialis). Jene geht von dem Auge durch die Oberaugenhöhlenspalte in die Schädelhöhle und ergieſst sich in den Zellblutleiter; diese tritt durch die Unteraugenhöhlenspalte, verbindet sich mit der Unteraugenhöhlenblutader und senkt sich hierauf in den

tiefen Ast der vordern Gesichtsblutader ein. Beide stehen mit einander in Verbindung, und vereinigen sich aufserdem mittelst der Augenlider- und Stirnblutadern mit dem oberflächlichen Aste der vordern Gesichtsblutader und den Schläfenblutadern. Die Zweige, durch deren Zusammentreten sie gebildet werden, begleiten die Hauptäste der Augenpulsader und haben mit ihnen gleiche Namen, nur dafs man vier Blutadern der Aderhaut, ihrer besondern Ausbreitung halber, nicht Blendungsblutadern, sondern Wirbelgefäfse (Vasa vorticosa) nennt. S. den Art. Augapfel.

3) Lymphatische Gefäfse des Auges. Sie sind noch nicht mit Gewifsheit, d. i. mittelst Anfüllung durch Quecksilber nachgewiesen; indefs kann man sie als wahrscheinlich vorhanden annehmen, wegen des Baues und der Lebenserscheinungen des Augapfels, im Vergleich zu andern, an lymphatischen Gefäfsen reichen Theilen. S — m.

AUGENGESCHWÜR. Die Geschwüre am Augapfel kommen an der Conjunctiva, an der Sclerotica und an der Cornea vor. Sie geben sich durch eine Zerstörung der Substanz nach der Tiefe zu erkennen; besonders wenn man das Auge von der Seite betrachtet.

Die alten Augenärzte nahmen folgende verschiedene Arten von Augengeschwüren an. War es rund, so nannten sie es Argemon, war es tief, Bothrion, war es unrein und brennend, Epicauma, war es zugleich tief, Encauma und war es bösartig, Carcinoma.

Die Ulcerationen am Auge entstehen entweder durch äufsere Ursachen, durch ätzende Substanzen, die in's Auge kommen, als Stückchen Kalk, Höllenstein, Mineralsäuren, heifses Wasser: oder sie sind Begleiter verschiedener Augenentzündungen: oder sie bilden sich selbstständig ohne alle Entzündung aus.

Die Geschwüre der Conjunctiva erzeugen sich aus Phlyctänen, die mit einer wässerigen Masse angefüllt sind, und die mehr in die Breite, als in die Tiefe gehn.

Die Ulcera der Sclerotica kommen äufserst selten vor; sie bilden sich aus bösartigen Geschwüren der Conjunctiva. Der Ausgang derselben ist von zweifacher Art: entweder sie dringen nicht tief in das Gewebe der Sclerotica und es bleibt nach ihrer Heilung blofs eine Narbe zurück, die sich durch eine bläuliche Farbe zu erkennen giebt; oder die Geschwüre durchbohren die Sclerotica ganz, dann legt sich die Iris als eine dunkelblaue Geschwulst in die Fistel, und es bildet sich ein Staphyloma scleroticae. Das Sehvermögen wird durch beide Ausgänge mehr oder weniger beeinträchtigt.

Die Geschwüre der Hornhaut, welche Begleiter von Entzündungen sind, besonders der scrophulösen, entstehen aus Pusteln, die mit Eiter gefüllt sind, nach deren Platzen trichterförmige Ulcerationen zurückbleiben. Diese Geschwüre durchbohren die Hornhaut entweder zum Theil oder ganz; im letztern Falle legt sich die Iris in die Oeffnung, und es entsteht ein Staphylom, das nach seiner Gröfse Myocephalon oder Melon genannt wird. Das Sehvermögen wird dadurch getrübt.

Die Geschwüre der Hornhaut, welche sich nach Augenblennorrhoen selbstständig entwickeln, sind nach *v. Gräfe* von doppelter Art. *A*, Entzündungsgeschwüre, und *B*, Resorptionsgeschwüre.

Die ersten bilden sich aus entzündlichen Hornhauttrübungen heraus. Das Hornhautparenchym nämlich röthet sich, wird schmerzhaft und von Gefäfsramificationen stark durchzogen, an deren Spitze Eiterpusteln entstehen, die beim Plazzen vollständige Geschwüre zurücklassen. Diese Ulcerationen sind entweder productiv, wenn nach dem Bersten der Pustel alle Zufälle der entzündlichen Hornhauttrübungen nachlassen, im gelblichen Geschwürsgrund kleine, rothe Pünktchen sich zeigen, die Ränder sich ebenen, und nach dem Centro der Vertiefung sich senken. Das Geschwür schliefst sich dann allmählig, und läfst nur eine geringe leucomatöse Narbe zurück. Destructiv hingegen sind jene Geschwüre dann, wenn nach dem Bersten des Eiterbläschens die Entzündungszufälle nicht nachlassen, der Grund des Geschwürs schmutzig grau, speckig wird und die Ränder wulstig aufschwellen. Diese Ulcerationen gehen wenig in die Breite, aber desto mehr in die Tiefe, durchbohren die Hornhaut und erzeugen bei kleinen Oeffnungen leicht Eiteransammlungen in der vordern Augenkammer; bei gröfsern hingegen legt sich nach dem Ausfliefsen des Humor aqueus die Iris in die

Oeffnung. Sehr kleine Fisteln zweckmäfsig behandelt, schliessen sich mit einer kleinen kreideweifsen Narbe ohne Pupillenverzerrung. Bei gröfsern hingegen, bleibt nach der Heilung der Fistel, ein schwarzes Pünktchen in einem trüben Nimbus und leicht getrübtes Sehvermögen zurück. Wird die Ulceration, nachdem sich die Iris in die Fistel gelegt hat, nicht beschränkt, so endet sie mit grofsem Irisstaphylome, oder völliger Vereiterung des Bulbi.

Die Resorbtionsgeschwüre unterscheiden sich von den erstern durch den Mangel aller Trübung des Hornhautgefüges, und Abwesenheit aller Entzündungsfälle. Sie fangen damit an, dafs kleine Stellen der Hornhaut ungewöhnlich glänzend und durchsichtig werden. Beim Vorschreiten des Uebels erscheinen bei starker Photophobie, diese Stellen wie herausgeschnitten, oder herausgerissen aus der Hornhaut. Der Stillstand des Processes ist gegeben, wenn bei Abnahme der Lichtscheu die Ränder des Geschwürs sich senken. Das Eigenthümliche dieses Uebels ist, dafs ein Theil der Hornhautsubstanz ohne eiterige oder brandige Zerstörung blofs durch Resorbtion verlohren geht. Die Gröfse dieser Geschwüre ist verschieden, von einem Nadelknopf bis zu einer Linse. Dringt diese Ulceration blofs bis zur innersten Lamelle, so bleibt nach deren Heilung eine kleine durchsichtige, etwas vertiefte Narbe zurück. Penetriren aber die Geschwürchen, so können sie alle dieselben Nachtheile herbeiführen, die oben bei den entzündlichen Geschwüren aufgezählt sind.

Zur Heilung der Augengeschwüre bedienen wir uns nach Berücksichtigung der äthiologischen Verhältnisse, Einpinselungen von der weinigten und alcoholischen Opiumtictur. Ist das Geschwür torpide, so pinselt man es mit einer concentrirten Auflösung des Höllensteins. Bei den Resorbtionsgeschwüren hat sich das Ausbeitzen mit concentrirter Salzsäure vorzüglich bewährt. S. den Art. Hornhautgeschwür.

L i t t e r a t u r.

D. Mauchart, Dissertat. de ulceribus Corneae. Tübing. 1722.; in *Haller's* auserles. chir. Dissertationen im Auszuge mitgetheilt von *Weiz.* 1r Bd. Leipzig. 1777.

C. F. v. Gräfe, die epidemisch-contagiöse Augenblennorrhoe Aegyptens. Berl. 1823.

Beer, Lehre von den Augenkrankheiten. Wien. 1813 u. 1817.
Benedict, Augenkrankheiten. Leipz. M — lis.

AUGENGLAS. S. Brillen.

AUGENHALTER. Augenfeststellungs - Instrumente, Ophthalmostaten. Der Name bezeichnet ihre Bestimmung. Die älteste Gestalt ist die des ringförmigen Augenspiegels, den man bei der Niederdrückung der Cristalllinse auf den Augapfel setzte, so dafs der vordere Theil desselben in die Oeffnung des Instruments eingeschlossen war. Von seiner Unbrauchbarkeit bald überzeugt, erfand man solche, welche die Bindehaut hakenförmig fassen, endlich solche, welche spiefsartig gestaltet sind und das Auge, in welches sie eingesenkt werden, fixiren.

Alle theilen die Fehler mit einander, dafs sie die Aufmerksamkeit des Operateurs ableiten, die Zahl der Instrumente ohne Noth vervielfältigen, die Operation mehr complicirt machen, und die Empfindlichkeit so wichtiger Organe steigern, das Auge reizen, drücken, heftige Schmerzen erregen, krampfhafte Zusammenziehungen der Augenmuskel hervorrufen, und dadurch, so wie durch ihren Druck die Geneigtheit des Augapfels zur Entleerung seiner Flüssigkeiten steigern. Sie sind daher mehr schädlich als nützlich, und in den meisten Fällen entbehrlich. Aus der grofsen Schaar derselben sind am merkwürdigsten die Ophthalmostaten von:

1. *Siegmerist*, 2. *Bonzelet*, 3. *Caasamata*, 4. *Le Cat*, 5. *Des Granges*, 6. *Jericho*, 7. *Adams*, 8. *Wathen*, 9. *Ware*, 10. *Beranger*, 11. *Pamard*.

1) *Siegmerist's* sondenartige Gegenhalter (*Brambilla* Tab. 11. Fig. 12.). Eine vorne platte, 5 Zoll lange, durchaus 1¼ Lin. breite silberne Sonde, ist von dem Vorderende nach der Convexität des Auges in ihrer Fläche schwach gebogen, am Hinterende bildet sie aber eine halbrunde Rinne, deren Länge sich bis in die Mitte der Platte erstreckt, in ihrem Laufe nach und nach schmäler und seichter wird, und sich endlich in eine schwache Vertiefung endigt. Sie wurde mit der Höhlung des Vorderendes an den Augapfel sanft angedrückt, um beim Durchstechen der Hornhaut dem Auge die Bewegung zu benehmen.

2) *Bonzelet's* Haken. (*Hufeland's* Journal.)

3) *Caasamata's* doppelter stumpfer Haken für das obere und untere Augenlid (S. Taschenbuch f. d. Wundärzte 783. Fig. 1. b.) ist blofs eine an beiden Enden umgebogene Platte, an deren unteren Haken, im Falle das untere Augenlid herabgezogen werden soll, ein Schlüssel oder dergleichen gehängt werden kann.

4) *Le Cat's* Opthalmostat (*Ens* Tab. 2. Fig. 19.) ist ein Instrument von Silber, womit er die beiden Augenlider von einander hält, ohne den Augapfel zu drücken. Dieses Instrument ist an seinem vordern Theile biegsam, um den Ring enger oder weiter zu machen, nach der Gröfse der Augengrube. Weil der Ring zugleich seitwärts gebogen ist, so mufs man eines für das rechte und ein andres für das linke Auge haben. Seine Gestalt ist folgende:

Eine 16 Lin. lange, 6 Lin. breite, $\frac{3}{4}$ Lin. starke zum Handgriff dienende Platte, am hintern Ende abgerundet, verlängert sich am Vorderende in einen 4 Zoll langen, eben so starken Stiel, der unter einem rechten Winkel seitlich gebogen, ein zirkelrundes Eck und dann 15 Lin. von der rechten Richtung einen geraden Arm bildet, der abermals aufwärts gebogen, in Gestalt eines offenen Ringes endet, dessen Durchmesser sich nach der Gröfse des Augapfels richtet. Das freie Ende des Ringes ist knopfförmig und auswärts vom Auge weggebogen. Vom Scheitel des Ringes bis an das hintere Ende der Platte, mifst das Instrument 5 Zoll.

Die Untauglichkeit dieses Instruments bei Anwendung auf verschieden grofse Individuen, führte *Petit* auf die Idee zur Zusammensetzung zweier solcher Theile, die im geschlossenen Zustande einen Ring bilden.

5) *Jericho's* Augenhalter (*Ens* Tab. 2. Fig. 14. pag. 89.) ist eine silberne Platte, deren breitere Enden etwas gehöhlt, und nach der entgegengesetzten Seite gebogen sind. Die Platte würde im gerade gestreckten Zustande $3\frac{1}{2}$ Zoll lang seyn, ist an dem einen Ende 10 Lin., an dem andern 11 Lin. und an dem mittleren, umgebogenen Theile ihrer Länge 4 Lin. breit. Die Enden sind gerade abgesetzt, ihre Ecken abgerundet und ihre Oberfläche etwas eingedrückt

oder hohl. Der Abstand des seitwärts gebogenen Endes vom mittleren Theile, beträgt 10 Lin.

6) Eine Abänderung dieses Instruments ist *Adam's* Augenhalter (*Langenbeck's* neue Bibl. f. d. Chir. 1r Bd. 2s St. T. 1. Fig. 8.). Eine schmale stählerne Platte endigt sich an ihren beiden Enden in zwei von einander divergirende Theile, welche abgerundet sind, 11 Lin. weit von einander abstehen, und zwischen sich eine halbmondförmige 2—2½ Lin. grofse Vertiefung bilden. Die ganze Platte scheint S förmig gebogen zu seyn, und ist von ihrem platten mittleren Theile, durch kreuzweise Feilstriche zum festeren Fassen rauh. Die nach der Gröfse des Augapfels gewählte kleinere oder grössere Extremität des Instrumentes wird unter das obere Augenlid gebracht, und auf diese Art das Auge festgehalten.

7) *Wathen's* Augenhalter (*Savigny*, Tab. 16. A. Fig. 5. 6.). Vom Hefte unter einem spitzigen Winkel ausgehend breitet sich eine Schlinge von Silberdraht aus, deren vordere Biegung zwar vollkommen zirkelförmig ist, aber einen geringern Durchmesser hat, als der Raum in der halben Schlingenhöhe. Die Schlinge ist vom Hefte an auch etwas seitwärts gebogen, und, wo ihre Krümmung das Vorderende bildet, in der Fläche ausgebreitet. Maafs des Instruments: Länge der Schlinge vom Vorderende bis zum Hefte 2½ Zoll, gröfste Breite des Raumes in der halben Länge 1¼ Zoll, seitliche Biegung ¾ Zoll, und die Länge des mehrkantigen Heftes 1 Zoll 2 Lin.

8) *Ware's* Augenhalter (*Froriep* Notizen pag. 396.) ist ein eiförmiger Ring, dessen langer Durchmesser etwa zweimal die Länge des Durchmessers der Cornea hat, und dessen kürzester etwa halb so lang, als diese ist. An dem obern Rande des Augenhalters ist eine Stütze für das Emporhalten des obern Augenlides angebracht, und am untern Rande ist er zum bessern Halten des Instruments, mit einer gehörig langen und gebogenen Handhabe verbunden.

9) *Beranger's* doppelter Haken, Errhine (*Perret* pl. 118. Fig. 3.) ist einer Gabel mit zwei ungebogenen kurzen Zinken ähnlich. Es ist ein 13 Lin. langer, im Umfange runder, stark mit Ringen und dockenartigen Verstärkungen verzierter Stiel, dessen vorderes Ende geplättet in der Breite

zunimmt, und sich in zwei divergirende Zinken theilt, die gestreckt 7 Lin. lang, und am Ende etwa 1 Lin. weit von einander entfernt liegen. Sie sind im Umfange rund, spizzig, und beide nach einer Seite so überbogen, dafs ihre Spitzen mit ihrem Anfange gleich tief stehen, und von dem Hauptkörper, $1\frac{1}{4}$ Lin. weit abstehen. Mit dem entgegengesetzten Ende ist der Stiel mittelst eines Stachels in ein fast durchaus gleich starkes, im Umfange mehrkantiges Heft eingelassen, und mit einem Beschlage fest gehalten. Die Länge des Heftes mifst 3 Zoll, seine Stärke unten 3 Lin., oben $2\frac{1}{4}$ Lin.

10) *Beranger* (*Van Witt.* pag. 96.) liefs mittelst eines starken Hakens, durch einen Gehülfen das obere Augenlid aufheben, drückte selbst das untere Augenlid niederwärts, und hemmte durch das Einhäkeln der Errhine die Bewegung des Auges.

11) *Pamard's* Spiefs (*Richter*, Thl. 3. Fig. 1. — *Ens*, Tab. 2. Fig. 24. — *Ens* meth. Tab. 34. Fig. 13. — *Bell*, Thl. 3. Taf. 3. Fig. 27. — *La Faye*, Tab. 4. Fig. 26.) ist aus einer stählernen Nadel und einem hölzernen Hefte zusammengesetzt. Die Nadel ist aufser dem Hefte $2\frac{1}{2}$ Zoll lang, besitzt am Ende dieser Länge einen stärkeren Körper zum festen Aufsitzen am Hefte, in dem sie mittelst eines, von da ausgehenden Schweifes eingestofsen ist. Die Nadel ist im Umfange rund, gegen das Vorderende konisch, und in der Mitte, d. i. da, wo sie quer über die Nase zum innern Augenwinkel geht, etwas seitlich gebogen, welche Richtung sie aber bald wieder verläfst, und den vorigen Lauf nimmt. Das Vorderende ist eine feine Spitze von $\frac{1}{3}$ Linie Länge, die durch zwei stumpfe seitlich stehende kurze Vorsprünge begränzt wird, welche ihr tieferes Eindringen, nach gemachtem Stiche hindern. Das Heft ist mehrkantig und gegen 3 Lin. dick. — *Hebenstreit* wirft dem Instrumente vor, dafs es bei der Operation eine ganze Hand für sich allein erfordere, und der Operateur keinen Finger zur Niederdrückung des untern Augenlides erübrige; *Wenzel* tadelt, dafs die grofse Entfernung, in welcher der Operateur es zu halten genöthigt ist, seine Leitung erschwert. *Hallmann* hat vorgeschlagen, beim Gebrauche des *Pamard*'schen Spiefses, an

die Spitze ein kleines Stückchen Schwamm anzustecken, damit sie nur wenig aus derselben vorrage, und nicht zu tief in's Auge dringe. *Mursinna* empfahl den vorspringenden Theil des Spiefses mit Seide zu umwickeln.

12) *Fabricius ab Aquapendente's* Augenhalter (*Fabric.* 2.Thl. pag. 48. Tab.E. Nro. 41. — *Dionis* pag. 542. Fig. K. — *Petit* Tom. 1. pl. 17. Fig. 2. — *Brambilla* Tom. 12. Fig. 12. — *Heuermann* Thl. 2. Taf. 7. Fig. 5.) besteht in einem bleiernen Ringe der an einer Handhabe befestigt ist. Der Ring ist von ovaler Form, $1\frac{1}{4}$ Zoll lang, 1 Zoll breit, etwas vom Rande nach innen gehöhlt, und an einem Ende offen. Diesem offenen Ende entgegengesetzt ist an demselben eine verzierte $4\frac{1}{2}$ Zoll lange Handhabe befestigt, welche gegen den Ring gebogen ist, so dafs man sie wagrecht über die Nase halten kann, während der Ring am Augapfel anliegt.

13) *Parée's* Augenhalter (*Parée* pag. 300.) zum Festhalten des Augapfels und Entfernen der Augenlider vom Auge, ist ein Ring von weichem Metall, welcher nach Beschaffenheit der Augengröfse, erweitert und zusammengedrückt werden kann, deswegen auch seine Peripherie nicht vollends geschlossen, sondern auf einer Seite offen ist. Dieser Ring ist mit einem Seitenpunkte seines Umfanges an einer verzierten Handhabe fest, so dafs er derselben zur Seite steht. Sein Durchmesser mifst $1\frac{1}{4}$ Zoll, die Länge der Handhabe $3\frac{3}{4}$ Zoll. Diesem Instrumente gleich ist jenes bei *Heister* (*Heister* Tom. 1. Tab. 17. Fig. 15.) zu gleichem Zwecke, nur ist der Ring mit einem weichen Ueberzug belegt.

14) *Casamata's* Spiefs weicht von dem eben beschriebenen nur rücksichtlich seiner S förmigen Krümmung der Nadel ab. Der Zweck der Krümmung ist die Auflage der Hand, mit welcher das Instrument gehalten wird, an die Backe des Kranken, und mithin die Macht, den Druck auf das Auge zu mäfsigen. Er wird nicht in die Binde, sondern $\frac{1}{2}$ von ihr in die durchsichtige Hornhaut eingedrückt.

15) *Rumpelt's* Fingerhut (*Richter* Thl. 3. Taf. 2. Fig. 44. — *Ens* meth. Taf. 38. Fig. 12. — *Brambilla* Taf. 14. Fig. 14.). Auf einem glatten, von Silber oder Stahl verfertigten Fingerhut ist im Scheitel eine 1 Zoll lange etwas konisch gebaute Nadel, seitwärts stehend angebracht, welche an der

Spitze eben so beschaffen ist, wie der Spiefs des *Pamard.* Er sollte vor diesem den Vorzug haben, dafs man allein den Mittelfinger, auf den der Fingerhut gesteckt wird, brauche, und die übrigen Finger zur Niederziehung des untern Augenlides verwenden könne.

16) *Ellenroth's* Ring (*Mursinna* med. chir. Beobacht. 1te Samml. — *Richter* Tom. 3. Tab. 2. Fig. 4. — *Ens* Tab. 3. Fig. 22.). Denselben Spiefs, den *Rumpelt* auf einen Fingerhut gestellt hat, brachte *Ellenroth* an einen Ring an. Der Vortheil, den er beabsichtigte, soll der seyn, dafs der Operateur das Gefühl des den Ring haltenden Fingers benuzzen kann.

17) *Demour's* Augenhalter (*Bell* Thl. 5. Taf. 10. Fig. 7. 8. — *Wenzel* Taf. 19. Fig. 45. — *Ens* Taf. 4. Fig. 6. — *Ens* meth. Taf. 37. Fig. 3. 4. — *Richter* Taf. 2. Fig. 5.). Ein elastisches, mäfsig starkes Stahlblech umgehet die Seiten des Zeigefingers, und überdeckt die Spitze desselben mit einem Bug. An den federnden Enden ist das Stahlstück breiter, als im Scheitel, und schliefst sich mittelst seiner Federkraft fest an den Finger an. Die Länge eines Schenkels dieses Stahlstückes beträgt vom Scheitel gerechnet $1\frac{3}{4}$ Zoll, so dafs sein Ende gerade bis auf das Mittel des zweiten Gliedes vom Zeigefinger reicht. (*Bell* Tab. 3. pag. 329.) Im Scheitel des Stahlstücks, d. i. in der Mitte seiner Krümmung ist ein stählerner, krummer Stachel befestigt, dessen Körper ungleichförmig gegen das Ende an Stärke abnimmt, woselbst er eine scharfe Spitze bildet. Vom Stahlstücke aus ist anfänglich seine Richtung senkrecht, übergeht dann unter einer leichten Krümmung in eine horizontale Lage, und endigt mit der ein wenig seitwärts aufsteigenden $\frac{2}{3}$ Lin. langen Spitze. Die senkrechte Entfernung dieser letzteren von der Oberfläche des Stahlstückes, beträgt nach den verschiedenen Abbildungen, 3—5 Linien.

Das Instrument läfst, wenn es am Finger aufsitzt, den Nagel und den Vordertheil desselben frei, und mufs, wegen der seitlichen Krümmung der Spitze, für jedes Auge ein eigenes seyn. (*Bell* Thl. 3. p. 300.) *Hebenstreit* gab diesem Augenhalter, wenn er gut schliefse, den Vorzug vor dem des *Pamart, Caasamata, Rumpelt* und *Ellenroth,* doch sei der Vorsprung an

der

der Spitze des *Pamart*'schen, wegen Verhinderung eines tieferen Eindringens empfehlungswerther, als die zweifache Krümmung dieses Instruments. Daher schlug er vor das Stahlstück des *Demour*'schen Augenhalters mit einem kurzen Spiefs, nach Art des *Pamart*'schen zu versehen, wobei sich auch noch der Vortheil ergeben sollte, dafs man für beide Augen nur eines Instruments bedürfe.

18) *Mulder's* Verbesserung des *Demour*'schen Augenhalters (*Ens* Tab. 5. Fig. 25.) besteht darin, dafs die Stahlplatte, welche die Seite des Fingers umfängt, nicht platt, sondern hohl gearbeitet ist, fester an den Finger schliefst, und vor dem Abgleiten mehr gesichert ist; ferner, dafs der Stachel seitlich, und nicht im Scheitel angebracht ist, dessen Krümmung aber gleich jener zu seyn scheint, die *Demour* angab.

19) *Peyet's* Augenhalter (*Perret* pl. 116. Fig. 17. — *Hellmann* pag. 111. — *La Faye* pl. 4. Fig. 18. — *Wenzel* pl. 20. Fig. 42. — *Ens* Tab. 1. Fig. 14. — *Heuermann* Thl. 3. Tab. 8. Fig. 12.) besteht aus der Klinge und dem Hefte.

Die Klinge ist eine schwache, aufser dem Hefte $2\frac{1}{2}$ Zoll lange, am Hinterende $2\frac{3}{4}$ Lin., vorne genau 2 Lin. breite Stahlplatte mit geraden Rändern, die am Vorderende in eine pyramidale, kurze Spitze zusammenlaufen. Die Höhe dieser Spitze mifst so wie ihre Breite 2 Lin., ihre Seitenränder sind gerade, und nur da, wo sie in die Ränder der Platte übergehen, gebogen. In der Mitte des pyramidalen Vorderendes befindet sich ein kleines, rundes Loch zum später angeführten Gebrauche. Sowohl die Spitzen, als auch die Hälfte der übrigen Klingenränder ist scharfschneidend. Die Klinge ist mit einem vielkantigen, eben so langem Hefte von Ebenholz fest vereinigt. Mit diesem Instrument, durch welches ein Faden gezogen worden, sticht man im kleinen Augenwinkel, eine halbe Linie vor der Conjunctiva in die Hornhaut, da man zugleich gegenüber mit dem Daumen und Zeigefinger der andern Hand, dem Stich eine nicht allzustarke Gegenrichtung oder Druck im grofsen Augenwinkel macht, wodurch dann die Hornhaut durch und durch gestochen wird. Man regieret das Instrument mit dem Daumen-, Zeige- und Mittelfinger horizontal.

Ist man beim grofsen Augenwinkel durchgekommen, so macht man den Faden mit einem Häkchen los, zieht ihn hervor, und giebt das Instrument weg. Mit diesem durchgezogenen Faden soll man nun das Auge so fest halten können, dafs man zwei Drittheile der Hornhaut mit einer kleinen Lanzette bequem öffnen könne. Die Operation werde durch dieses Verfahren sicherer und hurtiger vollbracht, ohne bei derselben so viele Instrumente (als *Daviel*) nöthig zu haben. Es soll noch dazu dienen, die geschnittene Hornhaut in die Höhe zu halten, wenn man nach einem vergeblichen gelinden Druck des Auges, die Kapsel der Linse zerschneiden müfste, welches letztere er auch mit der Spitze der Lanzette verrichtet.

20) *Simon's* Augenhalter (Taschenbuch f. Wundärzte. Jahrg. 1783. pag. 54. Tab. 1. Fig. 6. 8.). In einer tombackenen viereckigen Scheide von $1\frac{3}{4}$ Zoll Länge, 2 Lin. Breite und Höhe, deren vorderes Ende offen ist, liegen zwei stählerne Platten von derselben Länge und $\frac{3}{4}$ Linien Dicke über einander, wovon die eine vorne lanzenförmig gespitzt und scharf, die andere aber an beiden Enden stumpf ist. Sie füllen den innern Raum der Scheide genau aus. Am Hinterende dieser Platten sind in der Fläche Schrauben eingedreht, die mit ihrem Halse durch die Spalten der Scheibe sich bewegen, und deren Kopf zum Verschieben der Platten dient. Nahe dem Vorderende der Scheibe ist eine Schraube zum Feststellen der Platten befindlich, welches sie durch ihr Anstemmen an dieselben bewirkt, und an ihr hinteres Ende ist ein elfenbeinerner Griff mit einem schwarzen Zeichen befestigt. Je nachdem die stumpfspitzige Platte mehr oder weniger von der Spitze der andern frei läfst, ist es in des Operateurs Gewalt, die letztere tiefer oder seichter in die Hornhaut einzustechen.

21) *Pope's* Augenhalter (*Perret* pl. 118. Fig. 5. 6. 7. — *Henckel* 2r Bd. Fig. 14. 17. — *Ens* Tab. 3. Fig. 6. — *Enc. méth.* pl. 41. Fig. 2.) in Form einer Zange, deren ein Gebifstheil lanzenförmig und scharf, der andere aber gerade abgesetzt und stumpf ist.

Im Ganzen mifst die Zange $5\frac{1}{2}$ Zoll und die Länge der Gebifstheile von der Spitze bis zur Achse $1\frac{1}{2}$ Zoll. Beide

Gebifstheile der Zange sind von der gedachten Mittellinie durch den Schlufs derselben gleich weit entfernt, bilden gegen einander gebogen schwache Segmente, die zwischen sich einen Raum von $2\frac{1}{2}$ Linie lassen. Vom Schlusse an, wo beide Zangentheile über einander liegen, nehmen sie nach oben an Dicke ab, und endigen mit einem dünnen Ende. In den Flächen aber, die an beiden Gebifstheilen einander entgegenstehen, sind sie verschieden gestaltet, werden beide anfangs schmäler, und breiten sich dann wieder in die verschieden gestalteten Enden aus. Das vorragende Ende hat die Form einer Lanze, mit bogenförmig gegeneinander laufenden Schneiden und scharfen Spitze. Diese Lanzenspitze ist am breitesten Orte, welcher 2 Lin. von der Spitze entfernt liegt, 2 Lin. breit, und nur bis dahin von der Spitze an geschärft. Der andere Gebifstheil endigt mit einer geraden Linie von $1\frac{1}{2}$ Lin. Breite, ist an derselben stumpf, und reicht mit ihr bis zu dem breitesten Durchmesser des andern Gebifstheiles.

Die Griffltheile des Instrumentes sind plattrunde Stäbe, die zwar beide am Schlusse seitwärts gebogen sind, sich aber ungleich weit von der Directionslinie entfernen, mit einander durch die ganze Länge parallel laufen, und am Ende nach einer Seite gebogen sind. Der zwischen beiden vorkommende Zwischenraum beträgt 7 Lin. im Lichten. Der Grifftheil des stumpf endigenden kürzern Gebisses, ist der Directionslinie näher und ist länger, der andere mehr seitlich gebogen und kürzer. Bei der Anwendung des Instrumentes, setzt man den lanzenförmigen längern Theil in die durchsichtige Hornhaut am untern Rande, schliefst dann die Zange, und mäfsigt dadurch die Beweglichkeit des Auges.

Kr — h.

AUGENHÄUTCHEN. S. Augenfell.

AUGENHEILKUNDE, S. Ophthalmonosologie.

AUGENHÖHLE (*Orbita*). Sie ist, wie das Sehorgan, doppelt vorhanden, und befindet sich an jeder Seite neben dem obern Theile der Nasenhöhle, unter der Stirn und über dem Oberkiefer. Sie hat die Gestalt einer vierseitigen Pyramide mit abgerundeten Winkeln, deren Grundfläche nach vorn und aufsen, die Spitze nach hinten und innen gerichtet ist. Die vier Seiten oder Wände, die untere, obere, innere und äufsere, sind bei dem Menschen und den eigentlichen Affen durch Knochenwände geschlossen (*Blumenbach's* Beschreibung der Knochen. 2te Ausg. S. 236. d.), bei den Maki's und den übrigen Säugethieren ist die äufsere Wand offen, und von der Jochgrube nur durch eine häutige, bei einigen mit einem Muskel versehene Scheidewand getrennt. (*Rudolphi* Physiologie Bd. II. Abthl. 1. S. 159.)

Die Knochen, durch deren Verbindung die Augenhöhle zusammengesetzt wird, sind: das Stirnbein, das Siebbein, das Keilbein, der Oberkiefer, das Thränenbein, das Gaumenbein und das Wangenbein.

Die obere Wand oder das Gewölbe der Augenhöhle (Fornix orbitae), ist ausgehöhlt, und vorn, wo sie mit der äufsern Wand zusammenstöfst, mit einer Grube, der Thränendrüsengrube (Fossa pro glandula lacrymali) versehen; diesem Orte gegenüber nach innen zuweilen mit einem Stachel (Spina trochlearis), zur Anheftung der Rolle des Augenrollmuskels. Sie trennt die Schädelhöhle von der Augenhöhle, und wird vorn durch den Augenhöhlentheil des Stirnbeins, hinten durch den kleinen Flügel des Keilbeines gebildet. Die untere Wand, oder der Boden der Augenhöhle (Pavimentum orbitae), scheidet sie von der Kieferhöhle, und ist vorn durch den Oberkiefer und das Wangenbein, hinten durch den Augenhöhlentheil des Gaumenbeins gebildet. — Die innere Wand trennt die Augenhöhle von der Nasenhöhle, ist fast gerade und ziemlich parallel mit der von der andern Seite. Sie ist gebildet, von vorn nach hinten, aus dem Nasenfortsatze des Oberkiefers, dem Thränenbeine, der Papierplatte des Siebbeins und dem Augenhöhlentheile des Gaumenbeins. Die äufsere Wand convergirt stark von vorn nach hinten mit der von der andern Seite; sie ist gebildet durch das Wangenbein, den Wangenfortsatz des Stirnbeins und den grofsen Flügel des Keilbeins.

Der vordere, fast kreisförmige Rand der Augenhöhle (Margo orbitalis), gebildet von dem Stirn-, Wangen- und Oberkieferbein, hat in seinem obern Theile, mehr nach innen zu, einen Ausschnitt oder ein Loch, Incisura s. Foramen supraorbitale, wodurch der Nerve und die Gefäfse gleiches Namens zur Stirn hinauftreten.

Oeffnungen der Augenhöhle. — Im hintern Theile derselben befindet sich im kleinen Keilbeinflügel das Sehnervenloch (Foramen opticum), wodurch der Sehnerv und die Augenpulsader geht. Auch vereinigen sich im hintern Theile zwei Augenhöhlenspalten, die obere (Fissura orbitalis superior) mit der untern (F. orbit. inferior). Jene wird durch den grofsen und kleinen Flügel des Keilbeins gebildet, setzt die Augenhöhle mit der Schädelhöhle in Verbindung, und läfst aus dieser das dritte, vierte, den ersten Ast vom fünften und das sechste Nervenpaar des Gehirns in die Augenhöhle hineintreten; ferner die Augenhirnblutader (Vena ophthalmica cerebralis) aus der Augenhöhle in die Schädelhöhle, und enthält aufserdem das Band für den Ursprung der geraden Augenmuskeln. Die untere Augenhöhlenspalte, länger als die vorige, mit der sie hinten verbunden ist, wird begrenzt durch den grofsen Flügel des Keilbeins, das Gaumenbein, den Oberkiefer und das Wangenbein, führt von der Augenhöhle zu der Flügelkiefergrube, und läfst dahin die Augengesichtsblutader (V. ophth. facialis) treten. In die Augenhöhle treten durch diese Spalte der Wangenhautnerv und der Unteraugenhöhlennerv.

Auf der untern Wand der Augenhöhle beginnt mit einer, von der untern Augenhöhlenspalte ausgehenden Furche der Unteraugenhöhlenkanal (Canalis infraorbitalis), geht unter einer Platte des Oberkiefers vorwärts, und öffnet sich im Gesicht unter dem Unteraugenhöhlenrande. Durch ihn gehen die Pulsader, die Blutader und der Nerve gleiches Namens.

Drei Oeffnungen der innern Wand der Augenhöhle führen in die Nasenhöhle; die vordere derselben ist der knöcherne Thränenkanal (Canalis lacrymalis osseus). Die hintern beiden, von denen bisweilen die letzte fehlt, liegen zwischen der Papierplatte des Siebbeins und dem Augenhöhlentheile des Stirnbeins, und werden Siebbeinlöcher (Foramina ethmoidalia) genannt; sie dienen dem Nasennervenzweige aus dem Augenaste des fünften Paares und den Siebbeinzweigen aus der Augenpuls- und Blutader zum Durchgange. S — m.

AUGENHÖHLENENTZÜNDUNG. Sie gehört zu den seltenen Formen von Augenentzündungen, zu den idiopathischen Formen derselben und hat ihren Sitz in den Gebilden, welche zwischen dem Bulbus und der Orbita liegen. Am häufigsten bildet sie sich bei scrophulösen, gichtischen und syphilitischen Dyscrasien aus.

Bei Entstehung der Augenhöhlenentzündung fühlt der Kranke einen stumpfen, penetrirenden, jeden Augenblick zunehmenden Schmerz in der Orbitalgegend; die Beweglichkeit des Bulbus und der obern Augenlider wird aufgehoben, ersterer scheint für die Orbita zu grofs zu werden; im weitern Verlaufe und bei zunehmenden Schmerzen erfolgt Exophthalmos, das Sehvermögen nimmt ab, es erfolgt vollkommene Blindheit, wobei die Pupille verengt, die Iris vollkommen starr erscheint. Mit zunehmender Augenhöhlenentzündung bildet sich Photopsie im heftigsten Grade aus; jedoch bemerkt man noch nicht Spuren von Entzündungen weder am Auge selbst, noch an den Augenlidern. Erst nach und nach röthet sich die Sclerotica, die Iris färbt sich so, dafs wenn sie blau oder grau war, sie grünlich wird; war sie dagegen braun, so erscheint sie dunkelroth. Der Schmerz im Kopfe, vorzüglich nach der Scheitelgegend, nimmt immer mehr zu, der Kranke verfällt in heftige Delirien; dabei wird nun die Vorderkammer immer kleiner und die Pupille ist fast vollkommen geschlossen. Endlich ergreift die Entzündung die Conjunctiva bulbi, die Augenlider schwellen an, werden empfindlich und unbeweglich, und man bemerkt ein Entzündungsfieber, das sich schon in dem Momente zu entwikkeln anfing, als die Blindheit eintrat. Hiermit hat die Entzündung den höchsten Grad erreicht und die Krankheit das erste Stadium beendigt.

Mit Beginn des zweiten Stadiums tritt der Bulbus mit einem Male noch mehr aus der Orbita vor, der Kranke delirirt unter heftigen Fiebererscheinungen immer fort, und hat er zuweilen lichte Augenblicke, so klagt er über einen stumpfen Schmerz im Auge, fährt zusammen wie beim Schüttelfrost. Man bemerkt nun an der Conjunctiva bulbi eine oder mehrere, rothe, weiche Geschwülste, woran sich ein oder auch mehrere Eiterpunkte zeigen; an diesen Stellen erhebt sich nun der Bulbus, gleichförmig wenn nur ein Eiterpunkt vorhanden ist, ungleichförmig wenn mehrere derselben sich erzeugt haben. Die Augenlider werden ödematös; es ist schon eine Eitergeschwulst vorhanden; der Eiterungsprocefs geht in die Schädelhöhle hinein, zerstört die Knochen der Orbita und das Auge, zieht sich endlich bis nach der Gegend der Sella turcica hin und die Krankheit endet mit dem Tode.

Es ergiebt sich wohl von selbst, wie man bei dieser Entzündungsform, welche an einem in so grofser Nähe des Gehirns erzeugten, und mit diesem in so mannichfacher Verbindung stehendem Theile stattfindet, keine günstige Prognose aufstellen kann; immer ungünstig und ungewifs bleibt sie im ersten Stadium der Krankheit, um so mehr als diese Entzündung nicht immer zeitig genug, und oft erst dann erkannt wird, wenn sie bereits das erste Stadium überschritten hat; ist sie bis zum höchsten Grade gestiegen, dann ist nicht mehr Rede davon das Auge zu retten, sondern höchstens seine Form, vorzüglich aber das Leben zu erhalten, welche Indication beim zweiten Stadium die einzig bleibende ist; denn hier steht, bei bereits ausgebildeter Eitergeschwulst das Leben in höchster, drohendster Gefahr, und geht ohne die zweckmäfsigste Hülfe, schnell oder langsam durch die Folgen der Eiterung verloren.

Die Behandlung erheischt im ersten Stadium der Krankheit, die schleunigste Anwendung des antiphlogistischen Apparats in seiner gröfsten Intensität; vorzüglich versäume man nicht starke, wiederholte Aderlässe und Blutegel. Im zweiten Stadium bleibt uns nichts übrig, als einen glücklichen Ausgang des Eiterungsprocesses herbeizuführen. Man befördere die Eiterung durch erweichende Breiumschläge, welche immer warm erhalten werden müssen. Wenn man an der Conjunctiva bulbi einen Eiterpunkt bemerkt, so räth *Beer* darauf ein Diachylon-Pflaster und über dasselbe den Breiumschlag zu legen. Hiermit fährt man fort, bis man sich sicher von einer Fluctuation überzeugt hat, worauf man das Eiter durch einen etwas grofsen Lanzettenstich entleert.

Die Wunde wird mit einer, in Laudan. liquid. Sydenh. getränkten Wieke bis zu ihrer Heilung offen erhalten, und der Kranke den Umständen nach behandelt. —

Litt.: *Beer's* Lehrbuch v. d. Augenkrankheiten. Bd I. pag. 340. Wien. 1813. E. Gr — e.

AUGENHÖHLENKREBS. S. Augenkrebs.

AUGENINSTRUMENTE sind alle diejenigen chirurgischen Hülfsmittel, welche zur Verrichtung einer Operation in und am Augapfel, an den Augenlidern und an den Thränenwegen dienen. Dieselben lassen sich alle auf die Form von Nadeln, Messer, Scheeren, Zangen, Haken und Sonden zurückführen, wenn auch die Modificationen, welche sie erfahren haben, in's Unendliche gehen. Will man dieselben nach ihrer Anwendung eintheilen, so könnte das auf folgende Weise geschehen.

I. Instrumente welche zur Durchstechung der Augenhäute dienen (Punctio oculi, ophthalmoparacentesis, Augenstich s. d. Art.), um im Innern des Auges eine Operation zu machen, sind die Staarnadeln (Acus oculariae), diese sind entweder: 1) einfache, oder 2) zusammengesetzte.

Zu den einfachen gehören alle Arten von Staarnadeln und Nadeln zur Pupillenbildung; zu den zusammengesetzten alle diejenigen Instrumente, die aus zwei einfachen Staarnadeln, welche durch einen zangenartigen Mechanismus vereinigt sind, bestehen, z. B. die Staarnadelscheere. (S. das Mehrere unter dem Art. Staarnadel.)

II. Instrumente zur Incision der Hornhaut, d. h. zum Hornhautschnitt (Ceratomia). Diese zerfallen wiederum in einfache und zusammengesetzte. Zu den einfachen gehört die grofse Anzahl der Staarmesser und derjenigen Augenscalpells, die zur Eröffnung der Hornhaut beim Eiterauge u. s. w. dienen. Zusammengesetzte Instrumente zum Hornhautschnitt sind die berüchtigten Augenschnepper, ferner in manchen Fällen auch die Augenscheeren.

(S. hierüber mehr unter den Artikeln: Staarmesser, wo auch die Augenschnepper abgehandelt werden, und Augenscheeren.)

III. Instrumente zur Operation an der Linsenkapsel, Linse und an der Iris nach geöffneter Hornhaut. Diese sind entweder:

1) einfach, wie der *Daviel*'sche Löffel, die *Beer*'sche Lanze, das Augenhäkchen zur Lösung der Iris vom Ciliarligamente u. s. w., oder:

2) zusammengesetzte, als die verschiedenen Zängelchen und gedeckte Haken u. s. w., zur Iridodialyse, unter dem Namen Coreoncion bekannt, und die Cystitomes cachés zur Eröffnung der Kapsel.

(S. hierüber mehr unter d. Artikeln: Pupillenbildung, Cataract.)

IV. Instrumente zu Operationen auf der Oberfläche des Augapfels und in der Orbita. Auch diese bestehen aus einfachen und zusammengesetzten.

1) Zu den einfachen gehören alle Augenscalpell's und Augenbistouri's zur Scarification der Bindehaut, zur Operation des Pterygium's, ferner viele sogenannte Augensteller und Augenhalter, zur Befestigung des Bulbus, dann die lanzenförmigen Instrumente zur Entfernung fremder, in der Oberfläche des Auges eingekeilt liegender Körper, ferner alle Exstirpatoren des Augapfels, und alle Augenspiefse zur Befestigung des Augapfels während einer Operation u. s. w.

2) Zu den zusammengesetzten viele Augenscheeren, Augenpincetten, Aiguilles cachés zur Entfernung fremder Körper aus den Augen u. s. w.

(S. hierüber die Artikel: Augenmesser, Augenscheere, Augenpincette, Augenhalter.)

V. Instrumente zu Operationen an den Augenlidern und Thränenwegen.

Auch hier unterscheiden sich einfache von den zusammengesetzten.

Zu den einfachen gehören die verschiedenen Augenscalpells, zu Operationen an den Augenlidern, der Thränencaruncel, am Thränensack; ferner die Augeneisen, die verschiedenen Sonden zur Wegsammachung des Nasenkanals, ferner die Röhrchen welche in demselben gelegt werden u. s. w.

Zu den zusammengesetzten zählen wir die verschieden auf die Fläche, auf die Richtung gebogene und geraden Augenscheeren, die Pincetten zur Operation des Entropiums u. s. w.

(S. hierüber d. Art.: Augenpincette, Augenscheere u. s. w.)

So viel läfst sich im Allgemeinen über die Augeninstrumente sagen; ihre Zahl sind Legionen, und die Modificationen, Verbesserungen, Veränderungen u. s. w. nicht weniger. Eine Geschichte der Augeninstrumente fehlt noch; seit mehreren Jahren sammelt der Verfasser zu einem Werke dieser Art, Materialien. Hier würde aber eine solche Arbeit am unpassenden Orte stehen. Ueber die Augeninstrumente besitzen wir bis jetzt folgende Schriften. Das Nähere findet sich unter den Namen der einzelnen Augeninstrumente.

Synon.: Lat. *Instrumenta ophthalmica, s. instrumenta operationibus ophthalmicis inservientia.* Franz. *Instruments pour les opérations des yeux.*

Litteratur.

J. Th. Woolhouse, Catalogue d'instruments pour les opérations des yeux. à Paris. 1696. 8.

G. J. Beer's Repertorium aller bis zu Ende des Jahres 1797 erschienenen Schriften über die Augenkrankheiten. 3 Thle. Wien. 1799. 1r Thl. pag. 157. Hier findet sich ein Verzeichnifs vieler Schriften, in welchen über Augeninstrumente gehandelt wird.

Cultrorum ceratotomorum et cystitotomorum ad extrahendum cataractum historia. Dissert. inaugur. chirurgic. Praesid. *Seiler,* auctore *A. F. Pfotenhauer.* Vitteb. 1805. 4. p. 44.

Instrumentorum ad corneae sectionem in cataractae extractione perficiendam, inventorum descriptio historia; auct. *Henrico Lachmann.* Gotting. 1821. p. 117. c. III. tab. aeneis.

Ophthalmoparacenteseos historia, specimen medico-historicum quo commentatur in varios hujus operationis ad cataractam sanandam methodos hucusque institutus et in instrumenta hunc in usum inventa *Fridericus Augustus Ammon,* med. et chirurg. Doct. c. tab. aen. Gotting. 1821. in 8. pag. 88.

De Iridodialysis operatione instrumentis quae in ea adhibendis. Diss. inaug. auctore *Aug. Dav. Krohn.* Petropolitan. Berol. 1826. in 4. c. III. tab. aen. pag. 32.

Auch geschieht unter den Abschnitten: Bistouri, Scalpell, Scheere Erwähnung vieler Augeninstrumente in

J. V. Krombholz'es Abhandlungen aus dem Gebiete der gesammten Akologie zur Begründung eines Systems derselben. 1r Thl. Prag. 1825. in 4.

v. A — n.

AUGENKLINIK ist eine solche Augenheilanstalt, in welcher nicht allein durch ärztliche und operative Behandlung die Heilung von Augenkranken, sondern auch der praktische Unterricht junger Aerzte in der Ophthalmiatrik und Ophthalmotechnik bezweckt wird.

Der theoretische Unterricht der Ophthalmologie lehrt die Erkenntnifs der Augenkrankheiten in ihren Zeichen, in ihrer Entstehung, in ihrer Natur, in der Darlegung der Mittel zu ihrer Behandlung. Der klinische ophthalmiatrische Unterricht lehrt dagegen die Kunst sie zu heilen. Dort spielt das Wissen die Hauptrolle, hier das Können. Der klinische Lehrer mufs durch sein Handeln ein gutes nachahmungswürdiges Beispiel geben, während der theoretische Lehrer sich einer tiefen Sachkenntnifs, eines logischen, anziehenden, verständlichen Vortrags zu befleifsigen hat. Demnach mufs der Vorsteher einer Augenklinik, ein guter Operateur und ein guter Arzt seyn, er mufs seinen Schülern durch möglichst grofse operative Fertigkeit, durch eine bestimmte, auf allgemeine pathologische Grundsätze gestützte Behandlung der Augenkrankheiten als Muster erscheinen, er mufs aber auch die Gründe seiner Handlungsweise durch laute Darlegung rechtfertigen, und überhaupt den innern Zusammenhang der Theorie mit der Praxis, das gegenseitige Verhältnifs derselben zu einander entwickeln, und so seine Schüler vom Gedanken zur That führen. Folgende vier Hauptpunkte sind es ferner, welche der Augenkliniker bei seinem praktischen Unterrichte stets im Auge behalten mufs:

1) die praktischen Regeln zur symptomatischen Untersuchung kranker Augen darzustellen, und diese Untersuchungen zu leiten;

2) die Indicationen der Heilmittel (hauptsächlich der örtlichen) durch Behandlung der Kranken zu zeigen;

3) die Diätetik kranker Augen zu lehren und den grossen Einflufs derselben zu beweisen, und

4) die praktische Anleitung zu Operationen an Lebenden zu geben, und vom Schüler verrichten zu lassen.

Die Lage und Natur des Auges macht, dafs die Untersuchung derselben im kranken Zustande gröfstentheils durch das Auge vorgenommen werden mufs (Ophthalmoscopia), das Tastorgan wird hier sehr selten in Anspruch genommen, und die Untersuchungen durch dasselbe geben hier wenig Ausbeute. Das allgemeine Krankenexamen, das hier nie vernachläfsigt werden darf, ist in vielen Fällen zwar auch ein kräftiges Mittel zur Erforschung der Genesis der Krankheit, und leitet auf den Weg zur Heilung, allein die Untersuchung durch das Gesicht bleibt doch immer das Hauptmittel zur Erkennung der Augenleiden, da, mehr als in jedem andern Organe, die Form der im Auge stattfindenden Krankheiten über das Wesen derselben Belehrung gewährt. Daher denn der Vorsteher einer Augenklinik hauptsächlich auf die gründliche Erlernung der Ophthalmoscopia zu sehen hat. (S. hierüber den Artikel: Ophthalmoscopie.)

Die grofsen und vielen Eigenthümlichkeiten des Organ's machen bei der Behandlung desselben im kranken Zustande oft eine sehr gemischte Behandlung nöthig, d. h. eine örtliche und allgemeine. Die Reaction des Auges gegen dieselben ist aber auch so mannichfaltig, dafs die Behandlung des erkrankten mit grofsen Schwierigkeiten verknüpft ist. Da ist es nun die Pflicht des Klinikers, seine Schüler auf diese Eigenthümlichkeiten aufmerksam zu machen, und dem Anfänger zur ruhigen, tiefern Beobachtung zu leiten. Je geringer die Ausbeute über diesen Punkt in den Schriften ist, je weniger sich demnach der angehende Ophthalmiater durch Selbststudium unterrichten kann, desto gröfser mufs der Eifer des klinischen Lehrers seyn, seine Schüler mit den Eigenthümlichkeiten der Ophthalmotherapie bekannt zu machen. Der Lehrer, welcher diesen wichtigen Punkt bei seinem praktischen Unterrichte übersieht, der kann zwar gute Diagnostiker, gute Operateurs bilden, allein gute Ophthalmotherapeuten werden nie aus dessen Schule hervorgehen. (S. hierüber mehr b. Collyrium, Materia ophthalmiatrica u. s. w.)

Wie nun aber die glücklichst gewählten Heilmittel nur wahres Heil bringen können, wenn sie von zweckmäfsigen diätetischen Anordnungen unterstützt werden, so verhält sich auch dieses in der Ophthalmiatrik. Daher dürfen in einer Augenklinik weder solche Einrichtungen fehlen, welche eine zweckmäfsig eingerichtete Augenheilanstalt erfordert (s. Augenheilanstalt), noch darf der Lehrer die Wichtigkeit diätetischer Einflüsse übersehen, sondern mufs diesen ophthalmotherapeutischen Theil in seiner ganzen Kraft, durch ungetheilte Aufmerksamkeit auf die Bedürfnisse Augenkranker darzustellen bemüht seyn.

Die Anleitung zu Operationen an Lebenden ist ferner noch ein wichtiger Gegenstand für die Beachtung des augenärztlichen Klinikers. Der Schüler tritt nicht ohne ophthalmotechnische Kenntnisse in die Augenklinik, da die Anleitung zu Operationsübungen an Thier- und Menschenaugen dem klinischen Unterrichte vorangehen mufs. Jetzt soll der angehende Augenarzt die Schwierigkeiten kennen lernen, welche Augenoperationen an Lebenden mit sich führen. Deshalb ist es nöthig, dafs der klinische Lehrer auf die Erscheinungen bei Augenoperationen aufmerksam mache, diese aber mit gröfstmöglicher technischer Fertigkeit vollbringe, damit er dem Schüler ein fehlerfreies Beispiel sey! Erst wenn der junge Arzt durch Beobachtung gelernt und durch die Assistenz bei Augenoperationen gezeigt hat, dafs er die dem Augenoperateur nöthigen Eigenschaften hat, wird ihm der klinische Lehrer nach seinen Ansichten diese oder jene Operation an Lebenden zu vollziehen erlauben, denn es wäre gewissenlos gehandelt, wenn jener der Erlernung der Ophthalmotechnik, in zweifelhafter Voraussetzung des Gelingens, das Auge eines Mitmenschen preisgeben wollte. Aus diesem Grunde erlauben viele Lehrer und Vorsteher augenärztlicher Anstalten es nicht, dafs ihre Schüler die ersten Kunstübungen an Lebenden unter ihrer Leitung vornehmen, und in den augenärztlichen Kliniken, in welchen letzteres geschieht (Berlin, Wien), erlangen diese Auszeichnung nur diejenigen jungen Aerzte, bei denen sich hervorstechende Talente zur Ophthalmotechnik bemerklich machen.

Dafs die Einrichtungen in den klinischen Augenheilanstalten sich nach der Lage, den Verhältnissen und Gesetzen der Länder, nach der Individualität der Lehrer u. s. w. richten müssen, dafs sich für dieselbe nicht eine bestimmte unveränderliche Norm aufstellen läfst, liegt am Tage; demnach kann hierüber nichts Bestimmtes beigebracht werden, wohl aber mufs hier erwähnt werden, dafs der Unterricht in den Augenkliniken schon deshalb für den Lehrer schwieriger durchzuführen und für den Schüler länger zu hören ist, als dieses mit jeder anderen klinischen Unterweisung statt findet, da ein Augenkranker, vorzüglich in acuten Fällen, der Natur des Auges wegen, nicht für Viele auf Einmal, sondern nur für Wenige zur Untersuchung und zum Unterrichte dienen kann.

Den Nutzen, welchen klinische Augenheilanstalten dem Staate, den Einzelnen, der Kunst und der Wissenschaft gebracht haben, hier näher aus einander zu setzen, ist nicht der Ort, wohl aber stehe die Bemerkung hier, dafs der Grad der Vollkommenheit, auf den in den letzten Jahren die Augenheilkunde in England, namentlich aber in Deutschland und in allen den Ländern, in welchen deutscher Fleifs und deutsche Gründlichkeit geachtet wird, gelangt ist, zum gröfsten Theil durch den segensreichen Einflufs der Augenkliniken herbeigeführt worden seyn dürfte. Zur Zeit ist fast auf jeder deutschen Universität eine Augenklinik, bald selbstständig, bald in Verbindung mit chirurgischen und ambulanten Kliniken. Männer wie *Himly*, *v. Gräfe*, *Langenbeck*, *v. Walther*, *Balzer*, *Textor*, *Benedict*, *Dzondi*, *Chelius*, *Fischer*, *Jäger*, und anderer ausgezeichneter Lehrer noch eine zu grofse Menge, um sie alle namentlich aufzuführen, stehen an der Spitze derselben, und der Nutzen und Segen, der von hier aus über Deutschlands Gauen sich ergiefst, ist unendlich grofs. Die ersten Anstalten der Art haben *Beer* in Wien und *G. A. Richter* in Göttingen gegründet.

In London finden sich unter der Leitung eines *Lawrence* und *Tyrrell* (The London ophthalmic infirmary in Moorfields) und eines *Guthrie* und *Forbes* (Royal Westminster infirmary for diseases of the eye, wory-le-bone-street, Piccadilly) Augenkliniken, deren letztere im Jahre 1817, deren erstere dagegen 1805 von *Saunders*, welcher durch seine Schriften und durch seine praktische Bemühungen den jetzigen Zustand der Ophthalmologie in England herbeiführte, ausgegangen sind. Männer wie *Farre*, *Benj. Travers* u. s. w. haben diesen Anstalten in früherer Zeit als klinische Lehrer vorgestanden. Die Einrichtungen dieser Kliniken lassen nach dem Zeugnisse sachverständiger Reisenden nichts zu wünschen übrig. Auch hat daselbst die unter *Henry Alexander*, einem der ersten Augenoperateure Englands stehende royal infirmary for the diseases of the eye einen grofsen Ruf. In Edinburg dient ein Eye Dispensary, im November 1822 errichtet, unter der Leitung des *John Henry Wishart* und des *John Argyll Robertson* auch zur klinischen Lehranstalt, in Dublin the national eye Infirmary unter *Th. Ryall.*

In Frankreich, weder in Paris noch in einer andern grofsen Stadt und Universität desselben, kennt man zur Zeit die Augenkliniken noch nicht. Die Augenkranken werden in den chirurgischen Hospitälern aufgenommen, behandelt, operirt, allein sie liegen unter den andern Kranken zerstreut; ein bekannter französischer Augenarzt, *Guillié*, suchte durch Errichtung einer Augenklinik diesem drückenden Mangel abzuhelfen, um durch practischen Unterricht die Kunst und Wissenschaft in den Gränzen seines Vaterlandes zu fördern, allein seine Versuche scheinen an mancherlei Schwierigkeiten und Vorurtheilen gescheitert zu seyn.

Hierin wird Frankreich von Italien, Dänemark, Rufsland, Polen, Ungarn, Holland übertroffen, indem sich dort unter der Leitung berühmter Augenärzte und Lehrer, in den Hauptstädten und auf Universitäten, Augenkliniken befinden. Wir nennen nur Pisa, Neapel, Kopenhagen, Petersburg, Moskau, Willna, Dorpat, Warschau, Pesth, Lemberg, Ofen, Amsterdam u. s. w.

Soll eine Augenklinik den gröfstmöglichen Nutzen stiften, so mufs sie aufser einer der Wahl der Kranken und dem Unterrichte junger Aerzte angemessenen Einrichtung (s. Augenheilanstalt) noch

1) eine ophthalmologische Bibliothek,
2) eine anatomische und anatomisch-pathologische Präparatensammlung, das Auge betreffend, und
3) eine vollständige Sammlung oculistischer Instrumente

besitzen.

Synon. Lat. *Schola ophthalmiatrico-clinica.* Franz. *Clinique ophthalmologique.* Engl. *Infirmary for diseases of the eye.*

Litteratur.

J. B. Wenzl Ueber den Zustand der Augenheilkunde in Frankreich, nebst critischen Bemerkungen über denselben in Deutschland. Nürnberg 1815. in 8.

C. H. Dzondi Kurze Geschichte des klinischen Institutes für Chirurgie und Augenheilkunde zu Halle. m. K. Halle 1818.
Chelius Ueber die Errichtung der chirurgischen und ophthalmologischen Klinik zu Heidelberg u. s. w. Heidelberg 1820. gr. 4.
v. Graefe's Jahresberichte v. 1819 — 1828 über das klin. chir. augenärztliche Institut zu Berlin. Berlin. Reimer. in 8.
Guillié Bibliothèque ophthalmologique. T. I. Paris 1820. in 8.
Dr. *J. L. Casper's* Charakteristik der französischen Medicin, mit vergleichenden Hinblicken auf die englische. Leipz. 1822. in 8. p. 293 — 316.
Dr. *F. A. v Ammon* Parallele der französischen und deutschen Chirurgie. Leipzig 1823. in 8. S. 383 — 463 Hiervon eine englische Uebersetzung: Comparison between the state of ophthalmic Surgery in France and Germany in the Edinburgh medical and surgical Journal. N. LXXXV. Vol. twenty fourth. p. 422 — 432.
Dr. *W. Wagner* Ueber die Medicinalanstalten und den jetzigen Zustand der Heilkunde in Grofsbritannien und Ireland. Berlin. Reimer. 1825. mit 11 Abbildungen. a. v. St.
Dr. *Ritterich's* Jährliche Beiträge zur Vervollkommnung der Augenheilkunst. 1. Bändchen. m. K. Leipz. 1827. in 8.
Ant. Eckl Bericht über die Ergebnisse in dem chirurgischen Klinikum der königl. Ludwig-Maximilians-Universität zu Landshut u. s. w. Landshut 1826. in 8.
Dr. *Chelius, Naegele, Puchelt's* klinische Annalen der Universität Heidelberg. Heidelberg b. Groos. 1825. u. f.

v. A — n.

AUGENKRÄTZE. S. Augenlidkrätze.

AUGENKRAMPF, *Nystagmus.* Dieser krankhafte Zustand besteht in einer heftigen und unwillkührlichen Zusammenziehung der Muskeln des Augapfels. Meistens leiden nur die geraden Augenmuskeln, zuweilen sind aber auch die beiden schiefen Muskeln des Auges ergriffen. Der Augenkrampf äufsert sich auf zweierlei Art. Entweder es werden die Muskeln des Augapfels einzeln und nach einander von clonischen Krämpfen befallen, so dafs ein regelloses, wildes Rollen der Augen bemerkt wird; oder es werden zu gleicher Zeit die sämmtlichen geraden Augenmuskeln bald allein, bald abwechselnd mit den schiefen krampfhaft zusammengezogen. Im letzteren Fall zeigt das Auge immer einen starren, glotzenden Blick, und erscheint entweder tiefer in die Augenhöhle zurückgezogen, oder aber, wenn nämlich ein gleichzeitiges Leiden der schiefen Muskeln statt findet, abwechselnd ungewöhnlich hervorgetrieben. Nicht selten ist hiermit auch eine abwechselnde Erweiterung und Verengerung der Pupille verbunden. Aufser diesen Erscheinungen

nungen begleitet den Augenkrampf gewöhnlich ein pressender, drückender, manchmal mit Lichtentwickelungen verbundener Schmerz im Auge. Auch ist während der Dauer dieses krankhaften Zufalls, ja bisweilen noch einige Zeit nach seinem Aufhören, die Funktion des Auges mehr oder weniger gestört.

Der Augenkrampf kommt kaum als idiopathisches, selbstständiges Leiden vor, aufser wo ein in's Auge gefallener fremder Körper die Ursache davon ist. Gewöhnlich ist er eine symptomatische Erscheinung in verschiedenen Neurosen, zumal der Hysterie, Epilepsie u. s. w., deren Anfälle er begleitet, oft aber auch im voraus andeutet. Man beobachtet ihn ferner in der Gehirnwassersucht, in Unreinigkeiten der ersten Wege, ja selbst in fieberhaften Krankheiten, besonders wenn sie einen ungünstigen Ausgang nehmen. Hieraus ist ersichtlich, dafs dieses Uebel in den meisten Fällen von kürzerer Dauer ist und mit der ursprünglichen Krankheit kommt und verschwindet. Doch giebt es auch eine Art habituellen Augenkrampf, der in einer ununterbrochenen, zitternden und unsteten Bewegung der Augen besteht, welche wir bei Kakerlaken und in früher Kindheit, zumal durch den angebornen, oder bald nach der Geburt entstandenen grauen Staar, erblindeten Menschen bemerken, und welche durch die diesen Subjecten eigene Empfindlichkeit gegen das Licht bedingt zu werden scheint.

Der Augenkrampf hat eine günstige Vorhersage, wenn er durch fremde Körper, die in das Auge gekommen, hervorgebracht wird, denn nach ihrer Entfernung verschwindet er alsogleich. Bei den Kakerlaken ist er unheilbar. Auch bei den im frühesten Lebensalter durch den grauen Staar erblindeten Menschen pflegt er gewöhnlich, selbst nach glücklich vollbrachter Operation fortzubestehen. In den übrigen Fällen richtet sich die Möglichkeit und Art der Heilung des Augenkrampfes nach der ihn hervorrufenden Krankheit.

Synon. *Nystagmus*, *Nystaxis*, von νυσταγμος. Franz. *La Souris*.

F — i.

AUGENKRANKENHEILANSTALTEN. Die Augenheilanstalten, wie sie in unserer Zeit fast alle gröfsern Städte

Europen's besitzen, sind ein wohlthätiges Werk der letzten Jahrzehnde. So lange sich die Augenheilkunde in der gröfsten Vernachlässigung, in der tiefsten Verachtung befand, so lange sich Aerzte der Ausübung der Oculistik schämten, lag die Ausübung dieser der Menschheit so wohlthätigen Kunst in den Händen der Agyrten und Quacksalber, ja selbst Weiber beschäftigten sich in jener Zeit mit Augenoperationen. „Theriakskrämer, Zahnbrecher, Landstreicher, oder andere dergleichen lose und leichtfertige Gesellen, gaben sich nun, mit *Bartisch's* Worten, einem berühmten Augenarzte seiner Zeit (1560), zu sprechen, für Oculisten aus, bezogen Märkte und Messen, errichteten Buden und Tribunen auf den Märkten, stachen in Wind und Luft vor jedermann die Leute am Staar, und hiefsen sie dann ohne darauf folgende Hülfe von sich weggehen, wie eine Sau vom Trog." Etwas menschlicher, jedoch nicht besser, handelten noch zu Ende des vorigen und zu Anfang dieses Jahrhunderts in den berühmtesten Städten Deutschlands ein *Simon* und *Tadini!* Mit jenen verscholl der Ruf der Staarstecher, denn mehrere treffliche Aerzte Deutschlands, welche dem verderbenbringenden Treiben dieser Agyrten nicht ohne die schmerzlichsten Empfindungen zugesehen hatten, führten durch tieferes Studium der Ophthalmologie, durch Verbreitung dieses wichtigen Theils der Heilkunde unter Hundert eifrigen Schülern eine heilbringende Gegenwart heran, die in Dankbarkeit die Namen jener deutschen Ehrenmänner mit unverlöschlichen Zügen auf die Geschichtstafeln geschrieben hat. Wir werden sie im Laufe dieser Darstellung nennen hören, da ihr heilbringendes Wirken mit der Errichtung von Augenheilanstalten in dem innigsten Zusammenhange steht. —

Die älteste und ältere Geschichte der Medicin erzählt nichts von Anstalten, welche der Pflege, Behandlung und Heilung Augenkranker bestimmt gewesen wären; dieselben fanden zwar in den Ländern, welche Hospitäler besafsen, hier Pflege und Wartung, selten aber ärztliche Hülfe und Heilung, und fielen bei ihrem Austritte aus demselben als Erblindete dem Staate oder ihren Mitbürgern nicht selten zur Last. Daher denn in jenen Zeiten Schaaren von Blinden die Länder durchzogen, um das Mitleid der Einwohner zu erregen, und die zur Fristung ihres kümmerlichen Lebens nöthigen Bedürfnisse zu erbetteln. Als *Ludwig der Heilige* nach Beendigung der Kreuzzüge unter den zurückkehrenden Rittern eine grofse Anzahl Erblindeter sah, gründete er im Jahre 1220 zu Paris ein Hospital für 300 Blinde, welches er nach der damaligen Art zu zählen Hospice royal des Quinze-Vingts nannte, und unter die unmittelbare Direction des Grand-aumônier von Frankreich stellte. Noch jetzt besteht diese Anstalt (Rue de Charenton Nr. 20.) und verfehlt ihren heilbringenden Zweck nicht. Ob aber zur Zeit der Gründung und in den folgenden Jahrhunderten in diesem Hospitale auch Augenkranke gepflegt und geheilt worden sind, oder ob das Institut blofs als Asyl der im Kampfe für die Religion Verunglückten angesehen wurde, darüber fehlt es an betimmten Nachrichten, jedoch ist das Letztere das Wahrscheinlichste. Sonach verschwindet auch die einzige scheinbare Spur von Augenheilanstalten im Mittelalter. Die umherreisenden Agyrten, deren Wesen oben geschildert worden ist, befanden sich zu wohl dabei, indem sie von einem Orte zum andern reiseten, um die Erblindeten zu operiren, und sie dann mit dem *Parae*'schen Worte „Ich habe Dich operirt, Gott möge Dir helfen!" zu entlassen, als dafs sie zum Behufe ihrer Operationen eigene Krankenanstalten errichtet, und so den Erfolg ihrer operativen Eingriffe geleitet, geregelt und abgewartet hätten. Fielen nun auch später zu einer Zeit, wo Chirurgie und Medicin sich schroff einander gegenüber standen, der ersteren die Krankheiten des Auges nach und nach anheim, indem man wähnte, dafs die Behandlung der Augenkrankheiten meistens örtlich sey, und mehr durch chirurgische und mechanische Hülfsmittel geschehen müsse, wurden demnach auch Augenkranke in chirurgischen Krankenhäusern verpflegt, so war die Behandlung meistens höchst einseitig, ja verderbenbringend, und somit blieb die Ophthalmologie, da es überdiefs an reisenden Oculisten nicht fehlte, fortdauernd unter stiefmütterlicher Aufsicht. Die Wissenschaft, die Kunst, der Staat, das bürgerliche Wohl litt durch diese Vernachlässigung des ophthalmologischen Studiums. Die letzten Jahrzehnde führten eine grofse Revolution in der gesammten Naturkunde herbei, die ausübende Medicin, als eine Tochter derselben, nahm eine neue heilbringende Gestalt an, die ein segensreiches Gefolge hatte. Auch das ophthalmologische Studium kam zu Ehren. Man sah ein, dafs die wenigsten Augenkrankheiten als topische Uebel durch topische Schädlichkeiten entstehen, sondern dafs die meisten Folgen und Begleiter allgemeiner Krankheiten sind; so trat das Auge in seine Rechte ein, und ward ein neues Feld des Forschens und des Studiums. Nur zu bald ergab es sich aber, dafs das Auge, dieser kleine Organismus im gröfsern Organismus, sich theilweis auf die Medicin, theilweis aber auf die Chirurgie stütze, bald von dieser, bald von jener die nöthige Aufklärung erhalte, nichts desto weniger aber auch in vielen Fällen isolirt dastehe, dafs demnach der Arzt, welcher auf den Namen eines gebildeten Oculisten Ansprüche machen wolle, durch die Schule der Medicin gegangen seyn, mit gebildeten Chirurgen in Reihe und Glied treten, und demnach ein wahrer Medico-chirurg seyn müsse, um das ophthalmologische Wissen und Können zum Heil der Wissenschaft und der leidenden Menschheit anzuwenden. Daher denn die Erscheinung in Deutschland, dafs gute Aerzte wie gute Chirurgen mit dem schönsten Erfolge die Ophthalmologie theoretisch und practisch betrieben, daher aber auch das Entstehen der Augenheilanstalten, in denen Augenkranke im weitesten Sinne des Wortes ärztlich behandelt, d. h. nach der Natur der Krankheit operirt werden, oder die zur Heilung nöthigen innern und äufsern Heilmittel erhalten. So viel war nöthig, um die Entstehung der Augenheilanstalten wenigstens anzudeuten.

Augenheilanstalten sind ärztliche Institute, in welchen man die Heilung von Augenkranken bezweckt, und die entweder auf öffentliche Kosten unterhalten werden, oder das Eigenthum von Aerzten sind, die sich hauptsächlich mit der Ausübung der Ophthalmiatrik beschäftigen. Diese Augenheilanstalten existirten wohl zuerst, und gaben zu den öffentlichen Augenheilanstalten Veranlassung. Werden solche Augenheilanstalten aber auch noch zum praktischen Unterrichte junger Aerzte gebraucht, so erhalten sie den Namen Augenkliniken (s. d. Artikel). Hier kann nur von den Augenheilanstalten die Rede seyn.

Aufser den Ansprüchen, welche man überhaupt an die gesunde Lage eines Krankenhauses macht, mufs der Lage einer Augenheilanstalt, der Einwirkung der Sonnenstrahlen wegen, noch eine ganz besondere Aufmerksamkeit geschenkt werden. Dieselbe werde so gewählt, dafs die heifse Mittagssonne die Krankenzimmer nicht treffe; ferner mufs eine gute Augenheilanstalt von einem mit schattigen Bäumen besetzten Garten umgeben seyn, damit Reconvalescenten von Ophthalmien und solche, welche Operationen am Auge glücklich überstanden haben, dort eine ihrem Auge wohlthätig ansprechende Beleuchtung finden. Zur Farbe der Zimmerwände hat man bis jetzt wohl mit Recht die grüne genommen, und zwar eine mattgrüne, welche das kranke Auge weniger lebhaft anspricht. Es ist aber sehr erforderlich, dafs man hiermit auch die Decken der Zimmer überstreichen läfst, weil gar nicht selten der erste helle Blick des operirten Kranken auf diese fällt, demnach, wenn sie weifs ist, von dort dem Kranken ein sehr unangenehmer Eindruck kommt. Zur Verdeckung der Fenster und Thüren in den Zimmern, welche der Pflege operirter Augenkranker oder solcher, welche an heftigen Augenentzündungen leiden, bestimmt sind, hat man mancherlei Vorrichtungen getroffen, die aber alle eine bald schwächere, bald stärkere Verdunkelung des Zimmers bezwecken. Es würde hier zu weit führen, wollten wir eine Beschreibung dieser verschiedenartigen mechanischen Vorrichtungen liefern; sie mufs sich nach den Verhältnissen des Institutes richten. Mit gröfster Vorsicht ist auf die Geruchlosigkeit der Nachtgeschirre zu sehen, weil das kranke Auge gegen die ammoniakalischen Ausdünstungen der Excremente u. s. w. sehr empfindlich ist. Nicht ohne den besten Erfolg hat man in mehreren Augenanstalten an den Betten, welche zur Aufnahme von Kranken, welchen der Staar extrahirt worden ist, oder denen man eine künstliche Pupille durch Lösung des Ciliarligamentes mit Einklemmung der Iris in die Hornhautwunde gemacht hat, bestimmt sind, Vorrichtungen angebracht, durch welche das Heben und Senken des obern Körpertheils möglich gemacht ist, ohne dafs sich der Kranke dabei zu rühren braucht. Gröfsere Augenheilanstalten müssen ein durch die Beleuchtung geeignetes Zimmer zur Verrichtung der Operationen haben; bei kleinern kann ein Krankenzimmer hierzu dienen. Noch fordert das Zusammenlegen mehrerer Operirter in ein Zimmer, die Aufmerksamkeit des Arztes, da dieses gar nicht selten die Ursache des Mifslingens von Augenoperationen ist. Kranke nämlich, an denen man eine Operation verrichtet hat, und nun durch Verdunkelung des Zimmers jede Communication mit der Aussenwelt abgeschlossen ist, suchen nicht selten, wenn Alles gut geht, in der Unterredung mit ihren Unglücksgefährten Zerstreuung; gar bald wird diese lebhaft, erhitzt Geist und Körper, und in kurzem bildet sich, scheinbar ohne alle Veranlassung, die heftigste Entzündung des Auges aus, welche die Mühe des Operateurs und die schönsten, oft gerechtesten Hoffnungen des Kranken für immer zerstört. Ferner ist eine stete Ruhe und Stille in diesen Anstalten nöthig!

An vielen Orten findet man einen Theil allgemeiner, oder chirurgischer Krankenhäuser zu Augenheilanstalten eingerichtet; das ist in vielen gröfsern Städten Deutschlands und auf mehreren deutschen Universitäten der Fall, z. B. Berlin, Prag, Göttingen, Hamburg, München, Heidelberg, Würzburg, Erlangen u. s. w.; an manchen findet leider noch immer die unverantwortliche Nachläfsigkeit statt, dafs an den Augen Operirte, oder an heftigen Ophthalmien Leidende, unter den übrigen Kranken liegen, und von den in diesen Fällen so schädlichen Lichteinflüssen nicht geschützt sind. An andern Orten hat man dagegen eigene Gebäude zu Augenheilanstalten bestimmt, in denen entweder alle Augenkranke, ohne Unterschied behandelt und gepflegt werden, z. B. Leipzig, Nürnberg, oder in denen man blofs im Frühjahre zu Augenoperationen geeignete Kranke aufnimmt und operirt, z. B. in Dresden und Prag, in welchen beiden Städten diese Anstalten mit den Blindenunterrichtsanstalten in Verbindung stehen; jedoch werden in der Dresdner Augenheilanstalt, welcher Ref. dieses als Arzt vorsteht, in geeigneten Fällen Ausnahmen von diesem Gesetze gemacht.

In sehr vielen deutschen Städten bestehen Gesellschaften, welche die Heilung und Unterstützung armer Augenkranker bezwecken; sie stehen entweder allein da, oder in Verbindung mit Augenheilanstalten. Diese trefflichen Hülfsvereine (von dem Staate nicht immer nach ihrer Wichtigkeit gewürdigt) bestehen in Dresden, Erfurt, Nürnberg, Augsburg, Leipzig, München und in vielen andern Städten Europa's, als: in Petersburg, London u. s. w. Den Nutzen, welchen diese Vereine stiften ist um so gröfser, da seine in der Stille verrichteten Wohlthaten, das für das bürgerliche Leben nothwendigste Organ — das Auge treffen.

In Frankreich hat man noch keine Augenheilanstalten errichtet; jedoch bestehen in Paris durch die Wohlthätigkeit edler Menschenfreunde, unter *Guillié's*, *Delarue's*, *Gondret's Demour's* Leitung Vereine, welche die Behandlung und Pflege armer Augenkranker bezwecken. Petersburg besitzt in Dr. *Lerche* einen Mann, welcher, durch kaiserliche Grofsmuth unterstützt, dort eine Augenheilanstalt errichtet hat, die hinsichtlich ihrer grofsen Wirksamkeit, alle ähnliche Institute Europa's übertreffen dürfte. In Moskau soll unter Dr. *Brosse's* Leitung in der neuen Zeit eine Augenheilanstalt blühen. Aehnliche Institute sind in dem letzten Jahrhundert in mehreren Hauptstädten gröfserer und kleinerer Länder Europa's erstanden.

In London finden sich drei treffliche Augenheilanstalten. 1) The royal infirmary for diseases of the eye, Corkstreet, Burlington gardens. Seit 1804 durch *Wathen Waller* errichtet, und zur Zeit durch *Henry Alexander*, einen trefflichen Operateur in grofsen Ruf gebracht; 2) The London ophthalmic infirmary, in Moorfields 1805 von *Saunders* gegründet, und seit der Zeit von *Travers*, *Lawrence* und *Tyrrell* trefflich besorgt, endlich 3) Royal Westminster infirmary for diseases of the eye. 1817 gegründet, und zur Zeit von *Guthrie* verwaltet; aufserdem leitet in London *Stevenson*, ein Schüler *Saunders*, ein Dispensary for cataract, great Russelstreet, Bloomsbury in welchem nur am grauen Staar Leidende operirt werden. In Edinburg ist unter *John Henry Wishart* ein Eye Dispensary im November 1822 mit dem gröfsten Erfolge errichtet, und in Dublin stiftet unter *Isaak Ryall* das Eye Infirmary grofsen Nutzen. —

Leider fehlt noch immer eine Geschichte der Augenheilanstalten Europa's. Ein solches Werk würde, wenn hauptsächlich die Leistungen derselben in statistischer und rein wissenschaftlicher Hinsicht, auf eine geistreiche Weise zusammengestellt würden, die interessantesten Resultate für die Statistik und für die Ophthalmiatrik, in Beziehung auf die Vorzüge der einzelnen Operationsweisen des Staars, der Behandlung hartnäckiger Ophthalmieen u. s. w. geben. Möchte ein junger Arzt, der sich für Ophthalmiatrik interessirt, und den ein günstiges Geschick durch Europa's gröfste Staaten führt, eine solche Arbeit recht bald zu Stande bringen!

Synon. Lat. *Nosocomium ophthalmiatricum*, Franz. *Clinique ophthalmologique*, Engl. *Infirmary for diseases of the eye*, oder *Dispensary for diseases of the eye*.

Litteratur.

J. B. Wenzel, über den Zustand der Augenheilkunde in Frankreich und Deutschland. Nürnberg. 1815. in 8.

Dr. *F. A. v. Ammon*, Geschichte der Augenheilkunde in Sachsen. Leipz. 1824. (Mit einem Anhange, die Entstehung der neuen Erziehungs- und Arbeitsanstalt für Blinde zu Dresden betreffend; mit dieser Anstalt ist eine Augenheilanstalt verbunden, deren Geschichte hier auseinander gesetzt wird.)

Hieran reihen sich die Nachrichten (1819 — 27) von der Wirksamkeit der zur Unterstützung hülfsbedürftiger Blinder und erblindender Personen, vereinigten Gesellschaft in Dresden, die aber nicht in den Buchhandel gekommen sind. Ferner gehören hieher:

Dr. *Ritterichs* jährliche Berichte über die Leipziger Augenheilanstalt, und den hiermit verbundenen Verein zur Heilung armer Augenkranker. 1820. u. f.

Dr. *Ritterichs* jährliche Beiträge zur Vervollkommnung der Augenheilkunst. 1r Bd. Leipzig. 1827. in 8.

Kapfers Jahresberichte (1—10) der Heilungsanstalt für arme Augenkranke in Nürnberg. Nürnberg. 1815—25. (Sind ebenfalls nicht in den Buchhandel gekommen.)

In mehreren Jahrgängen des allgemeinen Anzeigers der Deutschen (Gotha) finden sich Berichte über die Wirksamkeit der Augenheilanstalten zu Göttingen, (unter *Langenbeck*) und zu Erfurt (unter *Fischer*). Auch geben mehrere Jahrgänge der Göttingischen gelehrten Anzeigen über die erste Anstalt Bericht.

Vermischte Abhandlungen aus dem Gebiete der Heilkunde von einer Gesellschaft praktischer Aerzte zu St. Petersburg. Petersburg. 1821. u. d. f. J. (In mehreren Heften dieser Zeitschrift befinden sich Nachrichten über Dr. *Lercke's* Augenheilanstalt.)

Die Jahresberichte der chirurgisch-ophthalmologischen Kliniken zu Berlin, Göttingen, Heidelberg, von *Chelius*, *v. Gräfe*, *Langenbeck* u. s. w., und in den von ihnen redigirten Zeitschriften für Chirurgie und Augenheilkunde.

W. Wagner, über die Medicinalanstalten und den jetzigen Zustand der Heilkunde in Grofsbritannien und Irland. Ber. 1825. mit 11 Abbild.

Berichte (1—3) über die Administration des allgemeinen Krankenhauses zu Hamburg. 1824 — 26. in 4. (Nicht in den Buchhandel gekommen.) v. A — n.

AUGENKRANKENZIMMER, das, mufs in seiner Beschaffenheit jedem anderen tauglichen Krankenzimmer gleich kommen, möglichst hoch, trocken, reinlich, zur Aufnahme und Bewahrung der für den Kranken geeigneten Temperatur der Luft eingerichtet und jeder Luftzug, so wie jede Veranlassung zur Verunreinigung der den Kranken umgebenden Luftschicht, sorgfältigst von demselben ausgeschlossen seyn. Das Gegentheil verschlimmert die meisten Augenübel, verursacht bei der Entzündung oder nach Operationen Blennorrhöen und Vereiterungen des Auges, und kann selbst in überfüllten Häusern die Veranlassung zu der Ausbildung der contagiösen Ophthalmie werden. Aufserdem sind in jedem Augenkrankenzimmer die nöthigen Vorrichtungen anzubringen, durch welche die besonderen, dem jedesmaligen Stande der Sensibilität des Auges angemessenen Grade der Erleuchtung stattfinden. Dahin gehören die Rolldecken vor dem Fenster, die bald einfach, bald doppelt und dreifach das Fenster innerhalb des Zimmers verschliefsen. Es ist nothwendig, dafs dieselben länger und breiter, als die Fensteröffnung sind, damit das Licht nicht zu der Seite eindringen und dann um so greller und nachtheiliger auf das Auge zurückwirken kann. Deshalb ist es zweckmäfsig, wenn die Seitenrahmen der Fenster mit den nöthigen Vorrichtungen, Haken, Nägeln u. s. w. zur stärkeren Befestigung der Seitenränder des Rolltuchs versehen sind. Je nachdem nun das Auge allmählig wiederum an die Einwirkung des Lichtes gewöhnt werden soll, so kann auch die Zahl und die Dichtigkeit der Rolltücher vermindert, und zuletzt durch das Aufziehen oder Herabziehen derselben, die obere oder die untere Hälfte des Fensters entblöfst werden. Sehr oft, sobald die gänzliche Verdunklung des Zimmers, z. B. in den ersten Tagen nach der Staaroperation, nothwendig geworden ist, wird durch das Ausspannen der Rolltücher der Zutritt der freien Luft, auf eine für den Kranken höchst schädliche Weise verhindert. Ref. hat in Fällen dieser Art bisweilen die Fensterspalten hinter den Rolltüchern ein wenig, und auf einige Zeit eröffnen lassen, wodurch dann besonders während der Sommerszeit, die Luft des Zimmers in kurzem wieder erfrischt wurde, ohne dafs dadurch ein nachtheiliger Luftzug entstanden wäre, besonders wenn das Krankenbette noch gleichzeitig durch eine vorgesetzte spanische Wand gesichert werden konnte. Die Farbe dieser Rolltücher mufs jederzeit grün, im Nothfalle wenigstens von dunkler, dunkelgrauer, oder grauschwarzer Farbe seyn. Jede andere hellere Färbung derselben, und selbst die dunkleren in das Rothe oder Gelbe spielenden Farben, müssen jederzeit eine unangemessene und dem Kranken jederzeit lästige und schädliche Umänderung der Erleuchtung des Zimmers veranlassen.

Das Zimmer für Augenkranke mufs endlich aus demselben Grunde, wenn es geschehen kann, mit grün gefärbten Wänden versehen, oder letztere mit grünen Tapeten, oder grünem Tuch überzogen seyn. Nicht minder wirkt es nachtheilig ein, sobald das Zimmer auf der Mittagsseite gelegen und mithin der stärkern Erleuchtung und Erwärmung durch die Sonnenstrahlen ausgesetzt ist. Daher auch für die meisten Augenkranken, die auf der Nordseite liegenden Zimmer in der Regel den Vorzug verdienen. Es müfste denn die Krankheit von der Art seyn, dafs die stärkere Erleuchtung des Zimmers wohlthätig auf das kranke Auge einwirkt, wie dieses z. B. bei den meisten Abarten der paralytischen Amblyopie der Fall ist, welche letztere eine nach und nach verstärkte Erleuchtung des Zimmers, und eine angemessene stärkere Uebung und Anstrengung der Augen als zur Heilung nothwendig, erfordert. B — ct.

AUGENKRANKHEITSLEHRE. S. Ophthalmonosologie.

AUGENKRATZEN. Das Aufritzen der krankhaft angeschwollenen und mit Blut überfüllten Gefäfse der Conjunctiva des Augapfels. Die ältesten Aerzte verrichteten diese Operation mit einer kleinen Bürste, aus Kornähren, besonders Gerstenähren gemacht, mit gewissen Disteln, den Blättern der Parietaria, den Stengeln des grofsen Schachtelhalms (Equisetum) und anderen stachligen oder mit einer rauhen und scharfen Oberfläche versehenen Kräutern, oder mit Bimstein; späterhin nahm man dazu ein stählernes, mit spitzen Zacken versehenes Instrument. Man bähete sodann das Auge mit lauem Wasser, oder einer ähnlichen milden Flüssigkeit und liefs die Gefäfse ausbluten. — Auf ähnliche Weise wurde auch das Augenliderkratzen vorgenommen, wobei die Gefäfse der Conjunctiva palpebrarum aufgeritzt wurden.

Spätere Aerzte riethen statt dieses unsicheren und dem Auge leicht gefährlich werdenden Verfahrens, eine platte und an beiden Rändern schneidende Nadel unter den gröfseren Gefäfsen der Conjunctiva herzuführen, und diese dann beim Aufheben der Nadel mit deren scharfen Rande zu durchschneiden, oder auch dieselben auf der darunter durchgestochenen platten Nadel mit einer Scheere oder einem Messer zu zerschneiden.

Das bessere, jetzt gebräuchliche Verfahren besteht darin, geradezu mit einem Staarmesser oder einer feinen Lanzette, von den am meisten angeschwollenen Gefäfsen der Conjunctiva so viele aufzuritzen oder zu durchschneiden, als erforderlich ist, um eine hinreichende Blutung zu bewirken. So viel als möglich sind diese Scarificationen an demjenigen Theile der Conjunctiva vorzunehmen, welcher die Sclerotica bedeckt, da sie auf der durchsichtigen Cornea mifslicher sind; doch können sie hier allerdings auch vorgenommen werden. Der Ausflufs des Blutes wird sodann durch Bähungen mit lauem Wasser befördert.

Ist die Conjunctiva in hohem Grade angeschwollen, so dafs sie wie eine Wurst das Auge umgiebt, so kann es erforderlich seyn, mit einer Scheere oder einem Staarmesser ein Paar tiefere Schnitte in dieselbe hineinzumachen, oder auch einen Streifen aus derselben ganz herauszuschneiden. Hierzu bedient man sich am besten einer auf die Fläche gebogenen (*Cooper*'schen) Scheere. Vergl. Augenaderlafs.

Synon.: Lat. *Scarificatio oculorum et palpebrarum.* Franz. *Scarification des yeux, des paupières.* Engl. *Scarification of the eyes, the eyelids.* Ital. *Scarificazione degli occhi, delle palpebre.* Gr. *Ὀφθαλμοξυσις, Βλεφαροξυσις* (*von Ὀφθαλμος, oculus, βλεφαρον, palpebra, und ξυσις, scarificatio*).

L i t t e r a t u r.

J. G. Gmelin, praes. *B. D. Mauchart* diss. med. chir. de ὀφθαλμοξυσι novantiqua seu *Woolhousiano-Hippocratica*. Tubing. 1726. (*Hallers* auserlesene chirurg. Disputationen, im Auszuge von *F. A. Weiz*. Bd. 1. Leipz. 1777. pag. 260.)

Platneri, Diss. de scarificatione oculorum. Lips. 1728.

Triller, Programma de scarificatione et ustione oculorum. Viteb. 1754. (*Weiz*, neue Auszüge aus Dissertationen für Wundärzte. Frankf. und Leipz. 1775. Bd. 3. pag. 45.)

Hampe, de scarificatione oculorum *Hippocratica*. Duisb. 1721.

Praetorius, de scarificatione oculorum. Lips. 1729. Wg — r.

AUGENKRATZER. (Augenlidkratzer). Ein Instrument, dessen ältere Augenärzte sich bedienten, um damit die angeschwollenen Gefäfse in der Conjunctiva bulbi oder palpebrarum aufzuritzen, und so eine Entleerung des in ihnen enthaltenen Blutes zu bewirken. Es bestand in einer aus Kornähren bereiteten kleinen Bürste, späterhin in einem stählernen, mit spitzen Zacken versehenen Werkzeuge. Auch nahm man Disteln, Schachtelhalm und andere mit einer rauhen und scharfen Oberfläche versehene Kräuter dazu; eben so Bimstein. (Blepharoxystrum, Ὀφθαλμοξυς, *Βλεφαροξυς*, von Ὀφθαλμος, *Βλεφαρον* u. ξυω, tondeo, rado.) S. Augenkratzen.

Wg — r.

AUGENKREBS. S. Augapfelkrebs.

AUGENLIDER, (*Palpebrae*), ein oberes (P. superior) und ein unteres (P. inferior) an jedem Auge; sie sind nach aufsen gewölbte, nach innen ausgehöhlte und mit einem freien, breiten Rande versehene Hautfalten, deren Gestalt und Gröfse durch zwischenliegende Knorpelplättchen (Tarsi) bedingt wird, und die durch eigene Muskeln so bewegt werden können, dafs sie mehr oder weniger den Augapfel vorn bedecken und schützen. Das obere Augenlid ist grösser als das untere, enthält daher einen gröfseren Knorpel, der nach oben und unten einen gewölbten Rand kehrt, während der kleinere Knorpel des untern Augenlides länglich und schmal ist.

Der Raum zwischen den beiden freien Rändern der Augenlider, wird die Augenlidspalte (Fissura palpebrarum) genannt; sie ist durch die Augenwinkel (Canthi oculi), den äufsern spitzen und den innern rundlich gekrümmten begrenzt. Der innere Augenwinkel wird durch ein plattes, kurzes Sehnenband, das Augenliderband (Ligamentum palpebrale) mit dem Nasenfortsatze des Oberkiefers verbunden.

Die vordere Platte der Hautfalten der Augenlider ist dünn, haar- und fettlos, übrigens eine Fortsetzung der äussern Gesichtshaut; die hintere, dem Augapfel zugekehrte, stöfst mit der vordern am freien Rande der Augenlider zusammen, ist dünn, durchsichtig, feucht, gehört zu den Schleimhäuten, geht von den Augenlidern zu dem Augapfel über, bekleidet als Verbindungshaut des Auges (Tunica conjunctiva) die ganze vordere Seite desselben, und ist mit der harten Haut locker, mit der Hornhaut aber untrennbar verbunden. Ihre Gefäfse sind so klein, dafs sie im gesunden Zustande nur durchsichtige Theile des Bluts führen, entzündet hingegen rothes Blut aufnehmen, und so oft bis zur Mitte der Hornhaut sichtbar werden.

Die Conjunctiva bildet am innern Augenwinkel eine senkrecht herabsteigende halbmondförmige Falte (Plica semilunaris), welche ihren concaven Rand nach aufsen wendet, und offenbar ein Rudiment des, bei vielen Thieren vorhandenen dritten Augenlides ist. Gegen den Augenwinkel liegt in dieser Falte ein mit kurzen, feinen Härchen besetzter Haufen von Talgdrüsen (Folliculi sebacei), den ältere Zergliederer Thränenkarunkel (Caruncula lacrymalis) genannt haben.

Aehnliche Talgdrüsen, von gelblicher Farbe, liegen als enge, gewundene, längliche Bälge zwischen der Bindehaut und dem Knorpel der Augenlider, und öffnen sich am freien Rande derselben mit einer Reihe neben einander stehender Mündungen. Man nennt sie Meibomische Drüsen (Glandulae Meibomianae). *H. Meibomii* de vasis palpebrarum novis epistula. Helmst. 1666. rec. in fascic. quatuor luculent. opusculor. anatom. L. B. 1723. p. 123. Sie sondern eine gelbliche, zähe Substanz, die Augenbutter (Lema) ab.

Aufserdem hat ein jeder Augenlidrand am innern Augenwinkel, ein mit einer runden Oeffnung versehenes Hügelchen, den Thränenpunkt (Punctum lacrymale). Vor den Oeffnungen der Meibomischen Drüsen ist jedes Augenlid mit einer drei- bis vierfachen Reihe steifer Haare, den Augenwimpern (Cilia) besetzt, die so gekrümmt sind, dafs sie einander die gewölbte Seite ihrer Krümmung zuwenden, und, wenn die Augenlider geschlossen werden, in einander greifen.

Augenlidermuskeln. Es sind zwei, ein gemeinschaftlicher Schliefser beider Augenlider und ein Heber des obern Augenlides vorhanden.

1) Augenlidschliefser, Kreismuskel der Augenlider (Sphincter palpebrarum, orbicularis palpebrarum) ist scheibenförmig, besteht aus kreisförmigen Bündeln, die, von der Haut bedeckt, theils im Umfange der Augenhöhle, theils vor den Augenlidknorpeln liegen. Man nennt die Faserbündel, vor den Augenlidern, die innere Lage (Stratum internum) und die im Umfange der Augenhöhle, die äufsere Lage (Stratum externum). Beide sind mit einander verbunden; nur sind die Fasern der innern Lage schwächer, blässer und mehr gerade laufend, als die der äufsern Lage, deren Fasern überdies Verbindungen eingehen mit dem Stirnmuskel, dem Augenbraunrunzler und den Wangenmuskeln. Beide Lagen von Fasern entspringen vom innern Augenliderbande, aufserdem aber gehen einige Fasern ohne Anheftung kreisförmig um das Auge, und viele andere heften sich mit kurzen Sehnen an den Augenhöhlenrand des Oberkiefers, an das Thränenbein und den Nasenfortsatz des Stirnbeins fest.

2) der Aufhebemuskel des obern Augenlides (Levator palpebrae superioris) entspringt in der Spitze der Augenhöhle, vom obern Rande des Sehnervenloches, geht, allmählich breiter werdend, unter der Decke der Augenhöhle nach vorn, und endiget sich mit einer dünnen, breiten Sehne, welche sich an den obern Rand des obern Augenlidknorpels heftet.

S — m.

AUGENLIDERAUSWÄRTSKEHRUNG. Das Wesen dieser Krankheit ist eine verkehrte Richtung der Augenlider, und zwar eine Umkehrung der Augenlider nach aufsen, so dafs der Rand derselben den Augapfel nicht mehr berührt, sondern nach oben und aufsen, oder nach unten und aufsen gekehrt ist. Die unmittelbare Folge hiervon ist die, dafs die Augenlider nicht mehr fest geschlossen werden können, dafs die Palpebralconjunctiva in Gestalt einer rothen Wulst hervortritt, und dafs, wenn das Leiden das untere Augenlid ergriffen hat, was sehr oft der Fall ist, die von dem Augenlide zur Leitung der Thränen nach dem innern Augenwinkel, gebildete Rinne zu wirken aufhört, und die Thränenpunkte durch ihre veränderte Stellung aufser Thätigkeit gesetzt werden, wodurch ein fortdauerndes Thränenträufeln über die Wangen herab verursacht wird, welches eine grofse Trockenheit des Augapfels zur Folge haben mufs. Dazu gesellen sich nun Lichtscheue, eine zunehmende chronische Entzündung der Conjunctiva oculi, wie der nach aufsen gekehrten Palpebralconjunctiva, die beide den beständigen Einwirkungen der äufsern Luft, des Rauches, Staubes u. s. w. ausgesetzt sind. Gar nicht selten geht diese Entzündung auch auf das Bindehautblättchen der Cornea über, und verursacht, wie natürlich, eine grofse Beschränkung des Sehvermögens, ja sie führt zuweilen Exulcerationen der Hornhaut, oder pannöse Wucherungen herbei! Das Gesicht eines am Ectropio leidenden Kranken wird sehr entstellt, und das Wort Plarrauge bezeichnet trefflich den Eindruck, welchen der Anblick des in Rede stehenden Uebels macht! Keine andere Sprache hat einen so bezeichnenden Ausdruck, als die Deutsche für diese Krankheit.

Das Ectropium hat verschiedene Arten, die aus der Verschiedenheit der ursachlichen Momente entspringen, und hiernach eine sehr verschiedene Behandlung erfordern. Die Ursache dieses Uebels können seyn:

1) Verkürzung der äufsern Haut der Augenlider und deren Umgebung;

2) Anschwellung und Wucherung der Palpebralconjunctiva, durch Entzündung, Geschwülste u. s. w.

3) Verminderte Erregbarkeit in den Orbikularmuskeln, oder Lähmung derselben;

4) Krampf der Orbikularmuskeln;

5) Wunden der Augenlider, oder Geschwüre an den Commissuren derselben.

Wir wollen diese verschiedenen Arten des Ectropium's näher in's Auge fassen.

1) Ectropium aus Verkürzung der äufsern Haut der Augenlider und deren Umgebung.

Zu dieser Art von Ectropium geben gewöhnlich Brand der äufsern Augenlidhaut nach Schufswunden, schlecht verlaufende, oder behandelte Gesichtsrose, Blatterrose, ferner Wunden mit Substanzverlust in den Augenliderbedekkungen, scrophulöse und syphilitische Geschwüre, Blattervereiterungen, Verbrennungen u. s. w. Veranlassungen, indem durch dieselben eine grofse Zerstörung der äufsern Haut des Augenlides hervorgerufen wird, deren Heilung allemal mit einer grofsen Verkürzung oder gar Zusammenwachsung der Umgebungen verbunden ist. Es leuchtet ein, dafs nach den verschiedenen Umständen der eben angezeigten Ursachen, die Form des Ectropium's in den einzelnen Fällen mannichfaltig verändert erscheint; *Benedict* schildert vier verschiedene Richtungen des Ectropium's; wir folgen ihm um so williger, je mehr wir von deren Vorkommen überzeugt sind.

a) Ist bei geringer Zerstörung die Narbe mehr in vertikaler Richtung und schmal, so ist der Augenliderrand nicht umgedreht, sondern das Augenlid mehr zusammengezogen, und in der Mitte vom Augapfel entfernt;

b) durch die Narbe der äufsern Haut ist nur eine Stelle des Augenlidrandes nach aufsen umgedreht, und der übrige Theil hat seine normale Stellung behalten (Ectropium partiale).

c) Durch die stark verkürzte äufsere Augenlidbedeckung ist der Rand des Augenlides so auswärts gekehrt, dafs die gröfsere Hälfte der Palpebralconjunctiva zu Tage liegt.

d) Durch vorausgegangene Zerstörung der gröfsten Hälfte der äufsern Haut des Augenlides, und daher entstandene Verkürzung derselben, ist der Augenlidrand ganz nach unten, oder oben gezogen, die Palpebralconjunctiva liegt ganz zu Tage, und das Auge leidet in Folge dieser Entblöfsung an die eben geschilderten nachtheiligen Secundärfolgen.

Die Prognose richtet sich nach den angegebenen Graden; in den drei ersten ist dieselbe günstig, in dem letzt gegebenen Falle aber fast immer ungünstig; das sprach schon *Celsus* aus, wenn er schrieb: „*Si nimium palpebrae deest, nulla id restituere curatio potest, si exiguum, mederi potest.*" (VII. 7. 9.)

Im ersten Falle gewöhnt man das Augenlid gewöhnlich dadurch am besten an seine Normalstellung, dafs man mittelst einiger Streifen englischen Heftpflasters, die so gelegt wer-

werden, dafs sie ein Kreuz bilden, beide Augenlider eine geraume Zeit hindurch vereinigt. Andere Hülfsmittel sind hier gewöhnlich gar nicht nöthig.

Im zweiten Falle bei einem Ectropium partiale ist der Zustand der Palpebralconjunctiva sehr zu berücksichtigen; ist diese nicht geschwollen, und kann man durch den Fingerdruck die theilweis umgestülpte Stelle des Palpebralrandes zurückbringen, so reichen fettige Einreibungen und die Anwendung von englischem Heftpflaster zur Heilung des Uebels aus. Jene wirken zwar nicht, wie man zu glauben gar leicht verführt wird, auf die Erweichung der Hautnarben, sondern sie tragen nur dazu bei, die unversehrten Palpebralhauttheile auszudehnen und zu verlängern. Zu dem Ende reibt man drei bis vier Mal des Tages ein einfaches Fett, Schweinefett, Gänsefett u. s. w. oder Baumöl, Mandelöl u. s. w. da ein, wo die Hautverkürzungen liegen; und wenn dieses einige Zeit geschehen ist, so zieht man durch lange Streifen englischen Heftpflasters das Augenlid in seine Normalstellung, und vereinigt dasselbe dann mit dem andern Augenlide. Diesen Verband läfst man einige Tage ruhig liegen, und erneuert denselben dann wieder auf die angegebene Weise, wenn vorher neue Einreibungen gemacht worden waren. Oft schon nach 4 — 6 Wochen bei unausgesetztem Tragen der Pflasterstreifen, ist das Uebel sehr gebessert, ja oft ganz geheilt. Fand sich eine grofse Anschwellung oder Wucherung der Palpebralconjunctiva vor, so mufs diese mehr nach den Regeln der Kunst entfernt werden, damit das Augenlid in seine Normalstellung gebracht werden kann. Dasselbe Verfahren schafft auch im dritten Grade, wenn nur die äufsere Haut des Augenlides nicht mit sich oder mit der Gesichtshaut verwachsen, und nur noch die Hälfte im unverdorbenen Zustande übrig geblieben ist, grofsen Nutzen, wenn es längere Zeit hindurch gewissenhaft und streng angewendet wird.

Ist gänzliche Verwachsung der äufsern Palpebralhaut mit sich selbst oder den nahe liegenden Gesichtsparthien da, und dadurch ein Ectropium totale palpebrae vorhanden, so sind nach entfernter Palpebralwucherung Einschnitte in die Narbe, oder noch besser neben der Narbe in die gesunden Hautstellen zu machen; die Heilung der Narben per primam intentionem zu verhindern, dieselbe durch Intermediärsubstanz zu bewirken, durch Heftpflaster, ist ferner das Augenlid in seine Normallage zu bringen, und in derselben zu erhalten. Man empfiehlt zu diesem Behufe die frischen Narben gleich mit Höllenstein zu bestreichen. Ueber den Erfolg dieser Methode sind die Meinungen sehr getheilt, jedoch scheint die Erfahrung gegen dieselben zu sprechen.

2) Ectropium durch Anschwellung der Palpebralconjunctiva oder Wucherungen auf derselben in Folge von Entzündungen, Wucherungen, Balggeschwülsten u. s. w.

Diese Art von Ectropium entsteht nicht eben selten bei chronischen torpiden Ophthalmien, welche sich hauptsächlich in dem Gewebe der Augenlider fixiren. Hierher gehört hauptsächlich die Ophthalmia neonatorum, die Ophthalmia contagiosa und die Blepharophthalmia glandulosa bei alten Leuten. Hier ist es die Anschwellung der Palpebralconjunctiva, welche in Verbindung mit dem durch die Entzündung und ihre Folgen hervorgerufenen aufgelockerten Zustande des ganzen Augenlides, den Palpebralrand des Augenlides anfangs blofs nach aufsen drängt, so dafs es nur einer unbedeutenden Gelegenheitsursache bedarf, um den Rand des Augenlides ganz auswärts umzuschlagen, z. B. heftiges Schreien des Kindes, schnelle Bewegungen mit dem Kopfe, oder gar unvorsichtiges gewaltsames Oeffnen der Augenlider zur Untersuchung des Bulbus u. s. w. Diese Ectropien, die man wohl die acuten nennen könnte, erfordern, wenn sie nicht bald von selbst wieder zurücktreten, was jedoch sehr häufig geschieht, und zwar hauptsächlich dann, wenn ein Blutflufs aus demselben entstand, deshalb eine künstliche Reposition, weil sich sonst in Folge der geschehenen Unterstützung die zu Tage liegende Palpebralconjunctiva sehr auflockert, ausdehnt, beutelförmig hervorragt, und wenn sie nicht bald zurücktritt, gar leicht zu Adhäsionen mit dem andern Augenlide Veranlassung geben kann. Bei der Ophthalmia contagiosa ist die furchtbar wuchernde Papillarbildung auf der Palpebralfläche die Ursache der Ectropien an beiden Augenlidern, indem dieselbe zwischen der vordern Augapfelfläche und den Augenlidern nicht mehr hinlänglichen Raum findet. Hier wie bei der Ophthalmia neonatorum kommen Ectropien an beiden Augenlidern vor, und gewähren einen furchtbaren Anblick.

Kommt nicht bald Naturhülfe, so eile man, bevor die Anschwellung der Palpebraloberfläche zu sehr überhand nimmt, zur Reposition; ist jene bereits wuchernd hervorgetreten, so mufs sie, damit die Reposition des Augenlides dadurch nicht gehindert werde, durch das Messer, oder was noch besser ist, durch die Scheere entfernt werden.

Die Reposition der Augenlider, welche mit der Reduction der Paraphimosis verglichen werden kann, geschieht bei dem untern Augenlide auf folgende Weise. Man fafst den Palpebralrand so, dafs die Zeigefinger auf der innern Fläche, die Daumen auf der äufsern Fläche des Augenlides, und zwar in der Mitte derselben liegen; man zieht den Rand des Augenlides nach aufsen und oben, schiebt mit der Spitze des Zeigefingers die Bindehautgeschwulst abwärts, hebt zugleich durch den Druck der Daumen den Tarsus in die Höhe, und schlägt ihn schnell nach einwärts um. Will man das obere umgestülpte Augenlid reponiren, so verfährt man auf folgende Weise: man lege die Daumen auf die innere Seite, die Zeigefinger auf die Oberfläche des Augenlides, ziehe dasselbe nach aufsen, dränge die geschwollene Bindehaut mit den Spitzen der Daumen aufwärts und einwärts, und durch den Druck des Zeigefingers den Rand nach abwärts, und schlage es schnell nach innen um. Ist die Operation gelungen, so mufs man so viel als möglich darauf achten, dafs keine neue Gelegenheitsursachen zur Umstülpung eintreten können; man verbiete daher dem Kranken beim Stuhlgang zu drücken, die Augen schnell zu öffnen u. s. w. Ist eine stete Schleimabsonderung mit der Auflockerung der Palpebralconjunctiva verbunden, so ist es sehr zuträglich, einige Tropfen der reinen einfachen Opiumtinctur des Tages mehrere Male zwischen Augenlider und Augapfel zu bringen; der trefflichste Erfolg bleibt selten aus.

Hat das Ectropium schon längere Zeit gedauert (Ectropium chronicum) und ist die Anschwellung der innern

Palpebralfläche bereits sarcomatös geworden (Ectropium sarcomatosum), oder ist sie auf sonst eine andere Weise desorganisirt, oder ist dasselbe nach und nach entstanden, ohne vorhergegangene Augenentzündung, oder ist es in Folge einer chronisch gewordenen Ophthalmie zurückgeblieben, so hat man eine Menge örtlicher Reizmittel empfohlen, um diese Wucherungen zu zerstören. Diese müssen sich nach der verschiedenen Beschaffenheit der Degeneration richten, die bald in bloſse Auflockerung der Bindehaut in zu geringer Cohärenz, bald in Absetzung von übermäſsigem Faserstoff u. s. w. bestehen. Diese Ectropien findet man bei solchen, die dem Bachus fröhnen und daher an Hämorrhoidalbeschwerden leiden, eine veraltete, und durch zu starken und unordentlichen Mercurialgebrauch veränderte aber nicht getilgte Syphilis in ihrem Körper tragen, dann überhaupt bei alten, torpiden Subjecten u. s. w. Diese Ectropien kommen am öftersten an den untern Augenlidern vor, selten an den obern; *Beer's* Eintheilung in Sarcome sessile und pensile, die nach den breiten oder schmalen Basen, mit welchen das Sarcoma auf der innern Palpebralfläche sitzt, gekommen seyn soll, läſst sich wohl, wenn sie beibehalten werden soll, am besten der Etymologie der Wörter nach, auf das Ectropium des obern (pensile), als des unteren Augenlides (sessile) anwenden! Je nachdem man nun durch zerstörende, durch contrahirende, durch schmelzende Mittel, das Uebel chemisch zu zerstören, oder durch örtlichen Reiz zur Zusammenziehung, oder durch vermehrte Thätigkeit in den resorbirenden Gefäſsen wegzuschaffen gedenkt, hat man die örtliche Anwendung des Lapis causticus, des Argentum nitricum, des Butyrum antimonii, den der Tinctura thebaica, eine Auflösung des Lapis divinus, des Zinkkalkes, des schwefelsauren Zinkes und Eisens, dann aber auch des rothen und weiſsen Praecipitats, des Sublimats, des Calomels u. s. w., bald in Salbenform, bald in Auflösung, bald gepulvert zur unmittelbaren Auftragung mittelst des Pinsels, empfohlen. Diese Mittel finden ihre Indication nach der Beschaffenheit des Ectropiums, erfordern aber hauptsächlich dann bei ihrer Anwendung groſse Vorsicht, wenn sie ihrer ätzenden Eigenschaften wegen den Augapfel u. s. w. beschädigen könnten.

Will man durch operativen Eingriff das Ectropium sarcomatosum entfernen, ein Verfahren, das nach der verschiedenen Beschaffenheit desselben, seine Indication findet, so ist die Exstirpation desselben mittelst einer auf die Fläche gebogenen Scheere, wohl der Scarification und Ustion des Sarcoms vorzuziehen. Diese Operation, schon von *Aëtius* geübt, wird auf folgende Weise am kürzesten und zweckmäfsigsten vollzogen: Ist das umgestülpte Augenlid befestigt, (s. d. Art.: Augenlidumstülpung) so drückt man die Convexseite der geöffneten Scheere kräftig gegen den Auswuchs, und schneidet, vermöge des Schliefsens der Blätter, die zwischen denselben tretenden Auswüchse aus; ist alles Fremdartige entfernt, so hemmt man die Blutung durch wiederholtes Auflegen eines weichen, in kaltes Wasser getauchten Schwammes, reponirt das Augenlid, und behandelt dasselbe mit leichten Compressen; dann sorge man den traumatischen Reiz, durch kalte Fomentationen zu dämpfen, und wenn die Entzündungszufälle gehoben sind, suche man durch Anwendung styptischer, ätzender oder contrahirender Collyrien die Repullulation des Uebels zu verhindern.

Ist die sarcomatöse Auflockerung der einen Palpebralfläche sehr hartnäckig, wuchert sie, wie das hauptsächlich in Folge der Ophthalmia contagiosa sehr häufig der Fall ist, bald nach der oben beschriebenen Operation wieder hervor, geschieht dies zu wiederholten Malen, so fand *v. Gräfe* die Anwendung des Glüheisens sehr nützlich. Man vollzieht diese Operation auf folgende Weise nach Angabe des eben genannten Arztes:

Ein Gehülfe, welcher zur Seite des sitzenden Kranken Platz nimmt, spannt das umgekehrte Augenlid, mittelst des Augenlidgriffels (s. Augenhalter) so an, dafs die Umkehrung ihren vollendeten Grad erreicht. Der zweite hinter dem Stuhle angestellte Assistent hält den Kopf des Leidenden, damit der Thränenflufs blofs durch die innere Augenlidcommissur ablaufe, stark nach dieser hingeneigt. Nahmen Thränen, welche während der Ustion lebhaft entströmen, bei einer andern Stellung ihren Weg über das Ectropium, so entsteht der Nachtheil, dafs sich das Eisen an der benetzten Oberfläche zu früh entkühlt, und dafs ein Theil des aussickernden Fluidum's, durch die Augenlidspalte zurück zum Augapfel dringt. Gleich nach geschehener Fixirung des Augenlides, trockne man die zu brennende Fläche, vermöge eines Charpiebäuschchens ab. Jetzt schiebt der Operateur das Schutzblättchen (welches ein aus einem Kartenblatte geschnittenes, nach dem Bulbus unten halbmondförmig ausgeschnittenes Blättchen ist, deren scharfe Ecken mit Wasser benetzt werden, damit sie nicht verletzend auf das Auge wirken können) mit dem convexen Rande zwischen der Wulst und dem Augapfel genau bis zur Stelle hin, an welcher sich die Augenlidbindehaut zur Sclerotica umschlägt, setzt den Kopf des weifsglühend gemachten Brenneisens (s. d. Art.: Augeneisen) mitten auf das Sarcom, und bewegt ihn bei ununterbrochenem leisen Drucke, langsam von einem Augenwinkel zu dem andern, um auf der ganzen wuchernden Fläche einen härtlichen, dunkelbraunen Brandschorf zu erzeugen. Oft hat man, wenn sich das Brenneisen schnell entkühlt, ein zweites und drittes nöthig. Nach beendeter Cauterisation giefst man reines Mandelöl auf den Brandschorf, und wartet, ohne die zwischengelegte Platte zu entfernen, einige Augenblicke, bis sich die Hitze in dem Sarcoma verliert. Erst dann nimmt man das schützende Kartenblatt weg, und bedeckt die benannte Fläche mittelst eines, durch Pflasterstreifen zu befestigenden, Plümaceaux.

Die Nachbehandlung beschränkt sich auf ein antiphlogistisches Regime, auf fleifsiges Reinigen des cauterisirten Auges von Schleim, und auf eine fleifsige Wiederholung des angegebenen Verbandes; löfst sich der Schorf, so lasse man die Plumaceaux mit lauem Wasser befeuchten. Die Abstossungsperiode der Brandkruste ist sehr verschieden. Bei lokkeren Sarcomen tritt sie früher, bei festen später ein. Mit dem Abfalle des Brandschorfes sinkt das Sarcom sehr zusammen, und das umgestülpte Augenlid zieht sich nach und nach zurück, und nimmt seine Normalstellung ein.

Geschieht das nicht, sondern bleibt selbst nach getilgten Sarcomen eine Auswärtskehrung des Augenlides zurück, was jedoch selten der Fall ist, so kann man zu *Adam's*

Methode seine Zuflucht nehmen, die darin besteht, dafs man, nach entferntem Sarcome, mittelst einer geraden Scheere ein V förmiges Stück aus der Mitte des Augenlides schneidet, und den gespaltenen Theil mittelst blutiger Hefte vereint.

Sind Balggeschwülste auf der innern Palpebralfläche sitzend, oder andere Pseudoorganisationen an dem Ectropio schuld, so müssen diese Lege artis entfernt werden.

Bleibt in Folge des sarcomatösen Ectropium's, nach entfernter Ursache noch eine Erschlaffung der äufsern Palpebralhaut zurück, so mufs man diese durch Einreiben geistiger Dinge zu heben suchen. Bisweilen will man Ectropien auch als Folge grofser Wucherungen am Augapfel, oder in der Orbita bemerkt haben; hier ist das Uebel nur ein Symptom.

3) Ectropium aus verminderter Erregbarkeit in den Orbikularmuskeln, oder aus Lähmung derselben (Ectropium paralyticum).

Diese Art des Ectropium kommt gewöhnlich nur am untern Augenlide vor, und zwar bei sehr alten Leuten, oder bei solchen, die sich durch Ausschweifungen ein frühes Alter herbeigeführt haben, demnach bei jungen Greisen. Man hat es daher auch das Ectropium senile genannt. Bisweilen ist dieses Leiden die Folge oder der Vorgänger von Apoplexien oder partiellen Lähmungen. Das Augenlid hängt bedeutend herab, hat aber das Eigenthümliche, dafs die innere Palpebralfläche, obgleich sie zur äufsern Haut geworden ist, nicht zu sarcomatösen Wucherungen hinneigt, sondern nur eine dunklere Röthe hat. Durch die herabhängende Stellung des Auges verlieren die Thränen ihren natürlichen Weg, und es entsteht daher ein sehr lästiges Thränenträufeln, welches nach Umständen die lästigsten Entzündungs- und Eiterungsfolgen auf den Wangen hinterläfst. Die Krankheit ist der Gegensatz der Ptosis des obern Augenlides, und kommt wohl auch bisweilen mit Erschlaffungen anderer Ringmuskeln, als: am After, an der Blase u. s. w. vor.

Unmöglich ist, wie viele geglaubt haben, die Heilung keineswegs, jedenfalls aber erfordert sie Geduld des Arztes, und ruhiges Ausharren des Kranken. Der Allgemeinzustand des Körpers mufs streng berücksichtigt, und das Allgemeinleiden gründlich, nach den verschiedenen Ursachen behandelt werden; wo ein frühes Alter, eine Tabes dorsualis oder universalis im Spiele ist, thun oft kleine Gaben Eisen, hauptsächlich die Mineralwasser von Eger, Franzensbrunnen, Pyrmont, Spaa, treffliche Dienste, auch die Einströmung der elektrischen Luft über den ganzen Köper, oder auch örtlich, verfehlt oft ihre heilsame Wirkung nicht. Oertlich finden Einreibungen von ätherischen Oelen und Flüssigkeiten ihre Anzeige, als: Oleum cajeput, Oleum foeniculi, Aether Sulphuricus, Liquor ammon. caustic., Spirit. angelic., Spirit. vitae Hoffmanni externus, kalte, aufsteigende, kleine Douschen, die Elektricität, örtliche Reizmittel u. s. w. Jedenfalls versäume man nie durch einen Sustentationsverband das herabgefallene Augenlid in seine Normallage zu bringen, und in derselben zu erhalten!

4) Ectropium in Folge von Krämpfen in den Orbicularmuskeln.

Diese Umstülpung des obern oder untern Augenlides kommt bisweilen bei klonischen Krämpfen des ganzen Körpers vor, oder auch momentan bei der skrophulösen Photophobie (wo die Augenlider schlaff und herabhängend zu seyn pflegen), wenn der Kranke die Augen recht schnell öffnen will. Das Uebel erscheint hier nur als ein symptomatisches, und dauert gewöhnlich nicht lange.

5) Ectropium, verursacht durch Wunden der Augenlider, als: durch Geschwüre an den Commissuren derselben.

Entsteht ein Ectropium in Folge einer Verwundung des Augenlides und des Tarsus, so ist gewöhnlich dasselbe ein partiale, indem sich der kleinere Theil des verletzten Tarsus nach aufsen umzuschlagen pflegt. Hier ist die schnell möglichste Heftung der Palpebralwunde mittelst der blutigen Nath, das erste Mittel. Ist jedoch seit der Verwundung ein längerer Zeitraum verstrichen, sind die Wundränder bereits callös geworden, stehen sie ungleich gegen einander, so ist gewöhnlich die Abtragung der gröfsten Hälfte des umgebogenen Stückes das beste Mittel. Ist die Ursache des Ectropiums eine Exulceration der Augenlidercommissuren in Folge der Blepharophthalmia ulcerosa, ein Fall, der jedoch bei der jetzt allgemein herrschenden zweckmäfsigen Behandlung der Augenentzündung sehr selten vorkommen dürfte, so verdient *Benedict's* Vorschlag ausgeführt zu werden. Die Idee, welche demselben zu Grunde liegt, ist eine neue Verwachsung der Commissur und ein partielles Anchyloblepharon zu veranlassen. Man soll in dieser Hinsicht die Geschwürränder im äufsern Augenwinkel, so wie die angränzenden Punkte des obern und untern Augenlidrandes verwunden, einige blutigen Hefte zu beiden Seiten des Winkels tief einlegen und zusammenziehen, und dann die ganze Augenlidspalte auf allen Punkten durch Heftpflaster möglichst vereinigen, und bis zur vollständigen Vernarbung der Commissur, in dieser Lage erhalten.

In der neusten Zeit hat *v. Walther* eine neue Art des Ectropium's beschrieben. Dieses Ectropium, welches er Ectropium anguli oculi externi nennt, (s. *v. Gräfe's* u. *v. Walther's* Journ. d. Chirurg. u. Augenheilk. IX. 1. p. 86.) gehört unter die Klasse, welche durch Substanzverlust der äufsern Hautbedekkungen, in der Nachbarschaft des Auges oder gar der Ringmuskeln der Augenlider, in Folge von Wunden, Verbrennungen, Geschwüren u. s. w. verursacht wird. Dieses Uebel verhält sich wie folgt: der äufsere Augenwinkel ist gegen die Schläfe hin verzogen und steht nach aufsen, verliert seine eckige Form und wird gerundet; an dieser Stelle sind die Augenlidränder, als Folge der Verziehung des Augenwinkels nach aussen leicht umgebogen. Die Palpebralconjunctiva leidet und geräth in eine chronische Entzündung; der Kranke hat ein Gefühl von Spannung und schmerzhafter Dehnung an der Schläfe; er kann die Augenliderspalte nicht vollkommen schliefsen u. s. w. Da von der Durchschneidung der Narbe kein grofses Heil zu hoffen ist, so schlägt *v. Walther* vor, die Augenlidränder, vom äufsern Augenwinkel anhebend, in einer gewissen Länge mit einander zu vereinigen, auf diese Art einen neuen Augenwinkel zu bilden, und diesen an die normale Stelle zu verlegen. Er nennt diese Operation Tarsoraphie. Am Tage vor der Operation entferne man von beiden Augenlidern sämmtliche Cilien in der Länge, in welcher die Verwachsung derselben vorgenommen werden soll. Zur Operation sitzt der Kranke wie bei allen Operationen am Auge. Mittelst einer Pincette, deren einer Schenkel an seinem andern Ende mit einem Stachel, der zweite mit diesem entsprechenden Loche versehen ist, fasse man den Tarsus des untern Augenlides, unfern der Stelle, wo die Abtragung des Tarsus endigen soll, zieht denselben etwas an und schneidet mit einem Knopfbistouri den Tarsus von dieser Stelle an, bis in den äufsern Winkel, und noch eine Linie über denselben hinaus, mit einem gleichförmig fortgesetzten Messerzuge ab. Auf gleiche Weise wird in derselben Länge die Abtragung des Tarsus vom obern Augenlide verrichtet. Die Blutung wird durch kaltes Wasser gestillt. Nun lege man, um die angefrischten Wundränder zu vereinigen, blutige Hefte an, mehr oder weniger nach der Länge der Wunde. Die Fadenbändchen werden durch die ganze Dicke des untern und des obern Augenlides, eine Linie vom Schnittrande entfernt, hindurchgezogen, und die Fadenenden dann geknüpft. Die Wundränder müssen sich in allen Punkten berühren. So viel bis jetzt die Erfahrung gelehrt hat, so entsteht eine heftige entzündliche Reaction, welche sich bis auf die Conjunctiva oculi fortpflanzt. Hier sind Aderlässe indicirt, um dem Steigen der Entzündungsgeschwulst Schranken zu setzen; sobald die Stichcanäle zu eitern anfangen, werden die Fadenbändchen entfernt. Wunderbar, dafs die Absonderung aus den Meibomschen Drüsen, deren Ausführungsgänge oder Mündungen durch die Operation entfernt wurden, aufhört, ohne dafs eine Stockung ihres Schmeers bemerkbar wird; endlich, dafs durch die vorhergehende Entzündung eine organische Veränderung in derselben bewirkt wird. Auch die Cilien wachsen nicht wieder.

Synon.: Augenliderauswärtskehrung, Augenliderumkehrung, Umstülpung des Augenlides nach aussen, Plarrauge, Auswärtswendung des Augenlides. Lat. *Eversio palpebrarum*, *ectropium* (aus dem Griechischen von ἐκτρόπιον v. ἐκ u. τρεω, τρέπω, τρόπω, drehen, wenden). *Blepharelosis* (v. βλέφαρον Augenlid, und ἔλοσις, drehen, verdrehen, umdrehen). Franz. *Ectropion, éraillement, renversement en dehors de la paupière inférieure ou supérieure, oeil éraillé.* Engl. *Eversion of the Eye-lids, Ectropion.* Ital. *Occhio sguarciatio.* Holländ. *Intrekking der Oogen.*

Litteratur.

E. C. Keck, de Ectropio. Tubing. 1733. rec. *Haller.* dissert. chirurg. select. T. 1. p. 271.

M. Bordenave, Mém. de l' Academie royale de Chirurg. T. V. p. 97 —

110. „Mémoire dans laquelle on propose un nouveau procédé pour traiter le renversement des paupières."

J. G. Harder, de ectropio, entropio et trichiasi. Jenae. 1785. 4.

L. C. Küntzel, Dissert. Aetiologiae ectropii et entropii examen criticum cont. Halae. 1792. in 8.

Practical observations on Entropium or eversion of the Eye-lids, with the description of a new operation for the cure etc. by *W. Adams*. Lond. 1812.

C. G. Lüce, De ectropio sarcomatoso per ferramentum candens sanando. Berol. 1819. in 8. p. 20.

Die Werke von *Beer*, *Richter*, *Scarpa*, *Benedict*, *Cooper* u. s. w. enthalten schöne Abhandlungen über diesen Gegenstand.

Ph. v. Walther, Ectropium anguli oculi externi, eine neue Augenkrankheit, und die Tarsoraphie, eine neue Augenoperation. Journal für Chirurgie und Augenheilkunde. B. IX. St. 1. p. 86—93.

v. A — n.

AUGENLIDERBALGGESCHWULST. Auch an den Augenlidern, besonders an dem obern, kommen häufig Balggeschwülste vor und veranlassen sehr nachtheilige Veränderungen, die nicht selten dem Sehen ein Hindernifs werden. Sie erreichen in ihnen verschiedene Gröfsen, am gewöhnlichsten die einer Erbse oder Bohne, und überschreiten selten die einer Wallnufs. Ihr Wachsthum ist langsam, bisweilen aber auch rasch, dann wieder stillstehend. Hinsichtlich ihres Sackes und Inhaltes, ihrer Härte und Beweglichkeit gilt das, was von ihnen im Allgemeinen bekannt ist; nur scheint ein breiartiger Inhalt und dünne Häute des Sackes, besonders häufig bei denen der Augenlider vorzukommen. Sie liegen entweder und zwar am gewöhnlichsten unmittelbar unter der Haut und sind dann sehr leicht beweglich, so dafs man bisweilen mit den Fingerspitzen um sie herumgreifen kann, oder sie sind von den Fasern des Schliefsmuskels umfafst, oder bedeckt, oder stehen gar mit dem Knorpel in genauer Berührung, in welchen letzteren Fällen sie dann nur wenig oder gar nicht beweglich sind, und bisweilen eine so grofse Verdünnung und Veränderung desselben veranlassen, dafs man einen gelblichweifsen Fleck auf dessen unterer Seite bemerkt. Die gröfseren bedingen eine starke Ausdehnung der äufseren Hautdecken, verhindern nicht selten das Aufheben des oberen Augenlides, und geben zu Vorfall und Einwärtskehrung desselben Veranlassung,

Die Ursachen sind die aller Balggeschwülste; besonders häufig Entzündung.

Zu ihrer Beseitigung sind zertheilende Mittel oder die Ausrottung durch den Schnitt empfohlen, erstere jedoch nur selten von Erfolg, ungeachtet sich aufser andern, früher besonders die mit Kamphor versetzte graue Quecksilbersalbe grofsen Ruf erworben hat. Aetzende Dinge hat man an den Augenlidern sehr zu meiden. Um die Ausrottung zu bewerkstelligen, führt man einen Schnitt über die Geschwulst in der Richtung der Hautfalten oder der Fasern des Schliefsmuskels der Augenlider, so dafs er sich auf beiden Seiten ungefähr 2 Linien über dieselbe hinauserstreckt, und behutsam, um wo möglich den Sack der Geschwulst nicht mit zu eröffnen, den man sodann ungeöffnet auszuschälen sucht. Hat man ihn zerschnitten, oder rifs und entleerte er seinen Inhalt, so mufs man ihn mit einer Pincette zu fassen und auszuziehen suchen, was jedoch nicht selten bei grofser Dünnheit und fester Anheftung desselben äufserst schwierig ist. Gelingt es nicht, so mufs man wenigstens den Sack in allen Richtungen zu zerreifsen, mit der Sonde zu reiben und nachher in Eiterung zu setzen suchen, was durch Einbringung von etwas Charpie, die nach Befinden mit einer reizenden Salbe oder Pulver bestrichen werden kann, am besten bewerkstelligt wird. Das Nämliche ist dann zu thun, wenn der Sack in sehr enger Verbindung mit dem Knorpel steht, und ohne beträchtliche Verletzung des letztern, nicht abgetrennt werden kann. Im letzteren Falle wird es nicht selten vortheilhaft seyn, die Geschwülste von der untern Fläche der Augenlider aus zu eröffnen, um so mehr, wenn sich der oben beschriebene gelbliche Fleck des Knorpels zeigt, wo ich den Sack stets sehr fein und die enthaltene Masse sehr flüssig gefunden habe. Man macht zu dem Ende durch die Bindehaut und den verdünnten Theil des Knorpels einen Stich mit der Lanzette, läfst die enthaltene Flüssigkeit heraus und führt sodann eine dünne Sonde ein, mit welcher man die Wände des Sackes etwas reibt und so eine entzündliche Thätigkeit hervorruft, welche zur Verklebung derselben und dem Aufhören des krankhaften Secretionsprozesses Veranlassung giebt. Die nach der Ausschälung bleibende Wunde ist so, wie jede andere Querwunde der Augenlider zu behandeln, die Blutung mittelst Waschungen mit kühlem Wasser zu stillen und ein Paar blutige Hefte, und zwischen diese trockene anzulegen. Ist der gemachte Schnitt nicht über 5 bis 6 Linien grofs, so kann das blutige Heften entbehrt werden. War durch langes Vorhandenseyn einer gröfseren Geschwulst eine so beträchtliche Ausdehnung der äufseren Haut bewirkt worden, dafs auch nach ihrer Entfernung Vorfall des Augenlides zurückbleibt, so ist es am zweckmäfsigsten gleich nach Entfernung der Geschwulst auch die überflüssige Haut hinwegzunehmen, weil man sonst den Kranken, um ihm zum Gebrauch seines Auges zu verhelfen, späterhin einer zweiten Operation würde aussetzen müssen. Man verfährt hierbei gerade so, wie bei Einwärtskehrung des obern Augenlides, in Folge zu grofser Erschlaffung der äufseren Hautbedeckungen. Die Verheilung erfolgt in manchen Fällen sehr leicht durch ersteres Heilbestreben, in andern aber durch Eiterung, die, wie bereits angeführt, sogar unterstützt werden mufs, wenn man nicht im Stande war, alle Theile des Sackes zu entfernen. Bleibt nach der Verheilung doch einige Verlängerung der äufseren Hautdecken zurück, so kann man versuchen, dieselbe durch sehr vorsichtige Anwendung von Aetzmitteln zur Zusammenziehung zu bringen.

Synon. Lat. *Tumor palpebrarum cysticus, saccatus* u. s. w. Franz. *Loupe des paupières, Tumeur enkystée des paup.* Engl. *Encysted tumor of the eyelids.* R — s.

AUGENLIDERBEULE. Man versteht darunter eine weiche, schwammichte Geschwulst, die sich oft an den innern Theil der Augenlider ansetzt. *Vogel* definirt sie eben so durch *tuberculum fungosum, molle, in interiori palpebrae*, worin er dem *J. Gozzaur*, einem Pariser Arzte des 16ten Jahrhunderts folgt, der sie in s. medic. Defin. als *affectus internae partis palpebrarum, dum mollia quaedam corpora a laevia oboriuntur*, charakterisirt. Eben so beschreibt sie auch *Galen* (Introd. C. 15.), der älteste Beobachter dieses Uebels. Man schneidet die Augenliderbeule mit einer Scheere weg, scarificirt den Grund derselben und verbindet mit dem Unguent. de Tutia. Um das Anwachsen des Augenlides mit dem Auge zu verhüten, bringt man ein Stückchen Goldschlägerblase dazwischen.

Synon. *Pladaroma, Pladarosis, Pladarotes*, πλαδαρωμα.

Litter. Onomatologia medico-practica Artik. Pladarotis.

J. Zach. Platner's Gründliche Einleitung i. d. Chirurgie §. 783.

Gü — r.

AUGENLIDERBLINZELN. So nennt man denjenigen Augenliderkrampf, der sich durch ein stetes Schliefsen und Oeffnen der Augenlider äufsert. Ueber das ursächliche Verhältnifs und die Therapie des Augenlidblinzeln vergl. Augenliderkrampf. E. Gr — e.

AUGENLIDERBRAND. Man begreift unter diesem Namen eine blaulichrothe, heftig brennende Geschwulst, die an den Augenlidern vorkommt, in kurzem schwarzblau wird, und in Brand übergeht. Dieses, zum Glück nicht häufig vorkommende Uebel befällt meistens solche Personen, welche sich bei heifser, trockner Witterung heftigen Körperanstrengungen aussetzen, und dabei ein unpassendes Regimen führen. Die Behandlung desselben erfordert zwar im allgemeinen, besonders bei robusten, blutreichen Subjecten anfangs das antiphlogistische Verfahren, Aderlässe, nebst kühlenden und zertheilenden Umschlägen, doch soll man hiermit nicht zu viel Zeit verlieren, sondern vielmehr den Schorf einschneiden, und den Schaden, wie einen Carfunkel, mit äufsern und innern Antisepticis, China, Serpentaria, Campher u. s. w. behandeln, um dem Fortschreiten desselben möglichst Einhalt zu thun. Selten geht es indefs ohne Verunstaltung des davon ergriffenen Augenlides, oder in schweren Fällen, selbst gänzlicher Destruction desselben, ab.

Synon. Augenlidercarbunkel, ἀνθρακωσις, *Anthracosis*. Franz. *Anthracose*. Engl. *The hot burning Eye*.

Litteratur.

J. G. Bernstein's Praktisches Handbuch für Wundärzte, nach alphab. Ordn. Art. Anthracosis oculi.

Diction. des sciences médical. T. II. Art. Anthracose. Gü — r.

AUGENLIDERCALLOSITÄT. Die Augenlider und der Rand derselben sind hart, callös, roth und schmerzhaft, und wenn sie Morgens mit vieler Mühe aufgemacht worden, so findet sich nichts als etwas verhärteter Eiter, der an den Rand oder Winkel der Augenlider sich ansetzt, wobei das Auge selbst roth und schmerzhaft ist. Zuweilen fallen dabei die Augenwimpern aus, welchen Zufall die Alten Ptilosis nannten (*Galen.* Defin. med. etc. in Isagog. c. 16.), obgleich *Aegineta* (L. III. c. 22.) selbst die Callosität der Augenlider unter diesem Ausdruck, gegen die Etymologie, begreift. Die Behandlung dieses Uebels ist wie die der trocknen Augenentzündung. (S. Opthalmia sicca.)

Synon. σκληροφθαλμία, ***Sclerophthalmia***, ***Lippitudo dura.*** Franz. ***Sclerophthalmie***, ***Chassie dure.***

Litteratur.

Onomatolog. medico-pract. etc. Bd. IV. Art. Sclerophthalmia.

J. G. Bernstein's Practisches Handb. für Wundärzte u. s. w. Bd. VI. Art. Sclerophthalmia. Gü — r.

AUGENLIDERCARBUNKEL. S. Augenliderbrand.

AUGENLIDERDRÜSENBLENNORRHOE. S. Augenliderdrüsenentzündung.

AUGENLIDERDRÜSENENTZÜNDUNG. Die Entzündung der Augenliderdrüsen ist wegen der verschiedenen Ausgänge, die sie erleidet, wegen der verschiedenen Complicationen, mit denen sie auftritt, wegen der verschiedenen Ursachen, durch welche sie veranlafst wird, eine von den Augenkrankheiten, deren richtige Diagnose auf die Behandlung von dem entschiedensten Einflufs ist. Wenn *Beer* schon darauf bedacht war, die verschiedenen Arten der Augenliderdrüsenentzündung zu unterscheiden, so hat in der neusten Zeit vorzüglich *Benedict* eine dankenswerthe Ordnung in die Lehre dieser Krankheitsgattung zu bringen gesucht. Zuerst ist eine acute und eine chronische Augenliderdrüsenentzündung zu unterscheiden, demnach giebt es eine Blepharophthalmia glandulosa 1) acuta, 2) chronica.

Wir betrachten zuerst die verschiedenen Stadien der acuten Augenliderdrüsenentzündung.

Im Anfange der Krankheit klagt der Kranke über ein Jucken an den Augenlidrändern, das vorzüglich beim künstlichen Lichte zu Abend zunimmt, und nicht selten in einen heftigen Schmerz übergeht; dabei wird aus den Augenliddrüsen Schleim abgesondert, der sich leicht auf die Cornea fest setzt, oder früh die Augenlider verklebt, und wenn dieselben geöffnet werden, an den Rändern derselben kleben bleibt; hieraus entsteht eine Menge verschiedener Gesichtstäuschungen, welche den Kranken oft nicht wenig beunruhigen, zugleich bemerkt man bei Untersuchung der innern Augenlidfläche einen kleinen rothen Streif, der sich neben den Meibomischen Drüsen fortsetzt, und nicht selten ist der übrige Augenlidrand auch geröthet. Wird gegen dieses Uebel zeitige Hülfe gesucht, so verschwindet dasselbe oft schon nach wenigen Tagen, allein sie geht auch sehr oft schnell in das zweite Stadium über. Jetzt tritt der Schmerz heftig auf, die Augenliderröthe wie die Augenlideranschwellung nehmen zu, und die Entzündung pflanzt sich mit Heftigkeit auf die Ophthalmoconjunctiva fort. Die Schleimabsonderung wird copiös, und verklebt bei Nacht die Augenlider auf das Vollständigste. Ein heftiger Thränenfluſs ergieſst sich über das Auge und die Augenlider, und scheint nicht ohne Reiz für dieselben zu seyn, denn eine chronische Veränderung der Thränen dürfte hier um so weniger zu bezweifeln seyn, je wahrscheinlicher und gewisser wir bei Entzündungen der Nasenschleimhäute, eine durch Veränderung des Nerveneinflusses auf die Schleimabsonderung alienirte chemisch reizende Schleimausscheidung wahrnehmen! Mit zunehmender, steigender Entzündung wird gewöhnlich die Absonderung der Meibomischen Drüsen, ja selbst bisweilen der Thränen unterdrückt. Dabei schwellen die Augenlider heftig an, und Schmerz, Röthe und Lichtscheu erreichen den höchsten Grad. Diesen Grad der Krankheit hat man Xerosis, Xeroma (von ξηρόω, austrocknen) oculi, oder auch Xerophthalmia, trockene Augenentzündung, genannt. Der Grund dieses Thränenmangels liegt hier nicht in der Entzündung der Thränendrüse, sondern in der Verstopfung der Ausführungsgänge derselben, durch die entzündete und angeschwollene Conjunctiva. Nachdem die Augenentzündung diese Höhe erreicht hat, auf der sie selten längere Zeit stehen bleibt, tritt sie in das dritte Stadium, in das der Absonderung. Schmerz, Geschwulst, Röthe, Lichtscheu lassen bedeutend nach, und das Stadium der Lysis oder Ausschwitzung tritt ein, Thränen flieſsen von neuem, jedoch in geringerm Grade, und der Palpebralschleim aus den Meibomischen Drüsen tritt in

gelber,

gelber, flüssiger, eiterähnlicher Gestalt wieder hervor, und erschwert trotz nachlassender Lichtscheu das Sehen. Je mehr der Kranke geschwächt ist, je schlaffer die Constitution desselben erscheint, um desto dünner, weifsfarbiger und wäfsriger ist die Schleimabsonderung. Dieses Absonderungsstadium dauert bald längere, bald kürzere Zeit, und steht mit dem Allgemeinbefinden des Kranken in dem innigsten Zusammenhange. Nach und nach schwindet dieses Augenleiden ganz, und mit ihr hören Röthe und Geschwulst auf, nur dafs am Morgen die Schleimabsonderung noch einige Zeit anhält, hauptsächlich in dem innern Augenwinkel, und dafs eine krankhafte Empfindlichkeit des Auges sich erst nach und nach verliert.

Das ist der gewöhnliche Verlauf der innern acuten Augenliderdrüsenentzündung. Nun gesellen sich aber öfters neue Leiden dazu, oder der Ausgang dieser Krankheit endet krankhaft; hierher gehört hauptsächlich der Ausgang in Exulceration (Blepharophthalmia ulcerosa); da sie jedoch gewöhnlich als eine Folge der chronischen Augenliderdrüsenentzündung vorkommt, so wird deren später weitere Erwähnung geschehen. Sehr wichtig ist der Uebergang der Augenliderdrüsenentzündung in Blennorrhoe, Blepharoblennorrhoea, Augenliderschleimflufs, Augenlidertriefen. In diesen Fällen können die ersten Stadien der Augenliderdrüsenentzündung als Vorläufer der Blepharoblennorrhoe oder Ophthalmoblennorhoe angesehen werden. Man beobachtet diese Erscheinung gewöhnlich bei leukophlegmatischen oder sehr entkräfteten Subjecten, die längere Zeit an oft sich wiederholenden Phlegmasien der Augenlider und Augenliderdrüsen gelitten haben; hier tritt die Blepharoblennorrhoea nicht selten zum zweiten Stadium der Augenliderdrüsenentzündung, oder diese Krankheit geht, anstatt das oben beschriebene dritte Stadium zu durchlaufen, in die Blepharoblennorrhoe über. Von dieser unterscheidet sie sich nach *Benedict* durch gröfsere Geschwulst und Röthe der Augen- und Augenlidbindehaut, welche grofse hervorragende Geschwülste verursachen, durch die erysipelatöse Färbung der Palpebralbedeckungen, durch gröfsere Quantität und dünnere Consistenz des ausgesonderten Schleimes, der fortdauernd aus den ergriffenen Gebilden hervortritt, durch den geringen Schmerz im Verhältnifs zur Entzündung und Schleimausscheidung u. s. w. Diese Krankheit tritt später zur Form der Blepharophthalmia glandulosa zurück, und unterscheidet sich auf diesem Wege, indem die Röthe der äufsern Haut verschwindet, die Schleimsecretion sich vermindert und verändert, weifsgelblich und dick wird. Jedoch ist der Verlauf nicht immer so glücklich, indem als Folgekrankheiten sehr oft Ectropien der fürchterlichsten Gattung, und nicht minder selten sehr bedeutende Hornhauttrübungen zurückbleiben. Geht nämlich die Entzündung auf die Ophthalmoconjunctiva über, so entstehen gar nicht selten, wenn der Höhepunkt der Krankheit längere Zeit anhält, bedeutende Anschwellungen derselben, welche anfangs die Hornhaut wie mit einem runden Wall umgeben, dieselben nach und nach bedecken, und in schlimmen Fällen das Gewebe der Hornhaut so in Mitleidenschaft ziehen, dafs Auflockerungen derselben, ja selbst Corneitis eintritt, die bekanntlich mancherlei Nachkrankheiten, wohin hauptsächlich leucomatöse Verdunkelungen und Verwachsungen zu zählen sind, zurückläfst. Das ist füglich schon ein gelinder Grad der Opthalmitis.

Man hat ferner nach den verschiedenen Ursachen eine mit Catarrh verbundene und eine rheumatisch-catarrhalische Augenliderdrüsenentzündung angenommen. Blepharophthalmia catharrhalis und Blepharophthalmia rheumatico-catarrhalis.

Was die Blepharopthalmia catharrhalis betrifft, so tritt sie unter den bereits beschriebenen Erscheinungen der Augenliderdrüsenentzündung auf, und dürfte sich nur dadurch von der reinen Augenliderdrüsenentzündung unterscheiden, dafs sie mit andern catarrhalischen Zufällen des Halses, der Nasenschleimhäute u. s. w. vergesellschaftet vorzukommen pflegt, dafs sie epidemisch nicht selten auftritt, und die dem Catarrh eigenthümliche Remissionen zu machen pflegt.

Die Blepharophthalmia rheumatico-catarrhalis betreffend, so unterscheidet sich diese durch gröfsere Intensität der Erscheinungen, und überhaupt durch einen gröfsern Erethismus im Gefäfssysteme.

Die mehr sympathischen oder als Symptome auftretenden Augenliderdrüsenentzündungen, als die scrophulosa, variolosa u. s. w. gehören weniger hierher, und sind unter den Artikeln: variolöse Augenliderentzündung, skrophulöse Blattern, Skropheln zu suchen.

Die Blepharophthalmia glandulosa chronica betreffend, so wird diese hauptsächlich durch ihren exulcerirenden Ausgang bemerkenswerth, weshalb man sie auch Blepharophthalmia ulcerosa genannt hat. Diese Verschwärung tritt gewöhnlich dann ein, wenn der Verlauf der Entzündung langsam ist, wenn öftere Recidive derselben erfolgen, wenn die Anlage zur Entzündung in den Augenlidern habituell geworden, und der Kranke unter Verhältnissen lebt, welche die Fortdauer des Uebels begünstigen. Daher diese Kranken gewöhnlich geschwollene Augenlidränder haben, an deren Enden durch fortdauernde Ausscheidung der Meibomischen Drüsen einzelne Theile dieses Schleimes verhärten und gleichsam kleine Schuppen bilden, weshalb man sie auch fälschlich Psorophthalmie genannt hat.

Der Uebergang der Augenliderdrüsenentzündung in Geschwürbildung, steht aber jedenfalls mit einer Dyskrasie in Verbindung welche im Körper vorwaltet, und sich durch eine krankhafte Hautthätigkeit kund thut. Daher wir die Blepharophthalmia ulcerosa fast immer da antreffen, wo sich sogenannte Hitzblätterchen im Gesicht zeigen, wo eine leicht vulnerable Haut vorhanden ist u. s. w. Wird die Blepharophthalmia eine ulcerosa, so nimmt die Röthe der Augenliderränder zu, und mit dieser tritt eine verhältnifsmäfsig geringe Schleimabsonderung ein; dagegen vermehrt sich der Schmerz bedeutend, und nimmt bei der geringsten Bewegung der Augenlider zu; es entstehen hier und dort Excoriationen, neben oder auf diesen erheben sich gelbliche Pusteln, diese springen auf, und zeigen kleine Grübchen mit bald breiten, bald schmalen Rändern, nehmen an Zahl zu, und nicht selten bedecken sie die ganze innere Augenlidfläche, die dann einer aufgeschnittenen Feige gleicht, woher die Benennung Sycosis, palpebra ficosa, welche die

Alten dieser Erscheinung gaben. Die unmittelbare Folge dieser Erscheinungen ist ein anhaltendes Schliefsen der Augenlider, theils weil jede Bewegung derselben dem Kranken grofse Schmerzen verursacht, theils weil gewöhnlich eine heftige Lichtscheu vorhanden ist. Dafs diese Erscheinungen nicht ohne schlimme Folgen bleiben können, liegt in der Natur der Sache. Durch das beständige Schliefsen der Augenlider und durch die lange anhaltende Berührung, in welche hauptsächlich die an den äufsern Augenwinkeln befindlichen Geschwüre gerathen, entstehen nicht selten partielle Verwachsungen derselben, oder es bilden sich Verschwärungen der Thränencarunkeln und selbst der Thränenquelle, die ein sehr lästiges Thränenträufeln nach sich ziehen. Bald bilden sich gänzliche Verschwärungen der äufsern Augenwinkel, die partielle Ectropie zur Folge haben können (Peribrosis). Jedoch mufs, wenn der letzte Fall eintreten soll, eine grofse Vernachlässigung der Reinlichkeit u. s. w. vorhanden seyn. Eine der häufigsten Folgen dieser Krankheit ist aber die Verschrumpfung oder Dislocation des Augenlidknorpels. Diese leichte Krankheit entsteht theils durch die Geschwüre, welche sich auf der innern Augenlidfläche befinden, und immer mehr und mehr um sich greifen, und so nach und nach bis zum Tarsus gelangen, welchen sie entweder erweichen und auflockern, so dafs er durch den lange anhaltenden Augenliderkrampf eine falsche Stellung bekommt, die entweder einen Tod des Ectropiums oder die Trichiasis nach sich zieht. Bisweilen bilden sich diese Nachkrankheiten auch dadurch, dafs nach geschehener Heilung der auf der innern Augenlidfläche befindlich gewesenen Geschwüre, eine Verkürzung der innern Palpebralhäute sich bildet, welche eine nach einwärts gekrümmte Stellung des Tarsus verursacht, die nach der Gröfse der vorhanden gewesenen Exulceration bald eine partielle, bald eine totale seyn kann. Gar nicht selten bleiben aber auch verschiedene Krankheiten der Augenwimpern zurück, welche theils in einer falschen Richtung derselben aus Dislocation der Haarzwiebeln, theils im Mangel, theils in einer Wucherung derselben bestehen, und die man mit den verschiedensten Namen, als Ptilosis, Distichiasis, Trichiasis u. s. w. belegt hat (s. d. Artikel: Augenbraunhaare, Ausfallen derselben). Noch will man als eine Abart der Blepharophthalmia ulcerosa die Läusesucht der Augenlider (Phtiriasis palpebrarum) beobachtet haben.

Nicht selten aber verläuft die Blepharophthalmia ulcerosa auch sehr gutartig wie eine chronische Blepharophthalmie, und es bleiben nur die gewöhnlichen Erscheinungen, als: rothe Augenlidränder und eine kleine Schleimabsonderung an denselben zurück. Auch hat man als eine eigene Species der Blepharophthalmien die Lippitudo senilis oder Lippitudo vetularum unterscheiden wollen; diese bei alten Leuten häufig vorkommende Entzündung ist nichts anderes, als eine Folge der Erschlaffung aller Gebilde und hauptsächlich der Haut, und besteht darin, dafs die Augenlider etwas geröthet und geschwollen sind, und dafs in Folge dieser chronischen Entzündung eine vermehrte Schleimsecretion auftritt. Nicht selten ist dieses Uebel ein Verkündiger des Marasmus senilis. Sie kommt bei solchen vor, die in ihrer Jugend debauchirten, Trinker sind, kachectisch, dyskrasischer, arthritischer, skorbutischer Natur sind u. s. w. Hauptsächlich ist bei feuchter Witterung die Schleimabsonderung in den Meibomischen Drüsen sehr stark, und die Augenlidränder am Morgen verklebt; die Augenlidbindehaut ist im Zustande chronischer Entzündung, und degenerirt nach und nach in sarcomatöse Wucherung. Diese Krankheit ist meistens unheilbar.

Der Ursachen, welche die Blepharophthalmia glandulosa veranlassen können, giebt es unendlich viele.

Bald rufen operative Eingriffe in den Augapfel die Blepharophthalmie hervor, wo sie bald schwächer, bald stärker auftritt; bald ist übermäfsige Anstrengung des Auges, hauptsächlich bei künstlichem Lichte, die Veranlassung zu diesem Leiden, bald Veränderungen in der Luft und überhaupt im Wetter, bald Verpestungen der erstern durch krankhafte Ausdünstungen, oder durch stark riechende Abtritte, Nachtgeschirre, durch chemisch einwirkende Verhältnisse u. s. w., bald der Aufenthalt in dumpfen Gewölben, in Pferdeställen, in chemischen Fabriken, in Färbereien, in Gerbereien. Sehr oft liegt aber der Blepharophthalmia glandulosa eine kranke Disposition des Körpers zum Grunde, daher sehen wir das Uebel so oft bei solchen, die an einer allgemeinen Dyscrasie, sie sey erysipelatös, skrophulös, herpetisch, syphilitisch, mercurialisch, leiden, die eine vulnerable Haut haben, ferner bei solchen, welche von hartnäckigen Unterleibsübeln geplagt werden, als von Plethora venosa und deren vielfachen Erscheinungen, von Stockungen in der Pfortader, von Infarcten, bei Weibern, die von Menstrualanomalien afficirt sind u. s. w. Ferner begegnen wir der Blepharophthalmia glandulosa bei den Ständen, die längere Zeit in eng eingeschlossenen Räumen leben, und dabei von getrockneten, gesalzenen und spirituösen Getränken sich nähren müssen; daher bei Soldaten, die in Festungen eingeschlossen sind, bei Schiffsleuten, bei Fischern u. s. w.; ferner tritt die Blepharopthalmia glandulosa unter den Menschen häufig auf, welche viel in Steinbrüchen, in Ställen, auf staubigen Wegen, in rauchigen Behältnissen zu leben genöthigt sind, und dabei sich von Speisen nähren, die schwer verdaulich sind und nicht ohne nachtheiligen Einfluſs auf den Körper bleiben, als Brandtwein, Speck, viel thierisches Fett, gesalzenes und geräuchertes Fleisch, eingesalzene Fische, scharfe Vegetabilien, als Zwiebeln, Knoblauch (daher bei den Juden diese Krankheit so häufig sich vorfindet), alter Käse u. s. w. Die Krankheit ergreift jedes Geschlecht, und jedes Alter; jedoch beobachtet man sie bei Weibern öfter, als bei Männern.

Die Prognose des Uebels richtet sich nach den Graden der Krankheit, und nach den Verhältnissen und der Constitution des Kranken. Je weniger die Blepharophthalmie bereits organische Zerstörungen in den Augenlidern hervorgerufen hat, je kürzere Zeit sie gedauert hat, je weniger dieselbe als Symptom eines tiefer im Organismus sizzenden Leidens dasteht, um desto günstiger ist die Vorhersagung bei diesem Uebel. Wo aber das Gegentheil statt findet, wo bereits bedeutende Zerstörungen in den Augenlidern durch die Exulceration vorhanden sind, wo ferner die schädlichen in der Lebensweise des Kranken liegenden Einflüsse nicht entfernt werden können, wo bedeutende

Unterleibsübel das Augenleiden hervorrufen, da ist die Aussicht auf Heilung, wenn auch nicht ungünstig, doch entfernt.

Bei der Behandlung sind die veranlassenden Ursachen zu erforschen und zu entfernen, was bald durch eine eingeleitete innere Behandlung gegen die vorhandene Dyscrasie, bald durch Veränderung der Lebensweise, durch Wechsel der Nahrung, durch eine einfache und mäfsige Kost u. s. w. erreicht wird. Dieser Theil der Behandlung ist sehr wichtig und darf nicht übersehen werden. Den zweiten, nicht minder wichtigen Theil der Behandlung macht die Anwendung örtlicher Mittel.

Vor allem suche man, die Krankheit stehe in welchem Stadio sie wolle, das Auge der Einwirkung der Atmosphäre zu entziehen, und bedecke daher dasselbe mit einer leichten, warmen, trocknen Compresse, oder mit einem leichten Augenschirme, rathe einen Aufenthalt in mäfsig hellen Stuben und lasse das Sonnenlicht vermeiden.

Ist das Uebel im Entstehen, so bewirken oft kalte Umschläge mit der Aqua vegeto-mineralis Goulardi eine schnelle Heilung. Allein nur das erste Stadium des Uebels verträgt die Kälte, alle übrigen erfordern die Wärme bei der Anwendung örtlicher Mittel. Ist die Entzündung heftig, so kann das Ansetzen von Blutegeln nöthig werden, ja bei schneller zunehmender Entzündung und vorhandenen starken Schmerzen im Auge, mufs selbst eine Ader geöffnet werden. Beginnt die Schleimabsonderung, so thun als Augenwasser, das immer warm angewendet werden mufs, das Extractum Saturni mit dem Laudano liquido in Rosenwasser gelöfst und mit Mucilag. sem. cydon. vermischt, grofse Dienste; nach dem Verhältnisse der Umstände und der dem Leiden zu Grunde liegenden Ursachen, können diesen Mischungen der Lapis divinus, das Alumen crudum, das Zincum sulphuricum, der Sublimat zugesetzt werden. Es versteht sich, dafs bei der Anwendung der letztgenannten Mittel, das Entzündungsstadium bereits vorüber gegangen, und das der krankhaften Ausscheidung begonnen haben müssen; dafs nach Verhältnifs des Fiebers und des Ergriffenseyns des Körpers, mehr oder weniger kühlende Mittel in Verbindung mit einer kühlenden Diät in Anwendung treten müssen, bedarf wohl kaum einer Erwähnung. Ableitungen in den Nacken und auf den Armen durch Vesicantien u. s. w., werden sehr selten nöthig.

Wird die Schleimabsonderung dünn, wässerig u. s. w., tritt zu der entzündlichen Auflockerung in der Palpebral- oder Ophthalmoconjunctiva eine grofse Schlaffheit hinzu, so mufs die Menge des Opiums in den Collyrien erhöht werden. Hier mufs auf das fleifsige Reinigen und Waschen des Auges grofse Sorgfalt verwendet und die örtliche Anwendung warmer, aromatischer Kräutersäckchen vor das Auge darf nicht vergessen werden. Die örtliche Anwendung des Opium scheint in Verbindung mit dem innern Gebrauche der Chinaabkochung, die man bei gut nährender Diät dem Kranken von der Zeit an, wo sich diese atonische Blennorrhoe entwickelt hat, reicht, grofsen Nutzen zu schaffen; auch ist der Genufs der freien Luft in diesem Falle nicht zu verbieten. Die Augensalben aus rothem oder weifsem Praecipitat mit den verschiedenen Bolusarten, mit Tutia, Grünspan, Lapis divinus die von vielen Aerzten in diesem Stadium der Krankheit empfohlen werden, sind mit grofser Vorsicht anzuwenden.

Sind auf der innern Fläche der Augenlider bereits Exulcerationen entstanden, ist die Schleimabsonderung grofs, sind die Schmerzen heftig, jede Bewegung empfindlich, so müssen die Augenlider anfänglich mit einer schwachen Sublimatsolution, mit Opium versetzt, oder wenn ersterer contraindicirt wird, mit einer Bleysolution mit Opium vermischt, lauwarm gebäht werden; dabei reiche man das Calomel innerlich. Läfst die Schleimabsonderung etwas nach, reinigen sich die kleinen Geschwürflächen, setzt sich die Geschwulst und Röthe, dann werden mit Nutzen die *Janin*'sche Augensalbe, nach den Umständen verändert, und andere dergleichen Augensalben angewendet; nur mufs man die Regel befolgen, nur nach und nach zu den mehr styptischen Mitteln überzugehen. Ist die Commissur der Augenlider bereits durch Geschwüre zerstört oder beschädigt, so ist es rathsam, dieselben durch örtliche Anwendung der Opiumtinctur, oder einer China- oder Weidenrindenabkochung zum Stillstand zu bringen; ist das Uebel bereits so weit vorgeschritten, dafs partielles Ectropium entstanden ist, so mufs das Augenlid durch Anwendung von englischem Pflaster, in seine Normalstellung gebracht werden (s. Augenliderauswärtskehrung).

Was die Behandlung der chronischen Augenliderdrüsenentzündung betrifft, so mache man nie die örtliche Behandlung des Uebels zur Hauptsache, sondern suche durch eine, gegen das Allgemeinübel indicirte innere Behandlung, durch Fontanelle, durch allgemeine laue Seifenbäder u. s. w. eine Metastase des äufsern Uebels auf die edleren Gebilde des Auges zu verhüthen. Dann erzeuge man durch Application örtlicher Reizmittel, eine neue entzündliche Thätigkeit in der von chronischer Entzündung ergriffenen Augenliderfläche zu bewirken, die sehr bald erscheinen und in eine Schleimabsonderung übergehen wird. Zu diesem Behufe dienen starke Sublimatsolutionen, oder eine starke Praecipitatsalbe u. s. w. Hat man den beabsichtigten Zweck erreicht, so behandelt man die bewirkte Entzündung nach der oben angegebenen Weise, und gewöhnlich verläuft diese Inflammatio factitia, wie jede andere dieser Art.

Sind catarrhalische Einflüsse im Spiele, so suche man beim Anfange des Uebels, durch Epispastica in den Nacken, auf den Arm und durch die andern bekannten, hier angezeigten innern Mittel, die unterdrückte Hautthätigkeit wieder herzustellen. Ist das Uebel aber bereits zur Höhe der Entzündung oder der Schleimabsonderung gesteigert, so sind die genannten örtlichen Mittel, nach dem Befinden der Umstände angezeigt und anzuwenden. Ist die Augenliderdrüsenentzündung eine rheumatisch-catarrhalische, so werden örtliche und allgemeine Blutausleerungen gewöhnlich ihre Anwendung finden, und ein strenger antiphlogistischer Heilplan von grofsem Nutzen seyn. Anfangs schaden alle örtlichen Mittel gewöhnlich sehr, und man hat sich vor ihrer Anwendung zu fürchten; nur wenn das Stadium der Absonderung eintritt, kann ihre Anwendung stattfinden.

Synon. Eitrige Augenliderdrüsenentzündung, Augenliderdrüsenblennorrhoe, Augenliderschleimflufs, Augenschleimflufs, Augentriefen, Augenlidertriefen. Lat. *Blepharophthalmia glandulosa*, *Lemositas* (v. λήμη, *der zähe Schleim, die Augenbutter*), *Lippitudo*, *Ophthalmia glandulosa*, *Ophthalmia purulentia*, *mucosa*, *Blepharophthalmitis*, *Blepharitis*, *Blepharo-*

pyorrhoea glandulosa idiopathica, Blepharoblenorrhoea. Französ. *Lippitude, Blepharophthalmie, Chassie, Sclerophthalmie.* Engl. *Inflammation of the fullicles with puriforme discharge, Bleavedness, Blear-Eyed ness, Bunning of the eyes.* Holländ. *Oogenloop, Leepoogen, Leepoogigheid, Leepigheid, Druipoogen, Blölögd, Surögdhed, Ogenhärnud, Drogt der oogen.* Ital. *Cisposita, Cispita, Cispitade.*

Litteratur.

J. C. Morell, de morbis palpebrarum inflammatoriis. 1787. in 8.

Meckel et *Pulvermacher*, Dissert. de glandulosi oculorum systematis inflammatione. Halae. 1788. in 8.

J. C. Reil, Memorabil. clinic. medico pract. Fascic. I. edit. II. Halae. 1798. in 8. De aegrotatione vis vitalis glandularum oculi. p. 45.

Himly's und *Schmidt's* ophthalmologische Bibliothek. III. Bd. 1s St. S. 37. III. Bd. 2s St. S. 107.

Ophthalmologia pathologica, seu de cognoscendis et curandis organi visorii affectionibus liber. Sectio prima. Phlogosis oculi universalis. Lipsiae. 1800. (Meistens nach *Reils* Ansichten gearbeitet.)

Beer's Lehrbuch von den Augenkrankheiten. Wien. 1813—17. 1r Bd. S. 268.

J. W. Benedict's Handbuch der praktischen Augenheilkunde. 1r Bd. Leipzig. 1822. p. 174—217.

Die übrigen Lehrbücher der Ophthalmologie von *Scarpa, Richter, Demours* u. s. w.

v. A — n.

AUGENLIDEREINWÄRTSKEHRUNG. Das Entropium ist der Gegensatz des Ectropium's; wenn sich bei diesem die Palpebralränder nach aufsen kehren oder gar umschlagen, so sehen wir bei dem Entropium eine nach innen gekehrte, den Bulbus berührende Stellung der Palpebralränder. Hiermit ist nothwendiger Weise auch eine gegen den Bulbus gerichtete Stellung der Augenwimpern verbunden, wodurch derselbe beständig entzündlich gereizt, und ein anhaltender Thränenflufs unterhalten wird. Dieses Leiden ist unstreitig eins der fürchterlichsten, indem durch seine Gegenwart der Kranke den Gebrauch der Augen verliert, ihm anhaltende Schmerzen im Augapfel, der Stirn und der Schläfe verursacht, und wenn es nicht bald gehoben wird, durch mannichfache Verdunkelungen der Hornhaut, nicht selten eine unheilbare Blindheit herbeiführt.

Das Leiden kommt gewöhnlich nur an einem Augenlide und zwar am obern vor, jedoch nicht eben selten auch am untern. Fälle, wo das Entropium an beiden obern Augenlidern angetroffen wird, sind nicht eben sehr selten, ja *Himly* beobachtete dieses Uebel an allen vier Augenlidern zugleich. Man begegnet dieser Augenkrankheit am häufigsten unter den niedern Ständen, wo dieselbe bei ihrem Beginnen nicht beachtet, und später bei ihrem Fortschreiten vernachläfsigt wird; in Ländern, wo die Augenentzündungen endemisch vorkommen, wie in den südlichen Theilen von Frankreich, Spanien, Italien und in Aegypten, findet sich diese Krankheit sehr häufig vor, weshalb man in dem letzt genannten Reiche hier und dort die Augenwimpern prophylactisch durch Brennen ausrotten soll, um alle in Folge des Entropium's entstehenden Zerstörungen des Bulbus vorzubeugen.

Was die Ursachen betrifft, welche diese Krankheit hervorrufen können, so sind deren viele, als: chronische Augenentzündungen mancher Art, welche ein anhaltendes heftiges Zusammenziehen der Orbicularmuskeln veranlassen, die Palpebralbedeckungen sehr erschlaffen, und eine Verkrümmung des Tarsus hervorrufen, oder solche Augenentzündungen, welche das Palpebralgebilde zum Heerd haben und Zerstörungen, Erschlaffungen und Verkürzungen der innern Palpebralconjunctiva in denselben veranlassen; ferner können wohl auch ungleichmäfsige Zusammenziehungen einzelner Orbicularfasern (wie *Bell* und *Ware* glauben), eine nach innen gerichtete Stellung der Palpebralränder bewirken; seltener dürften Geschwülste unter der äufsern Palpebralhaut ein Entropium verursachen, doch will man auch Fälle dieser Art beobachtet haben, und wohl mit Unrecht hat man ödematöse Anschwellungen im Zellgewebe des obern Augenlides, als Ursache des Entropium's angegeben. Als zwei Hauptformen des Entropium's hat man immer die durch Erschlaffung der äufsern Haut, und durch Verschrumpfung des Tarsus bedingten angenommen.

Diagnose. Man hat früher die Ptosis des obern Augenlides, fast immer mit dem aus Verlängerung der äufsern Bedeckungen entstandenen Entropio derselben Palpebra verwechselt; das erste diagnostische Zeichen bleibt hier immer, dafs bei der Ptosis die Augenwimpern ihre natürliche Stellung nach aufsen beibehalten, nie nach dem Bulbus zu gerichtet sind, und dafs daher das Auge weder an entzündlicher Reaction, noch an den Folgen derselben leidet, dafs daher auch alle Schmerzen im Bulbus fehlen, während beym Entropio das Gegentheil gefunden wird. Ferner kann das Entropium des obern Augenlides dadurch von der Ptosis unterschieden werden, dafs wenn man mit den Fingern eine kleine Hautfalte auf der Palpebra superior bildet, der Kranke augenblicklich von den Schmerzen befreit ist, und dafs derselbe jetzt das Augenlid frei zu heben und zu bewegen vermag; dafs kann der an Ptosis Leidende keineswegs!

Das aus Erschlaffungen der Palpebralbedeckungen entstandene Entropium des untern Augenlides erkennt man daran, dafs, wenn der einwärts gekehrte Palpebralrand durch das Anziehen der äufsern Haut, oder durch Bildung einer Hautfalte nach aufsen gezogen wird, augenblickliche Erleichterung für den Kranken erfolgt, und dafs sich der Palpebralrand, wie die Wimpern, in ihrer natürlichen Richtung dann befinden. Das Entropium in Folge von Verschrumpfungen u. s. w. des Tarsus erkennt man daran, dafs, sobald auch das Augenlid nach aufsen gezogen wird, die fehlerhafte Richtung des Palpebralrandes anhaltend bleibt; die Haut auf der innern Oberfläche des Tarsus kallös und an einzelnen Stellen vertieft erscheint, so dafs eine Art von Substanzverlust an diesen Stellen nicht zu verkennen ist; bald ist in diesen Fällen der Tarsus verbogen, bald umgewendet, bald zusammengeschrumpft, wahrscheinlich in Folge vorangegangener, durch Entzündung der Augenlider herbeigeführter Erweichungen des Tarsus. Diese Matamorphose im Palpebralrande hat auch eine Veränderung des Wimpernwuchses zur Folge (s. darüber mehr unter den Artikeln: Trichiasis, Distichiasis).

Wird die verkehrte Stellung des Augenlides nicht bald gehoben, und dauert der durch dieselbe hervorgerufene Reiz lange fort, so sind die ersten Folgen hiervon Entzündung der äufseren Häute des Bulbus, und diese führt nachher Vereiterungen und Verdunkelungen der Hornhaut, pannöse Wucherungen auf derselben und dann in vielen Fällen Atrophie und völlige Zerstörung des Bulbus herbei.

Die verschiedenen Wege, auf welchen man die Heilung des Entropium's zu bewirken sucht, lassen sich auf zwei Hauptzwecke zurückführen. Man suche entweder die äussere erschlaffte Haut durch Substanzverlust zu verkleinern, bald durch das Cauterium actuale (*Ware*), bald durch chemisch zerstörende Mittel (*Helling*, *Quadri*), bald durch Ausschneiden eines Hautstückes, oder man entfernt den metamorphosirten nach innen gestülpten Tarsalrand mit den Augenwimpern.

Schon in älterer Zeit hat man empfohlen, bevor man bei dem durch Erschlaffung und Verlängerung der äufsern Haut entstandenen Entropium, zu einem gewaltsameren Mittel seine Zuflucht nähme, durch fortgesetztes Auswärtshalten des eingestülpten Augenlides mittelst der Finger oder englischer Heftpflasterstreifen, die Heilung zu versuchen; das ist in der neuern Zeit von *Benedict* wieder sehr empfohlen worden, und soll in Verbindung mit geistigen Einreibungen auf die erschlaffte Haut, besonders beim Entropium des untern Augenlides sehr grofsen Nutzen schaffen. Je mehr nun die Erfahrung für die Nützlichkeit dieses Verfahrens spricht, um desto mehr verdient dasselbe die Aufmerksamkeit der Aerzte, und die Anwendung der empfohlenen gelinden Heilmittel kann wenigstens bei sehr zarten und alten Subjecten, vor jedem operativen Eingriff versucht werden.

Was *Ware* durch Anwendung eines heifsen Eisens auf den durch einen Hautschnitt seiner äufsern Bedeckung beraubten Orbicularmuskels bewirken wollte, und auch wohl nach *Richters* wahrer Erinnerung ohne Durchschneidung der Haut erreicht haben würde, nemlich eine vermehrte Contraction der Orbikularfasern und eine Verwachsung derselben, mit der durch die Verwundung verkürzten Hautbedekkung; dasselbe bezweckte *Rowley* durch Betupfen des erschlafften Augenlides mit rauchender Salpetersäure, und *Helling* und *Quadri* durch dieselbe Anwendung der Schwefelsäure. Jedoch hat die Erfahrung in der Mehrzahl der Fälle nicht ein allgemein günstiges Resultat über dieses Verfahren gefällt.

Das beste Heilverfahren ist und bleibt das Ausschneiden eines Hautstückes aus der erschlafften Palpebralbedekkung. Dasselbe hat man auf verschiedene Weisen auszuführen gesucht; die gröfste Anzahl zog die Entfernung des Hautsackes durch schneidende Instrumente, und zwar bald durch das Scalpell, bald durch die Scheere vor, von *Celsus* und *Aetius* an, bis auf die neueste Zeit herab, wo dieses Verfahren in mancher Hinsicht grofse Verbesserungen erfuhr. *Dioscorides* klemmte das zu entfernende Hautstück zwischen zwei Körper, bis es brandig abfiel, und *Bartisch's* Augenpresse, durch welche dieser deutsche Augenarzt ebenfalls eine Entfernung der eingeklemmten Augenliderhautfalte zu bewirken suchte, hat bis zu *Demours* herab nicht weniger Liebhaber und Nachahmer gefunden.

Bei der Ausschneidung eines Stückes der erschlafften Palpebralbedeckung hat man folgendes zu berücksichtigen. Man schneide nicht zu viel und nicht zu wenig heraus, eine Regel die schon *Celsus* gab; jedoch wird das erstere selten zu fürchten seyn, indem sich, selbst wenn der Kranke nach der Operation die Augenlider nicht ganz schliefsen könnte, weil ein zu grofses Stück der Palpebralbedeckung entfernt ward, durch die fortdauernde Bewegung und Ausdehnung dieser Theile, die nöthige Schlaffheit schon finden wird. Um nun die gehörige Portion der erschlafften Palpebralhaut zu entfernen, und sie zur Ausschneidung zu halten, hat man verschiedene Pincetten; ich nenne nur die Balken- oder Rükkenzange von *Beer*, *Himly's* gefensterte Augenpincette, *Langenbecks* Augenpincette mit ausgeschweiften Armen, und *v. Gräfe's* einfache, gegen das Ende halbmondförmig gebogene Augenpincette u. m. a. (s. hierüber mehr unter dem Artikel: Augenpincetten).

Die Anwendung dieser verschiedenen Augenpincetten erfordert verschiedene Manipulationen, deren nähere Auseinandersetzung hier zu weit führen würde. Hat man den Kranken in eine sitzende Stellung gebracht, und den Kopf desselben durch einen Gehülfen fixirt, so fasse man zuerst mit zwei Fingern der rechten Hand so viel von der erschlafften Palpebralhaut, dafs der Rand des Augenlides in eine natürliche Stellung kommt, und dafs der Kranke das Augenlid ungestört zu bewegen und zu erheben im Stande ist; ist die gehörige Menge der Haut auf diese Weise bestimmt, so nimmt der Operateur mit der linken Hand eine der angegebenen Pincetten, und setzt sie an die Stelle der Finger, jedoch mit Behutsamkeit und Vorsorge, dafs das einmal als gut zur Abtragung befundene Hautstück der erschlafften Palpebra, unverrückt zwischen die Schenkel oder Querfortsätze der Pincette komme. Hier kommt es nun darauf an, dafs beim Ausschneiden des Hautstückes, in der Mitte des erschlafften Augenlides, ein beträchtlich gröfserer Substanzverlust als gegen die Seiten hin, verursacht werde. Der Operateur hält nun entweder selbst mit der linken Hand die Zange, und ergreift dann entweder eine gerade Scheere, oder eine Kniescheere, oder auch eine auf die Fläche gebogene Scheere, (s. d. Artikel: Augenscheeren) und schneidet dann die Hautfalte dicht hinter der Pincette schnell und in einem Zuge durch, damit der Schnitt nicht ungleich und zackig ausfalle. Um den Schnitt ganz gerade zu vollführen, hat man auch vorgeschlagen, dafs der Operateur die Pincette dem Gehülfen übergebe, und hinter den Kranken treten soll, um von hier aus den Schnitt zu machen. Ist der Hautschnitt vollzogen, so läfst man die gewöhnlich sehr geringe Blutung einige Zeit gehen, und wäscht dann die Wunde mit kaltem Wasser aus. Die Beschaffenheit der Wunde ist nun nach den Umständen sehr verschieden; es ist nur zu wünschen, dafs vorzüglich, wenn das Entropium sehr stark und die Erschlaffung der äufsern Haut sehr grofs war, nach geschehener Abtragung des Hautstückes, der Orbikularmuskel zu Tage liege, und dafs der untere Wundrand sich sehr nach dem Tarsalrand hin erstrecke, damit durch eine Entzündung und Verwachsung der Orbicularmuskeln seine Thätigkeit mehr erregt und concentrirt werde.

Obgleich *Scarpa* keine blutige Nath zur Vereinigung der Wundränder gebraucht, eine Ansicht die besonders bei dyscrasischen und zu Erysipelas faciei geneigten Subjecten ihre Anwendung finden dürfte, so ist die blutige Vereinigung der Wundränder doch wohl sehr zu empfehlen. Gewöhnlich reichen drei ziemlich tief durch einen Theil der Orbikularmuskelfasern gelegte Näthe, zur gänzlichen Vereinigung hin, die nach den Umständen nach ein und zwanzig Stunden, oft aber auch erst nach 3 Tagen entfernt werden dürfen. Es ist übrigens zu rathen, ohne viele Binden und Pflaster zu gebrauchen, die geheftete Wunde nur mittelst einer das Auge ganz bedeckenden Compresse vor dem schädlichen Zutritte der Luft zu schützen, und keinen Charpiekuchen, keinen Monoculus auf das Auge zu bringen. Die Heilung geht so trefflich von Statten.

Was die Heilung desjenigen Entropium's betrifft, welches in Folge einer Krankheit des Tarsus entstanden ist, so versteht es sich von selbst, dafs hier weder das Ausschneiden eines Stückes der Hautbedeckungen, noch eine partielle chemische Zerstörung derselben wahren Nutzen bringen kann, und es leuchtet ein, dafs weder das Ausziehen der Wimpern aus dem Palpebralrande durch die Haarzange, noch das Betupfen der Haarstellen mit Höllenstein, oder anderer chemisch-zerstörenden Mittel, dauernde Heilung bewerkstelligen kann. Dieser Umstand hat daher schon früh Aerzte auf die Idee gebracht, den ganzen kranken Palpebralrand sammt dem Tarsus abzutragen, um doch wenigstens, da keine radicale Heilung des Uebels möglich ist, alle dem Bulbus schädlichen Einflüsse zu entfernen. (S. hierüber die Artikel: Abtragung des Tarsus.)

Synon. *Entropium*, aus dem Gr. ἐν und τρέπω. Falsch nennen diese Krankheit einige *Trichiasis oder Trichosis*. *Celsus* (VII. 7. 8.) nennt das Uebel: „*Pili palpebrarum oculum irritantes propter summum cutem palpebrae superioris relaxatum.* Franz. *Renversement des paupières. Trichiase avec l'inversion des tarses.* Engl. *Inversion of the Eyelid, Entropeon.*

Litteratur.

B. Bell's Lehrbegriff der Wundarzneikunst. Thl. 3. Leipzig. 1793. p. 187—197.

Richter's Wundarzneikunst. B. 2. p. 481.

Crampton, Essay on the Entropeon or inversion of the Eye-lyds. London. 1806. in 8.

Saunders, Treatise on some practical points relating to the Diseases of the Eye. London. 1811. in 8.

Langenbeck, über Trichiasis und Entropium. In der neuen Bibl. für Chirurg. und Augenheilk. I. 3.

Ph. Ant. Bayer, über Trichiasis und Entropium, nebst Beschreibung einer verbesserten Augenlidzange. Nürnberg. 1816. in 8.

A. F. Schmidt, Diss. de Trichiasis et Entropio. Berol. 1823. in 8.

Beer's Lehrbuch d. Augenkrankheiten. 2te Aufl. 1813—1817. II. Bd. p. 109.

v. A — n.

AUGENLIDERENTZÜNDUNG, die, (*Blepharophthalmia, Blepharophthalmitis*, unrichtig *Blepharotis*) eine sehr häufig vorkommende Form der Ophthalmie, bei welcher indessen

dessen sehr oft nicht allein die Augenlider, sondern auch die angränzenden Regionen der Bindehaut des Bulbus, die Umkleidung der Thränenkarunkel und selbst der Umfang der Thränenwege, mehr oder minder ergriffen sind. — Die verschiedenen Abarten der Augenliderentzündung sind theils allgemein und über die sämmtlichen Theile der Augenlider ausgebreitet, wie bei der eigentlichen Blepharophthalmitis, — theils partiell, wohin die Augenliderdrüsenentzündung, die Rose der Augenlider und das Gerstenkorn gehören, — theils, in dem Gegensatz zu den eben erwähnten idiopathischen Formen, sympathisch, wohin dann alle Augenliderentzündungen mit dem Charakter des Torpors, welche sich gemeiniglich unter den Erscheinungen des Schleimflusses entwickeln, die catarrhalischen und catarrhalisch-rheumatischen Blepharophthalmien, die exanthematischen, die impetiginösen, die scrophulösen, die gichtischen u. a. gerechnet werden müssen.

Die Blepharophthalmitis entsteht bei ihrem ohnedem seltenen Vorkommen, meistentheils nur nach äufseren Verlezzungen der Augenlider und des Auges, namentlich nach an dem letzteren vollzogenen Operationen, und ist dann jederzeit die Verkündigerin eines bösen Ausganges derselben. Indessen kann man sie auch dann und wann primär, und ohne alle traumatische Veranlassung, durch Rheumatismen oder ähnliche örtliche Ablagerungen eines bestimmten Allgemeinleidens bedingt sehen. Unter einem drückenden, und nach und nach immer mehr zunehmenden Schmerz des Auges, schwillt das Augenlid, — gewöhnlich das obere, — und verliert, in Folge der immer mehr zugenommenen Geschwulst, seine Beweglichkeit für den Kranken, und senkt sich nach abwärts, so dafs, im Fall das Leiden das obere Augenlid ergriffen hatte, der Augapfel durch dasselbe vollständig bedeckt wird. Dieselbe Geschwulst an dem untern Augenlide, deckt einen Theil von dem untern Segment des Bulbus, breitet sich aber gleichzeitig gegen den unteren Knochenrand der Augenhöhle aus, und legt sich wohl gar über die angränzende Gegend der Wange herab. Die äufsere Fläche des Augenlides erscheint geröthet, jedoch breitet sich diese Färbung nur bis an den Rand der Orbita aus. — Der Ausgang des Uebels ist, je nachdem dasselbe mit einer Entzündung des Augapfels complicirt oder einfach erscheint, verschieden. In dem ersteren Zustande mindert sich die Abnahme der Chemosis oder Ophthalmitis, es mag nun der Bulbus erhalten worden seyn oder nicht, die Röthe und Geschwulst des Augenlides, und es kehrt das letztere allmählig zu seinem Normalzustand zurück. — In dem letzteren Falle dagegen entscheidet sich das Leiden des Augenlides entweder durch einen Abscefs, welcher an irgend einer Stelle des Augenliderrandes, dicht neben dem Tarsus aufbricht, worauf dann ebenfalls dies Organ allmählich zu seinem vorigen Normalgrad zurückkehrt, oder es verschwinden, in dem seltneren Falle, bei zeitig angewandter passender Curmethode die Erscheinungen der Entzündung durch die Zertheilung. Eine widersinnige Behandlung kann endlich den Uebergang der Blepharophthalmitis in Gangrän bedingen, welche sich durch eine dunklere, marmorirte Röthe und durch Brandblasen auf der äufseren Oberfläche der Geschwulst zu erkennen giebt, und als wirklicher Brand, nach dem individuellen Charakter des vorkommenden Falles zu behandeln ist. Die Erfahrung hat indessen gelehrt, dafs auch in dem schlimmsten Falle, durch den Brand fast immer nur die äussere Oberfläche des Augenlides zerstört wird, dagegen die innere Lage des Orbicularis und die Bindehaut unverletzt bleiben und den Mutterboden bilden, von welchem aus die Granulationen nach Abstofsung des Brandes sich entwickeln.

Die Behandlung der Blepharophthalmitis wird, je nachdem die Entzündung einfach, oder mit einem gleichartigen Leiden des Augapfels verbunden ist, verschieden eingeleitet. In dem letzteren Falle ist die Behandlung der Ophthalmitis hinlänglich, um auch die konsensuelle Entzündung des Auges zu heben, so dafs die letztere mit der Abnahme der ersteren gleichzeitig verschwindet. Sobald dagegen die Blepharophthalmitis primär sich zeigt, so sollen freilich auf der äufseren Oberfläche des Augenlides, die nöthigen antiphlogistischen Mittel, Blutegel, kalte Umschläge u. s. w. der Vorschrift nach angewendet werden. Allein Ref. hat in den meisten Fällen dieser Krankheit, eine so rasch eintretende Abscefsbildung wahrgenommen, dafs der Arzt selten die Periode, in welcher eine örtliche antiphlogistische Behandlung von Nutzen seyn kann, zu sehen bekommt, — es müsse dann die Entzündung aus einer reinen traumatischen Ursache hervorgegangen seyn, — dafs er vielmehr bei den ersten Spuren der eintretenden Eiterung, zu den Breiumschlägen greifen, und den dadurch stärker ausgebildeten Abscefs entweder selbst eröffnen, oder dessen Eröffnung der Natur überlassen mufs.

Zu den partiellen Entzündungen der Augenlider gehört die sogenannte Augenliderdrüsenentzündung (s. d. A.) (Blepharophthalmia glandulosa), eine Form, welche den Namen von den in ihr am meisten ergriffenen Organen des Augenlides erhalten hat. Die auf der inneren Fläche des Augenliderrandes befindlichen Drüsen, zeigen sich in derselben zuerst und am meisten ergriffen, von wo aus die Entzündung in dem stärkeren Grade, sich zu den angränzenden Gegenden der Augenliderbindehaut ausbreitet. Ein Jucken, später ein Drükken und selbst ein brennendes, stechendes Gefühl auf der leidenden Stelle, zeigen den Ausbruch der Krankheit an. Man entdeckt bald längs der Reihe der meibomischen Drüsen, einen rothen Streifen, bei der Zunahme des Uebels zeigt sich auch die übrige Augenliderbindehaut geröthet, doch wird immer in der Gegend der Drüsen diese Färbung am stärksten in die Augen fallen. Dabei eine vermehrte Absonderung der Drüsen, einzelne Schleimklumpen in der Gegend der Augenwinkel, später ein wirkliches Zusammenkleben der Augenliderränder, vorzüglich während der Nacht, sobald der Zuflufs der Thränen abgenommen hatte, und Störung des Sehens, durch den abgesonderten, und besonders gegen Abend auf der Oberfläche der Hornhaut abgelagerten Schleim, welcher das Kerzenlicht mit einem runden Nebelschein umschlossen erscheinen läfst. Der Augapfel selbst ist frei, nur eine stärkere Röthung desselben in der Gegend der Augenwinkel, und ein während des Tages mehr oder minder verstärkter Thränenflufs, deuten auf eine leichte consensuelle Reizung desselben. Bei der Abnahme des Uebels verschwindet zuerst das schmerzhafte Gefühl mit dem Thränenflufs, nach diesem hört auch die verstärkte Schleimabsonderung auf, und die Abnahme der Röthe des inneren Randes, schliefst den Verlauf der Krankheit.

Die idiopathische Augenliderdrüsenentzündung kommt selten vor, desto häufiger zeigen sich die katarrhalischen Abarten derselben. Erstere ist gewöhnlich die Folge einer übermäſsigen Reizung des Auges, der Einwirkung des Staubes, einer scharfen, unreinen Luft, vorausgegangener Verletzungen und Operationen u. s. w., und pflegt entweder ohne Zuthun der Kunst, bei Beobachtung der nöthigen diätetischen Vorschriften, nach einigen Tagen von selbst aufzuhören, oder auch den einfachen Mitteln, z. B. einer Auflösung des Bleyzuckers (Gr. j auf ℥ij Wasser), in kurzem zu weichen.

Die Rose der Augenlider (S. Augenliderrose) (Erysipelas palpebrarum) erscheint seltener für sich allein, häufiger als die Begleiterin furchtbarer Entzündungen des ganzen Sehorgans, oder auch als Nebenerscheinung in der Blepharophthalmitis. Für sich allein bestehend, ist sie jederzeit katarrhalischen Ursprungs. Eine rosenartige Röthe hat die äuſsere Haut der Augenlider ergriffen, welche aber genau in der Gegend des Knochenrandes der Augenhöhle begränzt ist, ohne in die benachbarten Gegenden der Gesichtshaut überzugehen. Bisweilen findet sich auf der leidenden Hautstelle zugleich eine ödematöse Auflockerung der Haut vor. Dabei ein juckender, oft brennender Schmerz, Thränenfluſs und nicht selten eine leichte Röthung der benachbarten Stellen der Bindehaut der Augenlider. — Unter Abnahme der Röthe und einer dann eintretenden mehlartigen Abschuppung der feinen Epidermis, pflegt die Krankheit binnen wenigen Tagen zu verschwinden. Die trockene und aromatische Wärme reichen allein zur Tilgung dieser Augenliderrose aus. Durch nasse und kalte Umschläge, durch Salben und durch erweichende Mittel wird dagegen die Krankheit gesteigert, und nicht selten sehen wir Nekrose des Zellgewebes unter der Haut, ja selbst den Brand des Augenlides aus dieser tadelnswerthen Behandlung des Uebels hervorgehen.

Das Gerstenkorn (S. d. A.) wird entstehen, sobald irgend eine der Schleimdrüsen auf der inneren Oberfläche des Augenliderrandes in Entzündung übergeht, und eine rothe, runde und etwas erhabene Geschwulst auf dem Augenliderrande dadurch veranlaſst wird. Das Gerstenkorn geht entweder bei rascherem Verlauf des Uebels in Eiterung über, wobei die rothe Geschwulst in ihrer Mitte den gewöhnlichen Eiterpunkt bekommt, aufbricht, und nach der geschehenen Entleerung zusammenfällt und verschwindet; oder die Krankheit bleibt bei ihrer weiteren Ausbildung stehen, die Geschwulst verhärtet sich und dann ist der Uebergang in ein sogenanntes Chalazion oder Hagelkorn (S. d. A.) erfolgt. Der Bau des letzteren beweifst deutlich die Entstehung dieser partiellen Entzündung aus einer entzündeten Talgdrüse der Haut, da man in der Mitte des Verhärtungsknotens jederzeit eine Höhle entdeckt, in welcher sich ein Pfropfen von verdicktem und geronnenem Schleim entweder allein, oder mit einer eitrigen Flüssigkeit umgeben vorfindet. Die Fälle, in denen das Chalazion aus einer durchaus festen Auschwellung, ohne alle Spuren eines vorhandenen aber verschlossenen und ausgedehnten Ausführungsganges bestehet, sind dagegen sehr selten, und scheinen auch gar nicht zu dem Hagelkorn, sondern mehr zu der Papula rebellis palpebrarum zu gehören.

Die Behandlung des Gerstenkornes ist sehr einfach, und nur das häufigere Vorkommen desselben an einem und demselben Auge, so wie die Neigung desselben zur Verhärtung, beides Erscheinungen, die wir bei Scrophelkranken, besonders denen aus der pthisischen Klasse am häufigsten vorkommen sehen, werden eine mehr zusammengesetzte Behandlung gebieten. Ist die Krankheit rasch entstanden, zeigen sich bald nach dem Beginnen Spuren der Eiterung, so reicht ein gewöhnlicher Breiumschlag vollkommen zu der Tilgung der Geschwulst aus. Der kleine Abscefs bricht auf, die entleerte Geschwulst fällt zusammen und wird nach ein Paar Tagen gänzlich verschwinden. Ein Versuch zur Zertheilung des Gerstenkornes durch kalte und bleihaltige Umschläge, dürfte zwar in dem Falle zu entschuldigen seyn, wo noch keine Spur von Eiterung zu bemerken ist. Allein Ref. glaubt zu der Bemerkung berechtigt zu seyn, dafs wenn auch in diesem Falle die Zeichen der Eiterung fehlen, letztere dennoch in der Tiefe der inneren Geschwulst bereits sich vorfindet, und dafs dann der Gebrauch der Breiumschläge, den alleinigen und sicheren Weg zur Vertilgung des Uebels uns darbietet. Auch mufs er hinzufügen, dafs ihm bis jetzt alle Versuche, ein beginnendes Hordeolum durch die Zertheilung zu entfernen mifslungen sind, dafs die Krankheit dadurch nur hartnäckiger, der Verlauf der Eiterung gestört, und dafs bei dazu geeigneten Individuen durch ein solches Verfahren sehr leicht der Uebergang des Hordeolum in ein Chalazion herbeigeführt wird. —

Die Anlage zu der Ausbildung des Hordeolum an mehreren Stellen der Augenlider, welche wir so oft bei Skrophelkranken vorfinden, verlangt freilich eine besondere Rücksicht. In vielen Fällen reicht auch hier der Gebrauch der Breiumschläge aus, und man hat nur am Schlufs der Behandlung, sobald die kleinen Abscesse entleert und zusammengefallen sind, eine schwache rothe Präcipitatsalbe, täglich einmal anzuwenden, um die Wiederkehr neuer Anfälle dadurch abzukürzen. — In anderen sehr argen und veralteten Fällen mufs die Präcipitatsalbe schon eingestrichen werden, während man noch die Breiumschläge gebraucht, in noch anderen endlich ist die rothe Quecksilbersalbe ganz allein zu empfehlen. Man erkennt dieselben sehr bald daraus, dafs das Hordeolum zwar scheinbar Eiter gefafst hat, dafs aber die Breiumschläge durchaus nicht im Stande sind, die weitere Beförderung der Eiterung herbeizuführen, vielmehr die Geschwulst, ohne gerade verhärtet zu seyn, ihren vorigen Umfang behalten hat.

Zu den sympathischen Augenliderentzündungen mufs vor allen der Augenliderschleimflufs (Blepharoblennorrhoea) gezählt werden, dessen Grundcharakter durch eine in der Bindehaut des Augenlides vorwaltende Erschlaffung bedingt ist, und der als ein rein torpider Zustand nur durch ein reizendes Heilverfahren mit Sicherheit und gründlich gehoben werden kann. Bald ist ein Schleimflufs der Bindehaut des Augapfels (Ophthalmoblennorrhoea) damit verbunden, bald ist der Schleimflufs der Augenlider allein zugegen, und wird in diesem letzteren Falle eine viel günstigere Prognose bedingen. — Zu diesen Formen gehören mit wenigen Ausnahmen alle Fälle von Ophthalmia neonatorum, die meisten Blennorrhoen, die einen rein scrophulösen Charakter zeigen, die impetiginösen Blennorrhoen und die meisten exanthematischen Formen dieser Art. Sie zeichnen sich sämmtlich dadurch aus, dafs die Geschwulst der stark gerötheten

Bindehaut des Augenlides sehr bedeutend ist, deshalb auch das Augenlid selbst in stärkerem Grade angeschwollen erscheint, dafs die Schleimabsonderung auf der Oberfläche der Bindehaut aufserordentlich häufig und schnell statt findet, dafs bei dem Verschwinden derselben die Oberfläche der Bindehaut, wie bei allen anderen veralteten Ophthalmien, eine besonders sammtartige sarkomatöse Beschaffenheit annimmt, dafs diese Entzündung nie oder doch sehr selten die Anwendung metallischer und adstringirender Augenmittel verträgt und durch dieselben entweder verschlimmert wird, oder doch viel längere Zeit andauert, dafs einfache schleimige und mit Opiumtinctur versetzte Augenwässer in der ersten Periode der Krankheit und zuletzt, sobald die Schleimabsonderung gröfstentheils gehoben ist, eine rothe oder weifse Präcipitatsalbe am schnellsten zu der Tilgung des Uebels beitragen, dafs neben diesen Mitteln örtlich nur noch die trockne und aromatische Wärme vertragen wird, dafs endlich alle diese Arzneistoffe in ihrer Anwendung mehr oder minder erfolglos sind, sobald nicht gleichzeitig der Gebrauch flüchtig reizender und analeptischer Mittel angeordnet werden konnte, welche eigentlich allein den Organismus zu der Aufnahme jener örtlicher Arzneistoffe disponiren, und die schnelle Tilgung des Uebels durch diese letzteren herbeiführen.

Die catarrhalischen und catarrhalisch-rheumatischen Formen des Uebels, treten fast immer als eine einfache Augenliderdrüsenentzündung auf. Die Behandlung derselben weicht beinahe gar nicht von der der idiopathischen Blepharophthalmie ab. In der Regel wird das Uebel gleich anfangs durch eine Auflösung des Grünspans, oder des Lapis divinus mit Bleiextract versetzt gehoben. Nur bei grofser Empfindlichkeit der Theile, bei heftigen Schmerzen und krampfhafter Zusammenziehung der Augenlider wird dieses Augenwasser nicht vertragen. Durch trockne Wärme, durch einfache schleimige Augenwässer und eine leichte antiphlogistische innere Behandlung, sehen wir diesen Erethismus der Augenlider vorerst gehoben. Bisweilen nützt in diesem Falle ein einfaches bleihaltiges Wasser. Heftige rheumatische Schmerzen bedürfen der Anwendung der Hautreize. Zuletzt mufs aber doch der Gebrauch jener Kupfermittel die Behandlung vollenden. — Die gepriesene Anwendung der Senega hat Ref. bei diesen Formen, so wie bei allen übrigen Augenübeln gänzlich erfolglos befunden.

Die exanthematischen Blepharophtalmien nehmen nach dem Charakter des Allgemeinleidens, auch einen verschiedenen Verlauf. Bei den sogenannten catarrhalischen Exanthemen zeigt die Krankheit die Symptome der einfachen Augenliderdrüsenentzüng, und wird durch Minderung des Lichteinflusses und durch Abhaltung der kälteren Temperatur auf rein diätetischem Wege, und selbst ohne den Gebrauch irgend eines schleimigen Augenwassers gehoben. Die Kur des Allgemeinleidens entscheidet hier auch über das Augenübel, welches nur sehr selten einen beunruhigenden Charakter annehmen wird. — Andere Vorkehrungen erfordert dagegen die Blepharophthalmie in den Variolen und Varioloiden. Die Gefahr der Entstellung der Augenliderränder durch den Verlust der Wimper und durch die Bildung der rothen Pockennarben zwingt uns hier, die ausgebrochenen Augenliderpocken durch eine zeitige Punctur in gutartige Hautgeschwüre umzuwandeln, und den leidenden Theil fortdauernd mit einem lauen und mit Laudanum stark versetzten schleimigen Augenwasser zu fomentiren. — Geht das exanthematische Leiden der Augenlider in Blennorrhoe über, so wird fast immer das Allgemeinleiden den Charakter des Torpors an sich tragen, weshalb dann auch die früher erwähnte und dringend empfohlene Behandlung der Schleimflüsse des Auges, in diesem Zustande jederzeit vortheilhafte Wirkungen haben wird.

Die impetiginösen Augenliderentzündungen zeigen, ohne gerade durch die Verschiedenheit des Hautleidens sehr modificirt zu erscheinen, in den meisten Fällen einen auf doppelte Weise veränderten Verlauf. Bei der einen Klasse von Kranken, bei denen besonders, deren Krankheit sich zu dem Charakter der Flechten hinneigt, findet man Röthe und Pustelbildung auf dem Rande der Augenlider und eine nicht sehr vermehrte Schleimabsonderung, die mit einem juckenden Schmerz und mit Verklebung der Augenliderränder verbunden ist. Das Uebel nähert sich hier mehr dem Verlauf der scrophulösen Blepharophthalmie, geht bei Vernachlässigung in Verschwärung der Drüsen und in die dadurch veranlafsten organischen Uebel der Augenlider über, — und wird fast immer durch die Sublimatauflösung, später durch die Janinsche Augensalbe bezwungen. Nur die wahre Augenliderflechte, sobald sie veraltet gefunden wird, macht davon eine Ausnahme, und wird in der Regel, sobald die letzterwähnten Mittel nicht mehr die Unterdrückung des Uebels vollenden können, durch Zink und Bleisalben gemindert. — Bei der zweiten Klasse der impetiginösen Kranken wird dagegen die Blepharophthalmie mehr die Zeichen der Blennorrhoe an sich tragen, stärkere Geschwulst und Röthe der Bindehaut, bedeutend verstärkte Schleimabsonderung und Tendenz zu allen den Nachkrankheiten, welche der Blennorrhoe des Auges so sehr ihre Entstehung verdanken. Je mehr sich nun das Uebel dem Charakter der Blennorrhoe nähert, desto mehr wird auch die örtliche und allgemeine Behandlung, dem oben erwähnten Verfahren gegen Schleimflüsse der Augenlider sich nähern müssen.

Die scrophulösen Blepharophthalmien sehen wir den allgemeinen Symptomen örtlicher scrophulöser Uebel, der Knotenbildung und der Verhärtung mehr oder minder unterworfen. Daher aufser der Röthe des Augenliderrandes, dem Schmerze, der Lichtscheu, dem Thränenflufs und der mäfsig vermehrten Schleimabsonderung auch eine auffallende, gewöhnlich ungleiche oder knotenartige Verhärtung des Randes diese Krankheit auszeichnet. Das letztere Kennzeichen ist bei den Augenärzten unter dem Namen der Tylosis bekannt, und fast bei allen scrophulösen Uebeln dieser Art zugegen. In dem schlimmeren Grade wird durch die Anschwellung des Randes die Wurzelreihe der Wimpern in etwas verschoben, und aus dieser Ursache erscheinen die letzteren gewöhnlich ungleich und mehr oder minder auseinander gedrängt. — Die Heilung dieser Scrophelsucht der Augenlider wird durch die Sublimatauflösung und in schlimmeren Fällen, so wie bei vorhandener argen Tylosis durch die rothe Präcipitatsalbe beendigt. — Nur wenige Fälle der scrophulösen Blepharopthalmie, die auch nur bei einem schlimmen Grade des torpiden, impetiginösen Scropheleidens vorkommen können, gehen in Blennorrhoe über. Je stärker dieses der Fall ist, desto weniger werden die Mercurialmittel vertragen, und desto mehr mufs man durch eine innere flüchtig reizende und stärkende Kurmethode, und durch die äufserliche Anwendung mit Schleim und Laudanum versetzter Augenwässer, die Krankheit zu heben bemüht seyn.

Die gichtischen Augenliderentzündungen kommen, — wenn man jene arge und mit schneller Vereiterung des Augapfels verbundene Entzündung ausnimmt, die die Folge einer gichtischen Metastase ist, und welche, obschon Blennorrhoe, dennoch die strengste und behendeste antiphlogistische und ableitende Kurmethode erfordert, — nur bei bejahrten Individuen zum Vorschein, und treten als eine gewöhnliche mit besonderer Erschlaffung der Häute des Augenlides verbundene Augenliderdrüsenentzündung auf. Ein geringer Schleimflufs, ein nicht sehr bedeutendes Jukken, Zunahme der Erscheinungen bei kaltem und nassem Wetter und bei vorgekommenen Diätfehlern, und der Umstand, dafs nasse Umschläge die Krankheit fast unter allen Umständen verschlimmern, zeichnen diese Abart vor andern Formen aus. Durch den Gebrauch der trocknen und aromatischen Wärme, besonders der Kräutersäckchen mit Kampfer versetzt, und allenfalls durch das gleichzeitige Einstreichen einer rothen Praecipitatsalbe, oder einer Janinschen Augensalbe, wird in den meisten Fällen diese Augenlidergicht schnell und glücklich gehoben.

Die neuerdings in so vielen trefflichen Werken näher beschriebene contagiöse Blepharophthalmie verdient am Schlufs dieses Abschnittes um so mehr eine genauere Erwähnung, als dieses Uebel nicht selten den Augapfel freiläfst und nur in dem Bereich der Augenlider verläuft, und Ref., obschon ihm die Gelegenheit bis jetzt versagt gewesen ist, eine Epidemie dieser Krankheit selbst zu beobachten, dennoch alle örtliche Kennzeichen dieses Uebels bei einer Menge veralteter und vernachläfsigter Augen- und Augenliderentzündungen ebenfalls wahrgenommen hat. Der Charakter dieser Ophthalmie unterliegt gar keinem Zweifel. Durch die französischen und englischen aus dem ägyptischen Feldzuge zurückkehrenden Heere wurde die Krankheit zuerst nach Europa gebracht, und wüthete in dem ersten Jahrzehend des gegenwärtigen Jahrhunderts unter verschiedenen Abwechselungen in Italien, England und Frankreich. Von England aus theilte sie sich besonders den Provinzen der Niederlande und den Rheinländern mit, und es ist wohl mehr als wahrscheinlich, dafs die Anstekkung dieser Gegenden durch die am Schlufs des Jahres 1813 nach Holland übergeschifften englischen Truppen mitgetheilt, und dafs sie von da aus zu verschiedenen Malen bis in die Mitte des nördlichen Deutschlands verbreitet worden ist. — Aus Italien dagegen, wo diese Krankheit ein ihrem Entstehungspunkte mehr oder minder verwandtes Klima vorfand, scheint sie sich vorzüglich den übrigen Provinzen des österreichischen Kaiserstaates genähert zu haben, und es ist nicht minder erwiesen, dafs die in demselben hier und da wahrgenommenen Epidemien dieser Ophthalmie, italienischen Ursprungs gewesen sind! — Tadelnswerth findet es übrigens Ref., wenn man jeder nicht so gar selten epidemisch passirenden catarrhalischen, und dabei durch anderweitige Einflüsse gesteigerten und hartnäckigen Augenliderentzündung, den Namen einer ägyptischen oder contagiösen Ophthalmie beilegt, oder wohl gar jede veraltete und durch üble Behandlung permanent gewordene, oder öfters wiederkehrende Blepharophthalmie und Ophthalmie für ansteckend erklärt, und einzelne damit behaftete Reisende mit sanitäts-polizeilichen Steckbriefen verfolgt.

Als die Hauptsymptome der contagiösen Blepharophthalmie werden aufser den übrigen Kennzeichen der anderen Augenliderentzündungen, der Röthe des Randes und der Bindehaut des Augenlides, dem juckenden Schmerz, der Lichtscheu und der vermehrten Schleimabsonderung, vorzüglich die sammtartigen oder papillarisch geformten sarkomatösen Entartungen der Bindehaut, die Ausbildung anderer organischer Fehler der Augenlider und des Bulbus, die öftere Rückkehr der Verschlimmerung des Uebels, die Uebergänge derselben in eine wahre Blennorrhoe der Augenlider und des Augapfels, die öfters damit verbundenen Kopfschmerzen, die dabei statt findende consensuelle Abnahme des Sehvermögens und der Umstand, dafs die kältere Temperatur keine besondere Verschlimmerung des Krankheitszustandes hervorbringt, erwähnt. Da indessen alle diese Symptome bei jeder anderen veralteten und durch schädliche Einflüsse gesteigerten Blepharophthalmie mehr oder minder zugegen seyn können, so ist wohl noch zur Festsetzung des Begriffes der Contagiosität nothwendig, dafs die Krankheit nur bei vielen auf einem engen Raume gleichzeitig zusammenwohnenden Individuen vorkommt, wodurch die umgebende Luftschicht mehr oder minder verdorben worden ist, dafs die beharrlichen und auffallenden Kennzeichen der Ansteckung, bei einer gröfseren neben einander befindlichen Masse von Kranken deutlich in die Augen fallen, und dafs der Krankheit selbst durch die möglichste Isolirung dieser Kranken, und durch Verbesserung der sie umgebenden Atmosphäre schnell und bald Einhalt gethan werden konnte.

Die Heilung der contagiösen Blepharophthalmie wird nach der Versicherung der dieselbe beschreibenden Aerzte, vorzüglich durch die Tilgung der in diesem Uebel vorhandenen sarcomatösen Entartungen der Bindehaut erreicht. Während daher aufser den anderweitigen sanitäts-polizeilichen Vorsichtsregeln in der ersten Periode der Krankheit, in denen dieselbe mehr eine gewöhnliche Augenliderdrüsenentzündung zu seyn scheint, einfache bleihaltige Augenwässer am besten vertragen worden sind, so werden bei dem Eintreten der veralteten und sarcomatösen Bindehautentzündungen, vorzüglich die Janinsche Augensalbe oder die gewöhnliche weifse Präcipitatsalbe, und in schlimmeren Fällen das vorsichtige Bestreichen der Bindehautfläche mit Höllenstein empfohlen. Sobald die Krankheit als Blennorrhoe sich darstellt, scheinen allein kalte und bleihaltige Umschläge, nebst dem innern Gebrauche des Merkurs von dem Kranken vertragen zu werden. S. ägyptische Augenentzündung. B — et.

AUGENLIDEREXULCERATION, nennt man diejenige Krankheitsform, wo der Rand und der Winkel der Augenlider roth und geschwürig sind und eine klebrichte eiterartige Materie absondern. Häufig beschränkt sich diese Verschwärung auf das obere Augenlid, manchmal aber erstreckt sie sich auf das untere zugleich mit. Untersucht man sie in der Nähe, so unterscheidet man eine Reihe kleiner, oberflächlicher Geschwüre, welche jeden Tag sichtbarer werden. In höherm Grade schwillt das Augenlid beträchtlich an, und in der Haut zwischen den Ciliarwurzeln entstehen, ausser den Geschwüren, Risse, aus denen fortwährend eine scharfe, die Augen reizende Materie ausschwitzt. Zuweilen gehen die Geschwüre des Augenrandes tiefer ein, die Haarzwiebeln werden zerstört, die Wimpern fallen aus, die Conjunctiva wuchert dergestalt, dafs sie Umstülpung des Augenlides bewirkt.

Die ursächlichen Momente dieses Uebels sind häufig blofs örtlich wirkend. Die Berührung scharfer Substanzen, das Reiben, Verunreinigung, können dasselbe hervorbringen. Oft aber hängt diese Krankheit mit inneren Ursachen zusammen, z. B. unterdrückter, gewohnter Ausleerungen, des Monats- und Hämorrhoidalflusses, des Eiterflusses, der Ohren, des gestopften Trippers, mit einer venerischen Dyskrasie, besonders auch mit vertriebenen Flechtenausschlägen; nicht selten ist sie eine noch späte Folge der Blattern, der Masern, oder sie hängt von einer scrophulösen Disposition ab, eine der gewöhnlichsten Ursachen, daher sie so häufig bei blonden Kindern, mit feiner weifser Haut, und einem trägen lymphatischen Systeme beobachtet wird.

Ist die Krankheit blofs örtlich, oder läfst sich keine innere Ursache ermitteln, so passen, so lange der Rand der Augenlider roth und Hitze und Schmerz vorhanden sind, milde, schmerzlindernde Waschungen aus warmer Milch und etwas Rosenhonig, von denen man allmählich zu einer Auflösung des Bleizuckers, etwa in der Quantität eines halben Grans auf eine Unze Rosenwasser, übergeht, welche man späterhin mit dem so wirksamen Ung. ophthalm. rubr., besonders mit einem Zusatze von Flor. Zinci, oder St. Yves Balsam. ophthalm. vertauscht; man läfst damit von Zeit zu Zeit die Ränder der Augenlider bestreichen, und nachher mit warmer Milch abwaschen. Ist diese zu reizend, so empfiehlt *Jördens* folgende Salbe: *Rec.* Butyr. insals. ℥jj, Mercur. praecip. rubr. ʒj intime mixtis adde: Acet. lytharg. ℥vj ter. donec omnis humiditas disparcat. (*Arnemann's* Magaz. f. d. Wundarzneik. Bd. 2. S. 1.)

Bernstein rühmt das Ung. Hydrarg. nitr. welches er auf folgende Art anwendete: Man füllt mit dieser Salbe ein kleines Büchschen an, und erwärmt solches über der Flamme eines Lichts so lange, bis dieselbe obenauf, zu einem Oele zu schmelzen anfängt. Dieses nimmt man mit der Spitze des Zeigefingers ab, und reibt es sorgfältig in die Ränder der Augenlider. Alle 24 Stunden, jedesmal beim Schlafengehen, kann man sich derselben bedienen. Nach dem Einreiben des Unguents mufs man ein Pflaster ganz locker über die Augenlider legen, aus folgender Composition bestehend: Man nimmt den vierten Theil eines Nöfsels Baumöl, 4 Unzen weissen Wachs und eine halbe Unze Wallrath, schmelzt das Ganze zusammen und rührt es um, bis es erkaltet.

Wo die Salben nicht vertragen werden, thut eine Auflösung des Lapis divinus, z. B. ℈j in ℥vj Aqu. rosar., erwärmt aufgelegt, gute Dienste. In dem Falle, wo sich in der Haut, zwischen den Ciliarwurzeln Geschwürchen und Risse gebildet haben, mufs man die Haare mit der Pinzette ausreifsen, und sodann den Rand des Augenlides mit *Janin's* Salbe bestreichen. Auch da, wo die Geschwüre des Augenliderrandes tiefer gehen, mufs man, aufser dem wiederholten Ausreifsen der Haare, die Geschwürchen mit Höllenstein betupfen. Dieses letztere Mittel, und das Bestreichen der Conjunctiva mit dem Ung. Janini, in dem Falle, wo diese wuchert, ist die beste Methode, derselben Einhalt zu thun, obgleich dadurch der Zweck nicht immer erreicht wird.

Liegt dem Uebel irgend eine Dyskrasie zum Grunde, so dürfen innere dagegen passende Mittel, vor Allem nicht verabsäumt werden, ohne deren Gebrauch, von einer blofs örtlichen Behandlung wenig zu erwarten steht. Vorzüglich verräth eine scrophulöse Anlage sich häufig als Ursache dieser Krankheit, wo dann namentlich die Anwendung der Antimonialien, Mercurialien, das unter Anticariosa erwähnten *Gölis*'schen Pulvers, nach Umständen in Verbindung mit Roborant., der China u. s. w. und vorzüglich auch der Terra ponderos. salita, angezeigt ist. — In allen

Fällen erhält man aber die gröfsten Vortheile von der Application eines **Haarseils**, oder eines **Blasenpflasters** in den Nacken des Kranken, welches man in der Folge durch eine Fontanelle am Arme ersetzt.

Synon. Verschwärung der Augenlider, ψωροφθαλμια, *Psorophthalmia, Ophthalmia pruriginosa palpebrarum, Psorophthalmis.*

Litteratur.

Kleine medic.-chirurg. Abhandl. aus verschiedenen Sprachen übers. 1r Thl. Leipz. 1781. S. 205.

J. G. Bernstein's praktisches Handbuch für Wundärzte u. s. w. Art. Psorophthalmia.

J. Arnemann's System der Chirurg. 2r Thl S. 42.

Ware in der Samml. f. pract. Aerzte. Bd. VI.

Quadri's Annotazioni pratiche sulle malattie degli occhi etc. Napol. 1818.

Boyer, über chirurg. Krankheiten und den dabei angepriesenen Operationen u. s. w. Aus d. Franz. mit Anm. von *Cajetan Textor*. (5r Bd.) Würzb. 1820.

J. W. G. Benedict's Handbuch der pract. Augenheilkunde. (1r Bd.) (Leipzig. 1822.)

Auch ist hin und wieder zu vergleichen:

C. F. v. Gräfe, die epidemisch-contagiöse Augenblennorrhoe Aegyptens in den europäischen Befreiungsheeren u. s. w. (1823.) (in Fol mit 5 Kupfertaf.)

Gü — r.

AUGENLIDERFLECHTE. Einige gebrauchen diese Benennung als gleichbedeutend mit innerer Rauhigkeit der Augenlider (*Bernstein*, Handb. d. Wundarzneik. IV. S. 32. *Maitre-Jean*, malad. de l'oeil. p. 477.), Andere mit Augenliderkrätze (*Bernst.* a. a. O. III. S. 474.). Nach Mehrerer Vorgänge bezeichnet man damit aber ein Leiden, welches ursprünglich blofs den Augenliderrand ergreift, und sich von diesem aus nur in seltenen Fällen weiter verbreitet. Es entstehen kleine Excoriationen, welche eine schleimige, feste Borken und Schorfe bildende Absonderung machen, und Verklebungen der Wimpern unter einander veranlassen. Bisweilen findet diese Absonderung auch ohne wirkliche Excoriationen oder Geschwürchen aus den Löchern Statt, in welchen die Wimpern stehen, wodurch zwar nicht eben so beträchtliche Verklebungen, aber eine kleienartige Absonderung vom Augenliderrande und Ausfallen der Wimpern bedingt wird, die jedoch mehrentheils wieder hervorkommen, wenn nicht durch sehr lange Dauer des Uebels, ihre Wurzeln allmählig zerstört worden sind; auch kommen Fälle vor, wo einige oder mehrere neu hervorwachsende Wimpern, eine falsche Richtung annehmen, und so eine Trichiasis oder Distichiasis bilden. Diese letztere Art wird mit dem Namen von Wimperkrätze (Tinea ciliorum) bezeichnet. Der Augenlidrand ist in beiden Arten geröthet und etwas geschwollen, bei ersterer meist feucht, bei letzterer hingegen spröde und trocken, da die Absonderung der öligen Feuchtigkeit aus den Drüsen des Augenlidrandes unterdrückt zu seyn scheint. Bei ersterer findet sich ein brennender, jukkender Schmerz, der bei der letzteren entweder sehr unbedeutend oder gänzlich mangelnd ist.

In manchen Fällen kommt die erste Art des Uebels sehr mit der Augenlidkrätze überein, nur dafs die Ursachen verschieden, der Verlauf noch weniger acut und die Verbreitung über die Augenlider geringer ist. Beide Arten haben eine grofse Neigung Rückfälle zu machen, besonders so lange die Ursachen nicht gemieden, oder allgemeine Leiden des Körpers gehoben worden. Zur Heilung eignen sich die oben gegen das Augenlidergeschwür empfohlenen Mittel, vorzüglich die mit weifsem und rothem Quecksilberpräcipitat und Zinkblumen; für die erste Art auch Auflösungen von Sublimat. Innerlich sind die sich darbietenden Indicationen zu erfüllen, daher die ersten Wege zu reinigen und späterhin durch geeignete Roborantia der Ton derselben und des ganzen Organismus herzustellen.

Synon. Lat. *Tinea palpebrarum.* Franz. *Darter des paupières.* Engl. *Tinea of the eyelids.* R — s.

AUGENLIDERGESCHWÜR. Es findet sich vorzugsweise auf den Rändern und der innern Fläche der Augenlider, und ist in der Mehrzahl von Fällen, nicht einzeln, sondern mit mehreren gleichzeitig vorhanden. Es geht mehr oder minder tief, jenachdem die Ursachen und die Constitution des Kranken verschieden sind, bisweilen bis auf den Knorpel, der dadurch in Mitleidenschaft gezogen und verunstaltet werden kann.

Die aus ihnen erfolgende Absonderung bildet mit der gleichzeitig stattfindenden schleimigen, der Bindehaut, den Rand und die Wimpern verstellende Krusten, und bei Nacht nicht selten Verklebungen. Die begleitende Entzündung ist chro-

chronischer Art, doch kehren auch nicht selten, und auf geringe Veranlassungen acute Rückfälle wieder. Der durch die Geschwüre erregte Schmerz ist juckend und brennend, meistens jedoch nicht sehr heftig, und in alten Fällen mangelt er oft gänzlich. Ausfallen der Wimpern, so wie Zerfressung der Augenlidercommissuren ist bei längerer Dauer häufige Folge, und durch letztere sehen wir die Art des unheilbaren Ectropium's bedingt, die man mit dem Namen des Ectropium senile zu belegen pflegt. Auf das Sehvermögen können die Geschwüre nur in so fern Einflufs haben, als der durch sie erregte Reiz auf den Augapfel übergetragen wird, oder als die den letzteren bespülenden Thränen, sich mit Eiter mischen, und so den freien Durchgang der Lichtstrahlen durch die Hornhaut hemmen.

Als Ursache kennen wir die Entzündung, und zwar besonders die catarrhalische und exanthematische, ferner zwischen die Augenlider gekommene oder eingestochene chemisch oder mechanisch einwirkende Körper, oder auch einfache Verwundungen. Bei der Vorhersage haben wir uns vorzüglich nach der Dauer des Uebels und den bereits gemachten Zerstörungen, so wie nach der Konstitution des Kranken zu richten, indem besonders gleichzeitig vorhandene Scropheln, Syphilis, herpetische Leiden eine weniger gute Vorhersage gestatten.

Bei der Behandlung ist zuvörderst der Grad der noch vorhandenen Entzündung zu berücksichtigen, damit nicht durch Anwendung zu reizender Mittel, neue, heftige Entzündungsanfälle bedingt werden, die eine beträchtliche Verschlimmerung der Geschwüre und des ganzen Zustandes des Auges bedingen könnten. Sehr dienlich ist in allen Fällen das von Zeit zu Zeit wiederholte Reinigen des Auges mit lauligem Wasser; aufserdem zeigen sich die Silber-, Quecksilber-, Kupfer-, Blei- und Zinkpräparate sehr nützlich, und können entweder in Solution oder in Salbenform, bisweilen auch in Stiftform angewendet werden. In hartnäckigen, veralteten Fällen fand ich auch von *Desault's*, *Janin's*, oder der gelben Quecksilbersalbe, im verdünnten Zustande, Nuzzen. Bei sehr empfindlichen Augen wird man öfters genöthigt seyn, anstatt der angegebenen Mittel, schleimige, mit einem Zusatz von Opium anzuwenden, z. B. das *Conradi'*-sche Augenwasser ohne Mercur.

Synon. Lat. *Ulcus palpebrarum.* Franz. *Ulcère des paupières.* Engl. *Ulcer of the eyelids.* R — s.

AUGENLIDERGESCHWULST ist die allgemeine Beziehung einer jeden Art von Anschwellung der Augenlider, für deren jede einzelne es aber genauer bezeichnende Namen giebt, deren man sich in jedem individuellen Falle zu bedienen hat. Am gewöhnlichsten ist die Geschwulst eine entzündliche, die man am ausgezeichnendsten bei purulenten Augenliderentzündungen findet, z. B. in der sogenannten ägyptischen, oder eine wäfsrige; sehr selten kommt Luftgeschwulst an den Augenlidern vor. Geschwulst in Folge von Substanzwucherungen, so wie die Folge von Blutaustretung, Absetzung zäher, gerinnbarer Lymphe, oder Entwickelung von Geschwülsten zwischen den Augenliderhäuten, sind ebenfalls oft zu bemerken. Ueber jede einzelne Art wird ihres Ortes gehandelt werden. Vergl. Augenliderentzündung-, Oedem-, Balggeschwulst u. s. w.

Synon. Lat. *Intumescentia palpebrarum.* Franz. *Enflure des paupières.* Engl. *Swelling of the eyelids.* R — s.

AUGENLIDERHAARE, Einwärtskehrung derselben. S. Trichiasis.

AUGENLIDERHALTER. Die Augenliderhalter sind entweder Haken oder Spiegel.

I. Der hakenförmige Augenlidhalter ist ein Instrument, dessen sich manche Augenärzte bedienen, um, im Falle die Augenlider des Kranken wenig gespalten sind, oder der Kranke sehr unruhig und der Gehülfe unerfahren und unzuverläfsig ist, das obere Augenlid in die Höhe ziehen zu lassen, damit das Augenlid während der Operation nicht herabfalle und der Augapfel gedrückt werde. Zu diesem Zwecke ist der Haken an der Stelle, die auf dem obern Rande der Augengrube liegt, etwas einwärts gebogen, wodurch das Augenlid nicht auswärts gezogen, das Auge nicht beleidigt und beunruhigt werden kann; überdiefs ist derselbe wegen des verschiedenen Grades der Erhöhung des obern Augengrubenrandes biegsam, wodurch ihm der erforderliche Grad der Krümmung an jener Stelle gegeben werden kann. Auch darf das umgebogene Ende des Hakens nicht zu lang seyn, damit dasselbe mittelst der Conjunctiva, auf welche es zunächst drückt, den Augapfel nicht in die Höhe ziehe und die Operation erschwere.

1) *Daviel's* Augenlidhalter (*Pallas* Tab. I. Fig. 3. — *Perret* pl. 119. Fig. 9.) hat die Gestalt eines Hufeisens, aus dessen Convexität in der Mitte eine gerade Fortsetzung hervorgeht. Die Enden der hufeisenförmigen Platte sind nach einer Seite, das Ende des Stieles nach der andern gebogen. Die Länge des ganzen Instrumentes zwischen den gebogenen Enden beträgt 1 Zoll 7 Lin.; die Breite des zweizinkigen Endes 6 Lin., die des Stieles über 2 Lin., die Breite der Zinken ist gegen das Ende geringer als im Anfange, und mifst etwa 1 Lin. — Die beiden Zinken kommen unter das Augenlid; mit dem Haken am andern Ende hält man das Instrument. Die ganze Länge mifst 3 Zoll 8 Lin. Das obere Ende ist nicht hakenförmig, sondern nur sanft gebogen.

2) *Ten Haaf* (*Ens.* Tab. 2. Fig. 1.) hat den *Daviel*'schen Augenlidhalter modificirt. Eine im gestreckten Zustande 30 Lin. lange, bis auf das untere Drittel 4 Lin. breite Platte wird von da an bedeutend breiter, so dafs sie am untern Ende 9 Lin. mifst. Durch einen rund zulaufenden Ausschnitt in der untern Breite, entstehen zwei Zinken, die 3 Lin. breit sind. Diese sind nach ihrer Fläche auf die eine Seite wenig, das obere Ende der Platte nach der andern Seite aber stärker gebogen. Mit den zwei Zinken wird das Augenlid gefafst, aufgezogen und der Augapfel unbeweglich gemacht. Der Haken am oberen Ende dient zum bequemeren Halten des Instruments, während seiner Anwendung.

3) *Beranger's* Augenlidhalter (*Sabatier* Fig. A. — *Ens* Tab. 1. Fig. 19.) besteht aus einer $3\frac{2}{3}$ Zoll langen Platte, welche ihrer ganzen Länge nach gleichförmig gebogen ist, so dafs die mittlere Bogenhöhe 4 Lin. beträgt, und nur ihr unteres Ende der ersten Biegung entgegen, hakenförmig gekrümmt ist. Der Haken am untern Ende ist über 3 Lin. hoch. Uebrigens ist die Breite der Platte oben am gröfsten, und wird gegen das untere Ende gleichförmig geringer. Der Rand des obern Endes ist ein Halbzirkel, der des untern ein flaches Segment.

4) *Richter's* Augenlidhalter (*Richter* Thl. 3. Taf. 1. Fig. 1.). Eine silberne, dünne, $3\frac{3}{4}$ Zoll lange Platte ist am obern Ende zirkelförmig abgerundet, etwas weniges nach der Fläche gebogen und 9 Lin. breit. Allmählig wird ihre Breite geringer, so zwar, dafs sie $\frac{3}{4}$ Zoll weit von dem untern Ende ihre schmalste Stelle von 5 Lin. erreicht, dann aber wieder etwas an Breite zunimmt und mit einem sanft bogenförmigen Rande endet. Von jener Stelle an, welche die geringste Breite hat, ist die Platte nach der Fläche der erstern obern Biegung entgegengesetzt, stark gebogen, so zwar, dafs diese Biegung der Augengrube entspricht, wodurch ein Hervorziehen des Augenlides vermieden wird.

Das untere Ende ist wie eine sehr seichte Rinne gestaltet, und besitzt einen dünnen aber stumpfen Rand.

5) Der Augenlidhalter für das untere Augenlid bei *Richter* (Thl. 3. Tab. 1. Fig. 3.) besteht aus einer silbernen Platte, ungebogen $2\frac{1}{2}$ Zoll lang und von verschiedener Breite. Die obere Breite mifst 3 Lin., wird aber gegen die Mitte der Plattenlänge durch die Convexität der Ränder breiter, nimmt dann wieder an Breite ab, und endigt mit einer gleichbreiten Fortsetzung. Die Gegend der gröfsten Breite ist von einem ovalen, in der Mitte liegenden Loche durchbrochen. Das obere Plattenende ist nur in der Fläche ein wenig, das untere aber stark auf die andere Seite umgebogen.

6) Ein anonymer Augenlidhaken besteht aus der Verbindung eines silbernen Plättchens mit einem Gewichte, mittelst einer zwischenhängenden silbernen Kette. Das Plättchen ist gestreckt abgedacht, 16 Lin. lang, an einem Ende gerade abgeschnitten, 4 Lin. breit, wird gegen das untere breiter, dann wieder schmäler, endlich abgerundet. Dieses abgerundete Ende ist umgebogen, so zwar, dafs zwischen dem $2\frac{1}{2}$ Lin. hohen und dem Hauptplättchen ein 2 Lin. grofser Zwischenraum entsteht. Alle Ränder dieses Plättchens, besonders jene des umgebogenen Endes sind sorgfältig abgerundet, und so wie das Ganze geschliffen. Am gerade entgegengesetzten Ende ist eine schmale, durch die ganze Breite gehende Spalte, die von dem Rande nur $\frac{1}{3}$ Lin. weit entfernt ist, durch welche Entfernung ein Stab gebildet

wird, an dem die beiden Ringe eines 6 Zoll langen silbernen Kettchens befestigt sind. Das an diese Kette anzuhängende Gewicht ist etwa 2 Loth schwer, und bildet eine eiserne abgerundete Platte von zierlicher Form (ein gestieltes Oval), an deren schmalem Ende ein bewegliches Häkchen zum Anhängen angebracht ist.

7) Diesem ähnlich ist jener bei *Ens* (Tab. 5. Fig. 19.). Er unterscheidet sich von dem beschriebenen durch das obere Ende, welches in zwei platte, 7 Lin. von einander entfernte umgebogene Zinken ausläuft. Sein Unterende ist mit dem angehängten Gewichte durch ein Band vereinigt.

8) *Pellier's* Augenlidhalter (bei *Richter, Scarpa, Savigny, Rudtorffer*) hat vor allen übrigen den Vorzug, dafs er die zweckmäfsigste Form und Leichtigkeit besitzt und das Auge am wenigsten belästigt. Er besteht aus Silberdraht, in Form einer Schlinge, welche im nicht gebogenen Zustande gegen 5 Zoll lang erscheinen würde, gebogen aber etwa 2½ Zoll lang ist, aus zwei parallel laufenden geraden, etwa 5—8 Lin. von einander entfernten Drahtstäben besteht, welche oben und unten zirkelförmig in einander verlaufen und ein Ganzes bilden.

Beide Enden dieser Schlinge sind nach den entgegengesetzten Seiten mehr oder weniger gebogen, und erhalten dadurch die Gestalt eines Hakens.

9) *Assalini's* Verbesserung des *Pellier*'schen Augenlidhalters (*v. Gräfe's* Journ. 2r Bd. 2s Heft), zeichnet sich aus durch die eigenthümliche Art das obere Augenlid damit zu heben und offen zu halten, indem die sehr grofse Empfindlichkeit der Bindehaut, des Augenlides und des Augapfels in der Falte, welche der Haken berührt, durch die Anwendung des *Pellier*'schen und jedes andern Augenlidhalters bis zum höchsten Schmerze gesteigert wird. *Assalini* aber, um diesen Nachtheil zu heben, ohne den Nutzen des Instrumentes, das obere Augenlid damit gehörig eröffnen zu können, zu vernachläfsigen, hat den *Pellier*'schen grofsen Haken um das Dreifache verkleinert, und nur so grofs gemacht, dafs er eben den knöchernen Supraorbitalrand umfafst. Bei der Anwendung bringt er diesen kurzen und schwach gekrümmten Haken nicht unter das

obere Augenlid, sondern setzt ihn gegen den Tarsalrand desselben und schiebt das Augenlid mit jenem so gegen den knöchernen Supraorbitalrand, dafs es zugleich vom Augapfel entfernt wird. Indem nun das auf diese Art gefafste Augenlid gegen den genannten Rand des Stirnbeins angedrückt wird, wird das Auge eben so sicher gehalten, als durch den unter dasselbe gebrachten Haken.

Synon. Augenlidgriffel. Lat. *Tenaculum palpebrae.*

II. Die Augenspiegel sind bestimmt, ein Augenlid von dem andern entfernt, und so das Auge während einer Operation an demselben offen zu halten. Es giebt deren eine Menge, doch keiner davon ist heute mehr im Gebrauch. *Fabricius von Aquapendente* ist der Erfinder dieses Instruments. Bei *Scultet* (Tab. 8. Fig. 5.) besteht dasselbe in einem nicht ganz kreisrunden, aufrechtstehenden, oben offenen Ring von Messing oder Blei, in Verbindung mit einer Handhabe von gleichem Metalle. Etwas feiner gearbeitet, mehr geöffnet, und an beiden Enden mit ovalen Knöpfen versehen, findet man es bei *Garengeot.*

Petit's Augenspiegel (*Petit* Tom. 1. pl. 17. fig. 1.) besteht aus zwei vierkantigen, am Hinterende vereinigten Stangen, welche von einander federn, sobald der äufserlich angebrachte verschiebbare Ring sie nicht zusammenhält.

Beide Stangen haben vom Hinterende an $3\frac{1}{2}$ Zoll weit eine gerade Richtung, biegen sich dann fast unter einem rechten Winkel rückwärts, und steigen abermals empor, jedoch halbkreisförmig gegeneinander, wodurch bei ihrem Schlusse ein Kreis von 11 Lin. im Durchmesser entsteht. Die halbkreisförmigen Enden sind glatt und dünn, und die geraden im Durchschnitte ein Quadrat. Die ganze Länge des Instruments beträgt 5 Zoll.

Dieser Augenspiegel wurde späterhin in der Art verbessert (*Bell* Thl. 3. Taf. 3. Fig. 29. — *Scarpa* pl. 10. pag. 320. Fig. B. — *Perret* pl. 120. Fig. 13. 14.), dafs man die kreisförmigen Enden in runde Stangen verwandelte, die dem Auge weniger beschwerlich fielen, als eckige Plattenstücke. Auch bekam bei der Gelegenheit der Handgriff eine grössere Breite, wurde zur Seite gespalten, und zum Durchgange eines Schiebers eingerichtet. Der Schieber ist ein Metallstück, welches sich innerhalb der Spalte bewegt, und an beiden Enden Knöpfe besitzt, die sein Verschieben erleichtern. Die Handgrifftheile dieses Augenspiegels sind am Hinterende bogenförmig vereinigt.

Ein ähnlicher Augenhalter befindet sich mit runden, schwachen Stangen und verschiebbarem Ring bei *Heuermann* (*Heuermann* Thl. 3. Taf. 7. Fig. 7. — Thl. 2. Taf. 7. Fig. 6.). Ein Metallstab 2 Lin. im Quadrat stark, ist durch eine, bis nahe an das Ende fortgehende Spalte, in zwei Theile getheilt, die sich von einander federn. Das solide ungespaltene Ende desselben, ist mit dem Scheitel eines 8 Lin. im Durchmesser haltenden zirkelrunden Ringes fest vereinigt, wo sich hingegen aus dem entgegengesetzten Ende eines jeden der zwei federnden Theile, abermals zwei Stäbe bilden, welche von einander abgebogen einen Kreis beschreiben, dessen Durchmesser 7 Lin. beträgt. Die letztgenannten Stäbe sind rund und paarweise durch einen halbkreisförmigen, dünnen Rand mit abgerundeten Enden verschlossen. Für die Näherung der federnden Stangen des Hauptkörpers, und mithin auch jener der Halbkreisstücke, ist durch einen, am Hauptstabe verschiebbaren Ring gesorgt. Der Metallstab ist bis zum Stücke, wo er sich in vier Stäbchen theilt, gleich stark, $2\frac{1}{2}$ Zoll lang. Seine ganze Länge bis zum Ende der Stäbchen, beträgt 4 Zoll. Der Durchmesser des Zirkels an den Stäbchen 10 Linien.

Heuermann empfiehlt diese Art Augenspiegel, weil sie gerade von vorne auf den Augapfel gesetzt werden können, die Augenlider dann zurückschieben, und den Augapfel wohl befestigen, daher sie auch bei der Heilung der Flecken an der Hornhaut, Unterbindung der Geschwülste und Eröffnung der Abscesse zu gebrauchen seyen. —

Ein anderer Augenspiegel bei *Heuermann* besteht aus zwei gleichgebauten runden Stäben von 5 Zoll Länge, welche an dem einen Ende einander berühren, und durch einen kugelförmigen Ansatz vereinigt sind, von da an auswärts, aber in gerader Richtung fortlaufen, und endlich durch eine sanfte Zirkelbiegung sich wieder etwas nähern. Sie sind am letzteren Ende dünner, und um die gebogenen Theile, welche, wenn ihre Enden sich berühren, eine ovale

Oeffnung zwischen sich frei lassen, gegen einander zu bewegen, findet sich am geraden Theile ihrer Länge ein runder Schiebring.

Miller's Augenspiegel (*Bell* Thl. 3. Taf. 2. Fig. 22. 25. — *Ens* Taf. 4. Fig. 19. 21.), welcher als sicher und bequem von *Bell* empfohlen wird, ist folgender:

Ein platter, $3\frac{1}{4}$ Zoll langer, am hintern Ende abgerundeter Griff verlängert sich in einen $2\frac{1}{4}$ Zoll langen, nach vorn zu immer schwächer werdenden Stiele, an dessen um $\frac{1}{2}$ Zoll seitlich gebogenem Vorderende ein zirkelrunder Ring von 9—10 Lin. im äufsern Durchmesser befestigt ist. Der Ring ist etwa $\frac{3}{4}$ Lin. stark, und hat die Richtung des nicht gebogenen Theils des Stieles. Jener Seite entgegengesetzt, nach welcher der Stiel gebogen ist, befindet sich an der ganzen vordern Hälfte des Ringes, ein auswärts gebogener Schirm von 3 Lin. Breite und rundem Rande, der zwischen dem Ringe einen hohlen Raum für das Augenlid läfst.

Savigny (Tab. 16. A. Fig. 1. 2. 3.) zeigt dieselbe Einrichtung mit dem Unterschiede, dafs der Ring vorn breiter, und durch eine, in seiner vordern Hälfte angebrachte Höhlung, der Schirm entbehrlich wird.

Beeguets Augenspiegel (Enc. méth. pl. 39. Fig. 7. 10.) hat mit dem des *Miller* viel Aehnlichkeit. — In einem länglich birnförmigen Hefte von Holz, Horn oder Bein ist ein runder $2\frac{1}{4}$ Zoll langer, 1 Lin. starker Stab festgesetzt, der anfangs gerade, dann in der Gegend, in welcher er die Nase übersteigt, convex gebogen ist. Ein Ring, der 8 Lin. im äufsern, und 6 Lin. im innern Durchmesser mifst, besitzt in seinem Umkreise 3 Flügel, deren zwei einander entgegenstehen und frei sind, der dritte aber sich zwischen beiden befindet, und als Vereinigungsmittel mit dem Stiele dient. Diese Flügel sind 3 Lin. breit, ebenso lang, am Ende abgerundet, und vom Ringe seitwärts gebogen, so dafs zwischen ihnen und dem Ringe die Ränder der Augenlider Raum finden, und gehindert werden das Auge zu bedekken. Das Instrument ist von Silber oder Gold zu verfertigen.

Synon. Lat. *Speculum oculi, Ophthalmostatus.* Franz. *Ophthalmostat, Dilatatoire des paupières.* Kr — lz.

AUGENLIDERHIRSEKORN. Schon *Paul Aegineta* (L. VI. C. 6.) und *Galen* (in Definit.) verstanden unter Chalazion, Chalazosis u. s. w. jene kleine, runde, bewegliche, harte, weifse und etwas durchsichtige Knötchen, welche einem Hirsekorn an Gestalt ähnlich, am obern und untern Augenlide vorkommen, und wie das Gerstenkorn (*hordeolum*) meistens blos örtliche Uebel sind, doch oft auch den Grund ihres Entstehens in Unreinigkeiten der ersten Wege, namentlich in gallichter Schärfe, haben. Von dem Gerstenkorn unterscheiden sie sich durch ihre runde Gestalt und Durchsichtigkeit.

Es gibt zweierlei Arten Hirsekörner, eine grofse, welche einzeln, und eine kleine, welche auf dem Augenlide, wie Körnchen, zerstreut stehen. Die kleine Art erfordert, aufser der Oeffnung mittelst einer Nadel und Ausdrückung der Materie, selten andere Hülfe, da sie auch keine Beschwerde verursacht. Die grofse, welche zuweilen beschwerlich wird, schafft man am zweckmäfsigsten durch Ausschälung weg, doch kann man zuvörderst versuchen, durch erweichende Umschläge die Eiterung zu befördern. Hierzu dient ein Brei aus den Spec. emollient. und Semmelkrumen mit Wasser oder Milch gekocht, dem man etwas Honig zumischt; ist die Geschwulst schon etwas verhärtet, so räth man das Auflegen einer Salbe aus 4 Loth gebratenem Aepfelmark und 8 Loth Safran. Sobald die Geschwulst ganz erweicht ist, wird sie geöffnet, gereinigt und zugeheilt. Stehen Unreinigkeiten der ersten Wege damit in Verbindung, so werden Evacuantia zugleich angewendet.

Synon. *Chalazium, Chalaza, Chalazosis, χαλαζα, χαλαζιον, καλαζων, χαλαζωσις.* Hagelkorn am Augenlide. Franz. *Chalasie, la grèle,* Engl. *A swelling, Hailstone,* Holl. *Een Strontje.*

Litteratur.

J. G. Bernstein's Practisches Handb. für Wundärzte nach alphabet. Ordnung u. s. w. Art. Chalazia.

Dict. des sciences médical. Art. la grèle. Gü — r.

AUGENLIDERKNORPELVERSCHRUMPFUNG. Die Verschrumpfung des Knorpels ist eine der ältesten Krankheiten, welche das Augenlid befallen können, da sie sowohl für dieses selbst, als auch für den Augapfel die nachtheiligsten, schwer oder gar nicht zu beseitigenden Folgen bringt. Sie erstreckt sich entweder über den ganzen oder nur über einen Theil des Knorpels, und verursacht gewöhnlich Einwärtskehrung des Ciliarrandes, wodurch Entzündung und Geschwüre der Bindehaut und die mannigfachsten Verdunkelungen der Hornhaut herbeigeführt werden.

Die häufigste Ursache des Uebels ist langdauernde Entzündung der Augenlider; bei weitem seltener entsteht es nach Wunden der Knorpel, die man sonst am mehrsten anklagte, die aber, wenn sie nicht gequetschte und mit Verlust eines Theils der Haut des Knorpels verbundene sind, nicht leicht Verschrumpfung herbeiführen, wie die neuerdings zur Heilung mancher Ectropien häufig angewendete Ausschneidung eines Stückes des Tarsus und einige andere Operationen darthun. Durch solche Entzündung aber, welche auch die Haut und Substanz des Knorpels ergreift, wird er erweicht und dehnbar, und erlaubt entweder die Bildung von Ectropien, oder nimmt bei seinem Wiederfestwerden eine nachtheilige Form an und veranlafst Entropium.

Die Prognose geht aus dem anfänglich Gesagten hervor. Hinsichtlich der Behandlung läfst sich am mehrsten vorbauungsweise thun, durch zweckmäfsige Behandlung und baldige Beseitigung der Entzündung; ist aber einmal Verschrumpfung erfolgt, so kann man, so lange das Uebel noch neu und der Knorpel nicht zu sehr erhärtet ist, versuchen, ihm eine regelmäfsige Gestalt dadurch wieder zu verschaffen, dafs man täglich mehrere Male eine dünne Hornplatte unter das Augenlid schiebt, und es auf derselben mit einem Finger streicht. Das alte Uebel unschädlich zu machen, vorzüglich wenn es Ectropium veranlafst hatte, empfahl *Saunders* die Ausschälung des Knorpels, welche Operation zwar nicht schwierig ist, aber doch oft eine sehr schlechte Form und Verkürzung des Augenlides zurückläfst. *Saunders* ging dabei folgendermafsen zu Werke: nachdem eine dünne convexe Horn- oder Silberplatte so unter das obere Augenlid geschoben worden ist, dafs ihre convexe Fläche der concaven desselben entspricht, wird dasselbe auf ihr angespannt, und unmittelbar hinter den Wurzeln der Wimpern, von dem Thränenpuncte an bis zum äufsern Augenwinkel, ein Schnitt durch die äufsere Haut und den Schliefsmuskel des Augenlides geführt. Die äufsere Fläche des Tarsus wird sodann bis an den Orbitalrand desselben sorgfältig lospräparirt, und nun die Conjunctiva dicht an seinen Rändern durchgeschnitten, wobei nur die Sorgfalt zu gebrauchen ist, dafs man den Thränenpunct nicht verletzt. Die Nachbehandlung ist noch einfacher als die Operation, indem gar kein Verband nöthig ist, sondern nur eine leichte Bedeckung des Auges, um das unangenehme Ansehen zu verbergen. Nach wenigen Tagen stellt sich Vereinigung zwischen dem Schnitte der Hautbedeckungen und der Bindehaut ein, und die Aufhebung des Augenlides geht nach *Saunders* Angabe eben so gut wie früher, nur etwas weniger vollständig, von statten. — Wenigstens in Fällen gänzlicher Verunstaltung ist diese Operation anwendbar. Gegen theilweise Verschrumpfungen kann auch theilweise Ausschneidung vorgenommen werden, und gegen die, welche besonders den Rand des Lids nach innen wenden, werden mehrere andere Operationen angezeigt seyn, dergleichen *Scarpa*, *Schreger*, *v. Gräfe*, *Jäger* u. m. a. gegen Entropium und Trichiasis anempfohlen haben. Siehe diese Leiden. Beim untern Augenlide gilt mit geringen Modificationen dasselbe, was von dem obern angegeben worden ist.

Synon. *Corrugatio tarsi.* Franz. *Corrugation du tarse ou du peigne.* Engl. *Corrugation of the tarsus.* R — s.

AUGENLIDERKRÄTZE, Augenkrätze. In früheren Zeiten bezeichnete man mit diesem Namen fast alle Entzündungen der Augenlider, besonders solche, welche mit Absonderung eitriger Stoffe vergesellschaftet waren, und zu Verklebungen der Ränder derselben Anlafs geben. Von manchen nicht scharf sondernden Aerzten geschieht dies leider noch jetzt. Schon die Etymologie leitet uns aber auf einen eingeschränkteren Gebrauch dieses Namens, der nun um so leichter ist, da der Scharfsinn neuerer Aerzte die verschiedenen Krankheitsformen genau gesichtet und passend benannt hat. Man bezeichnet daher jetzt mit Augenliderkrätze nur denjenigen entzündlichen Zustand der Augenlider, welcher in Folge von mechanisch oder dynamisch dahin übertragener Krätze oder anderen Ausschlägen entstanden ist. Nach *Willan* und *Bateman* sind vorzüglich schuppige und pustulöse Ausschläge dazu geeignet. *Beck* (Handb. der Augenheilk. S. 81.) glaubt, dafs wirkliche materielle Uebertragung von Krätzstoff nicht wohl Veranlassung zu diesem Uebel geben können, da dieser nur die Bedeckungshaut als fruchtbringenden Boden anerkenne, und der bei der Psorophthalmie vorhandene Eiter keine ansteckende Kraft äufsere, welches letztere der Verf. dieses Artikels jedoch bezweifelt, vorausgesetzt nämlich, dafs von Uebertragung auf Augenlider die Rede ist.

Kenntlich macht sich diese Entzündungsform durch Röthung des Augenlidrandes, die sich von da aus weiter über die Augenliderbindehaut verbreitet, auch bisweilen, jedoch nach langem Widerstande, auf die des Augapfels übergeht, durch kleine Bläschen, auf dem Rande und der inneren Fläche der Augenlider, die bald bersten und in schnell um sich fressende Geschwürchen ausarten, und durch ein fortgehendes brennendes Jucken, welches dabei den Kranken belästigt. Die aus den Geschwüren abgesonderte jauchige Flüssigkeit giebt zu neuem Reize, zu Verklebung und Incrustirung der Ränder der Augenlider Veranlassung. Bei lange dauerndem Uebel gehen die Wimpern mehrentheils verloren, und man hat auch Verunstaltung und Verschrumpfung des Knorpels, so wie Verhärtung und schwielige Aufwulstung der Augenlidränder und Zerfressung der Commissuren daraus entstehen sehen.

Ueber die Ursachen des Uebels ist schon im Eingange des Artikels gesprochen worden, und es scheint nur noch hinzuzufügen zu seyn, dafs diese Krankheit auch bisweilen da gefunden wird, wo ein ausgebildetes Krätz- oder Flechtenleiden nicht vorhergegangen ist, sondern nur als im Körper schlummernd angenommen werden kann, und wo uns also die Art und Weise der Krankheitserscheinungen an den Augenlidern lediglich auf die richtige Erkenntnifs leiten mufs.

Aus dem Angeführten geht hervor, dafs bei Behandlung dieses Uebels, ein besonderes Augenmerk auf die im Körper schlummernde Krankheitsanlage zu richten sey. Neben den übrigen aus der speciellen Therapie bekannten Mitteln, haben sich besonders Schweifs- und Urintreibende und Abführmittel nützlich gezeigt. Oertlich leisten Sublimatwaschungen gute Dienste, vorzüglich aber zeichnen sich das rothe oder weifse Quecksilberpräcipitat, allein oder in Verbindung mit Zinkblumen, in Salbenform aus, so wie bei alten hartnäckigen Fällen die verdünnte *Desault*'sche, *Janin*'sche oder gelbe Quecksilbersalbe, ein bis zwei Mal täglich, an Menge so viel eine halbe Linse beträgt, auf den Augenlidrand gestrichen.

Synon. *Psorophthalmia* von ψώρα, Krätze und ὀφθαλμία. Franz. *Gale des paupières.* Engl. *Psoropthalmia, itch of the eyelids.*

R — s.

AUGENLIDERKRAMPF, *Blepharospasmus.* Unter Augenliderkrampf versteht man eine gewaltsame, vom Willen des Kranken unabhängige Zuschnürung der Augenlider. Es kommt dieses Uebel in verschiedenen Graden vor. Der leichtere Grad besteht in einem unwillkührlichen, öfters sich wiederholenden Blinzeln (*nictitatio*). In diesem Fall werden nur einige Fasern des Schliefsmuskels von Zuckungen und clonischen Krämpfen befallen. Wird der ganze Schliefsmuskel krampfhaft zusammengezogen, so sehen wir den gröfseren Grad des Augenliderkrampfes, und derselbe hat mehr die tonische Form, denn der krampfhafte Zustand ist viel anhaltender. Immer ist mit dem Augenliderkrampf gröfsere oder geringere Lichtscheu verbunden. Wenn der Grad des Uebels bedeutender ist, so erscheinen meistens die das Auge umgebenden Gesichtstheile verzerrt, und der Kranke ist nicht im Stande, die Augenliderspalte zu öffnen. Nicht selten sind auch lästige Lichtentwickelungen und ein pressender Schmerz des Augapfels zugegen, welche Erscheinungen von dem durch die Zuschnürung bewirkten Druck herrühren. Läfst endlich zuweilen der Krampf nach, so dafs die Augenlider einigermafsen von einander entfernt werden können, so fliefst ein Strom von Thränen aus dem Auge. Vermehrte Thränenabsonderung und Lichtscheu, dauern gewöhnlich auch nach dem gänzlichen Verschwinden des Krampfes noch eine Zeit lang an.

Die Ursachen des Augenliderkrampfes sind sehr verschieden. Man bemerkt ihn nicht selten als symptomatische Erscheinung bei hysterischen und hypochondrischen

Personen. Auch im Gefolge anderer Nervenübel erscheint er bisweilen. Am häufigsten aber ist er complicirt mit andern Augenkrankheiten. So entsteht er zugleich mit den Symptomen eines gereizten Zustandes des Auges nach dem Einfallen fremder Körper. Eben so stellt er sich oft während des Verlaufes mancher Augenentzündungen, zumal der scrophulösen Augenliderdrüsen- und äufsern Augapfelentzündung, bei sehr reizbaren Subjecten, ein.

Die Vorhersage dieses krankhaften Zufalls ist nicht ungünstig, denn wie lästig er dem Kranken auch seyn mag, so ist er doch nie gefahrdrohend und verschwindet wohl auch häufig von selbst. Wenn indessen die Ursache nicht gehoben wird, so kehrt er sehr leicht wieder. Deswegen verdienen die Ursachen des Augenliderkrampfes überall die genaueste Aufmerksamkeit. Diesemnach ist es einleuchtend, dafs die Vorhersage da am vortheilhaftesten gestellt werden kann, wo in das Auge gedrungene fremde Körper den Krampf hervorrufen. Sollten jedoch diese fremde Körper zugleich eine Verletzung der Gebilde des Augapfels hervorgebracht haben, so versteht es sich von selbst, dafs die entstandene Verletzung die besondere Berücksichtigung des Arztes erheische und die Prognose wesentlich modificiren müsse. — Weniger günstig ist die Vorhersage desjenigen Augenliderkrampfes, der während des Verlaufes einer Augenentzündung zum Vorschein kommt. Einerseits sind in Fällen der Art, weil die Entzündung meistens scrophulöser Natur ist, wiederholte Rückfälle der Entzündung sowohl als des Krampfes zu besorgen, andrerseits aber können bei ungünstigem Ausgang des entzündlichen Uebels mancherlei organische Fehler des Auges bedingt werden. Ist der Augenliderkrampf Symptom verschiedener Nervenkrankheiten, so kehrt er mit den Anfällen derselben gewöhnlich wieder.

Das Heilverfahren wider den Augenliderkrampf mufs ganz vorzüglich so eingeleitet werden, dafs die ihn hervorrufende Ursache beseitiget werde. Wo er also Symptom einer anderen Krankheit ist, mufs diese gehörig behandelt werden. Ist er complicirt mit einer Augenentzündung, so wird ebenfalls gegen diese die nöthige Behandlung eingeschlagen, doch so, dafs, besonders wenn innerliche Mittel erforderlich wären, diese mit Berücksichtigung des Augenliderkrampfes ausgewählt, oder mit sogenannten krampfstillenden Mitteln nach Thunlichkeit verbunden werden. Wäre ein in das Auge gefallener fremder Körper zugegen, so ist allerdings die wesentlichste Indikation denselben auf die gehörige kunstgemäfse Art zu entfernen. Damit dieses aber geschehen könne, mufs vorher der Krampf durch eine zweckmäfsige symptomatische Behandlung einigermafsen gehoben werden. Dieses symptomatische Verfahren ist auch in allen jenen Fällen mit Nutzen anzuwenden, wo es nicht durch die Beschaffenheit der gleichzeitig gegenwärtigen Krankheit contraindicirt ist. Es besteht dieses Verfahren darin, dafs vorerst der Einflufs des Lichtes durch Verdunkelung des Zimmers, und nöthigenfalls durch einen entsprechenden Verband abgehalten und überhaupt jeder Reiz vom Auge entfernt werde. Reicht man mit diesem negativen Verfahren nicht aus, so werden nach *Beer's* Rath erweichende und narkotische Breiumschläge warm auf das Auge gelegt und fleifsig erneuert. Ist der Augenliderkrampf hartnäckiger, so müssen Blasenpflaster, selbst Aetzmittel hinter das Ohr gesetzt und nebenbei krampfstillende Klystiere mit Asand, Opium u. s. w. angewendet werden. Erfolgt die erwünschte Erleichterung dennoch nicht, so reicht man innerlich nervenbesänftigende, krampfstillende Arzeneien. — Wäre nach Verminderung oder Beseitigung des Augenliderkrampfes noch ein fremder Körper aus dem Auge zu entfernen, so müfsten die hiezu nöthigen Handgriffe nur bei einem sehr mäfsigen Lichtgrad verrichtet werden, indem widrigenfalls der Krampf sofort zurückkehrt. F — i.

AUGENLIDERKRANKHEITEN (im Allgemeinen). Als aus mehreren, verschiedenartigen Gebilden zusammengesetzte Theile, können die Augenlider auch von sehr verschiedenartigen Krankheiten ergriffen werden. Bald leiden sie mehr oder weniger in ihrer Totalität, bald sind nur einzelne integrirende Theile derselben krankhaft afficirt. Bei dem grofsen Nutzen, den die Augenlider als schützende und reinigende Decke für den Augapfel haben, sind Krankheiten derselben selten ohne nachtheilige Folgen für diesen, abgesehen von der Entstellung des Antlitzes, welche fehlerhafte Zustände derselben meistens mit sich führen, und von der Verbindung, in welcher Krankheiten derselben entweder gleich anfangs mit allgemeinen krankhaften Zuständen stehen oder späterhin treten.

Die Ursachen der Augenliderkrankheiten sind bei dem zusammengesetzten Baue dieser Theile, wodurch sie für sehr verschiedenartige Einflüsse empfänglich werden, und bei der grofsen Mannigfaltigkeit der äufseren schädlichen Einflüsse, sehr zahlreich und verschiedenartig. Es können mechanische Gewaltthätigkeiten seyn, oder chemisch einwirkende Schädlichkeiten, oder dynamische Reize, welche einen entzündlichen Zustand in den Augenlidern hervorbringen, als dessen näher oder entfernter liegende Folgen sehr viel der als besondere Krankheitsformen aufgeführten krankhaften Zustände dieser Theile zu betrachten sind.

Die Unterscheidung der verschiedenen Gebilde, aus denen die Augenlider zusammengesetzt sind, ist besonders erforderlich, um eine Uebersicht der mancherlei Krankheiten dieser Theile zu gewinnen. Ihre äufsere Decke ist eine Fortsetzung der allgemeinen Bedeckungen; unter derselben liegen die Muskelfasern des Orbicularis palpebrarum und des Levatoris palpebrae superioris; zu diesen Theilen gehen zahlreiche Gefäfsverzweigungen, besonders der, aus der Art. ophthalmica entspringenden Art. communis palpebrarum und Nervenäste aus dem Oculi motorius, dem Trigeminus und Facialis; die feste Grundlage jedes Augenlides bildet eine eigenthümliche geformte Knorpelscheibe, der Tarsus, dessen innere Fläche sodann von der Conjunctiva palpebrarum überzogen ist, welche zwar als eine Fortsetzung der äufseren Haut betrachtet werden mufs, jedoch eine ganz besondere und eigenthümliche Beschaffenheit an den Tag legt. In derselben, nahe an den Augenlidrändern, liegen die in senkrechte Reihen geordneten, Schleim absondernden Meibomschen Drüsen, und der Rand selbst eines jeden Augenlides ist mit einer einfachen Reihe kurzer und nach aufsen gebogener Haare, den Wimpern, besetzt. Aufserdem kömmt auch noch das an der äufseren und inneren Commissur der Augenlider befindliche, und zur Befestigung derselben

derselben in ihrer normalen Lage dienende Ligamentum palpebrale externum und internum in Betracht.

Hiernach sind nun folgende Krankheitsformen, als den Augenlidern eigenthümlich, zu unterscheiden: 1) Krankheiten, bei denen mehr oder weniger das ganze Augenlid in Betracht kömmt. Es kommen Wunden derselben vor, die einfache Trennungen des Zusammenhanges oder mit Quetschungen verbunden seyn können, bald mehr, bald weniger tief eindringen oder selbst ganz durchdringen, entweder eine senkrechte oder horizontale oder schräge Richtung haben, und hiernach bald ein trockenes oder blutiges Heften, bald eine gute Eiterung und dadurch die Heilung bewirkendes Verfahren erfordern (s. Augenverletzungen). — Eine, besonders am oberen Augenlide zuweilen angeboren vorkommende, senkrechte Spaltung, mit vernarbten Rändern, wird Coloboma genannt (von *κολοβόω, mutilo, decurto*). — Wie an anderen Theilen, so können auch an den Augenlidern Geschwüre von verschiedenem Charakter entstehen, die zuweilen mit fistulösen Gängen in der Substanz der Augenlider hinlaufen. — Nach Quetschungen eines Augenlides, oder nach öfters wiedergekehrten Entzündungen desselben entsteht zuweilen eine harte, unbewegliche Geschwulst, entweder von derselben Farbe, wie die übrige Haut, oder mit varicösen Gefäfsen besetzt (*Scirrhus palpebrae*). Sie ist als ein noli me tangere zu betrachten, indem sie sonst leicht aufbricht und in krebshaftes Geschwür übergeht (*Cancer palpebrae*). Manchmal entsteht dieser auch ohne vorhergegangenen Scirrhus, aus kleinen warzenähnlichen Auswüchsen, der sogenannten Papula rebellis u. s. w., oder es geht der Hautkrebs von einer benachbarten Parthie des Gesichts aus und verbreitet sich bis zu den Augenlidern. Bleibt das Uebel sich selbst überlassen, so werden auch die tiefer liegenden Weichgebilde, so wie die Knochen in gröfserem oder kleinerem Umfange ergriffen, der Augapfel geht verloren, und der Tod ist die endliche Folge. Meistens ist nur palliative Hülfe möglich gewesen; doch hat man ganz im Anfange, noch kleine krebshaft entartete Theile der Augenlider mit Erfolg ausgeschnitten. — Bei schmutzigen Menschen, bei solchen, die an irgend einer Dyskrasie leiden, in bösartigen Fiebern

u. s. w., entstehen zuweilen, besonders auf dem oberen Augenlide, mit Entzündung verbundene Furunkeln, welche in Brand übergehen und Carbunkeln werden, indem sich gewöhnlich auf der dunkelrothen Geschwulst kleine aschfarbene Bläschen zeigen, die sodann aufbrechen, und worauf schnell eine, brandige Jauche enthaltende Grube einfällt. Die Behandlung des Uebels, welches nicht selten einen Substanzverlust des Augenlides nach sich zieht, mufs theils mit inneren, dem allgemeinen Zustande angemessenen, theils mit äufseren antiseptischen und gute Eiterung befördernden Mitteln geschehen. — Zwei andere, einander entgegengesetzte Krankheiten der Augenlider hat man mit den Namen Blepharoptosis und Hasenauge, Lagophthalmos belegt. Bei der Blepharoptosis (von *βλεφαρον* und *πιπτο*, ich falle) ist das obere Augenlid herunterhängend und der Kranke aufser Stande, dasselbe gehörig in die Höhe zu heben. Das Uebel kann herrühren von einer Lähmung des Levators (Atoniatonblepharon), und ist manchmal nur ein Theil einer allgemeiner verbreiteten Lähmung, wie bei der Apoplexie, oder es wird hervorgebracht durch einen Ueberflufs von Haut am Augenlide, oder durch Geschwülste und ähnliche Uebel, welche das Augenlid ungewöhnlich schwer machen. Im ersten Falle ist die Heilung durch reizende, spirituöse, ätherische und ähnliche Mittel, örtlich angewendet, zu bewerkstelligen, oder nach *Joh. Ad. Schmidt* durch ein Cauterium (aus Lap. caust.) zwischen dem Winkel des Unterkiefers und dem Processus mastoideus gelegt. Ist das Uebel Symptom eines allgemeineren Leidens, so sind die hiergegen erforderlichen Mittel anzuwenden. — Im letzten der genannten Fälle ist chirurgische Hülfe erforderlich, bestehend in der Wegnahme der überflüssigen Haut, der vorhandenen Geschwülste u. s. w. — Bei dem entgegengesetzten Fehler, dem Lagophthalmos (von *λαγος*, der Hase, und *οφθαλμος*) ist der Kranke umgekehrt nicht im Stande, das kranke Auge völlig zu schliefsen; dasselbe steht wenigstens zum Theil unbedeckt, der Einwirkung des Lichtes und der Luft fortwährend offen, wodurch entzündliche Zustände mit ihren Folgen, Verdunkelung der Hornhaut u. s. w. hervorgebracht werden können. Meistens liegt der Fehler am oberen, seltener am unteren Augenlide. Oft liegt ein Krampf des Levators (Lagophthalmus spasticus, s. unten), oft auch eine Verkürzung der äufseren Augenlidhaut durch schlechte Narben, oder ein Substanzverlust durch Geschwüre u. s. w. zum Grunde. Die Heilung mufs im ersten Falle durch krampfstillende, erschlaffende Mittel, im letztern durch ein operatives Verfahren bewirkt werden.

Die Verwachsung beider Augenlider mit einander stellt das Anchyloblepharon (von ἀγκυλη, Verwachsung, und βλεφαρον), und die Verwachsung der Augenlider mit dem Augapfel des Symblepharon (Prophysis, Enothes) dar. Beide Fehler sind meist Folgen vorhergegangener Entzündung, und können nur durch eine chirurgische Operation gehoben werden.

Endlich können noch zu den das Augenlid im Ganzen betreffenden Krankheiten gerechnet werden: das Ectropium und das Entropium (von ἐκ, ἐν und τρεπω, ich wende, kehre). Bei dem Entropium, welches am häufigsten am oberen Augenlide vorkömmt, ist der Rand des Augenlides nach innen gewandt, wobei besonders die dadurch verursachte Reizung des Auges durch die Wimpern gefährlich wird (S. Trichiasis). Eine Verkürzung der innern Haut des Augenlides, Erschlaffung und Verlängerung der äufseren, fortwährendes krampfhaftes Verschliefsen der Augenlider bei chronischen Augenentzündungen, Verunstaltungen des Augenlides durch vorhanden gewesene Geschwüre, damit in ursächlicher Verbindung stehende Verkrüppelungen des Tarsus, sind die häufigsten Ursachen. Nach Verschiedenheit derselben mufs auch das Heilverfahren verschieden seyn; entweder schneidet man die überflüssige, erschlaffte äufsere Haut weg, oder man bewirkt ihre Zusammenziehung und Verbindung durch Aetzen mit concentrirter Schwefelsäure, oder durch vorsichtiges Berühren des Augenlides mit einem heifsen Eisen u. s. w. Bei Verkrüppelung des Tarsus hat *Saunders* die gänzliche Exstirpation desselben vorgenommen.

Der entgegengesetzte Fehler, das Ectropium, welches besonders am untern Augenlide vorkömmt, besteht in einer Auswärtswendung des Randes und der inneren Fläche desselben. Es wird verursacht bald durch Verkürzung der äufseren Augenlid- und Wangenhaut, durch Narben u. s. w., bald durch Anschwellung und Entartung der Conjunctiva palpebrae, oder durch Geschwülste an der inneren Fläche des Augenlides, bald durch Lähmung des Orbicularis palpebrarum oder Vereiterung der Augenlidcommissuren (Ectropium senile). — Die Heilung mufs hiernach bewirkt werden, bald durch Ausschneidung der die Haut verkürzenden Narben, bald durch Entfernung der an der inneren Seite des Augenlides liegenden Geschwülste, oder durch Anwendung condensirender Mittel auf die aufgelockerte und entartete Conjunctiva palpebrae, bald durch spirituöse und ätherische Mittel, die den Orbicularis zu gröfserer Thätigkeit anregen. — Für gewisse Fälle hat *Adams* das Ausschneiden eines dreieckigen Stückes aus dem Augenlidrande, nahe am äufseren Augenwinkel, empfohlen und mit Erfolg angewendet.

2) Als Krankheiten der äufseren Augenlidhaut und des darunter liegenden Zellgewebes insbesondere kommen vor: **Erysipelas** oder Oedema calidum palpebrarum; — **Oedema frigidum**; — **Sugillationen** der Augenlider; — **Emphysema palpebrarum**, welches besonders durch ein Zerreifsen der Thränenkanälchen, in Folge einer Quetschung des inneren Augenwinkels, auch wohl eines heftigen Niesens entstehen soll. — Ferner die **Psorophthalmie**, eine impetiginöse Entzündung der Augenlider, meistens mit Krätze oder einem gichtischen, scrophulösen, venerischen, herpetischen Ausschlage, mit Crusta lactea u. s. w. in Verbindung stehend und dadurch verursacht. Die Augenlider sind an ihrer äufseren, oft auch an ihrer inneren Oberfläche und an ihrem Rande, mit Ausschlagsborken besetzt, jucken und schmerzen heftig, und schwellen an, so dafs sie zuweilen das Aussehen einer aufgeschnittenen Feige bekommen (*Dasyma, Sycosis, Palpebra ficosa*). Zur Heilung sind neben der angemessenen innerlichen Behandlung, örtlich Augenwässer erforderlich aus einer schwachen Solution von Schwefelleber, von Sublimat und ähnlichen Mitteln, oder Salben aus rothem oder weifsem Präcipitat.

Andere Fehler der äufseren Augenlidhaut sind: **Rubor palpebrarum**, eine Folge von Allem, was Congestion zum Kopfe verursacht, starkem Trinken, Lucubriren, heftigem Husten, Stuhlzwang, vielem Weinen u. s. w.; — Sprödigkeit und Abschuppen der Augenlider, oft ein Begleiter vom vorigen; bei Menschen mit zarter Haut, auch durch strenge Kälte, scharfe Ostwinde veranlafst; — Milia palpebrarum, kleine, weifse Erhabenheiten auf der äufseren Haut, wie Hirsekörner, von der stockenden Hautschmiere in den Folliculis sebaceis herrührend; — Balggeschwülste der Augenlider; — Morum palpebrarum congenitum; nicht selten vorkommende Telangiectasieen auf den Augenlidern; — endlich Verrucae, unter denen zuweilen bösartige, leicht in fressende Geschwüre übergehende vorkommen. (Akrochordon.)

3) Als Krankheiten der Augenlidmuskeln sind zu betrachten: das häufige Blinzeln, Nictitatio, welches oft mit einer allgemein erhöhten Reizbarkeit des Nervensystems zusammenhängt; — der Lagophthalmus spasticus, wobei das obere Augenlid durch einen tonischen Krampf des Levators in die Höhe gehalten und das völlige Verschliefsen der Augenlider verhindert wird; — der Blepharospasmus, (von *βλεφαρον* u. *σπαω*: ich zucke, ziehe) ein krampfhaftes Verschlossenseyn der Augenlider, bald schnell vorübergehend, wenn es von vorübergehenden Ursachen erregt ist, bald auch sehr hartnäckig und lange anhaltend. In letzterem Falle hat *Schmidt* besonders das schon erwähnte Cauterium unter dem Processus mastoideus dagegen empfohlen.

4) Die Krankheiten des Tarsus sind noch am wenigsten genau und für sich untersucht. Man hat den Tarsus atrophisch und auf mancherlei Weise verkrümmt und verkrüppelt gesehen. Im Fall dadurch dem Auge gefährlich werdende Verunstaltungen der Augenlider verursacht werden, soll man ihn, nach *Saunders* Rathe, exstirpiren. Auch kleine, speckige Auswüchse sitzen zuweilen auf dem Tarsus fest.

5) Die Conjunctiva palpebrarum kann zuvörderst von Entzündung ergriffen werden, welche traumatischer Art seyn, oder mit einem catarrhalischen, rheumatischen u. a. Leiden des Auges in Verbindung stehen kann. Eine Folge solcher Entzündung ist nicht selten eine Anwulstung der Conjunctiva, wobei ihre Oberfläche eine eigenthümliche

rauhe, granulirte Beschaffenheit annimmt, und womit in der Regel eine grofse Disposition zu Recidiven der Entzündung verbunden ist. — Eine rauhe, mürbere Beschaffenheit, besonders der inneren Augenlidfläche, hat man mit dem besonderen Namen *Τραχωμα* (von *τραχυνω*, ich mache rauh) belegt. — Zuweilen bilden sich auch in der Conjunctiva der Augenlider ordentliche Fleischgewächse, Sarcomata, welche das Augenlid nach aufsen treiben, und zur Entstehung eines Ectropium's Veranlassung geben.

6) Als Krankheiten der, besonders am Rande der Augenlider liegenden Schleimdrüsen können betrachtet werden: das Gerstenkorn, Hordeolum, eine, meistens in Eiterung übergehende entzündliche Anschwellung am Rande der Augenlider, von länglichrunder Form und verschiedener Gröfse. Wenn diese, statt in Eiterung überzugehen, sich verhärtet, auch wohl an Umfange zunimmt, so nennt man sie Hagelkorn, Chalazion (von *χαλαζα*, grando). — Zuweilen treten an dem Rande der Augenlider kleine Bläschen auf (Phlychenulae, von *φλυκταινα*, pustula), von der Gröfse eines Hirsekorns, bald mit einer durchsichtigen, wasserhellen, bald mit einer dicklichen, weifsen Flüssigkeit angefüllt. Sie reizen den Augapfel, durch ihr Hin- und Herreiben auf seiner Oberfläche, und scheinen mit einem krankhaften Zustande der Meibomischen Drüsen in Verbindung zu stehen. — Sind bei einer Entzündung der Augenlider vorzüglich die Schleimdrüsen der Conjunctiva ergriffen, so nennt man die Krankheit Blepharophthalmia glandulosa oder Blepharoblennorrhoea, wegen des damit verbundenen, meistens starken Schleimflusses. Häufig findet eine Verbindung mit allgemeiner Dyscrasie, Scropheln u. s. w. Statt, wonach auch die Behandlung verschieden seyn mufs.

7) Auch die Augenwinkel sind besonderen krankhaften Zuständen unterworfen, unter denen besonders die Peribrosis (von *περίβρωσκω*, circum cado) in Betracht kömmt. Das Uebel besteht in einem geschwürigen Zerfressenseyn der Augenlidcommissuren, und kömmt öfters am innern, als am äufseren Augenwinkel vor. Es ist besonders deshalb wichtig, weil theils die Thränenröhrchen mit zerstört werden

können, theils zur Entstehung eines Ectropium's dadurch Veranlassung gegeben werden kann.

Was endlich 8) die Ränder der Augenlider und die in ihnen befindlichen Wimpern betrifft, so können die Wimpernhaare ausfallen (Psilosis, Ptilosis, von πτιλος, cui e ciliis pili periere); es können die Augenlidränder eine harte, schwielige Beschaffenheit annehmen (Tylosis, von τυλοω, callosum reddo, oder Scleriasis, von σκληριαω, duram naturam habeo; auch Pachyles oder Pacheablepharosis genannt); es können die Augenlidränder ferner von einem flechten- oder grindartigen Ausschlage befallen werden (Tinea ciliorum), oder die Wimpern nehmen eine abnorme Richtung nach innen an (Trichiasis, von θριξ, pilus), oder endlich es bildet sich neben der normalen, eine mehr oder weniger vollständige Reihe von Pseudocilien (Distichiasis, von dis, bis, u. στοιχος, ordo). Letztere beide Krankheiten, von denen die Trichiasis in der Regel mit dem Entropium verbunden ist, werden dem Augapfel besonders leicht gefährlich und sind meistens schwer zu heben. S. das Ausführlichere bei den einzelnen Augenlidkrankheiten.

Litteratur.

J. Ph. Müller, de palpebrarum affectibus. Halae. 1772. 4. (Auch in *Weitz* vollständ. Auszügen aus den besten chir. Disputat. Bd. 5.)

A. K. F. W. Jung, praes. *v. Gräfe*, diss. de morbis quibusdam palpebrarum organ., observ. illustr. Berol. 1813. Wg—r.

AUGENLIDERKRATZER. S. Blepharoxystrum.

AUGENLIDERKREBS. Die Beobachtung lehrt, dafs der Krebs der Augenlider sich auf dreifache Weise ausbilden kann, und entweder, welches der häufigste Fall zu seyn scheint, aus einem vorhergegangenen Scirrhus, oder, ohne diesen, blos aus einer leichten und weichen Auftreibung der äufsern Haut, oder endlich durch die progressive Ausbildung des Augapfelkrebses und dessen Fortpflanzung auf die Augenlider entsteht. —

Ging dem wirklichen Krebsgeschwür der Augenlider eine scirrhöse Verhärtung dieser Theile voran, — welche sich häufig aus einem Chalazion und noch häufiger aus einer Tylosis zu entwickeln scheint, und sich durch eine, unter der Haut unbewegliche, gewöhnlich nur von dem Augenlidrande begrenzte, sehr harte, knotige und höckerige, von einzelnen varikösen Gefäfsen durchwebte und auf der niedern Stufe der Ausbildung durchaus unschmerzhafte Geschwulst zu erkennen giebt — so pflegt diese gewöhnlich in verborgenen Krebs überzugehen, bevor das offene Krebsgeschwür sich auszubilden vermag, welches inzwischen auch oft, ohne dafs der sogenannte verborgene Krebs die Uebergangsstufe bildete, aus der scirrhösen Verhärtung entsteht. —

Der Uebergang eines Scirrhus, oder einer sogenannten Scirrhophthalmie der Augenlider in verborgenen Krebs (Cancer occultus), pflegt von folgenden Erscheinungen begleitet zu seyn: die ebenfalls gar nicht, oder nur in sehr geringem Grade schmerzhafte Geschwulst, wird von heftigen, tief eingreifenden, brennenden, periodischen Schmerzen befallen, welche in anfangs längeren, später aber immer kürzeren Zwischenräumen wiederkehren; die früher in Bezug auf ihre Farbe unveränderte, über der scirrhösen Geschwulst liegende Haut wird livide, bläulich oder gelblich; eine schmutzigrothe Farbe erstreckt sich auch auf die Bindehaut des Augapfels, und auch auf ihr werden variköse Gefäfsausdehnungen bemerkbar, welche über der Geschwulst selbst an Zahl und Gröfse zunehmen, und diese selbst zeigt bei der geringsten Berührung einen hohen Grad von früher fehlender Empfindlichkeit, häufig gesellt sich auch Fieber hinzu und indem endlich, nach kürzerer oder längerer Zeit, die Continuität der über der scirrhösen Geschwulst liegenden Hautdecke aufgehoben wird, geht der verborgene in offenen Krebs (Cancer apertus) über. — Diesen pflegen ungleiche, aufgeworfene, leichtblutende Ränder, ein unregelmäfsiger Umfang, mifsfarbige, aus seinem Grunde hervorgehende, heftig schmerzende, leicht und reichlich blutende Fungositäten, welche eine übelriechende, mit Blut gemischte Jauche absondern, und schnelles Umsichfressen, mehr der Fläche als der Tiefe nach, als wahres Krebsgeschwür zu charakterisiren; unter welchen Erscheinungen die obenerwähnte krankhafte Beschaffenheit der Conjunctiva bulbi stufenweise zunimmt. — Ganz unter denselben Phänomenen stellt sich das Krebsgeschwür der Augenlider dar, welches nicht aus einem vorhergegangenen Scirrhus, sondern aus einer leichten und weichen Auflockerung (engorgement) der Haut der Augenlider entsteht. —

Die Ursachen des Augenliderkrebses sind theils örtlich, theils allgemein. Zu ersteren gehört besonders die scirrhöse Verhärtung zu deren Ausbildung oft gemifshandelte Chalazien und Tylosen führen, aber auch die unter dem Namen Papulae bekannten, warzenähnlichen Knötchen der Augenlidränder Veranlassung geben. — Zu letzteren, den allgemeinen Ursachen, zählt man die sogenannte carcinomatöse Dyscrasie, mit gleichzeitiger krebshafter oder scirrhöser Affection der Brüste, der Gebärmutter, oder des Augapfels selbst, so wie Scrophelsucht, Syphilis, Krätze u. s. w. — Häufiger und leichter als sonst, gehen bei weiblichen Individuen die erwähnten örtlichen Affectionen der Augenlider in wirklichen Krebs über, wenn die daran leidenden Subjecte sich in den Jahren der Stupidität befinden, oder die Menstruation plötzlich aufhörte und unterdrückt ward. —

Die Prognose des Augenliderkrebses ist im Allgemeinen sehr ungünstig, da das Uebel selten heilbar, häufig nur durch die Exstirpation zu beseitigen und oft auch diese nicht einmal anwendbar ist. — Aber auch da, wo die Operation sich ausführen läfst, bedingt sie immer einen gröfseren oder geringeren Substanzverlust durch die Abtragung des krankhaften Theils des Augenlides, wodurch der Augapfel der Gefahr ausgesetzt wird, nach der Operation nicht vollständig vom Augenlide bedeckt werden zu können, wodurch nicht allein in hohem Grade lästige und quälende Beschwerden für den Kranken, sondern auch endlich der Verlust des Sehvermögens und des Auges selbst durch Atrophie, oder andere organische Leiden herbeigeführt wird. — Zwar ist die Nachgiebigkeit und Dehnbarkeit der Augenliderhaut bedeutend genug, um selbst nach der Abtragung eines verhältnifsmäfsig grofsen und bedeutenden Stückes desselben, bei zweckmäfsig geleiteter Vernarbung nur einen relativ geringen Substanzverlust, und eine nicht bedeutende Difformität zurück zu lassen; doch findet die aus der Dehnbarkeit und Nachgiebigkeit der Augendecken, in Bezug auf die Abtragung durch das Messer entstehenden Vortheile, nach dem einstimmigen Urtheile der Beobachter da ihre bestimmte Grenze, wo die krebshafte Entartung sich über die Hälfte des Augenlides erstreckt. — Aber auch die Anwendung der äufsern, nicht blutigen Hülfe ist, da sie beim ausgebildeten Krebs nur durch anzuwendende Aetzmittel erreicht werden kann, wegen der nahen und genauen Nachbarschaft des Bulbus immer mit Gefahr verknüpft. — Die Prognose wird sich übrigens um so ungünstiger gestalten, je weiter das Uebel um sich gegriffen hat, und wenn bereits der eine, oder gar beide Thränenpunkte vom Carcinom ergriffen sind, so wird selbst bei dem besten Gelingen der Cur, ein unheilbares, mehr oder weniger heftiges Thränenträufeln davon die unvermeidliche Folge seyn. — Weniger ungünstig wird die Vorhersagung für diejenigen Fälle ausfallen, wo aus einem an und für sich gutartigen Hagelkorn oder einer Augenliderschwiele durch unpassende Behandlung von Seiten des Arztes, oder von Seiten des Kranken, durch Reiben und Quetschen der affizirten Stelle, sich ein rein örtlicher Augenliderkrebs ausgebildet hat, bei welchem nach glücklich vollendeter Cur, Wiederkehr des Uebels nicht zu befürchten ist. — Am allerungünstigsten aber wird die Prognose da gestellt werden müssen, wo sich das Uebel mit krebshaften Entartungen oder scirrhösen Verhärtungen der Brüste, des Uterus, der Lippen, des Augapfels oder anderer Organe complicirt zeigt, in welchem Falle auch nach der Operation das für den Augenblick beseitigte Uebel gewöhnlich wiederkehrt. — Entstand der Augenliderkrebs in Folge der Ausbreitung und Fortpflanzung des Augapfelkrebses auf die Augenlider, so gilt in diesem Falle die Prognose des Augapfelkrebses (vergleiche diesen Artikel) auch für den Augenliderkrebs. —

Die Cur durch innere Mittel leistet wenig, und wie es nach den zuverläfsigsten Erfahrungen scheint, für sich allein gar nichts, höchstens kann sie die äufsere Behandlung unterstützen, oder nach dieser, als Nachcur in Anwendung gezogen, die Gefahr der Wiederkehr verringern. Man hat in dieser Beziehung die gegen den Krebs im Allgemeinen empfohlenen und gebräuchlichen Mittel, mit sehr ungleichem, gewöhnlich und mehrentheils jedoch mit ungünstigem Erfolge angewandt, unter welchen der Arsenik in Auflösung, entweder in Form der *Fowler*'schen Tinctur oder in reinem destillirten Wasser aufgelöfst, und vorsichtig angewandt, das mehrste Vertrauen verdienen mögte. *Delarue* (Cours complet des maladies des yeux. 2me édit. Paris. 1823.) empfiehlt, auf eigene Erfahrung gestützt, den lange fortgesetzten Gebrauch des gereinigten Schwefels. —

Die äufsere Behandlung des ausgebildeten Krebsgeschwürs der Augenlider — denn so lange es noch als reiner Scirrhus besteht, scheint die vorsichtige und umsichtige Anwendung der gewöhnlichen Auflösungs- und Zertheilungsmittel durch Pflaster und Einreibungen, so lange darüber nichts Wesentliches in der Behandlung versäumt wird, immerhin eintreten zu können, obgleich *Beer* (Lehre von den Augenkrankheiten. 2r Bd. pag. 149.) bei dem wirklichen Scirrhus der Augenlider jeden Zertheilungsversuch nicht allein für völlig fruchtlos, sondern selbst für verderblich hält — besteht entweder in der Anwendung des bekannten cosmischen Mittels, oder in der Excision und Ablation der ganzen krankhaften Hautstelle. — *Boyer* (Traité des malad. chir. etc. Tome V. pag. 260., und *Jourdan* Dictionnaire des sc. méd. Tome XXXIX. pag. 543.) widerrathen die Anwendung caustischer Mittel beim Augenliderkrebs überhaupt; — Ersterer wegen der Gefahr, den nahegelegenen Bulbus mit dem Aetzmittel zu verletzen, Letzterer aus dem Grunde, weil das Aetzmittel häufig nur einen Theil des Uebels wirklich zerstört, den übrigen, nicht von ihm zerstörten Theil dagegen zu desto schnellerer und bösartiger Entzündung anreizt. Obgleich beide Einwürfe gegen die Application caustischer Mittel in dem genannten Falle, in der Idee begründet und selbst durch Erfahrung zuweilen bewährt zu seyn scheinen, so läfst sich doch schwerlich läugnen, dafs ein ungünstiger oder günstiger Erfolg dieses Mittels grofsen Theils von der Art seiner Anwendung abhängen mufs, und es fehlt auf der andern Seite nicht an Beispielen, glücklich und vollständig durch die Hülfe des cosmischen Mittels verrichteter Curen des Augenliderkrebses, welche immer den sehr wesentlichen Vortheil des unverkürzten Augenlides mit sich führen, und den Nachtheil, welcher aus der, häufig nach der Excision zurückbleibenden unvollständigen Bedeckung des Bulbus entsteht, vermeiden. — Nur mufs, wo das Arzneimittel mit

Erfolg angewandt werden soll, das Krebsgeschwür noch nicht zu bedeutend in die Tiefe eingegriffen haben. —

Soll inzwischen die Excision der Anwendung des Arzneimittels vorgezogen werden, oder war dieses bereits fruchtlos angewandt, und bleibt mithin jene das einzige noch anwendbare Mittel, so kann sie doch nur in den Fällen mit Hoffnung eines günstigen Erfolges ausgeübt werden, wo es als gewifs erscheint, oder doch mit einem hohen Grade von Wahrscheinlichkeit sich vermuthen läfst, dafs der Augenliderkrebs allein oder gröfstentheils aus äufsern Ursachen entstand und keine innere, unvertilgbare Dyscrasie an der Ausbildung desselben einen wesentlichen Antheil nahm. Daher müssen gleichzeitige Scirrhen, oder gar gleichzeitige Krebsgeschwüre als absolute Gegenanzeigen der Operation betrachtet werden. — Ist diese aber beschlossen, so kann man nicht mehr zu früh und nicht eilig genug zu ihr schreiten, da mit jedem Tage das Uebel sich weiter ausbildet, mit jedem Tage der unvermeidliche Substanzverlust bedeutender wird und auch die vielleicht noch freien Thränenpuncte vom Krebs ergriffen werden. — Sollte die Ausbreitung des Krebsgeschwürs schon so bedeutend fortgeschritten seyn und dieses so weit um sich gegriffen haben, dafs nach Abtragung der krankhaften Fläche, und nach geschehener Vernarbung sich keine vollständige Bedeckung des Bulbus erwarten liefse, so widerräth *Boyer*, a. a. O. p. 261., die Operation unbedingt und will nur allein ein palliatives Heilverfahren einschlagen, weil in solchem Falle durch die Operation ein viel unerträglicheres und eben so gefährliches Uebel als der Krebs sey, durch die unvollständige Bedeckung des Bulbus herbeigeführt werde; welche Ansicht vielleicht durch die Erfahrung, dafs die Ausrottung des Augenliderkrebses oft als wahre Indicatio vitalis zu betrachten ist, indem das Uebel durch seine Ausbildung auf die Organe des Augapfels, die Knochen der Orbita, und weiter wahrhaft lebensgefährlich wird, widerlegt werden mögte.

Synon. Lat. *Cancer, Carcinoma palpebrarum.* Franz. *Cancer des paupières.* Engl. *Cancerous eyelids, Cancer of the eyelids.* Ital. *Cancro delle palpebre.*

Litteratur.

Stoppius, Dissertatio de palpebris, earumque affectibus. Basil. 1715. 4.

Müller, Dissertatio de palpebrarum affectibus. Halae. 1772. 4.
Schneubert, Dissertatio de palpebrarum affectibus. Jenae. 1801. 4.
Beer, Lehre von den Augenkrankheiten. 2r Th. Wien. 1817. pag. 141 — 150. S — rt.

AUGENLIDERLÄHMUNG, *Blepharoplegia, Atoniatonblepharon.* Diese Krankheit beschränkt sich fast immer auf das obere Augenlid, und wird hervorgebracht durch den paralytischen Zustand des Aufhebemuskels des oberen Augenlides. Der Kranke ist unvermögend durch die Einwirkung des Willens das herabhängende, und den gröſsten Theil des Augapfels bedeckende obere Augenlid in die Höhe zu ziehn. Doch ist die Augenliderspalte selten ganz geschlossen, indem das untere Segment der Hornhaut, und ein Theil des Weiſsen im Auge, gewöhnlich sichtbar ist. Ausser einer bedeutenden Entstellung, welche die Augenliderlähmung hervorbringt, wird durch dieselbe auch das Sehvermögen gehindert und, um mit dem leidenden Auge sehen zu können, ist der Kranke genöthiget entweder den Kopf stark nach rückwärts zu beugen, oder das obere Augenlid mit dem Finger in die Höhe zu ziehn. Das Sehvermögen selbst leidet aber auch manchmal bei der Augenliderlähmung, denn wenn das herabhängende Augenlid hinaufgeschoben und der Augapfel entblöſst ist, so bemerkt der Kranke, daſs seine Sehkraft geschwächt oder ganz aufgehoben ist, oder an Doppelsehen leidet. In diesen Fällen sieht man den Augapfel meistens aus seiner normalen Lage verrückt und nach auf- und einwärts gestellt. Auch die Pupille zeigt sich erweitert und unbeweglich. In der Augenbraungegend und den übrigen Umgebungen des Auges, hat der Kranke nicht selten ein lästiges Gefühl von Kälte und Unempfindlichkeit. Der Kopf ist zuweilen auf der leidenden Seite eingenommen und betäubt.

Die Augenliderlähmung hat Aehnlichkeit und wird häufig verwechselt mit der Phalangosis, oder Erschlaffung der äuſseren Bedeckungen und des Zellgewebes des oberen Augenlides. Hier wie dort wird der Augapfel gröſstentheils von dem herabhängenden, durch den Willen des Kranken nicht aufzuhebenden, und das Sehvermögen hindernden oberen Augenlide bedeckt. Die Phalangosis unterscheidet sich jedoch dadurch, dafs die Haut des obern Augenlides runzlich und faltig erscheint, und dafs, wenn die äufseren Bedeckungen des Augenlides mit den Fingern gefafst werden, der Aufheber des oberen Augenlides das Auge zu entblöfsen im Stande ist. Wenigstens bemerkt man immer ein sehr deutliches Bestreben des genannten Muskels, das obere Augenlid aufzuheben, was bei der Augenliderlähmung der Fall nicht ist. Gleichwohl mufs bemerkt werden, dafs bei länger andauernder Phalangosis, wegen beständiger Unthätigkeit, der Aufhebemuskel allmählich seine Kraft zu wirken verliert und somit wahre Augenliderlähmung hinzutritt.

Die Augenliderlähmung kommt zuweilen als ein örtliches Uebel nach vorausgegangenen chronischen Augenentzündungen vor, wenn sie mit langewährender Lichtscheue, wie dieses bei einigen scrophulösen Augenentzündungen der Fall ist, verbunden sind; denn unter diesen Umständen verliert, wegen der anhaltenden Schliefsung der Augenlider, der Aufheber des oberen Augenlides nach und nach sein Wirkungsvermögen und wird paralytisch. Als Lokalaffection stellt sich diese Augenkrankheit hie und da auch nach Verletzungen des oberen Augenlides und der Augenbraungegend ein. Bei arthritischen Individuen entsteht sie nach Verkühlungen in Gesellschaft anderer gleichartiger Zufälle. Häufiger ist die Augenliderlähmung eine symptomatische oder consensuelle Erscheinung. Wir beobachten nemlich dieses Uebel nicht selten als Vorbothe oder Begleiter der Apoplexie, so wie es auch manchmal als Folgekrankheit derselben zurückbleibt. Als Symptom der Amaurose aber erscheint die Augenliderlähmung am häufigsten. Dieses geschieht zumal, wenn Hämorrhoidalzufälle oder Unterdrückung anderer habitueller Entleerungen dem schwarzen Staare zum Grunde liegen. Wir bemerken sie ferner in der Wurmkrankheit und einigen Neurosen, wo sie dann mit diesen den gleichen Verlauf hält, und oft periodische Anfälle macht. — Zur Unterscheidung und Erkenntnifs dieser verschiedenen Ursachen, welche für die Therapie von der gröfsten Wichtigkeit ist, führt eine genaue Erwägung der Anamnese sosowohl, als der übrigen krankhaften Erscheinungen, welche gleichzeitig mit dem Unvermögen das obere Augenlid aufzuheben, zugegen sind.

Der Vorhersage dient die Verschiedenheit der Ursachen hauptsächlich zur Richtschnur. Wo die Augenliderlähmung Symptom einer andern Krankheit ist, verschwindet sie meistens, wenn diese gehoben wird. Bleibt sie aber nach Beseitigung der ursprünglichen Krankheit zurück, so unterliegt ihre Heilung grofsen Schwierigkeiten. Dieses ist z. B. der Fall, wenn sie als Folgekrankheit des Schlagflusses beobachtet wird. Ist sie hingegen eine Lokalaffection und noch nicht lange entstanden, so wird eine zweckmässige und beharrlich fortgesetzte Behandlung in der Regel einen günstigen Erfolg haben. Ungünstig aber mufs jeder Heilversuch ausfallen, wo durch eine vorausgegangene Verletzung die Organisation des Stirnnervens oder des Aufhebemuskels des oberen Augenlides zerstört worden ist.

Was für ein Heilplan zur Beseitigung dieses Uebels befolgt werden müsse, leuchtet aus dem Vorhergehenden ein. Ist es symptomatisch und consensuell, so mufs vorzüglich dasjenige Leiden, durch welches diese Lähmung hervorgebracht wird, berücksichtigt und nach den Vorschriften, welche die specielle Therapie an die Hand giebt, behandelt werden. Doch wird nebst den, wider das ursprüngliche Uebel anzuwendenden Mitteln, eine angemessene örtliche Behandlung zur schnelleren und glücklichen Heilung sehr viel beitragen. Mit Ausnahme jener Fälle, wo eine stärkere Anhäufung des Blutes oder anderer Flüfsigkeiten in Kopf und Augen Statt findet, fordert das örtliche Heilverfahren den Gebrauch reizender, die Nerventhätigkeit erregender Arzneimittel, welche in der Stirn- und Schläfegegend und auf der äufseren Fläche des oberen Augenlides anzuwenden sind. Zu diesen rechnen wir Einreibungen mit ätherischen Oelen, mit Spir. aromaticus, Spir. serpylli, Spir. lavendulae, Spir. salis ammoniaci caust., Oleum animale Dippelii, Aether vitrioli, Balsamus vitae Hoffmanni, Tinctura cantharidum u. s. w. Noch wirksamer ist die Elektrizität und die Anwendung der Brennesseln, die sogenannte Urticatio. Hieher gehören auch noch andere Hautreize durch blasenziehende und rothmachende Mittel, welche in die Schläfe und hinter die Ohren gelegt werden. Mit besonderem Nutzen sind diese ableitende und zugleich reizende Mittel da anzuwenden, wo die Augenliderlähmung durch ein gichtisches Leiden hervorgerufen wird. In Fällen dieser Art wird auch ein kräftiges, zu verschiedenen Malen hinter dem Ohr auf der leidenden Seite angebrachtes Aetzmittel vorzüglich gerühmt. Die Anwendung des Glüheisens auf die Fasern des vorher entblöfsten Aufhebemuskels verdient keine Empfehlung und Nachahmung, indem dieses Mittel zu gewaltsam eingreift und einen nachtheiligen Substanzverlust entweder sogleich, oder durch die nachfolgende Eiterung veranlassen kann. — Wäre die Augenliderlähmung ein bloſser örtlicher Zufall und mit keiner anderen Krankheit in einem Causalverhältnifs: so sind diese nemlichen äufserlichen Mittel zur Heilung gewöhnlich hinreichend. In hartnäckigeren Fällen wird es aber dennoch nothwendig seyn, auch innerlich flüchtige Reizmittel zu reichen, damit die in dem gesammten Nervensystem gesteigerte Lebensthätigkeit auf den leidenden Theil erregend einwirke. F — i.

AUGENLIDERÖDEM. Es ist von ödematöser Geschwulst anderer Theile des Körpers nicht verschieden, und erheischt nur des eigenthümlichen Sitzes halber einige besondere Rücksichten. Die Anschwellung erreicht, wegen des lockeren Zellgewebes der Augenlider und benachbarten Theile, oft einen sehr hohen Grad, so daſs die Beweglichkeit der ersteren, besonders des oberen, in manchen Fällen gänzlich aufgehoben wird, in anderen Fällen ist sie aber auch so gering, dafs kaum einiges Hindernifs bei der Bewegung bemerkt werden kann, nur lassen sich die Lider gewöhnlich nicht so weit wie im gesunden Zustande öffnen, und die Augen erscheinen deshalb etwas kleiner. Die Geschwulst selbst ist teigig, bleich, behält den mit dem Finger gemachten Eindruck verhältnifsmäfsig lange Zeit, und erreicht nie die Härte, wie bisweilen an andern Theilen des Körpers. Schmerz ist nicht vorhanden, oder nur ein sehr unbedeutendes Spannen oder Jucken, was vorzüglich dann der Fall ist, wenn noch etwas Entzündung gegenwärtig ist, die dann einen rosenartigen Charakter hat. Man bezeichnet diese letzte Art des Oedems mit dem Beinamen

des

des heifsen (Oed. palpebr. calidum), weil es etwas Röthung zeigt und sich heifs anfühlt, während erstere den des kalten (Oed. palpebr. frigidum) erhält, wegen der Abwesenheit der letzten beiden Eigenschaften.

Als Ursachen des Uebels kennen wir entweder Entzündungen, besonders rosenartige, die zu lange mit erschlaffenden Mitteln behandelt wurden, oder in schlaffen cachektischen Körpern erschienen. Aber auch ohne vorgängige Entzündung sehen wir bisweilen dergleichen Geschwülste bei atonischen, reizlosen Subjecten, z. B. häufig bei alten Weifsbiertrinkern, entstehen. Ferner geben Erkältungen, in der Nähe Statt findender Druck, Quetschungen dazu Veranlassung.

Die Vorhersage ist mehrentheils günstig, am wenigsten jedoch da, wo das Oedem schon lange bestanden hat, oder wo man es mit allgemeiner Erschlaffung zu thun hat, und wo vielleicht auch an andern Theilen des Körpers wäfsrige Anschwellungen vorhanden sind. Häufig hat man dann mit Rückfällen zu kämpfen.

Die Behandlung wird auf Kräftigung der Aufsaugungsthätigkeit gerichtet seyn müssen, und dieses ist entweder durch allgemeine oder blofs örtliche Mittel, je nachdem die Verhältnisse verschieden sind, zu erreichen. Das in ersterer Rücksicht Erforderliche mufs hier, als aus anderen Artikeln bekannt, vorausgesetzt werden; letzteren Zweck erfüllen wir aber durch Anwendung gelind reizender Mittel, als Waschungen der Augenlider mit aromatischen Aufgüssen mit oder ohne einen Zusatz von Wein oder Branntwein, oder mit Lavendel- oder Rosmarinspiritus u. dergl. m. Bei Personen, die feuchte Dinge nicht vertragen, erreicht man seinen Zweck besser durch fleifsiges Reiben mit einem feinen schaafwollenen Tuche, vorzüglich wenn es vorher mit Bernstein, Mastix oder Zucker durchräuchert worden ist, und durch Ueberhängen eines aromatischen mit Kampher bestrichenen Kräuterkissens, welches man auch beim Gebrauche feuchter Mittel wenigstens des Nachts tragen lassen kann. Hat die Lymphe schon lange gestockt und ist sie sehr zähe, so kann man durch Einreibung von grauer mit Nervensalbe verdünnter und mit etwas Kampher versetzter

Quecksilbersalbe in die Nähe der Augenlider, denn sie selbst vertragen den daraus entstehenden Reiz gewöhnlich nicht, noch oft Nutzen leisten. Bei dem hitzigen Oedem hat man dergleichen stark reizende Mittel sehr zu meiden, die überhaupt bei diesem leichter zu entfernenden Uebel nicht nöthig sind. Die erwähnten Kräuterkissen zeigen sich da am nützlichsten. Abführmittel von Zeit zu Zeit gereicht, gewähren in beiden Arten Vortheil, desgleichen auch späterhin Tonica, besonders das Eisen; doch ist bei Anwendung letzterer Mittel stets grofse Rücksicht auf das allgemeine Befinden zu nehmen.

Synon. Lat. *Oedema palpebrarum*. Franz. *Oedème-, Enflure-, Infiltration-Tumeur aqueuse des paupières*. Engl. *Oedema of the eyelids*. R — s.

AUGENLIDEROPERATION. Die mannigfachen Krankheiten, die an den Augenlidern vorkommen, erheischen sehr oft verschiedene Operationen. Die Wunden der Augenlider erfordern die schnelle Vereinigung mit der blutigen Naht (S. d. Art.). Bei der Tylosis (S. d. Art.), wenn alle andere Mittel nichts leisten, zeigt sich das Scarificiren der Augenlidränder sehr heilsam. Das Chalazion, die Warzen, Balggeschwülste, Angiektasieen der Augenlider, werden durchs Messer, durch die Ligatur oder durch Caustica beseitigt. Bei der Ptosis palpebr. wird man durch einen Ausschnitt des überflüssigen Theiles des Augenlides das Uebel heben, so wie beim Hasenauge bald die Ueberpflanzung von Haut, bald das Verlängern des Augenlides mittelst eines Einschnittes nöthig ist. Bei Ein- und Auswärtsstülpung der Augenlider wird bald die innere, bald die äufsere Platte der Augenlider Object der Operation. Eben so wird bei der Trichiasis die Heilung bald durch Ausziehen der Wimpern, bald durch Behandlung des Augenlides wie beim Entropion, bald durch Abschneidung des Tarsalrandes herbeigeführt. Das Syn- und Anchyloblepharon erheischt die Trennung mit dem Messer oder der Scheere. Endlich erheischt der Scyrrhus und Krebs der Augenlider die Exstirpation derselben, in welchem Falle dann die Blepharoplastik verrichtet werden kann (S. Blepharoplastik). Das Specielle über die verschiedenen Methoden der Operation, die bei den Krankheiten der Augenlider vorkommen, siehe bei der speciellen Abhandlung derselben. H — g.

AUGENLIDERRÄUDE. S. Augenliderflechte.

AUGENLIDERRAUHIGKEIT. Man bezeichnet mit dieser Benennung von alten Zeiten her sehr verschiedene Zustände, weshalb sie jetzt seltener in Gebrauch gezogen wird. Am gewöhnlichsten verstand man darunter eine Unebenheit der inneren Fläche der Augenlider, die entweder durch fleischige Wucherungen oder durch Auftreibung von Gefäfsen bedingt wurde, die bisweilen einen ziemlich hohen Grad von Härte annehmen können, wodurch sie auf den Augapfel sehr nachtheiligen Reiz ausüben, und Veranlassung zu Entzündung desselben, zu Pannus und andern Leiden der Hornhaut geben. Sie kommen am häufigsten am obern Augenlide vor, ungeachtet ihnen gerade da am seltensten die gehörige Aufmerksamkeit gewidmet worden ist. Als eine der wichtigsten Veranlassung derselben kennen wir die purulenten Augenliderentzündungen, daher man dergleichen fleischige, bisweilen eine knorpelartige Härte annehmende Wucherungen, die man fälschlich mit den Namen von Granulationen bezeichnete, so häufig bei den verheerenden Epidemien der sogenannten ägyptischen Augenentzündung beobachtete, andere Male bilden sie sich aber auch ohne vorgängige Entzündung. Oder man verstand darunter durch Krätze- oder Flechtenstoff bedingte Geschwüre der innern Fläche der Augenlider, welche ebenfalls Rauhigkeit veranlassen und das Ansehen einer aufgeschnittenen Feige ertheilen, daher auch der alte Name Palpebra ficosa oder Sycosis (herpetische Augenliderrauhigkeit). Auch sogar den Zustand bezeichnete man damit, der durch unter die Augenlider gekommenen Sand hervorgebracht wird, und nannte ihn sandige Augenliderrauhigkeit.

Die Prognose und Behandlung mufs nothwendigerweise nach diesen drei verschiedenen Arten des Uebels eine sehr verschiedene seyn. Während die letzte Art, welche eigentlich nicht in einem Leiden des Augenlides selbst besteht, selten mehr als Ausspülen des Auges mit einfachem lauligem Wasser, oder, wenn bereits ein höherer Grad von Reizung der Häute des Auges eingetreten seyn sollte, mit einem schleimigen Augenwasser oder mit Milch bedarf, erfordert die erste und zweite Art oft eine sehr lange und sorgfältige Behandlung.

Sind nur wenige Wucherungen vorhanden, und ist keine Entzündung dabei, so wird man durch die Ausschneidung und darauf folgende Anwendung zersetzender, zusammenziehender oder ätzender Mittel am schnellsten seinen Zweck erreichen. Sind sie in gröfserer Menge und noch Entzündung vorhanden, so mufs man sehr vorsichtig mit dem Ausschneiden seyn, weil man leicht Rückfall in acute Augenliderentzündung bewirken kann; vielmehr eignet sich der vorsichtige Gebrauch der auch bereits erwähnten Mittel, unter denen sich besonders das weifse Quecksilberpräcipitat, die Kupfer- und Bleipräparate grofsen Ruf erworben haben, die man täglich oder einen Tag um den andern auf die unebenen Stellen bringen läfst, je nachdem nemlich das Auge den dadurch entstehenden Reiz mehr oder weniger gut verträgt. Sie eignen sich am besten in Salbenform oder auch als Stift, mit dem man die leidenden Theile betupft. Gegen die durch Geschwüre entstandene Rauhigkeit ist die bei der Psorophthalmie angegebene Behandlungsart in Anwendung zu bringen. Die Behandlung der durch die Rauhigkeiten veranlafsten Augapfelkrankheiten verschwinden entweder nach Beseitigung der Ursache von selbst, oder erheischen auch eine besondere, an andern Orten zu beschreibende, Behandlung, die mehrentheils aber nicht eher angefangen werden sollte, als bis die Augenliderrauhigkeit entfernt ist.

Synon. Lat. *Trachoma* (von τραχόω, ich werde rauh), *Sycosis* (von συκόω, ich werde feigenartig). Franz. *Trachome, Dartre des paupières.* Engl. *Roughnefs of the eyelids.* R — s.

AUGENLIDERROSE. *Blepharophthalmitis erysipelatosa.* Wo die Gesichtsrose in ihrer Verbreitung die allgemeinen Decken der Augenlider ergreift, oder ursprünglich von hieraus entsteht, wird sie in der Lehre von den Krankheiten des Auges als eine besondere Form abgehandelt. Es unterscheidet sich aber der Rothlauf der Augenlider von dem Rothlaufe überhaupt, weder in Bezug auf seinen Sitz im Hautorgan, noch in Bezug auf sein Wesen und seine entfernten Ursachen; nur in Bezug auf die Struktur und Funktion der Augenlider, so wie in Bezug auf den Ausgang und etwanige Folgekrankheiten, ergeben sich wesentliche Modifikationen. — Der Rothlauf der Augenlider erscheint entweder: 1) als einfaches Erysipel, oder 2) als Erysipelas phlegmonodes, oder 3) als Erysipelas oedematosum.

1) Einfaches Erysipel. —

Von den Rändern der Augenlider her (so es nemlich primitiv von hier aus entsteht) erhebt sich unter erhöhter Wärmeentwickelung, einem brennenden, spannenden, nur bei Berührung stechendem Schmerze, eine blasse, rosenartige, gelblichröthliche, glänzende Entzündungsgeschwulst, die gleichförmig verbreitet, selten bestimmte oder scharfe Ränder hat, sondern den Orbitalrand bald mehr bald weniger überschreitend, in der angrenzenden Gesichtshaut sich verliert. Die unter dem Drucke des Fingers verschwindende, beim Nachlasse des Druckes schnell wieder erscheinende Röthe ist am Anfang der Krankheit am dunkelsten, wird im Verlauf immer blässer, und fällt gegen das Ende ins Gelbe. Die Bewegung der Augenlider ist beschränkt, auch ganz aufgehoben, das Auge geschlossen; die Ab- und Aussonderung der Thränen, des Schleimes, der Meibomischen Drüsen und der Conjunctiva vermehrt, und auch auf der Haut geschieht im Verlaufe dieses entzündlichen Flächenprozesses die Ausscheidung einer klebrichten, gelblich gefärbten Lymphe, die in Berührung mit der atmosphärischen Luft schnell austrocknet, oder aber unter der Epidermis sich ansammelt, und diese in Form von Blasen von der verschiedensten Gröfse aufhebt: Erysipelas pustulosum.

2) Erysipelas phlegmonodes.

Die Entzündung ist viel intensiver, ergreift das unter der Haut gelegene Zellgewebe, ja durchdringt selbst die ganze Substanz des Augenlides, wodurch die Wärmeentwickelung bedeutender, die Röthe lebhafter, saturirter, durch den Druck des Fingers kaum die Farbe ändernd, die Geschwulst stets gröfser, derber, und von bestimmtern Grenzen, — der Schmerz brennend lancinirend, und daher oft schwer von einer Blepharophthalmitis idiopathica zu unterscheiden, wird.

3) Oedema calidum, Erysipelas oedematosum.

Der entzündliche Charakter ist wenig entwickelt, die Haut kaum geröthet, die Temperatur die natürliche kaum übersteigend, dafür die Geschwulst sehr beträchtlich, langsam sich entwickelnd, aber weich, ohne viel Resistenz, gleich dem Emphysem; der Fingereindruck bleibt längere Zeit, und nur allmählig färbt sich die durch den Druck weifs gewordene Stelle wieder höher, auch die auf der Haut sich bildenden Blasen sind kleiner, weniger erhoben, als in den andern Formen.

Jeder Rothlauf der Augenlider, so er nur von einiger Intensität und Ausdehnung, steht immer mit einem allgemeinen Reizungszustande des Gefäfssystems in Verbindung, insbesondere, wo die veranlassende Ursache ursprünglich auf andere und innere Theile gewirkt hat, und später dasselbe erst auf dem Augenlid sich entwickelte. Dieses Reizungsfieber zeigt sich übrigens entweder als ein Vorläufer, oder als ein begleitendes Symptom, steigert sich mit der Zunahme des Lokalleidens durch die ersten 3 bis 4 Tage, vermindert sich mit demselben, und wird dadurch nach Verhältnifs der obwaltenden Umstände bald geringer, bald bedeutender.

Es entscheidet sich der Rothlauf der Augenlider im günstigen Falle in einem Zeitraume von 7 bis 14 Tagen; die auf der Haut exsudirte Lymphe trocknet unter Verminderung der entzündlichen Zufälle aus, und fällt mit der abgestorbenen Epidermis ab, oder sie bildet beim Erysipelas pustulosum gelbe Borken, die ganz ausgetrocknet ohne Zurücklassung von Narben bei der Reproduktion der Haut abgestofsen werden; nur wo die Lymphe Excoriationen und nässende Hautgeschwüre wegen übler Beschaffenheit veranlafst, bleiben Narben zurück. — Unter ungünstigen Verhältnissen, schlechter Behandlung, bei ungesunden kachektischen Personen, bei phlegmonöser Beschaffenheit geht das Erysipelas in Eiterung über. Wie die Entzündung, so charakterisirt sich auch die Eiterung als Flächenprozefs und dringt selten in die Tiefe; der Eiter aber ist dünn, wässericht, schleimig, weniger körnig und plastisch; er wird im Gegentheile leicht scharf, ichorös, sammelt sich nicht in

Höhlen, sondern ergiefst sich eher durch das lose Zellgewebe der Augenlider und Fasern des Orbicularis, und veranlafst ein purulentes Oedem; die Haut bricht an mehrern Stellen durch, wird in gröfsern Stücken destruirt, und es erfolgen durch beträchtlichen Substanzverlust häfsliche Narben, Verkürzungen der Augenlider, Verschrumpfungen des Tarsus, Ec- und Entropium, die dann als entstellende Folgekrankheiten mit allen Nachtheilen für Bildung und Funktion des Auges (siehe die betreffenden Artikel) dauernd zurückbleiben. — Der Ausgang des Erysipels in Gangrän entsteht wohl nur bei übermäfsigem Grad der Entzündung, schlechter Beschaffenheit der Säftemasse, Bösartigkeit der Krankheitsursache, z. B. giftartige Verletzungen.

Hat man auch der brandigen Zerstörung bald und glücklicherweise Einhalt gethan, so sind doch die erst genannten Verunstaltungen und Verbildungen an den Augenlidern die unvermeidlichen Folgen.

Prädisposition zum Erysipel geben ein zarter, delikater Bau der Haut, besondere Weichheit und Empfindlichkeit derselben; besonders aber sind fette, cholerische, kachektische, skorbutische Personen und solche, welche bei obiger Beschaffenheit der Haut eine schlechte Verdauung haben, und an Störungen im Gallensystem leiden, dazu disponirt. — Zu den erregenden Ursachen müssen alle Dinge gezählt werden, welche die Haut reizen, und zur entzündlichen Reaktion steigern. Schneller Wechsel der Temperatur, hoher Grad von Hitze und Kälte, Verletzungen aller Art, giftartige, durch Instrumente, Insekten, Pflanzen u. s. w. — Das Erysipel entsteht aber auch auf indirekte Weise, wo nemlich die erregende Ursache nicht direkt auf die am Erysipel leidende Hautparthie, sondern auf entfernte, mit dem Hautorgan in sympathischer Verbindung stehende Theile einwirkte. Hierher werden vorzüglich jene Dinge gezählt, welche zunächst auf Magen, Darmkanal und Gallensystem schädlich einwirken, unverdauliche Speisen, Excesse in geistigen Getränken, gewisse scharfe Pflanzen, z. B. Zwiebeln, Knoblauch u. s. w.

Endlich entsteht der Rothlauf auch in Folge heftiger

Gemüthsaffecte, Zorn, Kummer, auf sympathische Weise, und bei besondern Idiosynkrasien.

Die Vorhersage beim Rothlauf der Augenlider, richtet sich nach der Verschiedenheit der obwaltenden Umstände. Leichtere Grade entscheiden sich ohne vieles Zuthun durch sich selbst; auch höhere Grade entscheiden sich glücklich, wenn eine entsprechende Behandlungsweise Statt findet. Nur wo bedeutende Zerstörungen der Haut oder der integrirenden Theile der Augenlider durch Eiterung oder Gangrän unvermeidlich, sind die obgenannten Ausgänge die sicheren Folgen.

Die Heilung der Augenliderrose gründet sich auf die nemlichen Anzeigen, welche bei der Art Hautentzündung überhaupt gegeben sind. Entfernung der Ursachen, Abhaltung aller die Haut reizenden Einflüsse, strenge Ruhe, gleiche Temperatur, Milderung der Entzündungszufälle und des Fiebers, Beseitigung der Complications-Verhältnisse, Entfernung schädlicher Stoffe aus dem Magen und Darmkanal, Beförderung der kritischen Entscheidung. — Wo der entzündliche Charakter vorherrschend ist, beschränkt man denselben, besonders wo das Allgemeinleiden dem Grade und der Art nach entsprechend ist, durch ein streng antiphlogistisches Verfahren. Die Anlegung von Blutegeln mufs immer in einiger Entfernung vom Entzündungsheerde Statt haben, und bei Unterhaltung und zur Reinigung der Gebrauch des lauen Wassers und des Badeschwammes vermieden werden. Wo die erregende Ursache unmittelbar einwirkte, nach Verletzungen, Insectenstichen, die Entzündung sehr phlegmonös ist, sind Fomentationen von kaltem Wasser angezeigt.

Bei dem Ausgange in Eiterung sorge man in Zeiten für einen freien, ungehinderten Ausflufs, suche jede Infiltration, jede weit um sich greifende Zerstörung des Zellgewebes, jede Excoriation des Tarsus zu verhüten; man bewirke einen gutartigen Eiterungsprocefs. Die Anwendung fettiger sowohl als austrocknender Arzneisubstanz, namentlich der Bleimittel, ist als schädlich zu vermeiden. — Sollte Gangrän bevorstehen, oder entstanden seyn, so ist bei rationeller Würdigung der sympathischen Reizung im Gefäfs-

und Nervensystem, im Gehirn, Magen und Gallensystem die durchgehends bestehende hochgradige Localreizung durch ein entzündungswidriges und milderes Kurverfahren herabzustimmen. J — r.

AUGENLIDERSCHLEIMFLUSS. S. Augenliderentzündung.

AUGENLIDERSCHWIELE. *Tylosis.* Sind die Ränder eines oder beider Augenlider, zum Theil oder ganz, aufgewulstet, uneben, hart und verknotet anzufühlen, unschmerzhaft, die Haut entfärbt, häufig tief geröthet, braunroth, mit feinen, kleienartigen Schuppen bedeckt, oder am Ciliarrande mit dicken Krusten von vertrocknetem Schleim belegt, unter dem man die Haut excorirt, auch mit Geschwürchen besetzt findet; fehlen die Cilien zum Theil oder ganz, oder sind sie einzeln, oder in ganzen Parthien aus ihrer normalen Richtung gewichen, meistens durch eine fehlerhafte Ausmündung gegen den Augapfel gestellt, sind die Kanten des Augenliderrandes bis über den Tarsus hin dicht geröthet, zinnoberroth, sammtartig angeschwollen, die Meibomischen Drüsen von stockendem und verdichtetem Schmeer überfüllt, durch sie weiſslich durchscheinend, so belegt man dieses chronisch-organische Leiden mit dem Namen Tylosis.

Es beruht diese Form auf einer chronisch entzündlichen Reizung, Anschwellung und Verhärtung der im Augenliderrande in groſser Zahl vorhandenen Schleimbälge, Drüschen, so wie auch der Meibomischen Drüsen; sie ist meist Folge einer akuten Augenliderdrüsenentzündung, welche wegen constitutioneller Verhältnisse, Disposition, Vernachläſsigung, schlechter Behandlung u. s. w. sich nicht durch Resolution oder Eiterung entschieden hat, sondern unter fortdauernder krankhafter Se- und Excretion in Verhärtung übergegangen ist.

Auſser dem, daſs diese Augenkrankheitsform die Gesichtsbildung sehr entstellt, sehr lästige und schmerzhafte Empfindungen erregt, die Funktionen des Augenlides erschwert, wird auch das Auge in Mitleidenschaft gezogen und das Sehvermögen nach Umständen beschränkt, oder aufgehoben, insbesondere durch andauernde mechanische Reizung der Conjunctiva, Entzündung derselben, Anschwellung, Verdichtung, Pannus bedingt. Es ist die Augenliderschwiele nicht nur eine sehr lästige, sondern sie ist auch eine sehr hartnäckig bestehende Krankheitsform, und entscheidet sich einmal durch sich selbst, ja sie trotzt oft Monden und Jahre lang dem rationellsten Kurverfahren. Sich selbst überlassen, besteht sie unter abwechselnder Erleichterung und Verschlimmerung fort, oder geht unter Begünstigung nachtheiliger Einflüsse, bei gegebener Disposition in bösartige Formen, in scirrhöse und carcinomatöse Metamorphosen über.

Aetiologie. Die verschiedensten Ursachen, welche eine Entzündung dieser Theile veranlassen, können sie hervorrufen; vorzüglich aber sind es bestimmte Dyscrasien, Cachexien; die scrophulöse, die herpetische, die psorische, welche sie erzeugen, so wie vernachläfsigte catarrhalische Entzündung der Conjunctiva palpebrarum.

Wie schwer die Heilung der Augenliderschwiele seyn müsse, ist aus dem Angeführten an sich klar; gewöhnlich aber wird die Schwierigkeit vergröfsert durch die Unbeständigkeit und Fahrlässigkeit der Kranken.

Richtige Würdigung des dem örtlichen Leiden zum Grunde liegenden Nächstursächlichen, und wo dasselbe durch den Habitus des Kranken, durch bestimmte Dyscrasien und Cachexien vermittelt ist, handelt es sich vor allem um Beseitigung desselben durch ein allgemein eingeleitetes rationelles Kurverfahren. Das örtliche Leiden fordert nach Mafsgabe der entzündlichen Reizung, der Verhärtung, der fehlerhaften Secretion und sonstiger Zufälle eine modificirte Behandlung.

Die entzündliche Reizung, Spannung, und die Verhärtung lös't und mildert man durch erweichende Bähungen, durch lauwarme Breiumschläge aus Malva, Saponaria, aus Brod, Milch und Safran; aus Cicuta und Hyoscyamus, zeitweis — selten anhaltend — angewandt, am besten früh nach dem Erwachen, wo die Augenlider durch vertrockneten Schleim incrustirt und verklebt sind, und durch ein unbedachtes und gewaltsames Aufreifsen der Augenlider, die Ränder verwundet und schwürig werden, auch zu einer fehlerhaften Richtung der Cilien die Veranlassung gegeben wird. — Zur Lösung der Stockung in den drüsigen Gebilden, zur Beschränkung und Umstimmung ihrer krankhaften Secretion, ist die gleichzeitige Anwendung stark eindringender und auflösender Mittel angezeigt.

Die Mercurialpräparate, in Salbenform angewandt, verdienen vor allen den Vorzug. Man sehe aber sehr darauf, dafs die vollständigste und gleichförmigste Vertheilung in dem Excipiens statt habe; die Mischung sei so vollkommen, wie beim Maler die Farbe. Die Menge und das Verhältnifs richtet sich nach dem Reizvertrag des Kranken; auf keinen Fall seyn sie zu stark — ein bis zwei Gran, z. B. Merc. praecip. rubri auf die Drachme Fett, ist fast durchgehends hinreichend. Die Wirkung soll eindringend, aber durchaus nicht überreizend seyn. Die Zeit der Anwendung ist die beste am Abend vor dem Schlafengehen, und dann, wo es vertragen wird, am Morgen nach dem Erwachen. Das Auftragen auf den Augenliderrand und gleichförmige Vertheilen, geschieht während man das Auge sonst schliefst, mittelst eines Malerpinsels oder mittelst der Spitze eines Fingers. Die Menge richtet sich gleichfalls nach dem Reizvertrage des Auges, ungefähr so viel, als ein Hanfkorn an Gröfse beträgt, kann als Mittelmafs angenommen werden. — Mit Ausdauer und bei entsprechender allgemeiner diätetischer und pharmaceutischer Pflege angewandt, kann man ohne der so zahlreichen, von den Aerzten vorgeschlagenen Mittel zu bedürfen, des guten Erfolges sicher seyn. J — r.

AUGENLIDERTRIEFEN. S. Aegyptische Augenentzündung und Augenliderdrüsenentzündung.

AUGENLIDERUMKEHRUNG. S. Augenliderumstülpung.

AUGENLIDERUMSTÜLPUNG. Diese Operation wird bei Untersuchungen der Palpebralconjunctiva wie des untern und obern Theils des Bulbus, dann bei Abtragung krankhafter Granulationen von der innern Fläche der Augenlider, bei Ausschälungen von Balggeschwülsten und andern Gewächsen aus den Augenlidern und den Augenwinkeln, bei der Cauterisation der innern Fläche der oben genannten Gebilde, und bei andern Gelegenheiten sehr oft nöthig.

Man verfährt hierbei auf folgende Weise. Um das untere Augenlid nach aufsen zu kehren, lasse man den Kranken, bei etwas zurückgebogenem Kopfe stark aufwärts blikken. Hierdurch wird der untere Theil der Palpebralconjunctiva durch den Augapfel gehoben, und in Folge dessen, das ganze Augenlid zur Umstülpung mehr geneigt. Will man die innere Augenlidfläche blos flüchtig überblicken, so ist bei jener Stellung des Augapfels, ohne allen Gebrauch von Instrumenten, ein leises, mittelst des aufgelegten Zeigefingers zu bewirkendes Herabziehen der äufsern Augenlidseite schon hinreichend. Wird es nöthig, auch den tiefern und hintern Theil der Palpebralconjunctiva zur Ansicht zu bringen, oder das umgekehrte Augenlid beim Cauterisiren, Beitzen und Ausschneiden von Schwammgewächsen u. s. w. sicherer zu fixiren, so ist der von *v. Gräfe* hierzu angerathene Augenlidgriffel (s. dessen Augenblenn. Taf. V. Fig. 3.) zu empfehlen, dann kann man sich zur Umlegung der Augenlider wohl auch gewöhnlicher Untersuchungs- oder Hohlsonden bedienen; allein es verdient doch das genannte Instrument den Vorzug, weil die ersteren meistens zu sehr nachgeben und die letzteren nicht nur dadurch schaden, dafs sie vorn unzulänglich gerundet sind, sondern auch dadurch, dafs die neben der Furche liegenden Ränder, bei ungünstiger Bewegung, scharf in die überragenden Augenlidtheile dringen.

Während der Kranke das Auge scharf aufwärts richtet, fafst man den Griffel des Instrumentes in die rechte Hand, setzt bei horizontaler Haltung des Instrumentes die Convexität von aufsen nahe unter den Tarsus, mitten auf das Augenlid, und bewegt dieselbe am Augenlide sanft herabgleitend in der Art, dafs der Bogen des Werkzeuges die äussere Augenlidhaut, zwischen den unteren Orbitalrand und den Bulbus in die Augenhöhle drängt; durch diese Encheirese kann man die Palpebralconjunctiva nach ihrer ganzen Ausbreitung bis zu dem Orte umlegen, an welchem sie in die Scleroticalbindehaut übergeht. Braucht der Arzt seine beiden Hände zu der zu verrichtenden Operation, so übergiebt er den richtig angelegten Griffel einem Gehülfen, welcher den nöthigen Druck auf die angegebene Weise fortsetzt.

Will man das untere Augenlid in seine Normallage zurückbringen, so reicht, wenn dasselbe von sarcomatösen Ectropien nicht ergriffen ist, schon dies hin, dafs der Kranke, nach Entfernung des Griffels, den Augapfel zu wiederholten Malen abwärts zu wenden versucht; erfolgt die Reposition darnach nicht ganz, so braucht man nur zu ihrer Vervollständigung, während jener Bewegungen, den Tarsus, vermöge des Zeigefingers, von den Wangen aus leise zu dem Augapfel hinzudrücken.

Schwieriger, als die Umlegung des untern Augenlides, ist die des obern, aus Ursachen, die in dem gespannteren Knorpelrande und in der Hervorragung des Superciliarbogens ihren Grund haben. Diese Umlegung zu bewerkstelligen verfährt man auf folgende Weise:

Man läfst den Augapfel so weit als möglich nach unten richten, fafst vorsichtig mit dem Daumen und Zeigefinger der linken Hand, die obere Wimpernreihe, um den Tarsus merklich vom Bulbus abzuziehen, setzt dann, vermöge der rechten Hand, den vorderen Drittheil der Convexität des Griffels in horizontaler Richtung einige Linien hinter den Palpebralrand auf die äufsere Haut, und drückt diese abwärts nach dem Bulbus hin, während die Wimpern in derselben Zeit aufwärts gezogen werden. Ist erst der Tarsus umgestülpt, so folgt das ganze Augenlid leicht, wenn der Arzt die Cilien mehr und mehr aufwärts zieht, indem der Kranke dabei den Augapfel fortdauernd nach unten wendet. Will man das obere Augenlid operiren, so mufs der Kranke den Augapfel stark aufwärts bewegen, und der Arzt den Tarsus durch Anfassen der Wimpern, oder dadurch nach unten lenken, dafs er denselben bei hinlänglicher Fixirung der Stirnhaut, mittelst des Griffels von den Augenbraunen aus sanft herabdrückt.

Was die Reposition der durch Krankheit (Ophthalmia contagiosa, neonatorum, blepharophthalmia glandulosa) bewirkten Ectropien oder Umstülpungen der Augenlider betrifft, so siehe hierüber den Artikel: Augenliderauswärtskehrung.

Synon. Augenliderumlegung, Augenliderumkehrung. Lat. *Inversio palpebrarum artificialis, ectropium factitium.* Franz. *Renversement artificiel en dehors des paupières.* Engl. *Eversion of the Eye-Lid.* Holländ. *Ooglidomkeering.*

Litt. Die epidemisch-contagiöse Augenblennorrhoe Aegyptens in dem Europäischen Befreiungsheere. Beobachtet von *C. F. v. Gräfe*. Berl. in Fol. 1823. p. 158. v. A — n.

AUGENLIDERVERKNORPELUNG besteht in Verhärtung der Augenlidränder, welche sich von da aus mehr oder weniger weit über das Augenlid erstreckt, und entweder eine zusammenhängende Wulstung, oder eine aus mehreren einzelnen Knoten bestehende, perlschnurförmige darstellt. Letzteres ist dann der Fall, wenn mehrere Gerstenkörner gleichzeitig vorhanden waren und in Verhärtung übergingen, welchen Zustand man auch Verknotung nennt. Die Geschwulst ist meistens blafs, schmerzlos, unempfindlich, die Wimpern sind zum Theil ausgegangen, oder haben eine falsche Richtung angenommen. Die innere Fläche der Lider ist in den mehrsten Fällen rauh und aufgetrieben, wodurch der nachtheilige Einflufs, den der krankhafte Rand auf den Augapfel ausübt, noch sehr vermehrt wird.

Als Ursache sind langwierige, besonders scrophulöse und impetiginöse Augenentzündungen anzuklagen. Die Behandlung mufs auf Erweichung, Zertheilung oder Ausrottung der entarteten Theile gerichtet seyn. In ersterer Hinsicht zeigen sich Oele oder erweichende Salben und Umschläge von grofsem Nutzen, in zweiter vor allen andern die Quecksilbersalben mit weifsem oder rothem Praecipitat. Die Ausrottung wird nur da angezeigt seyn, wo mehrere sehr verhärtete Gerstenkörner das Uebel bedingen, oder wo mit der Verknorpelung gleichzeitig Einwärtskehrung des Augenlidrandes verbunden ist (s. Gerstenkorn und Augenlidereinwärtskehrung). Haben die Wimpern eine falsche Richtung bekommen, so ist wie bei Trichiasis zu verfahren.

Synon. *Scleriasis* (σκληϱιάω ich bin hart). R — s.

AUGENLIDERVERKÜRZUNG, Hasenauge, (*Lagophthalmus*). Bestimmung. Unvermögen das Auge zu decken, zu schliefsen, wegen Verschrumpfung, Verkürzung, wegen dauernder Zusammenziehung des einen oder andern Augenlids ohne Trennung im Zusammenhang (Coloboma), oder Aus- oder Einwärtswendung des Augenlidrandes.

Beim Hasenauge ist die Augenlidspalte permanent ganz oder theilweis geöffnet, und dadurch das Auge ganz oder nur zum Theile unbedeckt; die Bewegung des kranken Augenlides ist aufgehoben oder höchst unvollkommen, und nur mit grofser Anstrengung gelingt es, das verkürzte Augenlid dem andern etwas zu nähern, und so das Auge zum Theil und unvollkommen zu decken. Das Auge, unausgesetzt allen Einflüssen Preis gegeben, und der zu seiner Erhaltung so höchst nöthigen Bedeckung und Beschattung durch das Augenlid beraubt, thränt unaufhörlich, ist entzündlich gereizt, die Conjunctiva geschwollen; es folgen übermäfsige Schleimsecretion, Aufätzungen, Verschwärungen der Cornea, Verdunkelungen, pannusartige Degenerationen; endlich durch Ueberreizung, durch Abstumpfung, Verminderung der Secretionen, Versiegung ihrer Quellen; der Bulbus oculi, namentlich die Cornea, wird trocken, wie bestaubt; sind Aufätzungen, Geschwüre auf ihr vorhanden, so vertrocknet der Eiter und Schleim, und es entstehen Krusten (die namentlich häfslich entstellen); es entstehen heftige, besonders periodische Schmerzanfälle, und beschleunigen die gänzliche und unheilbare Degeneration des Augapfels.

Man findet von dieser Krankheitsform mehrere Arten aufgezeichnet, die eigentlich nicht hierher gehören, indem sie nur Symptome anderer, namentlich nervöser Krankheiten sind, z. B. Lagophth. spasmodicus, atonicus, paralyticus; so ist auch der Lagoph. mit Uebersichtlichkeit (s. d. Art.: Schielen) nur Symptom einer fehlerhaften Stellung des Auges. Zu den eigentlichen Formen gehören: das angeborne Hasenauge, wo durch einen Bildungsfehler die Verkürzung bedingt ist; Verkürzung des Augenlides nach Verwundung mit Substanzverlust, z. B. nach Exstirpation von Balggeschwülsten, nach Operation des Ec- und Entropium's, nach zufälligen Verwundungen.

Die Wichtigkeit dieser Krankheitsform als schädliche Potenz fürs Auge, ergiebt sich aus dem bisher Gesagten. Je mehr der Augapfel dadurch den äufsern schädlichen Einflüssen blosgestellt wird, desto schneller und heftiger werden mehrerwähnte Folgen eintreten, und dies um so gewisser, als bei dem vollkommenen Hasenauge an eine Heilung nicht zu denken ist. Anders verhält sich das Auge bei der blos symptomatischen Verkürzung der Augenlider, welche um so weniger gefährlich seyn wird, je seltner und auf je kürzere Zeit der Bulbus entblöfst ist, und je mehr die zu Grunde liegende Krankheit eine Heilung oder wenigstens Beschränkung erwarten läfst.

Therapie. Man bestrebe sich, wie immer, die Ursache zu heben. Fremde Körper z. B., die zur steten Contraction reizen, zu entfernen, Balggeschwülste auszuschneiden, Krampf, Atonie, Lähmung nach den bekannten Vorschriften zu heilen. Gegen den Lagophthalmus von Substanzverlust hat man von jeher mancherlei Verfahrungsarten vorgeschlagen, welche entweder auf Erschlaffung der Haut des Augenlides, und dadurch zu erleichternde Ausdehnung der verkürzten Hautfalte abzielten, als durch erweichende Oele, Salben, durch Bähungen aller Art, unterstützt durch eine anhaltende Ausdehnung mittelst Heftpflaster; oder wo man durch ein Einschneiden, Durchschneiden, Ausschneiden von dichten, die Verkürzung bedingenden Narben, durch Entfernthalten der Wundränder mittelst mancherlei mechanischen Vorrichtungen bei Heilung der Wunde, Ersatz und Erleichterung oder wohl Heilung zu erzielen hoffte. Allein Oele, Bähungen u. s. w. wirken nicht gehörig. Die Wirkung der Heftpflasterstreifen ist nicht ausgiebig und andauernd genug. Gegen die Durchschneidung bemerkte schon *Maitre-Jean*, *St. Yves*, *Richter*, dafs jede Hautwunde nur durch Verkürzung der Haut heilen könne; und obgleich *Richter* sie wieder aufgenommen und empfohlen, so rechnet doch *Beer*, dem die Heilung eines Lagophthalmus nur ein Mal und da nur unvollkommen auf solche Weise gelang, diese Krankheit zu den unheilbaren, wobei nichts zu erübrigen ist, als durch fleifsiges Waschen mit schleimigen Dingen, durch sorgfältiges Abhalten von Luft, Licht, Staub u. s. w. den Bulbus vor Zerstörung zu bewahren. Bei partiellem Lagophthalmus mit Verlängerung, eigentlich Ausdehnung des Augenlidrandes, kann durch Ausschneiden, insbesondere der vernarbten Parthie in triangulärer Form und Vereinigung mittelst der blutigen Naht, eine Verbesserung noch am ersten erzielt werden. J — r.

AUGENLIDERWUNDE. Die Augenlider können wohl auch allein von Schnitt-, Hieb-, Stich- und Quetschwunden getrof-

getroffen werden und dann gehören sie, wenn sie nicht tief zerstörend eingewirkt haben, zu den geringfügigeren, die nicht anders, als gewöhnliche Hautwunden zu behandeln sind. Oft treffen sie aber auch gleichzeitig den Augapfel, oder die Augenhöhle und dadurch können sie bedeutender werden, besonders, wenn Stichwunden tief eindringen, die obere Augenhöhlendecke durchbohren und das Gehirn verletzen, oder wenn sich die Entzündung von der Augenhöhle aus, auf das Gehirn fortpflanzt.

Sind die Schnitt-, Hieb- oder Stichwunden horizontal, nur eine bis zwei Linien lang, so reicht die Vereinigung durch Heftpflaster hin. Sind diese Wunden aber gröfser, haben sie das Augenlid ganz durchdrungen, oder bei senkrechten Wunden den Augenliderknorpel mit durchschnitten, so mufs man die Knopfnath anlegen. Man bedient sich dazu feiner, schmaler, gekrümmter Nadeln, die mit Vorsicht durch die Haut zu führen sind, damit der Kreismuskel und der Knorpel der Augenlider nicht verletzt werden; zwischen jedes Heft legt man noch ein Heftpflaster. Zwischen den vierten bis sechsten Tag können die Hefte wieder ausgezogen werden, und die Wunde heilt gewöhnlich bald ohne Eiterung. — Ist das untere Augenlid verwundet, so wird es überdies noch durch senkrechte Heftpflaster gegen das obere Augenlid in die Höhe gezogen. — Spaltet eine senkrechte, oder schief senkrechte Wunde das obere Augenlid ganz, so erhält diese Verwundung den Namen: Coloboma acquisitum; in der Behandlung macht dieses keinen Unterschied; man legt das erste blutige Heft gleich über dem Knorpel an und von da aufwärts, nach der Gröfse der Wunde, zwei auch drei Hefte. Die Vereinigung der Wundränder mufs bei allen diesen Wunden so schleunig als möglich bewerkstelligt werden, denn dadurch nur kann man Eiterung, tiefe und breite Wunden verhüten. Sollte sich stärkere Entzündung hinzugesellen, so ist das in ähnlichen Fällen, bei Wunden überhaupt erforderliche antiphlogistische Verfahren anzuwenden. — Bei Quetschwunden ist dieses Verfahren ebenfalls erforderlich; ist die Entzündung heftig, so lege man zuerst Blutegel an, dann folgen die zertheilenden Umschläge.

Sollten bei durchdringenden Hieb- oder Stichwunden

fremde Körper in die Augenhöhle gedrungen und die Wunde zu klein seyn, um sie herauszuziehen, so ist die Wunde in der Richtung der Fasern des Kreismuskels zu erweitern.

Bilden sich Abscesse, so sind sie bald zu öffnen; bei diesen sowohl, wie bei nachfolgenden Exulcerationen hat man darauf zu sehen, dafs die Verkürzung verhütet werde, was durch die Ausdehnung mittelst der Heftpflaster bewirkt werden kann.

Die Wunden der unteren Augenlider sind nicht so häufig mit Verletzungen des Augapfels verbunden, als die Wunden der oberen Augenlider; dagegen entsteht bei jenen leichter ein Ectropium, und es kann der untere Augenhöhlennerve (Nervus infraorbitalis) getroffen werden, worauf in einigen Fällen Blindheit gefolgt ist. (*Kortum*, Handb. der Augenheilkunde, 1r Bd. S. 32.)

Sind bei Wunden der oberen Augenlider sämmtliche Thränenausführungsgänge durchschnitten, und durch die Vernarbung ganz geschlossen, so wird Augentrockenheit die Folge seyn.

Hat die Verletzung eine Thränenröhre mit getroffen, so ist die Wunde schnell zu vereinigen, und damit die Wundränder stets in genauer Berührung bleiben, so mufs man die Augenlider so viel als möglich offen erhalten, was theils durch Heftpflaster, welche die Augenlider an die Stirn- und Wangenhaut befestigen, theils durch einen schicklichen Verband geschehen kann. Sind die Thränenwärzchen und Thränenpuncte durch Quetschung, Vereiterung oder Verbrennung ganz zerstört worden, so wird ein unheilbares Thränenträufeln (Stillicidium lacrymarum, Dacryostagon) die Folge seyn.

Ist der bei Hieb- oder Stichwunden entstandene Substanzverlust nur gering, so kann man die Vereinigung der Wundränder noch mit günstigem Erfolge unternehmen, wenn das Augenlid nicht zu stark dadurch gespannt wird, oder es ist die Oeffnung durch die zu befördernde Granulation noch zum Schliefsen zu bringen. Kann man dieses nicht bewirken, so bleibt eine Lücke, welche für das Auge nachtheilige Folgen haben kann. Der Vorschlag *Dzondi's* und einiger anderen Aerzte, das verloren gegangene Stück der Augenlider durch eine halbgelöste Hautparthie zu ersetzen, dürfte bei dem oberen Augenlide, wegen der Nähe der Augenbraunen nicht ausführbar, bei dem unteren Augenlide hingegen wohl zu versuchen seyn, da man von dem obern Theil der Wangenhaut meistens einen hinlänglich grofsen Hautlappen wird bilden können. Die Operation dürfte nach *Benedict* (Handb. d. pract. Augenkeilk. Bd. I. S. 103.) auf folgende Weise am besten auszuführen seyn: Man trennt einen hinlänglich grofsen Hautlappen der über dem Jochbogen liegenden Haut an seiner vordern Hälfte von den untenliegenden Theilen, zieht ihn hinauf, befestigt ihn durch die blutige Naht und Heftpflaster an den Rändern der Augenliderwunde, und erhält ihn in dieser Lage bis zur Vereinigung durch angelegte Charpie und Baumwolle, Heftpflaster und den Monoculus. Ist die Vereinigung vollständig gelungen, so wird der Hautlappen von der Stelle, von welcher er bis dahin seine Ernährung erhalten hatte, getrennt werden, und ist er vollkommen fest geworden, so kann man ihm nun mit der Scheere die passende Form geben. (Vergl. Blepharoplastik.) S — r.

AUGENLIDVERLÄNGERUNG. S. Blepharoplastik.

AUGENLIDTRIPPER. S. Augentripper.

AUGENLIDVERWACHSUNG, *Symblepharon*, Verwachsung der innern Fläche des Augenlids mit dem Augapfel und Augenliderränderverwachsung (*Ankyloblepharosis*, *Symblepharosis*, *Prosphysis*, *Knothes*). Mit der Benennung dieser beiden, nur der Oertlichkeit nach verschiedene Krankheitsformen, ist die richtige Bezeichnung des Krankheitsbildes selbst gegeben.

Nach dem Grad und der Art (Qualität) der Verwachsung findet man folgende Eintheilung. Sind die normal freien Ränder der Augenlider, nach ihrer ganzen Länge oder doch gröfstentheils unter sich verbunden (Ankyloblepharon), und gilt dies in gleicher Ausdehnung für die sich entgegengesetzten Flächen der Augenlider und des Augapfels (*Symblepharon*), so nennt man es ein vollkommenes, totale; wo aber nur zum Theil, also in beschränkter Ausdehnung, diese Verbindung Statt findet, ein unvollkommenes, partiale.

Wo durch eingedickten, zähen, auch incrustirten Schleim oder durch exsudirte plastische, aber nicht lebendig verbundne Lymphe eine zeitliche Verklebung und Zusammenleimung stattfindet, heifst es: ein falsches, spurium; ein wahres, verum, aber dann, wo die Verwachsung innig und durch einen wirklich organischen Verband besteht. Die Qualität dieser Verbindung ist nun aber eine sehr verschiedene: es berühren sich entweder die entgegengesetzten Ränder oder Flächen unmittelbar; es ist nur ein feines, aber dichtes und kaum bemerkbares Zellgewebe, oder es haben sich aus der Masse des Exsudates förmliche Pseudomembrane gebildet; beim Symblepharon sind es oft dichte, fleischige, ballenförmige Massen mit dünnen, sehnigten Enden (ähnlich den Trabeculis cordis), oder die Conjunctiva scheint gänzlich zu fehlen, verödet, auch absorbirt zu seyn, und die darunter liegenden Gebilde stehen in unmittelbarer Verbindung.

Solche krankhafte Verwachsungen der Augenlider unter sich, oder mit dem Augapfel, beeinträchtigen nun die Bildung und Function des Sehorgans, oder aber sie stören sie vollkommen. Sind die Augenlidränder nach ihrer ganzen Länge, oder doch gröfstentheils verwachsen, so ist auch bei voller Integrität des Augapfels, Blindheit die Folge. Beim Symblepharon, sofern es nur die Cornea frei läfst und ein gänzliches Bedecken und Schliefsen des Auges gestattet, ist zwar das Sehen nicht nothwendig aufgehoben, aber doch stets auffallend beeinträchtigt, ja wohl die Function des andern etwa gesunden Auges noch störend; denn abgesehen davon, dafs bei so ausgedehntem Leiden der Conjunctiva, ihre seröse Fortsetzung über die Cornea immer Antheil nimmt, verhindert oder beschränkt noch das Symblepharon jede freie und beabsichtigte Bewegung und Richtung des Auges.

Das Ankyloblepharon und das Symblepharon kommt entweder jedes einzeln, für sich bestehend, oder aber unter sich und in den verschiedensten Graden verbunden vor; während der Augapfel selbst, wenigstens jene zum Sehen unmittelbar nothwendigen Gebilde, gesund erhalten; oder es finden auch hier Complicationsverhältnisse, und zwar durch die vielartigsten Krankheiten des Auges selbst veranlafst, Statt.

Das Ankyloblepharon und Symblepharon sind entweder Folgen einer mangelhaften Entwickelung, eines Bildungsfehlers, oder sie sind Folgen heftiger, langandauernder Entzündungen mit Aufätzung, Verschwärung, Verbildung der das Auge, die Augenlider, so wie ihre Ränder überkleidenden Conjunctiva, z. B. bei variolösen, impetiginösen Augenentzündungen, bei langdauernden Schleimflüssen, bei Pannus u. s. w. Bleiben in solchen Fällen die Augenlider lang geschlossen, oder die sich entgegengesetzten, aber geschwürigen Flächen der Conjunctiva berühren sich, kleben zusammen und erhalten sich unverrückt in dieser Lage, so verwachsen sie bei erfolgender Heilung und Vernarbung der geschwürigen Flächen zusammen, und gehen die oben erwähnte verschiedenartige Verbindung unter einander ein. Zu den diese Formen veranlassenden Schädlichkeiten, müssen vor Allen die chemisch wirkenden, die Schleimhäute aufätzenden, als mineralische Säuren, Kalien, vor Allen aber der Kalk gezählt werden, so zwar, dafs es als eine Ausnahme angesehen werden kann, wenn nach einer durch ätzenden Kalk veranlafsten Verbrennung oder Zerstörung der Conjunctiva, die Heilung ohne eine solche widernatürliche Verwachsung erfolgt.

Prognose. Von dem Grade und der Beschaffenheit der Verwachsung, so wie von dem Verhalten der durchsichtigen Gebilde des Auges, hängt die Wiedererlangung der normalen Form, so wie der Function des Sehorgans ab. Bei partieller Verwachsung ist die Ausmittlung leicht, auch bei totalem Ankyloblepharon, so der Augapfel nach allen Richtungen leicht und frei unter den geschlossenen Augenlidern hin und her bewegt werden kann; wenn er, im Vergleich mit dem andern noch gesunden Augapfel, weder zu hart noch zu weich anzufühlen, weder zu grofs noch zu klein ist und die deutlichste Lichtempfindung besteht. Bestände aber zugleich ein Symblepharon, so erfordert es die strengste Würdigung aller gegebenen Krankheitsmomente, genaue Bestimmung der Art und des Umfangs vom Symblepharon, möglichst genaue Ausmittelung vom Verhalten des Augapfels in aller Beziehung. Denn wo die Wiedererlangung des Sehvermögens sehr zweifelhaft, die Verwachsung bis auf oder über die Cornea sich erstreckte, der Bulbus mifsstaltet wäre, bleibt jeder Curversuch ein gewagtes Unternehmen, da aufser der getäuschten Hoffnung in Bezug auf die Wiedererlangung des Sehvermögens, durch den zur Schau blofsgelegten, entarteten und unbrauchbaren Augapfel, die Gesichtsbildung mehr entstellt werden dürfte, als es früher durch die einfache Verwachsung geschah.

Die Heilung einer solchen abnormen Verwachsung kann nur durch eine künstliche und vollständige Trennung eingeleitet werden, was aber keinesweges der schwierigste Theil des Heilverfahrens ist; das Verhindern einer Wiederverwachsung der frisch getrennten Theile, die Begünstigung einer schnellen Vernarbung der Wundflächen, sind Forderungen, die leicht gedacht, aber in der Ausführung unübersteigliche Hindernisse finden, und man findet sich nur zu oft nach vielfältigen fruchtlosen Versuchen genöthigt, vom fernern Handeln abzustehen und bescheidet sich, einige Erleichterung, einige Verbesserung zu Wege gebracht zu haben.

Die Trennung der verwachsenen Augenlidränder, zumal wenn sie total ist, erfordert viel Behutsamkeit, um jedes Einschneiden in den Augenlidrand und in den Bulbus auf das Bestimmteste zu vermeiden. Man trennt zuerst mittelst eines Scalpells an einer geeigneten und nicht der Cornea gegenüber gelegenen Stelle und in langsam geführten Messerzügen, die Verwachsung auf eine Strecke von mehreren Linien; durch diese offene Stelle (und diefs eben so beim partiellen) führe man ein stumpfspitziges oder geknöpftes und schmales Bistouri ein zwischen Auge und Augenlid, und schneide von innen nach aufsen in sägeförmig geführten Zügen die Verwachsung durch; oder auch man trenne sie durch eine gewöhnliche Incisionsscheere mit stumpfspitziger Branche, letztere zwischen Auge und Augapfel führend.

Beim Symblepharon schneidet man mittelst eines Scalpells, mittelst eines *Leber*ischen Messers, dessen convexes Ende aber auch gut schneidend seyn mufs, nachdem man in den zu durchschneidenden Theilen durch Fassen und Fixiren des verwachsenen Augenlides, und entsprechende Stellung des Auges die erforderliche Spannung erzielt hat, in langsam geführten Messerzügen die abnorme Verbindung bis zur Zweckerreichung durch (die convexe Form der Sclerotica stets sich vor Augen haltend).

Dichte, fest verbindende Fleischmassen suche man mittelst einer Zapfenpincette zu fassen und nach Umständen bald zuerst vom Bulbus, bald vom Augenlid trennend zu entfernen. Hätten diese die Form von Balken, wie die trabeculae cordis, mit feiner, manchmal fast sehnigter Anheftung, so dürfte die Endzweckerreichung durch theilweises Unterbinden sicherer seyn, als durch blutiges Abtragen. Wo der Augapfel mit dem Augenlide rein, ohne Zwischengebilde, verwachsen ist, soll der Versuch der Trennung nie unternommen werden. Die ihrer schleimhäutigen Bildung ganz verlustige oder wohl gar mangelnde Conjunctiva, hebt die Möglichkeit jeder Endzweckerreichung auf. J — r.

AUGENLIDVORFALL. Bestimmung: Bedecktseyn, Geschlossenseyn des Auges durch Herabhängen, Herabgesunkenseyn des obern Augenlides mit dem Unvermögen dasselbe nach Willkühr zu öffnen. Der Augenlidervorfall ist vollkommen, so dafs kaum eine schmale Augenlidspalte sichtlich ist, ja das obere Augenlid über das untere herabhängt; oder er ist unvollkommen, das Weifse des Auges, ein Theil der Cornea und Pupille noch sichtlich, wenigstens während des Bestrebens des Kranken, das Auge zu öffnen, wobei einige Wirkung des Orbicularis, selbst des Levatoris durch leichte Faltenbildung in der Haut und Zusammenziehung des Augenlides sich ausspricht. Die allgemeine Decke des kranken Augenlides ist entfärbt, blafs, ödematös, leucophlegmatisch angeschwollen, bildet überhängende, die Augenlidspalte mehr oder minder deckende Falten; oder aber sie ist glatt ausgespannt, ohne alle Falten, und weicht nicht ab von ihrer normalen Beschaffenheit. Die Thränenleitung und Absorption findet man selten gestört, und aufser einem Gefühl von Schwere, Kälte, Stumpfheit und dem Unvermögen, das Augenlid nach Willkühr zu bewegen, hat der Kranke in solchen einfachen Fällen nicht die geringste Beschwerde; er bewegt das Auge frei nach allen Richtungen, und wird das herabgesunkene Augenlid hinlänglich in die Höhe gehoben, so ist es auch in seiner Sehfunction nicht beeinträchtiget, nur empfindlich gegen starkes Licht, was sich jedoch bei langer Dauer des Uebels verliert, wo die Sehkraft sich schwächt und mit erweiterter Pupille, Trägheit in der Bewegung der Regenbogenhaut, ein amblyopischer Zustand eintritt. Gewöhnlich jedoch hat sich beim Vorfall des Augenlids die Bewegungslosigkeit auf einen oder den andern geraden und schiefen Augenmuskel erstreckt, und dann ist Schiefstehen des Auges und Doppelsichtigkeit eine nothwendige Folge, wobei man die Pupille gewöhnlich erweitert und starr findet, ohne dafs die Kraft des Sehens, so nicht Dauer oder weitere Verbreitung der Krankheit es bedingen, geschwächt wäre.

Das Wesen der Krankheit beruht entweder auf Schwäche und Lähmung der bewegenden Nerven, der Muskeln (Blepharoplegia), oder auf Erschlaffung der Integumente (Ptosis, Blepharoptosis).

Die Ursachen, welche einen Vorfall des Augenlides erzeugen, sind entweder örtlich oder allgemein wirkende; das Uebel ist Folge vorausgegangener und verschiedenartiger Krankheitsformen, oder als ein primitives Leiden gesetzt. Es wird beobachtet als angeborner Fehler der Form, als Vorbothe, als Symptom örtlich beschränkter oder weit verbreiteter Paralyse, als Symptom consensueller und sympathischer Reizungen, wie bei Hysterischen, Hypochondrischen; bei Bleichsüchtigen, bei Wurmkranken; als Symptom organischer Krankheitsformen, Exostosen, Balggeschwülsten, Fett-, Wasseransammlungen; von Zerrung, Druck, Quetschung der Nerven und Muskeln; in Folge von Entzündung, bei zu lange fortgesetztem Gebrauch erweichender, erschlaffender Bähungen u. s. w.

Die Vorhersage resultirt aus einer richtigen Würdigung und Beurtheilung der ursächlichen Verhältnisse. Sie gehört zu den schwer heilbaren Krankheiten, und die mögliche Heilung gelingt nur bei Wochen und Monate lang fortgesetzter indicirter Behandlung. Wo die Nervenschwäche sehr bedeutend, oder die Paralyse als Symptom eines entfernten und tief begründeten Leidens erscheint, bleibt jedes Bestreben der Kunst vielmal fruchtlos. Wo das Uebel in geschwächten und alternden Personen, mit Anlage zum Schlagflufs als reines Nervenleiden, mit gleichzeitigem Doppelsehen erscheint, ist der Vorfall als Vorbothe eines bald zu erscheinenden Schlagflusses zu würdigen.

Die Behandlung richtet sich nach der Verschiedenheit des Nächstursächlichen der Krankheit. Wo sie örtlich und auf reiner Muskel- und Nervenschwäche beruht, leistet die Anwendung reizender Mittel, des Campherspiritus, des Aethers, des flüssigen Liniments, nach Umständen in Verbindung mit Opium, gute Dienste. Die vielfältig wiederholte Anwendung von Vesicantien in der Umgegend des Auges sowohl, als namentlich hinter dem Ohre, die kräftige Einwirkung des Cauterium actuale auf die Spitze des Processus mastoidei, hat zufolge vielfacher Erfahrung in den hartnäckigsten Fällen auffallende Erleichterung und Hülfe geschafft. Wo sympathische und symptomatische Ursachen obwalten, sind alterirende, antispastische, antihysterische und Wurmmittel angezeigt. Wo angeborene oder erworbene Erschlaffung der Integumente mit Intumescenz, gemeinhin mit Faltenbildung, bei noch vorhandener oder nur geschwächter Thätigkeit der Muskeln und Nerven des Augenlides, die Ptosis unterhält, — wovon man sich leicht durch faltenförmiges Fassen und Aufheben der überflüssigen Haut mittelst des Daumens und Zeigefingers, oder mittelst einer geeigneten Zange überzeugen kann, indem alsdann die bewegende Kraft der Muskeln hinreicht, das Augenlid zu bewegen und das Auge zu öffnen — da ist, sofern die Anwendung angezeigter therapeutischer Mittel fruchtlos geblieben, die Abtragung, die Zerstörung der überflüssigen Hautparthie, nach der Weise, wie sie beim Entropio Statt zu finden hat, angezeigt.

Synon. *Ptosis*, *Blepharoptosis*, *Blepharoplegia*, *Lapsus palpebrae superiosis*, Vorfall des obern Augenlides, Augenlidverlängerung.

J — r.

AUGENLIDWARZEN. (*Verrucae palpebrarum.*) Die Warzen der Augenlider an sich haben nichts Besonderes, nichts von den, die im Gesicht überhaupt vorkommen, Unterscheidendes. Nur insofern, als sie die Bewegungen der Augenlider erschweren oder im Sehen hindern, erwähnt man ihrer in der Augenheilkunde.

In Bezug auf die Art ihres Vorkommens, sitzen sie an der äufsern Fläche oder am Rande der Augenlider, bald mit einer breiten Basis, bald stielförmig fest; sie haben eine glatte oder eine rauhe, eingerissene und harte Oberfläche, sind nach ihrer ganzen Länge gleich dick, fadenartig oder kolbig; sind der Haut gleichfarbig, oder haben ein braunes, schwärzliches, blaues und livides Aussehen. Die umgebende Gesichtshaut und das Zellgewebe sind ganz normal, oder sie sind durchwebt und umgeben mit varicösen Gefäfsen; sie sind ganz unempfindlich, oder beim Befühlen und Drücken sehr empfindlich und schmerzhaft. Durch sie wird die Gesichtsbildung immer gestört, und da, wo sie sich vervielfältigen oder eine beträchtliche Gröfse annehmen, können sie zu fehlerhafter Form der Augenlider, wie Entropium, Veranlassung geben.

Die Art der Heilung hängt ab von der Beschaffenheit der Warzen. Die schnellste Entfernung ist die Abtragung mit dem Messer oder der Scheere. Sind sie ganz unschmerzhaft und sitzen sie auf einem dünnen Stiel, so können sie wohl auch abgebunden werden, oder die mit breiter Basis und gutartiger Beschaffenheit und bei Furcht vor Scheere und Messer, durch Lapis infernalis, Lap. causticus, durch Schwefelsäure, glühendes Eisen zerstört werden. Bei alten Leuten, bei cachectischen Personen, oder wo sie schmerzhaft sind, oder ein livides Aussehen haben, und mit varicösen Gefäfsen umgeben und durchwebt sind, soll man mit der gröfsten Umsicht handeln, da bei solchen Verhältnissen jede Art Reizung sie gar zu leicht in bösartige, selbst carcinomatöse Metamorphosen ausarten macht. Das Abtragen oder die Exstirpation mit dem Messer ist selten zureichend, da die Wurzeln gern sitzen bleiben und zu unangenehmen, sehr verdächtigen Nachbildungen Veranlassung geben. Sollen sie bei obwaltenden Umständen entfernt werden, so ist eine durchgreifende Zerstörung mit Mineralsäuren, dem Messer vorzuziehen. J — r.

AUGENLÖFFEL. Der Augenlöffel ist ein Instrument, welches zur Entfernung des hängenbleibenden Staares oder seiner Reste dient.

Er ist eine Erfindung *Daviel's*, und erfuhr in der Folgezeit manche Abänderungen und Zusammensetzungen mit andern Staarinstrumenten.

1) Der ursprüngliche *Daviel*'sche Löffel hat bei *Perret* folgende Gestalt und Gröfse. In einem platten, vierkantigen, 3½ Zoll langen, 3 Lin. dicken, elfenbeinenen Hefte ist ein silbernes Stängchen fest, welches 20 Lin. lang, zunächst dem Hefte birnförmig, im Körper cylindrisch ist, am obern Ende aber eine ovale, löffelförmige, 2½ Lin. lange, 1½ Lin. breite Erweiterung bildet. Die concave Fläche dieses Löffels zeigt ein am silbernen Hefte eingelegter Streifen von schwarzem Horn oder Holz an. Die Stange ist überdiefs gleich den übrigen Instrumenten des *Daviel*, auch nach der Seite gebogen oder vielmehr geknict. Der Spatel, dessen sich *Daviel* zum Heben der Hornhaut bediente, ist von seinem Löffel nur darin verschieden, dafs jener nicht in der Fläche gehöhlt, sondern platt, in der Ausbreitung länglicher, und nach der Seite zirkelförmig gebogen ist. Da *Daviel* in den Mémoir. de l'acad. d. sc. chir. blos den Spatel und nicht den Löffel abbildet, so wurde jener oft für diesen gehalten und wiedergegeben. *Heuermann* allein hat beide Instrumente (2. Bd. T. 8.) richtig und einzeln dargestellt.

Das Instrument wird am besten von Gold oder Silber verfertigt, sowohl um es vor dem Roste zu schützen, als um dasselbe leichter biegen zu können; wenigstens mufs der stählerne vergoldet seyn. Die Ränder der Concavität des Löffels sollen möglichst abgerundet seyn, jedes starke und scharfe Hervortreten der Ränder schadet unmittelbar. Er mufs eine seitliche Krümmung haben, um damit besser fassen zu können.

2) Bei *Pallas* hat der *Daviel*'sche Löffel am entgegengesetzten Ende des Heftes einen lanzenförmigen, stumpfen, ziemlich breiten Spatel. Der Löffel diente ihm den untern Theil des Augapfels zu drücken, und den Austritt des Staares zu bewirken. Dieser Löffel ist wahrscheinlich derselbe, den *Zach. Vogel* empfahl.

3) *Siegwart's* silberner Augenlöffel hat eine Concavität, welche der Convexität der Linse entspricht; statt des Griffels ist ein Züngelchen angebracht.

4) *Pellier's* Augenlöffel (*Bell* Thl. 3.) welcher auch zur Entfernung fremder Körper aus Nase und Ohren dient, ist ein 4½ Zoll langer Stab, der sich von der Mitte aus ge-

gen die Enden in zwei Hälften theilt, deren eine den langgezogenen, weit und tief gefurchten, nur 1 Lin. breiten Löffel, die andere eine Platte bildet, deren abgerundetes Ende über 2 Lin. mifst und ziemlich stark ist.

5) Bei *Mohrenheim* ist der Löffel in Verbindung mit dem Haken. (*Knauer.*)

6) *Mursinna's* Modifikation des *Daviel*'schen Löffels zur Herausnahme der Linse, ist mit einem Stilet zur Eröffnung der Kapsel, am andern Ende verbunden. (*Mursinna's* Journ. f. d. Chir. 1s St. — *Ens* Tab. 3.) Das Stilet ist eine runde, schwach seitwärts gebogene Sonde, deren Ende sich in eine sehr dünne, 1 Lin. breite Platte erweitert, die zwar in den Rändern stumpf, doch aber zum Eindringen in die Kapsel geeignet ist.

7) *Arnemann's* Augenlöffel hat an beiden Enden eines platten, achtkantigen Heftes von 2 Lin. Länge, 2 Lin. Breite ein, dem *Daviel*'schen Löffel ähnliches silbernes oder goldenes, $1\frac{1}{2}$ Zoll langes Instrument. Beide sind flach nach der Seite gebogen; doch das eine an der Fläche hohl, wie bei *Daviel*, das andere flach; jenes dient zu den gesagten Handgriffen, dieses, um nach der Ausziehung des Staares, den getrennten Theil der Hornhaut in eine solche Lage zu bringen, dafs er überall gleich anliege.

8) *Wenzel's* Augenlöffel (Curette) unterscheidet sich von dem ursprünglich *Daviel*'schen durch seine geringe Breite und durch eine seichte Vertiefung in der concaven Fläche, nahe dem vordern Ende, dann dadurch, dafs am vordern Ende des Griffels eine Staarnadel befestigt ist. Diese Curette diente zur Beseitigung der Staarreste, und zum gelinden Reiben des vordern Theiles der Hornhaut.

9) Doppelt gekrümmt, und von einer gröfsern Breite des vordern Endes, kommt *Daviel's* Löffel in *de Witt* (Fig. 6.) und *Ens* (Tab. 2. Fig. 23.) vor.

10) *Boyer* (Dict. des sc. méd. Tom. IV. pl. 1. Fig. 3.) verband den *Daviel*'schen Löffel mit einem Cystotom, indem er jedes dieser Instrumente an den Enden eines achtkantigen Griffes fest machte. Das Ganze mifst $5\frac{1}{2}$ Zoll, der Griff allein 2 Zoll. Der Löffel ist so wie der gewöhnliche *Daviel*'sche, nur scheint er nicht nach der Seite gebogen zu seyn.

11) *Beer's* Augenlöffel (Thl. 2. Fig. 5.) dürfte allen Forderungen am besten entsprechen. Er besteht aus einem goldenen, vom Hefte an $1\frac{1}{3}$ Zoll langen, runden, nach vorne schwächeren Stäbchen, welches an dem einen Ende in einen kleinen Löffel, der 1 Lin. breit und etwas weniges zur Seite in Bogen gekrümmt ist, am entgegengesetzten aber in einen dünnen Spatel von Silber oder Gold, welcher an Gröfse und seitlicher Biegung dem Löffel gleich ist, ausläuft. Im Ganzen mifst das Instrument sammt dem Hefte 4 Zoll. *Beer* empfiehlt bei Verfertigung des Löffels die Vorsicht, ihn nicht zu breit und nicht zu seicht zu machen, weil er im ersten Falle einen bedeutenden Druck auf die Iris, und eine dem Auge höchst schädliche, unnöthige weite Lüftung des Hornhautläppchens erzeugt, im zweiten Falle ein zu oftmaliges Einführen in das Auge nothwendig macht, um den in der hintern Augenkammer zurückgebliebenen Staarrest zu holen. Der sehr dünne und elastische, wenig breite, an den Rändern in der gröfsten Breite sehr scharfe Spatel, dient zu anderm Zwecke. Kr — lz.

AUGENLOSIGKEIT, Augenmangel, *Anophthalmia, defectus oculorum.* Der Mangel der Augen kann in verschiedenen Graden stattfinden. Zuweilen fehlen sie beide mit allen zu ihnen gehörigen Theilen, wenn z. B. die Köpfe einer Mifsgeburt so unter einander verschmolzen sind, dafs nur die Hinterköpfe nach aufsen sichtbar sind. Ich habe auch einmal ein sonst wohlgebildetes, reifes, gleich nach der Geburt gestorbenes Kind zu untersuchen Gelegenheit gehabt, und den Fall in den Schriften unserer Akademie von 1814 und 1815 näher mitgetheilt, wo das rechte Auge gänzlich fehlt, so dafs keine Augenhöhle, keine Augenbraunen, Augenlider, keine Augenmuskeln, kein Augennerve, kein Augapfel vorhanden waren, und die Haut vor der Stirne glatt und grade nach der Backe niederstieg; am Gehirn war der Thalamus opticus der Seite verkrüppelt, worüber ich mich auf meine Abhandlung beziehe.

Ich habe aber auch beide Augäpfel bei einem sonst wohlgebildeten Kinde fehlen sehen, wo Augenbraunen, Augenlider und alle übrigen, zu diesen gehörigen Theile vollständig entwickelt waren; so dafs *Malacarne* in seiner Allgemeinen Anatomie das Systema ottico von dem Systema dacrico recht wohl unterscheidet; denn die zum Augapfel gehörigen Theile stehen mit denen zum Thränensystem (zu den Augenlidern u. s. w.) gehörigen Theilen offenbar in sehr geringer Beziehung, sobald von der Nothwendigkeit des Vorhandenseyns die Rede ist. R — i.

AUGENMAHL gehört zu den *Maculis maternis*, kömmt am häufigsten als Maulbeermahl, Morum, an der äufsern Fläche des Lides vor, ist dann blauroth, oft erectil und verhält sich dann wie andere im Gesicht vorkommende Angiectasien (Vergl. d. Art.), wächst daher auch im Kindesalter, blutet leicht bei kleinen Verletzungen und bei Pressungen durch Geschrei u. s. w., verschwärt auf der Oberfläche, wenn es sehr gewachsen ist, bildet leicht fungose Excrescenzen. Geheilt wird es entweder durch Exstirpation mit dem Messer, oder mit dem Aetzmittel. Im ersten Falle hat man alle Regeln bei der Exstirpation der Kysten zu beobachten, bei der Anwendung der Aetzmittel ein solches zu wählen, welches trockene Zerstörung bewirkt, als Lap. inf., concentrirte Säure. *Siebold* empfiehlt auch das Pulvis cosmic. In beiden Fällen habe man aber während der Heilung der verursachten Wunden Acht, dafs sich nicht Ectropie des Lides bilde und vermeide diefs, wenn viel Substanzverlust Statt gefunden hat, durch einen solchen Verband, der Granulation in der Wunde begünstigt. Siehe den Artikel Muttermahl. — *Benedict* Handbuch d. Augenheilkunde. B — w.

AUGENMESSER. Mit dem Worte Augenmesser, bezeichnen wir hier alle diejenigen einfachen, schneidenden Instrumente, deren man sich zu Operationen auf der Oberfläche des Bulbus, in der Augenhöhle, an den Augenlidern und an den Thränenwegen bedient; diejenigen aber, die zu Operationen an der Hornhaut, zur Punction, Incision und Abtragung derselben dienen, deren wird unter dem Artikel „Hornhautmesser" weiter ausführlichere Erwähnung geschehen.

Die Klasse von Augeninstrumenten, welche wir hier mit dem Namen „Augenmesser" bezeichnen, zerfällt in zwei Abtheilungen, in die der „Augenbistouri's" und die der „Augenscalpell's." Der Unterschied dieser beiden Instrumentengattungen besteht nur in der Art und Weise der Verbindung der Klinge mit dem Griff, dem Hefte, der Schale, dem Schalenhefte. Das Bistouri ist in seinem Griffe beweglich, während das Scalpell unbeweglich fest mit der Klinge verbunden ist (à lame fixe ou dormante).

Von den Augenbistouri's, deren man sich früher, je nachdem ihre Gestalt klein und zart, oder grofs und stark war, zu den verschiedensten Operationen bediente, als: zu Exstirpationen von Geschwülsten in und auf den Augenlidern, zur Trennung verwachsener Augenlider, zu Scarificationen der Bindehaut, zur Eröffnung von Pusteln auf dem Auge, zur Eröffnung des Thränensackes, zur Exstirpation des Auges u. s. w. nennen wir nur folgende: *Solingens* bauchiges, gespitztes Bistouri mit einem Separatorium am Hefte zur Trennung verwachsener Augenlider, dann dessen halbrund gespitzte Lancette zu demselben Zweck; *Petit's* gerade zur Seite gerinnte Bistouri's zur Spaltung des Thränensackes; *Leber's* schmales, stumpfspitziges Bistouri zur Trennung verwachsener Augenlider, und dessen zweischneidiges, spitziges, zur Ausschälung des Bulbus; *Pallas* kleines, convexschneidiges Bistouri mit concavem Rücken und scharfer Spitze zur Oeffnung des Thränensackes; *Beer's* gerades, spitziges Bistouri zur Trennung verwachsener Augenlider und zur Eröffnung des Thränensackes; *Himly's* Sichelbistouri zu Operationen an den Augenlidern; *Schmalz's* Lancette zur Eröffnung des Thränensackes; und endlich *Wardrop's* in der neuen Zeit angegebenes rundspitziges, subtiles Bistouri zum Scarificiren der Augenlider.

Der Gebrauch dieser Augeninstrumente hat in der neusten Zeit um so mehr abgenommen, je sicherer und bestimmter man die Anwendung des Scalpell's bei Augenoperationen fand. Allein auch schon in früherer Zeit bediente man sich sehr häufig dieser Instrumente, und ihre Anzahl, aus der wir nur folgende namhaft machen, ist nicht gering. Schon *Albucasem* bediente sich eines wunderlichen Instrumentes zur Beseitigung der Aftergebilde der Cornea und Conjunctiva oculi, das man Spatunile nennt. *G. Bartisch* gab ein nach der Wölbung der Augenhöhle geformtes überall scharf schneidendes Messer an, welches er bei der Exstirpation des Auges in einem Huy unter dem obern Augenlide hineindrückte, und gar geschwind und behende das ganze Auge damit umfuhr. Später erfanden *Solingen, Fabric. v. Hildan, Acrel, J. Plattner, Heister, Petit, Sharp, Bell, Dreber, Pellier, Rudtorfer, Wenzel, Siebold, Brambilla, Beer, Wagner, Tenner, Perret, Savigny, v. Graefe, Jäger, Benedict* und viele andere Augenscalpells zu den verschiedensten Operationen am Bulbus, an den Augenlidern, in der Orbita und an den Thränenwegen. Eine nähere Würdigung aller dieser Instrumente würde hier zu weit führen, und gehört in die Geschichte derselben. Hier kommt es nur darauf an, diejenigen Augenscalpells namhaft zu machen, welche zu Verrichtungen der verschiedenen Operationen auf dem Bulbus, an und auf den Augenlidern und an den Thränenwegen allen Anforderungen entsprechen. Zur Scarifikation der innern Augenlidfläche, oder zur Durchschneidung varicöser Gefäfse auf der Conjunctiva oculi palpebrae, zu Exstirpationen kleiner Geschwülste von den Augenlidern, von der Conjunctiva bulbi oder aus der Orbita u. s. w., empfiehlt sich nicht leicht ein besseres Instrument als das von *Benedict* zur Eröffnung des Thränensackes angegebene Scalpell (S. Tab. III. Fig. 1.). Die Form und Gröfse des Instrumentes entspricht allen Anforderungen, und die letztere kann nach den Bedürfnissen des Operateurs oder der Operation verändert werden. Dagegen scheint zur Eröffnung des Thränensackes der etwas convexe Rücken und die bauchige Schneide nicht zu passen, und hierzu, wie zu andern Augenoperationen, empfiehlt sich das von einem Unbekannten angegebene Augenscalpell mit etwas convexem Rücken und gerader Schneide.

Obgleich in Frankreich, Deutschland und England die Exstirpation des Auges von vielen Chirurgen mit einem gewöhnlichen Scalpell als Bistouri verrichtet wird, so leisten doch hierzu erfundene Exstirpatorien wesentliche Dienste. Unter diesen zeichnet sich der *v. Graefe*'sche, vortheil-

haft

haft aus und erleichtert die in Rede stehende Operation ungemein. Derselbe kann aber auch, je nachdem die Breite des Instrumentes grofs oder gering ist, zur Exstirpation tief liegender Balggeschwülste an den Augenlidern und in der Orbita, nach geschehenem Hautschnitt mit grofsem Vortheil gebraucht werden. Dieses Exstirpatorium ist ein lanzettförmiges, zweischneidiges Messer, welches in seiner Fläche gebogen ist. Die Breite kann nach den Bedürfnissen verändert werden. Die Fertigung dieses Instrumentes erfordert einen geübten Künstler, da das Schleifen bei der Krümmung mühsam und künstlich ist.

Synon. Augenbistouri, Augenscalpell. Lat. *Culter excisorius, Spatha, Spatumile incidens, incisorium, sagittula, operationibus ophthalmicis inserviens.* Franz. *Bistouri.* Engl. *Incision-Knife.*

Litteratur.

Abhandlungen aus dem Gebiete der gesammten Akologie zur Begründung eines Systems derselben, von *J. D. Krombholz.* 1 Thl. mit 9 lithogr. Tafeln. Prag. 1825. in 4. pag. 165 — 214. pag. 271 — 344.

Angiectasie, ein Beitrag zur rationellen Cur und Erkenntnifs der Gefäfsausdehnungen, von *C. F. Graefe.* Leipzig 1808. 4. pag. 88.

v. A — n.

AUGENMITTEL, das, wird in verschiedenem Sinne bei den Aerzten und in den Schriften derselben erwähnt. Gewöhnlich versteht man darunter alle jene Arzneistoffe, welche die Aerzte örtlich auf das Auge bei den verschiedenartigen Krankheiten desselben anwenden. In dem weitläuftigen, obgleich weniger üblichen Sinne, wird dagegen mit dem Namen eines Augenmittels ein jeder Arzneistoff belegt werden können, welcher eine eigenthümliche specifike Wirkung auf das Auge hervorbringt, und als ein solcher häufig bei der Behandlung der Augenkrankheiten angewendet wird.

Obschon in der letztern Bedeutung eigentlich ein jedes Arzneimittel ein Augenmittel genannt werden könnte, welches ein bestimmtes Allgemeinleiden, so sich gleichzeitig in dem Auge auf eine eigenthümliche Weise ausgesprochen hatte, zu beschränken und zu beseitigen im Stande ist, z. B. das Quecksilber in der syphilitischen Iritis, das Guajacgummi während allgemeiner Arthritis, welche zugleich auf das Auge zurückgewirkt hatte, die Reizmittel, welche während der angehenden Paralysen des Augapfels gereicht werden etc., so darf man doch eigentlich zu den Augenmitteln, sobald von denselben in dem weiteren Sinne die Rede ist, nur jene Stoffe rechnen, welche vorzugsweise bei ihrem innern Gebrauche die Lebensthätigkeit des Auges auf eine eigenthümliche Weise umändern, während ihre gleichzeitige Einwirkung auf die Organe und Systeme des übrigen Körpers im ganzen weniger in die Augen fällt. Zu diesen letzteren werden wir daher nur die Belladonna, die Datura, den Hyoscyamus, die Pulsatilla, die Digitalis, die Arnica, den Baldrian, das Galbanum, das Ammoniakgummi und einige andere weniger durch ihre specifike Wirkung sich auszeichnende Stoffe rechnen dürfen.

Zu den örtlichen Augenmitteln werden nach der bisher angenommenen Eintheilung gerechnet:

1) die reizend einwirkenden Stoffe, welche die Thätigkeit des Gefäfssystems in dem Bulbus und dabei auch primär oder secundär die Empfindlichkeit der Netzhaut und der Ciliarnerven vermehren, z. B. die Einwirkung des Lichtes, die trockene und die aromatische Wärme, der Kampher, das Ammonium und die Präparate aus demselben, die ätherischen Oele, der Branntwein, die Naphthen, die chemisch scharfen Stoffe, die das Auge mechanisch reizenden Körper. Sie sind sämmtlich in ihrer Einwirkung sehr verschieden, bilden aber bei der grofsen Verschiedenheit, welche unter ihnen selbst Statt findet, dennoch in Hinsicht ihrer Einwirkung mannichfaltige Uebergänge zu einander, die bei dem Gebrauch derselben jederzeit berücksichtigt werden müssen.

2) die die Thätigkeit des Gefäfssystems in dem Auge beschränkenden Mittel, zu welchen die Anwendung der Kälte, die örtlichen Blutentleerungen, die Punctur der Hornhaut und die Bleimittel gemeiniglich gezählt werden.

3) die Mittel, durch welche die vermehrte Empfindlichkeit des Auges vermindert wird. Die reinen fetten Oele, die Schleime und die örtlich angewendeten Narcotica werden denselben beigezählt.

4) die Arzneistoffe, welche die vermehrte Absonderung in dem Bereich der Conjunctiva beschränken. Sie gehören weniger dem Augapfel, mehr den Augenlidern an, indem bei allen Krankheiten dieser Art der Sitz derselben ursprünglich in der Bindehaut der Augenlider sich vorfindet, die des Augapfels dagegen nur secundär und im geringeren Grade ergriffen sich zeigt, auch die Behandlung des Uebels immer nur von einer kunstgerechten Bekämpfung der Krankheit der Augenlider ausgehen mufs, worauf alsdann, wie die Erfahrung lehrt, das Uebel soweit es die äufsere Oberfläche des Bulbus erreicht hatte, von selbst zurückzugehen und zu verschwinden pflegt. Zu derselben gehören die aus dem Kupfer bereiteten Augenmittel, die Präparate aus dem Zink, der Alaun und die mannichfaltigen aber in den wenigsten Fällen brauchbaren adstringirenden Pflanzenstoffe.

Die Belladonna, ein mächtiges, aber nur mit grofser Vorsicht und in seltenen Fällen zu gebrauchendes Augenmittel, wirkt gleichzeitig auf das Ciliarsystem, indem die Erweiterung der Pupille im hohen Grade auf die Anwendung dieses Mittels einzutreten pflegt, — und auf die Retina, deren Empfindlichkeit in dem Grade abnimmt, dafs Verminderung des Gesichts die unmittelbare Folge davon ist. Man könnte vermuthen, dafs diese Gesichtsschwäche paralytischer Art seyn müsse, indem auf den längere Zeit fortgesetzten Gebrauch dieses Mittels, nicht nur in dem Auge, sondern auch in anderen Organen des Körpers die Erscheinungen der Paralyse einzutreten pflegen. Allein die gleichzeitig stattfindende Ueberfüllung der Blutgefäfse des Bulbus und namentlich der Conjunctiva desselben, die Starrheit und Unbeweglichkeit des Augapfels und die auf stärkere Dosen des Mittels sich unmittelbar einstellende stärkere Röthung des Gesichts, deuten offenbar darauf hin, dafs ein Congestionszustand wenigstens die erste Einwirkung der Belladonna auf das Auge auszeichnet, dafs die Paralyse der Retina nur secundär und die Wirkung der längere Zeit hindurch fortgesetzten Anwendung der Belladonna ist. Uebrigens zeigen alle Präparate dieses Mittels, die Beeren, das Pulver der Wurzel, die frischen und getrockneten Blätter,

19*

so wie die daraus bereiteten Aufgüsse und Extracte — man mag sie innerlich geben oder örtlich an das Auge bringen, oder in der Nähe desselben auflegen, — eine gleiche kaum in irgend etwas von einander abweichende Einwirkung.

Die Datura Strammonium stimmt in Hinsicht ihrer Einwirkung auf das Auge, sowohl bei dem inneren, wie bei dem örtlichen Gebrauch fast vollkommen mit der Belladonna überein. Während sie die Pupille erweitert, verursacht sie ebenfalls Abnahme des Gesichts und Congestionen nach dem Bulbus. Schon *Greding* (in *Ludwigii* Advers. medic. pract. Vol. I. p. 259) bemerkte, daſs Starrheit und Krämpfe des Augapfels, Röthe der Conjunctiva, daſs Kopfweh und eine Entzündung der Augenlider mit vermehrter Schleimabsonderung verbunden, auf den Gebrauch dieses Mittels eintreten. Nicht minder erfolgt bei dem längere Zeit hindurch fortgesetzten Gebrauch des Mittels, eine ähnliche fast unheilbare Gesichtsschwäche. Die Anzeigen und Gegenanzeigen zu dem Gebrauch des Strammoniums fallen also wohl gänzlich mit denen der Belladonna zusammen. —

Unter der Zahl der inneren Augenmittel ist dagegen der Hyoscyamus als ein viel brauchbarerer Arzneistoff zu erwähnen. Die Einwirkung desselben, man mag ihn nun innerlich geben, oder örtlich auf das Auge anwenden, bleibt fast unter allen Umständen mehr auf das Ciliarsystem und die Iris beschränkt, ohne daſs dabei eine in die Augen fallende Anlage zu der Amblyopie und Amaurose entsteht. Zwar wurde bei zu starken Dosen des Mittels ebenfalls eine Abnahme der Sehkraft beobachtet. Da indessen in diesem Falle auch alle andern Sinnesfunktionen auf gleiche Weise geschwächt werden, dieser Zustand nur bei dem höheren Grade einer wirklichen Vergiftung einzutreten pflegt, auch bei der vorsichtigen Anwendung des Mittels nie erfolgen kann, man mag es nun örtlich oder innerlich, längere oder kürzere Zeit hindurch gebrauchen, so scheint auch dieses Mittel zu dem Schluſs zu berechtigen, daſs eine ausschlieſsliche und specifike, die Lebensthätigkeit der Retina vorzugsweise herabsetzende Kraft diesem Mittel abgeht.

Schon *Celsus* empfiehlt ein Collyrium aus Bilsenkraut

mit Eigelb bereitet, und die neuere Augenheilkunde hat seit den Empfehlungen von *Schmidt* und *Himly* einen noch viel allgemeineren Gebrauch dieses Mittels eingeführt.

Wenn dagegen in der früheren Zeit *Pellier*, *Molinelli* und *Sauvage* den Hyoscyamus zu der Zertheilung beginnender Cataracten mit Erfolg benutzt haben wollen, so sind diese Behauptungen durch die neuere Erfahrung vollkommen entkräftet worden. Sie gründeten sich ohne Zweifel auf einen, bei dem damaligen Stand der Augenheilkunde zu verzeihenden Fehler in der Diagnose, indem jene Männer Fälle der chronischen Iritis und die mit derselben verbundenen Exsudationen in der hinteren Augenkammer, für eine beginnende Cataracte mögen gehalten haben, bei denen allerdings der innerliche und örtliche Gebrauch des Bilsenkrautes, besonders sobald dessen Einwirkung noch durch den Zusatz des Calomels verstärkt worden, ein Hauptmittel ist, ohne welches kaum die Tilgung der Krankheit erwartet werden darf. Die Präparate, welche übrigens am sichersten die erwähnten Wirkungen hervorbringen, sind das vorschriftsmäfsig bereitete Extract, und das Hyoscyamuspflaster, welches letztere, sobald damit die Stirn- und Schläfengegend belegt worden ist, ebenfalls eine kräftige Erweiterung der Pupille hervorbringt.

Ueber die Anwendungen der Pulsatilla als Augenmittel, sind bis jetzt die Erfahrungen der Aerzte gar sehr getheilt geblieben. Während *Störk*, *Mohrenheim*, *Heyer*, *Tode* und andere die Anwendung derselben bei den metastatischen und dyskrasischen Amaurosen aufserordentlich wohlthätig fanden, auch sogar beginnende Catarakten, nicht minder Hornhautflecke und einzelne Formen des Pannus damit zur Zertheilung gebracht haben wollen, — nehmen *Schmucker*, *Richter*, *Beer* und andere das Gegentheil von allem diesem wahr, und wollen aufserdem noch in diesem Mittel eine specifike, die Lebensthätigkeit der Retina nicht nur, sondern des ganzen übrigen Organismus herabsetzende Kraft, welche besonders zu hydropischen Affectionen und selbst zu Atrophien disponirt, — beobachtet haben. Ref. dieses mufs leider die Erfahrungen dieser letzteren Männer bestätigen.

Dafs die Digitalis unter jene Arzneimittel zu zählen ist, welche sich durch eine specifike Wirkung auf das Auge auszeichnen, leidet keinen Zweifel. Die krankhafte Veränderung in den von dem Kranken bemerkten Farben der Objekte, der Schwindel und der damit verbundene Schmerz in der Supraorbitalgegend, über welchen die Kranken nach starken Dosen der Digitalis klagen, das Funkensehen, die Starrheit und Unbeweglichkeit des Augapfels, welche ebenfalls die Folgen dieses Mittels sind, bestätigen offenbar diese Behauptung. Indessen greift die Digitalis wenig oder gar nicht auf das Ciliarsystem ein, da nur eine geringe oder wohl eigentlich gar keine Veränderung der Pupille nach der Anwendung derselben stattfindet.

Bei Entzündungskrankheiten des Auges leistet die Digitalis keine vortheilhaften Wirkungen. Bei Amaurosen, sowohl bei der erethischen, wie der durch Congestion bedingten, — denn bei der paralytischen Form kann von diesem Mittel nicht die Rede seyn, — hat sie sich ebenfalls unwirksam gezeigt.

Nur die Augenwassersucht hat einige Fälle von Besserung nach dem Gebrauch der Digitalis, in Verbindung mit Calomel und den Mercurialeinreibungen dargeboten. Da wir indessen bis jetzt so wenig über die Grundursachen der Entstehung dieser Krankheitsform mit Sicherheit anzugeben vermögen, da es eine Menge Abarten derselben giebt, deren Entstehungsgrund und Wesen uns gänzlich unbekannt sind, so mufs auch in diesem Falle die Anwendung der Digitalis einer bis jetzt ziemlich rohen Empirie überlassen bleiben.

Die Anwendung der Arnica als Augenmittel, ist als eine grofse Bereicherung der Augenheilkunde zu erwähnen. Ich glaube nicht, dafs ohne dieses Mittel der Augenarzt die Behandlung vieler Augenübel zu übernehmen im Stande ist. Ihre Einwirkung auf das Sehorgan spricht sich theils durch eine gröfsere Beweglichkeit und Zusammenziehung der Pupille, theils durch das Gefühl des Ameisenkriechens in der hinteren und inneren Augenhöhle und längs dem Laufe des Sehnervens aus, welche letztere Erscheinung auch bei anderen, durch die Arnica geheilten Paralysen, längs dem

Laufe der Nervenstränge wahrgenommen worden ist. Wo diese Erscheinungen fehlen, wo dabei auch der bei dem Gebrauche der Arnica eigenthümliche Magenkrampf nicht beobachtet wird, da wird auch jederzeit der Ausgang der Kur nicht den Erwartungen des Arztes entsprechen, obschon die Gegenwart derselben auch nicht immer mit Gewifsheit auf die Besserung hindeutet. — *Collin, Pellier, de Quengsy, Beer* und andere, haben eigentlich die Arnica unter die Zahl der Augenmittel aufgenommen. Die Amaurosen mit dem Charakter der Paralyse, welche nach Apoplexien und halbseitigen Lähmungen, nach Erschütterungen des Gehirns und Augapfels, nach Rheumatismen u. s. w. entstanden sind, bei denen jede gastrische und entzündungsartige Complication fehlt, oder doch bereits vollständig beseitigt ist, und bei denen auch jede Spur von Congestion vollständig mangelt, eignen sich vorzüglich zu dem Gebrauche dieses Mittels. Bei Rheumatismen der Augenmuskeln und der dadurch bedingten Verschiebung des Bulbus und dem dadurch bedingten Doppelsehen, so wie auch bei der rheumatischen Lähmung derselben Muskeln, sobald sie nicht durch tiefer liegende organische Fehler, oder durch äufsere Verletzungen veranlafst worden ist, hat Ref. ebenfalls die Arnica mit grossem Vortheil angewendet. War der Rheumatismus noch rein vorhanden, zeigte er dabei Spuren von einem entzündungsartigen Zustand, so wurde die Einwirkung der Arnica gar sehr durch eine gleichzeitige antiphlogistische Diät, durch das Einreiben der grauen Quecksilbersalbe, und durch ableitende Hautreize in dem Nacken und hinter dem Ohr befördert.

Die bei Augenübeln zu gebrauchenden Präparate bedürfen einer besondern Auswahl. Von der Wurzel kann Ref. wenig Rühmliches sagen; sie ist bei Amaurosen offenbar zu wenig kräftig, und nur bei Rheumatismen der Augenmuskeln, wo ohnedem ein milderer, vorsichtigerer Reiz nothwendig wird, mag der Gebrauch des Infusum derselben unseren Erwartungen entsprechen. Das von *Beer* häufig gegebene Extract, (Extr. Arnicae e toto) hat ebenfalls in vielen Fällen die Erwartung der Aerzte getäuscht, vielleicht, dafs eine ungleichartige und fehlerhafte Bereitung einen Theil der Kräfte dieses Präparates vernichtet hatte. Das sicherste Mittel bleibt immer der Aufgufs, sobald zu demselben die Blüthen nebst den Blättern benutzt sind, und das Ganze am Schlufs der Infusion noch ein Paar Minuten hindurch gekocht wurde.

Die Anwendung des Baldrians in den amaurotischen Uebeln, welche seit den Zeiten *Tabernaemontanus* immer allgemeiner geworden ist, hat ebenfalls bis jetzt noch keine sichere Bestimmung gewinnen können. Gewöhnlich gab man ihn bei den erethischen und paralytischen Gesichtsschwächen, wo alsdann der Erfolg bald günstig, bald ungünstig ausfallen mufste. Die Anwendung dieses Mittels vermehrt, soviel Ref. sehen konnte, jederzeit die Beweglichkeit und die Zusammenziehung der Pupille, bringt aber auch längere Zeit hindurch gebraucht, keine besonderen Zeichen von Congestion nach dem Augapfel hervor. Nach seiner Erfahrung nützt es allerdings bei leichteren Formen der erethischen Amaurose, welche nach zu grofsen Ausleerungen der Säfte, nach hysterischen Anfällen u. s. w. entstanden sind, bei welchen jede Spur der Congestion und der Unordnung in der Circulation fehlt, und wo überhaupt die ganze Krankheit nur als eine leichtere Amblyopie auftrat.

Zu den Präparaten der Valeriana, welche bei der Behandlung der Amaurose benutzt werden, gehört das Pulver der Wurzel, in der Dosis von 6 Gran bis zur halben Drachme, täglich 2—4 Mal gereicht, so wie der Aufgufs, zu welchem auf 24 Stunden 2 Drachmen bis 1 Unze von der Wurzel benutzt werden können. Von dem sonst in der Praxis üblichen Extract dieses Mittels, hat Ref., auch wenn dasselbe vorschriftsmäfsig bereitet worden ist, bei der Behandlung der Augenkrankheiten keinen besonders wohlthätigen Erfolg beobachtet.

Von der neuerdings in der Behandlung der rheumatischen und katarrhalischen Entzündungen des Auges so sehr angepriesenen Senega, kann Ref. nichts diese Lobeserhebungen Bestätigendes hinzufügen. Theils wirkte sie bei den deshalb angestellten Versuchen nicht auf die Abnahme, vielmehr auf die Zunahme der Entzündung ein, vermehrte den Schweifs, den Blutumlauf, das Fieber und mithin auch die vorhandene Ueberfüllung der Gefäfse des Auges, theils aber war Ref. auch so glücklich, jene Arten der Ophthalmie, gegen welche die Senega auf eine so kräftige Art eingewirkt haben soll, auf andre Weise glücklich zu beseitigen und glaubt, dafs in dieser Angelegenheit auch die Ueberzeugung vieler andern Aerzte mit der seinigen übereinkommen wird. —

Noch sind unter der Zahl der inneren Augenmittel auch jene Gummiharze zu erwähnen, welche bei ihrer längern Anwendung auf eine eigenthümliche Art eine Erweiterung der Pupille, und eine Abnahme des Sehvermögens verursachen, und zu welchen besonders das Galbanum und Ammoniakgummi gehören. Wurde der Gebrauch derselben unmittelbar bei dem Eintreten der Blödigkeit der Augen ausgesetzt, so kehrte das Gesicht unmittelbar darauf vollständig zurück, ohne dafs der Kranke irgend eine weitere Störung nach der Anwendung dieses Mittels wahrnehmen konnte, dagegen eine längere Zeit hindurch fortgesetzte Anwendung, eine bleibende Störung des Gesichts, und zuletzt, wie es leider von dem Ref. beobachtet worden ist, gänzliche Vernichtung aller Lichtempfindung herbeiführt. Die Abnahme des Gesichts durch diese Mittel, ist anfangs offenbar durch eine Art von Congestion bedingt, weshalb auch eine stärkere Röthung der Bindehaut zugegen ist, nimmt aber schnell nachher den Charakter der Paralyse an, ohne dafs nach den bisherigen Erfahrungen, durch irgend eine Curmethode die Sehkraft wieder hergestellt werden kann. Es möchte deshalb unpassend scheinen, wenn diese Stoffe unter die Zahl der Augenmittel gerechnet werden. Allein sie scheinen doch für die Behandlung mancher Augenübel, besonders der idiopathischen Myosis, so wie vielleicht auch einzelnen Abarten der reinen erethischen Amblyopie, nicht ohne Werth zu seyn, vorausgesetzt, dafs sie dabei mit der nöthigen Vorsicht angewendet werden.

Unter den örtlichen Augenmitteln sind diejenigen, welche die vermehrte Absonderung in der Bindehaut beschränken, bisher vor allen übrigen in ihrer Anwendung genauer bestimmt worden, theils weil die Aerzte viel früher die Krankheiten der Augenlider, als die des Augapfels zu erforschen Gelegenheit hatten, theils aber auch viel häufiger Gelegenheit zur Anwendung derselben sich darbietet, indem die meisten entzündungsartigen Augenübel lediglich innerhalb der Grenzen der Bindehaut beschränkt bleiben, und also Versuche mit jenen Mitteln, viel häufiger zu der Festsetzung genügender Regeln über den Gebrauch derselben führen müssen.

Die erste Stelle unter diesen, meist den metallischen Arzneistoffen angehörigen Mitteln, hat man bisher dem Blei zugeschrieben. Die kräftig deprimirende Einwirkung der Präparate desselben auf den örtlich aufgeregten Excefs in der Gefäfsthätigkeit, ist zwar die Ursache, dafs man dieselben auch gleichzeitig unter die antiphlogistischen Augenmittel rechnet. Indessen bedarf die Anwendung dieses Mittels bei den vorhandenen Entzündungen des Auges, so wie bei den vermehrten Absonderungen der Bindehaut, grofse Vorsicht. Nie wird dasselbe in dem Falle vertragen, wo eine bestimmte innere Dyskrasie, und überhaupt ein hoher Grad von Allgemeinleiden die Ophthalmie begleitet, und in ihrem Verlaufe bestimmt und umändert. Die Symptome derselben werden in diesem Falle durch die Bleimittel nicht im mindesten beschränkt, vielmehr scheinen sie das Uebel als ein nachtheiliger örtlicher Reiz, in den meisten Fällen zu steigern. Die impetiginösen, scrophulösen, gichtischen, syphilitischen u. s. w. Augenentzündungen liefern dafür den Beweis. Zwar giebt es ein Stadium der scrophulösen und selbst der impetiginösen Augenübel, wo die Empfindlichkeit des Organs so hoch gestiegen ist, dafs es durchaus keine örtlichen Mittel zu vertragen scheint, und wo allerdings das Blei ganz allein wohlthätig eingreift. Allein dieser übrigens selten vorkommende Zustand, ist vollkommen jener Veränderung eines syphilitischen Geschwürs oder einer Scrophelgeschwulst analog, wo durch zufällige Einwirkung die Entzündung einen so hohen Grad der Heftigkeit erreicht hatte, dafs die letztere gleichsam über den specifiken Charakter der Krankheit die Oberhand gewinnt, und nur nach Abnahme jener Gefäfsthätigkeit durch ein örtliches antiphlogistisches Verfahren die zweckmäfsigere Behandlung der Krankheit selbst möglich wird. Dagegen ist die rein traumatische Ophthalmie vor allen anderen zu der Anwendung der Bleimittel geeignet, besonders wenn sie gleichzeitig in der Form der kalten Umschläge benutzt werden konnten. Man kann sie in diesem Zustande oft bis zu der gänzlichen Tilgung aller Entzündungsreaction mit günstigem Erfolg anwenden. Was nun aber die vermehrte Absonderung der Schleimdrüsen des Auges, und der mit denselben innigst verwebten Bindehaut betrifft, — von welcher die sogenannte Lippitudo den geringsten, — die Ophthalmo- und Blepharoblennorrhoe den höchsten Grad bilden, — so kann zwar der Arzt bei diesen Formen die Bleimittel nicht immer entbehren. Allein ihre Anwendung mufs auf eine von der bei den rein synochösen Formen gänzlich verschiedene Weise stattfinden. Bei den einfachen vollkommen ausgebildeten Blennorrhöen nützt das Blei in der Regel gar nicht, und Ref. glaubt nach der Anwendung desselben jederzeit einen hartnäckigeren, regelloseren und für den Augapfel gefährlicheren Verlauf wahrgenommen zu haben, wobei selbst die nach Operationen entstandenen, und die syphilitischen Formen keine Ausnahme gestatten, dagegen die leichteren Formen der vermehrten Absonderung der Bindehaut allerdings ohne die Anwendung der Bleimittel, nicht schnell und vollständig gehoben werden können. Allein auch hier wird das Blei für sich allein an das Auge gebracht, wenig nützen; nur die Verbindung desselben mit Kupfer- und Zinkpräparaten allein, — was auch die Chemiker gegen die dabei stattfindende Zersetzung der beiderseitigen Stoffe zu erinnern belieben — kann hier eine schnelle und gründliche Heilung, bei welcher keine Anlage des Auges zu neuen Rückfällen zurückbleibt, hervorbringen. Noch mufs Ref. jene von den Aerzten vielfältig gebrauchten Augensalben erwähnen, in welchen die Quecksilberoxyde, besonders das rothe, mit einem Zusatz von Blei verbunden worden sind. Sie verdienen offenbar in jenen Fällen den Vorzug, wo die Krankheit des Auges, welche den Gebrauch des Merkurs erheischt, mit einem so hohen Grad vermehrter Reizbarkeit verbunden ist, dafs dieses Mittel an sich nicht vertragen wird, und allein angewendet die Entzündung bedeutend vermehrt. Der Zusatz des Bleies, wozu man in diesem Falle gewöhnlich den ganz fein geriebenen Bleizucker benutzt, mindert hier die durch das Quecksilber veranlafste Reizung, und läfst nur jene Einwirkung desselben bestehen, wodurch die Empfindlichkeit des Theiles allmählig gemindert, und auf diese Weise die Anlage zu neuen Entzündungszufällen unterdrückt wird.

Bisher ist von den Bleipräparaten, welche zu den Augenarzneien ausgewählt werden, meistentheils nur das Bleiextract und der Bleizucker im Gebrauch gewesen. Indessen würde zu den Augensalben auch wohl fein geriebene Mennige, oder auch wohl die auf gleiche Weise bereitete Silberglätte mit günstigem Erfolg zu benutzen seyn. Weitere Erfahrungen müssen über die Brauchbarkeit dieser letzteren Mittel entscheiden, da die von dem Ref. angestellten Versuche noch nicht den Grad der Vollständigkeit erreicht haben, welche ein entscheidendes Urtheil hierüber gestatten. Von dem Bleiextract werden in der Regel auf 2 — 3 Unzen Flüssigkeit ein Tropfen, von dem Bleizucker 1 Gran gerechnet. Selten wird eine stärkere Dosis von beiden Präparaten vertragen. In der Salbenform angewendet, rechnet man auf 2 Quentchen Fett oder Butter, gewöhnlich 1 — 2 Gran Bleizucker.

Der zweite Platz unter den metallischen Arzneimitteln zur Beschränkung der vermehrten Absonderung der Bindehaut, gebührt ohne Zweifel dem Kupfer. Von den Präparaten aus demselben ist gegen die Krankheiten der Augen, das blaue Augenwasser empfohlen worden, aus einer Digestion von Kalkwasser, mit einem Zusatz von Salmiak, über Kupferfeile oder Grünspan bereitet, und von vielen bei Augenentzündungen mancherlei Art ziemlich empirisch angewendet, von *Doussosoy* sogar gegen Varicosität der Bindehaut (!) empfohlen. Sodann der Lapis divinus, ursprünglich aus Ostindien nach Europa gebracht, und von *St. Yves* bei der Behandlung der Augenentzündungen empfohlen, welcher indessen in seiner Zusammensetzung mancherlei Veränderungen erlitten hat. Ursprünglich wurde er aus blauem Vitriol, Alaun und Salpeter mit einem Zusatz von Camphor, später aus Zinkvitriol, Grünspan oder blauem Vitriol, mit Camphor, endlich nach *Beer's* Vorschrift aus Grünspan, Alaun und Salpeter mit Camphor bereitet. Die Fälle, für welche dieses Mittel ausschliefslich pafst, sind die einfachen Entzündungen der Augenliderdrüsen, besonders wenn sie von einer rein katarrhalischen Ursache hervorgebracht worden sind. Auch manche leichtere Entzündungen der Augenlider von impetiginöser Ursache und alle jene Formen, bei welchen die äufsere Oberfläche derselben mit trocknen Borken, nach einem vorausgegangenen katarrhalischen Leiden überzogen ist, werden durch eine Auflösung des Lapis divinus in der Regel schnell und glücklich beseitigt. Indessen ist es eine sehr unsichere Art der Anwendung, sobald dieses Mittel ohne einen Zusatz von Bleiextract gebraucht wird (1—2 Gran Lap. div. auf 4—5 Unzen Wasser), da es sehr viele Fälle giebt, in denen nur der Zusatz des Bleiextractes (zu 2—3 Tropfen auf dieselbe Quantität), dieses Mittel brauchbar macht. Ohne jene Verbindung findet gewöhnlich eine stärkere Entzündung auf den Gebrauch desselben statt. —

Der Grünspan ist in der früheren Zeit fast allein der übrigen Chirurgie anheim gefallen gewesen; und wenn er auch dann und wann unter Aerzten und Pfuschern in der Behandlung von Augenkrankheiten gebraucht worden ist, so gebührt doch der neueren Zeit das Verdienst, die Anwendung dieses Mittels allgemeiner gemacht und genauer festgesetzt zu haben. Bereits *Bell* benutzte ihn in der Pulverform, und in der gesättigten Auflösung gegen den Pannus des Auges, wo er indessen nicht immer einen günstigen Erfolg bedingen wird. Er findet in allen den Fällen seine Anwendung, welche so eben für den Gebrauch des Lapis divinus angegeben worden sind. Alle andere, besonders dyskrasische Formen der Ophthalmie, auch die rein traumatischen Arten derselben, werden durch den Grünspan verschlimmert. Gleich wie der göttliche Stein, nützt auch der Grünspan selten für sich allein, und nur die Verbindung mit Bleiextract macht ihn in der Regel brauchbar. Ein halber Gran in 4 Unzen Wasser gelöfst und mit 2 Tropfen Bleiextract versetzt, langt fast in allen Fällen zu der Beseitigung der meisten Formen der Lippitudo und der katarrhalischen Augenentzündung aus. Ist die letztere veraltet, mit sarcomatösen Verdickungen der Bindehaut der Augenlider verbunden, zeigt sich dabei wenig Schleimabsonderung, dann ist die Verbindung einer rothen oder weifsen Präcipitatsalbe, mit einigen Granen Grünspan oder Lapis divinus, auf 2—3

Drachmen der Salbe von sehr günstiger Wirkung, und nach des Ref. Erfahrung allen anderen Zusammensetzungen dieser Art, in dem gegebenen Falle vorzuziehen.

Der Zink ist ebenfalls ein allgemein gebräuchliches Augenmittel, dessen Anwendung indessen nach des Ref. Ueberzeugung wohl einiger Beschränkung zu bedürfen scheint. Schon seit den Zeiten der Griechen, welche nach des *Galen* Zeugnifs, den Pompholyx und das Spodium, höchst wahrscheinlich eine Art Zinkkalk, gegen die Augenentzündungen gebraucht haben, sind die Präparate des Zinks in den verschiedensten Formen der entzündungsartigen Augenübel gebraucht worden. Während mehrere Pfuscher, und nach ihnen auch *Pellier* und *Bell* den Lapis calaminaris gegen die Verdunklungen der Hornhaut, nicht ohne günstigen Erfolg benutzt haben, wurde das weifse Zinnoxyd, oder das ehedem sogenannte weifse Nichts, von *Glauber*, *Gaubius*, *Monro* und vielen andern, besonders in der Salbenform gegen langwierige, und vorzüglich auf die Bindehaut und auf die Augenlider beschränkte Entzündungen angewendet. Eben so wurde die Tutia auf gleiche Weise und bei ähnlichen Formen gebraucht. Der schwefelsaure Zink endlich wurde besonders seit den Zeiten von *Riverius*, *Junker* und *Richter* oft in den sonderbarsten Zusammensetzungen verordnet; bald in destillirtem Wasser aufgelöfst, allein oder mit dem Zusatz von einigen Tropfen Schwefelsäure oder von Küchensalz, Camphorgeist, Bleiextract u. s. w., bald mit gehärtetem Eiweifs digerirt als gesättigte Auflösung, bald mit flüssigem Eiweis zur Salbe gemischt, bald mit Zucker und fein geriebenem Os sepiae als Blasepulver. Dabei scheint freilich in vielen Fällen die richtige Anzeige zu dem Gebrauch dieser einzelnen Präparate, gröfstentheils gefehlt zu haben. Die in der heutigen Augenheilkunde üblichen Zinkpräparate bestehen aus der Tutie, dem weifsen Zinkkalk, dem schwefelsauren Zink und dem schwefelsauren Cadmium. Dagegen ist der Lapis calaminaris wegen seiner unsicheren und in den meisten Fällen zu heftigen Einwirkung auf das Auge, mit Grund als Augenmittel in Vergessenheit gerathen. Die Tutie, als ein mit Kupfer versetzter Zinkkalk, ist unter die wirksameren, und höchst wahrscheinlich nicht gut zu entbehrenden Augenmittel zu zählen, da er die Wirkungen beider Arzneistoffe gleichzeitig in dem Auge hervorbringt. Die Salbenform in welcher man ihn gewöhnlich verordnet, (2—3 Gran auf 2 Drachmen Fett oder Butter) macht ihn aufserordentlich brauchbar für die veralteten Formen der Augenliderdrüsenentzündung, welche ohne grofse Schmerzen, und mit vermehrter Schleimabsonderung und chronischer Eiterung der Bindehaut verbunden sind. Besonders eignet er sich dann zu einer Verbindung mit den Quecksilberpräparaten, wobei beide Mittel sich einander wechselseitig in ihrer örtlichen Einwirkung unterstützen. In anderen Formen der Ophthalmie ist dagegen die Tutie weniger hülfreich. Der weifse Zinkkalk, schon bei dem *Galen* unter dem Namen Pompholyx, als Augenmittel aufgeführt, und bei verschiedener Bereitungsart doch nur auf dieselbe Art angewendet, ist besonders von *Glauber*, *Gaubius* u. s. w. gegen die Ophthalmie, vorzüglich bei chronischen, und mit vielem Thränenflufs und Erschlaffung der Theile verbundenen Formen derselben empfohlen worden. So viel indessen Ref. beobachten konnte, nützt er selbst bei den leichteren Formen der katarrhalischen und katarrhalisch-rheumatischen Augenentzündungen nur wenig, und es giebt eine Menge Individuen, die ihn nicht vertragen. Nur bei der veralteten und mit Substanzauflockerung der Bindehaut verbundenen Augenliderentzündung, zeigt er sich als Zusatz zu der Quecksilbersalbe ausnehmend hülfreich, und befördert dabei mächtig die Einschrumpfung jener Aftergebilde.

Der schwefelsaure Zink, auch Zinkvitriol benannt, ist ebenfalls ein sehr altes Augenmittel. Bereits in dem Lapis medicamentosus Orollii, einer wunderlichen Zusammensetzung aus Alaun, Zinkvitriol, Bleiweis, Salpeter, Salmiak, armenischem Bolus und vielen anderen Stoffen, machte dasselbe einen Hauptbestandtheil aus. Auch *Riverius*, *Malouin*, *Junker* empfehlen den Zinkvitriol. Späterhin wurde derselbe von *Richter*, *Armstrong* und anderen bei Augenliderentzündungen angewendet.

Ref. hat von dem Zinkvitriol nur allein bei den Augenliderdrüsenentzündungen einen günstigen Erfolg wahrgenommen, sobald dieselben rein katarrhalisch, oder aus dem katarrhalischen Zustande bereits in das chronische Stadium übergegangen waren. An der wohlthätigen Einwirkung dieses Mittels in andern Formen der Ophthalmie, mufs er mit Grund zweifeln.

Das Cadmium sulphuricum endlich, ein in der neueren Zeit von *v. Gräfe* und *Rosenbaum* empfohlenes Präparat, ist gegen leichtere Augenliderdrüsenentzündungen, gegen die damit verbundene Ophthalmia externa, Trübungen der Hornhaut u. s. w. mit glücklichem Erfolg gebraucht worden. Die Anwendung dieses Mittels geschah in der Auflösung. Anfangs Gr. 1. in ℥ß destillirtem Wassers, wobei man aber späterhin auf 2—6 Gran gestiegen ist.

Der Alaun ist auch in der Reihe der örtlichen, die vermehrte Absonderung der Bindehaut beschränkenden Augenmittel aufzuführen. Schon *Paul von Aegina* empfiehlt denselben bei Augenentzündungen, die mit Erschlaffung der äufseren Theile verbunden sind. In der neueren Zeit hat *Pringle* den Alaun mit Eiweis zu einem Liniment (coagulum aluminatum) gemischt, an das Auge gebracht, und *Lind* ein Pulver aus gleichen Theilen Alaun und Zucker, bei erschlafftem Zustande der Bindehaut anwenden lassen. *Richter* benutzte den Alaun gegen Erschlaffungen der äufseren Theile des Auges, ja sogar gegen beginnende Staphylome. Nicht minder hat man eine Mischung von Alaun, Bleiweis und Zucker gegen Ophthalmien empfohlen. Die neuere Zeit hat von dem Alaun, der offenbar in der wäfsrigen Auflösung am mildesten und wohlthätigsten zu wirken scheint, weniger Gebrauch gemacht, und nur in der Zusammensezzung des Lapis divinus denselben noch als Beihülfe benutzt.

Zur Beschränkung der vermehrten Absonderungen in der Schleimhaut des Auges, sind von einigen Aerzten die verschiedenen adstringirenden Pflanzenstoffe empfohlen worden. Indem sie von der Idee ausgehen, dafs diese vermehrte Absonderung das Product der Erschlaffung sey, glaubten sie durch jene Stoffe dieselbe beschränken zu wollen. Die Erfahrung hat indessen das Gegentheil von allem diesen dargethan. Es scheint der Gerbestoff aller Vegetabilien unter allen Bedingungen feindselig auf die Oberfläche der auf die erwähnte Weise erkrankten Schleimhäute einzugreifen, und fast

fast immer Zunahme der Geschwulst und der Schleimabsonderungen veranlafst, oder wenigstens die Periode der letzteren verlängert zu haben, weshalb auch die neueren Augenärzte die Anwendung jener Pflanzenstoffe als Augenmittel fast gänzlich beseitigt zu haben scheinen.

Zu den örtlichen Augenmitteln, welche die vermehrte Empfindlichkeit des Auges vermindern, werden die verschiedenen Pflanzenschleime, die reinen, fetten Oele und die mancherlei Narcotica gezählt. Unter den Pflanzenschleimen hat man besonders den Schleim der Quittenkerne benutzt, welchem angeblich eine besondere herbe, oder zusammenziehende Kraft beigelegt wurde, und den man seit längerer Zeit dem Augenwasser beizumischen gewohnt war. (ʒj—jj auf ℥ iv—v). Der Schleim des arabischen Gummi, welcher zu gleichem Zwecke, und in gleicher Quantität den der Quittenkerne vollkommen ersetzt, und der Schleim der Eibischwurzel, der von *Nobleville* in der Abkochung der Wurzel, bei den Masernophthalmien vorzüglich gepriesen worden ist. Ferner sind die Schleime von der Malva rotundifolia, vulgaris und arborea, (vorzüglicher scheint der Schleim von der Blüthe dieser Gewächse) neben anderen antiphlogistischen Mitteln ebenfalls bei manchen Formen der Ophthalmie benutzt worden. Auf gleiche Weise könnte auch der Salepschleim nebst mehreren andern ziemlich indifferenten Schleimarten, zu Augenwässern gebraucht werden. Nur der Traganthschleim eignet sich weniger zu gleichem Zwecke, indem die ungleiche und mit dichteren Schleimklumpen vermischte Auflösung dieses Mittels, die Anwendung desselben auf das Auge erschwert.

Zu den narcotischen Augenmitteln werden vorzüglich das Opium, das Bilsenkraut, die Belladonna, die Datura Strammonium, das Kirschlorbeerwasser und der Saffran gezählt. Was die örtliche Anwendung des Mohnsaftes betrifft, so sind die zwei Arten der Einwirkung desselben genau von einander zu trennen. Bei der ersten wirkt es nur in Form der Tinctur, und zwar vorzüglich und beinahe ausschliefslich in der Form der saffranhaltigen Tinctur, zeigt sich in das Auge gebracht als ein kräftiges, die Reproduction desselben auf eine ausgezeichnete Weise umänderndes

Reizmittel, und die narcotische Wirkung kann dabei wenig in Betracht kommen. Die zweite Art der Einwirkung zeigt sich sobald der reine Mohnsaft nicht auf die Oberfläche des Auges, indem die ausfliefsenden Thränen ihn noch vor eintretender Einwirkung, aus dem Auge entfernen, sondern auf die Oberfläche der Augenbraunen, der Augenlider und der übrigen angrenzenden Umgebungen, theils in der Salbenform, theils mit Speichel gemischt, eingerieben wurde, oder sobald ein opiumhaltiges Pflaster dieselbe Gegend eine geraume Zeit hindurch bedeckte. Der Mohnsaft beweiset sich bei dieser Anwendung als ein die Schmerzen, welche in dem ganzen Umfange des Ciliarnervensystems und dessen Verästelung stattfinden, und vorzüglich bei den arthritischen Entzündungsformen des Auges, bei der subacuten, chronischen und syphilitischen Iritis sehr schädlich auf die Vermehrung der übrigen Krankheitssymptome einwirken, schnell und kräftig tilgendes Agens.

Der Hyoscyamus scheint bei seiner äufserlichen Anwendung, welche bekanntlich jederzeit eine Erweiterung der Pupille hervorbringt, eine milde und reizlose Einwirkung zu verrathen. Dieses ist auch die Ursache, warum dies Mittel bei allen in der Entzündung entstandenen Verengerungen der Pupille so wohlthätig eingreift, und durch die Erweiterung des Sehloches die Aufsaugung der vorhandenen Ausschwitzungen befördert. Man benutzt dazu aufser dem auf die Stirne und Schläfengegend gelegten Bilsenkrautpflaster, auch ein Augenwasser (℈j — ʒß Extr. Hyosc. mit ℥ji Wasser gemischt), welches täglich mehreremale in das Auge getröpfelt wird.

Das Belladonna- und das Stechapfelextract stehen als örtliche narcotische Augenmittel betrachtet, ziemlich in einem Verhältnifs zu einander; sie wirken bei kräftiger Erweiterung der Pupille gleichzeitig reizend ein, und man findet nach dem Eintröpfeln derselben, jederzeit das Auge mehr oder minder bedeutend geröthet. Deshalb kann man auch nie das Mittel bei einem entzündeten und gereizten Zustande der Augenlider und des Auges, sondern lediglich und allein bei rein chronischen Verengerungen der Pupille und solchen, in denen die vorausgegangene Entzündung bereits vollständig getilgt war, anwenden. Aufserdem zeigt auch die Erfahrung, dafs der längere Zeit hindurch fortgesetzte örtliche Gebrauch dieser zwei Arzneistoffe, jederzeit eine Abnahme des Sehvermögens verursacht, und es verdient deshalb, falls eine längere Cur nothwendig ist, das Hyoscyamusextract vor der Belladonna und der Datura den Vorzug.

Das Kirschlorbeerwasser und das bittere Mandelwasser ist bei Augenentzündungen die mit hohem Grade des Erethismus verbunden waren, bei Leiden des innern Auges, bei erethischen Amaurosen, sogar bei der beginnenden Cataracte, entweder für sich allein, oder mit andern Stoffen verbunden in das Auge gebracht worden. Ref. kann nicht eben die Wirksamkeit dieses Mittels preisen. Er hat vielmehr gefunden, dafs viele Augen diesen Stoff nicht vertragen, dafs sie darauf röther, empfindlicher werden und glaubt deshalb die Vermuthung wagen zu dürfen, dafs wenn je diese Mittel einen vortheilhaften Einflufs bisweilen gezeigt haben, dieser letztere mehr den gleichzeitig zugesetzten andern örtlichen Augenmitteln beigelegt werden kann.

Der Saffran endlich möchte wohl in Hinsicht seiner Kraft, als narkotisches Augenmittel, dem Mohnsaft am nächsten stehen. Wenn er gleich nicht die Reproduction des Bulbus kräftig umzuschaffen vermag, so mildert er doch den Erethismus, und selbst die Schmerzen des Auges, die Krämpfe der Augenlider u. s. w.

Unter den antiphlogistischen örtlichen Augenmitteln verdient bekanntlich die Anwendung der Kälte den ersten Platz. Schnee, Eis oder Eiswasser, theils in damit angefeuchteten Compressen, theils in einer Blase an das Auge gebracht, müssen hier vorzüglich erwähnt werden. Die letztere Art der Anwendung, bei welcher leicht eine zu grofse Masse das Auge durch den Druck beleidigen könnte, mufs indessen der ersteren nachgesetzt werden. Eine künstliche, durch Salpeter, Salmiak u. s. w. erregte Kälte, verdient bei Augenübeln deshalb weniger Empfehlung, weil die salzhaltigen Stoffe, sobald das damit gemischte Wasser die Oberfläche des Auges berührt hat, sehr leicht die letztere chemisch reizen und dadurch die Einwirkung der Kälte stören wird. Alle durch Verletzungen veranlafste und idiopathische Entzündungen und Congestionen, sehen wir durch die Kälte gemindert, wogegen dieses Mittel bei allen dyskrasischen und überhaupt sympathischen Ophthalmien, von der leichteren bis zu der schwersten Form, in der Regel nachtheilige Wirkungen hervorbringt, und durch Zunahme der Schmerzen, der Röthe, Spannung, Lichtscheu u. s. w. uns bald von dem bisherigen Verfahren abzustehen veranlafst.

Die örtlichen Blutentleerungen, deren man sich so häufig bedient, bedürfen auch mancherlei Rücksicht bei ihrer Anwendung. Nach dem, was Ref. seit einer Reihe von Jahren von dem so allgemein üblichen Setzen der Blutegel zu beobachten Gelegenheit hatte, mufs er gestehen, dafs die erste Einwirkung dieses Mittels zwar eine momentane Erleichterung zu verschaffen scheint, dafs aber die Ophthalmie selbst nachher viel langwieriger und hartnäckiger sich zeigt, dafs überhaupt auf den Gebrauch der Blutegel, immer secundäre Congestionen sich entwickeln, die unter allen Umständen für das Auge gefährlich werden. Nie wurde in dem Bereich seiner Praxis ein operirtes Auge, das die Entzündung ergriffen hatte, wiederhergestellt, bei welchem der Gebrauch der Blutegel stattgefunden hatte. Auch ist die Wirkung dieselbe gewesen, es mochten nun diese Thiere an den Augenliderrand, oder an der äufsern Oberfläche der Augenlider, sie mochten vor oder nach dem Aderlafs angesetzt worden seyn.

Viel wohlthätiger dagegen zeigt sich als örtliche Blutentleerung, die Scarification der Bindehaut durch das Messer. Man ist bereits von jener Entleerung durch die Stiche der Gerstenähren und Roggenbälge, oder durch das Bestreichen mit rauh geschlagenen Eisenplatten und Eisenstäben, deren sich die ältern Aerzte bis auf den *Paul von Aegina*, deren sich *Woolhouse* und *Platner* bedienten, zurückgekommen, indem die dadurch bedingte Verletzung ohne Zweifel gerissene und Stichwunden zurückläfst, und die Folgen der geringeren, auf diesem Wege bedingten Blutentleerungen, durch die schlimmere traumatische Entzündung, welche darauf unvermeidlich sich einstellt, vielfältig vereitelt werden mufsten. An die Stelle jener alten Ophthalmoxysis ist nun die Scarification durch das Staarmesser oder die Lanzette getreten, mit welcher einige, nach *Spangenberg's* Beispiel, auch das Ausschneiden einzelner Stücke der geschwollenen Bindehaut verbunden haben. Sobald nur die durch den Zustand des Kranken bedingten allgemeinen Blutentleerungen vorausgeschickt worden sind, und auch die übrige Behandlung des Kranken gehörig mit eingreift, so ist der Erfolg dieser Blutentleerungen wohlthätig.

Die Punktur der Hornhaut schon von den ältern Aerzten bei dem vorhandenen Eiterauge empfohlen, und in der neuern Zeit besonders von *Wardrop* gegen die mannichfaltigen inneren Entzündungen des Bulbus, jene besonders, welche den Umfang der Augenkammern erreicht haben, angewendet, verdient auch unter den örtlichen antiphlogistischen Mitteln des Auges erwähnt zu werden. Sie mildert schnell und kräftig die entzündungsartige Spannung der inneren Theile des Auges, befördert die Aufsaugung in dem ganzen Bereich des inneren Auges, und scheint in jeder Hinsicht bei den meisten Iritisformen, als das Hauptmittel zur Beschränkung des weitern Krankheitsprozesses Empfehlung zu verdienen. Um indessen die wohlthätige Einwirkung dieses Mittels, durchaus und ungeschwächt zu beobachten, wird es nach den hierüber angestellten Beobachtungen nöthig, dafs diese Operation nie mit der Nadel, sondern mit dem Messer an der abhängigsten Stelle vollzogen werde, indem der Stich offenbar das Auge mehr, als das Eingreifen von der Spitze des Staarmessers beleidigt, auch der Schnitt den Eiter, der bei dem Hypopion festere schleimige Massen ausmacht, vollständiger auslaufen läfst, — dafs die Entleerung bei jedesmaliger Rückkehr der Schmerzen wiederholt wird, weil die Erfahrung lehrt, dafs die nur einmal unternommene Punktur fast immer unzureichend ist, auch die Entzündungszufälle dadurch nur momentan, nicht aber auf die Dauer beschränkt werden, — dafs man endlich die Operation entweder ganz unterläfst, oder doch nur unter sehr zweideutiger Prognose vollzieht, sobald die Hornhaut in stärkerem Grade an der Vereiterung Theil genommen hatte. Denn die Durchbohrung dieses Organs scheint, nach des Ref. Beobachtungen, die vorhandene Exulceration nicht zu beschränken.

Was nun den Gebrauch der Bleimittel bei den vorhandenen Phlogosen des Auges betrifft, so scheinen sie mit der Anwendung der Kälte gleiche Anzeigen und Gegenanzeigen zu besitzen. Uebrigens mufs Ref. über die dabei zu beobachtenden Regeln, auf das schon oben bei der Darstellung der die vermehrten Absonderungen des Auges beschränkenden Mittel, im Betreff des Bleies Angeführte verweisen.

Zu den örtlichen Mitteln, durch welche die Thätigkeit der Gefäfse des Augapfels vermehrt und zugleich die Empfindlichkeit der Netzhaut primär oder secundär gesteigert wird, gehören die Anwendung der Elektricität und des Galvanismus, die stärkere Einwirkung des Lichtes, die trockne und die aromatische Wärme, der Campher, das Ammonium, die ätherischen Oele, die aromatischen Pflanzenstoffe überhaupt, der Weingeist und die einzelnen Verbindungen desselben mit den vorher erwähnten Mitteln, die Naphthen, die chemisch reizenden Mercurialmittel, die das Auge mechanisch und chemisch zugleich reizenden Blasepulver etc.

Die unmittelbare Folge der Anwendung der Elektricität und des Galvanismus, welche beide in ihrer Wirkung fast ganz mit einander übereinkommen, ist während des Gebrauchs eine stärkere Röthe der Bindehaut, vermehrte Empfindlichkeit des Auges, Thränenflufs und Verengerung der Pupille. Durch eine unbehutsame, zu stark und längere Zeit fortgesetzte Anwendung kann man sehr leicht Entzündung und Vereiterung des Bulbus verursachen. Leichtere, rein paralytische Formen der Amaurose, bei denen mehr Amblyopie, als wie eine wahre Amaurose in Folge der vorausgegangenen direct schwächenden Einflüsse stattfindet, und bei denen jede Complication von Erethismus oder abnorm erhöhte Gefäfsthätigkeit mangelt, eignen sich vorzüglich zu dem Gebrauch dieser Mittel. Stärkere Grade der paralytischen Amaurose, bei denen die Lichtempfindung vollständig erloschen ist, oder welche erst secundär aus den erethischen und Congestions-Amaurosen sich entwikkelt hatten, werden dagegen wohl nie durch die Anwendung dieser Reizmittel beseitigt.

Höchstens sehen wir die Erweiterung und die Starrheit des Sehloches dadurch gemindert. Alle mit Erethismus und Congestionen verbundenen Amaurosen, primärer wie secundärer Art, ändern sich durch den Gebrauch der Elektricität und des Galvanismus schnell in unheilbare paralytische Formen um, und selbst bei der nach Beseitigung derselben übrig gebliebenen reinen Gesichtsschwäche wird es der Vorsicht gemäfs seyn, sich der Einwirkung dieser Mittel gänzlich zu enthalten.

Die Reizung der Augen durch eine verstärktere Einwirkung des Lichtes, so wie durch die sogenannten Sonnenbäder und selbst durch das Einfallen eines stärkern Lichtes mittelst der Brenngläser, ist in der neueren Zeit vielfältig gegen paralytische Formen des schwarzen Staares empfohlen worden. Indessen die Zahl der Fälle, in welchen sich die Reizung der Retina durch das Licht hülfreich bewiesen haben soll, ist gewifs sehr klein, und Ref. kann keinen von ihm beobachteten Fall des Gelingens einer solchen Cur aufstellen. Auch ist es nicht sowohl die durch unmittelbare Einwirkung des stärkeren Lichtes entstandene Reizung der Retina, welche in Fällen dieser Art eine Besserung bedingt, sondern mehr die gradweise damit verbundene stärkere Anstrengung und Uebung des Sehorgans, besonders sobald dabei das Licht mit dem Genufs der freien reinen Luft verbunden, und durch den Anblick der angenehm grünen Farbe der Vegetabilien gleichsam umgeändert worden ist, — wodurch in leichteren Fällen der paralytischen Amaurose die Sehkraft allerdings gestärkt und vermehrt wird.

Die trockene und die trockene aromatische Wärme, durch einfache vor das Auge gehangene Leinwandbauschen, die erforderlichen Falls mit Campher oder einigen Tropfen einer geistigen Tinctur oder eines ätherischen Oeles bestrichen worden sind, — oder durch mit aromatischen Kräutern und Mehl gefüllte Säckchen, denen ebenfalls nach Befinden der Umstände etwas Campher zugesetzt werden kann, — an das Auge gebracht, ist ebenfalls unter den Reizmitteln des Auges aufzuführen. Sie eignet sich für die leichtern Fälle der Erschlaffung der Augenlider und der Bindehaut des Auges, für die Varicosität der Gefäfse in derselben, welche nach vorausgegangenen Entzündungen übrig bleiben, für das Oedem des Auges und der Augenlider, für alle rheumatische und gichtische Augenentzündungsformen, sobald die anderweitigen bei denselben nöthigen Mittel gleichzeitig gebraucht werden, so wie für alle jene Zustände, die eine stärkere Resorption auf der Oberfläche und in der Tiefe des Auges nöthig machen, zerstückelte Cataracten und Kapselreste, Ausschwitzungen in der Iris und der Hornhaut u. s. w.

Sobald indessen auf den Gebrauch dieser Mittel das Auge stärker geröthet sich zeigt, ein Thränenflufs beginnt, andre Zeichen der Entzündung eintreten, da mufs die Anwendung dieser Wärme ausgeschlossen bleiben. Es müfste dann ein rein chronischer Zustand diese vorübergehende Veränderung des Auges, zur Beförderung der Resorption der Staarreste besonders erwünscht erscheinen lassen, wo indessen doch immer die stärkere Zunahme der Entzündung das Mittel auf eine kurze Zeit auszusetzen gebietet.

An die Einwirkung der aromatischen Wärme schliefst sich unmittelbar eine sehr zahlreiche Klasse örtlicher Augenmittel aus der reizenden Klasse an, zu welcher besonders der Weingeist, nebst den verschiedenartigen aromatischen und flüchtig reizenden Tincturen desselben, das Ammonium, die Naphthen, die ätherischen Oele u. s. w. gehören. Theils werden sie als Einreibungen auf die Oberfläche der Stirne, der Schläfengegend und selbst der äufsern Haut der Augenlider angewendet, theils als Dämpfe zur Berührung des Auges benutzt, theils auch, freilich in den aller seltensten und schlimmsten Fällen, in das Auge unmittelbar gebracht. Eine mäfsige, nur schnell vorübergehende Reizung des Auges, mufs nach der Anwendung derselben eintreten. Die Lähmung der Augenlider und der einzelnen, zu dem Ciliarnervengeflecht gehörigen musculösen Organe, und die Formen der paralytischen, noch heilbaren Amaurose sind es besonders, die man durch den Gebrauch dieser Stoffe zu heben trachtet, und sie bilden in diesem Falle eine sehr lobenswerthe Zugabe zu den übrigen Reizmitteln, deren sich die Aerzte in diesen Zuständen zu bedienen pflegen. Auch zerstückelte Cataracten erfordern bisweilen den Gebrauch dieser Stoffe, sofern nur keine Iritis und damit verbundene Exsudation in Folge einer dadurch veranlafsten

Ueberreizung des Auges erfolgt, — und werden sehr oft durch dieselben schnell zur Aufsaugung gebracht.

Die chemisch reizenden Merkurialmittel, namentlich der Sublimat, der weifse und rothe Präcipitat müssen hier ebenfalls erwähnt werden. Zwar ist bei der Anwendung des Sublimats in der Form des bekannten Augenwassers, die chemisch reizende Einwirkung desselben nicht allein zu berücksichtigen, da ihm eine specifike, die örtliche Dyskrasie tilgende Kraft keinesweges abgeht. Dasselbe ist auch bei dem Gebrauch des weifsen Präcipitats zu erinnern, der fast nur in der Salbenform benutzt, ebenfalls besonders bei dyskrasischen Entzündungen der Augenlider im Gebrauch ist. Da indessen diese Mittel sämmtlich, auch durch ihre auf chemischem Wege hervorgebrachte Reizung einwirken, denn dafs sie diese letztere besitzen lehrt der Umstand, dafs sie in zu starker Dosis gebraucht, chemisch zerstörend sich zeigen — da auf diese Weise der rothe Präcipitat die Verdunklungen der Hornhaut hebt und selbst die Aufsaugung einer zerstückelten Linse befördert, so werden diese Mittel gewifs mit Recht auch unter die Klasse der örtlichen, die Lebensthätigkeit des Auges vermehrenden Stoffe gezählt. Die stärkste Bestätigung findet indessen dieser Satz in der nicht abzuleugnenden Erfahrung, dafs mit Sublimat und rothem Präcipitat versetzte Salben, leichtere und selbst bisweilen schwerere Formen der paralytischen Amblyopie glücklich beseitigt haben. Ref. hat selbst einzelne Fälle dieser Art beobachtet, vorzüglich solche, bei denen die Paralyse mehr rein örtlich zu seyn schien, und wo die wohlthätige Einwirkung dieser Zusammensetzungen sich sehr auffallend gezeigt hat.

Auch bei diesen Mitteln ist es nur die gradweise Verstärkung des durch dieselben angebrachten Reizes, welcher ihre Anwendung sichert und empfiehlt, und die Salbenform in jenen Fällen, wo sie allein reizend auf das Auge einwirken sollen, offenbar die vorzüglichere. Bei dem Gebrauch des rothen Präcipitats wird mit 1—2 Gran auf die Drachme Fett oder Butter, der Anfang gemacht, wobei man indessen den Gehalt des Präcipitats allmählich auf 4, 8 und selbst bis auf 12 Gran bei einem hohen Grade von Reizlosigkeit des Auges verstärken kann. Von dem Sublimat wirkt schon ein Gran auf die Drachme Fett gerechnet sehr stark ein, und darf höchstens nur auf 2—3 Gran verstärkt werden. Die schnelle Zersetzung dieses Mittels in dieser Mischung macht es indessen nöthig, diese Salbe alle 6—8 Tage frisch bereiten zu lassen. Die von einigen Aerzten zu der Aufnahme dieser Stoffe in der Salbenform benutzte Kakaobutter, ist nicht zu empfehlen, indem sie ein zu hartes Gemisch liefert, welches bei der Anwendung sogar bisweilen die Augen mechanisch zu reizen im Stande ist. Nur der Zusatz von Mandelöl kann die Kakaobutter als Vehikel der Augensalben zuläfsig machen. Aufser der einfachen, ungesalzenen Butter und dem Talg, kann auch die bekannte *Stahl'*sche Brandsalbe, eine Mischung von Wachs und Butter oder Fett mit Vortheil benutzt werden.

Zu den chemisch reizenden Augenmitteln gehören ferner die ranzigen, fetten Oele und Fette, das ranzige Nufsöl, die ranzigen Fischfettarten, das Oel der Aalraupenleber, welche so ziemlich in allen den Fällen passen, in welchen die rothe Präcipitatsalbe angewendet zu werden pflegt. Unmittelbar an dieselben schliefsen sich verschiedene ähnliche Stoffe an, der Honig, die Ochsengalle, die Seife und selbst die Kalien, welche man, jedoch nur in seltenen Fällen, als Reizmittel für das Auge versucht hat.

Die Blasepulver endlich, zuerst von den Pfuschern, dann von *Börhaave*, *Baldinger* und vielen andern, bei chronischen Krankheiten des Auges benutzt, verdienen ebenfalls unter den örtlich reizenden Augenmitteln erwähnt zu werden. Während das fein geriebene Zinn, der Glasstaub, das Os sepiae rein mechanisch auf die Oberfläche des Auges einwirken, setzt man diesen Mischungen in den häufigern Fällen andere Stoffe zu, welche chemisch und mechanisch zugleich das Auge afficiren, den gepulverten Zucker, den fein geriebenen rothen Präcipitat, den weifsen Präcipitat, andre, welche mechanisch reizend und zugleich adstringirend sind, die verschiedenen Arten des Bolus, der Tutie u. s. w. Ihre Einwirkung beschränkt sich indessen fast immer auf die Krankheiten der äufsern Oberfläche des Augapfels, und verlangt dabei einen rein chronischen vollkommen entzündungslosen Zustand des Auges. Daher der Gebrauch dieser Blasepulver, zwar bei Nebelflecken der Hornhaut recht sehr zu empfehlen ist, aber noch kräftiger ändert derselbe die Oberfläche der Bindehaut selbst um. Deshalb sind diese Mischungen vorzüglich bei allen pannusartigen Verdickungen derselben, als das Hauptmittel zu erwähnen, welches in den meisten Formen die alleinige sichere, und ohne alle anderweitige Störungen der Constitution, stattfindende Hülfe gewährt.

Litt. C. *Gräfe's* Repertorium augenärztlicher Heilformeln. Berl. 1817.

B — ct.

AUGENMUSKELN oder Augapfelmuskeln (*Musculi oculi* s. *bulbi oculi*) giebt es sechs: vier gerade und zwei schiefe.

1) Die geraden Augenmuskeln (M. recti oculi) werden nach ihrer Lage am Augapfel, der obere (M. r. superior), der untere (M. r. inferior), der innere (M. r. internus) und der äufsere (M. r. externus) genannt. Sie entspringen in der Spitze der Augenhöhle; der obere von der Beinhaut zwischen dem Sehnervenloche und der obern Augenhöhlenspalte. Die drei andern, mit einem gemeinschaftlichen Sehnenbande, aus einer Rinne des Keilbeinkörpers, am innern Ende der obern Augenhöhlenspalte. Alle sind vor dem Sehnervenloche mit einander verbunden, schliefsen den Sehnerven ein und mit ihm, an seiner äufsern Seite, unter der Verbindung des obern mit dem äufsern Muskel, den dritten und sechsten Hirnnerven und den Nasenast vom ersten Hauptaste des dreigetheilten Nerven. Sie weichen im Vorwärtsgehen nach oben, unten, aufsen und innen auseinander, werden allmählich breiter, umfassen den Augapfel, bilden zwischen ihm und ihren Ursprüngen einen kegelförmigen Raum, welcher den Sehnerven in seiner Mitte und, um diesen herum die Blendungsnerven und Blendungsgefäfse enthält, und heften sich, einige Linien hinter der Hornhaut, mit ihren vordern, platten Sehnen an die harte Haut (Sclerotica) fest. Sie sind nicht alle gleich grofs; der gröfseste ist der äufsere, ihm folgt der obere, diesem der untere und der innere ist unter ihnen der kleinste. Alle, vereint und gleichmäfsig wirkend, ziehen den Augapfel zurück und drücken ihn dabei hinten zusammen, wodurch der vordere Theil desselben

stärker gespannt wird. Einzeln wirkend, bewegen sie den Augapfel nach ihrer Lage verschieden, und erhalten nach dem hierauf Bezug habenden Ausdrucke des Auges und den Gemüthszuständen, welche ihre Wirkung bezeichnet u. s. w. besondere Namen, z. B. wird der obere, Heber, Aufwärtszieher des Augapfels, Stolzmuskel (M. levator, attollens oculi, superbus); der untere, Niederzieher des Augapfels, Demuthsmuskel (M. deprimens, humilis); der äufsere, Abzieher des Augapfels, Zornmuskel (M. abducens, indignatorius); und der innere, Anzieher des Augapfels, Tränkmuskel, Liebeskel (M. adducens, bibitorius, amatorius) genannt.

2) Schiefe Augenmuskeln (M. obliqui), ein oberer und ein unterer.

a) Der obere schiefe, oder lange, schiefe Augenmuskel, Rollmuskel, pathetischer Augenmuskel (M. obliq. superior s. longus, trochlearis, patheticus) ist rundlich, dünn, entspringt mit einer kleinen Sehne von der Beinhaut neben der innern Seite des Sehnervenloches, geht am obern Theile der innern Augenhöhlenwand nach vorn, bekommt eine runde, lange Sehne, geht hiermit durch eine halboffene, knieförmig gebogene, knorpeliche Rolle (Trochlea), welche durch Bandfasern, im vordern Theile der innern Augenhöhlenwand, entweder an einem Stachel, oder in einer Vertiefung des Stirnbeins befestigt ist. Die Sehne ist in der Knorpelrolle von einer Schleimscheide umgeben, verändert vor der Rolle ihre Richtung, geht, knieförmig gebogen, nach aufsen gegen den Augapfel, zugleich aber etwas rückwärts und abwärts, und heftet sich, bedeckt von der Sehne des obern geraden Augenmuskels, an die harte Haut des Augapfels fest. *Albin* (historia musculorum hominis. Lib. 3. cap. 23.) erwähnt eines dünnen, accessorischen Rollmuskels, der hinten, neben dem gewöhnlichen entsprang, und sich vorn mit einer dünnen Sehne an die Rolle heftete. Ich fand dreimal einen solchen Nebenrollmuskel, in zwei Körpern nur an einem, in dem dritten aber an beiden Augen.

b) Der untere schiefe Augenmuskel (M. obliq. inferior) *ist viel kürzer als der obere, entspringt im vordern Theile* der Augenhöhle vom Oberkiefer, nach aufsen neben dem Thränenkanale, geht nach aufsen und oben, unter dem untern geraden Augenmuskel weg, tritt hierauf mit einer platten Sehne zwischen der harten Haut und dem äufsern geraden Augenwinkel durch, und heftet sich, zwischen diesem und dem obern geraden Augenmuskel, an die harte Haut fest.

Wirkung beider schiefen Augenmuskeln:

1) Sie befestigen gemeinschaftlich den Augapfel im vordern Theile der Augenhöhle, widerstreben dem Zurückziehen der geraden Muskeln, sind daher die Antagonisten von diesen.

2) Rollen sie den Augapfel um seine Axe, und zwar antagonistisch unter einander, der obere nach innen und oben, der untere nach aufsen und unten. S — m.

AUGENNAGEL. S. Hornhautgeschwür.

AUGENNERVEN (*Nervi oculi*), können eingetheilt werden, in den eigentlichen Sinnesnerven und in die Hülfsnerven.

A. Der Sinnesnerv des Auges ist der Sehnerv, der zweite Hirnnerv (N. opticus, cerebri secundus). Er ist, mit Ausnahme des fünften Hirnnerven, unter allen Hirnnerven der dickste, von sehr zart faserigem Baue, härter als der Riech- und Hörnerv, aber etwas weicher als die übrigen. Von der weichen Hirnhaut und der Spinnwebenhaut umhüllt, und von einer festen Scheide der harten Hirnhaut eingeschlossen, geht er durch das Sehnervenloch, im kleinen Flügel des Keilbeins, aus der Schädelhöhle in die Augenhöhle, läuft mitten in dem kegelförmigen Raume der geraden Augenmuskeln etwas länger, als einen Zoll, vorwärts, tritt, etwa eine Linie nach innen von der Achse des Auges entfernt, durch eine Oeffnung der harten und der Aderhaut in den Augapfel, und endiget sich mit einer kleinen Erhabenheit, um die Netzhaut des Auges zu bilden (S. Augapfel). Er wird im Durchtreten durch die harte Haut stark zusammengeschnürt, ist daher hier etwas kleiner, als vorher, enthält in seiner Mitte, schon in einiger Entfernung vom Augapfel, bis zu demselben, die Netzhautpuls- und Blutader. Diese Adern waren den Alten unbekannt; sie nannten den Kanal der Netzhautpulsader, welchen sie bei der Durchschneidung des Sehnerven entdeckten, Porus opticus. (*Galeni*, de usu partium c. h. Lib. XVII. Basiliae 1533. p. 144 c.)

Von der Sehnervenscheide der harten Hirnhaut geht im Sehnervenloche die äufsere Platte in die Beinhaut der Augenhöhle über, die innere begleitet den Nerven bis zum Augapfel, und verbindet sich mit der Sclerotica.

B. Hülfsnerven, deren Hauptfunction Bewegung des Auges zum Endzweck hat.

1) der Augenmuskelnerv, der dritte Hirnnerv (N. oculomotorius, cerebri tertius). Er tritt neben dem Türkensattel aus der harten Hirnhaut, geht durch die obere Augenhöhlenspalte in die Augenhöhle, theilt sich, unter der Verbindung des äufsern mit dem obern geraden Augenmuskel, in zwei Hauptäste, einen obern und einen untern. Der obere Ast (Ramus superior) ist kleiner als der untere, geht aufwärts, giebt Zweige dem obern geraden Augenmuskel und, diesen durchbohrend, dem Aufheber des obern Augenlides. Der untere Ast (R. inferior) theilt sich unter dem Sehnerven in drei Zweige, von denen der innere zum innern, der mittlere zum untern geraden Augenmuskel geht, und der äussere sich in dem untern schiefen Augenmuskel endiget, nachdem er, nahe an seinem Anfange, die kurze, starke Wurzel, welche mit einer dünnen, langen vom fünften Hirnnerven den Linsenknoten bildet, abgegeben hat.

2) der Rollmuskelnerv, pathetischer Nerv, vierte Hirnnerv (N. trochlearis, patheticus, cerebri quartus). Er tritt neben dem hintern geneigten Fortsatze des Keilbeins in einen engen Kanal der harten Hirnhaut und, im Vorwärtsgehen, durch die obere Augenhöhlenspalte in die Augenhöhle, nimmt sogleich, dicht unter der Decke der Augenhöhle verlaufend, seine Richtung gegen den obern schiefen oder Rollmuskel, und giebt nur ihm allein Zweige.

3) Der erste Ast des fünften Nerven, der Augenast (Ramus primus n. quinti, R. ophthalmicus). Er ist von den drei Hauptästen des fünften Hirnnerven der kleinste, läuft neben dem Zellblutleiter nach vorn, hat oft durch einen Faden Verbindung mit dem Gangliennerven, tritt durch die obere Augenhöhlenspalte in die Augenhöhle und theilt sich in drei Zweige: den Nasenaugennerven, den Thränendrü-

sennerven und den Stirnnerven, welche schon vor seinem Eintritte in die Augenhöhle gesondert, nahe aneinander liegen.

a) Der Nasenaugennerv (N. naso-ciliaris s. naso-ocularis) geht zwischen dem Sehnerven und dem obern geraden Augenmuskel vorwärts, einwärts, gegen die innere Wand der Augenhöhle, schickt, bei seinem Anfange, die lange, dünne Wurzel zum Linsen- oder Blendungsknoten, dann, an der innern Seite des Sehnerven, noch ein Paar Blendungsnerven (N. ciliares) ab, und spaltet sich zuletzt in den Nasen- oder Siebbeinast (R. nasalis s. ethmoidalis) und den Unterrollnerven (N. infratrochlearis). Der Nasenast tritt durch das vordere Siebbeinloch aus der Augenhöhle zur Schädelhöhle aufwärts, geht dann durch ein Loch der Siebplatte des Siebbeins zur Nase herab, und verbreitet sich oben und vorn in die Schleimhaut derselben; auch geht ein Faden unter den Nasenbeinen zur äufsern Nase herab. Der Unterrollnerv geht unter der Rolle des Rollmuskels gegen den innern Augenwinkel, verbindet sich mit dem Oberrollnerven und dem Unteraugenhöhlennerven, und giebt Zweige dem Thränensacke, der Bindehaut und dem Augenlidschliefser.

Der Linsen- oder Blendungsknoten (Ganglion lenticulare s. ciliare), dessen lange Wurzel vom vorigen Nerven, die kurze, viel stärkere vom Augenmuskelnerven herstammt, liegt unter den verbundenen Köpfen des äufsern und obern geraden Augenmuskels, an der äufsern Seite des Sehnerven, ist rundlich viereckig, gegen den Sehnerven platt, nach aussen gewölbt. Aus ihm entspringen acht bis zehn Blendungsnerven (N. ciliares) und gehen, in zwei Bündeln, ein oberes, kleineres, und ein unteres gröfseres getheilt, am Sehnerven mit den beiden Blendungsnerven, welche unmittelbar aus dem Nasenaugennerven entspringen, gegen den Augapfel, treten durch seine harte Haut und verbreiten sich, wie beim Art. Augapfel angegeben. *Ribes* (sur quelques parties de l'oeil. In Mém. de la soc. méd. d'émulation. T. VII. p. 86, und *Bock* (Beschreibung des fünften Nervenpaares und seiner Verbindungen, S. 12) nehmen hintere Verbindungsfäden, zwischen dem Gangliennerven und dem Linsenknoten an.

b) Der Thränendrüsennerv (N. lacrymalis) geht am obern Theile der äufsern Augenhöhlenwand nach vorn, spaltet sich hinter der Thränendrüse in zwei Zweige, von denen der kleinere neben der Thränendrüse weg zum äussern Augenwinkel geht, der gröfsere sich aber zuerst in der Drüse geflechtartig verbreitet, dann durch dieselbe zu dem Augenlidschliefser und der Haut dieser Gegend geht. Beide verbinden sich mit dem Wangenhaut- und Antlitznerven.

c) Der Stirnnerv (N. frontalis) geht an der Beinhaut, unter der Decke der Augenhöhle nach vorn, giebt im hintern Theile der Augenhöhle einen feinen Faden zum Unterrollnerven, theilt sich hierauf in den Oberrollnerven und dem Oberaugenhöhlennerven, der als Fortsetzung des Stammes auch den Namen Stirnnerv behält.

Der Oberrollnerv (N. supratrochlearis) tritt über der Rolle, am innern Augenwinkel, aus der Augenhöhle, verbindet sich mit dem Unterrollnerven, und verbreitet sich in den Augenlidschliefser, den Augenbraunrunzler, den Stirnmuskel und die Haut. Der Oberaugenhöhlennerv (N. supraorbitalis) geht, gewöhnlich in zwei Zweige getheilt, durch einen Ausschnitt oder ein Loch des obern Augenhöhlenrandes zur Stirn hinauf, verbreitet sich, nach aufsen neben dem vorigen, in dieselben Muskeln, wie jener, und in die Stirnhaut, bis zum Scheitel hinauf.

4) Der sechste Hirnnerv, Nerv des abziehenden Augenmuskels (N. cerebri sextus, abducens). Er dringt neben dem hintern geneigten Fortsatze des Keilbeins durch die harte Hirnhaut in den Zellblutleiter, geht neben dem Türkensattel, an der äussern Seite der innern Kopfpulsader, vorwärts, verbindet sich durch zwei oder mehrere Fäden mit dem Kopftheile des Gangliennerven, tritt hierauf durch die obere Augenhöhlenspalte in die Augenhöhle, und verzweigt sich in den äufsern geraden Augenmuskel. *Otto* (seltene Beobachtungen zur Anatomie u. s. w. S. 108.) sah den Nasenaugennerven dem fünften Paare fehlen und aus dem Abducens entspringen. S — m.

AUGENOPERATIONEN. Akiurgie, Operationslehre des Auges. Die Encheiresen, welche an den verschiedenen Gebilden des Auges verrichtet werden, sind, der

Sub-

Subtilität wegen, mit der man sie ausführen mufs, und wegen des günstigen Erfolges, der sie meist begleitet, vorzüglich interessant und wichtig. Es wird jedoch hier blofs das Allgemeine der verschiedenen Augenoperationen abgehandelt werden, indem das Specielle derselben unter ihren besondern Artikeln ausführlich beschrieben ist. Diejenigen kleinen Augenoperationen endlich, die nach allgemeinen Grundsätzen der Akiurgie zu verrichten sind, und bei welchen keine besondern auf den Bau des Auges Bezug habenden Encheiresen erforderlich sind, als die Ausziehung fremder Körper aus den Augen, die Heftung der Augenlider beim Coloboma, die Ausschälung von Balggeschwülsten u. s. w. sind hier übergangen.

I. Blepharo- und Ophthalmoxysis, Augenscarification. Der Zweck dieser kleinen Operation ist, Blut aus der innern Fläche der Augenlider, oder aus der Oberfläche der Augen selbst unmittelbar zu entziehen. Sie ist indicirt bei bedeutenden Blutcongestionen nach den Augen, bei Gefäfswucherungen der Conjunctiva und bei heftigen Entzündungen der Augen. Die Instrumente, deren man sich dazu bedient, sind das Ophthalmoxystrum, Stahlplatten, *Wardrop's* Augenscarificator, Staarmesser und die *Daviel*'sche Scheere. (S. Augenaderlafs.)

II. Operatio Ankyloblephari und Symblephari. Diese Operation begreift in sich diejenige Encheirese, durch welche eine abnorme Vereinigung der Tarsalränder beider Augenlider (Ankyloblepharon), oder die Vereinigung der innern Augenlidfläche mit dem Bulbus (Symblepharon) gehoben wird.

Die Operation ist beim Symblepharon contraindicirt, wenn das Augenlid mit der Hornhaut auf allen Punkten fest verwachsen ist, oder wenn der Bulbus sich desorganisirt durch die Augenlider durchfühlen läfst, oder wenn das Sehvermögen ganz erloschen ist. In allen übrigen Fällen des Symblepharon ist die Encheirese angezeigt. Die hierzu erforderlichen Instrumente sind, eine feine, silberne Hohlsonde, ein kleines sichelförmiges Scalpell an der Spitze mit einem kleinen Knöpfchen versehen.

III. Operationen gegen Trichiasis, Distichiasis und Entropium. Die Cur der Trichiasis geschieht oft blos palliativ, indem man die fehlerhaft gerichteten Wimpern mit *Beer's* Cilienpincette ausreifst. Die Radicalcur der drei genannten Affecte geschieht auf mehrfache Weise: 1) durch Auswärtshaltung des Tarsi mittelst blutiger Nähte. 2) Durch Tarsusincision. Sie ist angezeigt, wenn die Trichiasis und das Entropium Folgen einer partiellen Einwärtskehrung und Zusammenschrumpfung des Tarsi sind. Man macht eine oder mehrere Incisionen nach der Gröfse der Zusammenschrumpfung. Die Operation wird mit der *v. Gräfe*'schen Augenscheere verrichtet. 3) Durch Incision der innern Augenlidhaut. Sie wird dann bei der Trichiasis unternommen, wenn die innere Augenlidhaut durch Narben zusammengeschrumpft ist. Man macht die Incision mit einem kleinen bauchigen Scalpell. 4) Durch die Excision einer Hautfalte aus der äufsern Augenlidlamelle. Sie ist angezeigt, wenn die Erschlaffung der äufsern Augenlidhaut zu den gedachten Affecten Veranlassung giebt. Die hierzu erforderlichen Instrumente sind eine *v. Gräfe*'sche Augenpincette und Scheere. 5) Durch Abtragung des Augenlidrandes. Diese Encheirese ist angezeigt, wenn die Trichiasis in der ganzen Länge des Augenlidrandes oder wenn Distichiasis zugegen ist. Die dazu erforderlichen Instrumente sind ein *v. Gräfe*'sches Augenzängelchen und Scheere.

IV. Operation gegen Blepharoptosis. Augenlidniederfall. Das obere Augenlid hängt bei diesem Uebel unbeweglich herunter. Die Beseitigung desselben geschieht durch Ausschneidung einer Hautfalte aus der äufsern Augenlidlamelle, wie bei der Operation des Entropii.

V. Operationen gegen Ektropium. Auswärtskehrung des Augenlides. Nach den mannigfaltigen Ursachen, welche das genannte Uebel erzeugen, sind auch die Encheiresen gegen dasselbe verschieden. Es giebt folgende Operationsmethoden: 1) Excision der innern Lamelle. Sie ist angezeigt: *a*) beim Ektropio sarcomatoso, wenn die Schmelzung desselben durch pharmaceutische Mittel nicht gelingt, und *b*) bei Erschlaffung der innern Augenlidlamelle. Die hierzu erforderlichen Instrumente sind ein *v. Gräfe*'scher Augengriffel, eine Augenscheere und Haken. — 2) Incisionen in die äufsere Lamelle des Augenlides. Diese Encheirese ist angezeigt bei überwiegender, deutlicher Spannung der äussern Augenlidhaut, welche entweder durch eine einfache Hautcontraction, oder durch eine Narbenbildung entstanden ist. Im erstern Falle macht man die Incision in der Mitte des Augenlides von einem Augenwinkel zum andern parallel mit dem Tarsus; im letzteren Falle hingegen durch die Narbe. Kleine Narben, so wie wulstige, strangartige, kann man zugleich exstirpiren. Die hierzu erforderlichen Instrumente sind, ein kleines bauchiges Scalpell, Augenscheere und Häkchen. — 3) Das Brennen der innern Augenlidwand mit erbsförmigen Eisen. Es ist angezeigt bei sarcomatösen Ectropien, wo das Fleischgewächs nach der Excision immer wiederkehrt.

VI. Ustion der Augenlider. Diese Operation ist angezeigt gegen Rubedo tarsi, gegen Trichiasis, wenn nur einzelne falsch gerichtete Cilien vorhanden sind, gegen Entropien und Blepharoptosis, wenn sie Folgen von Erschlaffung der äufsern Haut des Augenlides, und nur im geringen Grade vorhanden sind, gegen Ectropia sarcomatosa, die nach der Exstirpation immer wiederkehren, gegen consecutive Bindehautauflockerung, gegen den Augenlidkrebs, wenn er nur oberflächlich ist, und keine scirrhöse Basis hat. Die Operation wird mit erbsen-, bohnen- oder birnkernförmigen Eisen verrichtet. S. Augeneisen.

VII. Exstirpatio palpebrarum, wird vorgenommen beim Scirrhus und Carcinom der Augenlider, wenn beide Uebel idiopatisch sind und die Conjunctiva bulbi nicht mit ergriffen ist. Die Exstirpation geschieht entweder nur partiel, so dafs nur ein Theil des Augenlides weggenommen, oder total, wo das ganze Augenlid exstirpirt wird. Die Anzeige zu der einen oder der andern Operationsmethode giebt die Ausdehnung des Uebels an. Die Instrumente, deren man sich zu beiden Methoden bedient, sind eine Augenscheere, ein bauchiges Scalpell und eine Pincette.

VIII. Exstirpatio carunculae lacrymalis. Man unternimmt diese Operation bei Vergröfserung der Carunkel, welche den pharmaceutischen Mitteln nicht weichen will, und gegen Enkanthis maligna, fungosa, scirrhosa.

Die Exstirpation der Thränendrüse geschicht entweder blofs partiel, so dafs nur ein Theil derselben weggenommen wird und ist angezeigt bei einfacher Substanzwucherung der Drüse: oder die ganze Thränendrüse mit der Membrana seminularis wird exstirpirt. Die hierzu erforderlichen Instrumente sind ein Häkchen, die *Blömer*'sche Pincette und eine Augenscheere.

IX. Blepharoplastik, oder die Kunst den Verlust der Augenlider organisch zu ersetzen. Sie ist angezeigt, wenn beide Lamellen des Augenlides durch Brand verloren gegangen sind, so wie nach der Exstirpatio totalis palpebrarum, und geschieht am zweckmäfsigsten auf die deutsche Ueberpflanzungsweise. S. Blepharoplastik.

X. Operatio fistulae lacrymalis. Unter diesen Namen begreift man sehr verschiedene Operationsmethoden, Behufs der Wiederherstellung des Durchganges der Thränen durch die Nase. Zuerst nenne ich die Compression, welche bei einer Hernia sacci lacrymalis, bei Ausdehnung des Thränensackes durch Atonie angezeigt ist. Die dazu erforderlichen Instrumente sind: ein Compressorium nach *Bell* und die *v. Graefe*'schen Unterlagsplatten von Holz. 2) die Eröffnung und Erweiterung des normalen Nasenkanals. Diese Encheirese ist bei Verengerung jenes Kanals angezeigt. Die hierzu erforderlichen Instrumente sind: ein kleines bauchiges Scalpell, eine feine silberne Hohlsonde und eine Darmsaite. 3) die Bildung eines künstlichen Nasenganges für den Abflufs der Thränen. Diese Operation ist bei der Verwachsung des normalen Thränenganges angezeigt. Zu ihrer Verrichtung sind erforderlich: ein kleines bauchiges Scalpell, ein kleiner Troicart mit einer Röhre, eine Stahlfeder und eine Darmsaite. 4) die Zerstörung des Thränensackes, bei organischem Verderbnifs desselben. Sie geschieht durch das Cauterium actuale oder potentiale. 5) Die Operation gegen die Thränenpunkte und Thränenkanälchen bei Verwachsung derselben. Sie wird mit feinen Sonden und Golddraht verrichtet.

XI. Exstirpatio pterigii. Diese Operation ist angezeigt, wenn das Flügelfell das Sehen beschränkt, oder die Bewegungen des Auges behindert, oder immer gröfser wird. Die zu der Encheirese erforderlichen Instrumente sind: eine *Blömer*'sche Pincette und die *v. Gräfe*'sche Augenscheere.

XII. Exstirpatio panni wird in den Fällen unternommen, wo das Augenfell das Sehen ganz aufhebt. Der Pannus kann nur zum Theil exstirpirt werden, weil er sehr fest auf der Hornhaut sitzt. Die hierzu erforderlichen Instrumente sind: eine *Blömer*'sche Pincette, eine Augenscheere und ein kleines bauchiges Scalpell.

XIII. Operatio Cataractae. Das operative Verfahren gegen den grauen Staar ist aufserordentlich mannigfaltig. Sämmtliche Operationsmethoden lassen sich jedoch in zwei Hauptarten eintheilen: 1) in Nadeloperationen durch den Stich, und 2) in Messeroperationen durch den Schnitt. Die Nadeloperationen zerfallen wieder in zwei Unterabtheilungen; *a*) der Stich geschieht durch die Sclerotica, Scleroticonyxis, nach der ältesten Methode; *b*) der Stich geschieht durch die Cornea Keratonyxis. Die Operation durch den Schnitt hat ebenfalls zwei Unterabtheilungen; *a*) der Schnitt geschieht durch die Cornea, Keratotomie; *b*) der Schnitt geschieht durch die Sclerotica, Scleroticotomie. Jenes ist die ältere Methode.

1) Scleroticonyxis. Das Wesentliche dieser Operation besteht darin, dafs man mit der Nadel durch die Sclerotica eingeht, und mit ihr auf die cataractöse Linse zu wirken sucht. Diese Einwirkung geschieht auf eine doppelte Art: *a*) man dislocirt blofs die Linse, sucht sie aus der Sehaxe zu entfernen, ohne ihre Continuität zu lösen, Scleroticonyxis cum dislocatione; oder *b*) man schneidet die Linse ein, um sie dem Resorptionsprocesse zu überlassen, Scleroticonyxis cum discisione. Beide Zwecke suchen die Augenärzte auf mannigfache Weise zu erreichen; es zerfällt daher wiederum die Scleroticonyxis in folgende Unterabtheilungen: *α*) Scleroticonyxis cum depressione, Niederdrükkung des Staares; man sucht die Linse in den Grund der hintern Kammer mehr oder weniger senkrecht herabzudrükken, und in den Glaskörper einzusenken. *β*) Scleroticonyxis cum reclinatione, Umlegung des Staares, die Linse wird nach hinten und abwärts so in den Glaskörper gedrückt, dafs die vordere Fläche derselben nach oben, die hintere nach unten zu liegen kommt. *γ*) Scleroticonyxis cum dislocatione lentis ad latus externum, Seitwärtslegung des

Staares. Die Linse wird an die äufsere Seite des Augapfels gelegt, und zwar so, dafs die vordere Fläche derselben nach der Nase, die hintere nach der Schläfengegend gerichtet wird. δ) Scleroticonyxis cum incisione, Einschneidung des Staares; die Kapsel, oder auch die Linse, wird eingeschnitten, um ihre Aufsaugung zu bewirken. ε) Scleroticonyxis cum discisione, Zerstückelung des Staares; man zerschneidet die Linse, um so sicherer die Resorbtion derselben herbeizuführen.

2) Keratonyxis. Das Wesentliche dieser Methode besteht darin, dafs man durch die Hornhaut mit der Nadel eingeht, um so auf die Staarlinse zu wirken. Diese Einwirkung geschieht wie bei der Scleroticonyxis auf verschiedene Weise; entweder durch blofse Dislocation, oder Discision der Kapsel und der Linse.

3) Keratotomie cum extractione lentis. Der Zweck dieser Encheirese ist, durch einen Einschnitt in die Cornea den Staar aus dem Auge zu ziehen. Die hierzu erforderlichen Instrumente sind: ein Augenlidhalter, der *Rumpel*'sche Fingerhut, der *Daviel*'sche Löffel, die *v. Graefe*'sche Pincette und das Staarmesser.

4) Scleroticotomie cum extractione lentis. Durch diese Encheirese soll die cataractöse Linse durch eine Incision in die Sclerotica aus dem Auge gezogen werden.

Die Indicationen zu Staaroperationen überhaupt sind: *a*) Vollkommene Verdunkelung der Linse auf beiden Augen; *b*) grofse und bewegliche Pupille; *c*) Lichtreceptivität auf beiden Augen; *d*) keine Complication einer andern Augenkrankheit mit dem Staar. Contraindicirt sind die Staaroperationen: *a*) bei vollkommenem Sehen auf einem Auge; *b*) beim Kupfer im Gesicht, wo die operirten Augen fast immer vereitern; *c*) bei Anwesenheit einer andern Krankheit sowohl des Auges, als des Körpers überhaupt. Indicationen bezüglich der Wahl der Methoden. Die Keratotomie ist angezeigt: *a*) wenn das Auge des Patienten convex ist, und eine gesunde, grofse Cornea hat; *b*) wenn die Augenlider weit gespalten sind; *c*) wenn die Iris beweglich ist; *d*) wenn die Linse klein und fest ist; *e*) wenn der Kranke kein zu hohes Alter hat.

Contraindicirt ist diese Encheirese: *a*) bei flacher Hornhaut; *b*) bei Trübungen derselben; *c*) bei enger Augenlidspalte; *d*) bei grofser, sehr weicher Linse; *e*) bei Kindern und bei Greisen.

Die Scleroticonyxis ist indicirt: *a*) bei festen, kleinen Staaren; *b*) bei ganz geringen oder kleinen Verwachsungen des Staars mit der Linse; und *c*) wo die Koretotomie nicht angezeigt ist.

Die Keratonyxis ist angezeigt: *a*) beim Milchstaar; *b*) bei sehr weichen, grofsen Staaren; *c*) bei adhärenten Staaren.

XIV. Paracenthesis bulbi. Die Eröffnung der vordern und hintern Kammer, geschicht um deren Contenta zu entfernen, und hiedurch Heilungen des erkrankten Augapfels zu bezwecken. Indicirt ist diese Encheirese: *a*) gegen geringe Grade des Hydrophthalmus der vordern Kammer, wo man das Auge noch erhalten will; *b*) gegen Staphyloma pellucidum geringen Grades; *c*) gegen Irisblennorrhoeen, wenn sie als Hydrorrhoea interna secundär erscheinen; *d*) gegen Ophthalmopyorrhoeen, wo indefs blofs die Form, aber nicht die Function des Auges erhalten werden kann; *e*) gegen Turbidität des Humoris aquei nach gehobenen Ursachen; *f*) gegen Augenentzündungen mit sehr gespannter, etwas getrübter Hornhaut und rheumatischen Ursprungs. Die hierzu erforderlichen Instrumente sind: Staarnadeln, oder Staarmesser, das *v. Gräfe*'sche Puncturmesser. S. Augenwassersucht.

XV. Operatio staphylomatis Corneae. Der Zweck dieser Encheirese ist nicht Heilung des Uebels, sondern Tilgung des krankhaft afficirten Hornhauttheils, um Vergröfserungen des Staphyloms und anderweitig damit verbundene Beschwerden und Gefahren zu verhüten. Die Excision des Staphyloms geschieht auf eine zweifache Weise: entweder blofs partiel oder total. Die letzte Methode ist die sicherste.

XVI. Operatio pupillae artificialis, Coremorphosis, Bildung einer künstlichen Pupille. Es giebt fünf Hauptmethoden eine vicäre Pupille zu bilden. 1) Methode: Koretomie oder richtiger Iridotomie. Der Zweck dieser Methode ist durch einen Einschnitt die Iris dergestalt zu trennen, dafs die Lichtstrahlen durch die gemachte Oeffnung frei in die Tiefe des Auges dringen können. Die Instrumente werden bei dieser Encheirese entweder durch die Sclerotica oder durch die Cornea eingeführt. Es giebt daher zwei Varianten dieser Methode, nämlich: *a*) Iridotomie per scleroticam und *b*) Iridotomie per corneam. 2) Korectomie oder Iridectomie. Das Wesentliche dieser Methode besteht in dem Ausschneiden eines Theiles aus der Iris. Diese Methode hat ebenfalls zwei Varianten, nämlich der Ausschnitt aus der Iris geschieht: *a*) in der vordern Augenkammer, oder *b*) aufserhalb der vordern Augenkammer. 3) Koredialysis, Iridodialysis. Der Zweck dieser Encheirese ist Ablösung der Iris vom Ciliarligamente. Diese Methode hat auch zwei Varianten; nämlich die Ablösung der Iris ist verbunden: *a*) mit gleichzeitigem Einschneiden in dieselbe; oder *b*) mit Ausschneiden eines Stückes aus derselben. 4) Iridoendleisis. Der Zweck dieser Methode ist: künstliche Vorziehung des Pupillarrandes und Einklemmung der Iris in die Hornhautwunde. 5) Scleroticectomie. Das Wesentliche dieser Methode besteht in dem Ausschneiden eines Stückes aus der Sclerotica und Chorioidea bei völlig verdunkelter Hornhaut. — Die künstliche Pupillenbildung ist angezeigt, wenn bei heller Hornhaut, oder bei ihrer partiellen Verdunklung der Lichteinfall durch die Iris ohne anderweitiges Leiden gestört ist, mithin *a*) bei Irissynechien mit völliger Pupillensperre; *b*) bei Cataracta spuria, Verstopfung der Pupille durch Exsudate; *c*) bei Partialstaphylome der Hornhaut mit unterzogener oder verschlossener Pupille; *d*) bei adynanischen Hornhauttrübungen mit bedeckter oder mehr oder weniger verschlossener Pupille: jene Trübungen mögen central oder peripherisch seyn, nur mufs ein kleiner Fleck in der Hornhaut durchsichtig bleiben. Contraindicirt ist die Coremorphose bei noch vorhandener Entzündung und Blennorrhoe des Auges; bei Telangiectasien der Sclerotica; bei Amaurosis, Glaucom, Atrophie des Auges; bei ungestörtem Sehen auf einem Auge, und bei Dyscrasien des Körpers überhaupt.

XVII. Exstirpatio bulbi. Diese Encheirese ist angezeigt: beim Buphthalmos, gegen sehr grofse sphärische Staphylome, gegen Carcinoma bulbi, beim Fungus medullaris und haematoides bulbi, beim Carcinoma palpebrarum mit scirrhoes verhärteter Conjunctiva bulbi. Die Exstirpation geschieht entweder partiel oder total; im erstern Fall wird blofs die vordere Hälfte des Bulbi exstirpirt, wenn sie nämlich allein von einem Staphylom degenerirt ist. Die hierzu erforderlichen Instrumente sind: ein pfriemartiger Haken, ein Scalpell, das *v. Gräfe*'sche Exstirpatorium und eine *Cooper*'sche Scheere. S. Augenausschälung.

Litteratur.

Beer's Lehre von den Augenkrankheiten. 2r Bd. Wien. 1813—1817.

Benedict's Handbuch der pract. Augenheilk. Leipzig. 1822.

v. Gräfe, die epidemisch-contagiöse Augenblennorrhoe Aegyptens. Berlin. 1823.

Zang, Darstellung blutiger, heilkundiger Operationen. Wien. 1813.

Richter's Anfangsgründe der Wundarzneikunst. Göttingen. 1799.

Benjamin Bell's Lehrbegriff der Wundarzneikunde, aus dem Englischen. 3te Ausgabe. Leipzig. 1804.

Schreger's Grundrifs der chirurg. Operationen. 3te Ausg. Nürnb. 1825.

Wilhelm Sprengel's Geschichte der chir. Operationen. Halle. 1819.

M — lis.

AUGENPEST AEGYPTENS. S. Aegyptische Augenentzündung.

AUGENPFLEGE, Augendiätetik, giebt diejenigen Verhaltungsregeln und Kenntnisse an, welche zur Erhaltung des gesunden Auges nothwendig sind, und wie alle diejenigen Einwirkungen auf das Auge vermieden werden müssen, welche für dasselbe von schädlichem Einflusse seyn könnten. Sie ist ein wichtiger Theil der allgemeinen Diätetik.

Es ist für die zukünftige Beschaffenheit der Augen von der gröfsten Wichtigkeit, dafs man schon bei Neugebornen alle Aufmerksamkeit für die Pflege der Augen verwendet, dafs man frühzeitig genug für eine zweckmäfsige physische sowohl, als auch moralische Erziehung der Kinder Sorge trägt, um Fehler zu vermeiden, welche mittelbar oder unmittelbar von schädlichem Einflusse auf die Gesundheit der Kinder überhaupt seyn können.

I. Pflege der Augen von der Geburt an, bis zur Periode der Mannbarkeit. Bei der Geburt des Kindes sorge man dafür, dafs das Auge desselben nicht durch plötzlichen Uebergang aus dem Dunklen in das Helle gereizt werde. Bei dem gesundesten Auge wirkt dieser Uebergang schädlich ein, da das Licht für den Neugebornen eine noch nie empfundene Einwirkung ist, und er sich erst nach und nach und stufenweise daran gewöhnen mufs. Daher darf das Gebärzimmer nicht zu hell seyn; man vermeide dafs nicht etwa Sonnenstrahlen auf das Kind fallen, noch das Licht einer Kerze, Lampe auf dasselbe leuchtet. Man gestatte nicht, dafs das Kind an das helle Fenster getragen, damit es dort von den Eltern u. s. w. besehen werde. Die Fenster des Gebärzimmers müssen mit grünen oder blauen Rouleaux so verhangen werden, dafs das Sonnenlicht nicht durch Oeffnungen in's Zimmer dringe. Ich schlage hierzu die doppelten Rouleaux vor, wie sie in den Zimmern der am Staar Operirten im chirurgisch-augenärztlichen Clinicum der Universität zu Berlin eingerichtet sind; das innere Rouleaux zunächst dem Fenster, wird dort nämlich von unten nach oben, und das äufsere, nach dem Zimmer zu liegende, von oben nach unten aufgezogen, wodurch es möglich wird, nicht nur das Eindringen der Sonnenstrahlen vollkommen zu verhüten, sondern auch nach Belieben den Grad des Lichtes zu vermindern oder zu verstärken, und dasselbe von oben oder unten in's Zimmer einfallen lassen zu können. Beide Rouleaux laufen in Leisten, damit das Licht nicht durchscheine. Ferner stelle man das Bett so, dafs das zufällig einfallende Licht nicht die Augen des Kindes treffe; durchaus darf aber das Bett nicht mit dichten Tüchern, höchstens nur zum Schutz gegen Fliegen und Mücken, mit dünnem, grünem Flor überhangen werden. Die Kinderstube selbst mufs mit reiner Luft gefüllt, daher hoch, geräumig seyn; es dürfen sich darin nicht zuviel Personen aufhalten oder gar darin schlafen. Man wähle ein Zimmer was nach der Sonnenseite liegt und lasse es fleifsig lüften, ohne dafs hierdurch Zugluft entstehe.

Die Kinderstube werde ferner stets rein gehalten; man erlaube nicht, dafs sich darin unrein gewordene Wäsche befinde, oder Nachtgeschirr; streng verbiete man das Trocknen der feuchten Wäsche und dergleichen im Zimmer wo sich das Kind befindet, die Aufbewahrung von Speisen in demselben; sehe ferner darauf, dafs die Nachtlampe keinen Dampf verbreite und der Ofen nicht rauche. Wird das Zimmer gefegt, so mufs dies so geschehen, dafs dabei kein Staub entwickelt werde.

Ein sehr wichtiger Umstand ist, dafs man darauf Acht giebt, am Kopfende des Kinderbettes durchaus keinen Gegenstand stehen zu lassen, der die Aufmerksamkeit des Kindes auf sich zieht, wie z. B. einen Spiegel, glänzende Meubles überhaupt, ferner eine Uhr u. dgl. Das Kind sieht nach diesen Gegenständen beim Erwachen, und nur zu oft sehen wir daraus Uebersichtigkeit, Schielen und Schiefsehen entstehen. Ebenso darf das Nachtlicht nicht am Kopfende des Bettes stehen, noch so, dafs das Kind ein solches sehen kann; die Flamme der Nachtlampe sey daher verdeckt.

Wenn mit dem zunehmenden Alter des Kindes, dasselbe durch Spielzeug unterhalten werden mufs, so darf dieses nicht dicht vor die Augen gehalten werden, da auch hierdurch Anlafs zum Schielen, vorzüglich aber zur Kurzsichtigkeit gegeben wird.

Für Reinhalten der Augen mufs stets Sorge getragen werden; man wasche die Augen mittelst eines weichen, reinen Schwammes und mit lauem Wasser, womit die Augen vom obern Augenlide nach dem untern gestrichen werden. Das Hin- und Herreiben mit Schwämmen oder Tüchern, mufs untersagt werden.

Sorgfältige Aufmerksamkeit auf die Augen erheischt die Periode des Zahnens der Kinder, da hierbei die Augen nicht selten in Mitleidenschaft gezogen werden. Hier darf das Licht nicht zu heftig reizen; es werde daher durch kleine, grüne, taffetne Schirme, die man dem Kinde vorbindet, gemildert.

Eine Veranlassung zum Erkranken der Augen giebt das zu frühzeitige und öftere Scheeren der Kopfhaare, welches aus dem Grunde zu geschehen pflegt, damit der Kopf rein gehalten werde. Die Reinigung des Kopfhaares wird jedoch durch Waschen des Kopfes mit lauem Wasser am zweckmäfsigsten geschehen können; Pommaden und Puder müssen als höchst nachtheilig nie angewendet werden.

Diese Sorgfalt auf die Augen mufs auch im vorrückenden Alter des Kindes beobachtet werden; man sehe bei Knaben darauf, dafs das Auge sich im Grünen erhole, man strenge es nicht durch zu frühzeitiges und anhaltendes Lesen u. s. w.

an; man gestatte bei Mädchen nicht das Schnüren u. dgl. Vergl. Diätetik.

II. Pflege der Augen bei Erwachsenen. So wie durch den längern Aufenthalt im Dunkeln das Auge geschwächt wird, eben so wird es durch ein zu helles Licht gereizt, daher ist die Einrichtung des Schlaf-, Wohn- und Arbeitszimmers von grofser Wichtigkeit für die Erhaltung gesunder Augen.

1) Das Schlafzimmer darf nie zu sehr verdunkelt werden, sondern die Fenster müssen dergestalt verhangen seyn, dafs das Zimmer beim Erwachen schon etwas helle ist. Hierdurch wird das Auge nicht plötzlich einem zu raschen Wechsel des Lichtes ausgesetzt. Es eignen sich zu Schlafgemächern am besten solche Zimmer, die nicht gegen Morgen liegen, damit das Licht der aufgehenden Sonne nicht auf das Auge falle. Das Schlafzimmer sei hoch, geräumig, nicht mit vielen Betten überladen und diese stehen nicht zu dicht aneinander. Bettgardinen (Himmelbetten) werden gar nicht gelitten; ebenso sorge man dafür, dafs das Nachtgeschirr stets geleert und gereinigt, am allerwenigsten unter das Bett oder gar unter das Kopfende desselben gestellt werde. Erfordern es die Umstände, dafs während der Nacht eine Lampe brennen mufs, so mufs diese nur ein mattes Licht im Zimmer verbreiten, so gestellt werden, dafs die Lichtstrahlen nicht auf die Augen des Schlafenden fallen. Endlich lasse man das Schlafgemach mit grüner Farbe anstreichen.

2) Das Wohnzimmer, worin man sich den Tag hindurch aufhält, mufs ebenfalls geräumig seyn; das Sonnenlicht darf nicht den ganzen Tag hindurch auf die Augen wirken; daher müssen Gardinen, am besten von grünem Zeuge, Tafft u. dgl. dasselbe etwas schwächen. Höchst nachtheilig für die Augen ist der Reflex des Lichtes der gegenüberstehenden Häuser, vorzüglich wenn sie weifs angestrichen sind; auch hier mufs man sich durch Gardinen zu schützen suchen. Liegt das Wohnzimmer gegen die Sonnenseite, so lasse man das Zimmer nicht mit einer grellen, sondern grünen, oder blauen Farbe anstreichen. Das Verzieren des Wohnzimmers mit Meubles, Uhren u. dgl. welche aus glän-

zendem Material gearbeitet sind, ist für das Auge höchst nachtheilig und sollte nicht gelitten werden.

3) Das Arbeitszimmer. Ueber die Einrichtung desselben kann Ref. nur im allgemeinen sprechen, da es zu weit führen würde, hierbei auf jeden Stand und auf jedes Gewerbe Rücksicht zu nehmen. Die Haupterfordernisse des Arbeitszimmers sind, dafs es geräumig und hoch sey, dafs das Licht von der linken Seite, schräg auf den Arbeitstisch u. s. w. falle. Wo dies nicht angeht, wie bei Uhrmachern, Graveurs u. s. w., bei deren Arbeiten das Licht von vorn einfallen mufs, so kann man dasselbe dadurch schwächen, dafs man an den Fenstern mit blafsgrünem geöltem Papier überzogene Rahmen (nach *Beer*) vorstellt. Des Abends erleuchte man das Zimmer durch *Argand*'sche Lampen, die über dem Kopf hängen müssen. Manche Handwerker bedienen sich hohler, mit Wasser angefüllter Glaskugeln, zur Verstärkung des Lichtes; diese sind jedoch, wie es von selbst einleuchtet, von so grofsem Nachtheil, dafs ihr Gebrauch nicht gestattet werden sollte. —

Tägliche diätetische Behandlung der Augen. Beim Erwachen pflegen Viele die Augen zu reiben, wodurch sie dieselben reizen und oft kleine Krusten, welche die Augenlider verkleben, in's Auge bringen; gut ist es die Augenlidränder beim Erwachen mit Speichel gelind zu streichen; sind die Augen hierauf geöffnet, so warte man ab, bis sich der Körper abgekühlt hat, und wasche dann die Augen mittelst eines, in kaltem Wasser befeuchteten leinenen, feinen Läppchens. Ausserdem kann auch dies Waschen der Augen, vorzüglich an Orten wo viel Staub ist, täglich mehrmals wiederholt werden.

In Betreff der Kleidungsstücke, so müssen solche so beschaffen seyn, dafs sie nicht den Kreislauf des Blutes stören und Congestionen verursachen. Hut und Mütze müssen leicht, mit einer breiten Krempe, Schirm versehen seyn (s. *C. F. v. Gräfe* Augenblennorrhoe); das Halstuch sei lose gebunden, und die übrigen Kleidungsstücke dürfen nicht den Körper, namentlich den Unterleib zu sehr einschliefsen. Stets halte man den Unterleib und die Füfse warm, hemme nicht den Fufsschweifs und sorge für tägliche Leibesöffnung, und beachte endlich diejenigen allgemeinen Regeln, welche die Diätetik vorschreibt.

Regeln welche beim zweckmäfsigen Gebrauch der Augen zu beobachten sind. Die Erfahrung lehrt, dafs eine Unthätigkeit des Gesichts (Augenschlaf nach *Beer*) nicht minder schädlich auf die Augen wirkt, als ein übermäfsiger Gebrauch derselben. Am deutlichsten bemerkt man dies bei Individuen die schielen und welche sich gewöhnt haben, das schielende Auge beim Gebrauch desselben zu schliefsen, so dafs es auf diese Weise fortwährend unthätig bleibt und mit der Zeit sein Functionsvermögen verliert. In diesem Falle bringe man das Auge dadurch in Thätigkeit, dafs man das gesunde Auge mit einem Tuche verbindet und nur das kranke in Thätigkeit setzt. Vergl. Schielen. — Auf der andern Seite mufs man auch die Augen nicht zu viel und anhaltend anstrengen, und wenn man dies thun zu müssen genöthigt ist, so lasse man zu öfteren Malen das Auge ruhen, indem man dasselbe während der Arbeit einige Zeit lang schliefst und im Zimmer auf und abgeht. Ferner gehe man nicht sogleich beim Erwachen, oder nach dem Essen an die Arbeit; stärke das Auge durch Waschen mit kaltem Wasser, wozu *Beer* (Pflege gesunder Augen. Fig. 1. 2. Wien. 1800.) die Augendouche empfiehlt (s. d. Art.). Man wechsele beim Arbeiten mit dem Stehen und Sitzen, vermeide das zu lange Anschauen eines Gegenstandes, das lange Lesen, Schreiben u. dgl. namentlich beim Lichte, sondern wechsele mit den Arten der Arbeiten ab. Man bediene sich eines passenden Pultes (*Beer*, Pflege gesunder Augen. Fig. 3. 4.) oder eines Tisches der so hoch seyn mufs, dafs beim Sitzen der Unterleib nicht gedrückt werde. Endlich ist das Lesen beim Lichte höchst verderblich für das Auge, vorzüglich dann, wenn das Buch hinterm Lichte gehalten wird. Ueberhaupt sei das Licht hell, nicht sparsam sondern allgemein verbreitet. Augenschirme dürfen nur solche Individuen gebrauchen, welche Glotzaugen haben, und für welche die halbmondförmigen, aus grünem Tafft gearbeiteten, sehr leichten Augenschirme die passendsten sind.

Was nun die Brillen anbetrifft, worüber ausführlich im Artikel: Brillen gesprochen werden soll, so erwähne ich hier nur, dafs der Gebrauch derselben, so wie der Lorgnetten, Opernkucker u. dgl. mehr zur Mode geworden als von Nutzen ist, dafs man sich ohne Zuziehung des Arztes nie derselben bedienen müfste. Wo ein Gewerbe es mit sich bringt, dafs Vergröfserungsgläser, Microscope, Telescope u. s. w. gebraucht werden müssen, da werden solche so angebracht, dafs sie feststehen, sich nicht verrücken. Man lasse hierbei die Augen öfters, nach oben angegebener Weise ruhen.

Hinsichts der Pflege schwacher Augen, so ist hierbei ein Haupterfordernifs, alles das genau zu befolgen, was ich eben ausgesprochen habe, und hauptsächlich folgende Hauptregeln zu beobachten: 1) man mildere so viel als möglich den heftigen Reiz des Lichtes auf die Augen, durch die oben angegebenen Mittel. Eben so den Reiz des reflectirenden Schneelichts, der glänzenden Meubles u. s. w. 2) Man gebrauche das Auge auf die oben angegebene Weise, jedoch nicht anstrengend, lese eine deutliche Schrift, die nicht auf blendend weifsem Papier und mit kleinen Lettern gedruckt seyn mufs; beschäftige sich nicht mit Arbeiten, die das Auge sehr anstrengen, als mit Zeichnen, Radiren u. s. w. 3) Man gönne dem Auge Erholung, durch Spatzierengehen im Freien, im Grünen. 4) Man vermeide Wind, Staub, Regen welche auf das Auge nachtheilig einwirken, und 5) man stärke das Auge durch Waschen mit kaltem Wasser.

Hinsichts der Pflege kurzsichtiger und fernsichtiger Augen, so verweise ich hier auf die Artikel: Kurzsichtigkeit, Fernsichtigkeit.

Litteratur.

G. C. Lichtenberg, über die Pflichten gegen die Augen. Wien. 1792.

J. S. Fest, Winke a. d. Geschichte e. Augenkranken. Zur Behandl. schwacher u. gesunder Augen. Leipz. 1793.

G. Adams, *J. G. Büsch und G. C. Lichtenberg*, über einige wichtige Pflichten gegen die Augen; nebst Anmerk. von *S. T. Sömmering*. Frankf. a. M. 1794. 1797 u. 1803.

J. Beer, Pflege gesunder und geschwächter Augen. Wien u. Leipz. 1800.

J. Beer, das Auge, oder Versuch das edelste Geschenk der Schöpfung vor dem verderblichen Einflufs unseres Zeitalters zu sichern. Wien. 1813.

E. Gr — e.

AUGENPINCETTEN sind diejenigen zangenförmigen Instrumente, deren man sich zur Ausführung der verschiedensten Augenoperationen an den Augenlidern, auf der Oberfläche des Auges und an der Iris und Linse bedient. Als Grundform dient allen Augenpincetten die gewöhnliche Zange, die nach den verschiedensten Bedürfnissen auf mannichfache Weise abgeändert worden ist.

Zu den Operationen an den Augenlidern sind wohl leicht die meisten Augenpincetten angegeben worden. So hatte schon *Bartisch* zur Ausschneidung einer Hautfalte aus dem obern oder untern Augenlide beim Entropium, seine eigene Zange, und in der neuern Zeit sind von der *Beer'*schen Balkenzange, durch *Himly's* gefensterte Augenlidpincette, *Langenbeck's* ausgeschweifte Balkenzange, *Hellings* gewinkelte Balkenpincette, *Boyer's* Augenlidpincette u. s. w. sehr verschiedene Modificationen angegeben worden, um auf eine leichte und sichere Weise das nöthige Stück der erschlafften Augenlidbedeckung zu entfernen. Auch *v. Gräfe* hat durch eine einfache halbmondförmige Krümmung des Endes einer Pincette die Absicht zu erreichen gesucht, schnell und sicher die Hautfalte der Augenlidbedeckung zu entfernen; und da diese Erfindung eben so zweckmäfsig als einfach ist, so dürfte diese Augenliderpincette leicht allen übrigen vorzuziehen seyn.

Beide Zangenschenkel der in Rede stehenden *Gräfe*schen Augenpincette enden sichelförmig; dieselben müssen stark seyn, weil sie sonst das gefafste Hautstück entgleiten lassen; dabei dürfen jedoch ihre zusammenschlagende Flächen, um von der Hautfalte nicht zu viel zu bergen, keineswegs breit gearbeitet seyn, daher erhält jedes Sichelende drei Seiten, eine obere schiefe, eine innere gefurchte und eine äufsere gewölbte. (S. *C. F. v. Gräfe's* epidemisch-contagiöse Augenblennorrhoe Aegyptens. Taf. V. Fig. 14.) Mit dieser Pincette kann man über den Nasenrücken weg, oder von den Schläfen aus die äufsere Augenlidhaut bequem fassen und halten, und so die Operation zu Ende führen

Zur Abtragung des Tarsalrandes haben *v. Walther* und *v. Gräfe* eigene Hakenzängelchen angegeben, die in mehr als einer Hinsicht den *Blömer'*schen Augenpincetten gleich sind, und sich von dieser nur durch einige Abänderungen am Ende der Branchen unterscheiden; so hat die *v. Walther'*sche Pincette

cette an dem einen Ende einen kleinen Stachel, der in eine am Ende der andern Branche befindliche Oeffnung greift. Aehnlich der *v. Walther*'schen ist eine *Beer*'sche Augenpincette.

Wir besitzen ferner eigene Pincetten zur Entfernung der Cilien bei verschiedenen Augenliderkrankheiten, die sich durch ein breites, scharf schliefsendes Ende auszeichnen, und Cilienpincetten (Volsella cosmetica) genannt werden.

Zu Operationen an der Iris und der Kapselwand bei der Extraction des grauen Staares, hat man auch sehr verschiedenartige Augeninstrumente erfunden, die Pincetten genannt werden können; so ein von *Beer* empfohlenes Instrument, ferner *Reising's* Hakenpincette, *v. Gräfe's* gekrümmte Staarpincette, *Fischer's* kleine, wenig gekannte Pincette zur Hervorziehung der Iris bei der Iridectomie u. s. w. (Hierüber s. die Artikel Pupillenbildung, und Instrumente zur Pupillenbildung.)

Dr. *Blömer* gab in der neusten Zeit eine Augenpincette, die ihrer grofsen Nützlichkeit und Einfachheit halber sehr schnell eine allgemeine Verbreitung erfahren hat. Sie kann zu den verschiedensten Augenoperationen auf der Oberfläche des Bulbus, an der Iris, Drüsenkapsel, den Augenlidern u. s. w. gebraucht werden, und kann nach verschiedenen Bedürfnissen in verschiedenen Gröfsen gefertigt werden. Dr. *Blömer* giebt hiervon folgende Beschreibung: die Pincette unterscheidet sich vorzüglich von den bisher zu denselben Zwecken dienenden durch die zum Fassen bestimmten drei hakenförmigen Spitzen, wovon die eine an dem einen Schenkel, die beiden andern an dem andern so angebracht sind, dafs sie unter einem stumpfen Winkel etwa an 120° mit dem Schenkel zusammenstofsen. Viel gröfser darf dieser Winkel nicht seyn, indem der Winkel, welchen die an beiden Seiten convergirenden Spitzen bilden, zu klein werden würde, um das Gefafste fest zu halten. Einen rechten Winkel darf er eben so wenig bilden, indem alsdann die Spitzen zu wenig vorstehen, um leicht damit fassen zu können. Beim Schliefsen der Pincette decken sich dieselben vollkommen, so dafs beide Schenkel, welche an ihrer äussern Seite convex, an der innern gerade sind, zusammen eine etwas konisch geformte, abgestumpfte Sonde darstellen.

(S. *C. F. v. Gräfe's* epidemisch-contagiöse Augenblennorrhoe Aegyptens. Taf. V. Fig. 12. und *v. Gräfe's* u. *v. Walther's* Journ. für Chir. u. Augenheilk. Bd. I. Taf. V. Fig. 9.)

Synon. Lat. *volsella ophthalmica.* Franz. *Pinces.* Engl. *Tweezers.* Ital. *Molle.* Holländ. *Oogentang.*

Litteratur.

Beer, Lehre von d. Augenkrankheiten. 2. Aufl. Bd. II. S. 114. Tb. V. Fig. 1.

Boyer, Ueber Trichiasis und Entropium. Nürnb. 1816. S. 57. Fig. 1.

Helling, Handbuch der Augenkrankheiten. Bd. 1. S. 312. Fig. 1.

Langenbeck, Ueber Trichiasis u. Entropium. N. Bib. I. St. 3. S. 415. Fig. 2.

C. v. Graefe, die epidemisch-contagiöse Augenblennorrhoe Aegyptens. Berlin 1823. in Fol. p. 159.

v. Graefe und *v. Walther's* Journal für Chir. u. Augenheilkunde. II. Bd. 4. Heft. pag. 730 — 733. v. A — n.

AUGENPULVER. Mit dieser Benennung bezeichnet man fein zerriebene Arzneikörper, die unmittelbar auf die Bindehaut des Auges gebracht werden, um die Krankheiten derselben zu heben.

Diese Arzneimittel müssen aber so fein pulverisirt und so sorgfältig gebeutelt werden, dafs wenn man das Pulver zwischen den Fingern reibt, dann nicht das geringste Körnige mehr fühlt. Nachtheilig für die Augen ist die Anwendungsart der Augenpulver nach der ältern Vorschrift, vermittelst Röhrchen, die man in das Pulver eintaucht, und so den aufgenommenen Theil in das geöffnete Auge bläfst; denn hierdurch geschieht eine zu grofse Verbreitung des Mittels auf die Bindehaut, und verhältnifsmäfsig eine eben so zu ausgedehnte Reizung, sowohl der gesunden, als kranken Theile des Auges. Am zweckmäfsigsten geschieht die Anbringung dieses Pulvers mit einem Miniaturpinsel, den man etwas befeuchtet in dasselbe wälzt, und dann die mit dem Mittel überzogene Pinselspitze genau auf die Stelle des Auges bringt, auf welche das Mittel wirken soll. Ist der kranke Fleck durch den Pinsel berührt, so macht man eine leichte Bewegung mit demselben, um so viel von der Arznei aufzutragen, als es die Umstände erfordern. Nach der jedesmaligen Anwendung des Pulvers, läfst man das Auge des Patienten einige Minuten schliefsen, damit das durch das Mittel gereizte Organ nicht zu heftig vom Lichteinfall ergriffen werde. Der Gebrauch der Augenpulver ist in der neuern Zeit sehr beschränkt worden: folgende Formeln sind die gebräuchlichsten derselben.

Rec. Aloes succotrinae gr. vi, Sachari albi ʒj, M. f. p. subtiliss. S. In die Augen zu streuen, gegen Hornhautflecke. *Börhave.* — *Rec.* Ossis Sepiae, Sach. cand. āā q. v. M. f. p. subtiliss. S. In die Augen zu blasen, gegen Auftreibung der Bindehaut und varicöse Anschwellung ihrer Gefäſse. *Tittman.* — *Rec.* Alumin. crud., Sach. alb. āā ʒij M. f. p. subtiliss. S. Mit einem feuchten Pinsel auf die Cornea zu bringen, gegen Verdunklungen derselben. *Richter.* — *Rec.* Ossis Sepiae ℈j, Sach. alb. ʒj, Vitriol. gr. iij, Tutiae ʒß M. f. p. S. Gegen Hornhautflecke. *Gorter.* — *Rec.* Medullae ossis Sepiae, Sach. cand. āā ℈ij, Radic. Ireos Florent. ℥ß, Aloes gr. vi M. f. p. subtiliss. cribr. per linteolum. S. Mit einem feuchten Pinsel, gegen Hornhautflecke aufzutragen. *Reil.* — *Rec.* Borac. Venet., Vitriol. alb., Alumin ust. gr. x, Sach. Canariensis ℈j M. f. p. subtiliss. S. Augenpulver gegen Verdunklungen der Hornhaut. *Beer.* — *Rec.* Cremor. Tartar., Boli alb. vel rubr., Sach. alb. āā ʒj M. f. p. subtil. S. Augenpulver, gegen Hornhautflecke. *Baldinger.* — *Rec.* Alumin. ust. ʒj, Sachar. alb. ʒij M. f. p. subtiliss. S. In die Augen zu blasen, gegen Entzündungen derselben von örtlicher Schwäche. *Sims.* — *Rec.* Alumin. ust. gr. iij, Croc. gr. j, Sachar. alb. ʒj M. f. p. subtiliss. S. Gegen Hornhautflecke. *Mauchard.* — *Rec.* Alumin. ust. ʒß, Vitriol. gr. viij, Sachar. alb. ℥ß M. f. p. subtiliss. S. Zum Aufstreuen gegen schwammige Encanthis. *Le Febure.* — *Rec.* Merc. dulc. gr. viij, Aloes succotr. gr. iij, Sachar. cand. ʒij M. f. p. subtiliss. S. In die Augen zu blasen, oder mit einem Pinsel einzubringen, gegen Verdunklungen und Flecke der Hornhaut. *Börhave.* — *Rec.* Mercur. dulc. gr. iv, Aloes hepat. gr. vj, Sachar. cand. ʒij M. f. p. subtiliss. S. Gegen Flecke der Hornhaut. *Reil.* — *Rec.* Sachar. cand. q. v., tere in vase stanneo ad colorem cinereum. S. Sacharum Joviale. Gegen Flecke der Hornhaut. *Börhave.* — *Rec.* Limatur. Stann. puriss. ʒj, Vitriol. commun. gr. iv, Sachar. alb. ʒij M. f. terend. pulv. tenuiss. per linteolum cribrand. S. Gegen hartnäckige Verdunklungen der Hornhaut. *Börhave.* — *Rec.* Lapid. Pumicis, Oss. Sepiae aa ʒj, Tutiae praeparat. ʒß, Sachar. alb. ʒij, Farinae fabar. ʒß M. f. p. subtiliss. S. In die Augen zu blasen, gegen Verdunklungen der Hornhaut. *Plattner.* — *Rec.* Vitri candidi ℥ß, Merc. viv. q. v., terantur in mortario, ut fiat pulvis nigricantis coloris subtiliss. Cribra per linteum. S. Gegen Hornhautflecke, mit einem feuchten Pinsel aufzutragen. *Warner.* — *Rec.* Vitri candid., Sachar. alb. aa q. pl. M. conterantur in mortario, ut fiat pulvis subtilis. Cribra per linteum. S. Gegen Hornhautflecke, mit einem feuchten Pinsel aufzutragen. *Mead.*

Synon. *Aconion*, von ακονη, der Reibstein, auf welchem das feine Augenpulver gerieben wird.

Litt. Repertorium augenärztlicher Heilformeln, von *C. F. v. Gräfe.* Berlin. 1817. M — lis.

AUGENRÖTHE ist in den meisten Fällen Symptom der Augenentzündung, entsteht durch das Eindringen des rothen Blutes in Gefäfse, welche im gesunden Zustande nur weifses führen; ferner durch die Ausdehnung der kleinen venösen und arteriösen Gefäfse, in einigen Fällen auch durch Ausschwitzung von Blut in das Zellgewebe. Es kann die Augenröthe keinen Mafsstab für die Entzündungsgrade abgeben, weil sie verschieden ist, je nachdem das ergriffene System weniger oder mehr zu Tage liegt, ärmer oder reicher an Blutgefäfsen, seine Textur fester oder laxer ist, je nachdem der Organismus überhaupt mehr zu den robusten, derben oder asthenischen schwammigen Constitutionen hinneigt. So kann die Entzündung der Sclerotica schon heftig seyn und dennoch nur eine rosenfarbene Röthung zeigen; so kann die Cornea entzündet seyn und dabei nur eine weifsliche Trübung erhalten haben, wogegen gelindere Grade der Entzündung der Conjunctiva schon eine beträchtliche Röthung des Augapfels verursachen. Rosenfarben ist die Röthe bei Entzündung der Sclerotica, bei einigen specifischen Ophthalmieen, überhaupt aber bei gelinden Entzündungen und im ersten Stadio; hochroth, dunkelroth, in den stärkern chronischen Augenentzündungen; bräunlich, bläulich bei den stärkern Graden, im passiven Stadio, bei bevorstehender Eiterung. — Aufserdem entsteht Augenröthe durch Blutcongestion bei heftigem Weinen, im Zorne, nach dem Genusse hitziger Getränke, im Fieber, nach Erhitzung des Körpers, bei Pressungen während des Stuhlganges, während der Geburt.

Eine eigenthümliche, nicht entzündliche Augenröthe verursacht das Bersten kleiner Gefäſse und Erguſs des Blutes unter die Bindehaut: *Galen's* νεφελη αιματόδης; Ecchymoma voluntarium. Sie entsteht häufig bei Kindern während des Keuchhustens, bei heftigem Erbrechen, bei Haemorrhoidarien mit hartem, beschwerlichen Stuhlgange, nach Contusionen, manchmal bei laxen Constitutionen ohne andere Veranlassungen und ist eine wahre Ecchimose. Man findet sie nur auf dem Augapfel selbst, nie auf der Cornea, von welcher sie in allen Fällen immer noch eine halbe Linie entfernt bleibt. Die Röthe ist gleichmäſsig, man findet keine injicirte Gefäſse, sie verschwindet von selbst durch Resorption, läſst eine Zeit lang einen gelben, schmutzigen Fleck zurück, verharrt an der Cornea am längsten, und wenn man etwas dagegen verordnen wollte, so würden die Dünste spirituoser, ätherischer, vor das Auge gehaltener Fluida, bei Vermeidung und Beseitigung der die Congestion nach oben begünstigenden Ursachen, das passendste Mittel seyn. (S. *Richter's* Anfangsgr. der Wundarzneik. über Augenentzündung. *Beer's* Lehre d. Arzneik. S. 29. Bd. 1. *Benedict* Handb. d. Augenheilk. Bd. 1. S. 21. B — w.

AUGENROSE. *Conjunctivitis erysipelatosa*, *Taraxis erysipelacea*. Befällt das Rothlauf die Conjunctiva des Auges, welcher Krankheit sie als ein integrirendes Gebilde des ganzen Hautorgans gleichfalls ausgesetzt ist, so wird das Auge empfindlich, lichtscheu, es überfüllt sich mit Thränen; die gleichförmig blaſs geröthete, nur zu Zeiten mit einzelnen tief gerötheten Flecken, gleich blutigen Ecchymosen, besetzte Conjunctiva erhebt sich an einzelnen Stellen in Form weicher, jedem Drucke nachgebender, mit gelben Serum gefüllter Blasen, von verschiedener Gröſse, welche Blasen die gröſste Aehnlichkeit mit jenen haben, die durch Vesikantien erzeugt werden; sie umgeben die Cornea bald hügelartig, drängen sich zwischen der klaffenden Augenlidspalte hervor, bald aber entdeckt man sie nur bei weit geöffneter Augenlidspalte. — Der Schmerz ist gering, mehr brennend als stechend, die krankhafte Hitzeentwicklung mässig, die Fieberbewegungen unbedeutend; die Conjunctiva palpebrarum, so wie die Meibomischen Drüsen — consensuell gereizt — sondern mehr Schleim ab, wodurch die Augen, besonders bei Nacht leicht verkleben. Der Verlauf der Krankheit ist meist gutartig, die Dauer kurz, von fünf — höchstens acht Tagen. Zuerst verlieren sich die Blasen ohne zu bersten; die überwiegend seröse Secretion hört auf, und unter vermehrter und kritischer Schleimsecretion entscheidet sich die Entzündung durch Resolution.

Die Taraxis erysipelacea geht manchmal in jene der Augenlider über, oder complicirt sich mit derselben. Noch seltener hat die Taraxis erysipelacea einen vorherrschend entzündlichen Charakter, wodurch dann die unterliegenden Gebilde, die Sclerotica, die Chorioidea, die Iris, die Cornea u. s. w. in Mitleidenschaft gezogen werden. Die Entzündungszufälle sind dadurch viel bedeutender, die Dauer und der Verlauf der Krankheit sind nothwendig abgeändert, und sie zeigt zugleich mit einer heftigen rheumatischen Entzündung grofse Verwandschaft.

Gewichtiger aber als diese Abarten, ist der Uebergang dieser Form in Ophthalmia blennorrhoica, wozu die Conjunctivitis erysipelatosa unter schlechter Behandlung, bei nafskalter Witterung, bei Aufenthalt in unreiner Luft, in kachektischen, dyskrasischen Subjecten, eine grofse Geneigtheit hat. Uebergegangen in diese Form, hat sie ihren ursprünglichen Charakter ganz verloren, und eine der bösartigsten Krankheiten des Auges hat sich entwickelt, von der an seinem Orte die Rede seyn wird.

Die Vorhersage ist bei der einfachen Form, und unter zweckmäfsiger Leitung des Heilungsprocesses günstig, die phlegmonöse Form aber, wie namentlich beim Uebergang in die Blennorrhoe, erfordert die gröfste Vorsicht. In Bezug auf die erregenden Ursachen, sind es keine andern, als jene, welche bei dem Erysipelas palpebrarum erwähnt worden sind.

Therapie. Die Behandlung der einfachen Form giebt keine Schwierigkeit. Man beobachte die im Allgemeinen gegen den Rothlauf bekannten Heilregeln. Strenge Diät, gleiche Temperatur, Freihaltung der Ausscheidungsorgane, Abhaltung von Luft und Licht von dem Auge, häufiges lauwarmes Getränk, gelinde schweifstreibende Mittel, und, so wegen Trägheit und Laxität die Resolution nicht rasch erfolgen sollte, äufserlich trockene Bähungen mit aromatischen Kräutern mit Kampher. Etwa statthabende Complicationen, besonders gastrischer Art, erfordern genaue Berücksichtigung; die phlegmonöse Form erheischt ein dem Grade derselben entsprechendes antiphlogistisches Verfahren. — Die gröfste Sorgfalt und genaue Würdigung erfordert die Neigung, oder der wirklich erfolgte Uebergang in Blennorrhoe. Stehen dem Arzte nicht alle Mittel zu Gebote, kann er nicht über alle zur Heilung erforderlichen Bedingungen gebieten, so bleibt eine glückliche Entscheidung höchst ungewifs, und diefs um so mehr, so bedeutende Complicationen, kränkliche Constitutionen, krankhafte Beschaffenheit der Säfte mit im Spiele sind. Die ersten und unerläfslichen Forderungen sind höchste Reinlichkeit, Aufenthalt in trockener, reiner Luft, und strenge Würdigung des Grades der Entzündung. Meistentheils entstehen die unglücklichen Erfolge dadurch, dafs man zu leichtfertig diese behandelt, sie bald gar nicht achtet, bald alles gethan zu haben glaubt, wenn man durch pfundweises Abzapfen des Blutes dem Kranken jede Möglichkeit zu neuen entzündlichen Aufreizungen genommen zu haben denkt. Gerade dadurch, dafs man diefs wesentliche Symptom der specifischen Krankheit zu generell behandelte, nicht beachtete, dafs es nur mit der Krankheit ende und enden könne, und dafs die Entzündung es sey, durch welche sowohl jede glückliche Entscheidung als jeder unglückliche Ausgang vermittelt werde, gab man so vielfältig zu den traurigsten Folgen Veranlassung; nur unter gehöriger Leitung der Entzündung kann mit Erfolg auf das Specifische der Krankheit gewirkt werden, worüber das Nähere am gehörigen Orte. J — r.

AUGENSALBE. S. Unguentum.

AUGENSCHEEREN. Die Augenscheeren (denn von den Scheeren im Allgemeinen, über ihre Wirkung, ihren Bau u. s. w. siehe den Artikel Scheere) zerfallen in gerade Scheeren, nach der Fläche gebogene, nach der Fläche gewinkelte, nach den Rändern und nach der Fläche gebogene, und nach den Rändern gebogene oder gekniete. Zu den geraden Augenscheeren gehören die von *Bartisch*, *Beer*, *Scarpa*, *Arnemann* u. andern. Die *Beer*'sche gerade Augenscheere, deren man sich zur Trennung verwachsener Augenlider, zur Durchschneidung varicöser Gefäfse auf der Bindehaut, zur Abtragung von Pterygien u. s. w. bedienen kann, mufs man von verschiedener Gröfse, Stärke u. s. w. haben, um sie bei den verschiedenen Operationen passend zu finden. Auch gehört *Quadri's* gerade Augenscheere mit concaven Schneiden hierher.

Zu den auf die Fläche gebogenen Augenscheeren gehören die von *Cooper*, *Scarpa*, *Beer* u. v. a. angegebenen. *v. Gräfe* bedient sich seit längerer Zeit zur Excision sarcomatöser Ectropien und zur Abtragung des Augenlidrandes, einer ebenfalls auf die Fläche gebogenen mit einer Abrundung an der Spitze versehenen, höchst zweckmäfsig construirten Scheere.

Nach der Fläche gewinkelte Scheeren zu Augenoperationen, haben einige französische Chirurgen angegeben.

Die nach den Rändern und nach der Fläche gebogenen Scheeren zum Behuf der Augenoperationen gab vorzüglich *Toras* an. Die Schneiden und die Blätter derselben sind in den Theil eines Kreisbogens gekrümmt, und besitzen daher eine zweifache Krümmung; die Blätter derselben können spitzig oder stumpf seyn. Die Verfertigung derselben ist für den Instrumentenmacher immer eine Probearbeit. Man gebraucht dieselben hauptsächlich zur Erweitung des Hornhautschnittes und zu andern Augenoperationen; sie müssen der Natur ihres Baues nach von entgegengesetzter Krümmung für beide Augen vorhanden seyn. Hierher gehören folgende: *Louis* Incisionsscheere zur Trennung des Sehnerven und der Augenmuskeln bei der Exstirpation des Auges, ferner die von *Beer* modificirte *Louis*'sche, dann *Daviel's* Scheeren zur Erweitung des Hornhautshnittes, dieselben von *Beer* veränderten Scheeren; ferner *Scarpa's* Augenscheere zur Abtragung eines Theiles der

Bindehaut des Augenlides oder des Augapfels, und *Arnemann's* Augapfelscheere.

Zu den nach den Rändern gewinkelten oder geknieten Augenscheeren gehören die *Richter*'schen Augenwinkelscheeren, zur Vergröfserung des zu klein gerathenen Hornhautschnittes. Die Griffe derselben müssen kurz seyn, damit die Hand, womit sie der Wundarzt fafst, während der Anwendung fest auf der Wange des Kranken liegen kann; die Spitzen müssen glatt und rund seyn, damit sie die Iris nicht verletzen, wenn sie in die andere Augenkammer gebracht werden. Die Scheeren können unter verschiedenen Winkeln gekniet seyn, bald unter einem stumpfen, bald unter einem rechten.

Ferner *Scarpa's* Winkelscheere zum Hautschnitt bei der Trichiasis, oder bei grofser Erschlaffung der äufsern Haut der Augenlider, dann die auf die Ränder gebogenen Scheeren von *Bell*, *Maunoir*, die englische von *Wenzel* gelobte Winkelscheere, *la Faye's* Augenscheere, und endlich *Beer's* Kniescheere zur Operation der Umstülpung und der Ptosis des obern Augenlides.

Synon. Lat. *Forfices*. Franz. *Ciseaux*. Engl. *Ciseaux*. Ital. *Forbici*. Holländ. *Oogenschaer*.

Litteratur.

Percy, Mémoire sur les ciseaux, couronné par l'Academie royale de Chirurgie. à Paris 1784. in 4.

Richter's chirurg. Bibl. Bd. VIII. p. 343.

Mém. de l'Academie de Chirurg. de Paris. Tom. V. édit. 8. pag. 400. Tab. XIX. Fig. 3.

Dict. des sciences médicales. Artikel *Ciseau*. v. *Delpech*.

Als die besten und sichersten litterarischen Quellen über Scheeren und Augenscheeren sind zu nennen:

J. D. Krombholz, Abhandl. aus dem Gebiete d. ges. Akologie. Th. 1. Prag 1825. in 4. mit lithogr. Taf. p. 217 — 268. v. A — n.

AUGENSCHIRM. Augenschirme dienen bekanntlich dazu, starke Lichteindrücke von dem Auge abzuhalten, und demselben ein ihm zusagendes Maafs desselben zu verschaffen. Derselben bedienen sich hauptsächlich diejenigen, welche hervorstehende Augen (Glotzaugen) haben, oder sehr Lichtscheu sind, und endlich viele Augenkranke. Sollen diese Augenschirme mehr Nutzen schaffen, so dürfen sie nicht aus grün lakirtem Pergament gemacht seyn, denn diese sind völlig undurchsichtig, setzen die Augen zu sehr in Schatten, so, dafs schnell unter den Schirm dringende Lichtstrahlen, sie seyen von der Sonne oder vom Kerzenlicht, das Gesicht sehr blenden; sie schaden ferner durch Lichtreflexion, wie durch ihre Schwere, und erzeugen vermöge der Harztheile ihres Firnifsüberzuges bei reizbaren Personen leicht Entzündungen der Hautstellen, und verursachen wohl auch Kopfschmerzen. Sehr zweckmäfsig sind die von *v. Graefe* empfohlenen, zu deren Fertigung derselbe folgende Vorschrift giebt:

Aus der Spohnplatte oder dem gestreiften Petinet schneide man vollkommen runde Scheiben von zehn Zoll im Durchmesser, lege die nachgiebigen von gestreiftem Petinet gefertigten halb zusammen, und trenne die aus der festern Spohnplatte bereiteten in zwei gleiche Theile. Es bekommt hiernach jegliches, nach der vorgeschriebenen Art von Petinet oder Spohnplatte besorgtes Schirmgestell einen bogenförmigen, einen geraden Rand und zwei Ecken. Beide Ränder mufs man vermöge schmalen, von dünnen Drahtfädchen durchwirkten Zwirnbandes (vermöge des sogenannten Drahtbandes der Putzmacher) einfassen. Zwischen die erwähnten Ecken wird ein zehn Zoll langes Stück jenes Bandes so genähet, dafs dasselbe mit dem geraden Rande des Gestelles ein Kranz abschliefst, welcher beim Aufsetzen des Schirmes demselben die nöthige Haltung giebt. Weiter oder enger kann man den Kranz nach dem Bedürfnisse einzelner Individuen dadurch machen, dafs besagte Ecken mittelst eines längern oder kürzern Drahtbändchens verbunden werden; zuletzt überzieht man das Schirmgestelle überall mit grünem Taffente; nur mufs dieses so geschehen, dafs der Taffent auf der Spohn- oder Petinetplatte gleichförmig angespannt bleibt, und dafs die Nähte an den Rändern keineswegs aber in irgend einer Richtung über die Flächen hinlaufen. Dergleichen Taffentaugenschirme bringen nie nachtheilige Lichtreflexe hervor, beschatten hinlänglich, ohne zu sehr zu verfinstern, reizen die Haut gar nicht, behalten lange die ursprüngliche Gestalt, und sind beim Tragen ihrer ungemeinen Leichtigkeit wegen kaum zu fühlen. Vergl. Augenbinde, Augensieb.

Synon. Lat. *Umbella*, wohl besser: *umbella e charta (pergamena, viridi* etc.) *supra oculos suspensa.* Franz. *Gardevue, l'écran.* Engl. *Screen.* Ital. *Parasuoco.* Holl. *Oogenscherm.* v. A — n.

AUGENSCHLEIMFLUSS. Siehe Aegyptische Augenentzündung und Augenliderdrüsenentzündung, ferner Augentripper, scrophulöse Augenentzündung und catarrhalische Augenentzündung.

AUGENSCHMERZ ist meistentheils symptomatisch, der Begleiter aller entzündlichen Krankheiten des Auges, in einzelnen Fällen das einzige wahrnehmbare Zeichen derselben. Ergreift die Entzündung weiche, ausdehnbare, äussere Gebilde, so ist er zuckend, brennend, reibend, oberflächlich stechend, bei Entzündung der tiefer liegenden Nervenreihen, festern, durch knöcherne Umgebung, oder durch die eigene sphärische Form incorporirter Theile ungleich heftiger brennend, klopfend, spannend und drückend. Im andern Stadium der Entzündung am heftigsten, nimmt er im zweiten Zeitraume derselben ab, wird dumpfer, undeutlicher, bei bevorstehender Eiterung aber ungemein belästigend, nimmt er den Vorderkopf mit ein, und wird nur durch Resorption, oder durch den Ausflufs des Eiters, oder des Humor aquaeus, durch letzteres aber augenblicklich gemindert. Im höchsten Grade erregt er nicht selten dieselben sympathischen Verstimmungen des Magens und des Gallenapparates, wie der heftige Kopfschmerz und die Encephalitis. Er ist ferner im Grade verschieden, je nachdem die Constitution des leidenden Organismus mehr zu der sensiblen erethischen, oder zu der torpiden und kalten hinneigt, wird durch Einfallen von Licht mehr oder weniger aufgeregt, je nachdem die Ausbreitungen der Nerven mitleiden, er macht Exacerbationen, in seltenen Fällen Intermissionen. — Als Symptom kann er dem Augenarzte über den dynamischen Charakter mancher Augenkrankheit Licht und Regeln für das Curverfahren abgeben, so z. B. in der Amaurosis, Cataracta und verschiedenen Gesichtsfehlern. Bei der Behandlung der Ophthalmieen darf aber auch nicht vergessen werden, dafs der Schmerz wohl Symptom der Entzündung, zugleich aber auch ein neuer Stimulus zur Verstärkung derselben sey.

Nicht entzündlich erscheint der Augenschmerz: 1) als sympathisch bei Zahnwurzelentzündung und nervösem Zahnweh; 2) als Folge der Ueberreizung des Sehnerven, nach starken Anstrengungen der Augen, nach Eindringen zu grellen Lichtes; 3) als reine Neurose in der Gestalt des Gesichtsschmerzes (hier Ophthalmodynia), ist dann oft mit Congestion, Lichtscheu, Thränenflufs, Pupillenverengerung vergesellschaftet, oder ursächlich verbunden, und erheischt dieselbe Behandlung wie der Dic douloureux.

Synon. *Ophthalmodynia* — *ophthalmoponia,* von πονεω (ich mache Beschwerde).

Litt. *Richter's* Anfangsgr. d. W. A. K. Bd. 3. S. 4.
Wenzel, manuel de l'oculuste: Douleur. B — w.

AUGENSCHWÄCHE. S. Blödsichtigkeit.

AUGENSCHWAMM, eine in neuern Zeiten erst genauer untersuchte, zum Glücke der Menschheit nur seltene Krankheit. Es ist zwar nicht unwahrscheinlich, dafs mehrere von den ältern Schriftstellern unter dem Namen Augenkrebs und anderen Benennungen beschriebenen Krankheiten des Auges, eigentlich der Augenschwamm gewesen, und dafs die meisten im Hôtel dieu von *Desault* am Augenkrebs Operirten an diesem Uebel gelitten; jedoch sind ihre Beschreibungen zu unvollkommen, denn indem sie es für Augenkrebs hielten, so haben sie bei der Schilderung das Bild der Krankheit verwirrt und unvollständig dargestellt, bis *Wardrop* beide Uebel genauer unterscheiden lehrte, und eine sorgfältige und genaue Schilderung des Augenschwammes gab. Nach diesem und *Scarpa,* den Hauptschriftstellern über diesen Gegenstand, ist der Verlauf der Krankheit folgender: Nachdem die Conjunctiva bulbi mehr oder weniger geröthet erschienen und die Iris, zuweilen mit Gefäfsen durchwebt sich zeigt, entwickeln sich die ersten Symptome in der hintern Augenkammer. Bei bedeutender Abnahme des Sehvermögens findet man die Pupille stark erweitert, das Auge bietet das eigenthümliche Ansehen eines amaurotischen Auges dar (s. Amaurose), und im Hintergrunde des Auges entdeckt man, nach *Scarpa,* einen Schein von polirtem Eisen, und später neben diesem einen gelblichen Fleck; nach *Wardrop* aber zeigt sich die natürlich schwarze Farbe der Pupille bald in eine dunkelgelbbraune, bald in eine grünliche verändert, so dafs das Auge hierdurch das Ansehen eines Thierauges, z. B. eines Schaafes, einer Katze etc. bekömmt. Mit Zunahme der Gesichtsschwäche oft sehr rasch, oft aber erst nach Monaten meist ohne alles Allgemeinleiden, tritt bei gröfserem oder geringerem Schmerz in der Tiefe des Auges, diese Veränderung der Farbe deutlicher hervor, und man entdeckt bald, dafs sie von einer festen Masse herrührt, die im Grunde des Auges entstanden, sich immer mehr und mehr der Cornea nähert. Es erscheint diese Substanz runzlich ungleich, ergossener Lymphe einigermafsen ähnlich, und auf diesem undurchsichtigen Körper sieht man Gefäfse, Zweige der Arteria centralis querüber weglaufen. Beim Fortschreiten dieser Krankheit füllt diese Substanz die ganze hintere Augenkammer aus; der Glaskörper und die Linse werden gröfstentheils resorbirt (doch erwähnt *Scarpa* eines Falls, wo in diesem Stadio sich Wassersucht des Augapfels dazu gesellte), so gelangt diese Substanz endlich mit ihrer vorderen Fläche bis zur Pupille, und erscheint hier als eine gelblich braune Masse. In diesem Stadium sollen schon Wundärzte verleitet worden seyn, diesen Körper für die verdunkelte Linse oder Glaskörper zu halten; indessen mufs doch eine genauere Beachtung der Symptome das Unrichtige dieser Diagnosis zeigen. Nachdem nun diese Krankheit bald kürzere bald längere Zeit sich auf dieser Stufe erhalten hat, schreitet das Uebel weiter fort, und die Krankheit geht in's

2te Stadium über. Die regelmäfsige Form des Auges fängt an sich zu verlieren, der Bulbus vergröfsert sich, ragt hervor, wird unregelmäfsig höckerig. Die Sclerotica wird livid, dunkelblau, und unter diesen Erscheinungen, und zwar nach *Scarpa* unter den heftigsten bei Nacht exacerbirenden Schmerzen im Auge, in der Stirn und Nacken, die nur erst mit dem Platzen des Augapfels verschwinden sollen, tritt die Geschwulst in die vordere Augenkammer hervor. Bei diesem Vortritt der Geschwulst in die vordere Augenkammer wird diese durch eine gelbliche Feuchtigkeit getrübt, die Cornea wird bläulich getrübt, verliert ihre ursprüngliche Form, degenerirt entweder in eine ähnliche fungöse Masse, und der Schwamm bricht so in Berührung mit der Cornea hervor, oder es entstehen Geschwüre auf derselben, und der Durchbruch des Schwammes erfolgt durch die exulcerirte Cornea; endlich geschieht es aber auch, doch seltener, dafs der Schwamm sich durch die Sclerotica einen Weg bahnt, die Conjunctiva bulbi vor sich hertreibt, und von ihr gleichsam einen membranösen Ueberzug erhält. Der jetzt aus dem Auge hervorragende Schwamm nimmt oft unter den unerträglichsten Schmerzen bis zu einem ungeheuren Umfang zu, so dafs er oft über die Wange herabhängt und dem Kranken ein monströses Ansehen giebt. So lange er klein ist, gleicht er einigermassen den Polypen der Schleimhäute; gewöhnlich erscheint er von dunkelrother Purpurfarbe mit gelblichen oder schwarzen Flecken vermischt, in durch Zellgewebe unter sich zusammenhängende Lappen getheilt. Seine Oberfläche ist uneben, oft mit geronnenem Blute bedeckt und blutet bei der geringsten Reizung; jedoch erscheint er zuweilen fester und consistenter. Die nun aus der Orbita hervorragende fungöse Masse behält nicht ihre ursprüngliche Gestalt, sondern verliert ihre Form und Structur und geht so in

das 3te Stadium über. Die hervorgetriebenen Theile des Auges wie der Fungus selbst verlieren ihre Vitalität, gehen in brandige ulceröse Zerstörung über, sie sondern sich in Borken ab, aus denen eine scharfe und übelriechende Jauche ausfliefst; die benachbarten Gebilde werden jetzt oder schon früher in die Krankheitsmetamorphose mit hineingezogen; es entsteht Caries der Orbita; die Drüsen an der Parotis, die Parotis selbst so wie auch die Submaxillardrüsen, gehen entweder in ähnliche fungöse Entartung oder in Ulceration über. Die Gehirnmasse artet auch in eine fungöse Substanz aus, und der Kranke stirbt eines elenden Todes unter den Symptomen des Gehirnleidens, Convulsionen u. s. w.

Bei der anatom. Untersuchung des exstirpirten Auges, findet man gröfstentheils keine Spur von wäfsriger Feuchtigkeit. Die Chorioidea findet man bald in Form eines Beutels hervorgetrieben, bald mit den übrigen Theilen des Auges in eine unförmliche, nicht zu unterscheidende fungöse Masse verwandelt. Die Sclerotica behält in den meisten Fällen ihre normale Structur. Von der Retina läfst sich selten eine Spur entdecken. Der Nerv. optic. erscheint bald normal, bald in eine fungöse Masse verändert; ja zuweilen sah man ihn in mehrere Stränge sich theilen, deren Zwischenräume mit der fungösen Masse angefüllt waren. Das Neurilem ist bald deutlich zu unterscheiden, bald entartet und unkenntlich. Zuweilen erstreckt sich die fungöse Entartung bis in's Gehirn zu den Thalamis nervor. opticor. *Travers* und *Hunter* haben einen Fall beobachtet, wo die Krankheit von den Thalamis und dem Nerv. optic. ausging, und so der Schwamm ein Exophthalmos erzeugte, während die übrigen Theile des Auges ziemlich gesund blieben. — Die fungöse Substanz ist am meisten dem Gehirn ähnlich, nur in der Consistenz und Farbe abweichend; zuweilen röther als das Gehirn, dem coagulirten Blute ähnlich, oder der Placenta, der Leber, Milz u. s. w. Diese Verschiedenheit der Farbe und Consistenz, hat die Autoren, wie *Laennec*, *Maunoir* und *Breschet* zur Annahme mehrerer Arten des Fungus verleitet. Aber *v. Walther* und *Mekel* haben richtig bewiesen, dafs dieses blos Abarten des Markschwammes sind, die bald nach dem Stadio der Krankheit, bald nach der Individualität des Leidenden, ja selbst nach der Individualität des Betrachtenden verschieden sich darstellen. — Eben so erhebt *v. Walther*, indem er zwar den ganzen obigen, nach *Wardrop* beschriebenen Krankheitsverlauf, als der Natur getreu beurtheilt, gegen das erste von *Wardrop* und *Scarpa* angegebene Symptom (das Erscheinen des dunkelbraunen, gelblichen Fleckes im Hintergrunde des Auges) einigen Zweifel, und behauptet, dafs nach seinen Erfahrungen, in den meisten Fällen der Fungus oculi von den vordern Theilen des Auges ausgehe, und zwar auf folgende Art: „In der gröfsten Zahl von Fällen fing die fungöse Entartung in der Conjunctiva an, es bildeten sich zuerst kleine schwammige Auflockerungen, die sich nach und nach in wirkliche Auswüchse verwandelten. Zuweilen, aber selten entwickelt sich der Schwamm auch aus einem Knötchen, welches lange Zeit mit wenigen Beschwerden getragen, endlich aber ulcerirte, und eine mit schwammigen Auswüchsen besetzte Geschwürsfläche bildete. Oft sitzt der Fungus blos in der Conjunctiva der Sclerotica und in dem Bindehautplättchen der Cornea, und die darunter liegenden Augenhäute sind gesund. Zuweilen ging die Entartung von der Conjunctiva aus, und zerstörte die Cornea, die Iris und den Ciliarkörper, und liefs den hintern Theil des Augapfels gesund und unverändert; selbst vom Augenlidrande ausgehend, hat sich der Fungus über den ganzen Augapfel verbreitet und ihn gänzlich entartet." —

Erwägt man nun auf der einen Seite die Erfahrungen der Engländer und *Scarpa's* die den Augenschwamm immer von den hintern Theilen des Auges, bald vom Nervo optico, der Retina, ja selbst von den Thalamis entstehen sahen, und auf der andern Seite die Beobachtungen von *v. Walther*, wo der Fungus fast immer von der vordern Fläche des Bulbus, von der Conjunctiva seinen Anfang genommen; und vergleicht man hiermit die von diesem Schriftsteller gegen *Maunoirs* angenommenen Unterschied zwischen Blut und Markschwamm gemachten Einwürfe, wo er richtig beweifst, dafs die von *Maunoir* für Blutschwamm gehaltene Krankheit ursprünglich Angiektasieen, Aneurysmen per anastomosin, Naevus u. s. w. sind, jedoch zugiebt, dafs diese Krankheiten, die ursprünglich keinen Schwamm bilden, doch in einen Schwamm übergehen können, so scheint es, dafs der Augenschwamm als eine eigenthümliche Krankheit, immer von derselben Natur ist, nur dafs er nach seinem verschiedenen Sitz, sich verschieden darstellt. Er ist nämlich entweder primär, aus sich selbst hervorgehend, oder secundär, aus einer andern Krankheit, als Telangiectasie, Aneur. per anastom. selbst aus einer polypösen Excrescenz (*Helling, Rust's* Magazin. II.) entstanden. Der primäre Schwamm kann nur im vordern Theile des Auges entstehen, und dann verläuft das erste Stadium wie wir oben die Beschreibung nach *v. Walther* gegeben haben, und wie auch *Travers* in seiner (Synopsis of the diseases of the eye. Pag. 223.) beobachtet zu haben scheint; oder er ergreift die hintern Theile des Auges, und zwar vom Gehirn und Sehnerven aus; hier entsteht als das erste Zeichen ein Exophthalmos,

thalmos, wie *Travers* (l. c.) beobachtet hat, und dann schiefst die fungöse Masse hervor; oder die Entartung geht von der Netzhaut aus, und dann ist jene Erscheinung des dunkeln Fleckes im Hintergrunde des Auges bei erweiterter Pupille, wie es *Wardrop* und *Scarpa* beschrieben haben, ein pathognomonisches Zeichen. Beim secundairen Schwamm sind aber die ersten Symptome die der primairen Krankheit.

Nachdem wir nun den Augenschwamm als eine eigenthümliche für sich bestehende Krankheit des Auges betrachtet haben, so wollen wir seine Unterscheidung von ähnlichen Krankheiten des Auges, womit er verwechselt werden kann, angeben:

1) Mit Cancer fungosus ist er am häufigsten verwechselt worden. Der Krebs soll aber nach *Travers* (l. c.) primair nur die Conjunctiva Bulbi, die Augenlider, die Carunkel und Thränendrüse ergreifen; der Fungus kann ausser Linse und Cornea, die er meist verschont, und Sclerotica, die er nur selten verändert, jedes Gewebe des Auges primair ergreifen. Die Grundlage des Krebses ist eine faserige, speckige, weifse, knorpelige, dem Drucke widerstehende scirrhöse Masse; die des Fungus ist pulpös, weich, zitternd, grau, zuweilen hirnähnlich, elastisch und fast fluctuirend. Beide, Cancer und Fungus, ziehen die benachbarten Gebilde später in ihre Krankheitssphäre. Aber der Krebs ist gleich unbegrenzt, die harten Striemen verbreiten sich nach allen Richtungen, und theilen so den Keim der Krankheit benachbarten Gebilden mit; der Fungus hingegen ist begrenzt, und selbst wenn er exstirpirt ist, erscheint er dann als eine für sich bestehende, durch ein ihn umgebendes Zellgewebe von den benachbarten Theilen abgesondert, und nur erst später bei seinem Fortschreiten verpflanzt er seinen krankhaften Stoff auf andere Theile. Der Krebs erscheint mehr im vorgerückten Alter, der Fungus des Auges ist gröfstentheils nur bei Kindern beobachtet worden. Beim Cancer geht meist die Zerstörung vom Centro aus, die Ränder erscheinen aufgeworfen und das Geschwür scheint gleichsam vernarben zu wollen; der Fungus sondert einen weichen, faulen Schorf ab und theilt sich gleichsam in Lappen. Beim Krebs hat der Kranke meist einen eigen-

thümlichen krebshaften Habitus, was beim Fungus wenigstens im ersten Stadio gar nicht Statt findet. Beim gewöhnlichen scirrhösen Krebs ist nach *v. Walther* eine eigenthümliche Gefäfsverschliefsung, beim Fungus Gefäfserweiterung mit Verdünnung der Gefäfswände zugegen. Dafs aber beide Arten von Krankheiten, die fungöse und canceröse Entartung in ein und demselben Organ vorkommen können, wird von *Breschet* (Dict. des sciences médicales Article Hématode) behauptet und von *v. Walther* zugestanden.

2) Die von *Maunoir*, *Breschet* und *Boyer* unter den Fungus gemischte Telangiectasien unterscheidet *v. Walther* auf folgende Art: „Bei der Telangiectasie ist nur mechanische Ausdehnung der kleinen Gefäfse und Bildung eines cavernösen Gewebes ein Convolut von unter einander verflochtenen Gefäfsen, ohne eigentliche organische Structur; beim Fungus hat der leidende Theil aufser der mechanischen Ausdehnung bereits dynamische qualitative Veränderung und Stoffverwandlung seiner Substanz erlitten. Daher jene blos local, diese mehr constitutionel vorkommen. Ferner, bei Telangiectasie ist keine Blutergiefsung im Parenchym, so lange sie nicht entartet, das Blut ist in den Gefäfsen und in den aus ihrer Erweiterung gebildeten Buchten und cavernösen Substanz enthalten; beim Fungus aber finden sich, noch ehe er aufgebrochen ist, kleine und grofse innere Höhlen, in welchen gleich im Anfange eine röthliche Flüssigkeit, offenbar ein Produkt krankhafter Absonderung, enthalten ist, und diese Höhlen sind nicht Buchten einer durch Gefäfserweiterung gebildeten cavernösen Substanz, sondern die erweiterten Höhlen des in einer eigenthümlichen Entartung begriffenen Zellgewebes; die gleich im Anfange vorhandene Flüssigkeit ist extravasirt nicht in Gefässen enthalten. Jedoch giebt *v. Walther* zu, dafs eine Telangiectasie bei ihrer Entartung allerdings in Fungus übergehen kann.

3) Das von *Bell* sogenannte Aneurysma per anastomosin (s. d. Art.) ist auch von einigen Engländern im Auge beobachtet und unter dem Namen Fungus beschrieben worden. Der ursprüngliche Sitz des Uebels ist gewöhnlich in den Augenlidern oder in der Conjunct. Bulbi, hingegen erscheint

der Fungus in jedem Gewebe des Auges. Das Aneur. per anast. stellt eine leicht compressible, pulsirende Geschwulst dar, die sich beim Druck der Carotis dieser Seite in ihrem Volumen verkleinert und zu pulsiren aufhört, hingegen bei Gemüths- und körperlichen Bewegungen zunimmt. Der Fungus stellt aber eine zu allen Zeiten gleiche nicht pulsirende in Lappen abgetheilte Geschwulst an. Auch findet beim Aneur. p. anast. ein eigenthümlicher Schmerz, Entzündung und ein Gefühl von Pochen statt, was beim Fungus nicht der Fall ist. Es kann aber allerdings auch diese Krankheit wie selbst der Varix in einen Fungus ausarten.

4) Die polypösen Excrescenzen der Schleimhäute haben allerdings viel Aehnlichkeit mit dem Fungus, und *Meckel* will sie auch blos als Varietäten gelten lassen; indessen bemerkt *v. Walther* mit Recht, dafs es in ihrem Wesen und in ihrem Verlaufe ganz verschiedene Krankheitsformen sind, und im Auge müssen sie um so mehr unterschieden werden, da hier eine voreilige Verwechselung üble Folgen nach sich ziehen könnte. *v. Walther* unterscheidet sie also: Der Polyp sitzt mehr oder weniger auf einem Stiel, der Fungus auf einer breiten Basis; jene haben eine regelmässige birnförmige Gestalt, welche diesem niemals zukommt. Die Textur der Polypen ist mehr derbe und compact; beim Schwamm weicher, lockerer und gefäfsreicher; wahre Polypen sind immer unempfindlich; die Schwämme äufsern einen hohen Grad von Empfindlichkeit (?), der Polyp äussert seine zerstörende Einwirkung nicht auf die ganze Constitution und ziehet die benachbarten Theile nicht in Mitleidenschaft, was beim Fungus der Fall ist.

Ueber die nächste Ursache, so wie über den primairen Sitz dieser Krankheit, sind die Meinungen der Schriftsteller getheilt. *Breschet* nennt es Lésion organique sui generis, und betrachtet ihn als eine Varietät des Carcenoms (C. fongoide, C. haematode). *Maunoir,* der Markschwamm und Blutschwamm unterscheidet, hält jenen für eine Degeneration, die vom Nerven ausgehet, gleichsam eine falsche Reproduction der Nervenmasse, eine Ergiefsung der Nervensubstanz, hingegen nimmt er beim Blutschwamm eine neue Gefäfsbildung an. Diese beiden Schriftsteller legen aber ein zu grofses Gewicht auf das Aussehen der fungösen Masse, und haben unter Blutschwamm verschiedene gar nicht hierher gehörige Krankheiten verstanden. Ueberdiefs bemerkt *Scarpa* (bei *Maunoir*) mit Recht, dafs man den Fungus auch in andern Theilen, z. B. in Muskeln etc. findet, und der Nerve gesund erscheint. Die Meinung Anderer, als wenn der Schwamm vom Neurilem des Nerven ausgehe, wird schon dadurch widerlegt, dafs man in den meisten Fällen sowohl den Theil des Nerven, wo er vom Neurilem als da, wo er von diesem nicht umkleidet ist, gleich entartet gefunden (*Wardrop*, 5ter Fall), und dafs *Paniza* einen Schwamm zwischen dem Nerven und seiner Scheidenhaut bei unveränderter Beschaffenheit beider beobachtet hat. *Scarpa* und *Wardrop* halten sogar die Substanz des Fungus weder für Nervenmasse, noch für eine Degeneration des Nerven, nehmen jedoch an, weil hier in allen Fällen eine Veränderung in der Structur der Netzhaut gefunden, und als die ersten Erscheinungen eine gestörte Function derselben sich zeugt, immer diese Haut als den primitiven Sitz der Krankheit. Gegen diese Meinung sprechen nun freilich die Beobachtungen von *v. Walther*, wo der Schwamm in der Conjunctiva entstanden, die vordern Theile des Auges zerstörte, die hintern, also auch die Retina, verschonte. *v. Walther* behauptet, dafs der Augenschwamm immer vom Gefäfssystem des Auges, niemals aber von der Retina oder den Nerven ausgehe. Aber auch diese Behauptung scheint nicht genau mit den Beobachtungen übereinzustimmen, indem *Travers* einen Fall beobachtet, wo die Thalami und Nerv. optic. in Fungus verwandelt, das Auge hervorgetrieben und die Structur des Auges wenig gelitten hatte, so dafs also wirklich hin und wieder vom Sehnerven oder Gehirn der Fungus auszugehen scheint.

Uebersieht man das Resultat der Beobachtungen, so scheint der Augenschwamm, der als eine für sich bestehende, ihrer wahren Natur nach eben wie der Krebs uns unbekannte aber doch von diesem wesentlich verschiedene, vielleicht, wie *Burns* vermuthet, durch eine eigenthümliche Entzündung (spongoide inflammation) erzeugte Entartung verschiedener Theile des Auges, die, nach *Travers*, aufser

Linse und Cornea, primair jedes andere Gewebe dieses Organs ergreifen kann.

Zu dieser Krankheit scheint das kindliche Alter mehr als das männliche zu disponiren, denn die meisten Fälle des Augenschwammes sind bei Kindern von *Wardrop* beobachtet; vielleicht dafs die in England vorzüglich häufig vorkommenden Scropheln eine bedeutende Rolle bei dieser Krankheit spielen, wie auch mehrere Schriftsteller sie als die einzige Ursache dieser Krankheit angeben; jedoch scheint sie wie der Schwamm anderer Theile auch im Auge aus jeder andern Dyskrasie hervorgehen zu können. Als entfernte Ursache ist wohl hin und wieder äufsere Verletzung, Stofs, Fall etc. beobachtet worden; zuweilen ging eine Entzündung voran, die freilich auch eben so gut ein Symptom der Krankheit Coeffect des Krankheitstoffes, als Ursache der Krankheit gewesen seyn kann; in den meisten Fällen entstand aber die Krankheit von selbst, ohne irgend eine vorausgegangene und bemerkbare Ursache.

Die Prognosis ist im Allgemeinen sehr traurig, denn in den meisten Fällen hilft nicht nur die Exstirpation, sondern beschleunigt ohnehin den unvermeidlichen Tod. Jedoch läfst der secundäre Schwamm im Allgemeinen eine bessere Prognosis zu, als der primaire. Alle pharmaceutischen Mittel haben bis jetzt zur Heilung nichts genützt, und die Exstirpation selbst konnte in dem von *Wardrop* beobachteten Falle des primairen Schwammes den Tod nicht aufhalten, sie beschleunigte ihn sogar. Es vermuthet jedoch dieser Schriftsteller, dafs die Operation, sehr früh unternommen, vielleicht doch von Nutzen sey. *Weller* will jedoch durch Calomel und Purganzien die Krankheit zum Stillstand gebracht haben? Hingegen scheint in dem aus einer andern Krankheit hervorgegangenen Schwamm, dem secundairen die Exstirpation von gröfserem Nutzen zu seyn, wie der von *Helling* unter dem Namen Exophthalmia fungosa (*Rust's* Magaz. II. Bd.) mitgetheilte Fall zu beweisen scheint. Ueberhaupt, da wir selten Gelegenheit haben, die Krankheit im ersten Stadio zu beobachten, den Erzählungen der Kranken auch wenig zu trauen ist, und so oft die Entscheidung über das primaire oder secundaire Vorhandenseyn des Uebels zweifelhaft bleibt, aber jedenfalls die Unterlassung der Operation den Tod zur Folge hat; möchte vielleicht in jedem Falle eines Augenschwammes, wenn nicht die Mitleidenschaft anderer Organe schon zu bedeutend ist, die Operation anzurathen seyn. Anceps enim remedium melius quam nullum.

Synon. Augenschwamm, Mark-Blutschwamm des Auges. Lat. *Fungus medullaris, Fungus haematodes retinae* (Αἷμα Blut, εἶδος Gestalt). Französ. *Fungus médullaire, F. hématode de l'oeil. Encéphaloide* (ἐγκέφαλος das Hirn, εἶδος die Gestalt), nach *Laennec. Carcinome encéphaloide* oder *cerébriforme, Carcinome melané. C. fungoide, C. hématode. Breschet.* Engl. *Spongoid inflammation. Burns. Medullaire sarcome. Abernethy. Fungus haematodes,* oder *soft cancer, Wardrop.* Ital. *Fungo midollare del' occhio.*

Litteratur.

Observations on fungus haematodes or soft cancer by *James Wardrop.* Edinb. 1809. Deutsch übersetzt von *Kühn.* Leipzig. 1817.

Maunoir sur les fungus médullaire et hématode Paris. 1820. In's Deutsche übers. Frankf. 1820.

Dessault's chirurg. Nachlafs von *Bichat*, übers. mit Zusätzen von *Wardenburg.* 2 Bde. in 4 Thln. gr. 8. 1799. 1800.

Diction. des scienc. méd. Article: Encéphaloide (*Laennec*). Art.: Hématode (*Brechet*). Art.: Anatomie pathologique (*Delpech*).

Ant. Scarpa, trattato degli principali malattie degli occhi. Edizione quinta. Pavia. 1801.

Bartholomeo Panizza, adnotazioni anatomico chirugiche sul fungo midullare del occhio etc. Pavia. 1821.

v. Walther, Abhandlung über Scirrhus, Carcinom, Fungus haematodes etc. in *v. Gräfe's* und *v. Walther's* Journ. für Chir. u. Augenheilk. Band IV.

v. Gräfe's und *v. Walther's* Journ. für Chirurg. und Augenheilkunde. Bd. V. VI. XII.

C. H. Weller, Krankheiten des menschl. Auges, pract. Handb. für angehende Aerzte. Berlin. 1824.

Burns, Dissertation on inflammation. Lond. 1800.

Hey, practic. Observations in Surgery. 3e Edit. Lond. 1814.

Travers, a synopsis of the diseases of the eye etc. Lond. 1821.

Abernethy surgical Works. Vol. II. Lond. 1811.

J. Cooper, first lines of the practise of Surgerie, 4e Edit. Lond. 1819. Uebers. von *L. F. v. Froriep.* Weimar. 1822.

Boyer, Traité des maladies chir. Paris. 1814. In's Deutsche übers. von *Textor.* Würzburg. 1818.

H — g.

AUGENSCHWINDEN. Die Vertrocknung, Verschrumpfung, Verzehrung des Augapfels entsteht theils in Folge heftiger, auch schleichender, innerer Augenentzündungen, theils nach beträchtlichen Eiterungen, endlich auch solchen Verwundungen dieses Organs, welche mit ansehnlichem Verluste der Contenta verbunden sind. Das Augenschwinden letzterer Art unterscheidet sich wesentlich dadurch, dafs der plötzlich bewirkte Collapsus selten, und nur da bis zur stärkeren Consumption fortschreitet, wo zu gleicher Zeit durch heftige Contusion eine Ophthalmia interna oder Lähmung der Gefäfse bewirkt ist; das Sehvermögen ist häufig nur theilweise zerstört, in manchen Fällen tritt auch eine Regeneration der verlorenen Fluida, mithin auch Besserung ein.

Die nach beträchtlichen Eiterungen, nach Rhexis und Auslaufen des Bulbus folgende Verkleinerung, eben so wenig eine wahre Atrophie, wird mit Recht als Vereiterung, Consumptio purulenta, unterschieden; der Bulbus ist hier mehr vernichtet, manchmal in einem solchen Grade, dafs sich als Rest desselben nur noch eine fibröse, knopfförmige Endigung des Sehnerven vorfindet, wogegen man bei der wahren Augenverzehrung noch viele einzelne Theile, aber en miniature, unterscheiden kann.

Bei der echten Atrophia, Aridura bulbi, findet das Schwinden sowohl in der Totalität, als in den einzelnen Theilen statt, die Hornhaut wird platt, die Iris verändert ihre Farbe, flottirt häufig, die Pupille schwindet; Amblyopie, Fleckensehen, Glaucom begleiten das oft noch unter beträchtlichen Schmerzen fortschreitende Abnehmen des Volumens, die Linse verdunkelt sich endlich, liegt dicht hinter der Iris an, das obere Augenlid hängt als ein planer Vorhang herab, und bald sind beide Lider für immer geschlossen.

Ihre nächste Ursache findet diese Atrophie wohl nie in einer abnormen erhöhten Resorption, vielmehr in einer, durch akute und schleichende, vorzüglich gichtische, innere Augenentzündungen bewirkten Obliteration der ernährenden Gefäfse und Störung der Vitalität der Gefäfsnerven; in Lähmung der Gefäfse nach heftigen Contusionen, in Störungen der Circulation, welche nach Verlust eines ansehnlichen Theiles der Augenfeuchtigkeiten, durch Faltung und Contraction der Membranen eintreten, endlich auch in einer durch hohes Alter und halbseitige Lähmungen bedingten Schwäche des ganzen Organes.

Die Prognose ist hier immer schlecht, selbst da wo die Verzehrung still steht, verliert sich oft noch der Rest der Sehkraft nach und nach; von Behandlung kann nur im Entstehen der Krankheit die Rede seyn, und es beschränkt sich dann dieselbe nach dem dynamischen Charakter der nächsten Ursache, einmal auf die fortgesetzte Anwendung ableitender Mittel, wo Schmerzen das Uebel begleiten und gichtische Entzündungen verharren; in andern Fällen, wo Lähmung und wirklicher Ernährungsmangel stattfinden, auf allgemein stärkende, etwas reizende Ernährung und auf solche äufsere Mittel, welche Congestion und gesteigertes Gefäfsleben zu bewirken im Stande sind, als animalische Bäder, feuchte, warme, aromatische Umschläge, Bähungen. Die durch das Schwinden des Bulbus bewirkte Verunstaltung, wird durch künstliche Augen gehoben; hierüber siehe den Artikel: Auge, fehlendes.

Das Augenschwinden kann aber auch partiel seyn, so entsteht an dem vorderen Segmente die Atrophia corneae mit heftigen Entzündungen derselben, mit theilweiser Vereiterung, nicht selten bei Ophthalmoblennorrhoe. Mit der Prognose mufs man sich in sofern hier in Acht nehmen, als die Natur diesen Zustand oft nach und nach durch vermehrte Absonderung des Humor aqueus verbessert, die verschwundene vordere Kammer wiederherstellt und manche Subjecte zur künstlichen Pupillenbildung geschickt macht, die als völlig blind und unheilbar entlassen wurden. Eine eigenthümliche Atrophie der Hornhaut ist die Rhytidosis corneae; das Bindehautplättchen der Cornea stirbt hier gleichsam ab, Pellucidit判, Glanz, Rundung derselben gehen verloren, und es ist diese Art der Hornhaut-Atrophie, von der vorher genannten und von der Subsidentia Corneae wohl zu unterscheiden, welche bei Wunden der Hornhaut, die einen Abflufs des Humor aqueus gestatten, eintritt, mehr Symptom und leicht heilbar ist. Aeussere schleichende Ophthalmien, das Verbrennen des Auges mit ungelöschtem Kalk, verursachen die Rhytidosis Corneae, und die Cur der letzteren hängt auch von der baldigen Beseitigung dieser Ursachen ab.

Mit der Atrophia bulbi könnte leicht verwechselt und als besondere partielle Atrophie des Augapfels angesehen werden, das Schwinden des Fettes der Augenhöhle; der Augapfel sinkt hierbei nach innen, das weniger unterstützte Augenlid folgt, die Bewegungen des Bulbus sind gehindert, langsam, die Kranken haben Gefühle von Trockenheit im Auge. Es entsteht dieses Schwinden in Folge von übermäſsigem Säfteverlust, körperlichen Anstrengungen, nach Metallvergiftungen, und zu seiner Heilung wird eine nahrhafte Diät und körperliche Ruhe empfohlen.

Synon. Augenverzehrung, *Bulbus consumptus, tabefactus; atrophia, phthisis, aridura bulbi et corneae; Rhytidosis corneae* von ῥυτιδόω ich mache runzlich, daher auch *Corrugatio corneae.*

Litt. *Beer's* Lehre der Arzneik. Bd. 2. S. 267.
Wenzel's Manuel de l'oculiste. B — w.

AUGENSIEB, ist ein Schutzmittel der Kalmücken und andrer asiatischen Nomadenvölker, gegen den empfindlichen Eindruck der Lichtstrahlen und des Sandstaubes auf die Augen. Der Augensieb besteht aus einem von schwarzen Roſshaaren verfertigten, rinnenförmigen Siebe, der wie ein Diadem über die Augen gebunden wird, und welcher am Sehen durchaus nicht hindern soll, sofern man an das Tragen des Augensiebes sich gewöhnt hat. Uebrigens soll er das Auge kühlen.

Litt. v. *Gräfe's* und v. *Walther's* Journ d. Chir. u. Augenheilkunde. Bd. IX. Hft. 1. Pag. 77. E. Gr — e.

AUGENSKALPELL. S. Augenmesser.

AUGENSPERRE. S. Pupillensperre.

AUGENSPIEGEL. S. Augenhalter.

AUGENSPIES. S. Augenhalter.

AUGENSPRITZE, leistet mannigfache gute Dienste in der Ophthalmiatrik; man bedient sich derselben um durch die Thränenpunkte, oder durch den Thränennasenkanal, oder besonders unmittelbar in den Thränensack verschiedene tropfbare Flüssigkeiten einzuspritzen, um fremde, in's Auge gefallene kleine Körper, den Schleim und Eiter bei der Blepharoblennorrhoe und Ophthalmoblennorrhoe u. s. w. herauszuspühlen. Aufserdem läfst sich diese Spritze zur Injection in die Milchgänge bei hartnäckiger Galaktirrhoe anwenden.

Die von *Anel* eingeführte, zweckmäfsige Augenspritze besteht aus 3 Hauptheilen: dem hohlen Cylinder, dem Stössel und dem Aufsatzröhrchen.

Für ihre besondere Bestimmung hat sie aufser den gemeinsamen Eigenschaften anderer chirurgischer Spritzen, noch einige besondere, die in den folgenden, an eine gute Augenspritze zu machenden Forderungen ausgesprochen werden sollen.

1) Der Cylinder, das Rohr oder der Körper der Spritze (le corps de pompe) mufs so weit sein, dafs er die zur Erfüllung und Durchspühlung des Thränensackes, der Thränengänge und des Thränenschlauchs nothwendige Menge Flüssigkeit (einige Drachmen) aufnehme, um nicht die Spritze wiederholt an die leicht verwundbaren Thränenpunkte ansetzen, und beim Gebrauche sich zweier Hände bedienen zu müssen. Da die Gröfse des körperlichen Inhalts des Cylinders bei geringem Durchmesser nur durch die Vergröfserung seiner Länge erreicht werden kann, und man dann nur unter sehr grofser Streckung der Hand, den zurückgezogenen Ring des Stösselendes fassen, und fast nicht bewegen kann, durch Vergrösserung des Durchmessers aber die Länge sich vermindern läfst, so ist dieser allerdings zu beachten und so einzurichten, dafs die Länge das Vierfache seines Kalibers betrage.

Zur leichtern Handhabung der Spritze, dient eine ringsum an der Mitte der Aufsenseite des Rohrs vorspringende Kante, an welche sich Mittel- und Zeigefinger stützen.

2) Die Höhlung des Cylinders mufs durchaus von gleichem Durchmesser seyn, sonst läfst ein übrigens vollkommen gebauter Stössel, an den Stellen von weiterm Durchmesser, die Flüssigkeit zurück in den hintern Raum der Spritze treten, welcher Umstand sich sogleich durch den ungleichen Kraftaufwand zum Bewegen des Stössels verräth. Ueberdiefs müssen die Wandungen der Höhle eben und glatt seyn, um den Kolben des Stössels leicht darin gleiten zu lassen.

3) Der Stoff zur Augenspritze verdient eine besondere Beachtung, denn während man zu manchen andern Spriz-

zen Eisen, Blei, Zinn, Kupfer, Elfenbein, Holz, elastisches Gummi u. s. w. wählt, läfst man jene am liebsten aus Gold, Silber mit oder ohne Vergoldung und Glas bestehen, indem man die einzuspritzende Flüssigkeit, z. B. Kräuterabsude, Wein, Brandwein, Kalkwasser, Gerstenwasser, eisenhaltige auch salinische Mineralwässer, destillirte oder camphorhaltige Wässer, Auflösungen von Sublimat, Alaun, Zinkvitriol, kaustischem Kali u. s. w. berücksichtigt.

Gläserne Cylinder haben daher aufser dem Vorzuge, dafs man sich sehr deutlich von der Menge der eindringenden Flüssigkeit überzeugen kann, auch noch den, dafs sie von den besagten Substanzen nicht angegriffen werden.

4) Der Stössel, Stempel (le piston) welcher aus dem Griff, dem Stiele oder der Stange und dem cylindrischen, genau nach der Höhle des Spritzenkörpers geformten Kolben besteht, mufs sich mit Leichtigkeit, und in der Achsenlinie des Cylinders bewegen lassen, ohne etwas von der enthaltenen Flüssigkeit zurückgehen zu lassen. Daher wird es nothwendig, dafs am Kolben anquellende, elastische Substanzen, und zwar am besten Scheiben von Kastorfilz, welche bei doch möglichen geringen Ungleichheiten der Cylinderhöhlung diese um so sicherer ausfüllen, angebracht werden. Ferner ist es nothwendig, dafs der Gang des Stössels in gerader Richtung ohne seitliche Schwenkungen erhalten werde, zu welchem Zwecke die hintere Oeffnung des Rohres ein Schlufsdeckel sperrt, durch welchen der Stiel des Stössels geht, und in der Richtung der Cylinderachse zu bleiben gezwungen wird. — Um das Vor- und Zurückstofsen des Stöpsels mit dem Daumen derselben Hand zu erleichtern, mufs der Griff desselben ringförmig gestaltet seyn. —

5) Die Kanüle oder das Aufsatzröhrchen (le canule siphon), welcher Theil am Vorderende des Spritzenkörpers aufgeschraubt wird, mufs zur Vermeidung der Oxydation, von Gold oder Platina verfertigt, gehörig lang, und von einem, dem Durchmesser der Thränenpunkte angemessenen Umfange, zwar fadenförmig dünn, aber nicht scharf an der Spitze, und, wo möglich biegsam seyn, um ihm die benöthigte Richtung geben zu können. Diese Kanülen sollen

von ihrer Basis gegen das feine Ende allmählig an Weite abnehmen, wodurch die Flüssigkeit geschwinder und kräftiger herausgespritzt wird, als aus Röhren, welche inwendig Absätze haben. Das feine Ende des Röhrchens mufs mit einem feinen Draht von Silber oder Gold versehen werden, widrigenfalls dasselbe sehr leicht hie und da verengert oder gar geschlossen werden kann.

Anel's Augenspritze, die man sich in der Beschreibung horizontal liegend, mit der Mündung des Spritzenröhrchens nach vorne gekehrt, denken mufs, besteht aus dem Cylinder sammt Schlufsdeckel, dem Aufsatzröhrchen und dem Stössel.

Der hohle Cylinder ist 2 Zoll 2 Lin. lang, sein äufserlicher Durchmesser 5½ Lin. und die Wand desselben durchaus gegen 1 Lin. dick, das hintere Ende offen, das entgegengesetzte mit einer Scheibe verschlossen, an deren Aufsenseite im Mittelpunkte ein über die angegebene Cylinderlänge 3½ Lin. vorragende cylindrischer Aufsatz gelöthet ist, dessen äufserer Umfang Schraubengewinde hat und so wie die Scheibe, an der er aufsitzt, eine platte, runde Oeffnung besitzt, die nur den dritten Theil der innern Cylinderweite mifst. Näher dem hintern Ende hat die Umfläche des Cylinders 2 einförmige Vorsprünge, wovon der vorwärts liegende (10 Lin. weit vom hintern Ende entfernte) beim Gebrauche der Spritze zum Anhaltspunkte für den Zeige- und Mittelfinger dient, um den Stössel mittelst des Daumens bequem vorwärts drücken zu können. Vier Linien vom hintern Ende ist der zweite ringförmige Vorsprung, hinter welchem die Cylinderfläche von einem Schraubengewinde umgeben ist. Dieser Ring hat die Bestimmung zu hindern, dafs der anzuschraubende Schlufsdeckel nicht weiter gedreht werden könne. Der Schlufsdeckel, dessen vorderer Rand an dem eben beschriebenen Ring oder Vorsprung anliegt, hat die Länge des schraubenartigen Hinterendes am Cylinder, ist aber, da er an dessen Peripherie angedreht werden mufs, von gröfserem Durchmesser, cylindrisch, hohl und zugleich Schraubenmutter. Das gerade abgesetzte Hinterende ist mittelst einer Rundplatte geschlossen, in welcher ein zirkelrundes Loch für den Durchgang des Stösselstiels vorhanden ist.

Ein 2 Zoll 5 Lin. langer, runder Silberstab von $1\frac{1}{3}$ Lin. im Durchmesser, an dessen hinterem Ende ein 9 Lin. weiter Ring angelöthet, und der vorne eine kurze Stelle, als männliche Schraube gestaltet ist, bildet den Stössel. Am Vorderende des durch den Schlufsdeckel getretenen Stössels (5 Lin. weit vom abgesetzten Rande) ist eine silberne Scheibe gelöthet, und in kleiner Entfernung von ihr eine zweite mittelst eines zweizinkigen Schlüssels angedreht. Im Zwischenraum beider Scheiben, deren Durchmesser jenem der Cylinderhöhlung entsprechen mufs, ist so viel Seide um den Stössel gewickelt, dafs sie von der eingesogenen Flüssigkeit angeschwollen, beim Gebrauche sich so genau an die innere Wandung des Cylinders anschliefst, und das Eindringen der äufsern Luft unmöglich macht, worauf das Einsaugen der Flüssigkeit in den luftleeren Raum sich gründet.

Die zur Spritze gehörigen 3 Aufsatzröhrchen haben ein warzenähnliches Hinterende, mittelst dessen sie am Vordertheile des Cylinders aufsitzen.

Aus der Mitte einer zirkelrunden, $\frac{1}{2}$ Lin. dicken Scheibe vom Durchmesser des Cylinders, erhebt sich ein 4 Lin. langer, hohler, warzen- oder hutförmiger Aufsatz, welcher innen mit einem Schraubengewinde versehen ist, an die Schraubengewinde des beschriebenen Zapfens des Cylinders genau pafst und hinlänglich angedreht, an die Aussenseite der vordern Cylinderplatte anliegt. Um diese Aufsätze bequem fassen und ohne besondere Werkzeuge drehen zu können, ist an der Aussenseite jenes Körpers eine Art Flügel senkrecht angelöthet. Von der Wölbung des Aufsatzes erhebt sich ein angelöthetes gerades oder krummes Röhrchen von verschiedener Gestalt. Bei *Perret* ist das gerade Aufsatzröhrchen kegelförmig, $1\frac{1}{2}$ Zoll lang, im äufsern Durchmesser hinten 1 Lin., und vorne $\frac{3}{4}$ Lin. weit, welchem Verhältnisse der inwendige Kanal, so wie der Dicke der Wand entspricht. Ein zweites gerades Röhrchen besteht aus 3 ungleich dicken, so ineinander geschobenen und gelötheten Stücken, dafs das stärkste von dem hintern Ende im äussern Durchmesser $1\frac{1}{4}$ Lin. dick und 5 Lin. lang, das mittlere aus demselben hervorspringende, im äussern Durchmesser $\frac{3}{4}$ Lin. dick und $2\frac{1}{4}$ Lin. lang, und das dritte, sogenannte Haarröhrchen, wieder aus dem mittlern hervorspringende nur ungefähr $\frac{1}{4}$ Lin dick und $3\frac{1}{4}$ Lin. lang ist. Ein drittes Aufsatzröhrchen ist aus 3 Stücken zusammengesetzt, die in einander geschoben und gelöthet, den oben angegebenen Dimensionen gleich sind, nur dafs das Haarröhrchen im Bogen schwach gekrümmt ist. Damit jedoch die feine Mündung und die Lichte dieses Röhrchens sich durchs Umbiegen nicht verliere, empfiehlt *Perret* sehr wohl durch die Röhre einen sehr feinen Draht zu führen, und sie erst dann zu krümmen. Man läfst diesen feinen Draht gern aufser der Zeit des Gebrauches der Spritze in den Röhren, damit sie sich durch nichts verstopfen, oder ihr Durchmesser sich ändern könne.

Der Grund der Zusammensetzung der Aufsatzröhrchen aus mehreren Röhrenstücken liegt in der Schwierigkeit, einer langen Röhre einen so feinen und dennoch konisch zulaufenden Kanal zu geben, als kleinern Stücken, welche zuerst mit dem Bohrer eine gleich grofse Oeffnung erhalten, die aber dann leicht mittelst einer Reibahle erweitert werden kann.

Anel's Augenspritze erfuhr mit der Zeit verschiedene Abänderungen der Konstruktion einzelner Theile. *Garengeot*, Tom. I. pag. 77. der franz. Ausgabe. So hat *Petit*, um dem Kolben einen gleicheren Durchmesser und mehr Elasticität zu geben, als durch Umwickelung mit Seide oder Werg zwischen den beiden metallenen Scheibchen zirkelrunde Blätter von Filz eingezwängt, welche durch ihre bleibende Peripherie und durch ihr genaueres Anschliefsen an die Wandung der Röhre, das Zurücktreten der Flüssigkeit hinter dem Stösselkolben sicherer hindern, als Stoffe, die einer Verschiebung fähig sind.

Garengeot änderte die Art der Vereinigung des Aufsatzes mit dem Cylinder, deren Anwendbarkeit und Vorzüge sich nicht läugnen lassen. Er brachte am hintern Ende des Spritzenröhrchens eine kleine Verstärkung (Mitte) an, aus deren glatten Hinterfläche eine männliche Schraube steigt, mittelst deren die Röhre in eine passende Schraubenmutteröffnung in dem vordern geschlossenen Ende des Cylinders eingedreht und festgestellt wird. Diese Vorrichtung ist zwar einfacher als jene mittelst des hutförmigen Körpers, leichter zu verfertigen, und da sie auch weniger Metall nothwendig macht, weniger kostspielig; allein man verliefs sie wahrscheinlich deshalb, weil die Aufsatzröhre in dem dünnen Boden des Cylinders nicht genug fest stand, die Gewinde leichter ausgerieben und der Aufsatz schwerer umzudrehen war. *Garengeot's* Aufsatzröhrchen ist von gleichem Durchmesser, und nur am vordern Ende ein feines Haarröhrchen angesetzt. Manche liefsen den ringförmigen Vorsprung nahe der Mitte der Cylinderlänge weg (*Garengeot* am a. O., *Savigny* Taf. 16. B. Fig. 1.), wodurch aber dem Mittelfinger und dem Zeigefinger ein nützlicher Stützpunkt genommen wurde. An die Stelle der Ringgestalt des Stösselgriffes setzte man die plattgedrückte oder ovale, allein ohne Vortheil, weil die Kreisform für die Aufnahme des Daumens von verschiedener Gröfse und Gestalt sich besser eignet. (*Beer*, Thl. 1. Taf. 4. Fig. 3.; *Leo*, Taf. 6. Fig. 6.)

Den Cylinder der Spritze bildet man jetzt auch aus Glas, von der Weite und Länge des gewöhnlichen silbernen Rohrs, am vordern Ende mittelst eines silbernen Beschlages geschlossen, in der Mitte mit einem silbernen, ringförmigen Vorsprung, am hintern Ende mit einem eben solchen Beschlage versehen, an welches der Schlufsdeckel angedreht werden kann. Der Stössel und die übrigen Theile sind die gewöhnlichen. Glas hat allerdings vor Metall den Vorzug, da dasselbe von der einzuspritzenden Flüssigkeit nicht angegriffen wird und wohlfeiler ist.

Die Aufsatzröhrchen haben auch verschiedene Zusammensetzungen und Formen erhalten. Da die stufenweise an Dicke abnehmenden Röhrchen leicht abbrechen, so hat man sie gleich stark im äussern Durchmesser gemacht, dagegen den innern Kanal allmählig dünner gezogen, die Einsatzröhrchen am hintern Ende schwach zugefeilt, in die stärkern eingesetzt, verlöthet, und dem ganzen Röhrchen äufserlich eine konische Gestalt gegeben, wodurch die Zusammensetzung kaum sichtbar und der Röhrenkanal eben so fein wird.

(*Rudtorffer*, Taf. 3. Fig. 6. c. *Beer*, Thl. I. Taf. 4. Fig. 3. 6.) Bei *Beer* (Thl. I. Taf. 4. Fig. 3. 6.) ist das Röhrchen vom Aufsatzkopfe an seitwärts gebogen, mifst in der Höhe 3½ Lin., beschreibt einen Viertelkreis, dessen Ende von der Mittellinie des Aufsatzkopfes 3 Lin. entfernt ist. Seine hintere Dicke beträgt ¾ Lin., die vordere kaum ¼ Lin. *Rudtorffer's* (T. 3. Fig. 6. c.) aus 3 Stücken zusammengesetztes Röhrchen ist 8 Lin. hoch, anfangs gerade, dann im Zirkel seitwärts gebogen und mit dem Ende 3½ Lin. von der Mittellinie entfernt. Die hintere Dicke mifst fast 1½ Lin., die vordere kaum ¼ Lin.

Bell's (Thl. 3. Taf. 5. Fig. 57. 58. 60.) geraden und krummen Aufsatzröhrchen sind, aufser einem einzigen, alle von durchaus gleichem Durchmesser, dem einer halben Linie.

Die Länge der geraden ist 4 bis 9 Lin., die der krummen im gerade gestreckten Zustande 18 bis 23 Lin. Sie haben den Vortheil, dafs sie sich nach Willkühr biegen lassen. Die letzteren werden zu Einspritzungen nach *La Forest's* Methode gebraucht. Ein einziges Röhrchen bei *Bell* (p. 452. Thl. 3. Taf. 5. Fig. 59.), ist konisch, gerade, und zum Einspritzen der Flüssigkeiten durch den aufgehaltenen Thränensack empfohlen. Es ist 14 Lin. lang, hinten 2 Lin., vorn ½ Lin. im äufsern Durchmesser haltend.

Die Aufsatzröhrchen zur *La Forest*'schen (oder *Bianchi*'schen) Methode sind von eigener Form, (S. *La Faye.* Tab. 5. Fig. 4.) um die Einspritzung von der Nase aus durch den Thränensackkanal zu machen. Aus dem warzenähnlichen Hintertheile zum Anschrauben des Aufsazzes an das Spritzenrohr, ist das eine Rohr 3½ Zoll lang, durchaus 1¼ Lin. dick, und erst 5 Lin. weit vor dem Vorderende unter einem sehr stumpfen, abgerundeten Winkel seitwärts gebogen, so zwar, dafs das äufserste Ende des Röhrchens gerade ausläuft, und von der Direktionslinie des geraden Theiles 5 Lin. abweicht.

Das zweite, dem vorigen im Baue gleiche Röhrchen (*La Faye.* Taf. 5. Fig. 5.) besitzt 3 Lin. vom vordern Ende einen ringförmigen Vorsprung von 3 Lin. im Durchmesser. Ein

Ein drittes, unregelmäfsig gekrümmtes, kegelförmiges Röhrchen (*La Faye*. Taf. 5. Fig. 23.) fängt mit der Krümmung am Aufsatzkopfe an, erhebt sich über diesen um 14 Lin. und ist mit dem Ende von der Directionslinie des Aufsatzkopfes nur 15 Lin. entfernt. Es ist zu hinterst 1 Lin., am Ende ½ Lin. dick. *Rudtorffer* theilt (Taf. 3. Fig. 6.) ein Aufsatzröhrchen mit, welches im Ganzen gearbeitet ist, vom Aufsatzkopfe 9 Lin. Länge gerade, dann bogenförmig sich seitlich krümmt, und mit einer geraden Fortsetzung endigt. Die Krümmung ist ein Viertelkreis von 7—8 Lin. im Halbmesser, die Entfernung der Spitze von der Mittellinie mifst 1 Zoll, die Länge der Röhre, nach ihrer Krümmung gemessen, beträgt 2 Zoll, die hintere Dicke 1 Lin., die vordere nur um etwas weniger. Dieses Röhrchen unterscheidet sich von den vorigen zum Theil durch die Form ihrer Krümmung, hauptsächlich aber dadurch, dafs am äufsersten Ende aufser der Mittelöffnung, noch 2 Seitenöffnungen angebracht sind.

Cabanis wandte zu derselben Operation biegsame Röhren an. (Mém. de chir. Tom. 2. pl. 14. Fig. 3.)

Kr — Iz.

AUGENSTEIN. S. Lapis divinus.

AUGENSTEINE. S. Dacryolithen.

AUGENSTERN, krankhafte Erweiterung und Verengerung, Verwachsung desselben. S. Augensternerweiterung und Verengerung, Pupille, Verwachsung derselben, Pupillensperre. — Künstliche Erweiterung des Augensterns bei Operation der Cataract. S. Cataract.

AUGENSTERN, Zittern desselben. Man versteht hierunter eine übermäfsige, wogende, zuckende Bewegung der Pupille, einen Wechsel von Erweiterung und Verengerung der Pupille, welcher bei dem geringsten Lichtreiz erfolgt. Dieses Krankheitssymptom findet man vorzüglich bei amaurotischen Augen, aber auch an hypochondrischen, hysterischen Personen die an klonischen Krämpfen leiden, an Individuen mit Gehirnwassersucht u. s. w. — Die Prognose richtet sich hierbei stets nach der Bedeutsamkeit der Krankheit, deren Symptom das Zittern des Augensternes ist; so wie auch bei der Cur immer die erstere berücksichtigt werden mufs.

Synon. *Hippos, Hippus pupillae* (von ἵππος, das Pferd). Papagayenpupille. E. Gr — e.

AUGENSTERNERWEITERUNG, Pupillenerweiterung (*Mydriasis*). Erweiterung der Pupille durch andauernd krankhaftes Ueberwiegen der Contraction über die Expansion in der Regenbogenhaut, bei sehr verminderter oder aufgehobener Beweglichkeit derselben.

Die Erweiterung ist selten in einem Auge, gewöhnlich in beiden zugleich; der Blick des Auges auffallend, meist starr, die Pupille rein, schwarz, glänzend, nur bei alten Individuen, und besonders in blauen und grauen Augen die Medien wegen Brechung der Lichtstrahlen sichtlich, der gröfsere und kleinere Kreis der Regenbogenhaut kaum mehr unterscheidbar; ihre Färbung gesättigt, dunkler; durch den Lichtreiz die Iris kaum oder nicht mehr erregbar; das Gesicht selten ungetrübt, die Empfänglichkeit für den Lichteinflufs geschwächt oder aufgehoben; eben so die Kraft des Sehens.

Die Mydriasis besteht entweder als ursprüngliche Krankheit, als idiopathische Form, oder sie ist, wie meist, nur Symptom anderweitiger, theils örtlicher, theils allgemein verbreiteter Leiden.

Als nächste Ursache der Pupillenerweiterung könnte man ein dynamisch gestörtes Verhältnifs in der erectilen Thätigkeit der Regenbogenhaut, oder organisch materielle Veränderung in ihr selbst annehmen.

Als entfernte oder als bedingende Momente zählt man auch Verminderung, anhaltende Entziehung des Lichts, Einwirkung narcotischer Substanzen, namentlich der Belladonna, des Hyoscyamus; Schwächung der Nervenkraft, z. B. durch Samenverlust, Erschütterung, Quetschung, Lähmung der Verzweigungen des 3ten und 5ten Nervenpaares; entzündliche Reizungen rheumatischer, arthritischer Art; Leiden der Cornea. Die Mydriasis ist das gewöhnliche Symptom der Wurmkrankheit, der Gehirnwassersucht, des Glaucoms, der Amaurose u. s. w. Eine angeborne Pupillenerweiterung gehört zu den Seltenheiten; häufiger sieht man sie erworben, veranlafst durch einen fehlerhaften Gebrauch der Augen, bei schlechter, nicht genügender Beleuchtung, oder vorzugsweiser Anstrengungen des einen, bei Vernachläfsigung des andern Auges. Auch beobachtet man eine ungewöhnliche Pupillenerweiterung bei manchen Menschen, als eine besondere Eigenthümlichkeit mit schwer nachweisbarer ursächlichen Beziehung, wo sie aber auf die Function des Auges keinen erheblichen oder nachtheiligen Einflufs hat.

Die Vorhersage richtet sich nach der Beschaffenheit des ihr zu Grunde liegenden Nächstursächlichen und der Möglichkeit, dasselbe sammt seinen Folgen zu heben. Was der Arzt aber, damit diefs geschehe, beizutragen habe, ist aus dem oben Angeführten ersichtlich. J — r.

AUGENSTERNVERENGERUNG (*Myosis. Meiosis cum akiresia iridis*). Verkleinertseyn, Verengtseyn der Pupille durch eine andauernd überwiegende Flächenausdehnung der Regenbogenhaut, mit schwacher oder gänzlich aufgehobener Beweglichkeit derselben.

Der Grad dieser Pupillenverengerung ist ein verschiedener und oft nur durch Vergleichung mit dem andern, etwa noch gesunden Auge erkennbar. Als krankhaft ist sie nur dann zu bestimmen, sofern dadurch Störungen in der Gesichtsfunction veranlafst sind.

Die gewöhnlichen Krankheitszufälle, welche sie bezeichnen und begleiten, sind verminderte Beweglichkeit oder Starrheit der Regenbogenhaut, gestörte Centralität der Pupille, Schwäche der Sehkraft, auch Abänderung der Sehkraft in modo, so dafs das myopische Auge die Gegenstände kleiner, entfernter, auch wohl farbig sieht.

Die Myosis als diopathische Krankheitsform ist wohl eben so selten, als sie als solche schwer nachzuweisen seyn dürfte. Gewöhnlich ist sie Symptom rein örtlicher Krankheiten des Auges und ihrer Producte, oder sie ist Symptom weiter und allgemein verbreiteter Uebel, wie der Hypochondrie, Hysterie, rheumatischer, arthritischer, syphilitischer Formen u. s. w. Doch sah man die Myosis auch als Folge andauernder, unzweckmäfsiger Anstrengungen der Augen, z. B. bei Betrachtung glänzender Gegenstände, microscopischen Untersuchungen entstehen.

Der Verlauf dieser Krankheit ist ein langsamer; selten ist er günstig, und man mufs sich in der Regel damit begnügen, dem Fortschreiten des Uebels Einhalt gethan und den Gebrauch des Auges auf einen gewissen Grad erhalten zu haben. Nur bei genauer Berücksichtigung der nächstursächlichen Momente, und einer darauf gegründeten rationellen Behandlung wird es dem Arzte möglich werden, wohlthätig zu wirken. Vor allem sey er vorsichtig in der Anwendung jener Mittel, welche eine specifische Einwirkung auf die Pupillenerweiterung haben, wie Hyoscyamus und Belladonna. J — r.

AUGENSTICH. Unter dem Worte Augenstich, versteht man eine Durchbohrung der Augapfelhäute mittelst eines schneidenden, spitzig zulaufenden Instrumentes zum Behufe einer Operation. Je nachdem die letztere ist, hat man mit verschiedenen Instrumenten und an verschiedenen Orten den Augenstich gemacht.

1) Der Augenstich bei der Operation der Augenwassersucht, um der Wasseransammlung einen Abflufs zu verschaffen (Ophthalmoparacentesis) geschieht:

a) bald mittelst eines sehr feinen Troicars, bald mittelst einer Lanzette, einer Staarnadel oder eines Staarmessers,

b) bald in der Mitte oder am untern Theile der Hornhaut, bald in verschiedene Stellen der Sclerotica.

2) Die Augenpunction zur Heilung heftiger Ophthalmieen durch Ausleerung des Humor aqueus, oder zur Verhütung der Cataracta, oder zur Entleerung des Hypopyum's, wird verrichtet:

a) mit dem Staarmesser, oder mittelst einer geraden, scharfen Staarnadel, oder endlich mit lancettenförmigen Augenscalpells;

b) an den Seitentheilen der Hornhaut.

3) Die Punction des Auges zur Dislocation oder Discision der verdunkelten Krystalllinse (Ophthalmonyxis), oder auch zur Lostrennung der Iris vom Orbiculus ciliaris, geschieht:

a) mittelst einer geraden oder gekrümmten, spitzig oder zweischneidig zulaufenden Staarnadel (s. den Art.: Augeninstrumente);

b) an den äufsern Seitentheilen der Sclerotica, eine Linie von der Cornea entfernt, (Scleroticonyxis), in der Mitte der Sclerotica, drei Linien von der Cornea (Hyalonyxis oder Operatio vitrea, von dem Engländer *Bowen* angegeben) und in der untern Hälfte der Cornea (Keratonyxis, von *Buchhorn* erneuert). Was das Uebrige dieser Operationen betrifft, so verweisen wir auf die Artikel: „Augenwassersucht, rheumatische Augenentzündung, Operation des grauen Staars;" über die Scleroticonyxis, den Augenstich in der Sclerotica, mufs noch folgendes hier Platz finden, indem die gute Ausführung dieser Operation eine Menge von Rücksichten erfordert. Schon *Petit* stellte über den Einstichpunkt bei der genannten Operation, nachdem man von *Celsus* an, bis zu seiner Zeit (1726) den Gegenstand zwar besprochen aber nicht erörtert hatte, genauere anatomische Untersuchungen an, und bestimmte hierauf folgendes:

Man solle die Staarnadel nicht eine Linie von der Hornhaut entfernt in die Sclerotica senken, weil man dann Gefahr liefe, den Processus ciliaris zu verletzen, aber auch nicht drei oder gar vier Linien von der Cornea entfernt, weil sonst die Aponeurose des Musculus abducens verletzt werden könne, wonach leicht Erbrechen, Uebelkeit u. s. w. entstehen würde, sondern man müsse zum Einstichpunkt die zwei Linien von der Hornhaut entfernte Stelle wählen. (Histoire de l'Academie royale de sc. d. Paris. 1726. p. 375.) *J. G. Güntz* stimmte im Ganzen *Petit* bei (De suffusionis natura et curatione animadversiones. Lipsiae. 1750., vid. *Haller,* disput. chirurg. select. Tom. II. p. 104.), und erst in der neusten Zeit hat *Langenbeck* neue Untersuchungen über diesen Gegenstand angestellt. (Ansichten des Baues des menschlichen Auges, welche bei der Staaroperation, Pupillenbildung u. s. w. von Wichtigkeit sind; s. dessen Neue Bibliothek für die Chirurgie und Ophthalmologie. III. Bd. 1. St. p. 63.) Er bestimmte den Einstichspunkt eine Linie vom Rande der Hornhaut, und läfst dann die Nadelspitze, um zur vordern Fläche der vordern Wand der Linsenkapsel zu gelangen, zwischen dem Strahlenträger und dem Strahlenblättchen durchführen, also erst nach innen und dann nach aufsen führen. Siehe hierüber mehr bei *Richter's* Wundarzneikunst. III. §. 209. 210. *Schregers* Grundrifs der chirurg. Operationen. 2te Ausg. 1819. p. 263.

Synon. Lat. *Punctio oculi, Ophthalmoparacentesis, Paracentesis oculi, s. Bulbi, Ophthalmonyxis,* ὀφθαλμὸς Auge u. νύξις, der Einstich. Franz. *Ponction de l'oeil, Paracenthèse de l'oeil.* Engl. *Puncture of the eye.* Ital. *Paracentesi dell' occhio.* Holl. *Oogensteek.*

Litteratur.

Mauchart, de paracentes. oculi. Tubing. 1744. recens. *Haller.* disput. chirurg. select. T. I. S. 590.

Louis, Mém. d. chirurg. select. V. p. 571.

Petr. Lehoc, Ergo oculi punctio cataractam praecavet. Paris. 1740. recens. *Haller.* disput. chirurg. select. T. II. p 157.

Ophthalmoparacenteseos historia spec. medico histor. quo commentatur in varias huius operationis methodos etc. *Fried. Augustus Ammon.* c. t. aen. Gotting. 1821. in 8.

James Wardrop, On the affects of evacuating the aqueous humur in inflammation of the eyes, and in some diseases of the cornea.

James Wardrop, Of the changes produced in the opucities of the cornea, from the discharge of the aqueous humor.

Med. chir. Transact. Vol. IV. p. 142.

Edinb. med. and. surg. Journal. Vol. III. 1807. S. 56. Die deutsche Uebersetzung hiervon in *Langenbeck's* neuer Bibl. 1n Bds. 1s St. S. 165.

Rust's Magazin der gesammten Heilkunde. III. Bd. 1s Heft. S. 76.

v. A — n.

AUGENTÄUSCHUNGEN (Ocular spectra, imagines oculares, nach *Darwin*) gehören unter den Begriff der Sinnestäuschungen, und beziehen sich auf Empfindungen und Bilder, die nicht in der optischen Wirkung äufserer Objecte, sondern in organischen, idiopathischen oder sympatischen Veränderungen des Gesichtsorgans selbst ihren Grund haben. Man kann sie insofern subjective Gesichtserscheinungen nennen, und sie von jenen, als den objectiven unterscheiden. Täuschungen sind sie nur dann, wenn sie aus Unkunde, auf wirkliche äufsere Gegenstände bezogen werden, und in verschiedenen Graden den Wahn objectiver Wahrheit hervorbringen. *Darwin* hat nach *le Cat, de la Hire* und *Buffon* sie zuerst ausführlicher beschrieben, und sich ihrer bei seinem physiologischen Theoretisiren mit Glück bedient. In *Göthe's* Farbenlehre werden viele davon in einer eigenen Abtheilung als physiologische Farben aufgeführt. Auch *Gruithuisen* hat sie bei mehreren Gelegenheiten ausführlicher und gründlicher behandelt. Man könnte sie in zwei Hauptabtheilungen als physiologische und pathologische aufführen. Da jedoch letztere von den erstern dem Wesen nach nicht verschieden sind, so können sie leicht denselben untergeordnet und mit ihnen zugleich vorgetragen werden.

Am besten ist es, sie nach ihren organischen Bedingungen aufzuführen. Diese liegen in den Häuten, Feuchtigkeiten, Gefäfsen und Nerven des Auges, und wahrscheinlich auch in den diesem zugehörigen Hirntheilen.

A. Unmittelbar in der Netzhaut haben ihren Sitz:

1) Die Blendung, das Geblendetseyn des Auges. Eine jede Aufregung der Netzhaut durch äufsern Lichtreiz dauert noch eine längere oder kürzere Zeit, nachdem die äufsere Bedingung zu wirken aufgehört hat. Während dieser Aufregung ist sie unfähig, die volle Wirkung neuer äufserer Eindrücke aufzunehmen und auf sie zurückzuwirken. Dies erscheint in der Sensibilität des Organs als eine Nachempfindung, die so lange sie dauert, jede andere Empfindung abhält oder trübt. Im höchsten Grade geht die Blendung in Erblindung über. Das gewöhnlichste Beispiel giebt uns der Uebergang aus dem hellen Tageslichte in einen dunklen Raum. Die Lichtempfänglichkeit des Auges ist dann für sehr schwache Lichteinflüsse geblendet. Aber auch der plötzliche Uebergang aus der Finsternifs in den hellen Tag, blendet das Auge, weil dann der erste Eindruck wegen erhöhter Receptivität der stärkste ist, und die Empfindlichkeit für geringere nachfolgende abstumpft.

2) Auf einzelne Stellen der Netzhaut ist die Blendung beschränkt, wenn wir in die Sonnenscheibe oder in helle Flammen gesehen haben. Hier zeigt sich nun das eigene Phänomen, dafs das nachbleibende Bild (Blendungsbild) in einer Reihe Farben abklingt, bis die Indifferenz hergestellt ist.

3) In einem geringeren Grade ruft jede Art von Leuchtung, somit auch das Weifse und die farbigen Lichter Blendungsbilder hervor. Die Einwirkung der letztern hat das Eigenthümliche, dafs ihre Blendungsbilder wieder gefärbt sind; jedoch sind die hierbei hervorgerufenen Farben nicht von derselben Art, als die des objectiven Lichteinflusses. Das hier Statt findende Gesetz ist folgendes: Es sind drei

einfache Grundfarben: Gelb, Roth und Blau. Diese, je zu zweien verbunden, geben die reinen zusammengesetzten Orange, Violett und Grün (Rothgelb, Rothblau und Blaugelb). Der Eindruck jeder einfachen Farbe ruft als Gegenbild diejenige zusammengesetzte hervor, welche aus den zwei noch übrigen einfachen combinirt ist; diese heifst dann die complementäre, weil durch sie die Totalität der einfachen Farben in der äufsern Wirkung und Gegenwirkung des Organes ergänzt wird. Also läfst Gelb ein violettes Blendungsbild nach sich, zusammengesetzt aus den beiden übrigen Grundfarben Blau und Roth; Blau erregt die Nachempfindung des Orangen u. s. w. — Die farbige Nachempfindung dauert längere oder kürzere Zeit bis zu einer gewissen Grenze, je nach der Dauer des ursprünglichen Eindrucks oder der Empfindlichkeit des Organs. Diese Dauer kann jedoch sehr abgekürzt werden, wenn man von der ersten objectiven Farbe auf eine andere, die sich zu ihr als complementär verhält, hinsieht. Darauf beruht zum Theil das Wohlgefallen und der Reiz der Zusammenstellung verschiedener Farben in der Malerei.

4) Es ist aber nicht blofs die äufsere Lichtpotenz, was in der Retina Lichtempfindung zu erregen vermag. Jede andere Art von Einwirkung reagirt in ihr als Leuchtung und Farbe, weil diese Qualitäten ursprünglich subjectiv sind, und nur in der Anschauung ins Objective übertragen werden. Hierher gehört der mechanische Druck. Dieser ist entweder allgemein und gleichmäfsig oder partiell. Im ersten Falle wird durch einen gleichmäfsigen Druck gegen das Auge (z. B. durch Contraction der Kreismuskeln des Auges und des Aufziehers des obern Augenlides, oder auch durch einen allmähligen Druck der Flachhand), nach Grad, Gleichmäfsigkeit, oder Steigerung derselben, entweder eine leuchtende Rautenfigur, oder ein Würfelfeld, oder ein Sternenfeld gesehen. Diese Figuren scheinen theils durch eine ursprüngliche organische Structur der Retina selbst, theils durch regelmäfsige Cohäsionsveränderungen in der Nervensubstanz, oder auch zugleich im Glaskörper, endlich auch durch dynamische Erregungen und Entladungen in diesen Theilen bedingt zu seyn. Der

partielle Druck an einzelnen Stellen aufsen am Augapfel angebracht, bringt jedesmal einen feurigen Kreis zur Erscheinung, welche Gestaltung durch die hierbei stattfindende kreisförmige Vertiefung des kugligen Augapfels bedingt ist. Der Kreis zeigt sich jedesmal an der entgegengesetzten Seite der gedrückten Stelle; ein Beweis, dafs die Retina schon an sich die Anlage habe, den objectiven Eindruck in derselben verkehrt darzustellen. Wahrscheinlich könnte man durch gehörig modificirten mechanischen Druck, wenn die Retina demselben zugänglich wäre, dem objectiven Eindruck des Lichts ähnliche Bilder hervorbringen. Hierher gehören endlich auch diejenigen feurigen Kreise und Lichtfunken, die durch plötzliche Wendung des Auges im subjectiven Gesichtsraume sichtbar werden.

5) Auch der galvanische Reiz erregt in der Netzhaut die Empfindung der Leuchtung, und zwar hat der galvanische Lichtschein zugleich eine bestimmte Conformation. Er zeigt beim Anbringen des Zinkpols ans Auge, wenn der Kupferpol in den Mund geleitet wird, zwei hellviolett leuchtende Flecke in jedem einzelnen Auge, einen scharf begrenzten, kreisrunden an der Eintrittstelle des Sehnerven, und einen vom Achsenpunkte des Gesichtsfeldes sich nach aufsen verbreitenden Schein. Ueberdies erscheint ein dunkles Band in verschiedener Richtung, je nachdem der galvanische Leiter verschiedene Stellen rund um das Auge berührt. Eine vom Berührungspunkte geführte Linie gegen den Mittelpunkt des Gesichtsfeldes, fällt jedesmal senkrecht auf das dunkle Band. Bei der Berührung des Auges mit dem Kupferpol erscheinen jene Flecken schwarz, und zwischen ihnen ist ein gelblicher Schein allgemein verbreitet, in dem jenes dunkle Band gleichfalls erscheint.

6) Eine heftige Kälte bringt in seltenen Fällen, wahrscheinlich durch nervöse Sympathie, ebenfalls Figuren zur Erscheinung, die denen vom mechanischen Drucke ähnlich sehen. — Vom mineralischen Magnetismus und von der Reibungselectricität sind noch keine Wirkungen bekannt.

7) Auch pharmakodynamische Einflüsse können in der Retina eigenthümliche Reactionen veranlassen. Dahin gehört das Flimmern nach dem Gebrauche der Digitalis pur-

purea, welches gleichfalls eine bestimmte Gestaltung zeigt, meist in concentrischen hellen und dunklen Kreisen, oder in drei- und mehrblättrigen Rosen mit mehrfachen Lichtsäumen. Diese Figuren erscheinen jedoch nur bei plötzlicher Wendung des Blickes von einer hinreichend ausgebreiteten lichten Stelle im Gesichtsfelde, nach einer dunklen. — Ein stärkerer Grad der Einwirkung der Belladonna hat bekanntlich den schwarzen Staar zur Folge. Die Zwischenstufen bis zu diesem Zustande, haben gewifs auch mehrfache Augenspectra zur Begleitung, die jedoch bis jetzt noch nicht im physiologischen Sinn aufgefafst sind. Die eigenthümliche Wirkung der übrigen narkotischen Mittel auf die Sehsinnsubstanz, erwartet gleichfalls noch eine nähere Untersuchung.

8) Andere Erscheinungen in der Gesichtssphäre sind durch Veränderungen im übrigen Organismus begründet, und nur consensuell auf die Retina übertragen. Bei der Anwandlung von Ohnmacht zeigen sich ähnliche Figuren, wie bei dem Druck aufs Auge, ebenso bei Affectionen des Unterleibes, bei hämorrhoidalischen, hysterischen, hypochondrischen Beschwerden. So scheinen auch die manchmal im verfinsterten Gesichtsfelde sich entwickelnden Nebelkreise und Nebelstreifen einen sympathisch organischen Ursprung zu haben. Auch die verschiedenen Symptome beim angehenden schwarzen Staar, Blitze, Flecken, Staub, Netze etc. können gröfstentheils hierher gezogen werden.

9) Ferner zeigen sich auch die höheren psychischen Thätigkeiten in der Sehsinnsubstanz des Auges auf eigene Weise thätig. So oft im vollkommen verfinsterten Gesichtsfelde die Aufmerksamkeit sich auf einzelne Stellen fixirt, so oft kommt subjectives Licht zur Entwicklung, welches dann in Puncten, Linien, Streifen, Flecken und Kreisen nebelartig sich gestaltend, die Phantasie zu Bildungen anregt, woraus phantastische Gesichtserscheinungen und Träumereien entstehen. Eine ähnliche Wechselwirkung des Sehorgans und der Phantasie mag dann auch im Traume statthaben, wenn wir mit sichtbaren Gegenständen bis zur höchsten Täuschung umgeben zu seyn scheinen. Auch bei entzündlichen Affectionen des Gehirns kommen Spectra im Ge-

sichtsfelde vor, deren Lebhaftigkeit sich so steigern kann, dafs im Wahnsinn mit dem Schein objectiver Realität die heftigsten Reactionen des Gefühls und der Thatkraft erregt werden können.

10) Eine gleichfalls nervös-organisch bedingte Erscheinung im Gesichtsfelde ist die Unsichtbarkeit der Objecte, an der Eintrittsstelle des Gesichtsnerven. Sie ist unter dem Namen des *Mariotte*'schen Versuchs bekannt, indem dieser sie zuerst beobachtete. Am bequemsten läfst sich dieser Versuch auf folgende Weise anstellen: Man ziehe auf einem Blatte Papier eine horizontale Linie, mache auf dieser einen aus der gewöhnlichen Lesedistanz (7 — 9 Zoll) deutlich sichtbaren schwarzen Fleck; neben diesem rechts in der Entfernung von anderthalb Zollen (wenn man kurzsichtig ist, auch wohl weniger, mehr hingegen bei Fernsichtigkeit), einige Linien unter der horizontalen zeichne man einen andern schwarzen Fleck, und in gleicher Entfernung wieder auf der horizontalen einen dritten. Nun fixire man den ersten, das linke Auge bedeckend, mit dem rechten Auge, und zwar erst in der gröfstmöglichen Nähe. Man wird dann alle drei Flecke zugleich wahrnehmen. Bei allmähliger Entfernung des von dem zuerst fixirten Flecke unverwandten Auges, verschwindet mit einemmale der mittlere bei ungestörter Sichtbarkeit des dritten. Dasselbe geschieht mit dem mittleren, wenn man bei bedecktem rechten Auge mit dem linken den dritten Fleck fixirt hat. In beiden Fällen liegt der fixirte Fleck in der Achse des Auges; eine Linie, vom mittlern Flecke durch die Pupille gezogen, wird die Achsenlinie schneiden und auf die Eintrittstelle des Sehnerven fallen; der dritte fällt aufserhalb dieser mehr gegen die peripherische Seite der Retina. Der Sehnerve an jener Stelle ist zwar nicht blind, indem er jedesmal von der benachbarten Leuchtung participirt; er ist jedoch unfähig ein Bild zu produciren, weil hier die Lichtstrahlen ohne die Folie der Choroidea in der Tiefe der halbdurchscheinenden Nervensubstanz ohne scharfe Begrenzung sich verlieren. Wohl ein Anstofs für jene, welche glauben, dafs die Lichtbilder durch den Nerven in die Hirnsubstanz geleitet werden.

11) Zunächst hierher gehört auch das von *Troxler* beobachtete Verschwinden und Wiedererscheinen kleiner gegen den Umfang des Gesichtsfeldes liegender Objecte, wenn die Aufmerksamkeit längere Zeit und angestrengt darauf gerichtet ist. In diesem Falle entwickeln sich subjective Lichtnebel, welche den objectiven Eindruck verhindern.

12) Eine partielle Lähmung der Retina erscheint theils in Flecken, Netzen, Nebeln, Staub, theils als Halbsicht der Gegenstände, oder in verwirrter und lückenhafter Darstellung der Gesichtsbilder.

13) Beim Anschauen scharf begrenzter, parallel gezeichneter, gerader oder auch regelmäfsig krummer Linien, zeigen sich bei leisen Näherungen und Entfernungen des Auges breite mit jenen gleichlaufende Schattenstreifen, die auch zuweilen etwas farbig sind; ferner erscheinen dieselben Linien, wenn sie längere Zeit und angestrengt fixirt werden, wenn sie noch so gerade gezogen sind, wellenförmig; endlich, wenn man plötzlich das Auge, nachdem man sie längere Zeit angestarrt, gegen einen dunkeln Raum hinwendet, zeigt sich ein weifser, zickzackförmig durcheinander laufender Nebel, davon die einzelnen Richtungen senkrecht auf jenen Linien sind. Uns ist es wahrscheinlich, dafs alle diese Phänomene in ungleichen partialen Lichterregungen der Netzhaut ihren Grund haben.

14) Unter der allgemeinen Bedingung plötzlichen Wechsels von Licht und Schatten, zeigen sich mehrere merkwürdige Erscheinungen im subjectiven Gesichtsraume, die wir hier anführen wollen. Wenn man das Auge, nachdem es zuvor in mäfsiger Erleuchtung beschäftigt war, schnell gegen den hellen Wolkenhimmel oder gegen den Fensterraum wendet, so erscheinen in dieser Lichtfläche mehrere sehr kleine noch intensiver leuchtende Lichtpünctchen, die plötzlich aufspringen und wieder verschwinden, und so wiederholt, selbst bei geschlossenem Auge in dem nachbleibenden Blendungsbilde. Schon *de la Hire* und *le Cat* haben diese Erscheinung beobachtet. Sie deutet ebenso wie die meisten andern bisher angeführten, auf eine positive Lichtquelle im Auge. — Wenn das Auge in der Ermattung der Schläfrigkeit sich befindet, also im höchsten Grade sensibler

Abspannung, und bei geschlossenen Augenlidern vom hellen Sonnenschein plötzlich erleuchtet wird, so zeigen sich auf dem röthlichen Grunde, der von den durchscheinenden Augenlidern gebildet wird, parallele, senkrechte, gerade, helle Linien, oder sie sind in der Gestalt eines Kreuzspinnengewebes und mehrere vom Achsenpunkte ausgehende Radien geordnet. — Endlich zeigt sich eine der prachtvollsten Gesichtserscheinungen unter der Bedingung, dafs vor dem, gegen eine gleichmäfsig und hell erleuchtete, jedoch nicht blendende, gleichfarbige Fläche, gewendeten Auge ein schneller Wechsel von Licht und Schatten hervorgebracht wird. Am einfachsten geschicht dies, wenn man die Augenlider schliefst und sich gegen die Sonne wendet, sodann mit den ausgespreizten Fingern vor den Augen hin- und herfährt, sie abwechselnd beleuchtend und beschattend. Unter dieser Bedingung erscheint auf dem hellleuchtenden Grunde ein vom Mittelpunkte ausgehendes, rechtwinkliges Spiralpolygon, welches mit acht Radiallinien durchschnitten wird. Neben den Grundlinien dieser Figur, in dem Raume des Hintergrunds, zeigen sich unzählige Rauten, Sechsecke und allerlei blumenartige Gebilde, die in immerwährender Verwandlung begriffen sind, und bei längerer Dauer des Versuchs, wahrscheinlich durch Mitwirkung der Imagination, immer zarter sich ausbilden. Da diese Figur im Ganzen sehr constant ist, so ist es wahrscheinlich, dafs ihr eine organische Bedingung, die vielleicht in einer eigenthümlichen Structur der Retina besteht, zum Grunde liegt.

B. Eine sehr häufige Bedingung subjectiver Gesichtserscheinungen sind die venösen und arteriellen Gefäfsgebilde des Auges.

1) Die Centralvene in ihrer Verästelung auf der Netzhaut kommt unter verschiedenen Umständen zur Erscheinung. Man fasse ein brennendes Licht in die Hand, fixire die Flamme an ihrem Rande und führe nun langsam um diesen Fixationspunkt, folglich um die Achse des Auges, das Licht wiederholt in Kreisen herum. Auf dem, von dem Lichthofe matt erleuchteten Hintergrunde des Gesichtsfeldes, wird allmählig ein dunkles Adergeflechte sichtbar, welches

mehr oder weniger der Figur entspricht, welche *Sömmerring* als die Centralvene der Netzhaut abgebildet hat.

Bei gehöriger Uebung und Aufmerksamkeit wird man sogar die Eintrittstelle des Sehnerven und einen dunkeln Fleck im Achsenpunkte unterscheiden, der wahrscheinlich dem Centralloch der Retina entspricht. Eine andere noch bequemere Methode diese Gefäfsfigur zur Erscheinung zu bringen, ist folgende. Man nehme ein Kartenblatt, mache darin eine kreisrunde Oeffnung von etwa zwei Linien im Durchmesser und bewege diese, indem man gegen den lichten Himmelsraum hinsieht, nahe vor dem Auge in mäfsiger Bewegung hin und her: man wird dasselbe Gefäfsnetz hellweifs auf grauem Hintergrunde und von ungemeiner Zartheit erblicken. Dieselbe Figur zeigt sich sehr deutlich, wenn man eine Linse von 1 bis 3 Zoll Focusweite, die man gegen eine mäfsig entfernte Lichtflamme richtet, in der Focusweite vor dem Auge hin und her bewegt.

2) Wenn der arterielle Blutumlauf nach heftigen Bewegungen, oder beim Druck aufs Auge zum Theil sichtbar wird, so dafs man sogar Reihen von Blutkügelchen zu erblicken meint, so findet dies doch nie in dem Grade statt, dafs man den Verlauf der Gefäfse deutlich erkennen und sie nach anatomischen Daten genau bestimmen könnte. Im Allgemeinen kann man nur so viel sagen, dafs die Erscheinungen, die *Steinbuch* zuerst genauer beobachtet, der Centralarterie, andere aber, welche als pulsirende zweigige Schatten und Streifen an der Peripherie des Gesichtsfeldes sich zeigen, den Ciliararterien anzugehören scheinen.

3) Endlich mufs auch an dieser Stelle derjenigen Kügelchen Erwähnung gemacht werden, die nach Anstrengungen des Rumpfs bei gebücktem Haupte, oder nach heftigen Sprüngen und Laufen, ungefähr in der Gestalt von Kaulquappen mit einem dunklen kugligen Körper, mit einem lichten nachschleppenden Schweife, sich in verschiedenen Richtungen oder Krümmungen von der Peripherie des Gesichtsfeldes gegen das Centrum bewegen und da verschwinden. Wären diese nicht etwa für extravasirte Blutkügelchen zu halten?

C. Die durchsichtigen Medien des Auges können gleichfalls auf verschiedene Weise Gesichtstäuschungen veranlassen. Hierher gehören:

1) Die sogenannten mouches volantes, das Mückensehen (myodesopsia), wahrscheinlich frei fluctuirende Fasern und Gefäfschen in den Zellen des Glaskörpers, nahe an der Netzhaut, in der Nähe des Achsenpunktes, welche bei schwachem, von einem begrenzten Punkte einfallendem Lichte ihr Schattenbildchen auf die Retina werfen, und nach den Gesetzen der Beugung des Lichts mehrfache, auch wohl gefärbte Säume um ihre Licht- oder Schattenkerne zeigen. Diese werden besonders deutlich sichtbar, wenn man durch eine mit einer Nadel gemachte Oeffnung gegen den lichten Himmel sieht, wodurch verhindert wird, dafs durch zu vieles einfallendes Seitenlicht der sich bildende zarte Schatten nicht überstrahlt wird.

2) Hierher gehört ferner die Myopie und Presbyopie, insofern sie zum Theil von den Modificationen der Krystalllinse abhängen, und sonst zu allerlei Augentäuschungen Veranlassung geben können. Die krankhaften Gesichtserscheinungen beim beginnenden grauen sowohl Kapsel- als Linsenstaar, müssen gleichfalls hierher gerechnet werden.

3) Endlich bringen Ungleichheiten auf der Oberfläche und in der innern Structur der Hornhaut, Verzerrungen in den Bildern der Gegenstände hervor, die zu Augentäuschungen Veranlassung geben können.

D. Eine reiche Quelle von Täuschungen findet sich in dem Bewegungssysteme des Auges.

1) Wenn die Achsen des Auges bei dem krankhaften oder künstlichen Schielen nicht in dem gesehenen Gegenstande convergiren, so erscheint dieser doppelt.

2) Wenn die Augen entweder durch äufseren Druck, oder durch krampfhafte Contractionen der äufsern Muskeln des Auges in eine passive Bewegung versetzt werden, oder bei der Affection des Schwindels automatisch sich bewegen, so wird diese subjective Bewegung als eine bewufstlose auf die Gegenstände übertragen und so Täuschung veranlafst.

Die übrigen optischen Täuschungen, welche in den objectiven Lichtmedien ihren Grund haben und nicht durch die organischen Bestandtheile des Lichtorgans selbst bedingt sind, müssen von dem Begriff der eigentlichen Augentäuschungen ausgeschlossen werden.

Litteratur.

Rob. War. Darwin, experimenta nova de spectris et imaginibus ocularibus, quae objectis lucidioribus antea visis in oculo clauso vel averso percipiuntur. Lugd. Bat. 1785. 4.

Darwin's Zoonomie, übersetzt von *Brandis*. 1. Th. 2. Abth.

G. E. Hamberger, physiol. medica. Jena 1751. in 4. §. 1049. et seq.

Fr. Paul Gruithuisens Anthropologie. München 1800. (höhere Sinnenphysiologie. §. 333. et sq.

Steinbuch, über das Sehen der eigenen Blutcirculation. *Harles* Jahrb. d. deutsch. Med. u. Chir. 3. Bd. 2. H. p. 270.

Himly's und *Schmidt's* ophthalmol. Bibliothek. 2. B. 2. St.

Porterfield, a treatise on the eye etc. Vol. I. Edinb. 1759. 8.

Göthe's Farbenlehre.

Purkinje, Beitr. zur Kenntnifs des Sehens in subj. Hinsicht. 2 Bde. Prag 1819. Berlin 1825. 8.

Joh. Müller, über phantastische Gesichtserscheinungen. Cobl. 1826. 8.

P — e.

AUGENTRIEFEN. S. Aegyptische Augenentzündung.

AUGENTRIPPER, Augenlidtripper (Augentripper und Augenlidtripper der Neugebornen, s. Augenentzündung der Neugebornen), venerische, gonorrhoische Augenentzündung, die Tripper-Augenentzündung. Die gonorrhoische Augen- und Augenliderentzündung sieht man auf drei verschiedene Weisen entstehen, entweder durch Verunreinigung der Augen mit gonorrhoischem Schleimabflufs aus der Urethra, oder der Vagina, durch unterdrückten Tripper oder Fluor albus malignus, als ein Metaschematismus, oder endlich durch Consens bei fortdauernder Gonorrhoe oder Fluor albus.

Die erste und zweite Art der Entstehung des Augentrippers, durch Verunreinigung der Augen mittelst des Tripperausflusses, durch Consens der ophthalmo- und blepharo Conjunctiva mit der Schleimhaut der Urethra, verursachen dieselben Erscheinungen, und dürften bei der Schwierigkeit, die eine oder die andere Entstehungsweise bestimmt darzuthun, schwer zu scheiden seyn; bei beiden Arten dauert der gerinnende Ausflufs aus der Vagina oder Urethra ungestört fort.

Die Verunreinigung des Auges durch Tripperschleim kann auf mancherlei Weise geschehen; entweder bringt der Trip-

Tripperkranke das eigene Trippergift aufs Auge, oder es wird durch Unreinlichkeit eines andern, durch Waschschwämme u. s. w. auf das Auge getragen. In diesen Fällen, wie in den durch Consens erregten blennorrhoischen Augenentzündungen, sind die Erscheinungen nicht heftig, und die Krankheit ist wenig bedeutend, weil, wie *v. Walther* bemerkt, die Conjunctiva zu wenig Schleimhaut ist, als dafs durch primäre Infection mittelst des Tripperstoffs eine wahre Gonorrhoe in ihr erzeugt werden kann. Die Erscheinungen sind hier folgende:

Die Augenlider röthen sich, schwellen an und verursachen Schmerzen, hierauf tritt vermehrte Schleimabsonderung ein; die Krankheit selbst ist und bleibt aber nur ein Augenlidleiden, und wird nur unter den ungünstigsten Umständen, als durch gänzliche Unterdrückung des Trippers, durch Excesse des Kranken u. s. w. Krankheit der Ophthalmoconjunctiva. Dieser Augenliderschleimflufs unterscheidet sich von der katarrhalischen Augenliderdrüsenentzündung hauptsächlich dadurch, dafs er frei von Remissionen und Exacerbationen ist, welche jene sonst stets begleiten. Der Verlauf des Uebels ist gewöhnlich schnell, denn schon nach acht bis vierzehn Tagen hört der Schleimflufs auf, und die Krankheit geht ihrem Ende nach Art der Augenliderdrüsenentzündung entgegen. So lange das Uebel auf die Augenliderbindehaut eingeschränkt bleibt und keine Complicationen mit andern Uebeln auftreten, ist die Prognose gut.

Bei der Behandlung ist der innere Gebrauch des Calomels oder des *Hahnemann*'schen Quecksilbers in mäfsigen Gaben und unter den hierbei nöthigen Cautelen nicht zu übersehen; auch kann der Gebrauch leicht abführender Medicamente von grofsem Nutzen seyn. Aeufserlich finden Auflösungen der Opiumtinctur und des Bleiextracts in Rosenwasser mit schleimigen Zusätzen lauwarm ihre Anwendung; Zusätze, selbst sehr geringe von Sublimat, müssen sehr vorsichtig angewendet werden. Verläuft das Uebel in seinen leichten Stadien chronisch, so kann eine rothe Präcipitatsalbe von Nutzen seyn.

Bei weitem gefährlicher für das Auge, schneller und zerstörender in seinem Verlauf, furchtbar in seinem Anblicke, ist der Augentripper, die Ophthalmoblennorrhoea gonorrhoica.

Ueber die Entstehung dieses Uebels herrscht noch grosses Dunkel; nimmt man das Uebel als eine reine Metastase an (deren Entstehung ebenfalls noch nicht genügend erklärt ist), so findet man in diesem Namen keineswegs eine genügende Nachweisung der Erscheinungen, und als Metastase kann dasselbe auch nicht immer gelten, weil gar oft, während das Auge blennorrhoisch afficirt wird, der Tripperausfluſs aus der Urethra fordauert, wenigstens nicht ganz unterdrückt ist, und nach sehr vielen Trippern, die schnell unterdrückt, oder, wie der gemeine Mann sagt, gestopft werden, doch so selten eine Ophthalmo-blennorrhoea syphilitica entsteht. Eine wirkliche Uebertragung des Trippers der Urethra auf die Ophthalmo- und Blepharoconjunctiva ist daher das Uebel keinesweges. Die Sache scheint sich nicht so materialistisch zu verhalten, sondern der Grund der Entstehung der Ophthalmia genorrhoica muſs vielmehr in der Uebereinstimmung der Gebilde der Conjunctiva als Schleimhaut, und der Schleimhaut der Urethra gesucht werden; das Gefolge der gleichartigen Affection gleichartiger Gebilde durch ein und dasselbe Leiden, scheint hier seine Rolle zu spielen, darin auch die Mitleidenschaft der Organe unter sich bei einem Subjecte und gerade zu einer bestimmten Zeit inniger ist, als bei dem andern und als zu jeder andern Zeit, liegt vielleicht der Grund der Enstehung der Ophthalmia genorrhoica in gewissen Fällen. So viel mit *v. Walther* über die Ursache dieses furchtbaren Augenleidens; jetzt zu den Erscheinungen desselben.

Nachdem heftig reizend auf vom Tripper ergriffenen Geschlechtstheilen einwirkende Ursachen vorhergingen, sie mögen mechanischer oder chemischer Art seyn, als: nach zu starkem Reiten, nach heftigen Erkältungen, nach kaltem Waschen der Geschlechtstheile, adstringirender Einsprizzungen, oder nach einem Uebermaſs innerlich gebrauchter balsamischer Mittel im entzündlichen Stadium der Gonorrhoe, entsteht heftiges Jucken und Brennen in den Augenlidern, sehr bald schwillt die Palpebralconjunctiva wie die Ophthalmoconjunctiva an, wird lebhaft geröthet, verursacht die fürchterlichste Spannung im Auge und erschwert die Bewegungen desselben und der Augenlider. Mit furchtbarer Heftigkeit, oft schon nach dem Verlaufe eines Tages, hat die Entzündung einen chemotischen Grad erreicht, die Geschwulst der Conjunctiva nimmt eine dunkelrothe, livide Farbe an, und verursacht furchtbare Kopfschmerzen, die vom Auge ausgehen und sich über den Kopf bis zum Hinterhaupte erstrecken; dabei ist heftiges Fieber vorhanden, Schlaflosigkeit stellt sich ein, und eine trockene, brennende Hitze, verbunden mit grofser Mattigkeit und Entkräftung, plagt und peinigt den Kranken. Zugleich ist gewöhnlich das obere Augenlid bedeutend angeschwollen. Die Ophthalmoconjunctiva lockert sich wie ein Wall rings um die Cornea auf, diese trübt sich schnell, ihre Lamellen decken sich auf, liegen wie Dachziegel auf einander, und werden nicht selten sphacelös.

Dabei quillt ein weifser, später gelbgrünlicher dem Tripper ähnlicher eiterförmiger Schleim, in furchtbarer Menge unversiegbar aus allen Theilen der aufgelockerten, aufgethürmten Conjunctiva, ja selbst aus der Cornea hervor, und rinnt, wenn nicht grofse Reinlichkeit beobachtet wird, aus der Augenlidspalte über die Wangen herab. Diese Erscheinungen nehmen zu, wenn das Fieber auch remittirt; die Geschwulst des obern Augenlids erreicht den fürchterlichsten Grad, dasselbe hängt wie ein Fleischklumpen herab, erlaubt keine Betrachtung des Bulbus, denn unter ihm drängt sich die aufgelockerte Opthalmoconjunctiva hervor. Während dem gehen die fürchterlichsten Zerstörungen auf der Hornhaut und im Innern des Auges vor sich; die weifse aufgelockerte, dicke Hornhaut wird zum Eiterpfropf, es entstehen schnell Geschwüre durch Oeffnungen der Cornea in die vordere Augenkammer, der Humor aqueus fliefst aus, die Iris drängt sich vor (Myocephalon), die Colliquation des Bulbus geht mit raschen Schritten vorwärts, der Bulbus berstet, und in dem kurzen Zeitraume von zwei oder drei Tagen ist derselbe unwiederbringlich verloren.

Während dieser fürchterlichen Erscheinungen am Auge, hat gewöhnlich der Ausflufs des Trippers aus der Urethra oder Vagina entweder sehr nachgelassen, oder ganz aufgehört, allein die Entzündungen in der Harnröhre und die daher entstehenden Erscheinungen, als Harnbrennen, schmerzhafte Erektionen u. s. w. dauern fort. Es findet hier dasselbe Verhältnifs statt, wie bei consecutiven Hodenentzündungen, bei Gonorrhoeen.

Dies ist der gewöhnliche Verlauf des Augentrippers, wenn nicht eine kräftige Kunsthülfe bei guter Zeit heilend eintritt; das *Hippocrati*'sche καιρὸς οξὺς (occasio enomentosa) findet hier die sicherste Bestätigung. Meistens wird nur Ein Auge von dieser fürchterlichen Entzündung ergriffen, seltner beide, jedoch leidet das verschont gebliebene, immer mehr oder weniger mit dem afficirten.

Die Prognose richtet sich bei der Ophthalmia gonorrhoica ganz nach dem Stadium, in welchem der herbeigerufene Arzt das Uebel findet; ist es im Beginnen, so gelingt es oft dem Bemühen des Arztes, das Uebel zu besiegen; ist dagegen schon das chemotische Stadium eingetreten, so wird die Prognose schlecht oder doch sehr ungünstig.

Die Diagnose dieser Krankheit wird durch den schnellen Verlauf derselben, durch den schnellen Uebertritt der chemotischen Entzündung von der Palpebralconjunctiva zur Ophthalmoconjunctiva, durch die eigenthümliche qualitativ und quantitativ merkwürdige Schleimabsonderung, durch den vorhanden gewesenen und nun unterdrückten oder verminderten Schleimabgang aus der Urethra und Vagina, durch die fortdauernde Entzündung in den genannten Theilen und die daher rührenden Schmerzen u. s. w. nicht schwer, und Einmal gesehen, dürfte sie schwerlich je verkannt werden können.

Bei der Behandlung der Ophthalmoblennorrhoea syphilitica, mufs der Arzt auf folgende drei Punkte seine Aufmerksamkeit richten:

1) den verminderten oder ganz gewichenen Tripperausflufs aus der Urethra oder der Vagina, so schnell als möglich wieder zu verstärken oder in Gang zu bringen.

2) das Fieber zu bekämpfen.

3) das örtliche Leiden des Auges und der Augenlider schnell möglichst zu beseitigen, um unheilbaren Desorganisationen vorzubeugen.

So viel man auch dagegen gesprochen hat, den unterdrückten oder verminderten Tripperausflufs wieder herzustellen oder zu vermehren, so nöthig und zur schnellen Heilung, die hier wegen der schnell zerstörenden Wuth des Uebels so erwünscht seyn mufs, unentbehrlich ist dieses Erfordernifs. Cataplasmata emollientia, wenn die Entzündung der Urethra grofs und bedeutend ist, Blutegel ad perinaeum, dazu Bougies, welche mit einer verdünnten Auflösung des ätzenden Kali's, oder wohl besser mit dem aus den Augen triefenden Schleim, oder wenn dieser noch nicht eingetreten ist, was jedoch selten der Fall seyn dürfte, mit dem Tripperschleim eines andern Kranken bestrichen und in die Harnröhre geführt werden, reichen hin, den beabsichtigten Zweck zu erfüllen, und man fährt so lange mit den genannten Mitteln fort, als die Ophthalmie sich auf einer gewissen Höhe befindet.

Da fast alle Kranken, welche von der gonorrhoischen Ophthalmoblennorrhoe befallen werden, kräftige, vollblütige Subjecte sind, in denen sich ein heftiges Fieber bei eintretender Krankheit zu entwick'eln pflegt, so kann der Arzt örtliche und allgemeine Blutausleerungen selten entbehren, und wenn das von der Krankheit befallene Subject kachektisch ist, mufs die Behandlung nach dem Verhältnisse modificirt werden. Zugleich mufs eine magere Kost in Verbindung mit kühlenden Getränken vorgeschrieben und innerlich antiphlogistische Abführmittel, als: Magnesia sulphuric., Natr. sulphuric., Kali acetic., Kali tartaricum in Verbindung mit Tamarinden u. s. w. gereicht werden. Ein Hauptmittel ist aber auch hier das Hydrargyrum muriaticum mite, welches bis zum Eintritt sehr wässriger Stühle in vielen Gaben von zwei Gran gegeben werden mufs. Ableitungen durch reizende Fufsbäder, Senfpflaster auf die Fufssohlen und Waden dürfen nicht fehlen, und in dem zweiten Stadio der Krankheit verfehlen kräftige Reizmittel im Nacken oder auf den Armen, durch starke Vesicantien und Brechweinsteinpflaster, ihre wohlthätige Wirkung nicht, nur mufs der rechte Zeitpunkt abgewartet werden.

Die örtliche Behandlung eines von gonorrhoischer Blennorrhoe ergriffenen Auges mufs anfangs eine antiphlogistische seyn; man setze Blutegel, und zwar in nicht ge-

geringer Anzahl. Kalte Umschläge verträgt diese Augenentzündung nicht, sie mögen blofs aus kaltem Wasser, oder aus Bleiwasser mit Opium gemischt bestehen. Dagegen werden Scarificationen der Bindehaut von Nutzen seyn, oder die partielle Ausschneidung eines Stückes der aufgelockerten Conjunctiva oculi Nutzen bringen. Die letzten sind vorzüglich von *Spangenberg* und *Wendt* empfohlen worden. *Benedict* sah in allen Stadien des Uebels, nachdem er Blutegel um den Rand der Orbita gesetzt hatte, und bei der Anwendung des übrigen antiphlogistischen Apparates von der Scarification der Bindehaut sehr viel Gutes. Er empfiehlt hierbei grofse Vorsicht, den Bulbus nicht zu reizen oder zu verletzen, und warnt vor einer Verwundung der Palpebralconjunctiva, die jederzeit unberührt bleiben mufs; zugleich müsse man darauf sehen, dafs die einzelnen Einschnitte dicht neben einander fallen; sehr bald sinkt die Anschwellung zusammen. Selbst wenn die Hornhaut bereits in einer Vereiterung sich befindet, soll die Scarification zwar nicht zur Aufschwellung derselben, allein zur Heilung der Phlogose viel beitragen. Dabei ist es rathsam, das Auge fleifsig mit einer verdünnten lauwarmen Opiumsolution zu reinigen, sonst aber örtlich nur von warmen, leinenen Compressen und später von trockenen aromatischen Bähungen Gebrauch zu machen. Sublimatsolutionen, selbst wenn sie sehr verdünnt sind, schaden mehr als sie helfen. Nur wenn das Ende dieses Uebels chronisch verläuft, finden jene wie die rothen und weifsen Präcipitatsalben mit den verschiedenen Bolusarten ihre Nutzen bringende Anwendung.

Als Nachkrankheiten beobachtet man hauptsächlich starke Verdunkelungen der Hornhaut, nicht selten Synechiae anteriores und wohl auch verschiedene Arten des Staphyloms, unter denen das Staphyloma corporis ciliaris nicht das seltenste ist.

Synon. *Ophthalmia gonorrhoica, Blepharophthalmia gonorrhoica, Iritis medorrhoica* nach *Wendt*. *Chemosis blennorrhoica, Blepharophthalmia syphilitica, primaria, Ophthalmoblennorrhoea syphilitica, Ophthalmitis gonorrhoica.* Franz. *Ophthalmie syphilitique.*

Litt. *J. A. Fischer* et *Breyer*, Diss. De ophthalmia venerea et peculiari in ea operatione. Erford. 1734. 4.

Fielitz, Heilung einer venerischen Ophthalmie durch Einimpfung des Trippers. *Loder's* Journ. f. d. Chirurg. I. Bd. 3. St. S. 516.

Reil, Memorab. clinic. Fasc. I. p. 69.

Benjamin Bell's Abhandlung über den bösartigen Tripper. A. d. Engl. Leipzig. 1796.

Ophthalmologia pathologic. liber. Lipsiac. 1800. in 8. p. 165. Ophthalmia blenorrhoica.

Ph. v. Walther, Abhandlungen a. d. G. der pract. Medizin, besonders der Chirurg. u. Augenheilk. I. Bd. Landshut. 1810. in 8. p. 453.

Die Werke über Augenkrankheiten von *Beer*, *Richter*, *Demours*, *Scarpa*, *Benedict* u. s. w. v. A — n.

AUGENTROCKENHEIT ist ein für den Kranken höchst lästiges Gefühl, welches manche Ophthalmieen in ihren höhern Graden begleitet, vorzüglich aber eine Folge der Verwachsung der Ausführungsgänge der Thränendrüse ist. Man erkennt diese Verwachsung an einer Narbe, welche sich am äufsern Augenwinkel bildet, und die sich häufig bis in die Conjunctiva erstreckt; der Kranke klagt ferner über Trockenheit, Unbeweglichkeit des Auges und über ein Gefühl, als befände sich Staub zwischen den Augenlidern. — In diesem Falle ist die Prognose günstig, da sich die gangbar gebliebenen Thränendrüsengänge mit der Zeit erweitern und das Auge feucht machen; ist die Augentrockenheit jedoch Folge anderer Augenkrankheiten, so richtet sich die Prognose nach der Wichtigkeit dieser letztern. Ebenso verhält es sich mit der Cur der Augentrockenheit; ist diese ein Symptom von Ophthalmieen, so berücksichtige man blos die letztern; entstand sie jedoch nach Verwachsungen der Ausführungsgänge der Thränendrüse, so verordne man schleimige Augenwasser, Abkochungen von Altheenwurzel, Malven u. dgl., womit man das Auge häufig befeuchten läfst, und wonach sich die nicht verwachsenen Mündungen der Ausführungsgänge der Thränendrüse ausdehnen, und auf diese Weise die Augentrockenheit gehoben wird.

Syn. Lat. *Xeroma*, *Xerophthalmia*, *Xerophthalmos*, von ξηρόω, ich mache trocken und *Ophthalmia*. Franz. *Sécheresse aux yeux*. Holl. *Drooge Oog ontsteeking*. E. Gr — e.

AUGENTROST. S. Euphrasia.

AUGENVERBRENNUNG. S. Augenverletzung.

AUGENVERKNÖCHERUNGEN. Wenn ein Auge ausgelaufen und zusammengefallen ist, so findet sich leicht ein Knochen in der Mitte der regellos zusammenliegenden Theile, welchen die Schriftsteller bald für die verknöcherte Linse, bald für die verknöcherte Netzhaut gehalten haben. Ich habe Gelegenheit gehabt, mehrere solche Fälle in menschlichen und Pferdeaugen zu untersuchen. Das Knochenstück ist immer hohl, bald vorne flach abgerundet, bald ausgebreitet und eckig, und in dem Fall nach hinten schmal, wo auch jedesmal eine Oeffnung ist, in welche die weichen noch vorhandenen Theile wenigstens etwas eintreten. Das pafst weder auf die Linse, noch auf die Netzhaut, und ich erkläre mir diese wie andere Verknöcherungen. Wenn nämlich in dem zusammengefallenen Auge die Ernährung regellos und unvollkommen wird, so setzt sich Knochenerde ab, wie bei alten Leuten an der Pleura, am Peritoneum, in den Muskeln u. s. w. Alle Verknöcherungen, die regelwidrig, und durch mangelhafte Secretion (Ernährung) entstehen, haben auch daher nichts Bestimmtes. Alle Concremente in den zusammengefallenen Augen weichen unter einander ab; alle Verknöcherungen der Knorpel des Kehlkopfs, der Arterien u. s. w. Wie regelmäfsig ist dagegen die Knochenbildung der Cartilagines ossescentes.

Verknöcherungen der einzelnen Theile des Auges sind sehr selten. Wir besitzen ein Paar Fälle auf dem anatomischen Museum, wo ein grofser Theil der Choroidea verknöchert ist. Diese rühren noch von *Walter* her, sind auch in dessen Museum (N. 649 — 651.) beschrieben; mir selbst ist noch nie ein solcher vorgekommen. Eben daselbst, N. 648. ist ein Fall, der eben so selten ist, wo nämlich auf dem Orbiculus ciliaris Knochenerde abgelagert ist.

In andern Theilen des Auges habe ich nie Verknöcherungen wahrgenommen, doch erscheint allerdings zuweilen die ganze Linse so hart, dafs sie verknöchert genannt wird. Was ich davon kenne, bildet kein vollendetes Knochenstück, wohl aber hat es den Anschein einer anfangenden Verknöcherung, fühlt sich bei dem Zerdrücken, wie der Sand der Zirbeldrüse, oder die bei dem Beginn der Verknöcherung einer Arterie zwischen ihren innersten Häuten abgelagerte Erde an. R — i.

AUGENVERLETZUNG. Die Verletzungen des Augapfels sind nach den Theilen, welche getroffen worden und nach der Art der Verletzung, mehr oder minder gefährlich, und erfordern verschiedene Behandlung. Wir wollen daher die Verletzungen der Häute des Augapfels und der von ihnen eingeschlossenen Gebilde, von aufsen nach einwärts verfolgen, die verschiedenen Arten der Verletzungen, die hier vorkommen können, berücksichtigen und diesem gemäfs das Besondere der Prognose, so wie des Heilplanes angeben.

Die Bindehaut des Auges, bei stärkerer Einwirkung aber auch die tiefer liegenden Theile desselben, können durch fremde Körper auf mechanische, chemische oder auf mechanisch und chemische Weise zugleich, verletzt werden. Zu den mechanisch wirkenden Schädlichkeiten sind erstlich diejenigen Verletzungen zu rechnen, die durch einen Stofs, Schlag, Stich, Hieb, Fall oder heftigen Luftdruck hervorgebracht werden, die auf solche Weise gleichzeitig auch verursachten Quetschungen des Augapfels, bewirken öfters nur leichte Blutunterlaufungen in der Bindehaut, können aber auch tiefer eindringende Verletzungen im Innern des Augapfels, Blutergiefsungen, Lostrennung der Regenbogenhaut, Zerreifsung der Kapsel der Krystalllinse, Vorfall der Krystalllinse und durch Störungen in der Nervenhaut unheilbare Amaurose zur Folge haben. Da gröfsere Körper, welche die Augenhäute durchbohren, besonders dann, wenn sie von einiger Höhe herab auf die Augen fallen, wie Bolzen, zugleich auch das Auge quetschen, so mufs man selbst bei unbedeutend scheinenden Stich- oder Hiebwunden, stets darauf Rücksicht nehmen, und mit der Prognose vorsichtig seyn, welche sich übrigens nach den zugleich verletzten inneren Gebilden richtet. — Hat sich bei Enchimosen das Blut in die Bindehaut, unter dieselbe, zwischen die Lamellen der Hornhaut oder in die vordere Augenkammer ergossen, so erfolgt die Resorption gewöhnlich ohne irgend einen Nachtheil für das Auge. Schon bedenklicher ist es, wenn der Glaskörper geröthet ist, Sollte die Regenbogenhaut losgetrennt seyn, so kommt es darauf an, ob sich eine künstliche Pupille bildet oder bilden läfst; die Zerreifsung der Kapsel der Krystalllinse und der Vorfall dieser, erfordert öfter die Operation der Cataracta.

Bei allen Quetschungen des Augapfels sind in der ersten Periode Umschläge von kaltem Wasser, später von Bleiwasser anzuwenden; sollte sich die Blutunterlaufung oder Ausleerung danach nicht zertheilen, so wendet man in der zweiten Periode gewärmte Compressen, aromatische Kräutersäckchen, und reichen diese nicht hin, einen lauwarmen Aufgufs von halb Wasser und rothem Wein auf aromatischen Kräutern als Fomentation an. Hat sich Blut zwischen die Lamellen der Hornhaut, oder in die vordere Augenkammer ergossen, so kann man, wenn jene Mittel die Zertheilung nicht bewirken, eine Abkochung von Malvenblättern mit Tinctura opii simplex oder crocata, in das Auge alle zwei Stunde eintröpfeln lassen.

Ist die Blutergiefsung in die Bindehaut oder die vordere Augenkammer sehr beträchtlich, so mufs man das Blut durch einen Einschnitt zu entleeren suchen.

Zweitens gehören zu den dynamisch mechanisch wirkenden Schädlichkeiten Körper, die in das Auge fallen, und entweder nur durch Druck und Reibung nachtheilig einwirken, oder tiefer eindringen, die Augenhäute verletzen, in ihnen stecken bleiben, ja dieselben durchdringend, bis zu der Regenbogenhaut, dem Cilienkörper und der Krystalllinse gelangen. Hierher gehören Staub, Sand, Haare, Holzsplitter, Metallsplitter, Insecten, Insectenstacheln. Die fremden Körper, welche zwischen die Augenlider und den Augapfel dringen, können aber auch zugleich dynamisch chemisch oder rein dynamisch-chemisch einwirken. Zu jenen gehören, glühende Kohlen, glühende Metallsplitter, ungelöschter Kalk, Schnupftaback u. s. w., zu diesen Mineralsäuren, heifses Wasser, Auflösungen von Salzen und dgl. Die Folgen solcher Verletzungen sind nach der Schärfe des eingedrungenen Körpers, und dem Grade der Reizung und Durchdringung der Theile des Auges, mehr oder weniger heftigem Druck, Jucken, Brennen, krampfhafte Zusammenziehung der Augenlider, Thränenflufs, wird der emde Körper nicht bald entfernt, Entzündung der Bindehaut (Taraxis s. Ophthalmia angularis), oder tiefer liegender Theile des Auges. Wenn die fremden Körper klein sind, sich hinter den Augenlidern verstecken oder in die Augenhöhle tief eintreten, so sind sie zuweilen schwer zu entdecken, bleiben Wochen, ja Jahre lang in dem Auge liegen, und geben die lange verborgene Ursache zu hartnäkkigen Augenentzündungen. Doch werden auch viele fremde Körper durch eine wohlthätige Naturhülfe, durch starken Zuflufs der Thränen oder durch Eiterung, auch wohl durch allmählige Auflösung in der Thränenfeuchtigkeit, aus dem Auge entfernt.

Ein so geringfügiger Zufall auch das Eindringen eines fremden Körpers zwischen die Augenlider gemeiniglich zu seyn pflegt, so gefährlich kann doch auch eine solche Verletzung werden, wenn dieselbe tiefer eindringt, innere Theile des Auges verletzt, das Auge stark quetscht, erschüttert oder zugleich chemisch zerstörende Wirkungen äussert. Heftige Entzündungen, Iritis, Eiterung, Verdunkelung der Krystalllinse oder ihrer Kapsel, Flecken der Hornhaut, Staphyloma, Ausfliefsen des Glaskörpers und Amaurosis können die Folgen seyn. — Es ist gefährlicher, wenn die fremden Körper die Sclerotica, als wenn sie die Hornhaut durchdringen, weil sie die Gefäfs- und Nervenhaut dann leichter verletzen. Es ist daher bei der Untersuchung entzündeter Augen immer nothwendig, auf das Sorgfältigste nachzuforschen, ob nicht fremde Körper in denselben verborgen liegen.

Sind Eisensplitter in die Hornhaut eingekeilt, so erkennt man sie gemeiniglich leicht zwischen dem weifslichen Rand, welcher sie umgiebt, oder sie verkalken auf ihrer Oberfläche und färben die zunächst gelegenen Hautlamellchen gelblich. Die schleunige Entfernung der fremden Körper ist die Hauptanzeige, welche nach der verschiedenen Art und dem Sitze jener, auf verschiedene Weise zu erfüllen ist.

Liegen die fremden Körper nur oberflächlich auf der Bindehaut, so erfordert die, schon durch den Thränenflufs eingeleitete Herausschaffung derselben, meistens nur eine geringe Nachhülfe. Der Kranke streiche auf die Augenlider immer in gleicher Richtung, von dem äufseren gegen den inneren Augenwinkel zu, so wird der fremde Körper gegen diesen hingespühlt, und man kann ihn mit einem Leinentuch oder kleinem Schwamme wegnehmen. Oder man sucht die Augenlider von dem Augapfel abzuziehen, so dafs die Thränen den fremden Körper leichter gegen den innern Augenwinkel hinführen können. Reichen diese Handgriffe nicht hin, so sucht man die fremden Körper mit Hülfe eines Pinsels, den man auch mit Milch, Oel oder einer anderen milden Fettigkeit bestreichen kann, die Einspritzungen von Wasser, oder einer feinen Pincette herauszuschaffen. Sollten diese Körper aber fester sitzen, oder eingekeilt seyn, so bedient man sich einer stumpfen, platten, silbernen Sonde oder Spatels, einer Staarnadel, der *Beer*'schen Lanze oder des von mir angegebenen Instrumentes (Progr. de novo instrumento ad corpora aliena oculorum bulbi superficiei infixa tollenda. Vitebergae. 1803.), welches besonders bei krampfhafter Zusammenziehung der Augenlider und furchtsamen Kranken zu empfehlen seyn dürfte. Hat man diese Instrumente nicht gleich zur Hand, so kommt man in manchen Fällen auch mit einem Zahnstocher oder Federkiel, den man in Form eines Zahnstochers schneidet, zum Zwecke. Sind diese Instrumente anzuwenden, so mufs sich der Kranke auf einen Stuhl mit hoher Lehne setzen, ein Gehülfe fixirt den Kopf und zieht das obere Augenlid in die Höhe, was bei stärkerem Krampf mit dem *Richter*'schen Haken geschehen mufs; der Operateur zieht das untere Augenlid herunter, und drückt die Schneide (nicht die Spitze des Instrumentes) neben den fremden Körper ein, um ihn auf diese Weise herauszuheben. Auf ähnliche Art verfährt man, wenn ein Holzsplitter oder dergleichen mit der Pincette herauszuziehen ist; bisweilen mufs man aber mit einem Staarmesser zuerst einen kleinen Einschnitt machen, um den fremden Körper mehr blos zu legen und besser fassen zu können, wenn derselbe tief eingedrungen ist, die geschwollene Bindehaut sich über denselben erhebt, welcher früher noch hervorragte, abgebrochen seyn sollte. — Wenn ein fremder Körper, z. B. ein Metall- oder Holzsplitter so in der aufgelockerten Bindehaut steckt, dafs er mit derselben hin und her geschoben werden kann, so ist es zweckmäfsiger, die Bindehaut an dieser Stelle mit der

Pincette in die Höhe zu heben, um ein Stückchen derselben mit dem fremden Körper auszuschneiden. — Nur in geschichtlicher Beziehung führen wir noch an, dafs man auch Krebssteine und Perlen unter die Augenlider zu bringen empfohlen hat, um fremde Körper überhaupt, und den Magnet um Eisensplitter zu entfernen.

Bald nach Entfernung des mechanisch einwirkenden Körpers, läfst der Reiz gemeiniglich nach, der Thränenflufs ist gestillt, die gerötheten oder entzündeten Häute werden blasser und der Kranke fühlt sich sehr erleichtert, und in den meisten Fällen reicht kaltes Wasser und Abhaltung des Lichtreizes hin, um alle Beschwerden zu heben, oder man hat nur ein einfaches Augenwasser mit Bleizucker oder Bleiessig und warme, trockene Umschläge anzuwenden.

Bisweilen liegt aber der fremde Körper so verborgen, dafs man ihn, aller Mühe ungeachtet, nicht entdecken kann, oder der Krampf der Augenlider ist so heftig, dafs man deswegen beizukommen nicht im Stande ist; dann mufs man durch antiphlogistische Behandlung die Entzündung zuerst zu mäfsigen, und ist heftiger Krampf vorhanden, diesen durch kühle Breiumschläge von Semmel, Milch und Safran, oder einer Malvenabkockung mit Laudan. liquid. Sydenhami zu heben suchen.

Sind die rein dynamisch-chemisch einwirkenden fremden Stoffe nicht stark ätzend, so sind Einspritzungen von kaltem Wasser oder Milch, die man von dem äufseren gegen den inneren Augenwinkel zu macht, schon hinreichend, z. B. bei Salzwasser, schwache Lösungen des Aetzkalis. Sind die Einwirkungen stärker, oder liegen noch Theile des ätzenden Körpers fest unter den Augenlidern, dann mufs man sie durch einen in Oel getauchten Pinsel und ölige Einspritzungen entfernen, z. B. concentrirte Mineralsäuren, ungelöschten Kalk, Phosphor. Die durch diese drei Stoffe verursachten Verletzungen machen sehr heftige Schmerzen und Entzündung, das Bindehautblättchen der Hornhaut wird getrübt, schuppt sich ab und in den meisten Fällen bleibt eine unheilbare Trübung der Hornhaut zurück. Sind diese fremden Körper entfernt, so mufs man das Auge noch anhaltend mit lauem Wasser oder lauer Milch baden, bisweilen einige Tropfen eines milden Oeles einfallen lassen, und später ein bleihaltiges Augenwasser mit Opiumtinctur anwenden.

Verbrennungen anderer Art treffen den Augapfel selten allein, sondern gemeiniglich mit den Augenlidern zugleich. Sollten sie durch glühende Kohlen, heifses Wasser, Fett, Oel u. dgl. entstanden seyn, so hat man sogleich Umschläge von kaltem Wasser zu machen, oder das Auge in diesem zu baden; später setzt man dem Wasser Bleizucker oder Bleiessig zu; auch ist ein kräftiges antiphlogistisches Heilverfahren, wie bei den Augenentzündungen gelehrt wird, anzuwenden. — Haben sich Blasen an der Bindehaut, auf der Sclerotica gebildet, so kann man sie der Natur überlassen; anders verhält es sich, wenn sie auf der Hornhaut ihren Sitz haben; hier mufs man sie zeitig mit einer Staarnadel, einem Staarmesser oder dem von mir oben empfohlenen Instrumente öffnen. Darauf wendet man ein schleimiges Augenwasser mit einem schwachen Zusatz von Opiumtinctur an; sollte eine Trübung der Hornhaut zurück bleiben, so wird dieselbe durch die Opiumtinctur oder Präcipitatsalbe bald beseitigt werden können.

Chirurgische Operationen machen bei mehrern Krankheiten Stich- und Schnittwunden der Hornhaut und der Sclerotica nöthig; übrigens kommen sie selten allein, ohne gleichzeitige Verletzung der Augenlider vor. Ihre Gefährlichkeit richtet sich nach dem Umfange derselben, der gleichzeitigen Verletzung oder dem Verluste innerer Theile des Auges und der damit verbundenen Quetschung desselben. — Je schärfer das Instrument war, mit welchem die Verlezzung beigebracht wurde, je weniger Quetschung damit verbunden war, je entfernter von dem Mittelpunkte der Hornhaut sie ihren Sitz hat, desto besser ist die Prognose bei der einfachen nur die Bindehaut mit der Hornhaut und Sclerotica durchdringenden Wunden. Die Vorhersage bei gleichzeitiger Verletzung innerer Theile, so wie die Hülfsleistungen bei denselben, werden sich aus dem Folgenden ergeben.

Bei einfachen Wunden der Bindehaut, Hornhaut und der Sclerotica, hat man nur die Augenlider mit einigen, zwei bis drei schmalen Streifen Heftpflaster zu schliefsen, dem Kranken Ruhe, den Aufenthalt in einem dunklen Zimmer, eine magere Diät zu empfehlen, und bei vollblütigen Personen, wo heftigere Entzündung zu fürchten ist, den antiphlogistischen Heilplan anzuwenden. — Die bei Hornhautwunden ausgeflossene wässerige Feuchtigkeit, ersetzt sich bald wieder. Sollte die Regenbogenhaut vorgefallen seyn, so streicht man auf den geschlossenen Augenlidern mit den Fingern gelinde hin und her, wodurch ein Zurückziehen der Iris erfolgt. Das Bestreichen des vorgefallenen Theiles der Iris mit Opiumtinctur, wie überhaupt das Einstreichen dieses Mittels, ist bei einer traumatischen Ophthalmie, in der ersten Periode wenigstens, nicht passend; erst in der späteren Periode, wenn die entzündliche Reaction beseitigt, und ein atonischer oder auch erhöht sensibler Zustand zurückgeblieben ist, sind Opiate, aromatische Mittel und trockene Wärme nützlich. Die Wunden der Hornhaut und der Sclerotica heilen ohne oder mit Eiterung. Tritt diese ein, so schwellen die Wundränder mehr an, als wenn die Wunde durch die erste Vereinigung heilt, und man sieht längs derselben einen Streifen eiterartiger Flüssigkeit deutlich; sonach ist die Narbe leichter bemerkbar, die, wenn sie vor der Pupille liegt, das Sehen immer mehr oder weniger hindert und nicht beseitigt werden kann.

Quetschungen, welche den ganzen Augapfel treffen, können auch auf die Iris quetschend Einwirkung und Blutunterlaufungen in derselben verursachen, die man an den rothen oder bläulichen Flecken in derselben leicht erkennt. Gesellt sich Entzündung nicht hinzu, so werden diese Blutergiefsungen durch die Anwendung von kaltem Wasser, und später von aromatischen Kräuterkifschen oder Augenwassern mit Opiumtinctur bald zertheilt.

Stich- und Schnittwunden der Iris und des hinter ihr liegenden, oft mit getroffenen Ciliarkörpers, haben eine, zuweilen ziemlich beträchtliche Blutung zur Folge. Ist die Hornhautwunde von hinlänglicher Gröfse, so fliefst das Blut aus; ist dieses aber nicht der Fall, so mufs man die Resorption desselben durch kalte Umschläge, oder sollte der Kranke diese, wegen gichtischer oder rheumatischer Disposition nicht vertragen, durch gewärmte Leinwandcompressen, und reicht dieses nicht hin, so wie die erste Periode der entzündlichen Reizung vorüber ist, durch eine Malvenabkochung mit der Tinct. Opii crocata, oder einen mit halb Wein halb Wasser bereiteten Aufgufs aromatischer Kräuter, zu befördern suchen.

Sollte die Blutung fortdauern, das Blut sich reichlich ansammeln, die Hornhaut nach vorwärts drängen, Schmerz und heftige Reizung verursachen, dann mufs man die Hornhaut an ihrem untern Rande einschneiden, um dem Blute einen Ausgang zu eröffnen.

Stich- und Schnittwunden in der Mitte der Iris, und ohne Substanzverlust, heilen gemeiniglich bald, und man hat nur die Entzündung gehörig zu berücksichtigen, die bei Stichwunden und Quetschungen des Pupillenrandes vorzüglich heftig zu seyn pflegt. Ist die Iris von diesem Rande aus nach auswärts eingeschnitten, so wird die Zusammenheilung der Wundränder selten erfolgen. — Die Lostrennung der Iris von dem Ciliarligamente, hat die Bildung einer, selbst einiger nicht normalen Pupillen, immer zur Folge, die, wenn sie nicht grofs genug sind, was meistens der Fall ist, die natürliche Pupille aber doch zu weit verengert seyn sollte, und der übrige Zustand des Auges es gestattet, erweitert werden müssen.

Die Verletzung des Ciliarkörpers giebt sich gemeiniglich durch Uebelkeit, Erbrechen und oft auch durch Schwäche des Gesichts zu erkennen, und erfordert so wie die Verletzung der Iris, einen streng antiphlogistischen Heilplan.

Die Krystalllinse und ihre Kapsel können durch Stich- und Schnittwunden verletzt werden; aber auch durch eine heftige Quetschung des Augapfels kann die Kapsel der Krystalllinse zerreifsen und diese vorfallen; die unausbleibliche Folge dieser Verletzungen ist Verdunklung der genannten Gebilde, die aber nach der Art der Umänderung und der Lage der verdunkelten Theile, von verschiedener Beschaffenheit seyn kann.

Trifft eine leichte Stich- oder Schnittwunde die Krystalllinse und ihre Kapsel (selten wohl wird diese allein getroffen werden), oder wird bei einer Quetschung des Augapfels nur eine geringe Trennung der Kapsel und der Linse bewirkt,

bewirkt, so bleiben die verdunkelten Theile in ihrer Lage, und Resorption findet nur selten und langsam Statt; die Operation wird hier immer das zweckmäfsigste Hülfsmittel seyn. Wurde die Kapsel so weit getrennt, dafs sie nur an einzelnen Stellen der Hyaloidea hängen bleibt, so bildet sich der Zitterstaar (Cataracta tremula). Ist die Linse aber mit ihrer Kapsel ganz getrennt worden, oder aus dieser nach einer Zerreifsung herausgetreten, so bildet sich der Schwimmstaar (Cataracta natatilis), worüber der Artikel: Cataracta nachzusehen ist.

Fällt die Linse bei oder bald nach der Verletzung in die vordere Augenkammer, so kann man die Resorption derselben der Natur überlassen, oder dieselbe durch einen Hornhautschnitt ausziehen. Jenes kann man erwarten, wenn der Kranke das mittlere Alter noch nicht überschritten hat, übrigens gesund ist, und der Druck der Linse heftige Entzündung nicht bewirkte. Bei entgegengesetzten Verhältnissen wird es gewifs rathsamer seyn, die Linse zu entfernen. Denn man kann nie mit Gewifsheit voraussehen, ob die Linse nicht durch Exsudationen plastischer Lymphe angeheftet wird, wodurch die späteren Extractionsversuche mifslingen, und nur in einzelnen, seltenen Fällen noch nach längerer Zeit Resorption der Linse und der Exsudationen erfolgt ist.

Dafs Stichwunden der Choroidea, Retina und des Glaskörpers, ja selbst gröfsere Verletzungen dieses letzteren, ohne Nachtheil seyn können, beweisen die Staaroperationen. Es kann selbst ein Theil des Glaskörpers verloren gehen, ohne dafs Blindheit erfolgt, wenn nur die verlorene Quantität nicht zu beträchtlich ist, wie Einige annehmen, die Hälfte nicht übersteigt, vorzüglich aber, wie *Benedict* ganz richtig bemerkt, der Verlust die den Cilien zunächst gelegenen Theil nicht trifft, weil sich die Nervenhaut, so wie sie ihre Unterstützung durch den Glaskörper verloren hat, faltenartig zusammensinken, und dadurch nothwendig mehr oder minder vollständige Störung ihrer Verrichtung herbeigeführt werden mufs. Die Masse des verlorengegangenen Glaskörpers, wird zwar nicht durch das ursprüngliche Gebilde, aber doch durch die wässerige Feuchtigkeit vollständig wieder ersetzt, ohne dafs die Sehkraft bedeutend leidet.

Gröfsere Wunden der Netzhaut, besonders durch Erschütterungen und Quetschungen derselben, durch einen Schlag, Hieb, Druck, sind aber mit heftigen Schmerzen, Verengerung, Verziehung, Unbeweglichkeit der Pupille, Abnahme des Gesichtes und oft auch gänzlichen Blindheit verbunden. Dafs aber doch selbst bei beträchtlichen Wunden der Sclerotica, Choroidea und Retina, mit Verlust eines Theils des Glaskörpers verbunden, die gänzlich vernichtete Lichtempfindung nach der Heilung wieder hergestellt werden kann, beweiset ein lehrreicher Fall den *Benedict* (Handbuch der praktischen Augenheilk. I. Bd. S. 160.) anführt.

Durch starke Quetschungen die den ganzen Augapfel durch einen Stofs, Schlag, Fall oder einen Schufs treffen, können mehrere der eben erwähnten Verletzungen gleichzeitig bewirkt werden, man sieht unter solchen Einwirkungen Zerreifsungen mehrerer Häute des Auges, Blutergiessungen, Vorfall der Linse und des Glaskörpers, Vorfall des ganzen Augapfels und gänzliche Zerquetschung desselben, mit Ausflufs aller wässerigen und gallertartigen Theile. Die Vorhersage richtet sich nach der Wichtigkeit und Ausdehnung der verletzten einzelnen Theile zusammengenommen, von denen wir schon oben gesprochen haben.

Die Behandlung ist bei allen diesen Verletzungen in der ersten Periode dieselbe; nach dem Grade der Verletzung genügt nämlich entweder nur der äufserlich antiphlogistische Heilplan, oder er ist zugleich auch innerlich anzuwenden. Umschläge von kaltem Wasser, später mit Bleizucker oder Bleiextract; reichen diese nicht hin die Entzündung zu mäfsigen, örtliche und allgemeine Blutentziehungen, Salpeter, Mandelölemulsionen mit bitterem Mandelwasser, Abführungsmittel. — Bei Blutergiefsungen und Verletzungen der Retina, wird man in der zweiten Periode, wenn die entzündliche Reizung beseitigt ist, trockne Wärme, aromatische Kräuterkifschen; kann die Constitution des Kranken feuchte Augenmittel vertragen, aromatische Augenwasser mit Opiumtinctur, oder weinige Aufgüsse aromatischer Kräuter zu Umschlägen, Dämpfe von einem Aufgufs der

Arnica, geistige Eeinreibungen, innerlich Arnica, Senega, Valeriana anzuwenden haben.

Schüsse aus Gewehren, die nur mit Pulver allein oder Schrooten geladen sind, beim Sprengen von Steinen, beim Abbrennen von Feuerwerken, können Verbrennungen oder Quetschungen des Auges verursachen, bei denen doch noch Erhaltung des Auges möglich ist, und die nach den oben angegebenen Regeln zu beurtheilen sind. Haben aber Kugeln das Auge getroffen, durch Zerreifsung benachbarter Theile desselben aus der Augenhöhle herausgedrängt, oder sind Schroote in den Augapfel selbst eingedrungen, dann geht in den meisten Fällen das Gesicht verloren, selbst schon nach Schüssen die nur die Augenlider verletzen und das Auge, ohne sichtliche Verletzung, oder nur geringfügige Blutergiefsungen bewirkten, hat man öfter unheilbare Blindheit entstehen sehen, weil der Sehnerv und seine Ausbreitung, die Netzhaut tiefer eingreifende Störungen erlitten haben. — Sollte durch eine, in die Augenhöhle eingedrungene Kugel der Augapfel aus seiner Lage gedrängt worden seyn, so mufs man ihn so schnell als möglich wieder zurückbringen, wenn nur noch einige Hoffnung ist denselben zu erhalten. Im Uebrigen sind die Schufswunden in dieser Gegend, nach den allgemeinen Regeln die für diese Art der Verletzungen gelten, zu behandeln; in den meisten Fällen wird aber die Vorhersage bei diesen Wunden, die ein so zartes Organ zugleich verbrennen, quetschen, erschüttern und mehr oder weniger Zerreifsungen in demselben bewirken können, sehr mifslich seyn; Cataracte, Verwachsungen der Iris, lymphatische Concremente, Amaurose werden häufig als Nachkrankheiten erscheinen.

Litteratur.

Beer's Lehre von den Augenkrankh. Wien. 1813. 1. Bd. S. 90. u. 233.
Benedict's Handbuch der prakt. Augenheilk. Leipzig. 1822. S. 117.
Ophthalmologische Bibliothek von *Himly* und *Schmidt*. II. Bd. S. 72.
Ueber die Verwundung des Linsensystems, von *F. Dietrich*. Tübing. 1824.
De corp. alienis oculo illapsis. Diss. inaug. auct. *L. Rüdorff*. Berol. 1826.
v. Gräfe's und *v. Walther's* Journ. der Chir. u. Augenh. Berl. 1829. Bd. XIII. pag. 404.

S — r.

AUGENVORFALL, der, (*Prolapsus oculi*, *Exophthalmos*) entsteht nach den bisherigen Erfahrungen theils durch Verletzungen und eine dadurch bedingte Erschlaffung der Augenmuskeln, theils in Folge von Aftergebilden in der Tiefe der Augenhöhle, theils durch Abscesse der letzteren, theils endlich hat man auch, wie wohl mit Unrecht, das Hervortreten des Augapfels bei manchen Gattungen der Ophthalmie zu den Vorfällen des Auges gezählt.

Die erste Abart des Exophthalmos, welche die unmittelbare Folge einer grofsen Verletzung und Erschütterung der Augenhöhle und der in derselben befindlichen Muskeln ist, zeichnet sich durch einen argen Grad des Hervortretens des Augapfels aus. Sämmtliche Muskeln der Augenhöhle sind hier unthätig geworden, und der Bulbus senkt sich, während die Bindehaut durch sein Gewicht bedeutend ausgedehnt wird, zwischen den Augenlidern, oft bis auf den Jochbogen herab, ohne dafs dabei die innere Struktur des Auges im mindesten verletzt wird. Die etwas gebogene oder vielmehr gewundene Form des Sehnerven in der Augenhöhle, begünstigt um so mehr dieses Herabsinken des seiner Haltung beraubten Bulbus. Das Auge sieht dann freilich, bei dieser Ausdehnung und Spannung des Sehnerven, nicht mehr, indessen hat die Erfahrung gelehrt, dafs, sobald die Muskeln des Bulbus wiederum ihre vorige Kraft erlangen und den Augapfel in die Augenhöhle wieder zurückziehen, bei sonst unverletztem Zustande des Nerven, das Gesicht von selbst und ohne Hülfe der Kunst zurückzukehren anfängt. Nur eine lange Zeit dauernder Vorfall, und der Mangel aller chirurgischen Hülfe, dürfte bei fortgesetzter Ausdehnung des Sehnerven, allmählich eine Lähmung desselben und dadurch amaurotische Blindheit veranlassen.

Die Behandlung dieses Zustandes wird, so bald nur gleichzeitig die Verletzung der Augenhöhle keinen weiteren bleibenden Nachtheil veranlafst hat, und gehörig berücksichtigt werden konnte, auch die bei Verletzungen dieser Art nöthigen antiphlogistischen Mittel ihre Anwendung finden, keiner besonderen Schwierigkeit unterworfen seyn. Der vorgefallene Augapfel wird möglichst vorsichtig in die Höhe gehoben und zurückgedrängt, der Rand beider Augenlider, so viel es der Vorfall selbst gestattet, über den Bulbus gezogen, durch Streifen englischen Heftpflasters befestigt, und das Ganze nachher durch eine Compresse und den Monoculus zusammengehalten. Dieser Verband unterstützt unmittelbar die Augenmuskeln, welche bei dieser Behandlung nach und nach ihre vorige Thätigkeit wieder erlangen, und nach einigen Tagen die fernere Anlegung des Verbandes unnöthig machen. Einige spirituöse Einreibungen in der Stirne und Schläfengegend, welche nach gänzlich getilgter Entzündung anzuordnen sind, werden dann die Behandlung beschliefsen.

Einen viel ernsthafteren Charakter zeigt dagegen der Vorfall des Bulbus, welcher durch organische Fehler und durch Afterbildungen in der Tiefe der Augenhöhle, durch Hydatiden der Thränendrüse, durch Balggeschwülste in der Orbita, durch einen Scirrhus in der letzteren, durch Exostosen, Osteosteatome der knöchernen Wände der Augenhöhle u. s. w. bedingt worden ist. Nur die chronisch entstandene Hydatis, so wie irgend eine andere Sackgeschwulst dieser Theile, kann, sobald sie zeitig eröffnet wird, und jedes tiefer liegende Leiden des Sehnerven und des Gehirns fehlt, eine günstige Prognose gestatten. Sobald der Sack geöffnet und durch die Eiterung zerstört worden ist, zieht sich der Augapfel allmählich in seine vorige Stellung zurück, und Ref. hat nach der Entfernung jener Ursachen des Exophthalmos, auch das Gesicht vollständig zurückkehren sehen. — Sarcoma und Scirrhen der Augenhöhle gestatten selten einen günstigen Ausgang. Sobald sie einen Vorfall des Auges verursachen, ist gewöhnlich ihre Lage so tief und hinter dem Bulbus verborgen, dafs sie dem chirurgischen Messer vollkommen unerreichbar bleiben. Aufserdem sind sie fast immer von sehr verdächtiger Beschaffenheit, breiten sich in kurzem weiter aus und der Augapfel beginnt mit ihnen zu verwachsen und ebenfalls scirrhös zu werden. Man hat zwar für diesen Fall die Ausrottung des Bulbus vorgeschlagen. Allein sehr selten sind in diesem Zustande diejenigen Bedingungen vorhanden, welche die Ausrottung des Bulbus mit günstigem Erfolge zu verrichten gestatten, und insofern hat also wohl *Beer* vollkommen recht, wenn er diese Abart des Exophthalmos, für eine *noli me tangere* erklärt. — Die durch Knochengeschwülste der Augenhöhle bedingten Vorfälle endlich, gehören ebenfalls zu den gänzlich unheilbaren Gattungen der Krankheit. Ref. hat beobachtet, dafs in diesem letztern Zustande der Bulbus sehr bald in Atrophie verfällt, zuletzt gänzlich verschwindet, so dafs dann die Vorderfläche der Knochengeschwulst von der Bindehaut allein bedeckt ist.

Die während der Entzündung entstehenden Hervorragungen des Auges aufserhalb der Ränder der Augenhöhle, welche man auch mit dem Namen der Exophthalmie zu belegen pflegt, müssen ebenfalls unter den Vorfällen des Auges aufgezählt werden. Sie kommen bei den Vereiterungen und Entzündungen der Augenhöhle zum Vorschein, verschwinden indessen sehr bald, sobald der Abscefs der Augenhöhle möglichst schnell eröffnet werden konnte. — Noch rechnet man hierher jene Fälle von allgemeiner Entzündung des Augapfels (Ophthalmitis), bei denen der Augapfel bedeutend anschwillt und wo mithin die Vorderfläche desselben sich mehr oder minder aufserhalb der Orbita vordrängt. Indessen scheint dieser Zustand eben so wenig den Vorfällen des Auges anzugehören, als wie die Geschwulst des Bulbus bei der Augenwassersucht, da in beiden Fällen kein eigentlicher Vorfall, kein Hervortreten des Bulbus aus der Augenhöhle, sondern mehr eine allgemeine Anschwellung desselben nach allen Seiten hin statt findet.

B — ct.

AUGENWANNE. S. Augenbad.

AUGENWASSER. Unter dieser Benennung versteht man eine tropfbarflüfsige Arznei, die auf das Auge gebracht wird, um Krankheiten desselben zu heben. Die Augenwasser werden auf eine doppelte Weise benutzt, als Einträufelungen und als Fomentationen.

1) Einträufelungen. Bei diesen werden die Augenwasser mit der gesammten Bindehaut des Auges in Berührung gesetzt, und zwar geschieht dies entweder mittelst eines Tröpfelgläschens, oder eines kleinen Löffels, oder mittelst eines ganz saubern Schwammes, den man in die Flüssigkeit taucht und auf das geöffnete Auge in entsprechender Richtung zusammendrückt, damit er die erforderliche Menge Feuchtigkeit von sich giebt. Auch mit einem Federkiel kann das Eintröpfeln des Augenwassers geschehen. Man

schneidet nämlich den Federkiel oben und unten ab, und taucht das so erhaltene Röhrchen mit dem einen Ende in die Flüfsigkeit, dafs es einige Tropfen davon aufnimmt. Ist dies geschehen, so schliefst man das obere Ende desselben mit der Spitze des Zeigefingers und bringt es über den innern Augenwinkel, wo man dann den aufgedrückten Finger wegzieht, damit ein Tropfen auf die Bindehaut fällt.

Während der Einträufelung mufs der Patient liegen, oder mit zurückgebeugtem Kopf sitzen, damit der Tropfen unmittelbar auf die Bindehaut des Auges gelangt, und sich daselbst gleichförmig verbreiten kann. Die Augenlider zieht man hierbei etwas von einander, besonders am innern Winkel, und fixirt beide hinreichend, damit sie nicht eher zusammenschlagen, als bis der Tropfen eingefallen ist.

Kinder, die an Photophobie leiden oder unruhig sind, ziehen die Augenlider so fest und krampfhaft zusammen, dafs man das Oeffnen derselben mit einer mäfsigen Kraft nicht zu Stande bringen kann, und wendet man sie stärker an, so erfolgt eine Umkehrung des Augenlides. Unter diesen Umständen läfst man den Kopf des Kindes von einem Gehülfen zurückgebeugt und etwas nach der Seite des innern Augenwinkels hingeneigt halten, und schüttet nun bei geschlossenen Augenlidern eine geringe Menge von der Flüssigkeit auf den innern Augenwinkel. Hierauf taucht man die Fingerspitze in diesen kleinen See, und befeuchtet damit die Augenwimpern, um den Rand der Augenlider empfänglich für die Annahme des feuchten Mittels zu machen. Ist auch dies geschehen, so zieht man die Augenlider am innern Winkel etwas auseinander, wo alsdann die darüberstehende Flüssigkeit eindringt. Bei den Einträufelungen lasse man den Tropfen nie aus der Höhe auf die Bindehaut fallen, weil dies nachtheilig auf das Auge wirkt.

Augenwasser, die wir zum Einträufeln anwenden, dürfen nicht kalt seyn, sie müssen daher, besonders im Winter, vor ihrem Gebrauch in einem Gefäfs mit heifsem Wasser etwas erwärmt werden. Zusammengesetzte Augenwässer müssen ganz klar seyn, und man lasse daraus durch Coliren allen Niederschlag entfernen. Bei Abkochungen von Arzeneien die Harz enthalten, geschehe die Colatur immer erst nach vorhergegangener Abkühlung des Mittels, damit die resinösen Bestandtheile, die nur im höheren Hitzgrade auflöslich bleiben, im Filtro abgeschieden werden.

Nach jeder Einträufelung lasse man das Auge einige Minuten schliefsen, damit die Verbreitung der Flüssigkeit gleichförmig geschehe, und der Einfall des Lichts auf das gereizte Organ nicht zu heftig einwirke.

2) Die Anwendung der flüssigen Augenmittel als Umschläge, Fomentationen.

Bei diesen werden die Augenwässer mit der Oberfläche der Augenlider in anhaltender Berührung gebracht. Die Anwendung der feuchten Umschläge geschieht vermittelst kleiner Compressen aus feiner vier- bis sechsfach zusammengelegter Leinewand gemacht, die so grofs seyn müssen, dafs sie bis über den Orbitalrand reichen.

Während der Anwendung der Fomentationen läfst man den Patienten auf das Bett legen, oder mit zurückgebeugtem Kopf auf einen Lehnstuhl sitzen. Will der Kranke sich aber bei ihrem Gebrauch bewegen, so müssen die Compressen mittelst eines Bandes an der Stirn befestigt, aber nicht auf die Augen fest gebunden werden. Die feuchten Umschläge werden entweder lauwarm oder kalt gemacht; im ersteren Fall setze man die Tasse, in welcher sich die Flüssigkeit zum Umschlage befindet, in eine Schüfsel heifsen Wassers, oder in einen Beutel, der mit heifsem Sand angefüllt ist; im letztern Fall setzt man die Tasse in einen Topf kalten Wassers.

Bei den kalten sowohl als bei den warmen Fomentationen erneuert der Patient die Compresse so oft, als es der Temperaturwechsel der früher aufgelegten erfordert. In der Nacht setze man die Fomentationen aus, weil sie dann nicht sorgfältig genug geschehen, und dadurch mehr schaden als nützen.

Die nassen Umschläge dürfen nicht zu anhaltend hintereinander gemacht werden, es entstehen sonst leicht Augenliderentzündungen und Schmerzen; daher wechsele man mit ihnen in nicht dringenden Fällen von sechs zu sechs Stunden.

Nach jedem Aufhören mit den Fomentationen trockne

man die Augenlider sorgfältig mit weicher und warmer Leinewand ab, sonst erfolgt leicht durch die Verdunstung der auf der Haut zurückgebliebenen Feuchtigkeit Rheumatismus der Augenlider.

Zuweilen trifft man auch Patienten an, die durchaus keine feuchte Umschläge vertragen; meistens liegt in diesen Fällen eine rheumatisch-arthritische Disposition zu Grunde.

Folgende Vorschriften enthalten die gebräuchlichsten Augenwässer:

Rec. Mucilag. semin. Cydonior., Mucilag. semin. Psylli āā ℥j, Aq. Rosar. ℥ij. M. D. S. Gegen Augenentzündungen im Stadio ihrer Rohheit. *Reil.* — *Rec.* Mucilag. Gumm. Arabic. ʒij, Aq. Rosar. ℥iv, Laudan. liquid. Sydenham. gtt. x. M. D. S. Augenwasser. Gegen leichte Augenentzündungen, gegen Staub oder chemische zu den Augen gelangte Schärfen. *Beer.* — *Rec.* Flor. Malvae pug. j, coq. per v minut. in aq. fontan. ℥iv, Colat. adde, Spirit. vini camphorat. gtt. vj. M. D. S. Als Umschlag gegen das Eiterauge, gegen krampfhafte Zustände der Iris und der Augenlider. *Janin.* — *Rec.* Mucilag. semin. Cydonior. ℥ß, Aq. Flor. sambuc., Aq. Rosar. āā ℥ij, Sachar. saturn. gr. iij, Tinct. opii simplic. M. D. S. Kühlendes Augenwasser. Gegen Augenentzündung im Eiterungsstadio. *Stark.* — *Rec.* Camphor. ℈ij, Sal. Tartar. dep. ʒj, tritis per dimidiam horam, adde sensim, Aq. destillat. Chelidon. major. ℥ß. M. D. S. Aqua camphorata. Gegen Schwäche, Schmerz und Entzündung des Auges, *St. Yves.* — *Rec.* Camphor., Croc. Oriental. āā ʒß, Aloes hepatic., Sarcocoll. āā ʒj, bulliant. in vase clauso cum Vin. Hispanic. et Aq. Rosar. āā ℥iv. M. D. S. Gegen Augenschwäche. *Lieutaud.* — *Rec.* Inf. flor. Lavendulae q. p. S. Zu Umschlägen gegen Hypopium. *Woolhouse.* — *Rec.* Flor. Chamomill. ℥j, Flor. Arnic. ℥ß, infund. c. s. aquae ad Colatur. ℥xii. D. S. Lauwarm umzuschlagen, gegen hysterische Verschliefsung der Augenlider. *v. Gräfe.* — *Rec.* Aq. Rutae, Aq. Rosar. āā ℥ij, Tinct. Myrrh. aquos. ʒij, Muc. semin. Cydonior. ℥ß. M. D. S. Fleifsig mit Compressen auf die Augen zu legen, gegen Entzündungen derselben. *Stark.* — *Rec.* Spirit. vini ℥j, Aq. fontan. ℥vij. M. D. S. Lauwarm mit Compressen gegen traumatische Augenentzündung zu gebrauchen. *Le Febure.* — *Rec.* Fol. Roris Marin. Pug. j, infund. fervid. per horam quadrantem cum vini rubr. et aq. fontan. aa ℥ij. Colat. S. Zur Bähung der Augen gegen Schwäche derselben und gegen traumatische Augenentzündung. *Beer.* — *Rec.* Sal. volatil. oleos. ʒj, Aq. Regin. Hungar. ℥j, Aquae Foenicul. ℥iv. M. D. S. Augenwasser gegen asthenische Augenentzündung. *Reil.* — *Rec.* Flor. Chamomill., Flor. Sambuc., Flor. Melilot., Herbae Violar. aa Pug. j, inf. c. aq. fervid. libr. ij, Colat. adde, Acet. Saturn. gtt. xii, Spirit. vini camphorat. gtt. xii. M. D. S. Augenwasser gegen traumatische und gegen trockene Augenentzündung. *Le Febure.* — *Rec.* Vini Rhenani, Aq. Rosar., Aq. Plantagin. aa ℥iij, Tut. praeparat. ʒij, Myrrh. elect. ʒiß, coq. ad tert. part. consumption. sub finem coctionis adde, Virid. Aeris ℈j, Camphor. gr. viij in nodul. suspens., Colat. sine expressione. M. D. S. Stärkendes und zertheilendes Augenwasser. *Fr. Hoffmann.* — *Rec.* Extract. Aconit. ʒij, solv. in aquae flor. Chamomill. ℥vj. S. Gegen rheumatisch-arthritische Augenentzündungen, theils als Umschlag, theils als Einträufelung. *Loeffler.* — *Rec.* Fol. Belladon. ℥ij, diger. cum s. q. Aq. fervid. ad Colaturam ℥vij, adde, Aq. calc. viv. recent. parat. ℥vij, Pulv. mercur. dulcis ℈ij. D. S. Gegen heftige Blennorrhoen des Auges im Nachlafs des Schmerzes bei fortwährendem starken Ausflufs als Umschlag zu gebrauchen. *v. Graefe.* — *Rec.* Succ. Bignoniae ophthalmic. expr. q. v. S. In die Augen zu träufeln, gegen Entzündungen derselben. *Stark.* — *Rec.* Croc. Oriental. ℈j, infund. per tres horas cum aq. Rosar. ℥ß. Colat. D. S. Gegen gichtische Augenentzündungen. *Lieutaud.* — *Rec.* Tinct. Croc. ʒi — ʒiß, Mucilag. semin. Cydonior. ʒi — ʒiß, Aq. Rosar. ℥iij. M. D. S. Augenwasser. *Benedict.* — *Rec.* Infus. folior. digital. purpur. q. v. S. Umschlag gegen scrophulöse, gichtische und rheumatische Ophthalmien. *Arnemann.* — *Rec.* Extr. Hyoscyam. ʒj, solv. in aq. destillat. ℥j. D. S. Alle vier Stunden laulicht ins Auge zu tröpfeln, gegen Iritis. *Ad. Schmidt.* — *Rec.* Extract. opii aquos. gr. vj, solv. in Infuso flor. Sambuc. ℥vj, Mucilag. semin. Cydonior. ʒß. M. D. S. Gegen scrophulöse Ophthalmien. *Arnemann.* — *Rec.* Opii pur. gr. viij, Sachar. saturn. gr. v, solv. in aq. Rosar. ℥iv. D. S.

Gegen Augenlidkrampf der Kinder. *Conradi.* — *Rec.* Laudan. liquid. Sydenham. ℈j — ʒj, Mucilag. semin. Cydonior. ʒiß, Aq. Rosar. ℥iij. M. D. S. Umschläge gegen Augenentzündungen. *Benedict.* — *Rec.* Massae pilular. de Cynoglofs. ʒß, Aq. Rosar. ℥iv. M. D. S. Augenwasser gegen Chemosis mit heftigen Schmerzen. *Janin.* — *Rec.* Mass. pilular. de Cynoglofs. ʒj, Vin. rubr. ℥iv. M. D. S. Augenwasser gegen arthritische Schmerzen der Augen. *Janin.* — *Rec.* Tinctur. Stramon. ʒij, Aq. destillat. ℥iv. M. D. S. Kühl als Umschlag gegen krampfhafte Verschliefsung der Augenlider. *Hufeland.* — *Rec.* Cort. virid. siccar. Nuc. Jugland. ℥ß, coq. c. s. q. aquae ad Colatur. ℥iv. S. Gegen chronische Augenentzündung als Umschlag. *Tittmann.* — *Rec.* Flor. Arnic. ℥ij, Herb. Rutae ℥j, digere c. s. q. Aquae fervidae in vase clauso per horam ad Colatur. ℥xij. S. Umschlag gegen Commotionen, Contusionen und Blutaustretungen in der Augengegend. *v. Graefe.* — *Rec.* Herb. Pulsatill. nigricant. ʒiij, digere in vase clauso per horam unam cum s. q. Aquae ad Colatur. ℥iv, adde, Hydrargyr. muriatic. corrosiv. gr. j. M. D. S. Zum Eintröpfeln gegen Verdunkelungen der Hornhaut und angehender Cataract. *v. Graefe.* — *Rec.* Flor. Rosar. rubrar. ℥j, Flor. Granator. ʒj, Fol. Agrimon. manip. j, coq. in Vin. rubr. ad Colat. ℥viij. S. Aq. ophthalmica roborans. Gegen die Blepharophthalmie. *Boerhave.* — *Rec.* Infusi Herb. Salviae ʒiij, Spirit. vini ℥j. M. S. Stärkendes Augenwasser. *Reil.* — *Rec.* Cortic. Peruvian. ℥ij, Sal. ammoniac. ℥ß, coq. c. aq. font. s. q. ad Colatur. ℥viij, adde, Camphor. ℈ij, Spirit. vini rectificatiss. ℥j. M. S. Mit Compressen auf die Augen zu legen gegen den Brand der Augenlider. *Le Febure.* — *Rec.* Decoct. Salic. ex unc. sem. parat. ℥iv, Opii seu Alumin. crud. in parva quantitate q. necesse. S. Gegen einfache Augenentzündungen und gegen Ophthalmia neonatorum. *Arnemann.* — *Rec.* Aquae Plantaginis ℥iv, Album. ovi No. 1, concuss. adde, Alumin. crud. ʒj. M. S. Mit Compressen auf die Augen zu legen gegen Triefaugen und Thränenflufs. *Reil.* — *Rec.* Aquae Calcis. viv. recent. parat. q. v. S. Lauwarm mit Compressen auf die Augen zu legen gegen Entzündungen derselben. *Wintringham.* — *Rec.* Olei Tartar. p. deliquium ʒiß, Ol. Lilior. alb. ʒij, Aq. Rosar. ℥iß. M. S. Augenwasser gegen räudige Augenentzündungen. *Plenk.* — *Rec.* Borac., Sachar. alb. āā ʒj, Extract. Aloes aquos., Extract. Opii aquos. ana gr. xii, Aq. Rosar. ℥iv, M. S. Augenwasser gegen Verdunkelungen der Hornhaut. *Richter.* — *Rec.* Aquae Pyrmontanae ℥ij, Vin. rubr. generosi ℥j. M. S. Als Umschlag oder Waschmittel gegen atonische Zustände des Auges. *v. Graefe.* — *Rec.* Alumin. crud. ℈j, Aq. Rosar. ℥iv. M. S. Augenwasser gegen Auflockerungen der Augenhäute nach der Chemosis, wenn das entzündliche Stadium gänzlich vorüber ist. *Reil.* — *Rec.* Alumin. crud., Vitriol. alb. āā ℥ß, Aq. destillat. ℥xxxii, coq. usque ad solut. filtra. S. Augenwasser gegen Thränenfluſs und Röthe des Auges. *Reil.* — *Rec.* Alumin. crud. ℈ij, Vitell. ovi No. 1, Aq. Rosar. ℥iv, Spirit. flor. Anthos. ʒß. M. S. Augenwasser gegen eitrige Augenentzündungen der Neugebornen. *Beer.* — *Rec.* Sal. culinar. ℥j — ℥iv, solv. in aq. destillat. libr. j. S. Fomentation gegen asthenische Augenentzündungen. *Burdach.* — *Rec.* Lapid. divin. gr. x, Sal. ammoniac. gr. v, solv. in aq. destillat. ℥ij. S. Augenwasser gegen Ophthalmia rheumatica, bei kranken, schwächlichen, torpiden Subjecten. *Richter.* — *Rec.* Lapid. divin. gr. ij, solv. in aq. destillat. ℥ij. S. Morgens und Abends einige Tropfen ins Auge fallen zu lassen, wenn nach der Augenentzündung eine Erschlaffung der Conjunctiva corneae und daher rührende Trübheit derselben zurückbleibt. *Richter.* — *Rec.* Lapid. divini c. aerugin. parat. gr. ij, Aq. Rosar. ʒvij, Mucilag. semin. Cydonior. ʒj, Tinct. opii crocat. ʒß. M. Colat. S. Gegen asthenische Conjunctivitis und torpide Blennorrhoen des Auges. *v. Graefe.* — *Rec.* Mercur. gumm. ℥j, coq. c. lact. vaccin. libr. j. S. Mit Compressen auf die Augen zu legen. Gegen Ophthalmia gonorrhoica. *Richter.* — *Rec.* Merc. dulc. ℈j, Aq. rosar. ℥j, Aq. calcis vivae ℥iv, Extract. Hyoscyam. ʒß. M. S. Aqua ophthalmica nigra. Als Umschlag nach heftigen Blennorrhoen des Auges, wenn der Schmerz nachgelassen hat, der Ausfluſs noch fortdauert, und der Zustand noch frisch ist, als daſs andere Mittel vertragen werden könnten. *v. Graefe.* — *Rec.* Mercur. dulc. gr. iv, Gummi arabici ʒj, Aq. destillat. ℥iv. M. S. Augenwasser, gegen chronische Augenentzündungen, gegen Blennorrhoe

u. venerische Augengeschwüre. *Plenk.* — *Rec.* Merc. sublim. corrosiv. gr. ⅙, Laudan. liquid. Sydenham. ʒj, Aq. Rosar. ʒj. M. S. Aqua ophthalmica *Conradi*, gegen leichte Augenentzündungen. *Conradi.* — *Rec.* Hydrargyr. sublimat. corrosiv. gr. ¼, solv. in aq. Rosar. ℥j, adde Mucilag. semin. Cydonior. ʒij, Tinct. opii crocat. ℈ij. M. S. Aqua ophthalmica mercurialis. Gegen asthenische, feuchte Augenentzündungen, gegen chronische Blennorrhoeen in ihren spätern Stadien, gegen Augenlidjucken und Hornhautflecke. *v. Graefe.* — *Rec.* Aq. Rosar. ℥iv, Acet. litharg. gtt. xv, Spirit. flor. Anth. ʒß. M. S. Augenwasser beim Haasenauge der Alten, bei der Trockenheit der Augen und bei Augenentzündungen. *Beer.* — *Rec.* Aq. vegeto-mineral. Goulard. s. q. S. Mit Compressen aufs Auge zu legen, wenn bei der Augenentzündung sich Schmerz und Hitze gemindert, aber noch nicht verloren haben. *Richter.* — *Rec.* Extract. saturn., Spirit. vini camphorat. āā ʒij, Aq. Chamomill. ℥viij, Vitriol. alb. ʒj. M. S. Augenwasser gegen Epiphora und Lippitudo. *Selle.* — *Rec.* Extract. Saturn. ℥ß, Aq. Rosar. ℥iv, Lapid. divin. ʒiß, Spirit. vini rectificat. ʒij. M. S. Augenwasser, wenn das entzündete Auge sehr feucht ist. *Richter.* — *Rec.* Sachar. Saturn. gr. vi, Aq. Rosar. libr. sem. M. S. Gegen Augenentzündungen. *Plenk.* — *Rec.* Aq. fontan. destillat. ℥j, Tartar. emetic. gr. j. M. S. Einträufelung gegen Hornhautflecke. *Reil.* — *Rec.* Vitriol. alb. gr. xij, Aq. Rosar. ℥vi. M. S. Stärkendes Augenwasser. *Plenk.* — *Rec.* Vitriol. alb. gr. vi, Aq. Rosar. ℥iv. M. S. Augenwasser bei Geschwüren der Hornhaut. *Beer.* — *Rec.* Vitriol. alb. gr. iij, Aq. Rosar. ʒiij, Mucilagin. semin. Cydonior. ʒj, M. stent. per horas vi, tum Colentur. S. Aqua opthalmica roborans. Gegen torpide Augenentzündungen und Blennorrhoen, täglich ein- bis zweimal einen Tropfen in die Augen zu giessen. *v. Graefe.* — *Rec.* Vitriol. alb. ℈j, Extract. Saturn. ʒß, Aq. destillat. ℥x, Spirit. vini camphorat. ʒij. M. S. Zwei- bis viermal täglich mit dieser Mischung die Augen auszuspühlen. Im 2ten Stadio der Ophthalmia neonatorum. *Ad. Schmidt.*

Synon. *Aqua ophthalmica, eau ophthalmique.*

Litt. *C. F. v. Graefe*, Repertorium augenärztlicher Heilformeln. Berlin 1817. M — lis.

AUGENWASSERSUCHT. Diese Krankheit besteht in einer Anschwellung des Auges von widernatürlich vermehrter Anhäufung der Feuchtigkeiten desselben, und spricht sich auf eine vierfache Art aus: denn entweder ist die Ansammlung der wässrigen Feuchtigkeit zu grofs (Hydrophthalmia anterior), oder es findet eine krankhafte Zunahme des Glaskörpers statt (Hydrophthalmia media), oder da sich die Beobachtungen *Jacobson's* bestätigt haben, es zeigt sich eine Vermehrung der besondern Augenfeuchtigkeit, die zwischen der Chorioidea und Retina am hintern Theile des Bulbi fluctuirt (Hydrophthalmia posterior), oder alle drei Arten treten vereinigt auf, indem sich alle Feuchtigkeiten des Auges in stärkerer Quantität ansammeln und die Häute des Bulbus gleichmäfsig ausdehnen (Hydrophthalmia mixta). Zwar ist nun diese Eintheilung der Augenwassersucht in vier Abarten in der Natur begründet; jedoch kommen dabei, besonders während der Zunahme des Uebels, so mancherlei Uebergänge und consensuelle Entartungen vor, dafs sehr oft nur während der ersten Periode der Krankheit der Charakter derselben ungetrübt beobachtet werden kann.

In Bezug auf ihre Natur und Genesis bleibt hier noch einiges zu erörtern übrig. Dafs ihr Wesen in ursprünglich von krankhafter Thätigkeit des Central-Gefäfssystems bedingter Secretionsvermehrung bestehe, ist aus Folgendem zu entnehmen.

Betrachten wir bei Embryonen und Erwachsenen den Lauf der Centralarterie, die Zerästelungen derselben in den Zellen des Glaskörpers, alle Ramificationen dieser Pulsader bis hin zu den Augenkammern, so ergiebt sich deutlich, dafs von ihr die Ernährung der durchsichtigen Medien vorzugsweise besorgt werde. Zwar hat das Sehorgan aufser der Centralarterie und Vene noch mehrere wichtige Gefäfsreihen, doch sind diese für durchaus andere Bestimmungen geschaffen. Die Chorioidealgefäfse scheinen namentlich im Zwecke des polarischen Gegensatzes zur Retina der Gesichtsfunction, und die Ciliargefäfse im analogen Bezuge zu den Ciliarnerven, den innern Bewegungen des Auges vorzustehen. Hängt nun hiernach das Nutritionsverhältnifs der Augenflüssigkeiten hauptsächlich von den Centralgefäfsen ab, so müssen in dem Thätigkeitsgrade der letztern nothwendig auch die durch gemehrte Füllung des Bulbi herbeigeführten Fehler bedingt seyn. Nun werden aber nach der Erfahrung die betreffenden quantitativ abweichenden Erzeugungen der Augenflüssigkeiten übrigens nicht immer in allen Theilen des Bulbi vollkommen gleichmäſsig ausgebildet; ist so das vortretende Plus der Actuosität nur auf die vordern nach den Augenkammern hin gelegenen Ramificationen der Centralarterie beschränkt, dann erfolgt mit deutlicher Ausdehnung der Hornhaut vordere Hydrophthalmie: da hingegen wo mehr die hintern nach den Zellen des Glaskörpers ausgebreiteten Zweige der Centralarterie leiden, entsteht bei überschwenglicher Oscillation sogenannter Hydrophthalmos medius und posterior, und ist nun endlich der Complex des Centralgefäſssystems in krankhaft erhöhter Thätigkeit begriffen, so bildet sich der Hydrophthalmos mixtus aus. —

Augenwassersucht durch den Humor aqueus veranlaſst. — Die Kennzeichen, welche diese Krankheit charakterisiren, sind folgende: Die vordere Augenkammer vergröſsert ihren Umfang, und die natürliche Lage des Hornhautdurchmessers wird oft zweifach, ja dreifach vermehrt, die Hornhaut hat anfangs meist ein glänzendes Ansehen, und verliert an ihrer Dicke, indessen ist sie auch sehr oft durch vorausgegangene Ophthalmien oberflächlich, wenigstens auf einzelnen Stellen getrübt und in ihrer Substanz verdichtet; nur späterhin bei der Zunahme der Ausdehnung wird sie jederzeit matter und fängt an ein wenig getrübt zu werden, wovon ohne Zweifel eine falsche Mischung der wässrigen Feuchtigkeit die Ursache ist. Die Iris bleibt in ihrer naturgemäſsen Stellung, verliert indeſs bei dem durch die Ausdehnung der Hornhaut bedingten Leiden des ganzen übrigen Augapfels einen Theil ihrer Beweglichkeit und wird starr, die Pupille zeigt sich weder erweitert noch zusammengezogen, und die tiefere Lage der ganzen Membran, so wie die gröſsere vor derselben befindliche Menge der wässrigen Feuchtigkeit, und die nach und nach offenbar geminderte Klarheit der letzteren, sind ohne Zweifel die Veranlassung, daſs die Iris bei der Zunahme des Uebels eine dunklere Farbe anzunehmen scheint. Doch kann durch eine vorausgegangene Ophthalmie die Iris an einer oder an mehreren Stellen mit der hintern Oberfläche der Hornhaut verwachsen seyn, und diese Synechie hat dann ein Anlegen der Regenbogenhaut an die Hornhaut, auch wohl eine Verziehung der Pupille während des Hydrops zur Folge. Der Kranke bemerkt eine Spannung im ganzen Umfange des Auges, und Steifigkeit in den Bewegungen, hier und da tritt ein empfindlicher Druck hervor, und ein Gefühl von Schwere manifestirt sich. Anfangs ist bei dieser Krankheit Fernsichtigkeit zugegen, welche jedoch mit der Zunahme der Ausdehnung in einen hohen Grad von Kurzsichtigkeit übergeht, und sich bei weiterer Ausbildung der Krankheit zur amaurotischen Amblyopie hinneigt und zuletzt Amaurose setzt. Wenn diese letztere Erscheinung eingetreten ist, so beginnen die innern Entartungen des Bulbus, welche durch die Verderbnifs der vorderen Hälfte desselben herbeigeführt worden sind, überhand zu nehmen. Die Sclerotica fühlt sich härter an, als gewöhnlich, und es werden zuletzt in derselben zahlreiche varicöse Gefäfse bemerkbar, die besonders um den Rand der Hornhaut in stärkerem Grade angehäuft erscheinen. Aufserdem wird auch offenbar die Gefäfsmasse des Ciliarkörpers erweitert, und ein bläulicher Ring rings um den Rand der Hornhaut veranlafst.

Was die Ausgänge dieser Krankheit betrifft, wenn sie die Höhe erreicht hat, welche wir eben erwähnt haben, so beginnt auch mit der Zeit die hintere Hälfte des Auges hydropisch zu werden, was besonders nach wiederkehrenden Anfällen von Ophthalmie der Fall ist. Jedoch wird häufiger die übermäfsig ausgedehnte Hornhaut platzen und der Bulbus sich zum Theil entleeren, worauf dann entweder consumirende Eiterung und Atrophie, oder bei einem hohen Grade allgemeiner Dyscrasie, oder bei schlechter Behandlung, eine scirrhöse und schwammartige Geschwulst des ganzen Bulbus folgt. Zuweilen auch, wenn Markschwamm mit dem Hydrophthalmos verbunden ist, wird der Schmerz sehr heftig und unerträglich, ehe noch beträchtliche Ausdehnung des Augapfels besteht, das Auge wird höckerig, es entleeren sich die Flüssigkeiten, es sprofsen markige Massen

sen hervor, die benachbarten Drüsen vermehren ihren Umfang, es stellt sich lentescirendes Fieber ein und im Gefolge dieser Erscheinungen der Tod. —

Die Ursachen der Krankheit sind oft schwer zu erforschen. Vor allen sind jene Augenentzündungen zu erwähnen, welche die vordere Fläche der Hornhaut in Eiterung setzen, oder wenigstens den Zusammenhang dieser Membran in dem Grade erschlaffen, dafs die nachherige Ausdehnung derselben dadurch veranlafst wird. Hierher gehören die durch allgemeine Cachexie veranlafsten Entzündungen, wie durch Scrophelkrankheit, Syphilis etc., welche vorzugsweise auf die Cohaerenz der Hornhaut nachtheilig einwirken. Nicht selten liegt dem Uebel gleichzeitig bestehende allgemeine Wassersucht zum Grunde; so können äussere Verletzungen des Auges und der Augengegend zur Entstehung des Hydrophthalmos mitwirken, wie *Cheston, Scarpa, Weller,* und Andere mehr beobachteten.

Die Vorhersage bei dieser Krankheit unterliegt mancher Bedenklichkeit, und hängt von dem allgemeinen Zustande des Körpers und von der Periode ab, in welcher die erstere sich befindet. Ist der Leidende nicht cachektisch und bleibt die Krankheit auf die vordere Augenkammer beschränkt, so mag dann die örtliche, vorsichtig angebrachte Hülfe die Form des Auges und selbst einen schwachen Rest des Gesichts bisweilen zu retten im Stande seyn. Wenn ferner die Hornhaut nicht zu sehr ausgedehnt gefunden wird, wenn sie nicht zugleich in stärkerem Grade getrübt, ja wohl gar entartet ist, so kann allenfalls eine zweckmäfsige örtliche Behandlung zur Beseitigung der Krankheit auch viel beitragen. Hat jedoch die Krankheit einen höhern Grad erreicht, so entziehen die vorhandenen organischen Verbildungen jede Hoffnung zur Herstellung der Normalität des Organes.

Behandlung des Hydrops oculi ex humore aqueo. — Wie die pathologischen, so kommen auch die therapeutischen Beziehungen der Hydrophthalmie zwar in mancher, keineswegs aber in aller Hinsicht mit jenen der Extensionsstaphylome überein. Bei den letzteren Anomalien entstehen übermäfsige Ansammlungen durch geminderte

Resistenz der Hornhaut; bei denselben haben wir mithin vorzugsweise stärkere Verdichtung der Cornea, und nur beiläufige Entleerung der Augenflüssigkeiten zu bezwecken. Hydrophthalmie aber ist stets, wie wir schon gesehen haben, in ursprünglich von krankhafter Thätigkeit des Centralgefäfssystems bedingter Secretionsvermehrung gegründet; um diesen Affect zu tilgen, mufs man hauptsächlich mittelst wohlberechneter Einwirkungen auf die fragliche Gefäfsgruppe das Normalverhältnifs herzustellen suchen.

Wenn einfache Wassersucht des Augapfels blofs niedere Stufen einnimmt, wenn man Kennzeichen einer dyscrasischen Ablagerung im Innern des Gebildes entdeckt, und wenn Geschwüre, Ausschläge, Drüsengeschwülste u. s. w. vorausgegangen sind, so können wir durch drastische Laxantia, durch Brechmittel nach *Benj. Bell*, durch die innere Anwendung der Antimonialpräparate, des Quecksilbers, der Digitalis, der Scilla, der Wachholderbeeren, der Pulsatilla nigric. nach *Plenk*, ferner durch trockene aromatische Wärme, durch kamphorirte Compressen, durch das Einstreichen einer schwachen rothen Präcipitatsalbe, und selbst der reinen Opiumtinktur, durch erweichende Augenbäder nach *Janin* und *Scarpa*, durch Einreibungen in die Orbitalgegend mit Ung. hydrarg. cin., Bals. vit. Hoffm. oder Aqua Colon. mit Spirit. Sal. ammon. caust. vermengt, durch kräftige Niefsmittel, wie *Richter* aus Helleb. alb. gr. x, und herb. majoran. ℈iv, einem Kranken mit Glück empfahl, durch Vesicatorien, Fontanelle, Haarseile im Nacken, und durch ableitende Höllensteincauterien, auf dem Wirbel des Kopfes, wie *v. Gräfe*, und durch Elektricität noch versuchen, ob die Function oder wenigstens die Gestalt des Auges zu retten ist. *Gleize* heilte eine solche periodische Augenwassersucht durch Aderlässe, *Bellosti*'sche Pillen, ein Haarseil im Nacken und die Fumigatio volatilis. *Fielitz* der Jüngere war eben so glücklich: er sah dieses Uebel nach einer heftigen Erkältung bei bestehenden Rötheln, und bekämpfte es durch Blutegel um beide Augen, durch ein *Janin*'sches Blasenpflaster im Nacken und hinter beiden Ohren, durch Fufsbäder, und durch Bähungen mit einem Infus. Chinae concentrat. Auch *Hedenus* d. V. heilte diese Abart des Hydrops durch den Gebrauch kräftig alterirender Mittel, durch Diuretica, die äufserliche Anwendung des Unguenti Squillae caust. in die Umgegend des Auges, durch Vesicatorien im Nacken und durch Fontanelle.

Die Anwendung der Compressen auf den vorgedrängten vorderen Augapfel, mufs man einen der unglücklichsten Vorschläge nennen, die je in der Augenheilkunde gemacht worden sind, indem der Kranke sie selten lange verträgt, und die fortgesetzte Anwendung derselben nur Entzündung und Vereiterung der Hornhaut und des Bulbus, ja wohl gar schlimmere Entartungen dieser Theile veranlafst. Dagegen bietet an der Stelle derselben, nach *Benedict*, die fortgesetzte Verschliefsung der Augenliderspalte mittelst der Streifen des englischen Heftpflasters, als ein zweckmäfsiges Nebenmittel manche Vortheile bei der Beschränkung des Hydrops oculi ex humore aqueo dar. Als comprimirend wirkt dasselbe wohl nicht; es hindert aber die fortgesetzte Bewegung des Bulbi, und setzt so auf einige Zeit die Augenmuskeln aufser Thätigkeit.

Da nun bekanntlich nichts so sehr das Hervordrängen der Hornhaut zu vermehren pflegt, als die fortdauernde Einwirkung der Augenmuskeln auf den Bulbus, so fällt schon durch jenes Verfahren einer der schädlichsten Einflüsse auf die Entstehung dieser Abart des Hydrophthalmos weg. —

Bildet sich nun aber die Krankheit bei dem Gebrauche jener Mittel immer mehr aus, so wird die Eröffnung der vordern Augenkammer nothwendig gemacht: denn sie allein reicht oft schon gegen blofses Uebermaafs der wäfsrigen Feuchtigkeit aus.

Was die Geschichte dieser Operation betrifft, so werde ich nicht nur hier die einfache Hornhautpunctur in ihren chronologischen Verhältnissen verfolgen, sondern auch die eingreifenderen Encheiresen bei schon weit fortgeschrittener Uebelseynsform, wo der Krystall ausgezogen und zugleich ein Theil des Glaskörpers, wohl auch der Cornea entfernt werden mufs, genauer geschichtlich zu umfassen suchen. Beide Operationstypen fallen so genau zusammen, dafs sich ihre geschichtliche Darstellung füglich nicht gut trennen läfst.

Die einfache Punction wird schon von *Plinius* angedeutet, ob ihrer gleich zuerst von *M. B. Valentini* und *Wesem* im Jahre 1687 mit gröfserer Bestimmtheit gedacht wird, welche beide mehrere Male Hydrophthalmieen, bei welchen die Ausrottung schon vorgeschlagen war, glücklich öffneten und entleerten. Schon deutlicher über die dabei zu befolgenden Encheiresen erklärte sich *Anton Nuck* 1690; er will durch die Mitte der Hornhaut einen feinen Troikar wiederholt stofsen, und nach abgelassenem Wasser eine dünne Bleiplatte auflegen. Später erneuerte *Thomas Woolhouse* im Jahre 1700 diese Operation, indem er einen besondern kleinen Troikar drehend da einbrachte, wo man die Nadel bei der Depression einstöfst; er folgte ganz dem *Dacsbeny - Turberville*, der im Jahre 1685 die Paracentese des Augapfels von den Chinesen und Japanern mit nach England brachte; aufserdem legte er auch schon, wie später *Mauchart* 1742, bei dieser krankhaften Metamorphose ein feines Haarseil durch die hintere Augenkammer, was in der neueren Zeit *Camper* und *Ford* im Jahre 1784 durch die vordere Kammer zu ziehen empfahlen. —

Nicht zufrieden mit diesem Troikar, giebt *G. Bidloo* 1708 zur Perforation der Cornea ein Scalpell an, welches die Gestalt eines Sperlingsschnabels hat, und räth, am untern Rande der Hornhaut einzuschneiden. *Lorenz Heister* 1719 gebrauchte entweder den Troikar von *Woolhouse*, oder eine Lanzette, und perforirte damit den untern Theil der Sclerotica, oder, wenn Gesicht und Form ohnehin schon verloren sind, so öffnet er das Auge durch einen grofsen Querschnitt, worauf er den Inhalt ausdrückt, und wenn es nöthig ist, noch so viel abschneidet, dafs Raum für die Einsetzung eines künstlichen Auges geschaffen wird. Dieselbe Technik befolgte *P. le Hoc* 1730, der aufserdem auch glaubte, durch die Paracentese des Auges, der Cataracta vorbeugen zu können.

Zur Anempfehlung dieser Operation trug nun *Mauchart* 1744 viel bei; er verrichtete sie so, dafs er einen kleinen, Rabenfeder dicken Troikar, entweder wo das Auge am meisten hervorragt, oder an dem Orte, wo man bei der Depression die Sclerotica zu durchstechen pflegt, in die hintere Augenkammer oder nach Befinden der Umstände, in den Glaskörper stöfst, worauf man die Nadel zurückzieht, und so viel von der Flüssigkeit kommt, durch die Röhre auslaufen läfst; das Ausdrücken der innern Theile sei ganz zu widerrathen, wohl aber könne man sie durch eine Röhre aussaugen, oder durch Einspritzung verdünnender Flüssigkeiten, mit der *Anel*'schen Spritze zum befsern Ausfliefsen bringen. Die Wunde mag man dann einige Tage mit einer kleinen Charpiewicke offen erhalten, und die Punction selbst, wenn es nöthig ist, eben so wie den Bauchstich, wiederholen.

Der *Nuck*'schen Bleiplatte kann man sich bedienen, wo das Gesicht ohnehin verloren, und nur auf Erhaltung einer guten Form des Augapfels zu sehen ist.

G. Heuermann 1756, bediente sich, wie *Heister* und später *Cheston* 1766, einer Lanzette, womit er die Cornea öffnete, wenn blofs die wäfsrige Flüssigkeit leidet, zieht aber den Stich mit dem Troikar durch die Sclerotica vor, sobald der Glaskörper ergriffen ist, wonach man dann allenfalls eine Charpiewieke einlegen soll. *Marchan* 1770 brachte die Spitze seines Staarmessers durch die Hornhaut, und entleerte den überflüfsigen Humor aqueus; war der Glaskörper zugleich ergriffen, so führte er das Messer durch die Uvea und zerschnitt die Zellen des Corporis vitrei, worauf dieser mit der Linse zugleich ausflofs, und das Auge seine natürliche Gröfse erhielt; in einem andern Falle aber sank es nach dieser Operation so zusammen, dafs der Mangel durch ein künstliches Auge verdeckt werden mufste. Auf gleiche Weise verfuhren *Janin* 1772 und *W. Adams* 1817. Sehr genial findet *Louis* 1774 die Oeffnung des untern Hornhautrandes nach *Bidloo*, widerräth aber das Oeffnen der hintern Kammer, da der Glaskörper vielleicht noch gesund sey; die Anwendung des Troikars und der Bleiplatte nach *Nuck* verdammt er mithin gänzlich, und eben so sehr das Ausschneiden eines Theils der Häute nach *St. Yves* 1722. Ganz gegen die Vorschläge aller frühern Chirurgen, operirte *Terras* 1776 ein Kind mit Hydrophthalmos und Staphylom so, dafs, nachdem die Punction mehrfach umsonst gemacht war, er mit einer krummen Nadel einen Faden durch die entartete Hornhaut zog, dieselbe durch einen Zirkelschnitt fast ganz hinweg nahm und die wäfsrige Feuchtigkeit ausdrückte; eine braune Haut bedeckte den folgenden Tag die neue Wunde, so, dafs das Auge wieder bedeutend ausgedehnt war; auch diese durchschnitt er nun und legte Belladonna-Blätter auf, worauf Eiterung und endlich Heilung erfolgte. Die *Mauchart*'sche Methode bei dieser Mifsbildung sah *Michaelis* oft ohne allen Erfolg von *Else* anwenden. — Offenbar nun hat *P. Camper* 1784 die Alten ganz unrecht verstanden, da er alles von ihnen über das Staphylom Gesagte, auf die Wassersucht des Auges bezog, wie er dann überhaupt die Natur des Staphyloms durchaus nicht kannte; natürlich mufste er nun, da er die bei letzteren empfohlenen Methoden auf Hydrophthalmie anwandte, höchst üble Wirkungen sehen und deswegen jene Operationsmethode verwerfen; statt deren empfahl er denn gleichzeitig mit *Ford*, das durch die vordere Augenkammer zu legende Haarseil, wodurch Entzündung und Eiterung, und endlich Verwachsung der Iris mit der Hornhaut, mithin Vernichtung des Raumes bewirkt werde, welcher nach seiner Ansicht der Sitz sowohl der Hydrophthalmie als des Staphyloms ist. Um also ein vermeintliches Staphylom zu heben, schuf er ein wirkliches. — *Chopart* und *Desault* 1784 empfahlen bei der Paracentese des Augapfels, die gröfste Einfachheit, und wollten nur die Lanzette gebraucht wissen. — *B. Bell* 1786 schlägt vor, am untern Theile der Cornea eine Oeffnung von $\frac{3}{10}$ Zoll mit einem Lanzettenmesser zu machen, und wird die Paracentese zum zweiten Male nöthig, die hintere Kammer $\frac{1}{20}$ Zoll hinter der Iris mit einem Troikar zu öffnen. Diesen Rath verwirft *Richter*, weil die hintere Kammer des Auges zu klein sey, als dafs man ohne Gefahr $\frac{1}{20}$ Zoll hinter der Regenbogenhaut den Troikar einstechen könne. Der Stich würde an dieser Stelle durch die Conjunctiva, Sclerotica und die Strahlenfortsätze dringen, und mithin jederzeit bedenklicher seyn, als der Stich in die durchsichtige Hornhaut. *Callisen* 1788 und *Richter* 1790 verwarfen den Gebrauch des Troikars gänzlich, wiewohl sie ein kleines Seton durch das Auge zu legen in manchen Fällen von Hydrophthalmos für nützlich halten, sonst aber thut man nach ihnen am besten, das Wasser durch den gewöhnlichen Hornhautschnitt zu entleeren, worauf man, wenn der Fehler im Glaskörper liegt, von diesem die gehörige Menge nebst der Linse ausdrückt. Nach *Kortum* 1790 gelingt die Radicaloperation des Wasserauges durch Entleerung selten, wenn die Krankheit schon einige Zeit gedauert hat, da immer neue Ansammlung erfolgt; indessen ist dieselbe, wenn man die Hornhaut bei Zeiten öffnet, allerdings bisweilen von gutem Erfolge. Das letzte Mittel ist gänzliche Entleerung durch einen horizontalen Kreuzschnitt, worauf man allenfalls, so viel als nöthig, vom Bulbus abschneidet, wiewohl auch diefs, wie *Terra's* Fall beweist, nicht immer eine neue Anfüllung verhindert; in keinem Falle aber soll man sich zum Gebrauch des Troikars oder zum Einlegen eines Haarseiles verstehen. — Der erste nun, der sich genauer über den Gebrauch des Staarmessers für diese Technik ausspricht, war *Beer* 1792; er öffnete den untern Rand der Cornea mit der Spitze dieses Messers, und war eine allgemeine Hydrophthalmia mit staphylomatöser Entartung zugegen, so verrichtete er die Operation so, dafs er ein grofses und starkes Staarmesser, wie bei der Extraction, durch die Hornhaut führte, den entstandenen Lappen mit einer breiten Pincette aufhob und dann mit der *Cooper*'schen oder *Daviel*'schen Scheere vollends trennte; er sah die dadurch entstandene Oeffnung bald durch eine neue Haut verschlossen, welche, weil die Secretion der Feuchtigkeiten des Auges durch die entstandene Entzündung aufgehoben wird, nicht wieder ausgedehnt ward. —

Sabatier 1802 rieth, die *Daviel*'sche lanzenförmige Staarnadel zu gebrauchen, die er am äufsern, untern Rande der Hornhaut einsticht, und erst, nachdem alle Flüssigkeit ausgelaufen ist, auszieht; nie aber kann diese Operation anders, als palliativ nach seiner Meinung helfen, und am wenigsten, wie *le Hoc* glaubte, den Staar und dergleichen verhüten. — *Scarpa* 1805 folgte bei der einfachen Paracentese ganz dem *Beer*'schen Verfahren, sah aber nichts, als stets Recidive; dagegen schneidet er bei weit gediehener Hydrophthalmie, aus dem Mittelpunkte der Cornea ein zirkelrundes Stück von 3 Linien im Durchmesser, durch welches sich die Linse und Glasfeuchtigkeit ausleeren und der nöthige Grad von Entzündung und Eiterung eintritt; erfolgt diese den fünften Tag nicht, das Auge der Luft auszusetzen, oder noch einen, ½ Linie breiten Streif aus der Cornea zu schneiden. Dagegen fand *Wardrop* 1808 diese Operation in manchen Fällen von grofsem Nutzen; er verrichtet sie mit einem kleinen Staarmesser, welches er, um das Auslaufen der Feuchtigkeit zu bemerken, nach dem Einstich ein wenig um seine Axe dreht. Für den grofsen Erfolg der Oeffnung der Hornhaut führt er noch das Beispiel eines mit Hydrophthalmos behafteten Mannes an, der, da er nach einem zufälligen Bersten des Auges Erleichterung fühlte, dasselbe mehrmals selbst mit einer Stecknadel aufstach, worauf die Wasseransammlung jedesmal geringer ward, und das Auge endlich seine natürliche Gröfse und Gestalt erhielt.

Thilow 1810 bediente sich bei der Hornhautpunktur ebenfalls eines gewöhnlichen Staarmessers, schlägt aber blofs bei quantitativ vermehrtem consistentem Glaskörper, der durch den Troikar nicht ausfliefst, einen Einschnitt in die Sclerotica vor, um eine Portion desselben wegzunehmen. — *Charles Bell* 1814, der indefs keine richtigen Indicationen für die Punctur des Augapfels aufstellt, verrichtet diese Operation, während das Auge mit dem *Pellier*'schen Augenhalter befestigt wird, entweder mit einem Staarmesser, oder einer Nadel, deren Spitze eine gröfsere Oeffnung macht, als der Schafft ausfüllt, am Rande der Hornhaut. Ist die Wassersucht allgemein, so fafst er den vordern Theil des Auges mit einem Haken, und schneidet dann so viel davon ab, als ihm nöthig scheint. — *Himly* 1818 sah fast jederzeit nach der Paracentese Recidive entstehen, und meist schon nach 48 Stunden; er gebraucht dazu entweder ein kleines Staarmesser, oder seine zur Depression von ihm vorgeschlagene Staarnadel; ein Gleiches sagt er vom Hydrops ex humore vitreo, wo er seine Nadel durch die Sclerotica in den Glaskörper führt und sie öfters hin und her bewegt. Ganz ähnliche Encheiresen befolgt *Langenbeck*. *Zang* 1814 findet die Paracentese der vordern Augenkammern in dem Falle angezeigt, wo die Krankheit noch keinen hohen Grad erreicht hat, das Sehvermögen noch besteht, und die krankhafte Menge der Flüssigkeit in beiden Augenkammern ihren Sitz hat. Der Gehülfe und Operateur nehmen dieselbe

Stellung ein, und fixiren die Augenlider eben so, wie es bei der Staphylomoperation geschehen mufs. Hierauf eröffne der Operateur mit der Spitze des Staarmessers oder auch mit der Lanzette, das Instrument senkrecht von unten nach oben in die vordere Augenkammer einführend, den Augapfel und lasse nach zurückgezogenem Messer die nöthige Menge des krankhaften Flüssigen abfliefsen. Besteht nun aber der Hydrops im Humor vitreus, so trenne man die Hornhaut mit dem Staarmesser auf die Weise, wie zur Ausziehung des Staares, öffne dann mit der Staarnadel die Kapsel der Krystalllinse und das Glaskörperhäutchen, entferne die Krystalllinse und leere so viel von der gläsernen Feuchtigkeit aus, als zur Verminderung des Augapfels, bis zu seiner normalen Gröfse nöthig ist. Dieses letztere geschehe jedoch mit vieler Behutsamkeit, damit von dem Glaskörper nicht mehr, als das Drittheil ausfliefst, weil sonst, wird dieses Maafs überschritten, der Augapfel auf immer zusammen fällt und somit verloren geht. Ist endlich das Krankseyn zu so einer bedeutenden Höhe gestiegen, dafs eine vollkommene Desorganisation des Augapfels besteht, so ist das operative Verfahren genau dasselbe, wie es *Zang* bei dem Hornhautstaphylom beschrieben hat. Wenn der bestimmte Theil der Hornhaut ausgeschnitten worden ist, so befördere der Arzt durch einen äufserst gelinden Druck die Entleerung des Augapfels bis dahin, wo er von den Augenlidern bedeckt werden kann. —

Der Technicismus, welchen *v. Gräfe* 1823 mit einem eigends dazu angegebenen Instrumente bei der Hornhautpunctur befolgt, ist folgender: sind die Augenlider wie bei Staaroperationen befestigt, so incidirt der Operateur, als wolle er eine Extraction verrichten, die Hornhaut zwei Pariser Linien lang an ihrem untern Segmente. Gleichgültig bleibt es hierbei, ob wir mehr in dem mittleren, äufseren oder inneren Theile des untern Halbkreises der Cornea, die Kammer öffnen. Man wähle jenen dieser Orte, welcher gemäfs der Stellung des Augapfels, am leichtesten erreicht wird. Viele Aerzte bedienen sich zur Hornhautpunktur eines gewöhnlichen Staar- oder lanzettförmigen Messers. Behender ist sie indefs mit einer kurzen, am Spitzende etwas nach der Fläche hingebogenen Klinge zu bewerkstelligen; es kommt diefs Instrument, diese Einrichtung abgerechnet, ganz mit dem von ihm empfohlenen Staarmesser überein. — Ist das Leiden im Humore vitreo gegründet, so mufs immer der Krystall ausgezogen, und zugleich ein Theil des Glaskörpers, nach Einschneidung der Membran des tellerförmigen Grübchens, mittelst seiner Kapselnadel, durch mäfsigen Druck auf den Augapfel vorschriftsmäfsig entfernt werden. Bei einzelnen Individuen gewährten die erstere wie die letztere Entleerungsweise, auch ohne Zwischenkunft offenbarer exsudativer oder ulcerativer Processe, radicale Hülfe. In so fern hiernach der mit jenen Operationen verbundene Wundreiz zuweilen, auch bei leiser Umstimmung, den Grund des Affectes hebt, kann man keinesweges unbedingt Curmethoden empfehlen, mittelst welcher in jeglichem wassersüchtigen Auge nothwendig durch Exsudation oder Suppuration gänzliche Verwachsung tieferer Gebilde entsteht. Zeigt sich die Krankheit zwar einfach, aber doch zu höherer Vollendung gediehen, ist namentlich das Sehvermögen ganz vernichtet, und nimmt der ausgedehnte Theil, unerachtet der wirksamsten Behandlung im Umfang immer mehr zu, so thun wir wohl daran, frühzeitig die Hornhaut auszuschneiden. Man verhütet dadurch gefährliche, mit weiteren Fortschritten der Anomalie eintretenden Folgen, und bringt zugleich einen Stumpf hervor, welcher, Hinsichts seiner Form und Gröfse, das Einsetzen künstlicher Augen ungemein begünstigt. Kein einziges Mal sah *v. Gräfe* hierbei heftige, nicht leicht zu beschränkende Entzündung oder bösartige Degeneration erfolgen. Wenn manche Aerzte das Gegentheil beobachtet haben, so ist wahrscheinlich die Kreisausschneidung während nachtheiliger Complicationen unternommen worden. — Wo Hydrophthalmieen nicht einfach, sondern mit flüchtigen Stichen, mit bohrenden Augenschmerzen, Telangiectasieen der Iris und Sclerotica, geeiniget erscheinen, da mufs man alle Versuche das Gesicht wieder herzustellen, oder die Form des Auges zu retten aufgeben. Jegliche chemisch sowohl, als mechanisch hervorgerufene Reizung beschleunigt, während dieser Verhältnisse, die Ausbildung krebshafter Metamorphose. Es ist deshalb unter solchen Umständen durchaus erforderlich, dafs wir gemäfs den Regeln, welche für bösartige Adhäsionsstaphylome gelten, entweder das erkrankte Organ sich selbst überlassen, oder die Totalausrottung desselben, früh genug, auf die bereits erörterte Weise bewirken. —

Verband. — Dieser besteht bei der Punktur der Hornhaut und des Glaskörpers in dem Verfahren, wie nach der Staaroperation mit Ausziehung der Linse. Bei dem Operationstypus gleichzeitig bestehender Desorganisationen werde er so bestellt, wie nach der Operation des Staphylom's. — Was die möglichen üblen Ereignisse nach den ersteren beiden eingeschlagenen Operationen betrifft, so sind sie: 1) Entzündung und Eiterung im Augapfel, 2) krankhafte Wiederanfüllung des Auges. Jenen werde nach den sich darauf beziehenden Vorschriften der besondern Therapie begegnet. — Diese setzt die Nothwendigkeit der Wiederholung der Operation voraus, und diefs am besten nach *Benedict* um den dritten, vierten Tag, wozu das vorsichtige Lüften des bei dem vorherigen Einschnitt entstandenen Lappens, in den meisten Fällen vollkommen ausreicht.

Uebrigens biete der Arzt alles auf, das Ursächliche der Augenwassersucht in Erkenntnifs zu bringen und zu heben, und dabei innerlich die mächtigsten Alterantia in Anwendung zu bringen. —

Aeufserlich werde sogleich nach der Operation Gebrauch von tonischen und erregenden Mitteln gemacht. — Der Operirte meide in den ersten Tagen nach der Operation, heftige Bewegungen sowohl des Körpers, als des Gemüthes.

Ist nun ein Theil des Bulbus, selbst wegen gleichzeitig bestehender Desorganisation weggenommen worden, so erfolgt zuweilen: 1) eine zu heftige oder zu geringe Entzündung der Reste des Augapfels. — 2) Bedeutende Entzündungsgeschwulst der Augenlider. — 3) Gänzliche Einschmelzung und 4) bösartige Verwandlung des rückständigen Augapfeltheiles. — In Bezug auf die Behandlung ist hier folgendes zu bemerken: der zu heftigen Entzündung werde durch Blutegel und Kälte, oder, nach Umständen, durch besänftigende Umschläge und Bähungen, in Verbindung mit angezeigten innern Mitteln gesteuert. — Die zu geringe Entzündung werde durch Preisgebung des Auges dem Luftreize gesteigert. Sollte indefs der Luftreiz das Beabsichtete nicht leisten, sollte etwa den fünften Tag nach der Operation die nöthige Entzündung nicht eintreten, so fasse man mit der Pinzette den Wundrand der Hornhaut, und trage davon etwa 1½ Linie im ganzen Umfange mit der Hohlscheere ab. — Der angedrohten gänzlichen Einschmelzung des Augapfels setze man tonische Mittel entgegen. Die bösartige Verwandlung des übrigen Augapfels fordert die Ausrottung desselben. — Da nicht selten der Rest des Augapfels durch die Entzündung in dem Grade vergröfsert wird, dafs er von den Augenlidern nicht mehr bedeckt werden kann, so belege man den unbedeckten Theil mit einem Cerate, oder einer Mischung von Eigelb und reinem Oele, und setze darüber die entzündungswidrigen Bähungen fort. — Der Verband werde übrigens des Tages zwei Mal erneuert, und die Parthie mit lauem Wasser gereiniget. — Nach vollendeter Vernarbung kann von einem künstlichen Auge Gebrauch gemacht werden. —

Augenwassersucht durch den Humor vitreus gesetzt. — Die Erscheinungen dieser Form entwickeln sich während der ersten Periode gewöhnlich so langsam, verursachen in der Regel so wenige Beschwerden, dafs der Kranke das Uebel meist in dem Falle wahrnehmen wird, wo dasselbe bereits eine bestimmte Höhe erreicht hatte. Die Masse des Glaskörpers nimmt langsam zu, und die erste Erscheinung, welche davon in die Augen fällt, ist eine besondere Breite, welche die Sclerotica gegen die Augenwinkel annimmt, deren Wölbung unter diesen Umständen viel stärker nach vorn sich drängt, und dem vordern Auge ein besonderes scheibenartiges Ansehen mittheilt.

Anfangs ist dieser Zustand des Augapfels gänzlich schmerzlos, und in jenen Fällen, wo die Krankheit nicht einen höhern Grad erreicht, wird er auch in der späteren Zeit sich nicht durch weitere schmerzhafte Empfindungen auszeichnen. Nur dann und wann klagen die Kranken über eine lästige Spannung des Auges, die indessen bald wieder vorüber geht, und nur in jenem Falle, wenn die Anhäufung zuzunehmen anfängt, allmählig in Schmerzen übergehen wird. Bei der zunehmenden Wölbung der Vorderfläche des Auges wird durch den Glaskörper die Iris nach vorn gedrängt, und dadurch der Raum der vordern Augenkammer vermindert und zuletzt fast gänzlich aufgehoben, indem die Iris dicht an die hintere Oberfläche der Cornea sich anlegt. Der Augapfel selbst bildet dabei eine innere stärkere Hervorragung, seine Bewegung wird dem Kranken lästig und schmerzhaft. Während des Anfangs der Hydrops ist der Kranke kurzsichtig; allein bei der weiteren Zunahme des Uebels nimmt die Sehkraft selbst ab, die Unterscheidung kleinerer Gegenstände wird erschwert und so vermehrt sich die Blindheit allmählig. Bei der vollkommenen Ausbildung der Krankheit geht die Lichtempfindung gänzlich verloren. Immer steht die Abnahme des Sehens mit der Zunahme der Schmerzen im Auge und in der Umgegend desselben in Verbindung. Auch ist der Anfang dieser Amaurose immer mit einer weifslichen oder lichtartigen Blendung vor dem Auge, ja auch wohl mit dem Licht- und Funkensehen verbunden, welche deutlich auf den erethischen und vielleicht selbst entzündungsartigen Zustand der Retina deuten, der durch die nach und nach eintretende mechanische Ausdehnung dieser Membran durch den angehäuften Glaskörper bedingt wird. — Durch die Zunahme des Schmerzes wird der Schlaf gestört, der Appetit verliert sich, und oft werden sich auch gastrische Zufälle zu dem Allgemeinleiden hinzugesellen; das Ansehen des Kranken wird bleich, die Kräfte nehmen ab, und ein Zehrfieber oder Marasmus beschliefst die Scene. Auf gleiche Weise können durch den Druck des angeschwollenen Augapfels chronische Entzündung der Augenhöhle, Vereiterung der Periorbita, Necrose, Scirrhus und Krebs des Auges entstehen.

Der Ausgang des Uebels verhält sich verschieden. Zuweilen, wenn die Ausdehnung einen hohen Grad erreicht hat, macht das Uebel Stillstand, die Schmerzen mindern sich, die Hornhaut wird im ganzen Umfange getrübt, und das Auge ist vollkommen erblindet. Oder aber der ausgedehnte Augapfel platzt, und geht in den Zustand der Atrophie über; oder es entsteht purulente Consumption, indem der Bulbus berstet und ulcerirt, und die Häute in einen kleinen unförmlichen Klumpen verschmelzen. Zuweilen aber, wenn carcinomatöse Entartung oder Markschwamm mit dem Hydrophthalmos verbunden ist, wie *Scarpa* mehrere Fälle beschreibt, so wird der Schmerz unerträglich, das Auge wird höckerig, es entleeren sich die Flüssigkeiten, es spriefsen wuchernd vegetirende Fleischmassen hervor, die benachbarten Drüsen vermehren ihren Umfang, es stellt sich Fieber und im Gefolge dieser Erscheinungen der Tod ein. —

Die Ursachen sind zum Theil hier dieselben, als bei der ersten Art: die Anhäufung der Feuchtigkeit kann durch die vermehrte Absonderung erfolgen, welche, durch einen schleichend entzündlichen Zustand bedingt, in den Organen, welche die gläserne Feuchtigkeit absondern, hervorgerufen wurde. Man findet deshalb gewöhnlich qualitative Veränderung der secernirten Flüssigkeiten, nämlich die gläserne Feuchtigkeit flüssiger, in der Farbe und Mischung verändert. In Folge dieser entzündlichen Zustände treten organische Veränderungen verschiedener Theile auf, indem die Zellen der verdünnten Glashaut zerstört werden, in andern Fällen der Glaskörper und der Krystall verschrumpfen, sich verknöchern, die Choroidea varicös, die Retina zerstört, oder auf eine oder die andere Weise krankhaft verändert gefunden wird. Zuweilen gehen aber diese organischen Veränderungen dem Hydrophth. zuvor, bewirken Hindernisse in der Resorbtion oder geben selbst Anlafs zu dem schleichend entzündlichen Zustand. Immer ist mehr oder weniger der varicöse Zustand der Gefäfse des Augapfels auffallend.

Indefs liegt dem Uebel meistens ein bestimmter Grad von Vollsaftigkeit, Arthritis und Scrophelsucht zum Grunde, wodurch am meisten zu der früheren Entstehung des Uebels beigetragen wird. — Auch sah *Bowley* bei einer fehlerhaften Behandlung mit Quecksilber beide Augen grofs wie Hühnereier aus den Augenhöhlen heraushängen und endlich zerplatzen. So sah *Gilibert* nach einem Fieber das rechte Auge noch einmal so grofs als das linke werden, und, nach Verlauf eines Jahres, wieder zur gewöhnlichen Gröfse zurückkehren.

Die Prognose wird verschieden ausfallen. Jene leichteren Fälle des Uebels, welche mehr die Folge einer reinen

Vollsaftigkeit sind, und schmerzlos bis zu einem gewissen Punkt steigen, werden nie Gefahr bringen, und erlauben deshalb eine sehr günstige Prognose. Viel zweideutiger mufs dagegen die Vorhersagung ausfallen, sobald eine Dyscrasie zugegen ist, und die Entwickelung der Krankheit rasch fortschreitet.

Die Hülfe der Kunst wird hier, wie bereits *Beer* erwähnt hat, in dem günstigsten Falle nur die Beschränkung des Uebels zur Folge haben. Die Operation, zeitig verrichtet, leistet hier wohl das meiste, obschon nicht zu läugnen ist, dafs nach derselben der Augapfel durch traumatische Entzündungen vereitern und atrophisch werden kann, oder den Uebergang in Scirrhus und Carcinom beschleunigt. Die Cur richtet sich gegen die nächste und entfernte Ursache. Was die letztere betrifft, so kann sie sehr mannigfach seyn, und mufs nach den Regeln der Therapie angeordnet werden. Besonders berücksichtige man: Gicht, Scropheln, Syphilis und alle Arten von Metastasen. Letztere erheischen besonders den Versuch, die erstere Krankheit, nach deren Unterdrückung die Augenwassersucht entstand, wieder hervorzurufen, und da dieses oft nicht gelingt, Ableitungen, besonders drastische Laxantien, Blasenpflaster und Senfteige, absatzweise auf den Oberarm und in den Nakken gelegt, ein Haarseil in den Nacken, Fontanellen auf den Oberarm und den Processus mastoideus. Leider bleibt freilich in den meisten Fällen das entfernte ursächliche Verhältnifs der Dyscrasie zur Augenkrankheit sehr unsicher, und wie wenig können daher die erwähnten Mittel in den meisten Fällen uns bei der Heilung der Krankheit genug thun!

In Bezug auf die nächste Ursache giebt man, in Verbindung mit den anderweitig angezeigten Arzneien, solche Mittel, welche die Resorbtion des Wassers befördern und ausleeren. Dazu dienen ganz besonders Mittel, die auf das Lymphsystem wirken und Diuretica. Besonders rühmt man Calomel, Sulphur auratum, die Senega nach *Schmalz*, Cicuta und Digitalis, und zwar das letztere Mittel nach *Beer* in immer steigender Dosis, bis sich die Zahl der Pulsschläge vermindert, und Schwindel, Ekel und Blitze vor den Augen erscheinen. Oertlich auf das Auge sind trockene, aromatische Kräutersäckchen zu appliciren, kräftige Hautreize, über die Augenbraunen eine Salbe aus Opium mit Ungt. hydrarg. cin., und nach *Weller* auf den Augapfel selbst das Ungt. hydr. ciner. von der Gröfse einer Linse alle vier Stunden, welche Salbe er bei torpidem Zustande des Auges mit einigen Tropfen Spir. Sal. ammon. caust. mischen liefs, oder eine Salbe aus gr. jj. Merc. praec. rub. und ʒj Fett, von welcher aber nur täglich zweimal eine Stecknadelkopfgrofse Quantität auf den Bulbus gebracht werden darf; wo Salben nicht vertragen werden, läfst er das Hydr. oxyd. nigr. mit Gum. mimos. zu einem gleichförmigen Brei mischen, und bringt etwas davon alle 3 Stunden mittelst eines Pinsels in das Auge. —

Im Allgemeinen läfst sich nun wohl hier nicht mit Unrecht die Behauptung aufstellen, dafs die Anwendung aller dieser Arzneistoffe, mit Ausnahme der direct ableitenden Mittel, nicht mehr zu empfehlen seyn wird, sobald diese Form der Augenwassersucht bereits eine hohe Stufe erreicht hat, und dafs es alsdann besser ist, unmittelbar zu der Operation überzugehen. *Beer* behauptet, nach der vollzogenen Operation die Einwirkung der inneren Mittel viel erfolgreicher gefunden zu haben: ein Satz, welcher auch sonst in der Cur der gewöhnlichen und heilbaren Bauchwassersucht bestätigt wird. Indessen ist *Benedict* der Meinung, dafs eine gut verrichtete Eröffnung des Auges, sobald nur durch dieselbe der Bulbus in einen angemessenen Entzündungszustand versetzt werden kann, und man dabei den Gebrauch der ableitenden Mittel nicht unterläfst, schon allein zur Tilgung der Krankheit ausreichen wird.

Diese Operation bedarf übrigens bei ihrer Anwendung einer besonderen Vorsicht. Jede stärkere Quetschung des Bulbus, jede unnöthige Beleidigung der inneren Theile ist in einem Zustand sorgfältig zu vermeiden, welcher zur Afterbildung durch die vorhandene Dyscrasie so gewaltig geneigt ist. Es soll ferner nur ein Theil der Masse des Glaskörpers ausgeleert werden, damit die Spannung der Häute des Bulbus und die dadurch entstandene krankhafte Reizung desselben verschwindet. Nun kann zwar diese Entleerung nie ohne eine darauf eintretende Entzündung er-

erfolgen; allein diese letztere mufs mäfsig, mehr auf die Hornhaut und das Zellgewebe des Glaskörpers beschränkt seyn, wenn anders die Form des Auges erhalten und der noch fürchterlichere Uebergang der Krankheit in eine gefährliche Afterbildung verhütet werden soll.

Deshalb ist nun die alte von *Nuck* zuerst empfohlene und späterhin auch von *Tuberville*, *Woolhouse*, *Heister*, *Mauchart* und *Else* befolgte Methode der Entleerung des Auges durch den Troikar, gänzlich zu unterlassen; sie gehört offenbar den Grausamkeiten der älteren Chirurgie an, welche sich nicht gescheut hat, den Krebs der Brüste mit einer Zange abzukneipen und abzureifsen. —

Nicht minder ist die von *Woolhouse*, *Mauchart*, *Camper*, *Ford* und *Richter* empfohlene Anwendung des Haarseils gegen die Augenwassersucht zu tadeln; sie wird entweder Vereiterung, Atrophie des Bulbus, oder bei bestehenden Dyscrasieen den Uebergang in Scirrhus und Carcinom zur Folge haben.

Eben so wird die Punktur dieser Abart des Hydropht. vermöge einer Nadel, wie *Sabatier*, *Charles Bell* und *Himly* riethen, nicht hinreichend seyn. —

Die Paracentese des Auges durch das Messer verdient vor allen andern Technicismen deshalb den Vorzug, weil sie die genauere Untersuchung des innern Auges erlaubt; man hat sie theils in der Sclerotica, theils durch die Hornhaut verrichtet.

Der ersteren Methode folgten *Heister*, *Mauchart*, *Heuermann*, *Thilow*; gegen ihre Anwendung hat sich bereits *Scarpa* erklärt. Man trennt hier die reizbarsten Theile des Auges, zerschneidet eine Menge von Gefäfsen, die sich bereits in einem sehr erschlafften Zustand befinden, und giebt zu argen Blutungen während der Operation, zu einem viel heftigern Grade von Entzündung und Eiterung nach derselben, ja wohl gar zu dem Uebergang in Scirrhus und Carcinom Gelegenheit. Dagegen werden alle diese üblen Folgen beim Hornhautschnitt mittelst eines Staarmessers vermieden, welchen *Bidloo*, *Cheston*, *Marchan*, *Janin*, *Louis*, *Terras*, *Chopart*, *Desault*, *Callisen*, *Richter*, *Beer*, *Scarpa*, *Wardrop*, *Charles Bell*, *Himly*, *Langenbeck*, *Zang*, *v. Graefe*, *Adams* und *Benedict* verrichtet wissen wollen. Die genauere Auseinandersetzung der Encheiresen, welche alle diese Männer befolgt haben, findet sich im ersten Capitel dieser Abhandlung, wo von der Geschichte dieser Operation die Rede ist, umständlicher erörtert. —

Augenwassersucht durch Vermehrung der zwischen der Chorioidea und Retina am hintern Theile des Bulbi fluctuirenden Flüssigkeit veranlafst.

Wo mehr die hintern Zweige der Centralarterie leiden, entsteht bei überschwenglicher Oscillation Hydrophthalmos posterior. Zu der Annahme dieser Abart werden wir durch *Jacobson's* Beobachtungen rücksichtlich der besondern Augenfeuchtigkeit berechtiget, die er zwischen Chorioidea und Retina am hintern Theile des Bulbi durch vielfache Sectionen, sowohl im normalen als pathologischen Zustand, entdeckt hat. Mit allem Grunde geben wir daher der krankhaften Vermehrung dieser Flüssigkeit die Benennung Hydrophthalmia posterior, und bezeichnen die Anomalie, welche wir bis jetzt hintere Augenwassersucht nannten, durch den Namen der mittleren Hydrophthalmie.

Freilich fehlt uns nun noch eine genauere Darstellung sämmtlicher pathologischen Zeichen, welche diese Abart des Hydrops oculi charakterisiren, da *Jacobson* seine Sectionen an Individuen vornahm, die er vor dem Tode nicht beobachtet hatte. Doch dürfen wir wohl mit Gewifsheit hoffen, dafs uns die künftige Zeit auch hierüber mehr Licht verschaffen werde.

Gemischte Augenwassersucht. — Alle drei zuvor genannten Krankheitszustände können nun endlich mit einander verbunden seyn, und dann findet auch eine gleichmäfsig fortschreitende Vermischung der Symptome aller drei statt: der Augapfel wird auf allen Punkten gleichmässig ausgedehnt, so dafs sowohl die Augenkammern widernatürlich überfüllt und ausgedehnt erscheinen, die Hornhaut selbst bei der allgemeinen Zunahme des Bulbus im Umfang gröfser zu werden, und im Verhältnifs zu dem übrigen Bulbus sich gleichsam auszubreiten anfängt, als auch der hintere Theil des Auges mit der darin enthaltenen Masse des Glaskörpers dabei auf eine gleiche Weise ausgedehnt gefunden wird; der Bulbus tritt oft so bedeutend aus der Augenhöhle hervor, dafs er von den Augenlidern nicht mehr bedeckt werden kann (Buphthalmos). Die Thränen fliessen über die Wangen, die Wimpern reizen den Augapfel und entzünden ihn; alle Bewegungen sind durch Lähmung der Augenmuskeln aufgehoben. Nur sehen wir während des gemischten Hydrophthalmos die Iris ganz frei in der Mitte beider Augenkammern; die Pupille ist erweitert, starr und unbeweglich, und bei der Ausbreitung des Raumes um dieselbe, zeigt sich die Hornhaut von der Iris in stärkerem Grade entlegen. Dabei ist die erste, wenn man ihren gröfseren Umfang ausnimmt, vollkommen unverändert, weder nach vorn gedrängt, noch sonst erschlafft, ausgedehnt oder getrübt, so dafs man in der That diese gleichmäfsige Ausbildung sämmtlicher Theile des Bulbus zu einem grösseren Umfange bewundern mufs. Das Gesicht nimmt auf gleiche Weise, wie bei der zweiten Abart des Uebels, allmählig und ohne deutliche Entzündungserscheinungen ab. Die Schmerzen sind auf gleiche Weise zugegen, und nur bei der angebornen gemischten Augenwassersucht hat *Benedict* die Blindheit ohne alle Spur von Schmerzen den Verlauf des Uebels beschliefsen sehen. Nicht minder wird der Augapfel zuletzt varicös, und dieselben Arten des Ausganges, wie bei den vorher beschriebenen Hydrophthalmen, kommen auch am Schlufse des gemischten Hydrops vor, nur dafs hier allerdings der Uebergang in Krebs und Carcinom viel häufiger vorkommt.

Nach *Benedict's* Ausspruch besteht nun zwischen der angebornen gemischten Augenwassersucht und der später erworbenen Form dieser Art, eine merkliche Differenz. Die erstere hat bereits *Demours* erwähnt, und ob er schon auf eine genauere Darstellung derselben nicht eingegangen ist, so behauptet er doch, dafs das Gesicht des daran leidenden Auges unverletzt geblieben sey. Ein Gleiches sah auch *Benedict* im Anfang dieser Krankheit, obgleich mit der Zunahme des Uebels das Gesicht und selbst alle Spuren von Lichtempfindung allmählig aufhörten.

Es entwickelte sich, ohne alle Spuren von Entzündung oder des Schmerzes zuerst auf dem einen Auge eine verdächtige Entmischung in der Tiefe desselben, die mit eintretender Varicosität des Bulbus verbunden war, und mit welcher das Sehen erlosch. Der Augapfel wurde dabei nach und nach weicher, Synchesis nahm überhand, und zuletzt erfolgte eine ausgebildete Atrophie. Dieselbe schmerzlose Metamorphose trat nun auch in dem anderen Bulbus ein, und der Kranke erblindete auch auf diesem ohne alle Spur von Entzündung. —

Ganz andere Symptome bietet, wie wir gesehen haben, die später erworbene gemischte Augenwassersucht dar. Sie entsteht nur bei Individuen, die mit dem höheren Grade irgend einer Dyscrasie, namentlich der Scrophelsucht, behaftet sind, und scheint offenbar der scrophulösen Anschwellung in anderen Gebilden, und in vielen Fällen einer anfangenden scirrhösen Entartung vollkommen analog zu seyn.

Die Prognose ist höchst niederschlagend; denn meist endet das Leiden entweder mit Atrophie oder carcinomatöser Ausartung, und diefs geschieht nach *Beer* um so schneller, wenn man hier die Paracentese anwendet. Im Anfang der Krankheit glückt es zuweilen, das Fortschreiten derselben zu hemmen.

Was die Behandlung betrifft, so ist beim angebornen gemischten Hydrophthalmos die Anwendung aller und jeder inneren und örtlichen Mittel zu widerrathen. Vielmehr ist diese Wassersucht, falls nicht eine zufällige Entzündung die Anwendung bestimmter Mittel gebieten sollte, durchaus sich selbst zu überlassen, und höchstens jede zu starke Anstrengung des Auges zu untersagen. Das Gegentheil wird nun bei dem später entstandenen gemischten Hydrophthalmos nothwendig, obgleich leider in diesem Zustande des Uebels nur in der ersten Periode desselben, und bei einer kräftig und schnell einwirkenden Kurmethode einige Hülfe zu erwarten ist. Dahin gehört das Legen eines Haarseiles in den Nacken, oder die Einreibung der Brechweinsteinsalbe in derselben Gegend, Senfteige und Blasenpflaster auf die Schläfe, über die Augenbraunen, oder hinter die Ohren nach *Jourdon* gelegt, das Einreiben der grauen Quecksilbersalbe in die Stirn und Schläfengegend, der innere Gebrauch des Calomels mit oder ohne Digitalis in starken Dosen.

Wo die Krankheit durch unterdrückte Ausschläge und Geschwüre entstanden ist, und noch eine kräftige Reproduction neben einer ausgebildeten specifiken Dyscrasie sich vorfindet, da mag diese Methode zu Umänderung des ganzen irre geleiteten Ernährungszustandes im Auge wohl für die vorzüglichere genommen werden.

Sobald aber neben der Dyscrasie die Ernährung in stärkerem Grade gesunken ist, so mufs der innere Gebrauch der Mercurialien zu nachtheilig auf die letztere einwirken.

Während man daher schon die erwähnten ableitenden Mittel anwendet, werden stärkende und flüchtig reizende innere Mittel das Meiste zu der Besserung des Kranken beitragen, vorausgesetzt, dafs der Zustand des Auges noch innerhalb des reinen Scrophelleidens begriffen ist, noch nicht den Charakter einer schlimmeren Entartung angenommen hatte. Findet man indessen, dafs auch während dieser Behandlung die Geschwulst des Auges merklich zugenommen hat, so mag diefs als ein Merkmal dienen, dafs dieser zweite Zustand bereits eingetreten ist. Nach *Beer* bleibt hier nur die Ausrottung des Bulbus übrig; sie allein gewährt, aber freilich unter sehr zweideutiger Prognose, noch einige Hoffnung. Jedoch wird vorausgesetzt, dafs der Augapfel noch in stärkerem Grade beweglich ist, und mithin eine offenbare Entartung der zwischen dem Augapfel und den Knochen befindlichen Organe nicht angenommen werden kann.

Synon. Wasserauge, Ochsenauge. Lat. *Hydrops oculi, Hydrophthalmos seu Hydrophthalmia* (von ὀφθαλμος), *Elephantiasis oculi* (*Boerhavii*), *Buphthalmos seu Buphthalmia, Ophthalmoptosis, Ecpiesmus Graecorum.* Franz. *Hydropisie, Chute de l'oeil, Hydrophthalmie.* Engl. *Dropsy of the eye.* Ital. *Idroftalmia seu Idropisia dell' occhio.* Holländ. *Oog-watersugt.*

Litteratur.

Dawbeny-Turberville, considerable observations in the practic of physic. vid. Philosophic. Transact. Y. 1685. pag. 839.

Michael Bernhard Valentini, Hydrophthalmia punctura acus curata. In Ephemerid. Nat. Cur. Dec. II. A. 27. Observ. 69. 70. 1687.

Nuckii, Sialographia, ed. Lugd. Bat. 1690. pag. 120 — 24.

Joh. Herrm. Fürstenau, de hydrope oculi. In Ephemerid. Nat. Cur. Vol. VIII. Obs. 44. 1708.

Sauveur Morand, observ. anat. sur l'hydropisie de l'oeil, Mém. de Paris. A. 1723. Hist. p. 33. Ed. A. Oct. 1723. Hist. p. 45.

Mauchart, de paracentesi oculi in hydrophthalmia. Tubing. 1744.
Sarwey, diss. de paracentesi oculi in hydrophthalmia et amblyopia senum. Tubing. 1744.
Dan. Pet. Layard, an account of an extraordinary case of a diseased eye (prodigious enlargement and dropsy of the eye). vid. Philos. Transact. 1758. p. 747.
Louis et Hoin, Mémoires de l'Academie de Chir. Vol. V. 1774.
Terras, obs. sur l'hydrophthalmie, v. Journ. de Médec. T. 47. p. 239. A. 1776.
Fielitz, *d J.*, Beobachtung u. Heilung einer Wassersucht beider Augäpfel. vid. *Hufeland's* Journ. Bd. IV. 2tes Stück. p. 208. 1797.
Busse, vid. *Hufeland's* Journ. 1815. 5tes Stück. p. 64.
v. Gräfe, die epidemisch-contag. Augenblennorrhoe Aegyptens. 1823. p. 25, 124, 140.

Aufserdem gehören noch hierher die Beobachtungen von *Bidloo*, *Schaper*, *Woolhouse*, *Heister*, *de Villars*, *Beyer*, *Heuermann*, *Marchan*, *Cartheuser*, *Cheston*, *Camper*, *Gleize*, *Ford*, *Richter*, *Wardrop*, *Thilow*, *Ch. Bell*, *Zang*, *Adams*, *Jourdon*, *Demours*, *Fabini*, *Benedict* und *Weller*. II — s. jun.

AUGENWIMPERN, Doppelwuchs derselben. S. Distichiasis.

AUGENWIMPERN, eingebogene. S. Trichiasis.

AUGENWIMPERNAUSFALLEN. S. Augenbraunhaare, Ausfallen derselben.

AUGENWINKELENTZÜNDUNG, Entzündung der Thränenkarunkel und der angrenzenden Bindehaut im innern Augenwinkel. Diese Krankheit als idiopathisches Leiden besteht in einer Entzündung der Caruncula lacrymalis, der Membrana semilunaris, und der angrenzenden Conjunctiva bulbi et palpebrarum, die als Inflammatio acuta et chronica auftreten kann. Der Kranke klagt anfangs über Schmerzen und Spannung in der Gegend des innern Augenwinkels, und hat das Gefühl, als ob dort ein fremder Körper sey; gleichzeitig nimmt die Geschwulst und Röthe in der Thränenkarunkel zu, jede Bewegung des Auges wie das Schliefsen der Augenlider verursacht grofse Schmerzen, und doch ist der Kranke wegen eintretender Lichtscheu zu einer beständigen Nictitatio oder Schliefsen des Augenlides instinktmäfsig getrieben, wodurch bei grofser Höhe der Krankheit die entzündete Caruncula lacrymalis gewöhnlich eingeklemmt, oder doch sehr gereizt wird. Zugleich ist die Aufsaugung der Thränen verhindert, und es entsteht ein sehr lästiges Thränenfliefsen, weil die Entzündung sich auch auf die Thränenpunkte fortpflanzt, und diese dadurch in der Function der Einsaugung gehindert werden. Die Ursachen dieser Krankheit können sehr verschieden seyn; bald rufen Erkältungen oder der Einflufs der Witterungsveränderungen dieselbe hervor, bald sind Reize aus mechanischer Ursache daran schuld.

Augenwinkelentzündungen aus catarrhalischer Ursache herrschen nicht selten epidemisch. Bisweilen sind dieselben ganz allein vorhanden, öfters aber sind sie Begleiter allgemeiner catarrhalischer Affectionen; sie können in mehr als einer Hinsicht mit den entzündlichen Affectionen der Tonsillen parallelisirt werden. Der Verlauf dieser Krankheit ist der einer gewöhnlichen catarrhalischen Affection, und erfordert auch deren Behandlung. Da jedoch gewöhnlich mit der entzündlichen Anschwellung der Caruncula lacrymalis eine nicht unbedeutende Schleimabsonderung verbunden ist, die ein Verkleben der Augenlider und andere Unannehmlichkeiten zur Folge hat, so ist es rathsam, durch ein fleifsiges Waschen der Thränenkarunkel mit einer sehr schwachen Sublimatsolution in Rosenwasser mit Quittenschleim jenen Unannehmlichkeiten vorzubeugen; übrigens richtet sich die äufsere antiphlogistische Behandlung nach dem Grad der Entzündung, der allein bestimmen kann, ob Ansetzen von Blutegeln, Bleiwasserumschläge u. s. w. nöthig sind. Höchst selten geht diese Encanthis in eine Eiterung über, bisweilen, jedoch auch selten, entsteht daraus eine chronische Entzündung der Thränenkarunkel, und zwar dann, wenn sich die Kranken nicht gut hielten, oder wenn dieselben Trinker oder Hämorrhoidarien sind, und bei Weibern, wenn diese in den climacterischen Jahren stehen.

Die Encanthitis chronica kommt aber sehr häufig von skrophulöser und arthritischer Anlage her; auch wird sie bei Säufern sehr häufig angetroffen; endlich pflegen auch diejenigen davon ergriffen zu werden, die an Hämorrhoidalbeschwerden leiden. Hier scheint das Uebel aus Congestionen zu entstehen. Encanthiten dieser Art erfordern eine allgemeine Behandlung, und als örtliche Mittel sind adstringirende Dinge zu empfehlen. Die Caruncula lacrymalis erträgt dieselbe eben so gut als die Tonsillen.

Höchst selten geht eine Encanthitis catarrhalischen, arthritischen, skrophulösen, hämorrhoidalischen Ursprungs in Eiterung über; ist dieses wirklich der Fall, so beobachtet man doch, daſs die Geschwulst weicher, aber nicht kleiner, vielmehr gröſser wird, daſs die Schmerzen in ihrer Heftigkeit nachlassen, und doch sich ein Eiterpunkt in der Mitte der Caruncula lacrymalis bildet; sobald man dieses sieht, muſs dieselbe mittelst einer sehr feinen Lancettenspitze geöffnet werden; ist der Eiter entleert, so heilt der Absceſs gewöhnlich ohne alle äuſsere Mittel. *Richter* empfiehlt das eben angegebene Verfahren dringend, und setzt hinzu, daſs man alle Eiterungen der Thränenkarunkeln, sie mögen innerlich oder äuſserlich seyn, nicht ohne Ursache befördern und verlängern sollte, weil sonst die fortdauernde Eiterung die Karunkel leicht zerstört, eine Zerstörung, deren Folge ein unheilbares Thränen der Augen ist.

Die Encanthitis aus mechanischer Ursache ist gewöhnlich eine Inflammatio acuta; sie wird durch fremde Körper, welche auf die Caruncula lacrymalis gekommen sind, als: kleine Holzsplitter, Eisenstückchen, kleine Haarstücke (beim Haarabschneiden), Sandkörnchen, Kalkstückchen, Kornähren u. s. w., hervorgerufen. Entfernung derselben mittelst eines Pinsels, einer Pincette, eines *Daviel*'schen Löffels u. s. w., ist die erste Indication, und Anwendung kalter Umschläge, ja selbst Anlegen von Blutegeln oder Einstiche mit einer feinen Lancette, zur Unterdrückung der Entzündung, die zweite. Wird der fremde Körper nicht bald entfernt, so entsteht rasch eine acute Entzündung, deren schnelle Folge eine Eiterbildung ist, durch welche der eingekeilte fremde Körper ausgestoſsen wird. Die Eiterung zu befördern, den gebildeten Eiter durch Lanzetteneinstich zu entleeren, und durch Anwendung austrocknender Mittel, hauptsächlich der Opiumtinctur, die Eiterung zur Heilung zurückzuführen, sind die Indicationen, welche sich hier dem Arzte stellen. So wie sich aber in den andern Glandulis conglomeratis als Ursache der Entzündungen desselben griesartige Concretionen zeigen, so geschieht dieses auch bei der Caruncula lacrymalis, die, wenn die beschriebenen Concremente sich in den Ausführungsgängen derselben anhäufen, zur entzündlichen Reaction angeregt wird; diese Art von Encanthitis acuta geht fast immer in Eiterung über, weil die Caruncula lacrymalis nur durch diesen Hülfsprozefs sich der eigen eingekeilten Concremente entledigen kann. *Demours* machte auf diese Art der Encanthitis zuerst aufmerksam. (Traité des maladies des yeux. I. p. 24.) Es ist auch hier rathsam, den Eiter so bald als möglich zu entleeren.

Als Folge der chronischen Encanthitis, oder der Ausgänge der Vereiterung der Caruncula lacrymalis, kommen aber noch zwei andere Uebel vor, die man als selbstständig ansieht und bezeichnet hat. Das eine dieser Uebel ist die Augenwinkelgeschwulst und das andere Augenwinkelzerfressung, (das Weitere siehe unter diesen Art.).

Synon. Lat. *Encanthitis* aus dem Griech. von ἐν u. κανθός, der Winkel und ν, gewöhnliche Endung *itis*, gewöhnlich falsch *Encanthis*, oder *Encanthis inflammatoria* genannt. Franz. *Inflammation de la caruncule lacrymale et de la membran semilunaire.* Engl. *Inflammation of the lacrymal caruncle.* Ital. *Inflammazione della caruncula lacrymale.*

Litt. Die Werke über die Augenkrankheiten von *Beer*, *Scarpa*, *Benedict*, *Demours* u. s. w. v. A — n.

AUGENWINKELGESCHWÜR. S. Augenwinkelzerfressung.

AUGENWINKELGESCHWULST, die, besteht in einem bald kleinen weichen, rothen, bald in einem gröfseren harten, dunkelgefärbten Auswuchse, der seinen Ursprung an der Caruncula lacrymalis allein, oder zugleich mit aus der benachbarten Tunica semilunaris nimmt; die Form dieses Auswuchses variirt in's Mannichfaltigste, und ist gewöhnlich in Folge einer vorausgegangenen Entzündung oder Vereiterung der Caruncula lacrymalis, eine Wucherung derselben, jedoch gewöhnlich nur bei dyscrasischen Subjecten. Ausserdem, dafs der Kranke die Augenlider nicht gut schliessen kann, hat er beständig das Gefühl, als sey etwas Fremdartiges im innern Augenwinkel befindlich; dazu gesellt sich ein anhaltender entzündlicher Reiz des Auges, gewöhnlich etwas Lichtscheu, und weil durch die Encanthis die Thränenpuncte aus ihrer Lage gebracht sind, und die nach dem

Thränensee gelangenden Thränen nicht aufsaugen können, ein sehr lästiger, anhaltender Thränenflufs; endlich kommt hierzu noch, durch Zusammenwirken der genannten Ursachen, eine Beschränkung der Sehkraft, und wächst die Encanthis sehr, so kann das Volumen derselben auch dasselbe bewirken. Bei ihrem ersten Beginnen ist die Encanthis gewöhnlich gekörnt, wie eine Maulbeere, oder rauh und befranzt im Ansehen, welches aus der Wucherung der einzelnen Parthien der Thränenkarunkel entsteht. Späterhin, wenn die Encanthis eine gewisse Gröfse erreicht hat, stellt, nach *Scarpa's* Beschreibung, der eine Theil eine körnerartige Geschwulst dar, während der andere wie eine glatte, weifsliche oder aschfarbene Substanz erscheint, welche mit varicösen Gefäfsen durchstrickt ist, und zuweilen so weit über die Conjunctiva sich erstrecken, dafs sie die ganze Seite des Auges, zunächst der Nase bis zur Vereinigung der Cornea und Sclerotica bedecken; in diesem Fortschreiten ergreift sie mit der Caruncula lacrymalis die Membrana semilunaris, und gewöhnlich die Palpebralconjunctiva einer oder beider Augenlider, und zwar so, dafs sie einen hervorragenden festen Fortsatz längs der innern Seite des obern oder untern Augenlides, in der Richtung des Palpebralrandes fortschiebt. Die Mitte oder der Körper der Encanthis zertheilt sich in der Nähe der Cornea, gleichsam schwalbenschwanzartig in zwei Ansätzen oder Verlängerungen, wovon sich eine über die innere Oberfläche des obern Augenlides, durch dessen Rand sie bedeckt ist, ausdehnt, die andere aber in einer Richtung von dem innern gegen den äufsern Winkel, längs der innern Seite des untern Augenlides, welches dieselben unter seinen Rand verbirgt, sich erstreckt. Diese Fortsätze haben ein lipomatöses Ansehen, und gleichen in mehr als einer Hinsicht, der Structur des Pterygium's an dessen Basis. Der Körper der Encanthis selbst ist von der verschiedensten Gestalt und Gröfse angetroffen worden; man hat sie bis zur Gröfse einer Kastanie heranwachsen sehen. Das Aeufsere ist gewöhnlich körnig, doch auch maulbeerartig oder einer Kirsche nicht unähnlich; *Fabr. Hildanus* erzählt von einer ficus ad majoram oculi canthum (Cent. I. obs. 2.). Nicht ohne Grund hat man diese Krankheit in zwei verschiedene Gattungen eingetheilt, in eine Encanthis benigna und maligna; die benigna ist die oben beschriebene, hingegen zeigt die Encanthis maligna, scirrhosa, cancrosa, carcinomatosa folgende Eigenschaften: sie ist dunkelroth und hat eine bleiartige Farbe, ist sehr hart, blutet leicht und verursacht sehr heftig stechende Schmerzen, die durch den Augapfel fahren und bis zur Stirn und Schläfe sich fortpflanzen; zugleich bemerkt man auf der Oberfläche kleine schwärende Stellen, und schwammartige Papillen und einen dünnen sehr scharfen Ausflufs.

Die Diagnose dieses Uebels ist nicht schwer, allein doch von ältern Beobachtern nicht selten mit einer Dacryocystitis chronica verwechselt worden, obgleich sie sich von dieser schon durch die Localität und durch andere Zeichen wesentlich unterscheidet. Es existirt kein Uebel, mit welchem die Encanthis verwechselt werden könnte.

Die Prognose ist bei der Encanthis benigna gewöhnlich gut, bei der Encanthis cancrosa dagegen, wie bei allen krebsigen Uebeln, ungünstig.

Die Behandlung der Krankheit betreffend, so gelingt es bisweilen, dieselbe, wenn sie noch im Entstehen ist, durch adstringirende oder durch chemisch zerstörende Mittel zu beseitigen; zu den ersteren gehören der gebrannte Alaun, der weifse Vitriol, hauptsächlich aber das Opium, und zwar dessen Tinctur, welche durch ihre, die Reproduction umändernde Kraft, wenn sie täglich ein- bis zweimal auf das Uebel, mittelst eines Pinsels gebracht wird, dasselbe beseitigt; alle chemisch reizenden und zerstörenden Mittel, als Quecksilbersalben und Aetzmittel, sie mögen im Betupfen mit Höllenstein, oder mit Butyrum antimonii bestehen, scheinen dagegen, obgleich grofse Autoritäten für die Anwendung derselben sprechen, nur eine Vermehrung der Anschwellung und Härte, und einen leichten Uebergang in den bösartigen Charakter zu veranlassen.

Hat die Encanthis eine ziemliche Gröfse erreicht, so ist die Exstirpation das beste Mittel zur Heilung. Die von Einigen vorgeschlagene Ligatur, ist aus leicht begreiflichen Gründen, wegen der Nähe des Auges gänzlich zu verwerfen. Man macht die Operation auf folgende Weise am schnellsten und sichersten. Kleine beginnende körnerartige Encanthiden von fransenartiger Structur, lassen sich mittelst eines doppelten Hakens, oder noch besser mittelst einer guten Pincette fassen und emporheben, und dann durch eine auf die Flächen gebogene Scheere ganz aus ihrem Ursprunge ausschneiden. Eine grofse Berücksichtigung verdient hierbei die Caruncula lacrymalis, von der man nur so viel abschneidet als nöthig ist; ja man thut sogar wohl, wenn man lieber etwas zu wenig als zu viel von der Caruncula lacrymalis wegnimmt, da die Wunde zuweilen wider Willen des Wundarztes stark eitert, und dann durch diese Eiterung der Rest der Caruncula lacrymalis oft sehr verringert wird, und da diese die Thränen hindert aus dem innern Augenwinkel zu fliefsen, so erfolgt nach deren gänzlicher Vernichtung, oder auch nach deren Verkleinerung, leicht ein unheilbares Thränen (Rhyas). Ist die Encanthis sehr grofs, und erstreckt sie sich nach der oben beschriebenen Weise, flügelartig nach den Augenlidern, so verfahre man nach *Scarpa's* Angabe auf folgende Weise:

Sitzt der Patient, so stülpt ein Gehülfe die innere Seite des obern Augenlides, nach den Regeln der Kunst (s. Augenumstülpung, künstliche) um, damit einer von den Flügeln der Encanthis zu Tage liege. Hierauf wird mit einem kleinen Bistouri ein tiefer Einschnitt in den beschriebenen Fortsatz gemacht, und wenn man ihn dann mittelst einer gut schliefsenden Augenpincette gefafst und nach vorn gezogen hat, so löfst man ihn, seiner ganzen Länge nach, von der innern Seite des obern Augenlides ab, wobei man von dem äufsern gegen den innern Augenwinkel, bis zum Körper der Encanthis fortschneidet. Mit der lipomatösen Wucherung auf der innern Seite des untern Augenlides, verfährt man auf dieselbe Weise; hat man beide Flügel gelöfst, so hebt man den Körper der Encanthis mittelst einer Pincette, oder eines doppelten Hakens in die Höhe, und schneidet, mit einer auf die Flächen gekrümmten Scheere, unter Berücksichtigung der oben gegebenen Cautelen gegen die Caruncula lacrymalis, das Uebel weg. Für den Operateur und Kranken wird die Operation durch die Anwendung der Scheere jedoch jedenfalls leichter. Bisweilen, jedoch nur in seltenen Fällen, hat man nach dieser Operation heftige Blutungen aus der verwundeten Caruncula kommen sehen; hilft der Gebrauch des kalten Wassers nicht, so müfste man nach *Richter* durch Arzneimittel, welche man mittelst eines Pinsels, mit Behutsamkeit auf die blutende Stelle bringt, dieselbe zu stillen suchen; die scharfen styptischen Mittel lassen sich, wegen der Nähe des Auges, hier eben so wenig anwenden, als die Compression. Gewöhnlich ist jedoch die nach der Operation folgende Hämorrhagie sehr gering; man läfst daher das Auge mit kaltem Wasser auswaschen, bis dieselbe steht, bringt den Kranken in ein mäfsig dunkles Zimmer, hängt eine Compresse vor das verwundete Auge, und wendet, je nachdem eine entzündliche Reaction eintritt oder nicht, örtlich und allgemein den antiphlogistischen Heilapparat an. Ist die Entzündung vorüber, so schafft der örtliche Gebrauch der Opiumtinctur grofsen Nutzen.

Was die Behandlung der scirrhösen und carcinomatösen Encanthis betrifft, so lasse man die scirrhöse, so lange sie unschmerzhaft ist, unangerührt, weil dieselbe, selbst bei Anwendung zweckmäfsiger Mittel, gar leicht und schnell in die carcinomatöse übergeht, die nur in der schnellsten und gründlichsten Exstirpation noch eine Heilung finden dürfte; ja man hat sogar vorgeschlagen, den krebshaften Auswuchs mit allem was in der Orbita liegt, zu exstirpiren.

Synon. Lat. *Encanthis*, aus dem Griechischen *Εγκανθις* (nicht *Aegilops*, Thränensackgeschwulst, s. hierüb. d. Art.: Thränensackentzündung). Franz. *Encanthis (tumeur de la valvule semilunaire)*. Engl. *Encanthis (a morbid enlargement of the lacrymal caruncle, in the form of a granular tumor, insolving the valvula semilunarie).*

v. A — n.

AUGENWINKELUNREINIGKEIT. S. Augenbutter.

AUGENWINKELVEREITERUNG. S. Augenwinkelzerfressung.

AUGENWINKELZERFRESSUNG. Diese Krankheit findet sich, wie schon der Name andeutet, als ein Geschwür an den Augenwinkeln vor, jedoch häufiger an den innern, als an den äufsern, selten, sehr selten an beiden Winkeln eines Auges zugleich. Sie kann die Folgekrankheit verschiedener Augenentzündungen seyn, als der Blepharophthalmia ulcerosa, einer Entzündung der Thränenkarunkel, selbst auch wohl die Folge einer bösartigen, um sich greifenden Thränensackvereiterung (Aegylops). Kommt sie an einem äufsern Augenwinkel vor, so entsteht gewöhnlich ein partielles Ectropium und ein lästiges Stillicidium lacrymarum; dasselbe ist der Fall, wenn es im innern Winkel des Auges befindlich ist, und zwar in noch gröfserem Grade, weshalb auch schon die Alten dieses Leiden Rhoeas oder Rhyas nannten. Findet sich das Uebel an beiden Winkeln eines Auges, so ist dies die Veranlassung zu einem Ectropium mit allen seinen Folgen.

Bei der mehr und mehr allgemein verbreiteten rationellen Behandlung der Augenentzündungen kommt dieses Uebel jetzt selten vor; findet es sich, so bildet sich dieses Leiden, nach den oben angegebenen Krankheiten meistens bei Subjecten, die an herpetischer, skrophulöser, syphilitischer Dyscrasie leiden, oder deren Körper durch zu vielen Mercurialgebrauch geschwächt ist; ferner bei solchen Subjecten, die von immer wiederkehrenden Schleimflüssen, von öfters aufschiefsenden Hitzblätterchen im Gesichte u. s. w. heimgesucht werden.

Die Prognose richtet sich nach dem Umfang und der Tiefe der Vereiterungen.

Sind die Augenwinkelzerfressungen gering, so reicht der Gebrauch gelind adstringirender und austrocknender Mittel hin, als: die Anwendung des Zincum sulphur., des Zinkkalkes, des Kadmium sulphuric., einer leichten Sublimatauflösung mit Opium u. s. w. Ist dagegen die äufsere Commissur ganz zerstört, klaffen die Augenlider dort gänzlich, so mufs, nachdem die Geschwüre ausgetrocknet sind, die Narbe von neuem wund gemacht, und mittelst der blutigen Naht vereinigt werden. Sind die Geschwüre zu breit und zu tief, und ist an eine Vereinigung der Wundränder nicht zu denken, so mufs man sich damit begnügen, die Vernarbung derselben herbeizuführen. Ist eine Vereiterung der Thränenkarunkel daran schuld, so bleibt gewöhnlich ein unheilbarer Thränenflufs zurück, und ist jener bereits sehr weit vorgeschritten, so vermag die Kunst hier auch nichts anders, als die Vernarbung durch zweckdienliche Mittel zu beschleunigen.

Synon. Augenwinkelvereiterung, Augenwinkelgeschwür. Lat. *Peribrosis*, aus dem Griechischen περιβρώσις, von περι und βρώσκω, rund umher annagen. Franz. *Peribrose, ou ulcères des paupières vers leur commissure, corrosion du coin de l'oeil.*

v. A — n.

AUGENWUNDE. S. Augenverletzung.

AUGENZÄHNE (Anatomisch). S. Zähne.

AUGENZÄHNE, (chirurg.) sind diejenigen, welche im Oberkiefer rechts und links zwischen dem kleinen Schneide- und dem ersten Backenzahne eingepflanzt sind. Dieselben Zähne im Unterkiefer werden zum Unterschiede der oberen, die Eckzähne genannt. Der Durchbruch der Milchaugenzähne ist immer der beschwerlichste, und bringt nicht selten sehr gefährliche, und manchmal sogar tödliche Zufälle hervor, weil die Augen- und Eckzähne die einzigen sind, welche zwischen zwei bereits hervorgebrochenen Zähnen, nemlich zwischen dem kleinen Schneide- und ersten Backenzahne sich einkeilend durcharbeiten. Bei den andern Zähnen allen ist dieses nicht der Fall, weil hinter ihnen sich kein Zahn findet, welcher ihnen den Raum verengte. Daher die allgemeine Furcht vor dem Durchbruche dieser Zähne, welche schon die ältern Schriftsteller hegten, ohne dafs sie uns die Ursache dieser Beschwerde erklärt hätten. Wirklich sterben die meisten Kinder, bei welchen man als Ursache die beschwerliche Dentition angiebt, während des Durchbruchs der Augenzähne, deren Hervorkommen alle Beschwerden des Reizes und ungewöhnlich starken Druckes auf die Beinhaut der Zahnzelle, so wie auch auf den Zahnnerven gegen die Spitze der Wurzel zu ausübt. Da nun die Reizempfänglichkeit des kindlichen Organismus so überaus grofs ist, so wird es auch erklärlich, warum der Durchbruch der Milchaugen- und Milcheckzähne im 10 und 11ten Monate so gefährlich ist, und jener des im zehnten Lebensjahre unter denselben Verhältnissen hervorkommende permanente Augenzahn, fast immer ohne alle üble Ereignisse vor sich geht. Tritt nun der Fall ein, dafs das Kind bei dem Durchbruche der Augenzähne so heftig ergriffen wird, dafs man für das Leben desselben besorgt seyn dürfte, so soll, nachdem schon alle angezeigten Mittel fruchtlos angewendet worden sind, der an dem Augenzahn zunächst stehende Schneidezahn, selbst unter convulsivischen Anfällen des Kindes entfernt werden. Diese Operation habe ich schon sehr oft, und zweimal unter den heftigsten Convulsionen der Kinder, mit dem glücklichsten Erfolge gemacht. Bei einem Kinde hörten die Convulsionen augenblicklich nach Entfernung des Zahnes auf. Der Zweck dabei ist kein anderer, als den Raum für den durchdringenden conisch gebildeten Augenzahn zu vergröfsern. Was das Ausziehen der Augenzähne betrifft, so dürfte man wohl gerade die entgegengesetzte Meinung aller Jener haben, welche die Extraction dieser Gebilde des Auges wegen fürchten, denn obschon sie unter allen übrigen Zähnen die längsten Wurzeln haben, deren Spitzen oft bis zur Orbita reichen, so stehen doch diese Wurzeln, trotz alle dem, in gar keiner unmittelbaren Berührung weder mit der Orbita, noch weniger mit dem Auge selbst. Die Gefahr, welche sich oft nach der Extraction des Augenzahnes für das Auge einstellt, kann daher nie der Lage dieses Zahnes, sondern einzig und allein der schlechten Wahl des Zahninstrumentes, oder der Unwissenheit des Operateurs zugeschrieben werden. Wer den Augenzahn in gerader Richtung, daher stets nur mit der Zange, aus seiner Zelle hebt, der wird nie etwas Uebles von dieser Operation zu befürchten haben. Wer denselben aber mit dem Ueberwurfe, oder andern die Zähne zur Seite stürzenden Instrumenten wegnimmt, der wird wohl öfter nicht nur allein bedeutende Augen- sondern auch Gehirnaffectionen und selbst den Tod erfolgen sehen. Die Ursache dieser üblen Ereignisse liegt einzig und allein im Drucke, welcher durch das Hypomochlion des Instruments auf den kleinen Gänsefufs ausgeübt wird, und nebstdem manchmal auch noch darin, dafs die vordere Wand der Zahnzelle, durch das Stürzen dieses langen Zahnes bricht, und durch die dabei erzeugten Knochensplitter der Gänsefufs noch mehr gereizt, und in dieser Reizung erhalten wird. Beim Durchbruche des permanenten Augenzahnes ist noch zu bemerken, dafs bei demselben, wie bei dem Durchbruche des Milchaugenzahnes das räumliche Verhältnifs zu klein ist, und oft bedeutend kleiner, als der Umfang des Zahnes. Unter diesen

Umstän-

Umständen werden wohl keine, den ganzen Körper afficirenden Erscheinungen eintreten, wohl aber wird dieser Zahn entweder schief nach aufsen unter der Lippe, oder in seltenen Fällen durch den Gaumen zum Vorschein kommen. Ersterer, welcher schief nach aufsen unter der Lippe sich zeigt, und das Kind bedeutend entstellt, soll mit der Zange in gerader Richtung entfernt werden. Jener aber, welcher eine schiefe Richtung gegen den Gaumen zu nimmt, kommt, da der Gaumen schwer zu durchbohren ist, oft erst im zwanzigsten, dreifsigsten Jahre, ja selbst erst manchmal im Greisenalter zum Vorschein. Ein solcher Zahn soll, wenn er nicht der Sprache und der Mastication bedeutend im Wege steht, bei Manchen, welche das vier und zwanzigste Jahr zurückgelegt haben, nicht mehr genommen werden, weil dessen Entfernung sehr beschwerlich, und da der Gaumen nicht so, wie die Zahnzellen nachgiebt, und daher der Raum, wo der Zahn eingepflanzt ist, nicht so, wie bei andern Zähnen erweitert werden kann, oft auch sehr gefährlich ist. Will man daher einen solchen Zahn beseitigen, so soll er gleich nach seinem gänzlichen Durchbruche ausgezogen werden, denn in diesem Alter ist das Gaumengewölbe noch zart, und die Wurzel des Zahnes noch nicht so ausgebildet, wie im vorgerückteren Alter. C — i.

AUGUSTUSBAD, das, bei Radeberg. Die Mineralquellen dieses Bades entspringen in einem freundlichen Wiesenthale, eine kleine Stunde von der Stadt Radeberg, zwei Meilen östlich von Dresden. Bekannt seit 1717 und 1719, erhielt es seinen Namen vom Kurfürsten *Friedrich August II.* Alle nahe bei einander entspringenden Mineralquellen gehören nach ihren Mischungsverhältnissen zu der Klasse der salinischen Eisenwasser. Alle enthalten Eisen nur in verschiedener Menge, es findet unter den einzelnen ferner eine zu beachtende Verschiedenheit statt in ihrem Gehalte an kohlensaurem Kalk, Kohlensäure und schwefelsaurem Natron.

In 32 Unzen Wasser enthalten die einzelnen Quellen folgende Bestandtheile:

	Das Stollenwasser	Nr. 1.	Nr. 2.
Kohlensaures Eisenoxyd . .	1,2 Gr.	1,50 Gr.	0,6 Gr.
Kohlensaure Bittererde . . .	0,4 »	0,50 »	—
Salzsaure Bittererde	0,25 »	—	—

Das Stollenwasser		Nr. 1.	Nr. 2.
Kohlensaurer Kalk	—	1,78 Gr.	0,77 Gr.
Schwefelsaurer Kalk	1,5 Gr.	0,50 »	0,45 »
Krystall. schwefelsaur. Natrum	2,52 »	0,25 »	0,25 »
Krystallisirtes salzsaures Natrum	0,73 »	3,00 »	0,99 »
Extractivstoff	—	1,5 »	0,5 »
	4,6 »	9,03 »	3,56 »
Kohlensaures Gas in 100 Kubikzollen Wasser	2,25 Kz.	2,75 Kz.	1,61 Kz.
Gekohltes Wasserstoffgas . .	—	0,4 »	0,33 »
Atmosphärische Luft	1,83 »	1,55 »	0,8 »

Die Quellen:	Nr. 3.	Nr. 4.	Nr. 5.	Nr. 6.
Kohlensaures Eisenoxyd	0,7 Gr.	0,95 Gr.	0,55 Gr.	0,75 Gr.
Kohlensaur. Bittererde .	0,6 »	—	0,64 »	0,35 »
Salzsaure Bittererde . .	0,1 »	0,25 »	—	—
Kohlensaurer Kalk . .	1,0 »	1,45 »	1,53 »	1,4 »
Schwefelsaur. Kalk . .	0,4 »	0,75 »	0,4 »	1,0 »
Krystall. schwefelsaures Natrum	0,2 »	0,25 »	—	2,0 »
Krystallisirt. salzsaur. Natrum	0,21 »	0,55 »	0,32 »	1,5 »
Extractivstoff	0,2 »	0,75 »	0,3 »	0,5 »
	3,41 »	4,95 »	3,74 »	7,5 »
Kohlensaures Gas in 100 Kubikzollen Wasser .	0,73 Kz.	2,5 Kz.	1,66 Kz.	1,64 Kz.
Gekohlt. Wasserstoffgas	wenig	0,4 »	0,69 »	0,57 »
Atmosphärische Luft .	1,8 Kz.	1,2 »	1,71 »	1,37 »

Die Wirkung dieser Quellen ist zusammenziehend stärkend. Am kräftigsten und wirksamsten zeigt sich dasselbe in Form von Wasserbädern. Innerlich bedient man sich des Stollenquells oder der Quelle Nr. 1, allein oder mit Milch; bei Schwäche und grofser Reizbarkeit der Verdauungsorgane wird es innerlich nicht leicht vertragen. Noch benutzt man die Quellen in Form von Tropfbädern. Angewendet wird es in allen den Fällen, wo salinische Eisenquellen angezeigt sind; — namentlich hat man sie empfohlen bei Nervenschwäche, Pollutionen, Impotenz, Lähmungen, Blasenkatarrh und Blasenkrämpfen, Bleichsucht, passiven Blutflüssen, Schleimflüssen, Scropheln, gichtischen und rheumatischen Beschwerden.

Litt. *Ch. G. Plenitz* und *H. Ficinus*, Beschreibung des Augustusbades bei Radeberg. Dresden. 1814.

H. v. Martius, das Augustusbad bei Radeberg. Bautzen. 1828.

O — n.

AUGUSTUSBAD, das, in Zittau. Die hierzu benutzten, zu einem Hauptquell vereinigten besondern Quellen entspringen in der Stadt Zittau selbst. Wahrscheinlich schon 1552 bekannt, wurden sie erst neuerdings wieder als Heilquellen benutzt und empfohlen. Das Wasser ist klar, kalt, gehört zu der Klasse der salinischen Eisenwasser, und enthält nach *Knispel's* Analyse: Salzsauren Talk und Kalk, kohlensauren und schwefelsauren Kalk, kohlensaur. Eisenoxydul, Kieselerde, Extractivstoff und eine geringe Menge kohlensaures Gas.

Man hat dieses Wasser in Form von Bädern in allen den Krankheiten anempfohlen, in welchen salinische Eisenwasser angezeigt sind. Zur Benutzung der Mineralquellen sind besondere Bäder für Männer und Frauen eingerichtet, und auch Vorrichtungen zu Tropf-, Dampf- und Douchebädern getroffen. Auch ist dafür gesorgt, dafs Kurgäste die berühmtesten teutschen künstlich nachgeahmten Mineralbrunnen hier trinken können.

Litt. *G. Knispel*, das Augustusbad in Zittau. Zittau. 1816. O — n.

AUMALE. Die Mineralquellen zu Aumale entspringen bei der kleinen Stadt dieses Namens im Département de la Seine inférieure, acht Lieues von Amiens und Abbeville. Man unterscheidet drei Mineralquellen: 1) la Bourbonne, 2) la Savari und 3) la Malon. Das Wasser von allen hat 8 bis 9°R., einen etwas hepatischen, stiptischen Geschmack, perlt ziemlich stark und enthält in einer Pinte:

Kohlensaures Eisen . . .	3 Gr.
Kohlensauren Kalk . . .	1 »
Salzsauren Kalk	6 »
Kohlensäure	7 »
Schwefel-Wasserstoff . .	1 »

Das Wasser wirkt stärkend, und wird als Getränk benutzt bei passiven Blutflüssen, Suppressionen der monatlichen Reinigung, weifsem Flufs und Schwäche des Darmkanals. —

Litt. Essai analytique de l'eau minérale d'Aumale, par *Dizengremel.* Neufchatel. 1806. O — n.

AURA. Es giebt viele Epileptische, die vor dem Ausbruch des Anfalls das Gefühl haben, als entwickle sich irgend wo, gewöhnlich in den Händen oder Füfsen, ein kalter Wind, der von da aufwärts steige: erreicht er eine gewisse Höhe, so bricht der Anfall aus. Ein beweglicher Punct, der Kälte erregt — so zeigt sich dies Gefühl. Bei Eklampsie der Schwangeren und Gebärerinnen findet diese Empfindung wehender Kühle allemal kurz vor dem Anfalle statt, doch nicht an den Händen oder Füfsen, sondern in der Herzgrube, oder nahe unter derselben. Diese eigenthümliche Erscheinung nennt man Aura epileptica.

Sie ist schon von *Galenus, Alexander von Tralles,* den Aerzten des Mittelalters beobachtet worden. Manchmal ist es nicht ein Gefühl wehender Kühle, sonder ein kitzelndes seltsam ziehendes Gefühl, welches aufwärts steigt und den Paroxysmus verkündigt.

Man hat dies Gefühl zur Heilung der Epilepsie benuzzen wollen, wo es vorkommt, und nicht ohne Erfolg. *Galenus, Alexander von Tralles, Avicenna, Rhazes,* unter den Neueren *Cyson, Rose* u. a. geben den Rath, so bald diese Aura beginne, ein Band zwischen der Stelle derselben und dem Gehirn fest um das Glied, wo sie entsteht, zu schnüren, und versichern, man könne so den Anfall abbinden. Der Versuch ist oft mifslungen. *Avicenna* begnügt sich mit dem Binden nicht: er lehrt, es sei sicherer, die Stelle der Aura, wie sie entsteht, mit glühendem Eisen zu berühren. *Tulpius* hat dies ausgeführt, wie er sagt, mit Erfolg. Neuerdings hat man vorgeschlagen, zwischen dem Orte, wo die Aura beginnt und dem Gehirn, im Augenblick, wenn diese Aura eintritt, einen Brenncylinder anzubringen. In der Charité zu Berlin ist dieser Versuch mehrmals angestellt worden, hat aber einige Male nur scheinbare Erfolge gehabt, andere Male ist er ganz nutzlos geblieben. Neu — nn.

AURA SEMINALIS, Samendunst, Samenhauch. Der Mensch fühlt sich in seiner Nichtkenntnifs des wahren

Vorgangs einer Sache am leichtesten zu der Erklärung hingezogen, die seiner Phantasie den weitesten Spielraum giebt. Daher lieben die practischen Aerzte, welche nicht tiefe anatomische Kenntnisse besitzen, die anatomischen; diejenigen, welche in der Chemie wenig zu Hause sind, die chemischen Erklärungen, denn sie können sie ausschmücken und verfolgen, wie sie wollen, ohne die Mängel ihrer Erklärung zu fühlen. Auf eine ähnliche Weise hat man die Fabel der Aura seminalis erdacht und ausgeschmückt, und die nicht lesenden oder nicht prüfenden Aerzte, deren es gar Viele geben soll, befinden sich sehr glücklich dabei.

Der Same selbst schien zu grob, zu materiel, um das Leben in dem bei der Evolution als schlummernd angenommenen Keim zu erwecken, oder gar in der Epigenesis in der neuentstandenen Mischung des männlichen und weiblichen Keimstoffs zu bewirken; man nahm also etwas Feineres, die Aura seminalis an, ohne zu fühlen, dafs man nichts dabei gewönne, da sie ja doch nichts als materielle Aushauchung des Samens seyn konnte, die angebliche Feinheit also sehr gering sei.

Man führte indessen noch einen andern Grund an, der dafür sprechen sollte, allein so schwach ist, dafs man sich seiner nur hätte schämen können. Man nahm nämlich eine Schwängerung ohne Eindringen des männlichen Gliedes (absque immissione penis in vulvam) an, und zwar entweder auf den Glauben an die Aussagen leichtsinniger Schwängerer, oder an die für Andere büfsenden Betrogenen. Es sind aber erstlich Fälle bekannt, wo Weiber bald nach dem Beischlaf ermordet wurden und der Same in ihrer Gebärmutter und in den Fallopischen Röhren gefunden ward; zweitens hat man bei Thieren stets dasselbe gesehen und sogar die Samenthierchen darin erkannt; drittens aber hat man ja Hündinnen befruchtet, indem man von Hunden genommenen Samen erwärmt und ihnen eingespritzt hat; hier war wohl die Aura längst verflogen; viertens endlich, was wohl keinen Zweifel übrig läfst, so war der Dunst, der von dem Froschsamen aufstieg und sich an ein darüber gestülptes Uhrglas setzte, in *Spallanzani's* Versuchen völlig untauglich, während hingegen der Same, von dem der Dunst verflogen war, der also hätte ganz untauglich seyn müssen, zur Befruchtung tüchtig war.

Man findet auch die Uebereinstimmung der Länge des männlichen Gliedes mit jener der Scheide darauf hindeuten, dafs der Same unmittelbar in die Gebärmutter gebracht wird, wie bei manchen Thieren (einigen Amphibien, vielen Fischen) der Same unmittelbar auf die gelegten Eyer ergossen wird. Wie sollte hier die Aura seminalis durch das Wasser zu den Eyern dringen?

Bei näherer Prüfung mufs man also sehr bestimmt finden, dafs die sogenannte Aura seminalis ein ganz leeres, auszumerzendes Wort ist. R — i.

AURANTIA. S. Citrus.

AURANTIUM. S. Citrus.

AURIA. S. Gratiola.

AURICULA. S. Ohr.

AURICULA JUDAE. S. Tremella.

AURIGO. S. Icterus.

AURIPIGMENTUM. S. Arsenik.

AURIS. S. Ohr.

AURISCALPIUM. S. Ohrlöffel.

AURUM. S. Gold.

AUSARTEN, Ausartung, *Degenerare*, *Degeneratio*. Die alten Naturforscher hegten die Idee, dafs ein Körper in den andern, z. B. eine Art Getreide in die andere, ein Getreide in ein Unkraut, übergehen könne, z. B. Hafer in Trespe (Avena in Bromum) u. dgl. m. Wirkliche Physiker nehmen dies nicht mehr an, sondern höchstens Physikanten, um mich eines sehr passenden Ausdrucks des genialen *Lichtenbergs* zu bedienen. Diese Ausartung fällt also gänzlich weg, denn es ist durchaus nicht ein Fall bekannt, wo ein Naturkörper in eine andere Species, oder ein anderes Genus von selbst ausgeartet sey.

Eine andere Ausartung aber findet allerdings Statt, nämlich durch Bastarderzeugung. Wenn ein Schaf z. B. von einem Ziegenbock belegt wird, so werden die aus dieser Begattung entstehenden Jungen von jedem der Eltern etwas an sich tragen; werden die Jungen wieder von Ziegenböcken belegt, und beharrt man dabei, so werden nach fünf

Generationen in der Regel die Jungen ganz dem Ziegengeschlecht angehören, also gänzlich ausgeartet seyn. Dasselbe geschieht bei dem Menschengeschlecht: verbinden sich Mulatten in fortgesetzten Generationen nur mit Europäern, so verliert sich das Negerartige ganz, und im umgekehrten Falle das Europäische. Es findet diefs auch bei den Pflanzen, wie bei den Thieren Statt, worüber mehr in dem Artikel: Zeugung.

Eine dritte Ausartung, von der man häufig spricht, verdient eigentlich nicht den Namen. Man rechnet dahin, wenn durch Cultur, durch zu reichliche oder zu geringe Nahrung, oder andere bestimmte Einflüsse, ein Naturkörper gröfser, kleiner, oder zur Ausübung dieser oder jener Function, z. B. der Fortpflanzung, unfähig wird. Hier ist gewöhnlich das rechte Verhältnifs der Thätigkeiten in dem Organismus aufgehoben, also ein krankhafter Zustand vorhanden, wenn man ihn auch nicht mit dem Namen belegt. Werden Thiere z. B. zu stark gemästet, so können sie einen Grad der Fettigkeit, eine Gröfse der Leber und dergleichen mehr erreichen, die man dabei bezweckte; dafs es aber etwas Krankhaftes ist, sieht man daraus, dafs erstlich z. B. gewisse Functionen dabei leiden, als das Zeugungsvermögen, oder dafs zweitens vielleicht Auszehrung erfolgt, wenn man zu lange mit der Mästung fortfährt, wie bei den Vögeln. Der Name Ausartung wird hierbei so uneigentlich ausgenommen, als er im gewöhnlichen Leben gebraucht wird, wenn man von der moralischen Ausartung eines Menschen spricht. R — i.

AUSBEITZEN. Darunter versteht man in der Chirurgie die Anwendung eines Aetzmittels auf die innere Fläche einer Wunde oder eines Geschwürs. Das Ausbeitzen geschieht entweder, um die wuchernden Fleischpapillen in den Wunden und Geschwüren wegzubringen, oder um das Gift in den Bifswunden schädlicher Thiere zu neutralisiren; oder endlich um die ganze Oberfläche bösartiger Geschwüre zu zerstören, ihre Vitalität umzustimmen, damit in ihnen eine gesunde, kräftige Granulation emporkeime und sie zur Heilung gelangen. Man nennt die Substanzen, deren man sich zum Beitzen bedient, Caustica, Cathaeretica, Escharotica beitzende, ätzende, fressende Mittel. Es giebt mehrere

Arzneikörper, deren man sich zum Beitzen bedient; sie sind aber nicht von gleicher caustischer Stärke, so dafs einige von ihnen zerstörender auf die thierische Faser einwirken, als andere. Man wählt daher aus der Reihe derselben dasjenige Causticum, welches dem beabsichtigten Zweck am meisten entspricht. Folgende sind die gebräuchlichsten Aetzmittel: Sacharum album, Alumen ustum, Calx usta, Mercurius praecipitatus albus, Mercurius praecipitatus rubor, Aerugo, Cuprum sulphuricum, Lapis causticus, Lapis infernalis, Butyrum Antimonii, Acidum muriaticum concentratum, Acidum sulphuricum concentratum, Acidum nitricum fumans, Mercurius sublimatus corrosivus, Arsenicum album. M — lis.

AUSCULTATION, ἀκρόαμα, das Anhören, das Erforschen durch das Gehör. Mit diesem Ausdrucke bezeichnet in unsern Zeiten der französische Arzt Dr. *Laennec* sein Verfahren, die Krankheiten des Herzens und der übrigen Brustorgane, mittelst des Gehörs zu erforschen. Zwar bedienten sich die Alten schon der unmittelbaren Auscultation in dieser Absicht, und unter den Aerzten der neuern Zeit hatte *Auenbrugger* (Inventum novum ex percussione thoracis hunc, ut signo, abstruror interni pectoris morbos detegendi. Vienn. 1763.) gelehrt, man sollte zur Entdeckung der Gegenwart oder Nichtgegenwart des Wassers in der Brusthöhle, an den Thorax anklopfen, wie man dieses an ein Fafs zu thun pflegt, um zu erfahren, ob es leer oder voll sey, wo dann der dumpfe Schall auf das Zugegenseyn einer Flüssigkeit, der helle hingegen auf Abwesenheit des Wassers, hindeute, so wie auch *Corvisart* (Versuch über die Krankheiten und organischen Veränderungen des Herzens und der grofsen Gefäfse, nach der 2. Aufl. übersetzt von *L. Rintel*, Berl. 1811. — Das Original erschien in Paris 1808.) diese Methode auf die Untersuchung der Herzkrankheiten anwandte, und sie für ein wichtiges Mittel hält, die Diagnose derselben zu berichtigen; allein *Laennec* hat diese Weise, zu einer genauern Diagnose der Herz- und Brustkrankheiten zu gelangen, dadurch zu vervollkommnen gesucht, dafs er hierzu ein eigenes Instrument erfand, welches er Stethoscop (*Stéthos-*

cope, von *σῦϑυς* pectus, und *σκοπὺς* Spectator, cuspector, Brustforscher) nennt, wozu ihm die erste Veranlassung ein junges Frauenzimmer gab, welches die Symptome einer Herzkrankheit erlitt, weſshalb er im Jahre 1816 consultirt wurde. Da hier die Application der Hände, wegen des starken Umfangs des Busens, kein sicheres Resultat gewähren konnte, so nahm er ein Blatt Papier, machte von demselben eine fest schlieſsende Rolle, und setzte das eine Ende derselben auf die Präcordialgegend, indem er an das andere das Ohr legte, wo er dann den Schlag des Herzens weit deutlicher vernahm, als durch unmittelbares Anlegen des Ohrs.

Genanntes Stethoscop ist ein langer, hölzerner Cylinder, welcher 16 Linien im Durchmesser hält, und in seiner Mitte von einem 3 Linien im Durchmesser haltenden Kanal durchbohrt ist, der aber durch ein Schluſsstück verschlossen werden kann. Man bedient sich dieses Instruments entweder als eines verschlossenen Cylinders, z. B. zur Erforschung des Herzschlages und jenes der Aorta, oder als eine Röhre, welche an einem Ende sich trichterförmig erweitert, z. B. zur genauern Untersuchung der Respiration und des Röchelns, oder als eine Röhre mit dicken Wandungen, z. B. zur Erforschung der Stimme. Es wird mit dem einen Ende auf den Brustkasten oder an den Kehlkopf des Kranken gesetzt, an das andere Ende legt der Arzt sein Ohr; so ist er im Stande, das in dem Brustkasten vor sich gehende Geräusch, welches durch die Bewegungen der Respirations- und Circulationsorgane im Innern des Thorax hervorgebracht, von der Synoche, der Respiration, dem Röcheln, von den fluctuirenden Flüssigkeiten und dem Herzschlage abhängig, und für gewisse Krankheiten charakteristisch ist, zu hören, und zur Erkenntniſs jener Krankheiten zu benutzen. Gruben zwischen den Rippen und unter dem Sternum, welche das genaue Anschlieſsen des Instruments verhindern, füllt man mit Charpie aus, und deckt ein Blatt Papier darüber.

Diese von *Laennec* sogenannte Pectoriloquie gründete derselbe auf folgende Thatsache: Wenn ein gesunder Mensch redet oder singt, so wiederhallt seine Stimme im Innern der Brust, und dies giebt eine Erschütterung aller

Wände des Thorax, am meisten aber in der Achselgegend, auf dem Rücken, zwischen dem Schulterblatte und der Wirbelsäule, und in dem Winkel zwischen dem Brust- und Schlüsselbein. Das hört auf, wenn die Lungen für die Luft undurchgängig geworden, oder durch eine ausgetretene Flüssigkeit von den Wänden des Thorax getrennt sind. So bemerkte der Erfinder dieser Methode bei einigen Kranken, dafs, wenn er ihnen den Cylinder auf gewisse Stellen der Brust applicirte, ihre Stimme von da direct durch die Röhre zu dringen schien; eine Erscheinung, die ihm vermuthen liefs, dafs hier Höhlen, gebildet durch Tuberkeln und Geschwüre, verborgen wären. Mehr als 200 Sectionen von an der Schwindsucht Verstorbenen, deren Zustand *Laennec*, mit Hülfe des Cylinders ausgemittelt hatte, überzeugten ihn von der Richtigkeit dieser Vermuthung. Diese Höhlungen, aus welchen die Pectoriloquie hervorgeht, sind die sogenannten Geschwüre der Lungen, bekannt unter dem Namen der Tuberkeln, deren gewöhnlicher Sitz in den obern Lappen der Lungen ist, daher man die Pectoriloquie auch am häufigsten am oberen und vorderen Theile des Thorax, unter den Achseln, zwischen der Clavicula und dem Musc. trapezius, und in der Fossa supra et infraspinata scapulae wahrnimmt. Niemals fand er mit den Bronchien communicirende Höhlungen in den Lungen bei Subjecten, wo keine Pectoriloquie Statt fand. Sind die Höhlungen aber mit Eiter oder tuberculöser Materie angefüllt, oder sind ihre Oeffnungen in den Bronchien dadurch verstopft, so nimmt man dieselben nicht wahr, und so will er diese Brustsprache als das einzige sichere Zeichen der Lungenschwindsucht anerkennen. Auch bei der Erweiterung der Bronchien, als Folge chronischer Catarrhen, findet Pectoriloquie Statt, deren Ausdehnung über eine gröfsere Fläche, und charakteristischer Ton beim Sprechen und Athmen, die der Erfinder aber noch nicht genauer zu bestimmen im Stande ist, wahrscheinlich die Diagnose bilde. — Die von ihm sogenannte Egophonie (Pector. chevrotante), oder die mäckernde Brustsprache, welche nur bei acuten und chronischen Pleuresieen sich zeigen soll, besteht in einem starken Wiederhall der Stimme unter dem Cylinder, und gleicht der mäckernden Stimme einer Ziege. Um sie wahrzunehmen, mufs man den Cylinder fest auf die Brust des Kranken setzen, und das Ohr nur sehr leise anlehnen; doch finden, nach dem eignen Geständnifs des Erfinders, noch viele Zweifel rücksichtlich dieses Phänomens Statt. — Um die Respiration im Allgemeinen zu erforschen, was in fast allen Brustkrankheiten von Nutzen ist, bedient man sich, wie bereits oben erwähnt, des trichterförmig ausgehöhlten Cylinders, besonders an solchen Stellen, wo die Lungen der Oberfläche am nächsten sind, z. B. unter den Achseln und zwischen der Clavicula und dem obern Rande des Trapezius. — In der Peripneumonie ist die Untersuchung mittelst des Cylinders in allen Stadien von Nutzen. Im ersten Stadium hört man die Respiration an der afficirten Stelle weniger hell tönend als an andern, und zugleich mit einem knisternden Röcheln verbunden; im zweiten und dritten Stadium aber gar nicht, oder zuweilen statt ihrer ein Röcheln von zähem Schleim. Das glückliche Ende dieser Krankheit soll kein Zeichen früher verkündigen, als das Stethoscop, indem man durch dasselbe ein mit der fortschreitenden Genesung immer deutlicher werdendes Gemurmel der Exspiration wahrnimmt. — Bei der Pleuresie fehlt das Geräusch der Respiration wegen des serösen Ergusses, an der ergriffenen Seite plötzlich und gänzlich, ausgenommen drei Querfinger breit an der Wirbelsäule herunter, weil die Lunge dahin zusammengedrückt ist. Abnahme desselben durch Aufsaugung, beweist die allmählige Rückkehr des Geräusches bei der Respiration. Auch bei Blutergiefsungen in die Brustfellhöhle, sind die Kennzeichen durch den Cylinder dieselben, wie die des serösen Ergusses. — In dem sehr seltenen Hydrops pleurarum nimmt man die Respiration nirgends als an der Wurzel der Lunge wahr. — Wenn man bei gasförmigen Ausströmungen in die Brusthöhle, an einer Seite der Brust einen stärkern Wiederhall, als an der andern, und in dieser letztern, die Respiration, in der erstern aber gar nicht hört, so ist das ein Beweis von Pleuro-Thorax in der erstern. Ist eine solche Ausströmung mit der Ergiefsung irgend einer Feuchtigkeit verbunden, so hört man weder einen hellen Ton, noch die Respiration an dem von der Feuchtigkeit eingenommenen Theile, die Respiration aber blofs da nicht, wo die Gasausströmung ist. — Beim Röcheln (râlement), wovon *Laennec* mehrere Arten unterscheidet, findet eine Art von leichter Erschütterung Statt, die sich dem Cylinder mittheilt. — Im Fall eines Oedems der Lungen hört man durch den Cylinder die Respiration viel weniger, als die starke Anstrengung beim Athmen und die Ausdehnung des Thorax vermuthen lassen sollte. — Beim Lungenschlag zeigt der Cylinder Abwesenheit der Respiration in einem kleinen Theile der Lungen, so wie ein schleimiges Röcheln. — Zur Unterscheidung des chronischen mucösen Catarrhs von der Phthisis dient Abwesenheit der Pectoriloquie, des bollernden Röchelns, der Trachealrespiration, nicht beständige Abwesenheit der Respiration, sondern Wahrnehmung derselben in der ganzen Lunge, mit seltener gänzlicher Unterbrechung derselben, wie im acuten Catarrh. Mit Hülfe des Cylinders bemerkt man ein schleimiges Röcheln, oft stark und copiös, aber selten anhaltend und noch seltener allgemein, wie es in der Phthisis pulmonalis der Fall ist, welches man hier an der Stelle der erweichten Tuberkel hört, und welches der Pectoriloquie oft auch Wochen und Tage lang vorhergeht. Zuweilen vernimmt man auch in dieser letztern Krankheit statt des Röchelns ein Geräusch, wie beim Entleeren einer plötzlich umgestürzten vollen Flasche (glou, glou).

Was die Krankheiten des Herzens betrifft, so rechnet *Laennec* zu den häufigsten und schwersten: die Erweiterung der Ventrikel, Verdickung ihrer Wände und die Vereinigung beider Krankheiten. Die Verdickung hat meistens ihren Sitz in einer oder beiden Ventrikeln, selten zugleich in den Herzohren und noch seltener in ihnen allein. Bei Verdickung des linken Ventrikels, zeigt der Cylinder einen starken Impuls und ein dumpferes Geräusch, als im gesunden Zustande bei der Contraction des linken Ventrikels an. Die Zusammenziehung des Herzens erfolgt kurz und wenig tönend. Man hört die Schläge des Herzens nur auf einer kleinen Strecke, meistens kaum unter der linken Clavicula und oben unter dem Sternum. Leidet der rechte Ventrikel an Hypertrophie, so hört man die Contractionen desselben mit einem etwas dumpfern Geräusche als die des linken, und zwar mit einem stärkern Impulse unten am Sternum, als zwischen den Knorpeln der fünften und siebenten Rippe. Die äufsern Jugularvenen klopfen deutlich. Sind beide Ventrikel hypertrophisch, so finden sich die Zeichen von jeder dieser beiden Affectionen einzeln genommen, doch sind die des rechten Ventrikels prädominirend. — Bei der Dilatation der Ventrikel, giebt der helle, geräuschvolle Ton der Contractionen des Herzens, den man zwischen der fünften und siebenten Brustbeinrippe durch das Stethoscop vernimmt, ein sicheres Zeichen, dafs der linke Ventrikel leidet, so wie der brausende Ton des Herzens unter dem untern Theile des Sternums, oder in dem Zwischenraume zwischen den Knorpeln der fünften und siebenten rechten Rippe anzeigt, dafs der rechte Ventrikel hiervon ergriffen ist. Ist die Dilatation mit Verdickung (Hypertrophie) der Wände verbunden, so sind ihre Zeichen aus denen der Dilatation und der Hypertrophie zusammengesetzt. Die Contractionen der Ventrikel geben zugleich einen starken Impuls und ein deutliches Geräusch; die der Herzohren sind helltönend. — Polypen des Herzens giebt der Cylinder dadurch zu erkennen, dafs die Herzschläge plötzlich so unregelmäfsig, dunkel und verwirrt werden, dafs man sie nicht auseinandersetzen kann, namentlich an einer Seite des Herzens. — Bei den warzenartigen Vegetationen auf den Valveln und Wänden der Herzhöhlen, bemerkt man, wenn sie zahlreich sind, das eigene knurrende Geräusch unter der Hand, doch weniger deutlich, als dies der Fall ist bei knorpel- oder knochenartiger Verhärtung der Valveln; das Geräusch der Contractionen des Herzens findet man alsdann mittelst des Cylinders dem eines Blasebalgs ähnlich. — Die falsche Lage des Herzens erkennt man leicht mittelst des Cylinders. — Bei der acuten Pericarditis geben die Contractionen der Ventrikeln einen starken Impuls und zuweilen ein deutlicheres Geräusch als im natürlichen Zustande; nach kürzern oder längern Intervallen erfolgen schwächere oder kürzere Pulsationen, die den Intermissionen des Pulses entsprechen, dessen Kleinheit sehr mit der Stärke der Herzschläge übereinstimmt. — Beim Hydro-pericardium wird der Cylinder nur dann zur Diagnose führen, wenn die Ergiefsungen etwas beträchtlich sind. In einem Falle von Pneumopericardium mit serösem Ergufs, hörte *Laennec* sehr deutlich bei den Herzschlägen und beim starken Einathmen durch den Cylinder ein Geräusch von Fluctuation. — Rücksichtlich der Untersuchungen der Zeichen eines Aneurysma aortae, waren die Resultate folgende: Bei dem A. aortae pectoralis gaben die dem Pulse vollkommen gleichzeitigen Schläge der Geschwulst einen viel stärkern Impuls und Geräusch, als die Contraction der Ventrikel; die der Herzohren hörte man gar nicht, wefshalb er diese Schläge einfach nennt. Man hörte sie sehr deutlich zwischen dem Schulterblatte und der Wirbelsäule. Sollten diese Pulsationen fehlen, so macht ein dem Pulse gleichzeitiger Impuls unter dem Sternum, oder unterhalb der rechten Clavicula, der offenbar viel stärker ist, als die Herzschläge der Ventrikel in den Präcordien, die Diagnose eben so sicher. Die A. aortae pectoral. descend. erkennt man wahrscheinlich an den einfachen Pulsationen auf dem Rücken, die der Aortae abdominal. aber sehr leicht an den einfachen Schlägen, die man mittelst des Cylinders so stark und tönend hört, dafs sie dem Ohre unangenehm sind. Zum Unterschiede der Pulsationen der Aortae ventralis in Fällen des Aneurysma von denen, die Geschwülste im Unterleibe verursachen, dient, dafs diese letztern den normalen Schlägen einer gesunden Aorta bei magern Subjecten vollkommen ähnlich sind; man hört das Blut mit einem Geräusche einströmen, gleich dem eines Blasebalgs, und das Stethoscop läfst die Gestalt und den Durchmesser der normalen Arterie erkennen. —

Wenn die Richtigkeit dieses Grundsatzes, wovon diese ingeniöse Erfindung *Laennec's* ausgeht, und selbst die Nützlichkeit derselben für die Diagnose, in mancher Hinsicht nicht zu verkennen ist, so müssen wir doch die Bemerkung hinzufügen, dafs die Anwendung dieses Instrumentes nicht so leicht seyn dürfte, als es Manchem scheinen mag, um zu sichern Resultaten zu gelangen, indem die Wahrnehmung auf diesem Wege, eine grofse Geübtheit des Ohrs voraussetzt, und nicht geringe Erfahrung erfordert, um die Beschaffenheit des Tons der Stimme in concreten Fällen gehörig zu würdigen, da wohl kein Sinn, aufser dem des Geruchs, so mancherlei Unbestimmtheiten unterworfen und so vielartig ist, als gerade der des Gehörs.

Litteratur.

De l'auscultation médiate, ou Traité du diagnostic des maladies des poumons et du coeur, fondé principalement sur ce nouveau moyen d'exploration, par *K. T. H. Laennec* D. M. P. Médecin de l'hôpital Necker etc. Deux Vol. 1819. 8. T. I. p. 456. avec 4 Pl. T. II. p. 472.

Journal complémentaire du Dict. des sciences médicales etc. T. V. XVI.

Die Lehre von den Lungenkrankheiten etc. Dargestellt von Dr. *C. J. Lorinser* etc. Mit einer Kupfertafel. Berl. 1823. 8. Gü — r.

AUSCULTATION (in chirurgischer Beziehung). *Lisfranc* war der erste, der die Methode der mittelbaren Auscultation auf die Erforschung chirurgischer Krankheiten übertrug. Vorzüglich sollen, wie *Lisfranc* versichert, durch diese Methode Knochenbrüche jeder Art, und an jedem Theile des menschlichen Körpers, den Kopf ausgenommen, immer ganz sicher zu erkennen seyn, selbst bei bedeutender Geschwulst um die Fraktur, welche, wenn auch sehr beträchtlich, dennoch immer die durch die geringste Bewegung des gebrochenen Gliedes hervorgebrachte Crepitation wahrnehmen liefse.

In dem Zimmer sowohl, wo die Untersuchung mit dem Stethoscop vorgenommen wird, als auch von dem damit zu untersuchenden Individuo, werde die gröfstmöglichste Ruhe beobachtet. Die Untersuchung selbst aber geschieht auf die Art, dafs der mit dem Endstücke versehene Theil des Stethoscops, mit dem letztern oder ohne diefs, fest, aber doch leise auf den zu untersuchenden Theil — hier der, an welchem man einen Knochenbruch muthmafst — gesetzt, das andere obere Ende des Instruments so an das Ohr des Untersuchenden angedrückt wird, dafs es dasselbe genau verschliefst, zwischen diesem und dem zu erforschenden Theil festhängt, und nicht mit der Hand gehalten zu werden braucht, welche nur die Fortpflanzung des wahrzunehmenden Tons oder Geräusches stört. Mit dem Endstücke soll man sich des Instruments bedienen, wenn man gerade über der Fraktur untersucht, ohne dasselbe, wenn man es entfernt vom Bruche ansetzt.

Immer soll nun, nach solchergestalt auf ein frakturirtes Glied applicirtem Stethoscop, und bei gleichzeitig unternommener gelinder Bewegung des kranken Theils — wenn diese anders möglich ist — Crepitation wahrgenommen werden, und zwar bald eine deutlichere, bald eine undeutlichere. Deutlicher ist sie zu hören, wenn der gebrochene Knochen der Oberfläche des Körpers nahe liegt, wenn bei übereinandergeschlagenen Knochenenden die Extension und Contraextension gemacht wird, und endlich wenn der Bruch ein schiefer ist. Weniger deutlich nimmt man dagegen das knarrende Geräusch wahr, wenn die Fraktur tief gelegen, von vielen Weichgebilden umgeben, der gebrochene Knochen durch Bänder sehr befestigt, und das Instrument entfernt von dem Bruch angesetzt ist; ebenso, wenn die Knochenenden übereinander gelagert sind, oder der Bruch eine Fractura transversa ist.

Die Art der bemerkbaren Crepitation, je nach den verschiedenen Knochenbrüchen und den damit vergesellschafteten andern krankhaften Zuständen, giebt *Lisfranc* folgendermafsen an. — Stark knarrend, scharf, und dem untersuchenden Ohre oft unangenehm ist die Crepitation, wenn der Bruch in Knochen mit fester Substanz statt hat; dumpf, und gleichsam von der Art, als würde an Bimmstein gefeilt, wenn die Fraktur mehr das poröse Gefüge der Knochen betrifft. Im letzten Falle soll zuweilen zwischendurch auch ein stärkerer knarrender Ton zu hören seyn. Ist die Fraktur eine comminuta, so nimmt man ein knarrendes Geräusch wahr, das dem ähnlich ist, wenn man mehrere harte, adrige Körper aneinander reibt; bei Knochenbrüchen mit Verletzung der Weichgebilde soll dagegen die Crepitation mit einem Ton verbunden seyn, der dem verglichen wird, welcher entsteht, wenn man mit offenem Munde stark Athem holt. Befinden sich endlich zwischen den Bruchenden exsudirte Flüssigkeiten, so dringt aufser dem Knarren ein Ton in's Ohr,

Ohr, als wenn jemand in einen Schuh hineintritt, der Wasser gezogen hat. —

Um die Crepitation bei gebrochenen Knochen von dem bei Verrenkungen wahrnehmbaren Geräusch zu unterscheiden, giebt *Lisfranc* für die letztern als charakteristisch einen sehr schwachen, dumpfen Ton an, der nur an dem Orte der Luxation hörbar, und dem des Aneinanderreibens feuchter, glatter Flächen ähnlich ist. Eben so soll das Schlüpfen der Sehnen in ihren Scheiden dumpfe, volle, stofsweise, einzelne Töne hervorbringen, die man sehr leicht von dem, den Knochenbrüchen eigenthümlichen knarrenden Geräusch unterscheiden kann.

Was nun endlich den Werth dieser Methode der Erforschung von Frakturen anlangt, so geht *Lisfranc* gewifs zu weit, wenn er sie als die leichteste, sicherste und für den Kranken schmerzloseste anempfiehlt. Denn, mufs man auch vielleicht das Letzte zugeben, so werden wir doch auch in der Mehrzahl der Fälle eben so leicht und sicher, ist Crepitation vorhanden, diese ohne Stethoscop wahrnehmen, und so durch sie, mit Hülfe der andern Zeichen bestimmt auf das Vorhandenseyn von Knochenbrüchen schliefsen können; allein läugnen läfst sich auch nicht, dafs das genannte Instrument zur Diagnose solcher Frakturen, denen die durch das unmittelbare Horchen wahrnehmbarer Crepitation und die andern Zeichen fehlen, (z. B. bei der Fractura scapulae) ein unentbehrliches Hülfsmittel abgiebt. —

Synon. Das Horchen, Zuhorchen (mit dem Stethoscop?). Lat. *Auscultatio*. Griech. ἀκρουσις? ἀκρόασις? Franz. *Auscultation*. Engl. *Auscultation*. Ital. *Ascolto*, *Ascoltamento*.

Litteratur.

Aufser den Schriften von *Laennec* und *Lejumeau de Kergaradec* über die Auscultation im Allgemeinen, noch insbesondere:

Lisfranc in: Archives générales de médecine. Août. 1823.

Lisfranc, Mémoire sur les nouvelles applications du Stéthoscop de M. le Professeur *Laennec*. Paris. 1823.

v. Gräfe's und *v. Walther's* Journ. der Chirurg. u. Augenheilk. VI. B. 3s Heft. Pag. 544. L — n.

AUSDEHNEN, ist eine Vermehrung des Raumesinhalts der Körper nach allen drei Abmessungen des Raumes, also in die Länge, Breite und Dicke zugleich. Die Wärme dehnt die Körper aus, eine der wichtigsten Eigenschaften derselben, wovon aber unter dem Artikel: Wärme die Rede seyn wird. L — k.

AUSDEHNUNG. S. Extension.

AUSDEHNUNGSWERKZEUGE. S. Aufsperrer. Dilatatorium.

AUSDÜNSTEN. Ist die Verwandlung der Flüssigkeit eines Körpers in Dämpfe, vermittelst der Wärme, ohne dafs sie dabei zum Sieden gebracht wird. Die Ausdünstung geschieht nach denselben Gesetzen als die Verdampfung, und es wird unter dem Worte: Dampf davon die Rede seyn. L — k.

AUSDÜNSTUNG (physiologisch) wird in einem doppelten Sinn gebraucht, entweder ganz allgemein, als gleichbedeutend mit Aushauchung (Exhalatio, Evaporatio), oder speciell als Ausdünstung der Haut, unmerkliche Ausdünstung, Perspiratio, Transpiratio cutis insensibilis, sive Sanctoriniana. Ueber die letzten wird auf den Artikel Hautausdünstung verwiesen, insofern es das Besondere derselben gilt, und es kann hier nur das Allgemeine jeder Ausdünstung betrachtet werden.

Finden wir, dafs eine in einem Organ bereitete Flüssigkeit durch erkennbare Gänge ausgeleert wird, so nennen wir diefs eine Aussonderung (excretio); erkennen wir aber die Wege nicht, auf welchen sie ausgeschieden wird, sondern geht sie als ein Hauch oder Dunst fort, so nennen wir diefs Ausdünstung oder Aushauchung.

Dieser Art sind zwei Ausleerungen, die wäfserige und die ölige, sie mögen vorkommen, wo sie wollen. In unserm ganzen Körper können beide naturgemäfs und krankhaft vorkommen, und es bedarf daher dazu gar keiner besondern Organe, obgleich man sie häufig angenommen hat, und auch noch wohl jetzt annimmt.

Bald dachte man sich die Theile mit Oeffnungen verschiedener Gröfse versehen, so dafs die Flüssigkeiten denselben gemäfs durchgeseihet würden, als Colatoria u. s. w.; bald hingegen glaubte man Gefäfse verschiedener Gröfse, die je nach ihrem Lumen (Durchmesser, Kaliber) verschiedene Flüssigkeiten aushauchten. Eins ist jedoch so hypothetisch, wie das Andere, denn wir kennen keine Zweige der Arterien, welche blos Wasser führten und mithin als bloſse Vasa exhalantia, arteriae exhalantes gelten könnten. Was wir hingegen im todten Körper in einem starken Grade wahrnehmen, daſs nämlich feine Ausspritzungen wie ein Thau durch die Wände der Gefäſse dringen, so daſs z. B. der Leim, das Oel ausschwitzen und das Pigment im Gefäſs zurückbleibt, das scheint im Leben gleichfalls, nur sehr modificirt stattzufinden. Indem nämlich das Blut durch die Gefäſse strömt, findet wohl stets eine Wechselwirkung desselben und der die Gefäſse umgebenden Flüssigkeiten statt, so daſs bei verändertem Zustande mehr oder weniger, und dieſs wieder in verschiedener Beschaffenheit ausgehaucht wird.

Sind die Theile in einem ganz normalen Verhältniſs, so tritt nur so viel aus, als die einsaugenden Gefäſse wieder entziehen, und es bleibt alles blos befeuchtet; so im Zellgewebe, so in den Höhlen; nur auf der Oberfläche des Körpers wird mehr ausgeschieden, worüber bei der Hautausdünstung das Nähere. Wie viel das Umgebende, wie viel die Thätigkeit der Gefäſse und der in ihnen enthaltenen Flüssigkeiten zu dem Proceſs beitragen, ist um so schwieriger zu bestimmen, als darin gewiſs unzählige Modificationen vorkommen, durch innere oder äuſsere Verhältnisse bedingt.

Menschen und Thiere, die sich stark bewegen, sondern wenig Fett ab; bei dem Känguruh fehlt es fast überall; in der Ruhe, bei reichlicher Nahrung findet es sich überall; selbst in Theilen, wo es sonst nicht vorzukommen pflegt, zeigt es sich einzeln; so ist es auch mit den wässrigen Ausdünstungen beschaffen, die überall fehlen oder zu stark werden können. Hier ist die Energie, die Wechselwirkung verschieden; durch die angehäuften Substanzen können die Theile beschränkt, verzehrt werden: ursprünglich sehen wir in ihrer Organisation nichts verschieden; das Messer des Anatomen, das Mikroskop giebt keinen Aufschluſs. R — i.

AUSEINANDERTREIBEN. Dies geschicht durch fremde Körper, entweder durch Afterorganisationen, oder durch Instrumente u. s. w. Zu jenen gehören die Nasenpolypen, welche die Nasenknochen, die Wasseransammlungen beim Hydrocephalus chronicus, welche die Kopfknochen auseinandertreiben können. Zu diesen sind zu rechnen: die anatomischen Instrumente, welche den Hirnschädel auseinander treiben. Auch die quellenden Erbsen, welche dasselbe in Bezug auf die Kopfknochen bewirken, und das Einlegen des Preſsschwammes in Geschwüre oder Fisteln, um dieselben durch Auseinandertreiben der weichen Theile zu erweitern, gehören hierher. An — c, sen.

AUSEINANDERWEICHEN, ist das Produkt des Auseinandertreibens (siehe den betreffenden Artikel), kann aber auch die Wirkung einer krankhaften Thätigkeit in irgend einem Gebilde seyn. Wo durch einen vorwaltenden Einsaugungsproceſs ein Organ seiner bindenden Bestandtheile beraubt wird, und daher erweicht oder erschlafft, da findet das Auseinanderweichen Statt, z. B. bei den mit Osteomalacie behafteten Rückenwirbeln, welche durch Weichwerden der Knochensubstanz auseinandergehen, und die früher unter ihnen Statt gefundene Verbindung aufgeben. An — c, sen.

AUSEINANDERSTEHEN DER ZÄHNE, *dentes distantes.* Dieser Uebelstand beschränkt sich meistens auf die Schneidezähne, nur in seltenen Fällen trifft er auch die Eck- und Backenzähne. Die Ursache dieses Auseinanderstehens der Zähne ist am öftersten ein Miſsverhältniſs zwischen dem breiten Durchmesser dieser Gebilde und dem Alveolarbogen, oder ein zu starkes Hervorragen der oberen Schneidezähne über die unteren, oder umgekehrt. Je mehr eine Reihe der Zähne über die andere hervorragt, einen desto gröſseren peripherischen Bogen wird sie auch beschreiben. Werden nun solche Zähne durch geeignete Maschinen in ihre natürliche Lage gegen die Mundhöhle zurückgebracht, so werden sie, da sie nur einen kleineren Bogen beschreiben, auch enger zusammen zu stehen kommen. Uebrigens werden aber auch durch vorgerücktes Alter jene Zähne, welche im jugendlichen Alter dicht bei einander standen, auseinanderstehend, wenn die obere Zahnreihe stark über die untere hinüberragt, denn dadurch werden die oberen Zähne durch die unteren beständig nach vorne gestoſsen, und daher in einen gröſseren Bogen gebracht. Da sich übrigens die oberen Zähne schon vermöge eigener Schwere aus ihren Zellen senken, so ist das Lockerwerden, das Vorwärtsrücken und das dadurch verursachte Auseinanderstehen derselben noch begreiflicher. Es findet manchmal aber auch der umgekehrte Fall Statt, dafs nämlich die oberen Zähne hinter die unteren zu stehen kommen, wodurch selbst die Jugend ein ältliches und bissiges Ansehen bekommt. Bei dieser Mifsbildung werden auf die oben beschriebene Art die unteren Zähne immer mehr hervorgedrängt, auseinanderstehend, und drängen mit der Zeit selbst die Unterlippe herunter. Zähne, welche entweder von Natur oder durch Alter sehr auseinanderstehend geworden sind, werden früher als engstehende Zähne ausfallen, weil sie nicht wie letztere durch ihre Nachbarn gestützt werden. Uebrigens werden die Zähne auch durch manche Krankheiten des Mundes und selbst durch künstliche Eingriffe auseinanderstehend gemacht, so z. B. werden engstehende Zähne auseinanderweichen, wenn einer ihrer Nachbarn entfernt wird. Bei auseinander stehenden Zähnen hat man den Vortheil, dafs man dieselben sehr leicht reinigen kann, und selbst bei unreinen Menschen einer den anderen nicht leicht ansteckt, indem selbst die Getränke, welche von solchen Menschen genossen werden, ihnen die Zähne ausspühlen. Engstehende Zähne sind aber dauerhafter, weil ein Zahn dem anderen als Stütze dient. Auseinanderstehende Zähne durch Maschinen, Binden u. s. w. unmittelbar einander nähern, hiefse die Zähne in ihren Zellen locker machen und nichts gewinnen, da der auf einer Seite verschwundene leere Raum auf der andern sich im geraden Verhältnisse vergröfsert. Wenn daher bei diesem Stande der Zähne zweckentsprechend gehandelt werden soll, so müssen alle vier Schneidezähne zugleich durch die Zahneinrichtungsmaschine (Diese Maschine wird zu seiner Zeit in meinem Handbuche der Zahnheilkunde beschrieben und abgezeichnet werden.) so nach einwärts gedrückt werden, dafs sie einen kleineren Bogen beschreiben, und auf diese Art kleinere Zwischenräume darbieten müssen. Dieser Druck mufs aber selbst, wenn schon alle Zwischenräume verschwunden sind, noch drei bis vier Wochen lang angewendet bleiben, damit die Zähne nicht mehr in ihre vorige Lage zurückkehren, und sich befestigen können. Durch das Einwärtsbringen dieser Zähne geschieht es nun fast immer, dafs die unteren Zähne auf die hintere Wand der oberen anstossen, und sie in ihre vorige Lage wieder zurückstofsen würden, welchem Zufalle jedoch vorgebeugt wird, wenn die unteren Zähne nur so viel abgefeilt werden, als es nothwendig ist, um die oberen nicht mehr zu berühren. C — i.

AUSFALLEN DER HAARE. An allen Theilen des menschlichen Körpers, die im natürlichen Zustande mit Haaren versehen sind, vorzüglich am Kopfe, Augenlidern, Augenbraunen, Kinn, Schaamtheile, bietet das Ausfallen derselben, wenn auch nicht immer eine Krankheit doch immer eine Deformität dar. Die Schriftsteller haben nun für die verschiedenen Stellen, wo diese Deformität vorkömmt, als auch nach der Art ihrer Erscheinung verschiedene Benennungen vorgeschlagen. So nennen sie das Ausfallen der Cilien Madarosis (*μαδαω* laevis et depilis sum), auch Milphae (Gr. *Μιλφα*) und Phtilosis, das der Barthaare Sycosis (*συκῆ* Ficus). Diese Benennung ist von der Aehnlichkeit, welche die Geschwüre, wodurch die Barthaare ausfallen, mit einer Feige haben, entnommen. Bei dem Kopfe nennen sie es Ophiasis (*οφις*, Schlange, von der Form hergenommen), wenn die Haare zu beiden Seiten vom Hinterhaupte bis zu der Stirn ausfallen. Phalacrosis (*ακρος*, die Spitze, *φαλορ*, weifs) wenn sie am Scheitel so ausfallen, dafs sie nicht wieder wachsen und dadurch eine Glatze entsteht. Andere wollen wieder im Allgemeinen das Schwinden der Haare am Kopfe Alopecia (von *αλοπηξ*, Luchs), weil diese Krankheit den Lüchsen besonders eigen seyn soll, genannt wissen, wenn sie so ausfallen, dafs eine leere Stelle als Spur zurückbleibt; geschieht aber das Ausfallen allmählig, dafs zwar keine einzelne Stelle kahl und leer erscheint, doch aber im Ganzen die Haare seltener werden, so nennen sie es Madesis (*μαδαω*). Ja selbst nach der Ursache bezeichnen einige mit Pilocella und Penada die durch Syphilis erzeugte Depilation. — So leicht nun auch die Erkenntnifs dieses Uebels ist, so viel Schwierigkeiten bieten sich bei Erforschung der ihm zum Grunde liegenden Ursachen dar. —

Die nächste Ursache ist erloschene Vitalität der Haare und somit Mortification derselben, die bald durch Gangraenescenz, bald durch Atrophie oder endlich auch durch Degeneration der Haarwurzeln herbeigeführt seyn kann. Denn da die Ernährung des Haares von der Wurzel desselben ausgeht, und somit das Fortbestehen und die Erhaltung dieses von dem Zustande der Wurzel abhängt, so mufs allerdings eine aufgehobene oder abnorme Vitalität des Organs, von dem sein Daseyn bedingt ist, auch zuletzt den Tod des Haares selbst, d. h. sein Rücktritt ins Reich des anorganischen, das Ausfallen derselben nach sich ziehen.

Die zu diesem Uebel disponirenden Ursachen sind:

I. erbliche Anlage. Man hat Beispiele, dafs sich Kahlköpfe von Eltern auf Kinder vererbt haben; oft ist er selbst angeboren.

II. epidemische Constitution. Beispiele dieser Art liefern: *Augustin*, *Asclepiades* 1812. 3tes Heft, *Stark's* Archiv für Geburtshülfe. Bd. IV. p. 681. In der Barbarei soll sie selbst endemisch seyn (*Blumenbach*, Physiolog. S. 151).

Auch periodisch erscheint das Ausfallen der Haare zuweilen, im Winter und im Frühjahr, worauf sie aber gewöhnlich wieder wachsen; so erzählt *Villermé* im Diction. des sciences méd. Tom. V. pag. 502 einen Fall, wo ein Mädchen von 13 Jahren in einem Winter alle Haare verlor, worauf eine schwarze Wolle wuchs.

Zu den entfernten Ursachen gehören:

A. solche örtliche und allgemein wirkende Ursachen, die eine Schwäche und Lähmung in den Haarwurzeln erzeugen, oder

B. die eine Entmischung und dadurch eine gestörte Ernährung derselben herbeiführen.

Zu den ersten gehören:

a) Allgemeine. 1) Das Greisenalter, Calvities senilis. Zur Ernährung und Wachsthum der Haare ist Fett nöthig, und dies verschwindet im Alter sowohl am Kopfe als am ganzen Körper. 2) Auch die Plethora wird von einigen Schriftstellern dahin gezählt. 3) Vorausgegangene gefährliche Krankheiten und die Kräfte des Organismus, sehr schwächende Momente, z. B. in der Reconvalescenz nach schweren hitzigen Fiebern, fallen die Haare aus und ändern dann oft die Farbe (*Hufeland*, Annalen der franz. Arzneik. III. Bd.

S. 287). Im letzten Stadio der Phthisis fallen oft die Haare aus; nach chronischen, colliquativen Diarrhoeen. In den Mémoires de l'Academie des sc. de Paris 1702. wird ein Fall erzählt, in welchem schwarze Haare nach einem Purgans ausfielen und nachher blond wiederwuchsen. Ein ähnliches Beispiel, wo nach einem starken Purgans Kopf- und Barthaare ausfielen, die nach einem Jahre wiederkamen, steht im Dict. des sciences méd. Tom. 43. pag. 504; nach vielen Kindbetten, besonders nach schweren Entbindungen (*Horn's* Archiv 1811. Juli. Aug. S. 69); ferner nach Samenverschwendung (*Gruner*, Ins. med. orat. expr. u. s. w. übersetzt von *Schlegel* im neuen Material für Staatsarzneikunde, II. Bd. S. 238, führt eine ganze Reihe von kahlköpfigen Kaisern an, die durch lüderliches Leben die Haare verloren haben); nach heftigen Gemüthsbewegungen, Kopfanstrengung, Studien, Nachtwachen, Hunger, fallen oft die Haare aus. Auch nach Castration sollen sie ausfallen, doch ist das gewifs kein allgemein gültiger Satz; ich kenne mehrere, bei denen der Haarwuchs des Bartes nach der Operation noch eben so stark ist, als er früher war; auch *Cullerier* im Dict. des scienc. méd. Artic. Alopécie, stimmt damit überein; „wird die Operation vor der Pubertät unternommen, so wird das Wachsen der Haare gehemmt, sie fallen aber nicht aus, wenn die Operation, nachdem die Barthaare bereits da sind, vollzogen wird." Auch solche Einflüsse, denen überhaupt eine lähmende Wirkung zuzuschreiben ist, machen die Haare ausfallen, dahin gehört die Bleicolik, Arsenik- und Quecksilbervergiftung, Mifsbrauch von Narcoticis; auch häufiger Genufs des Caffes soll diese Krankheit hervorbringen (?).

b) Zu den örtlich schwächenden Ursachen gehören: Kopfleiden, Erkältung des Kopfes, kaltes Waschen desselben, Kopfgicht, Kopfwunden, Verbrennungen, Schlafen mit blossem Kopfe, Insolation, Läusesucht, schwere Kopfbedeckung, scharfe, corrodirende Dinge, deren sich die Haarkräusler bedienen um die Haare zu färben, auch bleierne Kämme, deren man sich zu diesem Zweck bedient, bewirken auch das Ausfallen der Haare. Auch nach der Desquammation mancher Ausschlagskrankheit fallen die Haare aus. Ein Knabe von 3 Jahren verlor nach dem Scharlachfieber alle Haare, im 9ten Jahre bekam er durch Kühlhalten des Kopfes die schönsten schwarzen Haare wieder. (*Froriep's* Not. Nr. 122. S. 191.)

B. Zu den die Entmischung und Zerstörung der Haarwurzeln bedingenden örtlichen und allgemeinen Ursachen gehören die Syphilis, doch kommt jetzt das Ausfallen der Haare in dieser Krankheit nicht mehr so häufig vor als früher. Beim Scorbut, Rhachitis, Lepra, den verschiedenen Arten von Herpes, Tinea, bei der Tylosis, der Blepharoblennorrhoea wenn sie chronisch wird, und im hohen Alter fallen sie nicht selten aus.

Prognosis. Diese richtet sich nach den Ursachen, und nach der mehr oder weniger vorhandenen Schwierigkeit sie zu beseitigen. Im Laufe einer acuten oder chronischen Krankheit ist das Ausfallen der Haare immer bedenklich, besonders im hectischen Fieber, Tabes und Phthisis im letzten Stadio, wie schon *Hippocrates* bemerkt, Aphor. V. 11. Quibus tabe laborantibus capili de capite defluunt, hi alvi fluxu superveniente moriuntur, ibid. V. 12. Coac 436. Die Madesis der Reconvalescenz hört gewöhnlich im 3ten Monate auf, und der natürliche Haarwuchs am Kopfe findet sich wieder. Dieses Wiedererscheinen der Haare geschieht auch zum 2ten Mal; fallen die Haare aber zum 3ten Male aus, so wachsen sie nicht wieder. Fallen die Haare im Kindbette aus, so soll es starke Lochien anzeigen. Die Augenbraunen wachsen langsam wieder. Die Haare an den Seiten des Kopfes bei der Ophiasis wachsen leichter wieder als die Scheitelhaare. Die Alopecie im Alter ist unheilbar; die aus allgemeiner Schwäche hervorgehende ist, wenn auch nicht unheilbar, doch wenigstens schwierig und erheischt viel Zeit bis zur Heilung. Eine bessere Prognose lassen schon diejenigen Arten des Kahlkopfs zu, die aus einer Dyscrasie entstanden sind, z. B. durch Syphilis, Lepra, Herpes, Tinea u. s. w., wo man die Hoffnung hat, nach Hebung der primairen Krankheit auch diese Deformitaet beseitigen zu können. Vorzüglich hat die Beschaffenheit der Haut einen Einflufs auf die Prognose; ist die Haut blafs, unempfindlich, welk, verdickt, so ist wenig Hoffnung, dafs sie sich wieder mit Haaren fülle. Eben daher wächst kein Haar auf einer Narbe wieder; auch wächst es höchst selten auf einer verbrannten Stelle. Bei der Tylosis erscheinen die Cilien nicht selten wieder.

Cur. Als eine Deformität, welche die Hauptfunctionen des ganzen Organismus wenig stört und überhaupt weniger als Krankheit, sondern vielmehr als eine Entstellung und Mifsstaltung betrachtet wird, gab das Ausfallen der Haare zu allen Zeiten der Charlatanerie freien Spielraum, und so sind immer eine Menge empirische Mittel dagegen empfohlen worden. Dahin gehören die verschiedenen Fette, als Löwenfett, Bären-, Schlangen- Maulwurffett, das Mark aus den Rindsknochen; ferner verschiedene Oele, das Ol. olivar., Ol. Myrtil., Ol. Anth., Ol. Terebinth., das Macassaröl, das Ol. amygd. amara. aeth. welches in mehreren Fällen von Madesis gute Dienste leistete u. m. dgl. Ferner Spirituosa, verdünnter Alkohol, Franzbrantwein, Rum, Abkochungen von aromatischen, adstringirenden Pflanzen. Senf, Canthariden und mehrere andere scharfe Mittel. Auch wurde neuerlich von *Fr. Rademacher* in *Hufeland's* Journ. 1826. Mai. 5. St. ein Mittel gegen Alopecie empfohlen. Man nimmt Kupfer-Vitriol, giefst Franzbrantwein, der durch die Destillation von seinem künstlichen Farbestoff gereinigt ist darauf, läfst dies einige Tage stehen, giefst die Flüssigkeit dann ab, womit man den kahlen Theil einmal des Tages wäscht. Man sieht aber sehr leicht ein, dafs diese Mittel nicht in allen Fällen Hülfe leisten können, und nur dann anzuwenden sind, wenn uns die Ursache der Krankheit verborgen, oder dieselbe nicht zu entfernen ist. Es ist daher in jedem Falle das rathsamste, eine rationelle gegen die der Deformität zu Grunde liegende Ursache gerichtete Cur vorzunehmen. Ist also Plethora oder Congestion als Ursache des Uebels anzusehen, so dienen innerlich kühlend ableitende Mittel und äufserlich besänftigende Waschungen, z. B. aus einem Dec. Malv. Altheae, Ol. lin., Unctionen mit einer milden Pommade, Ungt. rosat. etc. Liegt eine, z. B. durch Samenausleerung, Studien u. dgl., Geistes- und Körperanstrengung herbeigeführte Schwäche zu Grunde, so ist Mässigung zu empfehlen, wobei allgemein und örtlich stärkende Mittel anzurathen. Waschungen mit Wein, Brantwein, Dec.

Chin. Quassiae, oder Salben, die mit China bereitet sind. Ist die Ursache eine Mercurialkrankheit oder Syphilis, so mufs die Cur gegen die Grundkrankheit gerichtet werden. Früher glaubte man, dafs die nach der Syphilis entstandene Depilation, eine Folge des Gebrauchs des Quecksilbers sei; neuere Erfahrungen aber haben bewiesen, (vergl. *Cullerier*, Dict. des scien. méd.) dafs das syphilitische Gift für sich das Ausfallen der Haare zu bewirken im Stande ist, und dieses gerade durch Mercur geheilt wird. Bei impetiginösen und leprösen Constitutionen dienen vorzüglich die bei diesen Krankheiten empfohlenen specifischen Mittel, sowohl innerlich als äufserlich; eben so bei scorbutischer Dyscrasie. Unheilbar ist die Glatze der Alten, so wie die, die im letzten Stadio der Phthisis vorkömmt.

Im Allgemeinen mufs man die Cur damit beginnen, dafs man die verdorbenen Haare, die grau geworden, oder die an ihren Spitzen gespalten sind, zu entfernen und darauf die Thätigkeit der Haut zu befördern sucht. Man erreicht dieses ganz besonders durch den Gebrauch der russischen Dampfbäder, die sich mir beim Ausfallen der Haare zum Erstaunen hülfreich bewiesen haben. Auch empfiehlt man scharfe Mittel um die Thätigkeit der Haut zu erhöhen, als Zwiebelsaft, Cantharidentinctur u. dgl., d. h. wenn nicht Plethora die Ursache des Ausfallens ist. Ueberhaupt ist das öftere Abschneiden der Haare ein sehr gutes Mittel zur Beförderung des Wachsthums derselben.

Synon. Ausfallen der Haare, Kahlkopf, Glatzkopf, die Glatze. Lat. *Alopecia, Madarosis, Area, Lapsus pilorum, Depilatio.* Gr. *Alopecia.* Franz. *La Pilade, Chute des cheveux, Chauve tête.* Engl. *Outfalling of ones hair, Baldness of the head, Bald head, Bald pate.* Holl. *Uitvallen des hairs, Hoofdzugt, Hairelooshcid, Het uitvallen des Hairs.* Ital. *Testa calva.*

Litteratur.

Jos. Frank, Praxeos medicae univ. praecepta. Lipsiae. 1821. Vol. 1. Part. II.

S. Gottl. Vogel, über die Wichtigkeit d. Haare in semiologischer Hinsicht, in *Hecker's* Annalen der Medicin. Febr. 1826.

Plempius, de affectibus capilorum et ungium. Sorau. 1662.

Meibomius, Diss. de pilis eorumque morbis. Helmstaedt. 1704.

Rondelet, opp. de alopecia in morbo gallico. Duisb. 1750.

Sulwik, de morbis pilorum. Frid. 1777.

Kneitkopf, von den Haaren. Rott. 1777.

Heiland, Diss. de Alopecia et omphiasi. Frankf. 1612.
S. Assnerus Ampsing, de Alop. et Ophiasi. Rostok. 1676.
Sand, de areae generibus alop. et ophiasi. Regiomont. 1683.
Pfeiffer, Diss. de Calvitie. Budae. 1783.
J. Pancr. Brums, de arnaldia. Diss. in 4. Altdorf. 1706. H — g.

AUSFEILEN DER ZÄHNE, *Limatio dentium*. *Galen* war der erste, der einer Zahnfeile erwähnte; er bediente sich derselben jedoch nur um Zähne, welche bedeutend länger waren als ihre Nachbarn, damit abzukürzen. In der neueren Zeit ist aber der Gebrauch der Feile nicht nur auf das Abkürzen der Zähne beschränkt, sondern sie wird auch angewendet: 1) um kleine Grübchen, welche man nach der Wegnahme des Zahnsteines bemerkt, zu ebnen, 2) um cariöse Zähne, wo der Beinfrafs von aufsen nach innen entstanden ist, auszufeilen, und im entgegengesetzten Falle so viel vom Zahne wegzufeilen, damit der gesunde von dem kranken Zahne getrennt werde und ihn nicht beschädige; 3) um die Spitzen, oder Haken oder sonst einen scharfen Rand der Zähne, wodurch die Zunge und die Backen leicht verletzt werden könnten, damit abzufeilen und zu ebnen, und 4) um hervorragende Wurzelstücke, im Falle künstliche Stiftzähne eingesetzt werden sollen, abzufeilen.

Pierre Fauchard und *Burdet* geben den Rath, man soll solche Zähne, welche länger als ihre Nachbarn sind, nur an beiden Seiten soviel nöthig einfeilen, um sie dann an der eingefeilten Stelle mit einer Zwickzange abzukneipen. Da jedoch bei diesem Abkneipen oft mehr abspringt, als man will, so soll man dieses Verfahren nur auf solche Zähne beschränken, welche wegen grofser Lockerheit nicht leicht durchgefeilt werden können. Ist das Ausfeilen cariöser Zähne angezeigt, so mufs, wenn diese Operation nützen soll, das Cariöse gänzlich entfernt werden, was man daraus erkennt, wenn die ausgefeilte Stelle eben so weifs erscheint, wie der übrige gesunde Theil derselben. Uebrigens mufs während des Feilens der Schneidezähne, die Handhabe der Feile immer mehr gegen den gesunden Zahn gehalten werden, um auf diese Weise den Zahn mehr nach rückwärts zu feilen, und nach vorne das gesunde Email zu schonen. Würde die Feile gerade von vorn nach rückwärts gehalten werden, so müfste auch das Email nach vorne, welches meistens gesund ist, mit weggefeilt, und auf diese Weise der Zahn um ein bedeutendes schmäler werden, was aber bei schiefer Anwendung der Feile nicht geschehen kann. In so fern man beim Feilen der Schneidezähne auch die Form des Zahnes zu berücksichtigen hat, so mufs nicht nur die kranke Stelle, sondern auch gesunde Theile müssen, in so fern dieselben Ecken bilden, welche die Zunge und Lippe beleidigen, und leicht mit einem gröfsern Theile des Zahnes wegspringen können, entfernt werden. Die Feilen, deren man sich zu dieser Operation bedient, sind entweder auf einer, oder auf beiden Seiten scharf, zwei bis zwei und einen halben Zoll lang, und ungefähr einen drittel Zoll breit, das eine Ende derselben ist nicht eingehauen und dient als Handhabe, das andere schneidige Ende hingegen ist abgerundet, damit es die in der Mundhöhle befindlichen weichen Theile nicht verletze. Der Dickendurchmesser ist von einer viertel bis zu einer ganzen Linie. Diese Feilen sind entweder auf einer Seite nur, oder auf beiden zugleich eingehauen, oder blofs an ihren beiden Rändern, und dann nennt man sie Sägefeilen. Auch braucht man noch ganz runde und halbrunde Zahnfeilen von verschiedener Gröfse.

Die auf einer Seite schneidigen Zahnfeilen werden angewendet, wenn nur ein brandiger Zahn zu feilen ist, woran ein gesunder Nachbar stöfst. Während der Operation wird die nicht schneidige Fläche der Feile gegen den gesunden Zahn gehalten, damit dieser nicht verletzt werde. Sind aber beide sich berührenden Zähne cariös, so bedient man sich jener Feilen, welche zu beiden Seiten schneidig sind, um damit beide Zähne zugleich feilen zu können. Die Sägefeilen werden gebraucht, um die engstehenden Zähne zu trennen; die runden, um kleine Oeffnungen damit auszufeilen, die dann plumbirt werden; die halbrunden endlich werden gebraucht, um die Wurzeln bis auf das Zahnfleisch abzufeilen, und der Basis eine halbmondförmige Gestalt zu geben, damit ein künstlicher Zahn ordentlich angepafst werden könne. Zum Feilen der Zähne braucht man, nebst den geeigneten Zahnfeilen laues Wasser, um die Feilen beständig damit netzen zu können, und ein kleines Schwämmchen, um die abgefeilten Spähne damit zu entfernen. Endlich sollen die Zähne, welche über eine Linie tief gefeilt werden müssen, nach der Operation, wegen eintretender starker Empfindsamkeit derselben gebrannt werden. C — i.

AUSFRIEREN. Das Wasser, worin andere Körper aufgelöfst sind, oder welches mit andern Körpern verbunden ist, gefriert in manchen Fällen allein, und wird dadurch von jenen Körpern geschieden. Man nennt dieses Ausfrieren. So kann man dadurch den Essig vom Wasser scheiden, die geistige Flüssigkeit des Weines von dem damit verbundenen Wasser; so lassen sich Salzauflösungen concentriren, indem man einen Theil des Wassers, durch Aussetzen an die Kälte gefrieren läfst. Man bedient sich dieses Mittels Flüssigkeiten zu concentriren in manchen Fällen.

L — k.

AUSFÜLLEN DER ZÄHNE, *Obturatio dentium.* Gewöhnlich bedient man sich des Ausdruckes Plumbiren der Zähne, weil man in den älteren Zeiten blofs mit Blei die Zähne ausfüllte. Das Ausfüllen der Zähne mit irgend einer dazu tauglichen Masse, ist eine Operation, die sehr häufig vorkommt, und zur Erhaltung der hohlen Zähne beinahe das einzige Mittel ist. Leider suchen die meisten Menschen erst dann ihre Zähne plumbiren zu lassen, wenn ein fast unerträglicher Zahnschmerz sie dazu nöthiget, und zwar nicht um den Zahn zu erhalten, sondern nur aus Furcht vor dem Ausziehen, weil sie dadurch allein den Zahnschmerz zu heben glauben. Das Ausfüllen der Zähne in der Periode des Schmerzes, ist ein sehr gewagtes, nur sehr selten nüzzendes, und in den meisten Fällen den Zahnschmerz vermehrendes Mittel. Um hohle Zähne plumbiren oder ausfüllen zu können und zu dürfen, mufs der Zahn: 1) eine zum Ausfüllen geeignete Höhle haben, d. h. sie darf nicht zu seicht seyn, und wenn die Höhle kleiner als ihre Oeffnung ist, so müssen die Ränder der Oeffnung eingefurcht werden, damit die Masse, mit welcher der Zahn ausgefüllt wird, einen Anhaltspunkt bekomme. 2) Soll der zu plumbirende Zahn nicht schmerzhaft seyn. Will man aber doch in der Periode des Schmerzes plumbiren, so soll der zu plumbirende Zahn mit einem der Zahnhöhle entsprechenden

Glüheisen, früher ausgebrannt werden. 3) Darf aus der Höhle des Zahnes keine ichoröse oder sonstige Flüssigkeit zum Vorschein kommen, d. h. es darf kein feuchter Beinfrafs zugegen seyn. Würde man unter solchen Verhältnissen plumbiren, so würde man durch das Plumb dem sich beständig erzeugenden Ichor den Weg versperren, er würde sich einen Weg durch den Zahnwurzelkanal und durch die äufsere Wand des Alveolus und Zahnfleisches bahnen, und es würde sich auf solche Art eine Zahnfleischfistel bilden. Eine solche Zahnfleischfistel heilt von sich selbst, sobald das Plumb wieder ausgenommen wird. 4) Soll der auszufüllende Zahn nicht locker seyn; 5) endlich darf keine Krankheitsform des Zahnfleisches oder des Alveolarfortsatzes zugegen seyn.

Wenn nun ein Zahn nach den Gesetzen der Kunst ausgefüllt wird, dessen Nerve noch nicht blofs liegt und schmerzhaft ist, so darf der Kranke hoffen ihn mehrere Jahre ohne allen üblen Erfolg erhalten zu können. *Serre* theilt die plumbirbaren Zähne in drei Klassen: 1) in hohle Zähne, die noch nicht schmerzen, und bei diesen kann man sich auch fast immer einen günstigen Erfolg von der Operation versprechen; 2) in hohle Zähne, welche zwar schon einmal schmerzten, mit Länge der Zeit aber wieder schmerzlos wurden. Bei diesen Zähnen glückt die Operation wohl vielmal, in seltenen Fällen aber kehrt der Schmerz nach dem Ausfüllen zurück, und wird oft heftiger, als er es je gewesen; 3) endlich in hohle Zähne, welche wirklich noch schmerzen, und diese müssen vor dem Ausfüllen gebrannt werden. Unter diesen Umständen ist das Ausfüllen nur sehr selten zweckentsprechend. Solche Zähne sollen wohl gebrannt, aber nie gleich danach plumbirt werden.

Zur Ausfüllung hohler Zähne bedient man sich verschiedener, in feine Blätter geschlagener Metalle, worunter Platina, Gold, Silber, Zinn und Blei die vorzüglichsten sind. Kranke, welche sich die Zähne selbst ausfüllen, gebrauchen dazu Jungfernwachs, Mastix, Baumwolle u. dgl. m. Unter den benannten Metallen hat in Hinsicht des Zweckes, eines so viel Werth, als das andere, welcher darin besteht, die Brandhöhle genau auszufüllen, um dem Eindringen der Speisereste, des Speichels und der Luft vorzubeugen, und dadurch den Zahn vor weiterer Zerstörung zu sichern. Das Blei und Zinn ist bei Mahlzähnen in so weit vorzuziehen, in wie fern es sich nicht so leicht wie Gold und Silber zerreibt. Da jedoch das Gold das weichste Metall ist, so ist es zur Ausfüllung kleiner Oeffnungen am geeignetsten. Platina wäre wohl entbehrlich, da es jedoch der Farbe der Zähne am ähnlichsten ist, und sich unter keinem Verhältnisse, wie das Silber schwärzt, so ist es zur Ausfüllung der Brandhöhlen an der vorderen Fläche der Schneidezähne sehr geeignet. In den Werken mehrerer Zahnärzte findet man eine eigene Masse beschrieben, welche die Chinesen zur Ausfüllung der hohlen Zähne brauchen, und welche sie Sarangousti nennen. Diese Masse besteht aus gleichen Theilen weifsem, trockenem Peche und lebendigem Kalke, welche zu Pulver gerieben sind. Von diesem Pulver nun wird immer so viel genommen, als man zu gebrauchen nothwendig glaubt, und macht es mit einer hinlänglichen Menge Cocosnufsöl zu einem Kitte an, welches so lange geklopft wird, bis es sich in Fäden ziehen läfst, und so bringt man es in den hohlen Zahn, und füllt ihn damit aus. Dieses Kitt ist zum Ausfüllen der Zähne sehr geeignet, denn es wird, wenn es trocknet, sehr hart und schön weifs. Da es jedoch etwas langsam trocknet, so hat der durch seine kleinen Werke bekannte Zahnarzt *Hirsch* ein anderes Kitt bekannt gemacht, dessen er sich mit gutem Erfolge bedienen soll, weil es viel früher, als das chinesische trocknet. Es besteht aus gleichen Theilen gekochtem Terpenthin und lebendigem Kalke, und wird mit Leinölfirnifs oder Hausenblasenleim zur Paste gemacht. Die Anwendung dieses Kittes ist wie die des vorigen. Zu beiden Massen giebt man aber bei deren Anwenduug, des üblen Geruches wegen, einige Tropfen aromatisches Oel. Alle diese und andere Kitte haben das Unangenehme, dafs sie mehr oder weniger langsam trocknen, und früher oder später sich theils auflösen, weil sie stets vom Speichel benetzt werden, theils als weiche Körper von den angeriebenen Speisen mehr oder weniger ab- und ausgenützt werden. Bei alle dem sind diese Massen doch bei lockeren und bei noch etwas schmerzenden

den hohlen Zähnen allen Metallen vorzuziehen. Ganz etwas anderes und vortreffliches ist die *Darcet*'sche Masse, welche schon bei einer Temperatur von der Siedhitze des Wassers schmilzt. Die Formel dazu ist folgende: Rp. Wismuthi unc. unam, Plumbi drach. quinque, Stanni drach. tres Misce. Dieses wird bei mäfsigem Feuer zu einer Masse geschmolzen und dann granulirt. Von dieser Metallmasse wird nun ein der Höhle des Zahnes angemessenes granulirtes Stück hineingebracht, und mit einem ebenfalls entsprechenden und nicht ganz zum Glühen erhitzten Plumbireisen überfahren. Die Masse fängt hierauf an theils zu schmelzen, theils so erweicht zu werden, dafs sie sich sehr leicht in alle Grübchen des Zahnes legen läfst, und die ganze Höhle desselben ausfüllt. Bei oberen Zähnen mufs man sich jedoch während der Operation eines löffelförmigen Spatels bedienen, welchen man unter den auszufüllenden Zahn hält, damit, im Falle von der geschmolzenen Masse etwas herabfiele, die weichen Gebilde vor Verletzung geschützt seien. Auch *Fox* eignete sich die Erfindung dieser Metallmasse zu.

Dr. *Regnart*, ausübender Arzt in Paris, hat im Jahre 1818 eine eigene Zusammensetzung, welche theils zur Ausfüllung der Zähne, theils zu anderen zahnärztlichen Operationen brauchbar ist, bekannt gemacht, und die Art und Weise sie zu bereiten und anzuwenden in einer kleinen Schrift (Mémoire sur un nouveau moyen d'obturation des dents. Paris. 1818.) beschrieben. Es besteht aus zehn Theilen der *Darcet*'schen Masse und einem Theile lebendigem Quecksilber. Mit dieser Masse können die schlechtesten Wurzeln, wenn sie nicht schmerzhaft sind, nach der Art des *Darcet*, ausgefüllt und zur Anwendung künstlicher Stiftzähne geeignet gemacht werden. Auch ganz hohle Wurzeln, die herausgezogen werden sollen, füllt man mit dieser Masse aus, damit die Lamellen der Wurzeln von dem sie fassenden Instrumente nicht zusammengedrückt und gebrochen werden können. Diese Masse verdient den Vorzug vor der *Darcet*'schen, weil sie um vieles leichter schmilzt.

Nothwendige Geräthe zu dieser Operation sind folgende: mehrere Plumbir-, Brenn- und Schabeeisen (die Abbildung davon siehe: *Serre*, praktische Darstellung aller Operationen der Zahnarzneikunst u. s. w. Berlin. 1804. gr. 8. Tab. XXVI. XXVII. und XXVIII.), ein in feine Blätter geschlagenes Metall, oder eine der beschriebenen Massen, Baumwolle und Myrrhentinctur.

Vor der Operation wird die Höhle des Zahnes gereiniget, und mit Baumwolle, welche mit Myrrhentinctur geschwängert ist, ausgefüllt; diese bleibt nun so lange darin, bis die einzufüllende Masse hinein gebracht wird. Nimmt man sie früher heraus, so füllt sich die Höhle mit Speichel und anderen Unreinigkeiten. Jetzt nimmt der Operateur das angezeigte Metall, macht davon ein der Höhle des Zahnes entsprechendes, aber um die Hälfte gröfseres Kügelchen als die Lücke, bringt es in die Brandhöhle hinein, und drückt es, mittelst eines geeigneten Plumbireisens so in die Höhle des Zahnes, dafs das Metall von keiner Seite über die Oberfläche der Brandhöhle heraussehe. Dann nimmt er ein mit einem gröfsern Knopfe versehenes Plumbireisen und ebnet das Metall. Die Gewalt, welche mit dem Plumbireisen ausgeübt wird, mufs immer auf den Widerstand berechnet seyn, welchen die Lamellen des auszufüllenden Zahnes zu leisten im Stande sind, widrigenfalls würde der Zahn in Stücke zerdrückt werden. C — i.

AUSGÄNGE DER KRANKHEITEN. Jede Krankheit hat eine ihrer Natur und der betroffenen Individualität angemessene Lebensdauer, nach deren Beendigung entweder der Tod, oder Genesung, oder endlich der Uebergang in andere Krankheiten erfolgt. Im ersteren Falle tritt allgemeine Umkehrung in den Gesetzen der natürlichen Reizbarkeit ein, durch welche das natürliche Verhältnifs der Organe zu einander völlig aufgelöfst wird; worauf die zum Culminationspunkte gesteigerten, widernatürlichen Sympathieen, — weil sie auf dem Grundverhältnisse des Gattungscharakters beruhen, und ein bestimmtes Verhältnifs der Organe zu einander voraussetzen, — ihrem Wesen nach ebenfalls aufhören und somit das Leben vernichten müssen. Das nämliche wird geschehen, wenn die organisirende Kraft, entweder durch allgemeine Hemmung ihrer Thätigkeit oder durch Mangel an organisationsfähiger Materie, verlischt. —

Im günstigeren Falle begegnen sich in dem Wechselspiele stürmischer Bewegungen die natürlichen Sympathieen, welche zum Erwachen um so geneigter seyn werden, je mehr der gleichnamige Krankheitsprozefs über alle Organe sich ausgebreitet hat, je mehr mithin die krankhafte Differenz zwischen den einzelnen Theilen ihrem Gleichungspunkte genähert worden ist. Oft unerwartet schnell begegnen sich dann von allen Seiten die natürlichen Sympathieen, und in demselben Verhältnisse schwindet die Empfänglichkeit der Organe zur Fortsetzung, zur Wiederanfachung des vorher stattgefundenen, widernatürlichen Zusammenstrebens. — In dem zuletzt genannten Falle wird sich die Krankheit günstig entscheiden; im ersteren erfolgt der Tod; in einem dritten endlich, in welchem neben einigen oder allen natürlichen auch noch widernatürliche Sympathieen, oder hartnäkkige Steigerung oder Verminderung der sympathischen Verbindung zwischen einzelnen Organen zurückbleiben, erfolgt der Uebergang in andere Krankheiten. — Viele chronische Krankheiten können mit Recht als Ausgänge acuter Zustände betrachtet werden, und sind um so schwieriger zu vermeiden, je mehr sich die ursprüngliche Krankheit in die Länge zieht. In jedem einzelnen Organe wiederholt sich die Idee des Organismus, und alle einzelne Organe können als eben so viele Einigungspunkte der grofsen Hauptsysteme betrachtet werden. Die Ausbreitungen eines Systems in irgend einem Organe können daher nicht lange von dem Normalverhältnisse abweichen, ohne dafs die übrigen, in dasselbe eingehenden Systeme gefährdet würden. Je häufiger die Reizung in dem primär erkrankten Organe auf's neue beginnt, um so mehr wird dasselbe in allen seinen Gebilden angegriffen. Je langsamer und je gleichförmiger der krankhafte Zustand über alle Gewebe eines besonderen Organs sich verbreitet, um so geringer mufs nothwendig die zwischen den Hauptsystemen des Körpers stattfindende Disharmonie ausfallen. Mit dem Schwinden dieser letzteren fallen wieder die wichtigsten Ursachen der Störungen in den Sympathieen weg, die heftigeren Actionen müssen daher nachlassen, mit einem Worte, der acute Zustand hat aufgehört und ist in einen chronischen übergegangen. Dieser kann nun lange Zeit mit geringen Veränderungen fortdauern, wird aber die Gelegenheitsursache häufiger, intercurrirender, acuter Krankheitsprozesse, unter deren Einwirkung die örtliche Krankheit immer mehr sich auszubreiten, ihre Wirkungssphäre immer weiter auszudehnen beginnt. — Auch durch Uebertragung können sowohl acute, als chronische Krankheiten ganz oder theilweise in andere Krankheitsformen übergehen, in dem die Affection auf dasjenige Organ übertragen (oder in ihm concentrirt) wird, welches entweder in einem geschwächten oder gereizten Zustande sich befindet, oder dessen Sympathie mit den erkrankten Organen gerade am meisten gesteigert ist. — Selbst allgemeine Lebensschwäche kann, vermöge der durch sie hervorgebrachten Verminderung der Abhängigkeit der einzelnen Organe von den Centralorganen, örtliche Krankheiten, als secundäre Erscheinungen hervorrufen. — Der Zustand von Erschöpfung, welcher nach heftigen acuten Krankheiten eine Zeitlang zurückbleibt, und den Einfluſs der Centralorgane auf die peripherischen Endigungen der ihnen beigegebenen Systeme vermindert, daher dieser letztere einen gewissen Grad von relativer Selbstständigkeit verliert, begünstiget vorzüglich die zuletzt genannten Affectionen. Das dann entstehende Miſsverhältniſs offenbart sich zunächst durch habituelle, entweder vermehrte oder veränderte Ausscheidungen oder durch Retentionen und langsam erfolgender Auftreibung, in andern Fällen durch einen hartnäckigen Krampfzustand des betroffenen Organs. Nau — n.

AUSGEPRESSTE ÖLE. S. Oele.

AUSHAUCHENDE GEFÄSSE, Aushauchung. S. Ausdünstung.

AUSLADEN, heiſst den Elektricitätszustand eines Körpers vermindern, dadurch daſs man einen anderen, weniger elektrischen mit demselben in Berührung oder in die Nähe bringt. S. Elektricität. Auch bedient man sich des Ausdrucks Entladen. L — k.

AUSLEERENDE METHODE, ist die Kunst, die Ausleerung im gehörigen Fall, am gehörigen Orte, durch gehörige Mittel, und mit Rücksicht auf den möglichen Nachtheil, zu bewirken. Die ausleerende Methode hat mehr als irgend eine den Einflufs der herrschenden Theorie erfahren, und ist, dem gemäfs, bald zu viel, bald zu wenig angewendet worden. War die herrschende Theorie humoralistisch, so wurde sie zu allgemein, zu übermäfsig in Gebrauch gezogen; war dieselbe mehr dynamisch, zu sehr vernachläfsigt, und so war es besonders während der Herrschaft der Erregungstheorie. Die Hauptsache ist, den doppelten Gesichtspunkt festzuhalten, und bei dem dynamischen nie den materiellen, so wie bei dem materiellen nicht den dynamischen zu vergessen. Diefs gilt theils von der Methode überhaupt, theils von der Auswahl der Mittel. In ersterer Hinsicht kann, z. B. wenn man die gastrisch ausleerende Methode blos in der Idee der Reinigung anwendet, zugleich secundär eine solche Schwäche erzeugt werden, dafs dadurch immer neue Unreinigkeiten entstehen; und umgekehrt, darf man bei der allgemein ausleerenden Methode nie blos an die Idee von Schwächen und Antiphlogosis allein denken, sondern auch daran, dafs sie zugleich die zur Reinigung der Säfte, Auflösung der entzündlichen Stockung, und zur Krisis erforderlichen Kräfte entziehen kann. — In der zweiten Hinsicht ist es von grofser Wichtigkeit, und leider zu oft übersehen, von welcher dynamischen Qualität das zur Ausleerung angewendete Mittel ist, ob es aufser seiner ausleerenden Kraft zugleich eine bluterhitzende oder kühlende Kraft besitzt, ein Calidum oder ein antiphlogistisches Evacuans ist. So z. B. der Unterschied von Aloe und Mittelsalzen zum Purgiren, von Opium und Antimonialsalzen zum Schweifstreiben, von Juniperus und Digitalis zum Urintreiben, welches bei vorhandener entzündlicher Anlage von grofser Bedeutung ist.

Im Allgemeinen ist es eine der wichtigsten Heiloperationen, und umfafst jede Entfernung gesunder oder krankhafter Säfte und Materien aus dem lebenden Körper. — Sie ist verschieden, zuerst hinsichts des Objects. Es sind zuweilen gesunde, normale Flüssigkeiten, die ausgeleert werden müssen, z. B. Blut, seröse Säfte, Schleim, zuweilen abnorme, schadhafte, z. B. verdorbene Galle, scharfe Säfte, contagiöse Stoffe, Eiter, Infarkten, fremde Körper. Zweitens ist sie verschieden Hinsichts der Wege. Entweder geschieht sie durch natürliche Wege (natürliche Ausleerung), durch Beförderung der natürlichen Ab- und Aussonderungsfunktion, wohin die Beförderung der Darm-, Haut-, Nerven-, Schleimhaut-, Speicheldrüsen-, Lebersekretion gehören, auch die normalen Uterinsekretionen des Bluts. Oder sie geschieht durch künstlich eröffnete Wege (künstliche Ausleerung), wohin Blutentziehung durch künstlich bereitete Aderöffnungen (Aderlassen, Schröpfen, Blutegel), oder die Ausleerung seröser, lymphatischer, purulenter Flüssigkeiten durch chirurgische Incision oder Punction gehört.

Die Wirkung der Ausleerung ist im Allgemeinen zweifach: dynamisch, die Menge der Reize vermindernd, folglich die Thätigkeit herabstimmend, schwächend, die Lebensthätigkeit umändernd, sowohl allgemein als örtlich, ableitend; materiel, sowohl quantitativ, entleerend, als qualitativ, reinigend, durch Beförderung der Sekretionen.

Der Zweck und die Indication. Die Anwendung ist dem gemäfs, entweder Schwächung, Umänderung der Lebensthätigkeit, daher Hauptmittel bei entzündlichen Krankheiten, Haupttheil der antiphlogistischen Methode; oder Entleerung, Reinigung der Säfte, daher bei Vollblütigkeit, Vollsaftigkeit, Dyscrasieen, Unreinigkeiten, Schärfen, auch zur Beförderung der Krise und kritischer Ausleerungen.

Die besondern ausleerenden Methoden, die abführende, harntreibende, schweifstreibende u. s. w. S. an ihrem Orte.

H — d.

AUSLEERENDE MITTEL, sind alle, die entweder durch künstlich erzeugte Oeffnungen, oder durch künstlich erzeugte Absonderungen, z. B. künstliche Geschwüre, oder durch Beförderung der natürlichen Ab- und Ausscheidungen, diesen Zweck erreichen. H — d.

AUSLEERUNG, S. Aussonderung.

AUSLEERUNG (physiologisch). S. Se- und Excretion.

AUSLEERUNG (pathologisch). S. Profluvien.

AUSLÖSUNG, Ausrottung, Ausschälung, Ausschneidung, haben im Wesentlichen gleiche Bedeutung; man bezeichnet damit die Wegnahme einer ursprünglich oder erworbenen krankhaften Bildung, oder eines durch Verlezzung oder Krankheit so zerstörten Theiles, dafs er nicht wieder zum gesunden oder doch für den ganzen Organismus nicht schädlichen oder ganz unbrauchbaren Zustand zurückgeführt werden kann, z. B. die Ausrottung von scirrhösen Drüsen, Auswüchsen, Balggeschwülsten u. s. w. Aber man gebraucht, doch nicht ganz cosequent, das eine jener Wörter gewöhnlich für eine bestimmte Operation, das andere hingegen zur Bezeichnung eines anderen operativen Verfahrens; so sagt man, ein Theil wird ausgerottet, wenn er durch nicht schneidende Instrumente ganz weggenommen wird, z. B. Ausrottung der Polypen mit der Zange; wenn aber Theile ausgeschnitten werden, so kann man sich auch desselben Wortes bedienen, z. B. Ausrottung scirrhöser Drüsen, wenn nur die ganze Drüse weggenommen wird. Bei Balggeschwülsten sagt man ausschälen, aber auch ausschneiden.

Das operative Verfahren richtet sich nach den auszulösenden oder auszurottenden Theilen des Körpers und der krankhaften Gebilde, daher die Beschreibung derselben unter den Artikeln vorkommen wird, welche von jenen Gegenständen handeln, z. B. Balggeschwülste, Polypen, Gebärmutter, oder die Operationen näher bezeichnen, wie Amputationen, Exarticulationen. S — r.

AUSPRESSEN. Ist eine mechanische Operation, wodurch Flüssigkeiten von festen Körpern durch den Druck geschieden werden. Die Art des Auspressens so wie die Vorsichtsmafsregeln dabei, wird in jedem besondern Falle, wo es erforderlich ist, näher zu erörtern seyn. L — k.

AUSRENKUNG. S. Luxation.

AUSROTTUNG. S. Auslösung.

AUSROTTUNG DES AUGENLIDRANDES. S. Abtragung des Tarsus.

AUSROTTUNGSMESSER. Die Messer, deren man sich zum Ausrotten, Ausschneiden oder Ausschälen bedient, müssen nach der Art des Organs und des auszurottenden Theils passend gewählt werden, und der Wundarzt mufs daher Messer, Scalpells und Bistouris von verschiedener Form und Gröfse vorräthig haben; mit gerader und allmählig mehr und mehr gewölbter Schneide, mit kürzerem und längerem Talon, mit Spitze, abgerundet und mit Knopf (*Rudtorffer's* armamentar. chir. Select. Tab. VI. Fig. 14., 15., 16.). Man kann daher kein Ausrottungsmesser ausschliefslich für alle Fälle empfehlen, sondern es ist von den verschiedenen Messern nach dem vorliegenden Falle jeder Zeit das zweckmäfsigste zu gebrauchen, und selbst der Name Ausrottungsmesser ist für mehrere dieser Messer nicht vollständig bezeichnend, da sie auch zu andern Zwecken dienen können; doch hat man schon in den ältern Zeiten gewisse Messer insbesondere Ausrottungs- oder Exstirpationsmesser genannt. Hierher gehört das, dem ältesten Scalpell des *Albucasem* fast ganz gleiche Culter excisorius des *Vesals* (*Krombholz's* Abhandl. aus dem Geb. d. Akolog. Tab. VI. Fig. 1.). Die zur Exstirpation des Auges und in der Augenhöhle befindlichen Gewächse, bestimmten Messer von *Bartisch*, *Fabriz. v. Hildan*, *Heister*, *Petit*, *v. Gräfe* u. m. A. s. Augapfelausrottung.

Ferner sind zu bemerken, das Exstirpationsscalpell mit auf der Fläche gekrümmter Klinge, welches besonders zu der Ausrottung kuglicher Geschwülste, der Sack- oder Balggeschwülste bestimmt ist (*Brambilla's* Armamentar. chir. Tab. VI. Fig. 5.). *Brambilla's* gekrümmtes Bistouri zur Ausrottung gröfserer Weichgebilde (Ebendas. Tab. IV. Fig. 15. 17.). *Leber's* Messer und Haken zu der Ausrottung der Balggeschwülste an den Augenlidern. Ein zweischneidiges Messer mit stumpfer und breiter Spitze (*Loder's* Journ. f. Chir. II. Bd. S. 422. Tab. VI. Fig. 1. 2. *Rudtorffer* Tab. IX. Fig. 13. 14.). Gröfser kann es auch zur Ausrottung von gröfseren Geschwülsten und Gewächsen an anderen Theilen dienen. *v. Graefe's* nicht nur über die Fläche, sondern auch nach der Seite gekrümmtes Exstirpationsscalpell, ist für mehrere Fälle sehr brauchbar. (*v. Graefe*, über Angiektasie, Leipz. 1801. Tab. II. Fig. 5.)

S — r.

AUSROTTUNGSSCHEERE. Streng genommen, giebt es auch keine zum Ausrotten allein bestimmten Scheeren, man kann und mufs sich nach der Art des Gebildes und der Form des Gewächses der geraden, krummen, hohlen, Winkel- und Kniescheeren bedienen; vielleicht könnte man die Scheere mit hohlen Blättern vorzugsweise mit jenem Namen belegen, weil sie besonders zur Ausrottung runder, kuglicher, gestielter, scirrhöser u. dgl. Gewächse gebraucht werden. Hierher gehören die Scheeren von *Louis* (vorzüglich zur Ausrottung des Auges, Abhandl. der Akad. f. Chir. zu Paris. 5. Bd. Tab. 5. Fig. 1.), von *Cooper* mit feinen, von *Brambilla* mit stärkern Blättern (*Krombholz* a. a. O. Tab. V. Fig. 51. *Rudtorffer* a. a. O. Tab. 11. Fig. 5. *Heuermann's* Schriften. 3. Bd. Tab. 111. Fig. 6.) S — r

AUSSÄGUNG bezeichnet die Wegnahme krankhafter oder verletzter fester Glieder, meistens Knochen oder Knochenauswüchse, welche durch die Säge bewerkstelligt werden kann. Nach der Festigkeit und dem Baue der Theile haben die Sägen eine verschiedene Gestalt. Vergl. Säge, Ketten-, Scheibensäge. S — r.

AUSSATZ. S. Lepra.

AUSSCHÄLUNG. S. Auslösung.

AUSSCHLAG. S. Exanthema.

AUSSCHNEIDEMESSER. S. Ausrottungsmesser.

AUSSCHNEIDEN. S. Auslösung.

AUSSENDINGE. Man belegt mit diesem Namen alle gröberen oder feineren Stoffe, welche von aufsen her auf den Organismus einwirken können. Schon aus dieser Begriffsbestimmung ergiebt sich, dafs das Gebiet der Aussendinge ungleich gröfser seyn müsse, als das der nicht natürlichen Dinge der Alten war, und es wird dies noch deutlicher aus weiter unten Folgendem einleuchten. Auf der andern Seite schliefsen aber auch jene nicht natürlichen Dinge Verhältnisse in sich, welche unmöglich zu den Aufsendingen gerechnet werden können. Von diesen müssen die eigenen körperlichen und geistigen Thätigkeiten des Organismus (Ruhe und Bewegung, Schlaf und Wachen, Excretionen und Retentionen, Geistesverrichtungen) ausgeschlossen bleiben; und somit gehören von den sechs nicht natürlichen Dingen nur zwei — die Luft und die Nahrungsmittel — den Aufsendingen an. Demungeachtet ist das Gebiet dieser letzteren unübersehbar, und es ist unmöglich, alle die Potenzen einzeln aufzuführen, welche zur Einwirkung auf den Menschen Gelegenheit finden können (was wäre davon auszuschliefsen?); um so nothwendiger wird aber eine logisch richtige Eintheilung der Aufsendinge, die einem auch nicht namentlich aufgeführten Einflusse doch seine bestimmte Stelle anweisen. Der Versuch einer solchen Eintheilung ist bereits oft genug gemacht worden, bleibt aber immer mit grofsen Schwierigkeiten verbunden, die darauf beruhen, nicht blos, dafs noch immer über die Existenz gewisser Stoffe, die wir als allgemein in der Natur wirksame und also auch den Menschen berührende anzusehen pflegen, manche Zweifel obwalten, sondern auch darauf, dafs die Natur aller übrigen auf den Menschen einwirkenden Dinge an sich uns fremd bleibt, und die Wirkungen vieler nur dem kleinsten Theile nach von uns erkannt werden, andererseits endlich auch darauf, dafs das Gebiet der Naturwissenschaften sich täglich erweitert, und demnach auch unsere Einsicht in das Verhältnifs der Aussendinge an Schärfe gewinnt. Es gewährt indefs doch wohl für jetzt die beste Uebersicht der Aufsendinge, wenn wir bei ihnen zuvörderst die den Erdball umgebende Atmosphäre, und ihr zunächst den Erdkörper selbst als die beiden Hauptquellen äufserer Einflüsse unterscheiden. Die Atmosphäre wirkt auf den Menschen theils vermöge der Luft selbst durch die Bestandtheile, die Schwere, die Elasticität, und die Bewegungen derselben, theils durch die ihr angehörigen Atmosphärilien von Wärme, Licht, Electricität, Galvanismus. In Betreff des Erdkörpers zeigt einmal die Bewegung desselben — Tageszeiten, Jahreszeiten — einen entschiedenen Einflufs auf den Menschen; noch in die Augen fallender aber sind die Wirkungen, welche in ihn durch die Erzeugnisse des Erdkörpers hervorgebracht werden. Diese Erzeugnisse selbst endlich sind theils an und für sich dem gesunden Menschen nothwendige, wie die Nahrungsmittel, die Kleidung und die Wohnung, theils ihm unter jeder Bedingung schädliche, wie die

Arzneien, die Gifte, die Ansteckungsstoffe, und viele rein mechanisch wirkende Potenzen. — Unter allen diesen Aussendingen giebt es nicht eins, welches in Hinsicht der Wirkung indifferent genannt werden könnte; wenn man also bisweilen von indifferenten Einflüssen spricht, so läfst sich dieser Ausdruck höchstens dadurch entschuldigen, dafs die bisweilen ohnehin sehr geringen Wirkungen eines oder des andern Einflusses durch die Macht der Gewohnheit vollends ganz unmerklich werden. Dafs sie deshalb nicht fehlen, geht, wenn es sich um einen gewohnten Einflufs handelt, am sichersten aus den Krankheitszufällen hervor, die wir nicht selten nach dem plötzlichen Aufhören eines solchen Einflusses eintreten sehen. Alle Aufsendinge, die Gelegenheit zur Einwirkung auf den Organismus finden, äufsern demnach entweder eine heilsame oder eine schädliche Wirkung, und werden im erstern Falle bald Erhaltungsmittel der Gesundheit, wie die Nahrungsmittel, bald Verhütungs- und Heilmittel von Krankheiten; im letztern aber wirken sie als Gelegenheitsursachen derselben, als schädliche Einflüsse (aber nicht als Schädlichkeiten, wie man seit den Zeiten des Brownianismus sich oft sprachwidrig ausdrückt). Weit entfernt übrigens, dafs gewisse Einflüsse zu den heilsamen, andere zu den schädlichen gehören sollten: bewährt sich vielmehr — ohne alle Ausnahme — jeder unter gewissen Bedingungen als heilsamer, unter andern als schädlicher; auch wird in beiden Fällen die Wirkung nicht durch die einwirkende Potenz selbst und allein, sondern immer auch durch den Organismus bestimmt, welcher der Einwirkung blos gestellt wird. Es sind also insbesondere die über die Wirkung der Aufsendinge entscheidenden Momente folgende: 1) Die Natur der einwirkenden Stoffe. Je mehr sie der vorhandenen blos nothwendigen oder zufälligen, mehr oder weniger ausgebildeten Anlage und Organismus entgegengesetzt ist, diese letzteren also zurückdrängt und vermindert, desto heilsamere Folgen wird die Einwirkung nach sich ziehen; umgekehrt aber wird eine Potenz sich um so eher als eine schädliche zeigen, je mehr die Natur derselben geeignet ist, vorhandene Krankheitsanlage weiter auszubilden. So wirken

z. B. geistige Getränke, mäfsig genossen, vortheilhaft auf Subjecte von phlegmatischem Temperament, Reizlosigkeit und Schlaffheit der Constitution; es kann jener Einflufs bei diesen Subjecten Verhütungsmittel und Heilmittel der Krankheiten werden, die aus der genannten Anlage so häufig hervorgehen, und der Grund dieser Heilsamkeit wird lediglich darin zu suchen seyn, dafs die geistigen Getränke die bei jener Erschlaffung gesunkene Irritabilität und vorzüglich Sensibilität hervorrufen und steigern. Aus demselben Grunde können aber auch die geistigen Getränke auf Subjecte von grofser Reizbarkeit und Empfindlichkeit nur nachtheilig einwirken, und *Hahnemann's* Lehre, nach welcher ein arzneilicher Stoff im kranken Organismus dasselbe austilgt, was er im gesunden hervorbringt, ist nur ein blendendes Paradoxon, dem wenigstens die allgemeine Gültigkeit durchaus mangelt. — Je weiter übrigens der Organismus von dem Ideal der Gesundheit sich entfernt, desto wichtiger wird für ihn die Natur der Aufsendinge, die auf ihn einwirken. 2) Die Intensität der Einwirkung und das quantitative Verhältnifs derselben. Wenn die Aufsendinge heilsam auf den Gesunden wirken sollen, so müssen sie in einem mittleren (übrigens durch die jedesmaligen Anlagen des Alters, Geschlechts und Temperaments zu bestimmenden) Quantitätsverhältnisse einwirken; hier wird bald das Zuviel, bald das Zuwenig Krankheitsursache. Dagegen übersteigt zuweilen in Krankheiten das heilsame quantitative Verhältnifs der Aufsendinge jenes eben erwähnte mittlere Maafs, und am häufigsten ist es unter demselben. Wir verstatten manchem Kranken mehr Schlaf, als der Gesunde bedarf, und schmälern dagegen in den meisten Krankheiten die Menge der Nahrungsmittel. 3) Die Dauer der Einwirkung. Jeder Einflufs, der sich überhaupt zu dem gesunden Organismus als ein schädlicher verhält, zeigt diese Schädlichkeit gewöhnlich in einem um so höheren Grade, je gröfser entweder die Intensität ist, mit der er wirkt, oder je länger die Einwirkung dauerte. Im erstern Falle pflegen die Aufsendinge als Gelegenheitsursachen von Krankheiten, im letztern als Gelegenheitsursachen von Krankheitsanlagen zu wirken. 4) Der Zustand, in welchem sich der Organismus zur Zeit der Einwirkung befindet. Schon aus dem vorher Gesagten erhellt, wie viel entscheidend die Natur des Organismus bei der Wirkung der Aufsendinge ist. Es besitzt der Mensch in einem gewissen Grade die Fähigkeit, schädlichen Einflüssen durch Gewöhnung ihre Schädlichkeit zu nehmen, und manchmal werden sie auf diese Weise selbst ein Bedürfnifs des Organismus. Was dem Gesunden heilsam ist (die Natur der Aufsendinge kommt überhaupt verhältnifsmäfsig bei ihm am wenigsten in Betracht), z. B. die Nahrungsmittel, wird dem Kränklichen und Kranken oft zu einer schädlichen Potenz, und was dagegen, wie Arzneien, Gifte, dem Gesunden unter allen Umständen schadet, wird zum Heilmittel in Krankheiten; beides aber wieder nur unter der Bedingung, dafs in der Organisation des Individuums die Möglichkeit einer solchen heilsamen oder schädlichen Wirkung gegeben sey. Daher erzeugen die Aufsendinge allein niemals Krankheiten, es mufs, damit diefs geschehe, Anlage im Organismus vorhanden seyn, und niemals kann es Universalmittel gegen alle Krankheiten und bei allen Individuen brauchbar und dem Zweck entsprechend geben.

Die Kunst, die Gesundheit zu erhalten und Krankheiten zu heilen, ist nichts weiter, als die Kunst, den Einflufs der Aufsendinge auf den Menschen so zu leiten und umzuändern, wie es seine jedesmaligen Anlagen fordern. Diese Anlagen unter allen Umständen richtig zu beurtheilen, ist freilich sehr schwierig, und schon daraus erhellt zum Theil die Gröfse der uns von der Kunst gestellten Aufgabe. Allein die gröfste Schwierigkeit dieser Aufgabe geht aus den Verhältnissen hervor, in denen sich der Kranke hinsichtlich der Aufsenwelt befindet, da sie oft eben so wenig die schädlichen Einflüsse zu beseitigen, als die heilsamen an ihre Stelle treten zu lassen, erlauben. Auf jeden Fall werden die Aufsendinge — da das gesunde wie das kranke Leben in steter Wechselwirkung zwischen ihnen und dem Organismus besteht — sowohl im Allgemeinen als in Beziehung auf concrete Fälle an Wichtigkeit keinem andern

Gegenstande, als der Natur des Organismus selbst, in den Augen des Arztes nachstehen dürfen.

Litt. *C. L. Klose*, Allgemeine Aetiologie der Krankh. des menschl. Geschl. Leipz. 1822. 8. S. 206 — 407.

Derselbe, Grundsätze der allgem. Diätetik. Leipzig 1825. 8. S. 55 bis 288. Kl — e.

AUSSETZEND. Dasselbe, was Intermittens. Aussezzende Fieber. S. Wechselfieber.

AUSSETZENDER PULS. (Physiologisch.) S. Puls.

AUSSETZENDER PULS. Der aussetzende Puls (Pulsus intermittens, deficiens, P. ratione rythmi inaequalis) bezeichnet diejenige Beschaffenheit des Pulses, in welcher nach mehreren Schlägen eine, oder mehrere Pulsationen ausbleiben, aber so, dafs die dadurch entstehenden Zwischenräume ungleich sind. *Galen* unterschied noch genauer zwischen dem P. deficiens und intermittens, und nimmt den ersteren an: quando inter magnos plures pulsus unus minor apparet; letzteren: ubi totus ille motus aboletur (De differ. puls. L. I. cap. 11.). — Die nächsten Ursachen dieser Modification des Pulsschlages führt *Gaub* auf folgende Momente zurück: Krankheiten des Herzens und der grossen Gefäfsstämme, Hindernisse in der Respiration, wahre Plethora, Blutmangel, Krämpfe in den ersten Wegen und Gemüthsbewegungen (Pathol. §. 182.). Bei chronischer Magenschwäche wurde von *Darwin* ein intermittirender Puls beobachtet. *De Haen* führt sogar Beispiele von Menschen an, welche, während sie vollkommen wohl sich befanden, einen intermittirenden Puls wahrnehmen liefsen, wogegen der Mangel der Intermission auf krankhafte Verhältnisse hindeutete. Auch im kindlichen, so wie im hohen Greisenalter, endlich bei Gibbositäten, wird häufig ohne weitere Nachtheile diese Abnormität beobachtet; nicht selten findet man denselben bei allgemeiner Schwäche und übermäfsiger krampfhafter Reizbarkeit. — In allen Fällen soll der intermittirende Puls um so weniger Nachtheil anzeigen, wenn die Intermission nicht über die Zeit einer Pulsation hinauswährt. Sehr oft liegt diesem Pulse ein Hindernifs in der Blutbewegung zum Grunde; die Diagnose wird dann durch das gleichzeitige Vorkommen anderer Erscheinungen erleichtert; liegt z. B. der Grund innerhalb der Schädelhöhle, so sind drückende, klopfende Kopfschmerzen, soporöse Zufälle, Delirien u. s. w. gegenwärtig; geht das Uebel vom Herzen aus, so entsteht Herzklopfen nach jeder Bewegung und der Kranke leidet heftige Angst, hat eiskalte Extremitäten u. s. w. Aneurysmatische Zustände im Herzen oder in den grofsen Gefäfsen verrathen sich oft durch einen aussetzenden Puls; nach *Morgagni* darf man dann auf die Gegenwart dieser Organisationsfehler unter folgenden Umständen schliefsen (Epistol. 18. §. 17. Epistol. 24. §. 34): wenn der Kranke über Brustschmerz und Angst klagt, wenn der Herzschlag zusammengezogen und contrahirt ist, wenn die Extremitäten von Zeit zu Zeit ödematös werden, wenn die Kranken am leichtesten bei nach vorwärts gebogenem Rumpfe respiriren, endlich wenn dieselben häufigen Ohnmachten unterworfen sind. Gehen die Ohnmachten in asthmatische Zufälle und in Blutbrechen über, so soll der intermittirende Puls auf krankhafte Verbindungen zwischen dem Herzen und dem Präcardium hindeuten (*Morgagni*. Epist. 24. § 21 bis 25.). *Kreifsig* beobachtete häufig im zweiten Stadium der Herzentzündungen einen aussetzenden Puls; bei der Brustbräune sind in der Regel starke Palpitationen des Herzens gleichzeitig und dabei heftige Schmerzen in der Herzgegend, welche quer durch den Thorax bis zu den Schultern hinschiefsen. Im Millarschen Asthma wird der Puls klein, häufig und aussetzend (*Wichmann's* Diagnostik. Th. II. S. 104). Häufig hat man Intermission des Pulses bei Herzbeutel- und Brustwassersucht, bei Anschoppungen im Unterleibe, bei der Gegenwart von Würmern, in Nervenfiebern, vor kritischen Stuhlausleerungen u. s. w. beobachtet. — Der aussetzende Puls, an sich allein, vermag nur höchst selten unser Urtheil über obwaltende Krankheitsverhältnisse zu leiten, sondern kann nur in Gemeinschaft mit anderen Symptomen dazu beitragen, die Diagnose gewisser Krankheitszustände zu erleichtern. Schwäche, Krampf oder örtliche Hindernisse in der Circulation, sind in der Regel die Umstände, welche einen intermittirenden Puls bedingen; die sorgfältigste Prüfung aller Nebenumstände vermag allein in diesen Fällen das specielle Urtheil des Arztes zu begründen. Der intermittirende Puls wird ein tödliches Zeichen, wenn derselbe mit den allgemeinen Zeichen eines unheilbaren Sinkens der Lebenskräfte zusammentrifft.

Nau — n.

AUSSONDERN, Aussonderung, *Excernere, Excretio.* Man versteht darunter die Wegschaffung eines im Organismus gebildeten Stoffes, doch ohne sich dabei streng an einen gewissen Begriff zu binden, wie man doch eigentlich sollte. Die Thränendrüse sondert die Thränen ab, secernirt; ihre Ausführungsgänge, welche die Thränen nach dem äufsern Theil des obern Augenlides führen, werden Ductus excretorii, aussondernde Gänge genannt; die Thränen werden aber wieder im innern Augenwinkel von den Thränenpunkten aufgesogen, durch die Thränengänge (cornua limacum) in den Thränensack und Thränenkanal geleitet, und aus diesem in den untern Nasengang gebracht. Die eigentliche Excretion der Thränen, könnte man daher sagen, geschähe in der Nase; besser würde man dieses aber die Ausleerung, Evacuatio, nennen. Der letztere Name wird aber auch nicht streng genug genommen, obgleich dieses zu wünschen wäre, und ich würde hier vorschlagen, die drei Wörter: Aussonderung, Entleerung, Ausleerung bestimmt zu unterscheiden.

Die Galle wird in der Leber abgesondert; durch die Lebergänge ausgesondert, durch den Ductus choledochus oder bei vielen Thieren durch die Lebergänge und den Blasengang, in den Darm entleert ergossen; ein Theil derselben aber mit dem Koth ausgeleert (evacuirt), d. h. aus dem Körper entfernt.

Die Aussonderung bedingt also nichts Excrementitielles, sondern dieses gehört für die Ausleerung; doch kann die letztere, nothwendig oder zufällig, auch andere Dinge fortschaffen. Der Saame wird zu dem wichtigsten Zweck, zur Fortpflanzung ausgeleert, die Milch zur Ernährung des Kindes; der Speichel soll gar nicht ausgeleert, nur in die Mundhöhle ergossen werden, bei einem Speichelflufs kann er aber krankhaft ausfliefsen.

Die aussondernden Gänge haben zuweilen einen eigenthümlichen Grad der Lebensthätigkeit, so z. B. die Gallengänge

gänge der Vögel, in denen eine eigene Bewegung stattfindet; die ausführenden Gänge der Milchdrüse (Mamma). Für die Ausleerung giebt es wieder eigene Apparate. Die Harmonie kann daher in ihnen allen von mehreren Seiten aus gestört werden. Vergl. den Artikel: Absonderung.

R — i.

AUSSTRECKENDE BINDE. Die ausstreckende Binde ist diejenige Art des chirurgischen Verbandes, durch welche die Extension krankhaft gebogener und in unwillkührlicher Flexion gehaltener Glieder bezweckt wird. Im Allgemeinen können durch sie die für denselben Zweck erfundenen, sehr verschiedenartig construirten, aber meistens zweckmäfsigeren Extensionsapparate und Maschinen nur unvollkommen ersetzt werden, da ungestörte und ununterbrochene Ruhe des leidenden Theiles unerläfslich nothwendig ist, wenn die ausstreckende Binde nicht durch die Bewegungen des Gliedes, an welchem sie sich befindet, verschoben und dadurch in ihrer Wirksamkeit verringert werden soll. Inzwischen behauptet sie ihren chirurgisch-therapeutischen Werth beim Mangel besserer Extensionsapparate und findet vorzüglich da ihre Anwendung, wo eine krankhafte Muscularzusammenziehung der Flexoren eines Gliedes obwaltet, welche dasselbe in beständiger Flexion erhält, d. h. wo sogenannte Contracturen vorhanden sind. Gegen diese kann der ausstreckende Verband jedoch nur dann mit wirklichem Erfolge angewendet werden, wenn die Ursache derselben allein in der Zusammenziehung der Muskelfasern von Seiten der Flexoren begründet ist, wo dagegen die unvollkommene Extension eines Gliedes durch dynamische, oder gar durch organische krankhafte Affectionen des Gelenkes verursacht und unterhalten wird, da kann auch der ausstreckende Verband nicht gegen die Ursache, sondern nur gegen ein Symptom der Krankheit des Gelenks gerichtet seyn, und folglich gegen diese keine vortheilhafte Wirkung äufsern, ja sogar in vielen Fällen durch den mehr oder minder gewaltsamen Druck nachtheilig werden. Die näheren Umstände, so wie die Erscheinungen, welche solche krankhaften Zustände des Gelenks, bei denen die vollkommene Extension gehindert ist, begleiten, müssen über die Anwendbarkeit der ausstrekkenden Binde entscheiden. Unbedingt anwendbar bleibt sie in allen denjenigen Fällen, wo die Contractur ausschliefslich in den Beugemuskeln ihren Grund hat, und von krankhaften Zuständen des Gelenkes nicht bedingt wird, jedoch wird auch dann nur ihre Wirkung die erwünschte seyn, wenn mit dem Verbande gleichzeitig diejenigen äufsern und innern Mittel in Anwendung gezogen werden, welche gegen die nächste Ursache des Uebels gerichtet sind; wenigstens wird dadurch in allen Fällen die Wirkung des Verbandes bedeutend befördert werden. Da solche Contracturen gewöhnlich entweder die Folge heftiger Rheumatismen sind, oder durch eine Gelenkkrankheit, bei welcher das Glied stets in gebogener Lage gehalten werden mufste, wodurch auch nach der Heilung jenes Gelenkübels ein gewisser Grad von Contraction in den Flexoren bedingt wird, entstehen, so werden theils die antirheumatischen äufsern und innern Curmethoden, theils die erweichenden und erschlaffenden Salben und Umschläge die Wirkung der ausstreckenden Binde befördern müssen. Obgleich die Wirkung dieser eben so oft am Halse und am Rückgrat, als in den Extremitäten nothwendig wird, so hat sie doch nur bei diesen einigen Erfolg, bei jenen sind die Extensionsapparate unentbehrlich. — Die Art, auf welche sie angelegt wird, ist folgende: Die Beugung des Knieoder Ellenbogengelenks, als an welche sie vorzüglich angewendet zu werden pflegt, wird mit irgend einem weichen Polster von Rofshaaren, Charpie oder Werg ausgefüllt, auf dieses eine feste Schiene von mäfsiger Länge und von der Breite des Gliedes gelegt, und durch eine Hobelbinde, welche auf dem Gelenke selbst mit mehreren Cirkeltouren anfängt, und hier zunächst den Grad des Druckes bestimmt und darauf nach unten und oben, bis an's Ende der Schiene fortgesetzt wird, der nöthige Druck für die Erreichung der bezweckten Extension vermittelt. Von Zeit zu Zeit mufs das zwischen der Schiene und dem Gelenke befindliche Polster, jenachdem die Extension durch den Verband stufenweise erreicht wird, in seiner Dicke verringert, und die Anwendung des Verbandes so lange fortgesetzt werden, bis die völlige Extension des contrahirten Gliedes hergestellt ist. — S — rt.

AUSSÜSSEN, *edulcorare*, heifst Körper von Säuren, Alkalien und Salzen dadurch befreien, dafs man diese in Wasser auflöfst, und das Wasser durch Abgiefsen oder Filtriren trennt. L — k.

AUSTERSCHAALE. S. Ostrea.

AUSTERUS, herbe, zusammenziehend.

AUSTREIBENDE BINDE. Die austreibende Binde (*fascia expulsiva* s. *fascia expellens*) ist diejenige Art des chirurgischen Verbandes, durch welche die Ausleerung des Eiters oder Blutes aus äufseren sich in die Tiefe erstreckenden, eiternden oder blutenden Höhlen befördert und die Annäherung ihrer Wände erleichtert wird. Die Chirurgie bedarf zu diesem Behuf der austreibenden Binde in allen Fällen, wo Eiterung oder Blutung sich mehr oder minder tief unter der äufsern Haut erstrecken, keine Gegenöffnung oder Aufschlitzung anwendbar, aber zur Vermeidung von Eitersenkungen und Infiltrationen die Entfernung der gedachten Feuchtigkeiten nothwendig ist. Daher beschränkt sich die Anwendung dieser Art des chirurgischen Verbandes allein nur auf Stichwunden, Fistelgänge oder Hohlgeschwüre, welche wegen ihrer Localität und Richtung, oder wegen der Gefahr der Verletzung edler Theile, die Gegenöffnung unmöglich machen, oder verbieten; inzwischen kann demnach dieser Verband nur da mit einigem Erfolg angewandt werden, wo es an einem Gegendruck von innen durch einen nahe gelegenen Knochen nicht fehlt, da er nur allein von aufsen durch Compression von zweien Seiten, oder von oben herab wirksam werden kann. — Die austreibende Binde besteht in zwei, oder mehreren, gewöhnlich graduirten Compressen, welche so gegen die eiternde oder blutende Höhle gelegt werden, dafs sie durch den — mittelst einer ein- oder zweiköpfigen Binde ihnen mitzutheilenden — Druck die Wände derselben vereinigen, oder einander nähern, und die Höhle zwischen ihnen aufheben oder verengen, wobei jedoch zu bemerken ist, dafs die Wirkung des durch die Compressen zu vermittelnden Drukkes sich allemal über den Grund der eiternden oder blutenden Höhle hinaus erstrecken mufs und hier, nicht aber zwischen dem Grunde und der Mündung der Höhle am stärksten wirken darf, weil dadurch der Eiter oder das Blut im Grunde zurückgehalten und Eitersenkungen und Infiltrationen eher befördert als vermieden werden würden. Daher mufs, wo die Richtung und Tiefe der Höhle, deren Wände durch die austreibende Binde vereinigt oder einander genähert werden sollen, unbekannt ist, die Untersuchung derselben mittelst der Sonde, und in vielen Fällen die Entleerung mittelst zweckmäfsiger Einspritzungen der Anlegung des Verbandes vorhergehen, dessen Encheiresen die jedesmalige Localität der leidenden Stelle, die Nähe oder Entfernung, oder der gänzliche Mangel eines gegendrückenden Knochens, die Beschaffenheit der eiternden oder blutenden Höhle selbst, ihre gröfsere oder geringere Tiefe und endlich ihre mehr horizontale oder perpendiculäre Richtung modificiren, so wie sie gleichfalls den Mafsstab für die Dicke und Länge, die Zahl und Lage der Compressen angeben, und endlich die Anlegungsart der diese Compresse befestigenden, ein- oder zweiköpfigen Binde und deren einzelne Touren bestimmen müssen, da es wegen der unendlichen Verschiedenheit einzelner Fälle unmöglich ist, die Specialitäten dieses Verbandes zu erschöpfen. — Vergl. *Bernstein's* systematische Darstellung des chirurgischen Verbandes. Jena 1798. pag. 120, und *Henkel's* Anweisung zum verbesserten chirurgischen Verbande, herausg. von *Stark.* Berlin u. Stralsund 1802. pag. 98. — S — rt.

AUSTRETEN findet Statt, wenn Flüssigkeiten aus irgend einer Ursache ihre Kanäle verlassen, und sich in die benachbarten Theile ergiefsen. Aus den Blutgefäfsen, durch Zerreifsung derselben, tritt das Blut in das Zellgewebe und bildet Ecchymosen; aus zerrifsenen lymphatischen Gefäfsen fliefst die Lymphe aus und erzeugt Lymphgeschwülste u. s. w. Ferner treten Eingeweide aus ihrer Lage und veranlassen Brüche; Knochen verlassen die Gelenkhöhlen, worin sie sich bewegen, wenn sich eine Entzündung an dem Kopfe derselben, und in der Gelenkpfanne ausgebildet hat, und wenn der dadurch vergröfserte Umfang des ersteren, so wie die Produkte der Entzündung in letzterem, den Austritt des

Knochens zu Wege bringt. Auch bei erschlafften Sehnen und Kapselbändern, z. B. des Oberarmgelenks, kann durch geringfügige Veranlassung der Oberarmknochen leicht aus der Gelenkpfanne treten, worüber in sämmtlichen Werken über Chirurgie das Ausführlichere anzutreffen ist.

A — c, sen.

AUSTROCKNENDE MITTEL. Man begreift unter dieser Benennung diejenigen Arzneimittel, welche äufserlich angewendet, die Eigenschaft besitzen, die Feuchtigkeiten in den erkrankten Theilen des Organismus zu beschränken. Sie bewirken dies auf eine doppelte Art; sie saugen nämlich entweder die abnorm abgesonderte Flüfsigkeit ein, oder sie hemmen die Absonderung der Feuchtigkeit selbst, indem sie die Mündungen der Gefäfse in den afficirten Stellen zusammenziehen, und ihre Energie vermehren.

Sie sind daher angezeigt, bei stark eiternden Wunden, bei schlaffen, sehr nässenden Geschwüren, bei blennorrhoischen Ausflüssen, so wie überhaupt bei jeder vermehrten, brennstoffigen Secretion.

Die vorzüglichsten Mittel dieser Klasse sind: Trokkene Charpie, Spongia marina, Amylum, Pulvis seminum lycopodii, Bolus Armena, Terra sigillata, Aqua Calcaria usta, Aqua saturnina, Sacharum saturni, Extractum saturni, Minium, Lythargyrum, Cerussa alba, Flores Zinci, Alumen crudum, Cortex Chinae, Cortex Quercus, Cortex Hippocastani, Cortex nucum juglandum immaturarum. M — lis.

AUSTROCKNUNG. Die Austrocknung bezeichnet in der Chirurgie überhaupt und in der Helkologie insbesondere dasjenige medizinisch-chirurgische Kunstverfahren, durch welches eine übermäfsige und abnorm erhöhete Productivität auf eiternden Flächen verringert und zu dem Normalzustande zurückgeführt wird. — Die äufseren zu diesem Behufe auf eiternden Flächen, bei Wunden und vorzugsweise bei Geschwüren anzuwendenden Mittel, belegt man mit dem Namen der austrocknenden, und legt ihnen die Kraft bei, eine zu reichliche, die Cicatrisation hindernde Erzeugung von Eiter zu beschränken und die Productivität eines Geschwürs, oder einer Wunde auf den zur zweckmäfsigen Granulation und Vernarbung erforderlichen Grad der Eiterbildung zurückzuführen. —

Die zweckmäfsige Ausübung und Erreichung der Austrocknung selbst, aber beschränkt sich keineswegs auf die empirische Anwendung der sehr verschiedenartigen austrocknenden Mittel, sondern erfordert die Berücksichtigung des eigenthümlichen Vitalitätszustandes sowohl der eiternden Fläche insbesondere, als des Gesammtorganismus des kranken Individuums überhaupt, durch welchen die Anwendungsart und Wahl der austrocknenden Mittel bestimmt, und die Nothwendigkeit einer gleichzeitigen Anwendung innerer Arzneien für denselben Behuf bedingt wird. —

Der Vitalitätszustand einer eiternden Fläche, eines Geschwürs oder einer Wunde, mit abnorm vermehrter Productivität ist doppelt, und zwiefach verschieden, denn die vermehrte und übermäfsige Eiterbildung ist entweder 1) blos durch eine zu starke und zu kräftige Ernährung und übermäfsige, örtliche sowohl allgemeine Irritation bedingt, und ein örtlicher, rein hypersthenischer Zustand der eiternden Fläche, bei welchem die Vitalität, und in Folge derselben auch die Productivität blos dem Grade und der Quantität nach gesteigert sind, ohne qualitativ wesentlich verändert zu seyn, oder 2) die übermäfsige Eiterbildung entsteht aus einer dergestalt krankhaft veränderten Vitalität des Geschwürs oder der Wunde, dafs der von der Natur zum Ersatz organischer Theile bestimmte Eiter nicht allein quantitativ vermehrt, sondern auch gleichzeitig qualitativ und krankhaft verändert ist. — Im ersteren Falle zeigt sich der Eiter und die unter demselben liegenden Fleischwärzchen in normaler Beschaffenheit, nur die Erzeugung beider geschieht zu üppig und zu reichlich, und allein die zu feste Masse und ihr zu rascher Wechsel verhindern die Cicatrisation. — Hier ist der Eiter in der Regel dickflüssig, von zäher Consistenz und strohgelber Farbe, nicht übelriechend, und unter ihm zeigen sich die hellroth gefärbten, bei der Berührung empfindlichen, nicht leicht blutenden festen und straffen Fleischwärzchen, welche sich vermöge ihres raschen und üppigen Hervorwachsens leicht über den Rand ihres Geschwürs oder ihrer Wunde erheben, und dadurch die

Vernarbung unmöglich machen. — Im zweiten Falle dagegen, zeigen sich der Eiter und die Fleischwärzchen zwar auch in einem die Norm überschreitenden Maafse, aber sie sind gleichzeitig von anomaler Beschaffenheit, der Eiter ist dünnflüssig, mehr oder minder serös, entführt den gehörigen Grad von Consistenz und ist oft sehr übelriechend; er erzeugt seiner Beschaffenheit entsprechende, gleichfalls zu üppige, aber livide und bläulich gefärbte, laxe und schlaffe, leicht verschiebbare und blutende, unempfindliche, noch leichter als im vorigen Falle über den Rand des Geschwürs oder der Wunde hervortretende Fleischwärzchen, welche nicht allein durch ihre zu starke Masse, sondern gleichzeitig durch ihre krankhafte Beschaffenheit, welche sie zum Ersatz organischer Theile untauglich macht, die Vernarbung verhindern. —

Nach diesem eben bezeichneten verschiedenen Zustande der Vitalität in eiternden mit zu starker Productivität begabten Flächen, mufs auch die Anwendung der austrocknenden Methode und die Wahl der austrocknenden Mittel, welche keinen andern Zweck haben als die krankhafte Productivität auf den Normalzustand zurückzuführen, geleitet und im ersteren Fall dieser Zweck durch die Wahl schwächender, besänftigender, im letzteren durch reizende, stärkende Mittel erzielt werden. — Danach lassen sich denn auch füglich die austrocknenden Mittel in zwei Klassen theilen, in die besänftigenden und in die reizenden, zu denen noch eine dritte, der indifferenten, blos die Feuchtigkeit einsaugenden, welche auf den Vitalitätszustand der eiternden Fläche keinen merklichen Einflufs ausüben, gezählt werden mufs. —

Die zum Behuf der Austrocknung in der Chirurgie gangbaren und gebräuchlichen Mittel sind, nach dem eben gegebenen Eintheilungsprincip, folgende: 1) Indifferente, die Feuchtigkeit einsaugende und blos das Produkt der anomalen Eiterbildung, nicht aber deren Ursache beseitigende sind: die gewöhnliche Charpie (Linteum carptum) — der Meerschwamm (Spongia marina) — das Hexenmehl (Pulvis seu semen Lycopodii) — das Stärkemehl (Amylum) und der rothe und weifse Bolus (Bolus rubra et alba). —

2) **Besänftigende**, die allein quantitativ vermehrte Production beschränkende. — Zu ihnen gehören die verschiedenen in der Chirurgie gebräuchlichen Blei- und Zinkpräparate, als das rothe Bleioxyd, die Mennige (Plumbum oxydatum rubrum, Minium) in Salben- und Pflasterform — das essigsaure Blei, im starren crystallisirten Zustande als Bleizucker (Sacharum saturni), in concentrirter, wässriger Auflösung als Bleiextract (Extractum saturni), oder endlich in verdünnter wässriger Auflösung als Bleiessig (Acetum saturninum), und die gemischten essigsauren Bleipräparate, als die bekannte Bleisalbe (Unguentum saturninum) und das Bleiwasser (Aqua saturnina). — Unter den Zinkpräparaten sind allein das weiſse Zinkoxyd (Zincium oxydatum album, s. flores Zinci), in Salbenform und das schwefelsaure Zink (Zincium sulphuricum, s. vitriolum album) so wie der Lapis calaminaris, ein unvollkommenes Zinkoxyd, in Auflösung oder Pulverform gebräuchlich. — 3) **Reizende**, die qualitativ krankhaft veränderte Productivität auf den Normalzustand zurückführende Mittel sind: die Rhabarber- und Kalmuswurzeln in Pulverform auf die eiternde Fläche gestreut, die grünen Wallnuſsschalen (Cortex nucum juglandum immaturarum), die China-, Eichen- und Weidenrinde in Dekokt, das rothe Quecksilberoxyd in Pulverform, der Alaun in Pulverform oder Auflösung, und endlich nach *Rust* (Helkologie, 1ster Bd. pag. 104) die Auflösung des Höllensteins. (*Rec.* Argenti nitrici fusi ʒß, solve in aquae dest. ℥vj — ix, adde Tinct. opii simplicis vel crocatae ʒiß).

Der verschiedene Vitalitätszustand der eiternden Fläche und des Gesammtorganismus des kranken Individuums wird leicht bestimmen können, welche der beiden letzten Klassen der austrocknenden Mittel zum Behufe der Verminderung einer krankhaft gesteigerten Productivität anzuwenden sey, und ob und wie innere Arzneien mit den äusseren verbunden werden müssen. Da der erste Fall, der einer quantitativ vermehrten, aber qualitativ normalen Eiterbildung bei wohlgenährten, kräftigen Individuen und reizender, stark nährender Diät vorzugsweise einzutreten pflegt, so werden neben der Anwendung der passenden äusseren Mittel eine beschränkte und karge, mehr vegetabilische als animalische Diät und gelind abführende und kühlende Mixturen die Austrocknung in diesem Falle vortheilhaft befördern; wogegen im zweiten Falle einer quantitativ vermehrten und qualitativ krankhaften Eiterbildung, welche bei schwachen, laxen Individuen mit zarter, weicher Haut und schlaffer Faser am häufigsten beobachtet wird, neben den erforderlichen äufsern Mitteln, eine nährende Fleischdiät und der gleichzeitige innere Gebrauch bitterer, gerbestoffhaltiger, stärkender Arzneien nothwendig seyn wird, um die bezweckte Austrocknung zu erreichen. —

Aber neben der Anwendung der genannten innern und äufsern Arzneien, mufs die Aufmerksamkeit des Wundarztes bei der Austrocknung einer zu stark eiternden Fläche darauf gerichtet seyn, den zu starken Andrang der Säfte zum leidenden Theil abzuhalten, oder zu vermindern, welche Indication in allen Fällen und bei einem jeden der beiden verschiedenen Vitalitätszustände eines Geschwürs oder einer Wunde eintreten wird, um welcher ein fester, gelind drückender Verband, eine möglichst horizontale Lage des leidenden Theiles, und endlich und besonders am Fufse die methodische Einwickelung, oder die Anwendung des Schnürstrumpfes, neben der Abhaltung feuchter und eitermachender Umschläge genügen wird.

Synon. Lat. *Exsiccatio.* Franz. *Dessèchement.* Engl. *Exsiccation.* Ital. *Essicoazione.* S — rt.

AUSWÄRTSSTÜLPUNG. S. Umstülpung.

AUSWACHSUNG. So nennt man in einigen Gegenden die verschiedenen Arten von Rückgratskrümmungen. S. den Artikel. S — r.

AUSWEICHUNG, im allgemeinen das Austreten eines Gebildes aus der ihm regelmäfsig bestimmten Höhle; in diesem weiteren Sinne, kann man auch Brüche und Vorfälle Ausweichungen nennen. Gewöhnlich bezeichnet man aber mit diesem Worte, das theilweise oder gänzliche Heraustreten der Gelenkköpfe aus ihren Höhlen oder die Verrenkungen. S — r.

AUSZIEHEN wird von organischen Körpern gebraucht, indem das Auflösbare durch Flüssigkeiten von dem Unauflösslichen entfernt wird. S. Extract. L — k.

AUSZIEHUNG. Die von Wundärzten auszuziehenden Körper sind entweder Theile des Organismus selbst, Zähne, Knochensplitter oder in denselben eingedrungene Körper, Holzsplitter, Kugeln u. s. w. — Man bedient sich zum Ausziehen der Pincetten, gerader und krummer Zangen verschiedener Art, der Löffel und Bohre. Zum Ausziehen der Kugeln hat man vorzüglich vielerlei Instrumente empfohlen, die aber auch zum Ausziehen anderer fremden Körper gebraucht werden können; m. s. Kugelzieher.

Die Form des Instrumentes, dessen man sich zu dieser Operation bedient, mufs nach der Beschaffenheit des Organs und des auszuziehenden Körpers passend gewählt werden; für das Auge z. B. müssen diese Instrumente fein und so beschaffen seyn, dafs dieses Organ, nur so viel als unumgänglich nöthig, verletzt werde.

Zum Ausziehen der Steine aus der Harnblase sind Zangen mit Zähnen versehen erforderlich u. s. w. S — r.

AUSZIEHUNG DER ZÄHNE, (*Extractio dentium*). Unter Ausziehen der Zähne versteht man jenes chirurgische Verfahren, wodurch ein kranker oder gesunder Zahn, oder eine Zahnwurzel mittelst dazu geeigneter Instrumente, nach einer bestimmten Richtung aus seiner Zelle gezogen und entfernt wird. Unter Ausnehmen, Ausreissen, und Ausbrechen der Zähne, dürfte wohl Ausziehen die beste Benennung seyn. Die Zähne können nur in dem äufserst seltenen Falle ausgenommen werden, wenn sie nur mehr am Zahnfleische hängen; Ausreifsen setzt ein rohes, mechanisches Verfahren voraus, und Ausbrechen widerspricht dem Sinne der Sache. Das Ausziehen der Zähne soll in einer möglichst senkrechten Richtung mit der Zahnzelle geschehen. Um sicher und auch rationell Zähne ausziehen zu können, ist es absolut nothwendig, die feinere Anatomie dieser Gebilde, und alle Anomalien ihres Baues genau zu kennen. Ein wissenschaftlich gebildeter Zahnarzt soll die Wurzeln der Zähne so genau kennen, dafs er schon aus dem Baue und der Form einer jeden wisse, welchem Zahne sie angehöre, so wie er bei genauer Kenntnifs aller Zahninstrumente, beim ersten Anblick des auszuziehenden Zahnes wissen soll, welches Instrument das geeignetste zu Entfernung desselben ist. Ein solcher Zahnarzt wird daher auch nie der Sclave eines einzelnen Instrumentes seyn, und sowohl mit der rechten als mit der linken Hand mit gleicher Fertigkeit operiren. Unstreitig gehört diese Operation schon den ältesten Zeiten an, da es gewifs schon damals kranke Zähne gab. Der Zweck dieser Operation ist meistens Hebung heftiger Zahnschmerzen; aufser dem aber sollen einzelne Zähne unter folgenden Umständen entfernt werden: 1) wenn Milchzähne dem Durchbruche der permanenten im Wege stehen; 2) wenn ein bleibender Zahn schon zum Vorschein gekommen ist, und der ihm zunächst stehende Milchzahn an der Seite brandig ist, wo er den permanenten berührt; 3) wenn bleibende Zähne entweder ganz ausser der Reihe stehen, oder doch eine so schiefe Richtung haben, dafs sie nicht nur allein den Mund mifsbilden, sondern auch die Functionen des Mundes stören, und wegen Mangel an Raum kein Mittel versucht werden kann, um sie in ihre natürliche Lage zu bringen; 4) cariöse Zähne, welche heftig schmerzen, und wo man vermöge der Schwäche des Subjectes, mit schmerzstillenden Mitteln nicht lange Versuche machen kann. Zu bemerken ist hierbei, dafs die vielen Mittel, welche man bei schmerzhaften Zähnen während der Schwangerschaft versucht, um den Schmerz zu mildern und die Operation zu ersparen, eben so schädlich sind, als es unnütz ist, bei einer in solchen Umständen befindlichen Frau diesen operativen Eingriff zu fürchten. Die Operation selbst ist nur ein schmerzhafter Moment, der gewifs nicht so nachtheilig auf die Totalität des Organismus der Mutter und der Frucht wirken kann, als das beständige Leiden der Mutter, wobei auch noch Schlaflosigkeit, Mangel an Efslust und ein beständig fieberhafter Zustand die Gefahr für die Schwangere und die Frucht vergröfsern. 5) Zähne, sie mögen Milch- oder bleibende Zähne seyn, welche aus was immer für einem Grunde, eine Krankheit des Zahnfleisches oder der Kinnlade bedingen; 6) cariöse Zähne, wenn sie auch unschmerzhaft sind, sobald sie einen äufserst üblen Geruch in der Mundhöhle verursachen.

Das Ausziehen der Zähne findet nicht Statt: 1) bei im hohen Grade scorbutischem Zahnfleische; 2) beim Bruche des Unterkiefers in den ersten sechs Wochen nach dem Bruche; 3) wenn die Ursache des Zahnschmerzes nicht im Zahne selbst, sondern in den den Zahn umgebenden Gebilden, oder selbst in andern Theilen des Körpers seinen Sitz hat; 4) bei Verwachsung des Zahnes mit den benachbarten Zähnen oder mit der Kinnlade. Obschon mir bei Durchsuchung vieler tausend Todtenschädel, und auch in meiner bedeutenden Praxis ein solcher Fall noch nicht vorgekommen ist, so kann ich doch die Möglichkeit eines solchen Umstandes nicht in Abrede stellen. Eine solche Verwachsung wäre wohl eine Gegenanzeige der Operation; da sich dieselbe aber nie im voraus bestimmen läfst, so käme hier alles auf Berechnung der anzuwendenden Kraft an, und auf zeitiges Abstehen von der versuchten Operation; 5) bei solcher Einklemmung des auszuziehenden Zahnes zwischen seinen zwei Nachbarn, dafs man ihn ohne Beschädigung der letzteren nicht ausziehen kann. Hier soll man mit einer einseitig schneidenden Feile den kranken Zahn zuvor schmäler feilen und dann erst entfernen; 6) wenn der schmerzende Zahn entweder gar nicht zu entdecken, oder dessen Erkenntnifs noch zweifelhaft ist; 7) bei heftiger Entzündungsgeschwulst des Zahnfleisches und der Wange, wobei zugleich auch die Mandeln bedeutend mitleiden; 8) in den ersten zwei Monaten nach einem Anfalle von Blutspeien; 9) endlich bei einer, von was immer für einer Ursache bedingten allgemeinen Auflösung der Säfte.

Der Eingriff dieser Operation auf die Totalität des Körpers ist sehr verschieden, je nachdem der auszuziehende Zahn ein Schneide-, Eck-, Backen- oder Mahlzahn ist, dann ob es ein Zahn der ersten oder zweiten Bildung, ob es ein lockerer, freistehender, oder ein von seinen Nachbarn eingeklemmter Zahn ist, ob es ein morscher, vom Beinfrafse beinahe ganz zerstörter, oder ob es ein beinahe noch gesunder, und daher von der Kraft des Zahninstrumentes nicht so leicht zerbrechlicher Zahn ist; ob die Krankheit im Zahne allein, oder ob sie auch in den den Zahn umgebenden Gebilden ihren Sitz hat; endlich ob das Subject ein altes oder ein junges, ein kränkliches oder gesundes, ein robustes oder nervöses ist.

Die üblen Ereignisse, welche sich während oder nach der Operation einfinden können, beschränken sich entweder auf den auszuziehenden Zahn, oder auf das Zahnfleisch, oder auf den Kiefer, oder sie ergreifen den ganzen Organismus. An dem zu entfernenden Zahne können folgende üble Zufälle eintreten: 1) der Zahn kann so fest sitzen, dafs man ihn selbst mit der gröfsten Gewalt, die sich der Operateur erlauben darf, nicht entfernen kann. 2) Der Zahn kann wegen zu starker Aushöhlung seiner Krone, wobei die Lamellen der auszuziehenden Gewalt nicht widerstehen können, auch bei der gröfsten Vorsicht brechen, oder es liegt die Ursache davon entweder in der schlechten Wahl des Instrumentes, oder in der Ungeschicklichkeit des Zahnarztes, oder aber in dem unruhigen Verhalten des Kranken selbst. 3) Ein gesunder Zahn im Oberkiefer kann während der Operation, besonders bei der Anwendung des Pelikans in das Antrum Hyghmori versenkt werden, so wie die Zähne des Unterkiefers, wenn sie den Instrumenten zur Stütze dienen müssen, bedeutend erschüttert und selbst umgestürzt werden können. 4) Die Zähne können am Halse und selbst an ihren Wurzeln zusammengewachsen seyn, und dann zwei statt einem herausgezogen werden. Dasselbe kann auch da geschehen, wo der Haken des Instrumentes viel breiter, als der auszuziehende Zahn ist. Daher geschieht es auch sehr oft bei den Landchirurgen, deren Zahninstrumente blofs in einer Zange, meistens mit sehr breitem Haken, und in einem Schlüssel bestehen, dafs sie, wenn sie einen schmalen Zahn auszuziehen haben, immer auch den Nachbarn mit dem Haken eines solchen Instrumentes fassen und entfernen müssen. 5) Kann bei unvorsichtiger Eile, ein gesunder statt eines kranken Zahnes ausgezogen werden. 6) Endlich werden häufiger, als man es glauben sollte, wegen Mangel an anatomisch-physiologischen Kenntnissen, bereits gewechselte statt der Milchzähne ausgezogen.

An den weichen Gebilden und dem Kiefer können folgende widrige Zufälle stattfinden: 1) kann ein bedeutendes Stück des Alveolus brechen, und durch das jähe Entfernen des Zahnes mit den an ihm hängenden Zahnfächerstükken ein oft nicht unbedeutendes Stück Zahnfleisch mit weggerissen werden; nebst dem wird in manchen solchen Fällen der Alveolus der zwei oder drei benachbarten Zähne gänzlich entblöſst, und dadurch eine ungeheure Reaction sammt deren Folgen veranlaſst. 2) Kann das Antrum Hyghmori entweder durch einen bedeutenden Bruch des Alveolus, oder durch natürliches Hineinlangen der Spitze der Wurzel des auszuziehenden Zahnes eröffnet werden, und dann durch das Eindringen der Luft u. s. w. sich entzünden. 3) Kann der Kiefer brechen. Diesen Fall habe ich zwar nie beobachtet, und finde ihn auch nicht wahrscheinlich, es hätte denn die Kinnlade durch irgend eine örtliche Krankheit bedeutend gelitten, oder dieselbe wäre wegen einer allgemeinen Knochenkrankheit leicht zerbrechlich. Finden diese Verhältnisse nicht statt, so kann dieser Unfall nur der gröſsten Ungeschicklichkeit widerfahren, und selbst dann dürfte eher der Unterkiefer aus seinen Gelenken gerissen, als gebrochen werden. *Bohnius* erzählt einen Fall dieser Art bei einer Frau, die bald darauf ihren Geist aufgab. 4) Kann der Unterkiefer luxirt werden, wenn entweder der Kranke während der Operation bei einer diesen Unfall begünstigenden Anlage den Mund zu sehr öffnet, oder der Operateur die Gewalt auf den Unterkiefer miſsbraucht. Sehr leicht luxirt sich übrigens die Kinnlade bei jenen, wo der Kiefer schon ein oder mehreremal exarticulirt gewesen war. 5) Können bedeutende Quetschungen und Zerreiſsungen des Zahnfleisches entstehen. Das Zahnfleisch, welches bei gesunden Menschen ein dichtes, straffes Gewebe hat, und sehr fest an die Zähne gebunden ist, zerreiſst wohl sehr leicht; die Zerreiſsung desselben beschränkt sich jedoch meistens auf jenen Theil, welcher den ausgezogenen Zahn umgab. Ein sehr schlaffes Zahnfleisch hingegen folgt oft einem ausgezogenen Zahne nach der ganzen Länge des Alveolus. Endlich werden Quetschungen des Zahnfleisches und der Beinhaut des Zahnfächers durch alle jene Instrumente hervorgebracht, welche ihren Stützpunkt an diesen Gebilden nehmen müssen. 6) Verwundungen der Backe und der Zunge. An diesen Verletzungen ist entweder Ungeschicklichkeit des Zahnarztes, oder das unruhige Verhalten des Kranken schuld. Auch die Gewohnheit der ältern Zahnärzte, sich während der Operation hinter dem Kranken auf einen Stuhl zu stellen, gibt oft zu bedeutenden Verletzungen in der Mundhöhle Anlafs. Oft ist es schon geschehen, dafs durch das Herumwüthen des Leidenden der Operateur vom Stuhle gestürzt, mit dem Haken seines Instrumentes an der Backe des Kranken hängen blieb, und dieselbe der Länge nach spaltete. 7) Blutungen und ihre Folgen. Die Zerreifsung oder Loslösung des Zahnfleisches vom Halse des Zahnes, und die Trennung der Zahngefäfse sind Ursache der Blutung nach jeder Zahnausziehung, welche aber meistens mit kaltem Wasser gestillt wird. Da öfters jedoch eine ungewöhnlich starke Blutung eintritt, welche oft so lange anhält, dafs sie Besorgnisse erregt, und unter gewissen Umständen selbst tödlich werden kann, so ist es wohl höchst wichtig, die allgemeinen Ursachen sowohl, als die Mittel dieselben zu beseitigen, zu kennen. Nicht immer erfolgt diese Blutung gleich nach der Operation, sondern laut Erfahrungen eines *Bourdet*, *Wiedmann*, *Duval*, *Jourdain* tritt dieselbe oft erst den zweiten, dritten und selbst den achten Tag danach ein. Bei Blutungen nach Zahnoperationen kommt es hauptsächlich darauf an, zu wissen, ob die Hämorrhagie aus der Zahnzelle, oder aus dem verletzten Zahnfleische zum Vorschein kommt. Da nun hauptsächlich die erstere schwer zu bekämpfen ist, so hat man, um sie zu stillen, verschiedene Mittel versucht. Unter allen diesen Mitteln steht das Ausfüllen der Zahnzelle oben an, welches man mittelst in Theden's Wundwasser geschwängerten Charpie bewerkstelligt. Dieser dergestalt angewandte Tampon, darf aber vor dem vierten oder fünften Tage nicht herausgenommen werden; fiele er aber früher heraus, so wäre dieses Verfahren zu erneuern. *Anel* räth, wenn man mit allen blutstillenden Mitteln nicht auslange, einen Druck auf den benachbarten Zahn anzubringen. Die Zahnzelle wird nemlich, wie oben bemerkt, ausgefüllt, und dann zwischen die benachbarten Zähne eine, dem Zwischenraume entsprechende Bleiplatte angebracht. Diese mufs aber etwas schwer einzuführen seyn, damit sie auf die benachbarten Zähne drücke, und zugleich den Tampon in der Zelle festhalte. Die dem ausgezogenen Zahne zunächst stehenden Zähne müssen jedoch, wie es sich von selbst versteht, bei der Application dieser Platte, noch vorhanden seyn. *Foucou* hat ein eigenes Compressorium erdacht, welches aber nicht so leicht zu verfertigen ist, als das *Anel*'sche Blei. (S. Mém. de l'Academie de Chirurgie. Tom. VII. pag. 40.) *Siebold* erzählt einen Fall von einer jungen, starken Frau, welche ihre Regeln noch nicht hatte, und welche nach einer Zahnoperation eine bedeutende Blutung bekam, die zwar gestillt wurde, aber doch durch volle zwölf Jahre jährlich öfter wiederkehrte, bis er ihr die Arteria maxillaris externa unterband. Dies hülfreiche Mittel beweiset demnach, daſs diese Blutung aus den Gefäſsen des Zahnfleisches entstanden war. *Anhorn* beschränkt sich bei Blutungen aus der Zahnzelle auf die Compression, welche er mit den Fingern abwechselnder Gehülfen machen läſst. Endlich ist das Glüheisen ein vorzügliches Mittel wider dergleichen Blutungen, und die wahre letzte Zuflucht bei Scorbutischen, wo die Blutung oft mit keinem andern Mittel zu stillen ist. Durch die Anwendung des Glüheisens bildet sich eine Kruste, welche die Blutung zwar nur auf eine Zeit lang stillet, da dieselbe meistens in zehn oder zwölf Stunden abfällt, die aber durch abermaliges Brennen erneuert, Zeit gewinnen läſst, zweckmäſsige innere Mittel zu brauchen. Bei Blutungen aus der Zahnzelle muſs man auch noch darauf sehen, ob kein loser angrenzender Zahn vorhanden ist, welcher durch seine Vaccilation eine beständige Reizung unterhalten könnte. In diesem Falle müſste ein solcher Zahn entfernt werden, worauf die Blutung oft schnell aufhört. Bei Hämorrhagieen aus dem Zahnfleische Scorbutischer, Syphilitischer und bei bedeutenden Zerreiſsungen des Zahnfleisches, müssen styptische und adstringirende Mundwässer gebraucht werden. Vorher muſs man sich jedoch überzeugen, ob nicht Splitter vorhanden sind, welche das Zahnfleisch reizen und die Hämorrhagieen unterhalten. 8) Endlich können noch nach einer beschwerlichen Zahnoperation, besonders im Herbste und Frühjahre, Flüsse und bedeutende Geschwülste entstehen. Dieselben Umstände ereignen sich, wenn sich der Kranke nach der Operation mit Blut besudelt und sich darauf, besonders wenn er in starker Transpirapiration gerathen war, mit kaltem Wasser wäscht und sich unmittelbar danach in's Freie begiebt. Es sollen sich daher die Operirten bei solchen Verhältnissen, wenigstens noch eine Stunde nach der Operation, in der Wohnung des Operateurs aufhalten.

Zufälle endlich, welche nach Zahnoperationen eintreten, und entweder den ganzen Körper, oder doch solche Organe ergreifen, welche von der Mundhöhle entfernt liegen, sind: heftiges Thränenfliefsen, Augenentzündungen, Gesichtsschmerz, Abortus, Epilepsie, Uebligkeiten, Ohnmachten, Convulsionen und selbst der Tod.

Die einzelnen Instrumente, derer man sich zu Zahnoperationen bedient, kommen unter dem Artikel: Zahninstrumente vor. C — i.

AUSZIEHUNGSMITTEL. Dem gewöhnlichen Sprachgebrauch zu Folge, sollte man mit diesem Worte nur diejenigen Instrumente bezeichnen, deren man sich zum Herausziehen fremder Körper bedient. Man versteht aber auch darunter Hautreizmittel, durch welche man künstliche Hautgeschwüre zu unterhalten sucht, wie Seidelbastwurzelrinde, die Salben von Brechweinstein und salzsauren Zink. S — r.

AUTOMAT, *αυτοματον* (von *αυτος* selbst, und *μαω* ich bewege) eine sich selbst bewegende Maschine, vorzüglich in dem Sinn, dafs eine solche Maschine Bewegungen des Menschen und der Thiere darstellt, z. B. *Vaucanson's* Ente, dessen Flötenspieler, ohne dafs man sogleich den Mechanismus einsieht. Man hat auch wohl ehemals die Thiere hin und wieder für Automate gehalten, was keinen Sinn hat; denn alle ihre Bewegungen, alle ihre Veränderungen (psychisch oder physisch) gehen wie bei uns von dem Leben, oder dem Organismus aus. Wenn auch unsere geistigen Kräfte höher gesteigert sind, und in der Vernunft ihren Schlufsstein finden, so ist doch übrigens Alles nur dem Grade nach verschieden. Eben so falsch ist es auch daher, wenn man die Muskelbewegungen, welche unserer Willkühr entzogen sind, automatisch nennen wollte, denn auch hier ist dasselbe Leben, Reaction der Nerven und Muskelsubstanz gegeneinander, nur in dem einen Fall der Einflufs des Gehirns gröfser, als in dem anderen, und wir sehen Uebergänge, wie bei den Bewegungen der Respirationsmuskeln. R — i.

AUTOPSIE (αυτος selbst und οψις Sehen), das Sehen mit eignen Augen.

AVELLANA. S. Corylus.

AVENA. Hafer. Eine Pflanzengattung aus der natürlichen Ordnung der Gräser und *Linné's Triandria Digynia.* Die Kennzeichen sind: eine Rispe; die Aehrchen zwei- oder mehrblütig; das Bälglein zweiklappig; die Klappen fast gleich; die Spelze zweiklappig; die äufsere Klappe hat eine Granne, aus dem Rücken oder der Auskerbung der Spelze hervorkommend, welche an der Basis gedreht und gekniet ist.

Die gebaueten Arten des Hafers sind:

1) *A. sativa. Linn.* sp. ed. *Willd.* 1. p. 446. syst. veg. ed. *Roem.* et *Schult.* 2. p. 668. Die Rispen nach allen Seiten ausgebreitet; die Aehrchen zwei- und dreiblütig, zwei- und dreisamig; in jedem Aehrchen eine oder zwei Blüten ungegrannt. Die Klappen des Bälgleins vielnervig, länger als die Blüten und spitz; die Stielchen der Blüten glatt; die Spelze schliefst den Samen bei der Reife fest ein; der Fruchtknoten oben rauh. Man unterscheidet viele Abarten dieses Hafers, der am häufigsten gebauet wird, zuerst nach der Gröfse des Halmes und der Breite der Blätter, dann nach der Farbe der Samen oder vielmehr der Spelzen, welche gewöhnlich weifs, aber auch grau, fuchsroth und schwarz ist.

2) *A. orientalis. Linn.* sp. *Willd.* l. c. syst. veg. ed. *Roem.* et *Schult.* 2. p. 669. Fahnenhafer. Unterscheidet sich von dem vorigen dadurch, dafs die Aehrchen in der Rispe gedrängt und nach einer Seite gekehrt sind, daher auch der Name Fahnenhafer. Er trägt sehr zu, verlangt aber einen guten Boden.

3) *A. nuda. Linn.* sp. ed. *Willd.* p. 447. syst. veg. ed. *Roem.* et *Schult.* 2. p. 669. Nackter Hafer. Er gleicht dem vorigen sehr, aber die Spelzen schliefsen den Samen nicht fest ein, so dafs er beim Dreschen wie der Same von Weizen und Roggen ausfällt.

4) *A. strigosa. Linn.* sp. ed. *Willd.* 1. p. 446. *Danthonia*

strigosa syst. veg. ed. *Roem.* et *Schult.* 2. p. 691. Die Rispe fast wie an dem Fahnenhafer. Jede Blüte im Achrchen hat eine Granne auf dem Rücken der äufsern Spelze, welche in zwei lange Spitzen getheilt ist. Die Blütenstiele sind an der Spitze rauh. Dieser Hafer ist nicht so gut als die übrigen Arten, aber er kommt im Sande und an sumpfigen Orten fort, daher heifst er auch Moorhafer, Rauhhafer.

Die ersten beiden und die letzte Art geben den in der Haushaltung gebräuchlichen Hafer. Man macht daraus die Hafergrütze (semina Avenae excorticata s. decorticata), indem man auf der Mühle die Spelzen abstofsen läfst. Die dritte Art bedarf dieser Zubereitung nicht, ist aber weniger gebräuchlich. *Vogel* fand, dafs 100 Theile Hafer 66 Theile Mehl und 34 Theile Kleie gaben. Das Mehl enthält: ein grüngelbes, fettes Oel 2 Theile, bitteres Extract und Zukker 8,25 Theile, Gummi 2,5, einen grauen Stoff, mehr dem Pflanzeneiweifs als dem Pflanzenleim ähnlich 4,3, Stärke 59, Feuchtigkeit 23,95. Das Hafermehl taugt also wenig zum Brodbacken, wegen der geringen Menge des Pflanzenleims, aber es ist auch eben deswegen und wegen der grofsen Menge der Stärke leichter verdaulich. Man macht ein Dekokt von Hafergrütze aus 3 Unzen derselben, mit 6 Unzen Wasser bis zur Hälfte eingekocht. Es wird leicht sauer. Das Decoctum Avenae excorticatae Loweri besteht aus 3 Unzen Hafergrütze und 2 Drachmen rothem Sandelholz, mit 72 Unzen Wasser bis ein Drittel eingekocht, dazu 2 Dr. Salpeter und 4 Unzen Zucker. L — k.

Wirkung und Anwendung. Innerlich gebraucht, wirkt sie sehr nährend, einhüllend und dadurch bei entzündlich gesteigerter Reizbarkeit schmerzstillend, auf die Stuhlausleerungen anhaltend, stopfend. Der anhaltende Gebrauch von Hafergrütze oder Haferbrod als Nahrungsmittel, erzeugt leicht Säure und Schärfe. Dafür scheint der Umstand zu sprechen, dafs in vielen Ländern, wo viel Haferbrod genossen wird, chronische Hautausschläge häufiger als in andern vorkommen. Dies gilt zum Theil von Norwegen und Schweden, so wie, nach *Percival,* auch von mehreren Gegenden Grofsbrittaniens.

Als Getränk hat man den Haferschleim mit Recht empfohlen, bei Fiebern entzündlicher Art, in der Ruhr und im Durchfall, — als einhüllendes Mittel bei chronischen entzündlichen Affektionen der Lunge und der Luftröhre, und als Nahrungsmittel bei Kindern.

Aeufserlich bewährt sich die Hafergrütze, mit Milch abgekocht, hülfreich bei entzündlichen und krampfhaften Beschwerden, mit Hb. Hyoscyami, Cicut. Flor. Chamomillae und ähnlichen Mitteln als warmer, aber oft zu wechselnder Umschlag, — und die Abkochung der Hafergrütze als beruhigendes, anhaltendes Klystier bei krampfhaften Beschwerden des Darmkanals, im Durchfall und in der Ruhr. O — n.

AVÈNE oder *Avennes*. Die Mineralquelle von Avène entspringt im Depart. de l'Hérault, fünf Lieues von Lodeve, hat nach *Savy* die Temperatur von 23° R., und enthält nur sehr wenige feste Bestandtheile, — nach der Analyse von *St. Pierre* in 3 Kilogrammes 91 Grammes.

Kohlensauren Kalk	0,238
Kohlensaure Magnesia	0,026
Schwefelsauren Kalk	0,052
Schwefelsaures Natrum	0,079
Salzsaures Natrum	0,027
Salzsauren Kalk	0,053
Salzsaure Magnesia	0,053
	0,528 Grammes.

Aufser diesen genannten Bestandtheilen scheint es Stickgas und animalischen Extraktivstoff (matière extractive de nature végéto-animale) zu enthalten. Man rühmt dasselbe in Form von Bädern und Getränk, namentlich bei chronischen Hautkrankheiten, besonders hartnäckigen Geschwüren. Kurmäfsig braucht man sie vom Monat Juni bis September.

Litt. *Ph. Patissier,* manuel des eaux min. de la France. 1818. p. 505.
J. L. Alibert, précis historique des eaux minérales les plus usitées en médecine. 1826. p. 96. O — n.

AX. Die heifsen Schwefelquellen von Ax, nicht zu verwechseln mit den heifsen Quellen von Dax im Département des Landes, entspringen bei der kleinen Stadt dieses Namens im Départ. de l'Arriège, vier Lieues von Tarascon, drei von Ussat. Die hier zu Tage kommenden Quellen sind sehr zahlreich; nach Verschiedenheit des Ortes wo sie entspringen, theilt man sie in: 1) Sources du Teix, 2) Sources du Couloubret und 3) Sources de l'Hôpital.

Das Wasser von allen ist hell, hat einen hepatischen Geruch und Geschmack, eine sehr erhöhte, und durch Witterung und Jahreszeit nur wenig veränderliche Temperatur; nach *Boin* beträgt die niedrigste 17, die höchste 62° R. Die Temperatur der bekanntesten Quellen bestimmt *Pilhes* folgendermaſsen:

1) Sources du Teix. *a*) Erste Quelle 26° R. *b*) Zweite Quelle 43° R. *c*) Source à Bouillon du Teix 56° R. 2) Sources de l'Hôpital oder du Faubourg. *a*) Le Rossignol 61° R. *b*) Les Canons 60½° R. *c*) Source du milieu du bassin 58° R. *d*) Source à droite de l'etuve 56° R. *e*) Source en face de la porte 52° R. *f*) La fontaine du Breil 26° R. 3) Sources du Couloubret. *a*) La Douche 38° R. *b*) L'eau supérieure du bain fort 39° R. *c*) L'eau de l'ancien bain fort 35° R. *d*) Sources des pauvres 35° R. — Zu den weniger heiſsen Quellen gehören: La Gourguette von 29° R. La Canalette von 26° R. und zahlreiche andere von 17—24° R.

An flüchtigen Bestandtheilen enthalten die Quellen Schwefelwasserstoffgas, an festen salinischen Bestandtheilen nur wenig. Nach *Chaptal's* Analyse enthalten fünfundzwanzig Pfund:

	des Sources des Canons	des Sources de l'Etuve	des Sources du Bain fort	des Sources de la Gourguette
Schwefels. Kalk	10 Gr.	16 Gr.	11 Gr.	13 Gr.
Salzsaur. Natron	5 »	10 »	9 »	—
Schwefels. Magnes.	48 »	3 »	3 »	6 »
	63 Gr.	29 Gr.	23 Gr.	19 Gr.

Nach *Boin* enthalten alle Quellen eine fettig animalische Substanz, einige mehr, andere weniger davon; — in einigen ist der Niederschlag reicher an Schwefel, in andern reichhaltiger an der genannten animalischen Materie.

Man benutzt die zahlreichen Quellen als Getränk, als Wasser-, Dampf- und Douche-Bad, und empfiehlt sie besonders bei chronischen Krankheiten der Brustorgane, Asthma, veralteten Brustkatarrhen, — Stockungen im Unterleibe, namentlich in der Leber, — gichtischen und rheumatischen Uebeln, Lähmungen und bei chronischen Krankheiten der äuſsern Haut. Die Source des Canons rühmt man vorzugsweise bei asthmatischen Beschwerden, chronischen Katarrhen der Brust, Gelbsucht und veralteten Leiden der Leber, — das Wasser der Source de Canalette dagegen bei nicht veralteten Hautkrankheiten und anfangenden Stockungen im Unterleibe, — das Wasser des Bain-forts, welche zu der Abtheilung der Sources du Couloubret gehören, bei hartnäckigen Krankheiten der Gelenke, Anchylosen, Anschwellungen der Gelenke, Lähmungen, veralteten Geschwüren, scrophulösen Geschwülsten, Stockungen und beginnenden Verhärtungen des Uterus.

Zum Getränk benutzt man die Source du Breil und läfst sie reizbaren Kranken, besonders Brustkranken, nach Umständen mit Milch, Fleischbrühe oder andern einhüllend schleimigen Getränken vermischt, trinken.

Litt. *Ph. Patissier*, manuel d. eaux minéral. de la France. 1818. p. 164.
J. L. Alibert, précis historique des eaux minérales les plus usitées en Médecine. 1826. p. 426. O — n.

AXILLA. S. Achsel.

AXILLAR-ANEURYSMA, Pulsadergeschwulst der Achselschlagader. Die Beschreibung dieses Uebels siehe unter Aneurysma.

Die Unterbindung als Heilmittel dagegen tritt auch in gleicher Art nach Verwundung der Axillar-Arterie ein, und besteht in der höher oder tiefer vorgenommenen Unterbindung der Subclavia, die von *Keate, Ramsden, Post, Maunoir, Chamberlain, Hodgson, Rouf, Dupuytren* mehr oder minder glücklich ausgeführt wurde. Die Technik der Operation ist verschieden, jenachdem der Sitz des Aneurysmas die Unterbindung mehr oben oder unten erheischt. Bei tiefem Rande der Geschwulst macht man am untern Rande des Schlüsselbeins einen 2½ Zoll langen Hautschnitt bis nach dem Acromion hin, trennt schneidend den Pectoralis major, zieht ihn zurück, und findet zwischen dem Processus coracoideus, dem untern Rande des Schlüsselbeins und dem Pectoralis minor die Arterie, welche man isolirt unterbindet.

Ist das Aneurysma höher gelegen, so macht man einen Längeschnitt von 2 Zoll über dem Schlüsselbeine, vom hintern Rande des Cleido-mastoideus bis zur Mitte des Schlüsselbeins, zieht die Weichgebilde seitwärts und findet unter dem Acromial-Rande des Scalenus, an der innern Seite des Tuberculi primae costae die Arterie.

Bei noch höherem Stande eines Axillar-Aneurysmas hat *Colle* die Arterien an der innern Seite des Scalenus anticus, durch einen 3zölligen Hautschnitt, gerade über dem Sternal-Ende des Schlüsselbeins, durch Trennung des Cleidomastoideus und Eindringen des Fingers an der Trocheal-Seite des Scalenus aufgesucht. Wenn es bei den Ligaturen der Subclavia schon schwer ist, das Gefäfs zu finden und zu isoliren, so wird es die Anbringung der Fäden nicht weniger. Man mufs sich dabei der biegsamen Nadeln von *Deschamps*, *Desault*, *Parrish* bedienen. Zum Zusammenschnüren der Ligatur wird besonders *v. Gräfe's* Ligaturstäbchen, oder *Listons* gabelförmiges Instrument am zweckmäfsigsten seyn.

So — r.

AXILLARDRÜSENGESCHWULST. S. Achseldrüsengeschwulst.

AXIOMA. Ein allgemein anerkannter, über alle Zweifel erhabener Grundsatz. H — d.

AXIS. S. Epistrophaeus.

AXOIDES. S. Epistrophaeus.

AXUNGIA. S. Fett.

AYAPANA. S. Eupatorium.

AYSZ. S. Blutschwär.

AZEDARACH. S. Melia.

AZOTUM. S. Stickstoff.

AZYGOS UVULAE MUSCULUS. Unpaariger Zapfenmuskel. Ein kleiner Muskel im mittlern Theile des Gaumensegels, der mit sehnigem Gewebe von dem hintern Nasenstachel der Gaumenbeine entspringt, und unter der Sehne der vereinigten umgeschlagenen Gaumenmuskeln rückwärts zum Zäpfchen herabsteigt. Er verkürzt das Zäpfchen, und hebt es dabei nach oben. Streng genommen, ist dieser Muskel nicht unpaar; er besteht aus zwei Muskelbündeln, die in der Mittellinie des Körpers dicht aneinander liegen. S — m.

AZYGOS VENA, *Vena sine pari*. Die unpaarige Blutader. Sie liegt in der Brusthöhle auf der rechten Seite der Wirbelkörper, nimmt die meisten Zwischenrippenblutadern auf, und bildet eine unmittelbare oder mittelbare Anastomose zwischen der obern und untern Hohlader. Sie entspringt rechterseits im Unterleibe aus den beiden obern Lendenblutadern, zuweilen aus den Nieren- und Nebennierenblutadern und mit einem Zweige aus der untern Hohlader, tritt zwischen dem äufsern und mittlern, oder zwischen diesem und dem innern Zwerchfellschenkel in die Brusthöhle, steigt rechts neben der Aorta und dem Milchbrustgange, vor den Zwischenrippenpulsadern bis zum vierten oder dritten Brustwirbel herauf, krümmt sich dann über den rechten Luftröhrenast und die rechte Lungenpulsader nach vorn, und senkt sich in die hintere Seite der obern Hohlader ein, ehe diese von dem Herzbeutel umfafst wird. In einem seltenen Falle, den *Cheselden* (philos. transact. No. 337.) beobachtete, ging sie innerhalb des Herzbeutels in die obere Hohlader. — Die V. azygos nimmt in der Brust neun bis eilf hintere, untere Zwischenrippenblutadern der rechten Seite auf, von denen die obern, zuweilen mit einander verbunden, etwas herabsteigen, und noch mit der obern Zwischenrippenblutader anastomosiren; ferner gehen zu ihr die Luftröhren-, Speiseröhren- und Herzbeutelblutadern der rechten Seite, und vor dem achten, siebenten oder neunten Brustwirbel empfängt sie gewöhnlich die von der linken Seite hinter der Aorta durchtretende halbunpaarige Blutader (V. hemiazyga), den gemeinschaftlichen Stamm der sechs bis sieben linken Zwischenrippenblutadern. Nicht selten steigt die halbunpaarige Blutader höher herauf, fliefst mit der linken obern Zwischenrippenblutader zusammen, und senkt sich in die linke Schlüsselblutader. In diesen Fällen entspricht sie im Wesentlichsten der Blutader der rechten Seite, und man kann sagen die Vena azygos sey doppelt vorhanden. (*Henr. Aug. Wrisberg*, observationes anat. de vena azyga duplici aliisque hujus venae varietatibus. Goett. 1778. 4. rec. in ejus commentationum. Vol. I. pag. 127.) S — m.

B.

BACHIA. Rothe Flecken, Kupfer, Finnen im Gesicht, die man häufig bei alten, starken Weintrinkern findet.

H — d.

BACHBUNGEN. S. Veronica.

BACKE (*Bucca*), wird der seitliche, fleischige Theil des Antlitzes genannt, welcher sich unter der Wange befindet, die äufsere Seite der Mundhöhle schliefst, und nach Willkühr aufgeblasen werden kann (*Th. Bartholini*, anatome. lib. III. c. XI.). Nach *Fr. Hildebrandt* ist Backe und Wange gleichbedeutend, was indefs falsch ist; denn Wange heifst der obere Theil des Antlitzes unter dem Auge, über der Backe, zwischen der Nase und dem Ohre.

Backen besitzt eigentlich nur der Mensch, obgleich bei Thieren die Gegenden neben dem Maule eben so benannt werden. Sie sind an Gestalt sehr abweichend, was theils von der allgemeinen Beschaffenheit des Körpers, theils von dem Alter des Menschen abhängt. Im kräftigen, jugendlichen Alter haben nicht selten die Backen eine angenehme Fülle und Rundung, und zuweilen, bei einem schalkhaften Lächeln, in ihrer Mitte ein Backengrübchen (*Galasinus*).

Nach Aufsen sind die Backen von den allgemeinen Hautbedeckungen bekleidet, worunter bei verschiedenen Menschen mehr oder weniger Fett abgelagert ist. Immer ist diese Gegend sehr gefäfs- und nervenreich. Die Nerven bilden durch ihre netzartige Verbindung das Backennetz (rete buccale), und sind Zweige von dem fünften Hirnnerven und dem Antlitznerven. Nach innen sind die Backen von der Schleimhaut des Mundes bekleidet, worin sich einige Backendrüsen (glandulae buccales) finden. Dem ersten grofsen Backenzahne des Oberkiefers gegenüber befindet sich in dieser Haut die Oeffnung des Ausführungsganges der Ohrspeicheldrüse.

Zwischen der äufsern Haut und der Schleimhaut der Backe liegen mehrere Muskeln, der grofse und kleine Jochbeinmuskel, der Santorinische Lachmuskel und der eigentliche Backenmuskel (S. d. Art. Buccinator), welche zur Bewegung des Mundes und der Lippen dienen, der letztere aber aufserdem hauptsächlich zur Bewegung der Backe selbst. S — m.

BACKENWUNDE. Wunden der Backe haben, jenachdem sie durch Schnitt, Hieb, Quetschung etc. hervorgebracht sind, die aus den erwähnten Ursachen entstehenden Modificationen, zeigen jedoch, wegen der Lage, Verbindung und Structur der verletzten Theile mehrere Eigenthümlichkeiten. Zu diesen letztern gehören namentlich eine oft sehr bedeutende Blutung, äufserst starkes Auseinanderklaffen der Wundränder, zuweilen einzelne oder mehrere Symptome einer Erschütterung des Gehirns, Spaltungen und Risse der äufsern Knochenwand der Highmorshöhle, die oft unentdeckt bleiben, späterhin Eiterung, langwierige Caries herbeiführen. Wenn einzelne bedeutende Nervenäste in ihrer Continuität getrennt sind, so entstehen auch wohl für kürzere oder längere Zeit Lähmungen einzelner Gesichtsmuskeln, amaurotische Zufälle etc. Wunden, die den hintern Theil der Backe nach der Länge oder schief durchschneiden, treffen den Speichelgang, verursachen deshalb immerwährendes Abfliefsen des Speichels, und geben Anlafs zur spätern Entstehung von Speichelfisteln. Ein Aehnliches geschieht, wenn die vordern Lappen der Parotis verletzt sind, wo dann die geöffneten Acini der Drüse ihr Secret nach Art der Fisteln durch die äufsere Wunde fördern.

Bei der Behandlung der Backenwunden mufs man, wie bei allen Gesichtswunden überhaupt, vorzüglich darauf bedacht seyn, dafs jede Art der Verunstaltung, und zumal eine üble Narbenbildung möglichst verhütet werde. Der Zweck des Verfahrens ist deshalb, wo es sich irgend erreichen läfst, die prima intentio; nur die unbedingte Nothwendigkeit, z. B. bei gerissenen, verbrannten, sehr gequetschten Wunden der Backe, entschuldigt eiterbefördernde Mittel, und auch in diesem Falle mufs der Procefs der Suppuration möglichst abgekürzt werden.

Die Vereinigung der Backenwunden bewerkstelligt man nach sorgfältiger Entfernung aller etwa eingedrungenen fremden Körper und des Blutcoagulums, nach vollkommener Stillung der Blutung, entweder mittelst der trocknen Naht durch Heftpflaster, oder, bei grofsen Wunden und bedeutendem Klaffen ihrer Ränder, durch die blutige Naht. Die letztere verdient, wo man sich nicht gewifs auf die Hinlänglichkeit der Heftpflaster verlassen kann, allemal den Vorzug, besonders da die wenigen Stichnarben späterhin nicht in Anschlag kommen, auch viele Individuen eine so reizbare Gesichtshaut haben, dafs durch Application von Pflastern eine rosenartige Entzündung derselben, mit bedeutender Geschwulst des ganzen Gesichts, ja der äufsern Kopfbedeckungen, entsteht, und die Nothwendigkeit, den Verband abzunehmen. Bei gröfseren, oder vielgestaltigen Backenwunden thut man, wenn der weniger klaffende Theil durch Heftpflaster vereinigt ist, wohl, an die Vereinigungspunkte der einzelnen Wunden und da, wo sie am meisten auseinanderstehen, ein blutiges Heft, oder, nach Erfordernifs, deren mehrere, anzulegen. Vor der Anlegung eines jeden Verbandes der Backenwunden ist es nöthig, alle bei und neben derselben befindlichen Haare sorgfältig abzuscheeren. Hierauf bringt man die Wundlefzen in die, zur Bildung der Backe nothwendige Lage und befestigt dieselben entweder durch Heftpflasterstreifen, welche so angelegt werden, dafs sie von der Seite und nach allen den Richtungen über die Wunde gehen, die zur Verhinderung des Klaffens der Ränder und zur vollkommenen Vereinigung nöthig sind, ihre Befestigung aber an der Stirn, dem Nacken, dem Hinterkopf u. s. w. finden, — oder man schreitet zur Anwendung der blutigen Naht durch Nadel und Faden. Die für Backenwunden geeigneten Arten der Sutura cruenta sind die gewöhnliche Knopfnaht, oder die Hasenschartennaht. Man wird in der Regel mit der erstern auskommen, zumal da die letztere wegen der, meistens ungleichen Oberfläche der Backe ihre Schwierigkeiten in der Ausübung hat, auch für zusammengesetzte Wunden, die gerade hier häufig vorkommen, weniger paſst, — jedoch giebt es auch Fälle, wo diese letztere Anwendung verdient.

Bei schiefen, nach der Lippe hinabgehenden Wunden vereinige man höchst sorgfältig, damit der Rand des Rothen der Lippe gehörig passe und nicht ungleich werde; — eine besondere Genauigkeit ist auch da erforderlich, wo der Speichelgang verletzt ist, dessen Enden man, um späterer Speichelfistel vorzubeugen, aufs Passendste aneinanderbringen muſs. (Die Art der Anbringung der Naht siehe unter diesem Artikel.)

Bei durchdringenden Backenwunden, namentlich Hiebwunden, findet man zuweilen einige Zähne aus ihren Stellen verrückt, oder deren Alveolarrand zerbrochen, eben so die vordere Wand der Kinnbackenhöhle zerbrochen, zersplittert u. s. w. Es ist hier erforderlich, vorhandene Knochensplitter zu entfernen, und dislocirte Zähne zu reponiren, wenn sie noch einigermaſsen mit ihren Höhlen oder Umgebungen zusammenhängen.

Nach angelegtem Verbande thut man wohl, die Entzündung zu mäſsigen, damit nicht etwa der Uebergang in Eiterung erfolge. Dieser Zweck wird erreicht durch kalte Umschläge in den ersten zwei oder drei Tagen, nach Beschaffenheit der Umstände Blutegel, Aderlässe, innerliche Antiphlogistica u. s. w. Späterhin ist oft ein aromatisches Foment auf die Wunde von Nutzen. Zeigt sich Eiterung, so suche man sie zu unterdrücken oder abzukürzen. Das Letztere ist besonders da nöthig, wo die Wunde mit Quetschung, Verbrennung, überhaupt mit Ertödtung der Substanz an den Rändern und in der Umgegend verbunden ist. Man suche hier durch Breiumschläge, aromatische Ueberschläge, das Abgestorbene mittelst der Eiterung zu entfernen, und schreite dann, sobald die Wunde rein ist, zur Vereinigung nach der oben angegebenen Art.

Während der Behandlung verbiete man dem Verwundeten alles Sprechen und Kauen auf das Strengste, ernähre ihn durch Einflöſsen, oder, wo die Lippen verletzt sind, durch Einspritzen von flüssigen Nahrungsmitteln, und gebe dem Kopfe eine nach der verwundeten Seite hin abhängige Lage, damit Schleim und Speichel, die sich häufig absondern, abfliefsen können. In günstigen Fällen erfolgt so die Heilung nach 6, 8 bis 14 Tagen. Bei eintretender Eiterung, Brand u. s. w. wird nach den bekannten Regeln, mit Rücksicht auf Erzielung einer möglichst unbedeutenden Narbe, verfahren. Caries, Speichelfisteln u. s. w. erfordern ebenfalls die geeignete Nachbehandlung. So — r.

BACKENZÄHNE, Mahlzähne, Stockzähne (*Dentes molares s. malares*), werden die hinter den Eckzähnen in jeder Zahnreihe stehenden Zähne genannt, deren, nach dem Durchbruche aller bleibenden Zähne, an jeder Seite unten fünf und oben fünf, mithin im Ganzen zwanzig vorhanden sind. Sie unterscheiden sich von den übrigen Zähnen durch weit gröfsere, rundlich-viereckige Kronen mit breiten Kauflächen und rundlich, stumpfen Höckern, ferner durch eine vollkommene oder unvollkommene Spaltung ihrer Wurzeln in zwei, drei, vier bis fünf Zacken. — Nach der verschiedenen Gröfse und Gestalt ihrer Kronen und Wurzeln, theilt man sie ein in die beiden vordern, kleinen, zweispitzigen Backenzähne (Dent. mol. anteriores, minores, bicuspides) und in die drei hintern, grofsen, vielzackigen (D. mol. posteriores, majores, multicuspidati).

1) Die beiden vordern folgen zunächst auf die Eckzähne, haben kleine, von den Seiten zusammengedrückte Kronen mit zwei Spitzen, eine äufsere und eine innere, und zwischen diesen eine halbmondförmige Grube. Ihre Wurzeln sind, wie die Kronen, von den Seiten zusammengedrückt und zweizackig, allein beide Zacken sind fast immer durch eine Zwischenwand mit einander verbunden.

2) Die drei hintern, grofsen Backenzähne, von denen man den letzten, wegen seines späten Ausbruchs, Weisheitszahn (Dens sapientiae) nennt, nehmen von vorn nach hinten an Gröfse ab, so dafs der erste der gröfseste, der zweite etwas kleiner, und der Weisheitszahn der kleinste von ihnen ist. Ihre Kronen sind fast viereckig, und haben Kauflächen mit drei, vier oder fünf, durch Zwischenfurchen ab-

getheilte Höcker, von denen, wenn vier vorhanden sind, zwei nach innen und zwei nach aufsen stehen; sind fünf vorhanden, was bei dem ersten grofsen Backenzahn oft der Fall ist, so stehen drei nach aufsen und wieder zwei nach innen; sind endlich nur drei vorhanden, wie beim Weisheitszahn zuweilen, so stehen zwei nach aufsen und einer nach innen. Ihre Wurzeln weichen in so fern von einander ab, als die der beiden vordern in zwei, drei bis vier Zacken getheilt sind, die des letztern hingegen meistens einfach und nur zuweilen in zwei oder drei Zacken getheilt ist. Die Stellung der Zacken und ihre Gestalt ist sehr verschieden. Oft sind sie so gekrümmt, und stehen sich einander so entgegen, dafs dadurch ein Stück vom Zahnrande des Kiefers umfafst und eingeschlossen wird.

Die Milch- oder Wechselbackenzähne der Kinder, deren es im Ganzen acht giebt, stehen an den Stellen der nachfolgenden, zweispitzigen, kleinen Backenzähne, und haben, abgerechnet, dafs sie im Allgemeinen kleiner sind, die Gestalt der eben beschriebenen grofsen Backenzähne, wodurch sie sich leicht beim Zahnwechsel von den bereits durchgebrochenen bleibenden unterscheiden. S — m.

BAD. Unter Bad, in der engeren Bedeutung des Worts, begreift man das Eintauchen und längere oder kürzere Verweilen des ganzen Körpers oder eines Theils des Körpers in einer Flüssigkeit, in einfachem, oder mit fremden Substanzen geschwängertem Wasser, — in einer umfassenderen Beziehung das Verweilen des ganzen Körpers oder nur eines Theils desselben in einem, von dem Fluidum der Luft, welches uns umgiebt, verschiedenem Medium, gleichviel ob flüssiger oder luftförmiger Art.

Nach dieser Verschiedenheit läfst sich ein Bad in dreifacher Hinsicht betrachten, als Wasserbad (kaltes und warmes, Sturzbad, Seebad, Flufsbad, Tauchbad, Sprütz- und Tropfbad), als Gas- oder Dampfbad (Luft- und Sonnenbad, Bad von Chlordämpfen, kohlensaurem Gas, Schwefelwasserstoffgas, Thermaldämpfen, Russisches Bad, örtliches Dampfbad, Dampfdouche), und als Mineralschlammbad, — thierisches Bad und Sandbad, —

von welchen, nach einer kurzen Geschichte der Bäder, besonders gehandelt werden wird.

Geschichte der Bäder. Der Gebrauch der Bäder verliert sich in die fabelhaften Perioden der ältesten Völkergeschichte. Weise Gesetzgeber erhoben das Baden zu einer religiösen Handlung und verliehen demselben dadurch zuerst eine bleibende Dauer; so kamen Bäder bei den Indiern, Aegyptern, Persern, Assyrern und Israeliten in Gebrauch, und aus diesem Grunde oder als diätetisches Mittel, wird noch jetzt das Baden bei der Mehrzahl der Völker des Orients kultivirt. Aus dem hohen Alterthum der Bäder und der hohen Bedeutsamkeit, welche sie in religiöser und diätetischer Beziehung erhielten, erklären sich zugleich die zahlreichen und wunderbaren Mythen, welche mit dem Gebrauch der Bäder in Verbindung gebracht wurden.

Die natürlichsten und ältesten, von welchen die Griechen Gebrauch machten, waren Flufs- und Seebäder. — Das kalte Bad war eine Hauptregel des Pythagoras und seiner Schüler. Die Lacedämonier badeten Winter und Sommer in Flüssen, tauchten in letztere ihre neugebornen Kinder. Bei den Macedoniern war das warme Bad verboten, nicht einmal einer Kindbetterin wurde es gestattet. Den bekannten alten Dichtern zufolge, stieg schon Odysseus und Diomedes ins Meer, um zu baden, Nausikaa badete mit ihren Dienerinnen, Europa tauchte in den Anaurus und die berühmte Helena in die Fluthen des Eurotas.

Warme Bäder waren bei den Griechen schon sehr früh im Gebrauch, man bezeichnete sie mit dem Namen *Ἡρακλεῖα*; — nach einigen hatte Pallas, nach *Athenäus* Hephästos dem Herkules ihre Anwendung gelehrt. Heilbringende, mit warmen Bädern versehene Gärten in Trachinien waren ihm geweiht.

Seit den ältesten Zeiten betrachteten die Griechen die Bäder als eine heilige Sache. Man bezeichnete sie mit dem Namen *βαλανεῖον*, wovon später balneum, und *λοῦτρον*. Die Inkubationen in den Tempeln waren mit dem Gebrauch von Bädern verbunden. — Mit warmen Bädern wurde der willkommene Gast begrüfst, und sogar Königstöchter verschmähten es nicht, denselben zu bedienen. Vor einem warmen Bad wurde nicht selten ein Seebad genommen, und nach dem warmen Bade der Gast mit Oel gesalbt. Vorzüglich geschätzt wurden Bäder von den Lacedämoniern, und einige wollen daher den Namen des bei den Römern so viel benutzten Schwitzbades (Laconicum) von den Lacedämoniern ableiten.

Herodikos, welcher kurz vor dem Peloponnesischen Kriege lebte, soll Bäder zuerst in Verbindung mit kunstmäſsigen Friktionen zur Erhaltung, Stärkung und Wiederherstellung der Gesundheit angerathen haben. Beim *Hippokrates*, einem Schüler des *Herodikos*, finden sich die ersten umständlichen, unter wissenschaftliche Gesichtspunkte geordneten Notizen über ihren Nutzen und Nachtheil, welche als die Grundlage der spätern Balneotechnik zu betrachten sind.

Der Gebrauch der warmen Bäder wurde später noch allgemeiner und häufiger, als die Griechen bei ihren Gymnasien und Pallästren öffentliche Anstalten zu Bädern errichteten, mit welchen andere Uebungen gleichzeitig verbunden wurden. Am Eingange dieser groſsartigen Etablissements befand sich ein, von mehreren Säulengängen umschlossener Vorhof. Einige von diesen führten zu groſsen Hallen, welche den Rednern und dialektischen Uebungen der berühmtesten Philosophen gewidmet waren, — ein anderer Säulengang leitete zu den, den körperlichen Uebungen der Jugend bestimmten Sälen. Ein groſser, mit Ruhebänken versehener Saal diente zur Versammlung der zahlreichen Zuschauer, ein zweites Zimmer zum An- und Auskleiden, ein drittes zum Baden in warmem Wasser, ein viertes zum Abwaschen mit kaltem Wasser, ein fünftes zum Dampf- und Schwitzbad, ein sechstes zum Salben, ein siebenter Saal zu den Uebungen der Fechter im Winter, — und ein von Säulengängen begränzter, von dicht belaubten Bäumen beschatteter Hof, lud die durch das Bad Gestärkten zum Lustwandeln ein.

Die Lehre von der Kenntniſs der Mineralquellen und ihre Benutzung als Bäder, verliert sich bei den Griechen ebenfalls in die Welt der Mythen. Schon in den ältesten Zeiten kannte und benutzte man sie, besonders die

die warmen als Heil- und Wunderquellen; man errichtete bei ihnen Tempel, wallfahrtete zu ihnen und verehrte sie als Heiligthum. Dies gilt unter andern von den Quellen beim Tempel des *Aesculap* in Kenchrea, der zu Lerna, Koronä und Paträ.

Die ältesten Bäder, deren die Römer sich bedienten, waren wahrscheinlich Flufsbäder, Bäder in der Tiber, mit Schwimmen und andern gymnastischen Uebungen verbunden. Erst im Anfang des zweiten Jahrhunderts nach Erbauung der Stadt, als durch die Künste Etruriens und Griechenlands die Sitten der Römer verfeinert worden, scheinen eigentliche Badeanstalten errichtet und benutzt worden zu seyn. Höchst wahrscheinlich wurden sie seit der Regierung des *L. Tarquinius Priscus* eingeführt, welcher in Korinth geboren, in Etrurien erzogen, viel auf gymnastische Uebungen hielt. Noch bekannter wurden die Römer mit den griechischen Badeanstalten durch die Kriege, welche sie mit den griechischen Pflanzstädten des südlichen Italiens und mit Pyrrhus führten. Indefs trotz diesen und trotz dem, dafs während des ersten punischen Krieges römische Legionen aus Italien geführt und mit dem üppigen Leben von Griechenland und dem Morgenlande bekannt wurden, fanden griechische Sitten in Rom nur wenig Eingang; — abgehärtet, von glühender Vaterlandsliebe beseelt, blieben die Römer der einfachen frugalen und strengen Lebensweise ihrer Väter getreu. Den Gebrauch der warmen Bäder verbot *Scipio Africanus* in seinem Lager. Der Ort des Hauses, in welchem er selbst badete, war nach *Seneca* so schlecht, dafs ihn spätere Römer für unschicklich erachtet haben würden. *Plinius* erzählt, dafs die Römer in den ersten sechs Jahrhunderten nach Erbauung der Stadt sich der Bäder allein statt Arzneien bedient hätten, und dafs die Sterblichkeit damals nicht beträchtlicher, als nach Ankunft der griechischen Aerzte gewesen sey.

Während des dritten punischen Krieges verschwanden indefs allmählich die strengen und einfachen Sitten, und dagegen schlichen sich in Rom verfeinerte griechische ein. Zur Einführung und allgemeinern Verbreitung griechischer Badeanstalten in Rom, scheinen die daselbst lebenden griechischen Aerzte viel beigetragen zu haben; letztere kamen zwar anfänglich meist entweder als Kriegsgefangene oder Sklaven dahin, erhielten jedoch, zweihundert Jahre vor Christi Geburt das Bürgerrecht, und wufsten sich bald einen grofsen Einflufs, ja später ein sehr bedeutendes Uebergewicht zu verschaffen. Schon hundert Jahre vor unsrer Zeitrechnung standen die griechischen Badeanstalten in Rom in grofsem Ansehn. *Asklepiades von Prusa* in Bithynien, ein allgemein geschätzter Arzt in Rom, wurde der eifrige Lobredner der Bäder und bemühte sich, ihrer Anwendung durch mannichfache Erfindungen mehr Wirksamkeit und Eingang zu verschaffen; er war es, welcher nach dem Beispiel des *Sergius Orata*, das Schaukeln mit dem Baden zu vereinigen suchte (Balineae pensiles). In diese Zeit fällt die Erbauung der ersten prächtigen Privatbäder und öffentlichen Thermen, und ihr Gebrauch mit den damit verbundenen Friktionen, blieb allgemeine Volkssitte bis zur Zeit des Kaisers *Constantin*. Aufser prächtigen Privatbädern existirten zahlreiche öffentliche, in welchen Geschmack und Luxus wetteiferten, und welche, wie *Plinius* sehr wahr bemerkt, gewifs viel zur Verderbnifs der Sitten und zum schnellen Verfall des römischen Reichs beitrugen.

Diese Bäder, welche man mit dem Namen Gymnasien bezeichnete, waren Nachahmungen der griechischen Thermen, und daher ursprünglich der Kultur des Geistes und Körpers gewidmet. Ueber die in ihnen befindlichen Anstalten führten zum Theil Aerzte die Aufsicht, wie dieses namentlich bei *Galen* der Fall war. Dichter und Philosophen fanden hier Versammlungssäle, Bibliotheken; gegen die Mifsgunst der Witterung schützten Hallen, anmuthige Lusthaine und von hohen Platanen beschattete Spaziergänge; hier waren Hallen, wo Knaben in der Gymnastik sich übten (Ephebae), wo gerungen, der Discus geworfen und geschwommen wurde (piscinae), und Bäder aller Art. Aufser diesen enthielten die Thermen besondere Zimmer, wo man sich salbte und frottiren liefs, Wohnungen für den Gymnasiarchen, (den Oberaufseher und Richter bei den gymnastischen Uebungen), den Palästrophylax (den Vorsteher der Gebäude und der Oekonomie), den Agonistarch (den Aufseher der gymnastischen Uebungen) und die bei den mannichfaltigen Formen von Bädern, Friktionen, Unktionen und palästrischen Uebungen bestimmten und erforderlichen Gymnasten, Balneatoren, Paedotribis, Aliptis und Jatroliptis.

Unter dem Namen Laconicum verstand man das eigentliche Dampf- oder Schwitzbad; andere Formen von warmen Bädern bezeichnete man mit dem Namen Caldarium und Tepidarium. Die zu Wasserbädern bestimmten grofsen Behälter, bezeichnete man mit dem Namen Lavacra, Labra, Baptisteria; sie waren von Basalt, ägyptischem Porphyr oder andern seltenen Steinarten verfertigt. Das Apodyterium diente zum Ablegen der Kleider.

Mit dem Namen Hypocaustum bezeichnete man in den Thermen ein Gewölbe unter dem Badezimmer, welches durch Kohlen erhitzt, durch die daselbst erregte Gluth, nicht blofs die über demselben befindlichen Schwitzbäder mit heifsen Wasserdämpfen versah, sondern mittelst thönerner Röhren in allen übrigen Gemächern eine so angenehme Temperatur verbreitete, dafs die Thermen auch bei der ungünstigsten Jahreszeit besucht werden konnten. — Sehr beliebt und viel benutzt wurden Dampfbäder. Nach dem Gebrauch derselben hüllte man den Körper in feine Gewänder, trocknete ihn sorgfältig ab, und begab sich dann nach den Salbezimmern, wo der Körper mit feinen Oelen beträufelt, und mit Schwämmen, Händen oder Striegeln (Strigulae) methodisch gerieben wurde. — Die zu den Bädern bestimmten Gemächer waren höchst geschmackvoll eingerichtet, und die geringsten Versehen der Balneatoren in der Zurichtung der Bäder, wurden hart gerügt; — Kaiser *Commodus* liefs einen Aufseher, welcher die Bäder zu warm bereitet hatte, in den glühenden Ofen werfen.

In den öffentlichen Thermen war der Zutritt zu jeder Zeit gestattet, unter den Kaisern selbst in der Nacht. Man badete täglich nicht selten mehreremale; Kaiser *Commodus* soll sich täglich sechs bis acht Mal gebadet haben. Bei der schnell zunehmenden Verweichlichung und Verderbnifs der Sitten, wurden die Thermen bald der Sitz und Mittelpunkt der gröfsten Pracht, der raffinirtesten Wollüste und Schwelgereien. Die Thermen des *Caracalla* waren von einem solchen Umfang, dafs ihre Trümmer denen einer zerstörten Stadt gleichen; zweihundert Säulen von Marmor und die berühmte Statue des Farnesischen Herkules zierten sie, — in ihnen konnten zu gleicher Zeit mehrere tausend Menschen baden. Zur Erbauung der Thermen des *Diocletian*, in deren Ruinen jetzt ein Karthäuserkloster erbaut worden ist, sollen mehrere Tausend Christen gebraucht worden seyn. Die Bäder des *Titus* schmückte die noch jetzt bewunderte Gruppe des Laokoon, — die Thermen des *Constantin*, die der bekannten Pferdebändiger. Das zu Bädern bestimmte Wasser wurde mit den kostbarsten Specereien vermischt, in manche Thermen wurde sogar Seewasser geleitet; die Gemahlin des *Nero* badete in Eselinnenmilch, und fünfhundert Eselinnen mufsten sie daher auf ihren Reisen begleiten. Vor und nach schwelgerischen Gelagen bediente man sich der Sprützbäder. Zur Bedienung in den Thermen wählte man nur ausgezeichnet schöne Knaben und Mädchen. In den ersten Jahrhunderten hielt man es für unschicklich und unerlaubt, wenn der Vater mit seinen Söhnen oder nächsten männlichen Verwandten, in öffentlichen Bädern zusammen badete, später badeten beide Geschlechter zusammen ohne allen Zwang; — und obgleich *Hadrian* und *Marcus Aurelius* es verbot, so führte es *Heliogabalus* wieder ein.

Eine wichtige Epoche in der Geschichte der Bäder der Römer beginnt mit *Antonius Musa*, insofern durch ihn und seinen Bruder *Euphorbus*, die kalten Bäder zuerst in Gebrauch kamen. Kaiser *Augustus* wurde durch sie von einer langdauernden Krankheit befreit, und diese Cur verschaffte nicht nur seinem Leibarzt *Antonius Musa*, sondern auch den kalten Bädern einen grofsen Ruf. Nach Einigen starb *Marcellus*, der Sohn der *Octavia*, plötzlich nach dem Gebrauche von kalten Bädern, nach Andern indefs in den warmen Bädern von Bajae. Der Gebrauch der kalten Bäder fing später an immer allgemeiner zu werden, und fand durch *Asclepiades*, *Aretäus*, *Soranus*, *Charmis*, *Agathinus*, *Caelius Aurelianus*, *Aetius* nach und nach so viel Eingang, dafs man selbst Kinder in kaltem Wasser und Flüssen badete, und *Galen* sich dem excentrischen Gebrauch der kalten Bäder widersetzen mufste. Im Anfang des dritten Jahrhunderts n. Chr. wurde Kaiser *Severus*, nach *Lampridius*, vom Gliederreifsen, an welchem er lange gelitten hatte, durch kalte Bäder glücklich geheilt.

Die prächtigsten und üppigsten Thermen und Privatbäder wurden unter den ersten zwölf Kaisern erbaut. Die gymnastischen Uebungen und der kunstgemäfse Badegebrauch, erhielten sich am längsten in den griechischen Pflanzstädten in Italien. Später gerieth der Gebrauch der öffentlichen Bäder immer mehr in Verfall, und von den frühern gymnastischen Uebungen blieb keine Spur.

Die zahlreichen warmen Mineralquellen Italiens wurden häufig zu Bädern benutzt. Eine Zusammenstellung der damals bekannten und benutzten Mineralbäder verdanken wir *Plinius* (Hist. nat. lib. XXXI. cap. 2.).

Der Gebrauch der Bäder war bei den Römern so allgemein, dafs auch in den entferntesten Provinzen die römischen Legionen in ihren Standquartieren Bäder erbauten, und fleifsig die warmen Mineralquellen zum Baden benutzten. Dieses beweisen die zahlreichen Ruinen römischer Bäder, welche in Gallien und Teutschland, nicht blos in der Nähe heifser Heilquellen, sondern auch in Gegenden, wo nie dergleichen sich befanden, noch existiren. —

Auch die alten Teutschen waren grofse Freunde vom Baden; sie badeten kalt in Flüssen und Seen und stählten dadurch ihren Körper. *Julius Caesar*, *Tacitus* und *Herodian* erzählen von ihnen, dafs sie kein anderes Bad, als das in Flüssen und Bächen kannten; nach *Claudian* tauchten die Anwohner des Rheins ihre neugebornen Kinder in den Flufs. — Ein Gleiches erzählt *Strabo* von den Scythen.

Die alten Gallier hatten ihre geheiligten Wasserquellen in welche sie ihre Kranken legten und in welchen sie sich zu gewissen Zeiten regelmäfsig zu baden pflegten.

Die warmen Bäder kamen in dem dritten und vierten Jahrhundert immer mehr in Verfall. Ihr Gebrauch wurde sogar von der Geistlichkeit beschränkt und verboten. So erlaubte der heil. *Augustinus* in seinen Regeln monatlich nur einmal zu baden, der heil. *Hieronymus* untersagte nach den Jahren der Kindheit den Gebrauch der Bäder gänzlich.

Als im Anfang des achten Jahrhunderts die Wissenschaften und namentlich die Medizin bei den Arabern wieder aufblühte, kam auch der Gebrauch der Bäder wieder in Ansehn, und wurde allgemeiner in dem von den Saracenen eroberten Spanien. Zu ihrer Empfehlung und Aufnahme in Teutschland trug *Karl* der Grofse viel bei; er liebte die warmen Bäder zu Aachen, badete selbst viel und veranlafste so viele andere, ein Gleiches zu thun, dafs nach *Eginhardt* oft mehr denn hundert Personen zugleich badeten. (*Eginhardt* vita Caroli magni. c. 24. p. 114.) Um sich zu reinigen, wurden in Hospitälern und Klöstern Bäder errichtet (Balnea animarum, refrigeria animi), in welchen Arme unentgeldlich baden konnten. Keiner konnte den Ritterschlag erhalten, oder in einen Orden aufgenommen werden, bevor er nicht gebadet hatte.

Noch häufiger und allgemeiner wurde der Gebrauch der Bäder durch die nähere Bekanntschaft mit den Sitten des Orients nach den Kreuzzügen. In den Städten wurden eigene Badestuben errichtet, in welchen die Geschlechter getrennt badeten, und wo zugleich geschröpft und zur Ader gelassen wurde. Eine Hochzeit wurde nicht gefeiert, bevor nicht die Braut und alle Hochzeitgäste gebadet hatten; alle Sonnabende zogen die Lehrlinge der Bader mit klingenden Becken durch die Strafsen, um zum Baden aufzufordern. —

Bei der grofsen, nach den Kreuzzügen herrschenden Sittenverderbnifs, geriethen jedoch bald die Bäder in Verfall. Die lüderlichen Dirnen, welche unter dem bekannten Namen der fahrenden Weiber oder treibenden Mägde in Schaaren auf Reichstagen, Kirchenversammlungen und Jahrmärkten herumzogen, fehlten auch nicht in den Badestuben, und trugen viel zum Verfall derselben bei. — Das Handwerk der Bader war verrufen; Kaiser *Wenzel* machte dasselbe im funfzehnten Jahrhundert zünftig und ehrlich. Da durch warme Bäder und Badestuben die ansteckenden Krankheiten, namentlich die im sechszehnten Jahrhundert so fürchterlich wüthende Lustseuche, leichter verbreitet wurde, beschränkte man den Gebrauch der warmen Bäder aus Furcht vor Ansteckung in Teutschland und Italien. (*Hensler's* Geschichte der Lustseuche. Th. 1. S. 106.)

Der Gebrauch der Mineralbäder wurde in Teutschland und Frankreich vorzüglich im funfzehnten und sechszehnten Jahrhundert allgemeiner und häufiger.

Die kalten Bäder kamen seit Anfang des vorigen Jahrhunderts in England sehr in Aufnahme, und ihre Anwendung verbreitete sich von da auf die benachbarten Länder. Die lauwarmen Bäder sind erst seit der Mitte des vorigen Jahrhunderts mehr in Gebrauch gekommen. Um den richtigen Gebrauch beider, so wie um die Errichtung zweckmäfsiger Badeanstalten, haben sich die teutschen Aerzte wesentliche Verdienste erworben; — der diätetische Gebrauch der Bäder ist gegenwärtig so häufig und allgemein, dafs nicht nur die Hauptstädte Europas, sondern auch schon die Mittelstädte Teutschlands häufig recht guter Badeeinrichtungen sich zu erfreuen haben. —

Die Bäder, welcher sich die Völker des Orients, namentlich die Türken, Aegyptier und Bewohner von Hindostan bedienen, charakterisirt die raffinirteste Sinnlichkeit. Mit Bädern von Wasserdämpfen, welche mit den feinsten und kostbarsten Parfüms vermischt sind, wird eine durch Sclaven mit grofser Sorgfalt verrichtete Manipulation des Körpers verbunden, welche man mit dem Namen von Massiren, Kneten oder Schampuen (Shampoon) bezeichnet, und in mehreren Krankheiten sehr empfiehlt. *Sir Robert Ker Porter* theilt in seiner Reise (Travels in Georgia, Persia, Armenia etc. during the years 1817 — 1820 by *R. Ker Porter*. Lond. 1821. S. 231.) über die Methode des Schampuens folgendes mit: Nachdem sich der Badende entkleidet und ein Stück Zeug um seinen Leib gegürtet, wird er in die Badehalle geführt, von einem Diener auf ein weiches Tuch auf den Fufsboden gelegt, mit warmen Wasser begossen, mit einer aus der Hennapflanze bereiteten rothen Salbe eingerieben, wieder begossen, mit einer Reibbürste frottirt, abermals begossen, mit einer aus den Blättern der Indigopflanze bereiteten Salbe eingerieben, und nun erfolgt erst das eigentliche Schampuen. Es besteht in einem starken, eingreifenden Kneten, Zerren und Reiben, so dafs es über den ganzen Körper ein starkes Brennen erregt. Mehrere lassen sich dabei die Gelenke so ziehen, dafs sie knacken.

Ist dies vorüber, so wird der Körper mit einer in einem Beutel enthaltenen Seife abgerieben, die Seife abgewaschen, der Badende in ein Wasserbecken getaucht, vollkommen gereinigt, und nachdem er darin fünf bis sechs Minuten verweilt, in ein grofses erwärmtes Tuch gehüllt.

Lăk Dihn Mahomed, Ostindier von Geburt, hat seit 1820 zu Brighton eine Schampuenanstalt gegründet; — über dieselbe ist bereits eine Schrift erschienen (Shampoing, or Benefits resulting from the use of the Indian medicated vapour-bath, and introducted into their country by *L. D. Mahomed,* Brighton 1822.), welche nicht in den Buchhandel gekommen, von *Julius* aber im Auszug mitgetheilt worden (*G. H. Gerson* und *N. H. Julius* Magazin der ausländ. Literatur der gesammten Heilkunde. Bd. VIII. S. 263. 1824.).

Die Krankheiten, gegen welche man das Schampuen sowohl, als die mit verschiedenen Arzneimitteln geschwängerten Dampf- und Dunstbäder, empfiehlt, sind: Asthma, Contrakturen, Rheumatismen, Verrenkungen, Lähmungen und andere chronische Nervenübel.

Andr. Baccius, de thermis. 1571. cap. VI. p. 429 — 507.

Engelbert Wichelhausen, über die Bäder des Alterthums insonderheit der alten Römer. Manheim 1807.

Erster Abschnitt. Wasserbäder. Nach Verschiedenheit der Temperatur und Form der Anwendung werden sie in drei Klassen getheilt: *A.* Kalte Bäder. *B.* Warme Bäder und *C.* Sprütz- und Tropfbäder.

A. Kalte Bäder. Je nachdem sie allgemein oder nur örtlich angewendet werden, zerfallen sie in: I. Kalte ganze Bäder. II. Kalte Sturzbäder und III. Kalte Lokalbäder.

I. Kalte ganze Bäder. In der Temperatur des kalten Wassers sind drei Grade zu unterscheiden: die des eiskalten 1 — 5° R., die des kalten 5 — 15° R., und die des kühlen 15 — 23° R. Bei der Wirkung des kalten ganzen Bades kommt nicht blos der Grad der Temperatur, sondern auch der Druck des Wassers in Betracht. In dieser Beziehung sind bei der Anwendung kalter Bäder zwei Momente der Wirkung zu unterscheiden:

a) Zusammenziehung der peripherischen Theile des Organismus, Zurücktritt des Blutes von diesem nach den Centralorganen des Körpers und Anhäufung von Blut in denselben; — begleitet wird dieser Moment von Frost, Schauder, Zittern, einer blafsen, zusammengeschrumpften Haut (sogenannter Gänsehaut), Gefühl von grofser Beklommenheit. — Als Rückwirkung einer durch Blutanhäufung in den Centralorganen verursachten kräftigen Reaction, erfolgt

b) Zurücktritt des Blutes nach den peripherischen Organen, ein Blutandrang nach der äufsern Haut, begleitet von dem Gefühl der wiederkehrenden Wärme in den äufsern Theilen, Behaglichkeit, Wiederherstellung und Vermehrung der Hautausdünstung.

Die kräftige Einwirkung des kalten Wassers in dieser Form gebietet grofse Vorsicht; leicht können bei unpassender Anwendung desselben Störungen der Thätigkeit der äussern Haut, Zurücktritt von Ausschlägen, gefährliche Congestionen nach edeln Organen und dadurch Schlag- oder Blutflüsse veranlafst werden.

Zu widerrathen oder nur sehr bedingt zu gestatten ist daher die Anwendung des kalten Bades in folgenden Fällen:

a) bei grofser Vollblütigkeit;

b) bei grofser Schwäche und Reizbarkeit der äussern Haut;

c) chronischen oder akuten Hautausschlägen, deren schnelle Unterdrückung gefährlich werden könnte;

d) organischen Fehlern, namentlich Aneurysmen;

e) grofser Schwäche des Kopfes und Disposition zum Schlagflufs;

f) Schwäche der Lungen und Neigung zu Bluthusten;

g) inneren Exulcerationen;

h) während der Schwangerschaft und während der Menstruation;

i) bei sehr zarten, reizbaren Kindern und bei schon bejahrten Personen.

Bei der Anwendung kalter ganzer Wasserbäder sind folgende Regeln zu beobachten:

a) bei sehr reizbaren, an Kälte oder kalte Waschungen nicht gewöhnten Personen ist es, namentlich in chronischen Krankheiten, oft rathsam, mit lauwarmen Bädern anzufangen, von diesen zu kühleren und von diesen allmählig zu kalten überzugehen. So empfiehlt man auch, um den starken Eindruck der Kälte auf die Haut etwas zu mindern, den Gebrauch flanellener Bademäntel.

b) Je kälter das Wasser ist, um so erregender wirkt das Bad; je kälter dasselbe, um so kürzere Zeit lasse man daher den Kranken in demselben verweilen; — je reizbarer das Subject, um so weniger kalt darf das für ihn bestimmte Bad seyn.

In sehr kalten Bädern dürfen Kranke nur wenige Minuten verweilen. In vielen Fällen bestimmt die Dauer am besten ihr eigenes Gefühl. Kein Kranker sollte so lange in einem Bade von kaltem Wasser verweilen, bis derselbe zum zweitenmale ein Gefühl von Frost oder Schauder erhält.

c) Um den Andrang des Blutes nach Kopf und Brust etwas wenigstens zu mindern, ist es rathsam, bevor man den ganzen Körper der Einwirkung des kalten Wassers aussetzt, Brust und Kopf mit kaltem Wasser zu waschen.

d) Man bade nur, wenn sich mit Gewifsheit voraussezzen läfst, dafs die Verdauung vollkommen beendigt, und niemals, wenn die äufsere Haut erhitzt oder gar mit Schweifs bedeckt ist. Hat man oft selbst ein unbehagliches Gefühl von Kälte und als Folge dieses auch Abneigung kalt zu baden, und ist die Indikation zum Gebrauch des Bades nicht dringend, so ist es oft besser, es zu unterlassen.

e) Während des Badens darf man sich nicht ruhig verhalten, — man bewege sich, frottire sich oder schwimme, wenn es thunlich.

Trawnischek rathet, einige Linien von dem Körper des Kranken entfernt mit der flachen Hand in gerader Richtung auf- und abzustreichen, nennt diese Methode Wasserfrictionen, und will hiervon namentlich bei Krankheiten des Unterleibes gute Wirkungen wahrgenommen haben. — Auf den grofsen Nutzen der freien und kräftigen Körperbewegung im Wasser, gründet sich unläugbar der Vorzug der See- und Flufsbäder.

f) Nach dem Bade trockne man sich schnell ab, lege sich zu Bette, trinke einige Tassen Thee oder anderes warmes Getränk, und warte sorgsam den ausbrechenden Schweifs ab, — oder lasse sich mit wollenen Tüchern stark frottiren und mache sich Bewegung, um dadurch in Transpiration zu kommen und sie zugleich zu unterhalten.

Die Krankheiten, in welchen kalte Bäder vorzugsweise empfohlen werden, sind folgende:

a) In fieberhaften Krankheiten sind sie namentlich angezeigt: bei nervösen Fiebern torpider Art, bei Faulfiebern und endlich bei bösartigen akuten Hautausschlägen, in allen diesen Fällen als erregend reizendes, in den letztern zugleich aber auch als antiseptisches Mittel.

Sarcone, *Wright*, *M' Gregor* und *Jackson* (Sammlung auserles. Abhandl. f. prakt. Aerzte. Bd. XII. S. 27. Bd. XVIII. S. 592.) sahen ausgezeichnete Wirkungen vom kalten Bad bei bösartigen Fiebern. Schon *Thucydides* (de bello Pelopon. Lib. II. c. 49.) erwähnt bei Beschreibung der während des Peloponnesischen Krieges zu Athen herrschenden pestartigen Krankheit, dafs viele Kranke sich in der Fieberhitze in Brunnen und Flufswasser gestürzt hätten, — ganz ähnlich dem von *Desgenettes* während Napoleons Expedition in Aegypten beobachteten Fall eines französischen Artilleristen, welcher mit zwei Pestbeulen und einem Anthrax behaftet, aus dem Hospital von Boulak entsprang, sich in den Nil stürzte, eine halbe Stunde unter Embabath aufgefischt wurde und glücklich genafs.

Durch das kalte Bad rettete *Allioni* einen Fleckfieber-Kranken (*C. F. Daniel's* Beiträge zur med. Gelehrsamkeit. Bd. 1. S. 51.). Belege von dem ausgezeichneten Nutzen der kalten Bäder in nervösen Fiebern liefert *Fröhlich* (*Hufeland* und *Osann* Journ. d. pr. Heilk. 1822. Supplementheft. S. 25 — 27).

Auch bei akuten Hautausschlägen putrider oder bösartiger Natur beweist sich das kalte Bad sehr heilsam. Blatternkranke stürzten sich im Delirio in eiskaltes Wasser und genasen (*G. F. Friese*, Annalen der neuesten britt. Arzneik. und Wundarzneik. Bd. 1. S. 71.); gleich günstige Wirkungen beobachteten *Hall* (Samml. auserles. Abhandl. f. pr. Aerzte. Bd. XVII. S. 36.), *Hollwell* (*E. Rigby*, Versuch über d. Ursprung d. thier. Wärme, a. d. Engl. S. 73.), *Lucas* (Samml. auserl. Abhandl. Bd. XIV. S. 333.)

b) Bei Schwäche der äufsern Haut, ungemeiner Erschlaffung, krankhaft erhöhter Reizbarkeit, Neigung zu profuser Ausdünstung. Kalte Bäder sind hier mit Vorsicht als Stärkungsmittel zu empfehlen, als Nachkur bei gichtischen oder hartnäckigen rheumatischen Beschwerden, — oder zur Beseitigung einer grofsen Disposition zu rheumatischen und katarrhalischen Leiden. Zu diesem Ende rühmen schon *Caelius Aurelianus* und *Celsus* kalte Bäder (*Cels.* de Medicina. Lib. 1. c. 7.).

c) Bei allgemeiner Schwäche, krankhaft erhöhter Reizbarkeit, namentlich, wenn gleichzeitig Congestionen passiver Art vorhanden sind, hypochondrischen, hysterischen Beschwerden, Zittern der Glieder, Abspannung.

d) Bei chronischen Krankheiten des Nervensystems, welche sich auf Schwäche mit dem Charakter des Torpor oder mit dem eines krampfhaften Erethismus gründen. Es gehören hierher unvollkommene Lähmungen einzelner Theile, wie z. B. Enuresis, Ischuria paralytica, Impotentia virilis, — ferner hysterische Krämpfe, selbst Nevralgieen krampfhafter Art, wie nervöses Kopfweh; gegen Chorea St. Viti rühmt *J. E. Franklin* das kalte Bad, gegen Epilepsie und hysterische Beschwerden *Sauvages*, *Floyer*, *Tissot*, *Bosquillon*, *Turpin*, *Temple*, *Pomme*, *Lentin*. Selbst bei Gemüthskrankheiten wurden kalte Bäder mit grofsem Erfolge angewendet.

e) Bei scrophulösen und rhachitischen Leiden.

f) Nur sehr bedingt dürfte das kalte Bad in der Wassersucht anzurathen seyn, gegen welche es *Rush* empfiehlt (Samml. auserl. Abhandl. Bd. XVII. S. 175) und im Asthma, gegen welches dasselbe sich hülfreich bewiesen haben soll (*M. Ryan*, Beobachtungen über die Geschichte und Heilart des Asthma. S. 92).

J. Floyer, Psychrolusia or the history of cold bathing, ancient and modern, 1702. übers. v. *Sommer*. 1749.

S. Hahn, Psychrolusia veterum renovata. 1732.

J. S. Hahn, Unterricht von Kraft und Wirkung des frischen Wassers. Breslau 1754.

Villemet, de frigoris usu medico. Nanc. 1783.

J. Fr. Zweigel, diss. de aquae frigidae usu, secundum doctrinam veterum. Halae 1786.

P. J. Ferro, vom Gebrauch des kalten Bades. Wien 1790.

K. L. Wolff, diss. de abusu balneorum frigidorum. Gotting. 1792.
Observations on cold-bathing, by *W. Simpson*. London 1793.
P. J. Bergius, vom Nutzen des kalten Bades, übers. von *J. J. Rhades*. Marburg 1793.
Ideen über die Natur und Anwendungsart natürlicher und künstlicher Bäder, von *Fr. Speyer*. Jen. 1805.
Schreger's Balneotechnik. Fürth. 1803. Bd. II. S. 2.
C. G. Bremer, diss. de vi frigoris praesertim medica. Lips. 1807.

Als besondere Formen des kalten Bades sind zu betrachten: die Tauchbäder, die Plongir- oder Ueberraschungsbäder, die Flufs- und Seebäder.

1) Die Tauchbäder. Sie bestehen darin, dafs man den Kranken entkleidet, in ein Tuch legt, dieses in ein Gefäfs mit kaltem Wasser einsenkt und sogleich wieder zurückzieht; — oder man setzt, nach *Cesarotti*, den Kranken in eine Schaukel, welche über einem Wasserbecken so angebracht ist, dafs sie beim Schwingen jedesmal den Kranken ins Wasser taucht.

Zu widerrathen in allen den Fällen, in welchen kalte Wasserbäder contraindicirt sind, hat man sie dagegen namentlich gerühmt als reizend-stärkendes Mittel:

a) in chronischen Nervenkrankheiten von Schwäche, namentlich bei grofser Erschöpfung, Entnervung durch Onanie oder andere Ausschweifungen;

b) in Typhus, Faulfiebern und bösartigen akuten Hautausschlägen, — schon früher von *Nicolaus Cyrillus* und *M. Sarcone*, neuerdings von *Mylius* empfohlen;

c) bei Vergiftungen durch narkotische Mittel.

Von diesen haben einige unterschieden:

2) Die Plongir- oder Ueberraschungsbäder. Der Kranke wird hier unvermuthet in einen Wasserbehälter, Teich, See oder Flufs gestürzt. Aufser dem Eindruck der Kälte, kommt hier die psychische Wirkung des Schrecks und die Gefahr zu ertrinken in Betracht.

Benutzt hat man diese Form bei verschiedenen Arten von Gemüthskrankheiten. Schon die Alten empfahlen das Tauchen in kaltes Wasser als Mittel gegen Wasserscheu (*Cels.* de Medicin. Lib. II. cap. 17.); *van Helmont* will, dafs man die Kranken so lange im Wasser läfst, bis sie den Gebrauch ihrer Sinne verlieren, — *van Swieten* und *Willis* empfehlen sie sehr, und in dem Kloster von Czenstochow in Polen bediente man sich vor länger denn hundert Jahren schon dieser Methode bei Wahnsinnigen. — *Pinel* verwirft sie dagegen, und *Esquirol* wendete sie nie an (*Esquirol's* allgemeine u. spezielle Pathologie und Therapie der Seelenstörungen, frei bearbeitet von *Hille.* 1821. S. 161.).

3) Die Flufsbäder. Aufser der kalten Temperatur des Wassers kommt hier die beim Schwimmen gleichzeitige Bewegung aller Theile des Körpers in Betracht. Man empfiehlt sie mit Recht als stärkendes Mittel schon in diätetischer Hinsicht, aber aufser dieser als Stärkungsmittel bei Schwäche der Nerven, der äufsern Haut, Neigung zu Verschleimungen, Schleimflüssen, rheumatischen und gichtischen Beschwerden, ferner bei Anlage zu Scrophulosis, so wie bei beginnenden Gemüthskrankheiten und Fettsucht.

Gruner, de natatione frigida magno sanitatis praesidio. Jenae 1788.

4) Seebäder. So abweichend auch die Analysen des Seewassers zu verschiedenen Zeiten und in verschiedenen Meeren sind, so stimmen doch alle darin überein, dafs salzsaures Natron und salzsaurer Talk die Hauptbestandtheile sind. Aufser diesen zwei Hauptbestandtheilen zählt man noch folgende: *a*) schwefelsauren und kohlensauren Talk, nur in geringer Menge; *b*) schwefelsauren und kohlensauren Kalk; *c*) schwefelsaures Natron, von einigen als Produkt der Analyse betrachtet; *d*) salzsauren Kalk; *e*) salzsaures Kali (von *Wollaston* und *Gay-Lufsac* zuerst aufgefunden); *f*) salzsaures Ammonium, nach *Marcet*, doch nur sehr wenig; *g*) ein Doppelsalz von schwefelsaurem Kali und Talk nach *Marcet*; *h*) salzsaure Thonerde, nach *Gmelin*, im Wasser des todten Meeres; *i*) salzsaures Eisen, nach andern Eisenoxyd; *k*) salzsaures Mangan, im Wasser des todten Meeres, nach *Gmelin*; *l*) Quecksilber, früher angeblich von *Rouelle* und später von *Proust* aufgefunden; *Marcet* fand davon keine Spur; *m*) freie Salzsäure, von *Hermbstädt* im Ostseewasser dargethan; *n*) Jodine, im mittelländischen Meere von *Baland*, in der Ostsee von *Pfaff* aufgefunden; *o*) Brom; *p*) Schwefelwasserstoffgas, von ihm scheint, nach *Pfaff*, das färbende Princip des Meerwassers bedingt zu werden; *q*) Extraktivstoff.

In Betreff des Salzgehaltes steht das Ostseewasser dem der Nordsee und des atlantischen Meeres weit nach.

Hermbstädt bestimmt die wesentlichen Bestandtheile des Ostseewassers in folgendem Verhältnisse:

salzsaure Talkerde	15,755
salzsaure Kalkerde	4,450
salzsaures Natron	4,859
salzsaures Kali	0,275
salzsaures Eisen	0,335
schwefelsaures Natron	1,597
schwefelsaure Kalkerde . . .	0,004
freie Salzsäure	0,507

Nach *Vogel* enthält das Wasser des atlantischen Meeres und des Kanals:

salzsaures Natron	25,10
salzsaure Talkerde	3,05
schwefelsaure Talkerde	5,78
schwefelsaure Kalkerde	0,15
kohlensaure Kalkerde nebst kohlensaurer Talkerde	0,20
kohlensaures Gas	0,23

Das Wasser des mittelländischen Meeres enthält dagegen nach *Vogel*:

salzsaures Natron	25,10
salzsaure Talkerde	5,25
schwefelsaure Talkerde	6,25
schwefelsaure Kalkerde	0,15
kohlensaure Kalkerde nebst kohlensaurer Talkerde	0,13
kohlensaures Gas	0,11

Das Seebad wirkt im Allgemeinen ähnlich den Bädern von kaltem Wasser, und namentlich den Flufsbädern, unterscheidet sich aber von diesen wesentlich:

a) dadurch, dafs es ungleich roborirender wirkt auf den ganzen Körper, aber namentlich auf Nerven- und Muskelsystem und die äufsere Haut. Es gewährt, mit Eisenbädern verglichen, den sehr bedeutenden Vorzug, dafs es weniger reizend erhitzend auf das Gefäfssystem wirkt, als Eisenbäder, und daher in vielen Fällen von congestiven

Zuständen, in welchen Eisenbäder contraindicirt sind, sehr gut vertragen wird;

b) dadurch, dafs das Seebad, vermöge seines Salzgehalts, ungemein reizend und auflösend auf das Drüsen- und Lymphsystem wirkt.

Bei der Wirkung der Seebäder kommt sehr in Anschlag:

a) Die chemische Wirkung ihres beträchtlichen Salzgehalts und die mechanische des dadurch ungleich beträchtlichern Wasserdrucks. Nach *Gay-Lussac* beträgt die specifische Schwere des Meerwassers 1,0286, des todten Meeres 1,2283.

b) Der stärkere oder schwächere Wellenschlag, sehr stark in der Nordsee und dem Kanal, schwächer in der Ostsee.

c) Die Temperatur des Wassers, meist zwischen 10 bis 15° R.

d) Das Einathmen der wegen ihrer stärkenden Wirkung schon von den Alten gerühmten Seeluft; — sie enthält nicht blofs Kochsalz, sondern auch freie Salzsäure (*J. Berzelius*, Jahresbericht über die Fortschritte der phys. Wissenschaften, übers. von *Wöhler*. Dritter Jahrg. S. 70).

Die Kontraindikationen, welche die Anwendung kalter Wasserbäder verbieten, gelten auch von dem Gebrauch der Seebäder.

Die Krankheiten, in welchen Seebäder sich vorzüglich hülfreich bewährt haben, sind folgende:

a) Chronische Nervenkrankheiten mit dem Charakter des Erethismus, vorzüglich, wenn gleichzeitig mit passiven Blutcongestionen complicirt, namentlich Neuralgieen, nervöses Kopfweh, Zittern der Glieder, Hypochondrie, hysterische Krämpfe, Magenkrampf, Kolik, Veitstanz, Katalepsie, Epilepsie, Exstasis, Manie, Melancholie, Schwäche der Augen, beginnende Amaurose.

b) Geschwülste, Verhärtungen, besonders scrophulöser Art.

c) Chronische Hautausschläge, — Flechten, scrophulöse Exantheme, hartnäckige Geschwüre.

d) Schwäche und Erschlaffung der Haut, grofse Neigung

gung zu profusen Schweifsen, zu rheumatischen und gichtischen Krankheiten.

e) Profluvien passiver Art.

f) Gicht und Rheumatismus, vortrefflich hier als stärkende Nachkur.

Die passendste Zeit zu Seebädern bestimmt man von Mitte Juli bis Mitte September; man läfst täglich ein- nur selten zweimal baden, badet vier bis sechs Wochen lang, und beobachtet dabei dieselben Regeln, welche beim Gebrauch kalter Bäder überhaupt zu beobachten sind. — Die bequemste und auch in den teutschen Seebädern ziemlich allgemein eingeführte Form ist, mittelst verdeckter Wagen zu baden, welche mit einer Treppe und einem Fallschirm versehen, so weit in die See gehen, als der Kranke wünscht, und dann nach Gefallen des Kranken wieder zurückgezogen werden.

Auch innerlich hat man nach *Rufsel's*, *Cullen's* und anderer Rath, neuerdings das Seewasser als auflösendes, eröffnendes Mittel benutzt.

Bei grofser Reizbarkeit der äufsern Haut und der Nerven, fängt man mit Bädern von erwärmtem Seewasser an, und geht dann, indem man die Temperatur des Wassers immer mehr vermindert, zu Bädern in der See selbst über. — Um Seebäder künstlich nachzuahmen, bereitet man sie aus einer Auflösung von Seesalz oder Kochsalz; — man rechnet auf ein solches künstliches Seebad zwei bis vier Pfund Salz, kann aber diese künstlichen Bäder, wegen Mangel an hinreichender Bewegung nicht so kalt nehmen, als die Bäder in der See selbst.

Zu den bekanntesten Seebädern gehören:

a) in Teutschland, an der Nordsee: die Seebäder zu Norderney in Ostfriesland, zu Cuxhaven und Helgoland, zu Wangeroge im Herzogthum Oldenburg, zu Föhr an der Küste von Schleswig; an der Ostsee: die Seebäder zu Doberan im Mecklenburgischen, zu Kiel, Apenrade und Travemünde an den Küsten von Holstein und Schleswig, zu Puttbus, Swinemünde, Rügenwalde, Zoppot und Kranz an den Küsten von Pommern und Preufsen. — An sie reihen sich die Seebäder an den Küsten von Kur-, Lief- und Esthland: Hapsal, Oesel, Reval u. a.

b) In Frankreich, am Kanal die Seebäder zu Dieppe und Boulogne.

c) In Italien, die Seebäder von Livorno, Genua, Ischia u. a.

d) In England, an der Ostküste: Ramsgate, Margate und Gravesend in Kent, — Southend und Harwich in Essex, — Yarmouth, Cromer und Lowestoff in Norfolk, — Aldborough in Suffolk, — Scarborough, Bridlington, Redcoar und Coatham in Yorkshire, — und Hartleport in Durham; an der Südküste: Dover, Sandgate, Hithe in Kent, — East-Bourne, Hastings, Boynor, Little-Hampton und Worthing in Sussex, — Southampton, Lymington, Ryde, West-Cowes und Modifort in Hampshire und auf der Insel Wight, — Weymouth, Charmouth und Lyme in Dorsetshire, — Sidmouth, Teignmouth, Shaldon, Torquay, Exmouth, Topsham und Dawlish in Devonshire, — Fowey in Cornwall; an der Westküste: Ilfracombe, Instow, Appledore und Barnstaple in Devonshire, — Blackport und Southport in Lancashire, — Minehead in Sommersetshire, — Aberyswith in Cardiganshire, — Barmouth und Towyn in Merionethshire, — Carnarvon in Carnarvonshire, — Swansea in Glamorganshire, — Tenby in Pembrokeshire.

An sie schliefsen sich in Schottland die Seebäder: Helensburgh, Innerkip, Gouron, Portobello, Elie, St. Andrews, Broughty-Ferry, Salcoaths, Rothsay, Campleton u. a.

Litteratur.

R. Russel, de usu aquae marinae in morbis glandularum. London. 1750.

White, on the use and abuse of seawater. Lond. 1775. — 1791. — 1793.

Marteau's Abhandlung von den Bädern von einfachem Wasser und Seewasser. Leipzig. 1778.

Rich. Kentish, essay on sea-bathing and the internal use of sea-water. Lond. 1785.

S. G. Vogel, über den Nutzen u. Gebrauch der Seebäder. Stendal 1794.

A practical essay on the good and bad effect of sea-water and sea-bathing, by *J. Anderson.* Lond. 1795.

Direction for warm and cold sea-bathing, with observations on their application and effects in different diseases, by *Th. Reid.* Lond. 1795.
Schregers Balneotechnik. Bd. II. S. 81.
Practical observations on the use and abuse of cold and warm sea-bathing in various diseases, particularly in scrofulous and gouty cases by *J. Gibney.* Lond. 1813.
Hufeland's und *Osann's* Journ. d. prakt. Heilk. Bd. LVIII. St. 4. S. 71.
E. Osann's phys. med. Darstellung der bekannten Heilquellen. Th. 1. S. 262. 301. 333. 352. 353.

II. Das Sturzbad, (*affusiones, uspersiones frigidae*).

Wenn auch schon in früheren Zeiten kalte Begiefsungen als Heilmittel angewendet würden, so geschah es doch nur selten, und die Fälle, in welchen man es in Gebrauch zog, blieben unbeachtet. So bemerkt unter andern schon *Celsus* in der Behandlung der Lethargici: *Excitat autem validissime repente aqua frigida superinfusa.* (*Cels.* de medicin. Lib. III. cap. 20.), und empfiehlt bei Kopfleiden, *perfundere caput primum aqua calida, tum frigida.* (Lib. IV. cap. 2.) *Caelius Aurelianus* rühmt kalte Begiefsungen in der Aphonie; der Mönch *Bernard Maria de Castragiane* soll damit in Palermo Wunderkuren, nicht blofs bei bösartigen Fiebern, sondern auch in chronischen Krankheiten verrichtet haben. —

Als die Erfinder dieser Methode betrachtet man gleichwohl in der Regel *W. Wright* und *J. Currie. W. Wright,* Arzt der in Jamaika stationirenden englischen Truppen, wurde in den ersten Tagen des September 1777 auf der Rückfahrt von Jamaika nach Liverpool, von einem bösartigen Fieber ergriffen, welches durch einen, als Reconvalescent aus dem Spital entlassenen Matrosen auskam. Da die bekannten, gewöhnlichen Mittel keine wesentliche Besserung verschafften, so entschlofs sich endlich derselbe, ganz entkleidet, auf dem Verdeck mit drei Eimern kaltem Seewasser begiefsen zu lassen. Bei der Anwendung dieses heroischen Mittels, verspürte derselbe augenblicklich eine sehr heftige Erschütterung, aber auch fast augenblickliche Erleichterung aller vorhandenen Beschwerden; — der Kopfschmerz, so wie die übrigen Schmerzen verminderten sich, es erfolgte eine angenehme Wärme der Haut und ein wohlthuender, gelinder Schweifs. Da gegen Abend das Fieber zuzunehmen drohte, wurde dasselbe Mittel wiederholt, und Patient bediente sich in den nachfolgenden Tagen ferner desselben täglich zweimal mit so ausgezeichnetem Erfolge, daſs die Krankheit dadurch in sehr kurzer Zeit gänzlich gehoben wurde. — Auf diese Thatsache gestützt, versuchte *J. Currie* diese Methode im December 1778, bei einem im Krankenhause zu Liverpool ausgebrochenem bösartigen Fieber, mit gleich günstigem Erfolge, und endlich später in andern Krankheiten, namentlich in bösartigen, fieberhaften Hautausschlägen. Wenn daher diesemnach, *J. Currie* auch nicht die Ehre der ersten Entdeckung gebührt, so hat er doch das unläugbare Verdienst, diese Methode zuerst auch in anderen Krankheiten angewendet, und sie überhaupt allgemeiner bekannt gemacht zu haben. Erst später wurde diese Methode vervollkommnet; um eine wissenschaftlichere Prüfung ihrer Wirkung, eine vielseitigere Benutzung derselben, so wie eine genauere Bestimmung der Krankheitsfälle, in welchen sie indicirt und in welchen nicht, haben sich vorzugsweise teutsche Aerzte verdient gemacht, und namentlich *Hufeland*, *Horn*, *Brandis*, *Stieglitz*, *Reuſs*, *Marcus* u. a.

Die ausgezeichneten Wirkungen der kalten Begieſsungen erklärte sich *Currie* folgendermaſsen: Er betrachtete das Wesen des Fiebers als eine Schwäche besonderer Art, welche eine krampfhafte Zusammenziehung der äuſsersten Haargefäſschen der Haut, und in Folge dieser, eine Anhäufung des Blutes in Herz und Lungen veranlasse, und glaubte demnach, der kräftige Reiz, welcher durch das plötzliche Begieſsen mit kaltem Wasser verursacht werde, löse den Krampf der äuſsern Haut, nehme zugleich einen beträchtlichen Theil der vorhandenen Wärme hinweg, und bewirke so eine freiere Cirkulation und allgemeine Ausgleichung der vorhandenen Miſsverhältnisse.

Ohne Zweifel gründet sich die heilsame Wirkung dieses groſsen Mittels, sowohl in akuten, wie in chronischen Krankheiten, zunächst auf seine lokal erregend-reizende Einwirkung, bei welcher nicht bloſs die Kälte, als Kälte, sondern gewiſs auch die mechanische Erschütterung sehr mit in Betracht kommt. Das Sturzbad wirkt in dieser Beziehung als ein sehr verstärktes, höher gesteigertes, örtliches kaltes Bad, welches, ganz ähnlich diesem, zuerst eine heftige Contraction in dem äufsern, von der Begiefsung getroffenen Theilen, gleichzeitig als Folge dieser Zusammenziehung Anhäufung von Blut in den Centraltheilen, dem Gehirn veranlafst, später aber eine kräftige Reaktion des letztern, und als Folge dieser, Rücktritt der Säfte nach den peripherischen Theilen und vermehrte Thätigkeit der äufsern Haut hervorruft.

Um das Sturzbad anzuwenden, läfst man den Kranken in eine trockne, oder mit lauwarmen Wasser gefüllte Badewanne setzen und dann den Kopf mit kaltem Wasser begiefsen. Bei Kindern ist oft eine Kanne, ein grofser Topf, eine Flasche kalten Wassers, welches man in einiger Entfernung von dem Kopfe, auf denselben herabgiefst, hinreichend; bei sehr empfindlichen Kindern, ist es oft die ersten Male rathsam, ein zusammengefaltetes Tuch auf den Kopf zu legen, um dadurch den heftigen ersten Eindruck des kalten Wassers etwas zu mäfsigen. Bei älteren Kindern, oder Erwachsenen, deren Kopf einen sehr starken Haarwuchs hat, mufs vor den anzustellenden Begiefsungen ein Theil der Haare abgeschnitten werden, um dadurch die kräftige Einwirkung des kalten, aufschlagenden Wassers zu erhöhen. Nach genommenem Sturzbad wird der Körper des Kranken rasch abgetrocknet, und schnell in ein warmes Bett gebracht, um die durch dasselbe vermehrte Thätigkeit der äufsern Haut nicht zu stören.

Bei Erwachsenen hängt die Menge des aufzugiefsenden Wassers, so wie die Wiederholung des Sturzbades von der Art und Heftigkeit der Krankheit, so wie von der grösseren oder geringeren Erregbarkeit des Subjektes ab. In der Mehrzahl der Fälle reichen bei einem Sturzbade ein bis zwei Eimer kaltes Wasser aus. Die Nervenfieber Kranke, bei welchen *Horn* kalte Uebergiefsungen anwendete, werden in eine trockene Badewanne gesetzt, jeder mit fünf bis sechs Eimer kalten Wassers begossen, und dieses täglich zwei bis dreimal wiederholt. Da, wo das Gehirnleiden sehr bedeutend war, die Kranken an heftiger Raserei, starkem Zittern der Glieder litten, wurden die kalten Begiefsungen täglich nicht nur dreimal wiederholt, sondern ihre Wirkung noch durch die Anwendung der kalten Douche auf den Scheitel erhöht. Wurde bei dieser Behandlung die Reizbarkeit der Kranken vermehrt, dauerte aber gleichwohl noch Schwere, Eingenommenheit des Kopfes fort, so wurde mit der Stärke und Menge der Begiefsung nachgelassen, und später erhielten die Kranken nur noch lauwarme Bäder und Umschläge von eiskaltem Wasser auf den Kopf. —

Die kalten Begiefsungen sind unläugbar als eines der kräftigsten und entschiedendsten Heilmittel zu betrachten, aber eben deshalb auch nur mit grofser Vorsicht und Auswahl anzuwenden.

Als Contraindicationen, welche ihren Gebrauch theils ganz verbieten, theils nur sehr bedingt gestatten, betrachtet man folgende:

a) Vollblütigkeit, bedeutende active Blutcongestionen nach dem Kopfe. — Nach Umständen müssen hier örtliche oder allgemeine Blutentziehungen, wenn dennoch Uebergiessungen angewendet werden sollen, zuvor instituirt werden.

b) Ein so hoher Grad von Schwäche, dafs durch die gewaltsame Einwirkung eines Sturzbades, leicht darnach Ueberreizung, ein Nervenschlag zu besorgen steht.

c) Gleichzeitig vorhandene entzündliche Leiden der Organe der Brust, oder des Unterleibes; — leicht kann hier eine, für den Verlauf der andern Krankheit störende Verschlimmerung herbeigeführt werden.

d) Kritische Ausleerungen, besonders der Haut, deren plötzliche Unterdrückung sehr nachtheilige Folgen verursachen könnte.

Dagegen sind Sturzbäder in folgenden Krankheitsklassen vorzugsweise und mit Recht empfohlen worden:

1. in nervösen Fiebern, mit dem Karakter der torpiden Schwäche, oder mit Encephalitis complicirt; besonders empfehlenswerth, wenn ein hoher Grad von Hitze nicht blofs scheinbar, sondern wirklich vorhanden, d. h. mit dem Thermometer gemessen, dauernd die Normaltemperatur des menschlichen Körpers übersteigt, — ferner, wenn neben der abnormen Hitze die Haut sehr trocken, das Nervenfieber contagiöser Art, eine sehr verminderte Erregbarkeit des gesamm-

ten Nervensystems, ein hoher Grad von Reizlosigkeit vorhanden ist, oder endlich, wenn schwere Besinnlichkeit, Schlafsucht, Sopor, stiere Blicke, geröthete Augenlider, und ungewöhnlich starke Hitze des Kopfes, für ein entzündliches Leiden des Gehirns, oder wenigstens für starke Congestionen nach diesem Organ sprechen. Gleichzeitige Hautausschläge sind hier keine Gegenanzeige. Dagegen sind kalte Begiefsungen in Fiebern zu widerrathen: in dem Stadium der Kälte, wenn der Kranke, trotz einer sehr erhöhten Temperatur des Körpers, doch öfters schaudert und fröstelt, wenn ein grofser Erethismus des Nervensystems zugegen, oder bedeutende Lokalentzündungen im Unterleibe oder der Brust vorhanden sin.d

Gegen typhöse Fieber benutzten, wie schon erinnert, zuerst *Wright* und *Currie* kalte Begiefsungen, mit gleich günstigem Erfolg später unter den englischen Aerzten *Hall, Dimsdale*, *Gregory*, — *Cochran* und *Baynard* auf der englischen Flotte, — *Gomez* auf der Portugisischen, — *Bonta* in Lissabon, — unter den Italienischen Aerzten *Gianini*, — unter den teutschen *Horn*, *Hufeland*, *Marcus*, *Brandis*, *Stieglitz*, *v. Wedekind*, *Ackermann*, *Göden*, *Greiner*, *Weinhold*, *Löbenstein-Löbel*, *Lehmann*, *Mylius* u. a.

In der Mehrzahl der gefährlichen Nervenfieberkranken, welche *Horn* behandelte, trat die Entscheidung allmählig nach dem neunten, eilften und vierzehnten Tag ein, und dauerte drei, vier und fünf Tage, ja oft noch länger. —

Auch gegen das gelbe Fieber wurden nach *R. Jackson* u. a. kalte Begiefsungen mit Nutzen angewendet.

Nach *Brooke Faulkner* bewiefs sich das Begiefsen mit kaltem Wasser, bei zwei Pestkranken auf der Insel Maltha sehr heilsam. Nach *Reinhold Grohmann* beschränkte sich die Hauptbehandlung der Pest zu Bukarest im Jahre 1813, auf kalte Begiefsungen und den innern Gebrauch von Calomel.

2. Bei bösartigen, akuten Hautausschlägen, und zwar vor allem beim bösartigen Scharlachfieber, nach den Erfahrungen und Versicherungen von *Currie*, *Batemann*, *Armstrong*, *Fröhlich*, *Reufs*, *Pittschaft*, *Wendt*, *Albers*, *Speyer* u. a.

Mit mehr Vorsicht dürften kalte Begiefsungen in den

Masern anzuwenden seyn, — einer Krankheit, in welcher die äufsere Haut so empfindlich für zu rasche Temperaturveränderungen, und in welcher so leicht durch Erkältung, Störung der kritischen Ausleerungen durch die Haut, und als Folge dieser, gefährliche metastatische Brustaffektionen veranlafst werden können. Dafs man indefs auch unter Umständen, in dieser Krankheit kalte Begiefsungen mit gutem Erfolge anwenden kann, beweisen die Erfahrungen, welche *Reufs* an seinen eigenen Kindern anzustellen Gelegenheit hatte (*Hufeland* Journ. d. p. Heilk. Supplem. Heft. 1822. S. 15.). — So wurden auch in einem Falle, von mit Gehirnentzündung complicirten Rötheln, von *Horn* kalte Uebergiefsungen mit Glück gebraucht. (*Horn's* Archiv d. med. Erfahrungen. 1812. Bd. 1. St. 2. S. 374.)

3. Bei Gehirnentzündungen, passiven Congestionen nach dem Gehirn; — von ausgezeichneten Diensten in dieser Beziehung in der Insolation, und zwar bei schon vorhandener, oder als Sicherungsmittel gegen Sonnenstich bei Personen, welche sich einer anhaltenden Einwirkung der Sonne aussetzen müssen. So sind ferner kalte Begiefsungen bei Delirium tremens von *Ramsay*, *Armstrong*, *Albers* und neuerdings von *Barkhausen* empfohlen worden. (*G. Barkhausen*, Beobachtungen über den Säuferwahnsinn, oder das Delirium tremens. 1828. S. 106.)

4. Bei Gehirnwassersucht der Kinder, sowohl in dem ersten entzündlichen, als auch in den spätern Stadien, in welchen sich schon Exsudation befürchten läfst, — nach *Baader*, *Fleisch*, *Formey*, *Portenschlag* u. a.

5. Bei chronischen Nervenkrankheiten, welche sich auf einen krampfhaften Erethismus des Nervensystems gründen, und nicht selten mit passiven Blutcongestionen complicirt sind, namentlich Epilepsie, Catalepsie, Tetanus, — Gemüthskrankheiten, Blödsinn und Wahnsinn, vorzüglich wenn als Ursache aller dieser genannten Krankheiten, ein idiopathisches Leiden des Gehirns anzunehmen ist.

6. Bei Vergiftungen durch Opium sind ferner wiederholte kalte Begiefsungen empfohlen worden. Nach *Wray* bewiefs sich diese Methode in drei Fällen, nach *Copeland* in einem Falle sehr hülfreich; — es gelang hierdurch die Be-

täubten aus ihrer tiefen Lethargie zu erwecken, und man konnte, als die Besinnung einigermafsen zurückgekehrt war, dann die nöthigen innern Mittel reichen. (Lond. Med. Repository. 1822. Juli. p. 26. 29. — *Rust's* Magaz. für d. gesammt. Heilk. Bd. XV. S. 390. — *Gerson* und *Julius* Magaz. für d. ausländ. Litterat. der Med. Bd. IV. S. 543.) — An diese Betrachtungen schliefsen sich neuere, nicht minder glückliche von *Jones* u. A. (*Gerson* u. *Julius*, Magaz. d. ausländ. Litt. d. Med. Bd. VII. S. 171.)

7. Neuerdings endlich sind auch kalte Uebergiefsungen in dem Stadium der Adynamie der Angina membranacea von *Harder* und *Müller* angewendet und empfohlen worden. (Vermischte Abhandl. aus dem Gebiete der Heilk. von einer Gesellschaft pract. Aerzte zu Petersburg. Erste Samml. 1821. S. 23. 43. 53.) Eine Bestätigung des guten Erfolges dieser Methode, gewährt die von *Düsterberg* mitgetheilte Beobachtung. (*Hufeland* und *Osann*, Journ. d. pr. Heilk. Bd. LXIII. St. 6. S. 106.); weniger glücklich war das Resultat der Beobachtung eines Ungenannten. (*Hufeland* und *Osann*, Journ. d. pr. Heilk. Bd. LXIII. St. 5. S. 120.)

L i t t e r a t u r.

W. Wright, Lond. Med. Journ. for the Year 1786. — Samml. auserlesener Abhandl. für pr. Aerzte. Bd. XII. S. 25.

J. Currie, reports on the effects of waters in fevers etc. Liverpool. Vol. I. 1801. II. 1804. übers. v. *Hegewisch*. 2. Bd. 1801. 1807.

Hall, in Samml. auserles. Abhandl. Bd. XVII. S. 36.

E. Horn, Erfahrungen über die Heilung des ansteckenden Nerven- und Lazarethfiebers. Berlin. 1814.

E. Horn's Archiv für med. Erfahr. 1811. Bd. 1. St. 3. S. 491—540. 1813. St. 1. S. 143. St. 2. S. 256—330. — 1815. St. 1. S. 152—154. 1816. St. 1. S. 140.

R. Grohmann, Betrachtungen über die im Jahre 1813 herrschende Pest zu Bukarest. 1816. Wien.

R. Jackson, Geschichte und Heilart des endemischen gelben und ansteckenden Fiebers. A. d. Engl. übers. 1804.

C. W. Hufeland, über die Kriegspest. 1814.

Dessen Journ. d. pr. Heilk. Bd. XXX. St. 3. S. 18. St. 5. S. 67. Bd. XXXII. St. 4. S. 105. Bd. XXXIII. St. 2. S. 52. Bd. XXXIV. St. 1. S. 65. St. 4. S. 88. St. 5. S. 12. Bd. XXXV. St. 1. S. 122. Bd. XXXVI. St. 6. S. 20. Bd. XXXVIII. St. 4. S. 51. St. 6. S. 60. Bd. LIV. St. 5. S. 99. — Supplementheft. 1822. Bd. XLI. St 5. S. 11. Bd. XLVII. St. 6. S. 19. Bd. LII. St. 5. S. 117.

J. F. Ackermann, von der Natur des ansteckenden Typhus, dem Wesen des Ansteckungsstoffes, die Art sich gegen denselben zu sichern, und die Methode die Krankheit zu heilen. 1814. S. 288.

Mylius in Russische Sammlung für Naturwissenschaft und Heilkunde. Bd. 1. St. 4. S. 599.

III. Kalte Lokalbäder. Nach Verschiedenheit des Organes und des Zweckes, welcher ihrer Anwendung zum Grunde liegt, wendet man sie an, indem man entweder den leidenden Theil in kaltes Wasser taucht, oder denselben mit, in eiskaltes Wasser getauchten Tüchern, oder mit einer mit Eis oder Schnee gefüllten Blase bedecken läfst.

Anempfohlen hat man diese kalten örtlichen Bäder in folgenden Fällen:

a) Bei örtlicher Schwäche und Erschlaffung, als zusammenziehendes, stärkendes Mittel. — So rühmt man Waschungen der Brust mit kaltem Wasser bei chronischen, durch örtliche Schwäche bedingten Brustkrankheiten, — Waschungen oder Bähungen der Genitalien mit kaltem Wasser bei Pollutionen, Fluor albus, Gonorrhoea secundaria;

b) Bei Blutungen und Blutflüssen; — nicht blofs bei äufsern nach Verwundungen oder chirurgischen Operationen, — auch bei innern, wie Haemorrhagia uteri, Haemoptoe.

c) Quetschungen, Erschütterungen, Verrenkungen, Knochenbrüchen. Umschläge oder Bähungen von kaltem Wasser sind hier die besten Mittel, um Entzündung und Extravasat zu verhüten.

d) Congestionen passiver Art, — Kopfweh, Schwindel, Schwäche der Augen, Mouches volantes, Sonnenstich, Gehirnerschütterungen, Manie, Herzklopfen.

e) Meteorismus im Nervenfieber, Tympanitis, Ileus, — allein oder in Verbindung mit Klystieren von kaltem Wasser.

f) Bei äufsern und innern Entzündungen, nachdem die nöthigen örtlichen oder allgemeinen Blutentziehungen instituirt worden, — eingeklemmten Brüchen, Gehirn- und Unterleibsentzündungen.

Auch in der Ruhr will *Brefeld* von der äufsern Anwendung von kaltem Wasser auf den Unterleib gute Wirkungen gesehen haben. (*J. H. Brefeld*, Aufsätze über verschiedene Gegenstände der Arzneilehre. S. 253.)

g) In Nervenzufällen krampfhafter Art, Kolik, Magenkrampf, Ischuria spastica.

h) Erfrierungen und Verbrennungen; gegen letztere früher von *Lieutaud*, neuerdings von *Dzondi* empfohlen, — endlich

i) Gegen Durchliegen, sowohl zur Verhütung desselben, als auch als Mittel gegen schon vorhandene Decubitus.

B. Warme Bäder. Nach Verschiedenheit ihrer Anwendung zerfallen auch sie gleich den vorigen, in I. Warme ganze Bäder und II. in Warme Lokalbäder.

I. Warme ganze Bäder. Wie bei dem kalten Bade, kommt auch bei der Wirkung des warmen Bades zunächst der Grad der Wärme und die Dauer der Anwendung in Betracht. Der Wärmegrad eines Bades in Bezug zu der Temperatur eines Kranken ist immer relativ; lauwarm ist ein Bad zu nennen, wenn es niedriger ist, als die Temperatur und das Wärmegefühl des Kranken, warm, wenn es diesem gleich ist, heifs, wenn es denselben übersteigt. In so fern die Temperatur der verschiedenen Arten von warmen Bädern sich auf Zahlen bestimmen läfst, beträgt die eines lauwarmen Bades 23 — 26° R., die eines warmen 26 — 30° R., und endlich die eines heifsen über 30° R.

Nach dieser hierdurch bedingten, für ihre Wirkung höchst wichtigen Verschiedenheit sind demnach lauwarme, warme und heifse Bäder zu unterscheiden.

1. Von dem lauwarmen und warmen Bade.

Die Temperatur eines Bades, so wie Dauer in demselben, wird am besten durch das eigene Gefühl des Kranken oder Gesunden selbst bestimmt. Auch hier gilt die Regel, dafs man die ersten Male nur kurze, später jedoch längere Zeit in demselben verweilt, — anfänglich nur zehn bis funfzehn Minuten, später eine halbe Stunde und länger. Um bei Kranken die Wärme des Bades gleichmäfsig zu erhalten, ist es rathsam, von Zeit zu Zeit warmes Wasser zugiefsen zu lassen.

Nach Verschiedenheit der Länder finden hier verschiedene Gebräuche statt. In Teutschland verweilt man in einem Bade höchstens eine Stunde, in den Mineralbädern der Schweiz, wie z. E. in Leuk und Baden, dagegen oft vier bis fünf Stunden und badet nicht selten täglich zweimal.

Badet man zu warm, oder verweilt man zu lange in einem warmen Bade, so entstehen als Folge des örtlichen Hautreizes häufig eigenthümliche frieselartige Hautausschläge. (Vergl. Artikel Baden im Aargau, d. Encyclop. Wörterb.)

Nach einem warmen oder lauwarmen Bade hat man sich sorgfältig vor Erkältungen zu hüthen, weshalb es rathsam ist, sich schnell abzutrocknen, in ein flanellenes Tuch oder wollenes Hemd gehüllt sich eine halbe Stunde lang ins Bett zu legen, um den Schweifs nicht zu stören, und sich erst später anzukleiden. Wegen der durch den Gebrauch eines warmen Bades gesteigerten gröfsern Empfindlichkeit der äufsern Haut, mufs auch später noch im Verlaufe des Tages jeder zu rasche Temperaturwechsel, welcher hier leichter als sonst Erkältung nach sich ziehen könnte, sorgfältig vermieden werden.

Nach Umständen wird täglich, oder einen Tag um den andern gebadet; nur in seltenen Fällen täglich mehr denn einmal. Am zuträglichsten sind Bäder in den Vormittagsstunden. Zu einer vollständigen Badekur bedient man sich vier und zwanzig, acht und zwanzig, dreifsig, nur in ausserordentlichen Fällen mehr.

Nach Verschiedenheit der Temperatur wirkt ein heifses Bad sehr reizend, excitirend, — ein lauwarmes beruhigend, reizmindernd, — ein warmes, je nach dem höheren oder niederen Grad seiner Temperatur mehr belebend, erregend oder beruhigend.

Die besondern Wirkungen eines warmen und lauwarmen Bades sind demnach folgende:

a) anfänglich wirkt es gelinde reizend auf das Gefäfssystem, die Expansion der Gefäfse vermehrend, die Circulation beschleunigend. Der Pulsschlag ist im Anfange voller, frequenter, das Athemholen häufiger, — später wird indefs der Pulsschlag ruhiger, das Athemholen langsamer. — Hieraus erklärt sich die gute Wirkung des warmen Bades bei Unterdrückung gewohnter Blutflüsse. Alles hängt jedoch hier von dem Grade der Temperatur ab;

b) alle Se- und Excretionen befördernd, und namentlich die der äufsern Haut, — daher der ausgezeichnete Nutzen der warmen Bäder bei akuten, wie chronischen Krankheiten der äufsern Haut, oder bei partieller oder allgemeiner Unterdrückung der Hautthätigkeit;

c) erschlaffend auf die festen Theile, und vor allen die Muskelfaser;

d) die Resorption befördernd. In dem Bade selbst findet eine beträchtliche Einsaugung statt, aber gleichzeitig wird auch in den übrigen Theilen des Körpers die Resorption erhöht, und hierauf so wie auf die gleichzeitig erschlaffende Wirkung gründet sich die ungemein auflösende, erweichende, zertheilende Kraft der warmen Bäder bei Stokkungen, Geschwülsten und Verhärtungen;

e) das Nervensystem belebend und zugleich beruhigend. Wenn hierbei auch zunächst und vorzugsweise die Nerven der peripherischen Organe in Anspruch genommen werden, so wird gleichwohl die Wirkung auf sie keinesweges beschränkt; — nichts gleicht so schön und leicht alle Mifsverhältnisse und Verstimmungen des Nervensystems aus und wirkt so beruhigend und krampfstillend, als ein warmes Bad;

f) schliefslich kommt bei der Wirkung des warmen Bades noch sehr, wie bei dem kalten, der mechanische Druck des Wassers gleichzeitig mit in Betracht.

Als diätetisches Mittel ist das lauwarme Bad in neueren Zeiten sehr empfohlen worden zur Beförderung der Kultur der Haut, und dadurch als Schutz- und Sicherungsmittel gegen viele Krankheiten. Mit Unrecht hat man dasselbe lange Zeit zu sehr verabsäumt.

Besonders zu empfehlen als diätetisches Mittel ist dasselbe:

a) Kindern, zur Reinigung der Haut, Beförderung aller übrigen Se- und Exkretionen, zur freiern, gleichmäfsigern Cirkulation des Blutes und zur Beruhigung der oft aufgeregten Sensibilität. Bei Kindern sind lauwarme Bäder das beste Sicherungsmittel gegen Scropheln;

b) im hohen Alter, um zu erweichen und zu beleben, zur Verminderung der Rigidität, Trockenheit und Neigung der Muskelfaser zur Verknöcherung;

c) bei Erwachsenen. Bei diesen ist indefs das lauwarme Bad nur als ein Uebergang zu kühleren und kalten Bädern zu betrachten; man fange daher zwar mit lauwarmen an, vermindere allmählig die Temperatur derselben, und gehe so nach und nach zum Gebrauch von Flufs- oder Seebädern über.

In Krankheiten ist der Gebrauch von warmen und lauwarmen Bädern contraindicirt, oder nur sehr bedingt zu gestatten:

a) bei entzündlichen Krankheiten der Lunge, Neigung zu Bluthusten;

b) Aneurysmen, oder bedeutenden Varicositäten;

c) grofser Vollblütigkeit und Disposition zu Schlag- oder Stickflufs und zu aktiven Haemorrhagieen;

d) Blutflüssen passiver Art;

e) grofser Schlaffheit des Muskelsystems, Wassersucht, oder Neigung zur Wassersucht;

f) Neigung zur Colliquation oder einem schon vorhandenen putriden Zustand.

Die Hauptklassen von Krankheiten, in welchen dagegen warme Bäder mit Recht empfohlen werden, sind folgende:

a) Nervöse Fieber, wenn die Haut trocken, heifs, Gefäfs- und Nervensystem sehr aufgeregt, Schlaflosigkeit, Delirien, grofse Unruhe, Beängstigungen und häufig gleichzeitig krampfhafte oder schmerzhafte Zufälle vorhanden sind. Wenn bei nervösen Fiebern torpider Art die äufsere Anwendung von kaltem Wasser als excitirendes Mittel indicirt ist, so sind bei nervösen Fiebern mit dem Charakter des Erethismus dagegen lauwarme Bäder angezeigt;

b) Entzündungen, namentlich der Eingeweide des Unterleibs, Enteritis, Gastritis, Nephritis, Cystitis, Ileus inflammatorius oder spasticus, Ruhr, — vorzüglich nachdem zuvor die angezeigten allgemeinen oder örtlichen Blutentziehungen instituirt worden. — Auch in der Angina membranacea haben einige lauwarme Bäder empfohlen, um den vorhandenen Krampf der äufsern Haut zu beseitigen, und durch die aufsteigenden Wasserdünste die Expektoration zu befördern.

c) Wechselfieber. So sehr man im Allgemeinen Wasserbäder bei Wechselfiebern scheuet, so sind sie doch in sehr hartnäckigen Fällen kurz vor dem Eintritt des Paroxysmus empfohlen worden. *Gafsand* betrachtet sie als ein sehr vorzügliches Mittel selbst bei langwierigen, welche der Anwendung des Chinin trotzten, in Verbindung einer strengen Diät und angezeigten örtlichen Blutenziehungen. *Kottmann* versichert, mit Nutzen kurz vor dem zu erwartenden Fieberanfall ein warmes Bad von Badener Wasser angewendet zu haben; gewöhnlich verweilten die Kranken einige Stunden in dem Bade, und nach neun Bädern waren in der Regel auch die kleinsten Fieberbewegungen verschwunden (*J. K. Kottmann*, über die warmen Quellen zu Baden im Aargau. 1826. S. 94).

d) Akute Hautausschläge. Warme Bäder sind hier vorzüglich in drei Fällen angezeigt:

α. zur Beförderung und Erleichterung des Ausbruchs des Exanthems, wenn dasselbe mit Krämpfen begleitet, die äufsere Haut trocken und heifs ist. Zu diesem Ende hat man warme Bäder nach Umständen in Pocken, Masern und ähnlichen akuten Exanthemen mit vielem Nutzen bei Kindern angewendet;

β. wenn bei schon erfolgter Eruption Nervenzufälle eintreten, oder durch äufsere schädliche Einwirkungen ein Zurücktritt des Ausschlags erfolgt, als Mittel, um den Ausschlag wieder auf der äufsern Haut hervorzurufen. Zu diesem Ende hat man warme Bäder bei Masern empfohlen, — auch bei Pocken in der Periode der Suppuration, wenn zu denselben nervöse Zufälle sich gesellen;

γ. bei den nur unvollkommen geheilten akuten Hautausschlägen, den so häufig zurückbleibenden Nachkrankheiten, namentlich bei der durch Vernachläfsigung, Erkältung oder andere Ursachen entstandenen Nachkrankheit des Scharlachs, der Wassersucht.

Auch in der Rose neugeborner Kinder wurden warme Bäder, den Erfahrungen von *Hufeland* u. a. zufolge, mit sehr günstigem Erfolg angewendet.

e) Chronische Hautausschläge, Flechten, Krätze, frieselartige Ausschläge, auch Pellagra nach *Frank*, — hartnäckige, veraltete Geschwüre; — nicht genug bei chronischen Hautausschlägen der Kinder anzuempfehlen.

f) Metastatische Krankheiten, welche durch Unterdrükkung und Zurücktritt von chronischen Hautausschlägen bedingt werden, wie Lähmungen, Schwerhörigkeit, chronische Krankheiten der Augen.

g) Rheumatische und gichtische Leiden, akuter und chronischer Art, um durch Bethätigung der äufsern Haut, kritische Ausleerungen durch dieselbe zu befördern.

h) Chronische Nervenkrankheiten bedingt durch einen vorwaltenden Erethismus, in der Form von Nevralgieen, oder krampfhaften Beschwerden, wie Rheumatalgieen, Ischias, Lumbago von gichtischen Ursachen, *Fothergill's* Gesichtsschmerz, nervöse Migraine, — ferner hysterische Krämpfe, Brustkrämpfe, Krämpfe der Kinder von schwerem Zahnen, Magenkrampf, Kolik, Stickhusten, Veitstanz, Tetanus, Trismus, krampfhaftes Erbrechen, Krämpfe der Schwangern, krampfhafte Ischurie, schmerzhafte Menstruation, oder andere krampfhafte Beschwerden, welche durch Stockungen oder eine krampfhaft erhöhte Sensibilität des Uterinsystems bedingt werden. — Schon *Aretaeus*, *Alexander von Tralles*, *Caelius Aurelianus* empfahlen lauwarme Bäder in der Melancholie.

So sind warme Bäder ein grofses nicht zu vernachlässigendes Beruhigungsmittel, namentlich bei eingeklemmten Brüchen, Gallen-, Nieren- und Blasensteinen.

i) Kachexieen und Dyskrasieen überhaupt, namentlich: Syphilis, und zwar in allen Formen, bei syphilitischen Geschwüren, syphilitischen Knochenschmerzen in Verbindung von andern diaphoretischen Mitteln, oder einer gleichzeitigen angemessenen Merkurialkur, — ferner Scropheln, scrophulösen Drüsengeschwülsten, Hautausschlägen, Rhachitis, Caries, beginnender Atrophie.

k) Stockungen, Geschwülsten, Verhärtungen drüsiger oder parenchymatöser Organe, Verhärtungen des Zellgewebes der Kinder, Stockungen und Verhärtungen im Unterleib, Bleichsucht, — in Verbindung von passenden auflösenden innern und äufsern auflösenden Arzneimitteln.

l) Abzehrungen, und zwar hier, um durch die Haut zu nähren und zu stärken, oder eine trockene, verschlossene Haut zu öffnen, oder bei grofser Aufregung des Nervensystems zu beruhigen, namentlich bei Abzehrungen nervöser Art, Diabetes, Tabes der Kinder, Tabes dorsalis.

m) Chronische Metallvergiftungen durch Merkur, Blei, Arsenik, — in Verbindung mit den gegen diese passenden Antidotis.

n) Asphyxieen. Als belebendes Mittel werden sie zu diesem Ende namentlich gerühmt bei Erhängten, Erstickten, Ertrunkenen, so wie auch beim Sonnenstich.

Dem Zweck der Anwendung müssen die Zusätze entsprechend seyn, welche den warmen Bädern hinzugefügt werden. Es finden hier folgende Fälle statt:

a) um zu beruhigen, abzuspannen, oder zu erweichen, fügt man zu warmen Bädern Milch, eine Abkochung von Kleie, eine Auflösung von Seife, oder eine Infusion von Flor. Chamomillae und Herb. et Flor. Melilothi;

b) um aufzulösen, eine Auflösung von Seife, von Kali, Kochsalz, oder eine Abkochung von Herb. Cicutae bei krebsartigen Geschwüren nach *Justamond* (Samml. auserl. Abhandl. für prakt. Aerzte. Bd. XII. S. 403), und *Hoffmann* (*C. L. Hoffmann's* vermischte med. Schriften, herausg. von *Charvet*. 1790. S. 263.), so wie bei scrophulösen Geschwülsten und Verhärtungen nach *Hufeland* (*Hufeland*, üb. die Natur, Erkenntnifsmittel und Heilart der Skrophelkrankheit. S. 296);

c) um zu nähren, Abkochungen von Malz, Kälberfüssen und Fleisch;

d) um zu beleben und zu excitiren als Infusion von aromatischen Kräutern, Flor. Lavendulae, Herba Menthae crispae, Majoranae, Thymi, Roris marini, Radix Valerianae, — oder eine passende Zumischung von Wein;

e) um stärkend zusammenziehend zu wirken, eine Auflösung von Globulis martialibus und andern Eisensalzen, oder eine Abkochung von Cort. Quercus, Salicis, Hippocastani und andern bittern und gerbestoffhaltigen Mitteln;

f) um specifik bei chronischen Hautausschlägen, chronischen rheumatischen oder gichtischen Leiden zu wirken, eine Auflösung von Schwefelleber, Kochsalz, Seife, oder Abkochungen von Kleien;

g) als specifikes Mittel bei venerischen Beschwerden,

eine Auflösung von Sublimat nach *Baume* (auf eine Kanne einen halben Gran Sublimat), und neuerdings nach *Wedekind* (auf ein Bad eine halbe Unze Sublimat. — *Hufeland* und *Osann* Journ. der pr. Heilkunde. Bd. LV. St. 2. S. 3. St. 3. S. 36. Bd. LVIII. St. 1. S. 38.).

2) Von dem heifsen Bade. Dasselbe wirkt ungemein reizend, erregend auf alle Theile des Organismus und zwar nach Verschiedenheit der einzelnen:

a) Der Puls wird schneller, voller, das Gesicht roth aufgedunsen; bei 30° R. wird der Puls in einer Minute oft schon auf zehn, bei höheren Temperaturgraden auf zwanzig und mehr Schläge vermehrt. — Als Folge der erregenden und expandirenden Wirkung auf das Gefäfssystem und das Blut können Blutflüsse veranlafst werden, bei sehr hoher Temperatur des Bades aneurysmatische Ausdehnungen der Gefäfse.

b) Das Nervensystem wird ungemein excitirt und dadurch werden leicht, als Folge dieser excitirenden Wirkung, Schwindel, Irrereden, selbst Ohnmachten erregt.

c) Auf die äufsere Haut wirkt das heifse Bad höchst reizend. Wenn das lauwarme Bad als Folge seiner beruhigenden Wirkung eine zwar verstärkte, aber wohlthätige, gelinde Hautausdünstung hervorruft, bricht bei und nach einem heifsen Bad der Schweifs gewaltsam und profus in grofsen Tropfen hervor. —

Nur in seltenen Fällen bei einem hohen Grade von torpider Schwäche, hat man das heifse Bad als heftig excitirendes Mittel in Gebrauch gezogen. Man läfst den Kranken in demselben nur wenige Minuten verweilen, und empfiehlt es in folgenden Fällen:

a) im Typhus;

b) bösärtigen Hautausschlägen, — früher bei bösartigen Pocken nach *Autenrieth*;

c) Lähmungen, nach *Aubry*;

d) Steifigkeiten, Contrakturen von Gicht, nach *Parr*;

e) selbst in aufserordentlichen Fällen in den spätern Stadien von Encephalitis, nach *Löffler*.

II. Warme Lokalbäder. Sie wirken im Allgemeinen ähnlich den ganzen lauwarmen und warmen Wasserbädern, nach Verschiedenheit ihrer Temperatur belebend, gelinde reizend, — oder reizmindernd, erschlaffend. Man bedient sich ihrer vorzugsweise:

a) bei äufsern, örtlichen Entzündungen, wie z. E. Panaritium, rheumatischen Augenentzündungen, als reizminderndes, erschlaffendes Mittel;

b) bei Geschwülsten, Verhärtungen, Stockungen zur Auflösung und Zertheilung;

c) als schmerzstillendes, beruhigendes Mittel bei Nevralgieen oder krampfhaften Beschwerden, endlich

d) bei Geschwüren, nach *Bell* selbst bei krebsartigen (Samml. auserles. Abh. f. pr. Aerzte. Bd. XIII. S. 414).

Als besondere Formen der örtlichen warmen Bäder sind zu betrachten: Halb-, Fufs-, Arm- und Sitzbäder.

1. Halbbäder (Semicupia). Sie werden in gewöhnlichen grofsen Badewannen genommen. Das in denselben enthaltene warme Wasser darf jedoch dem Kranken nicht höher als bis zur Regio umbilicalis oder epigastrica gehen, und der ausser dem Wasser befindliche obere Theil mufs durch warme Bekleidung sorgfältig vor Erkältung geschützt seyn. Man verweilt in demselben so lange, als in einem ganzen warmen Bade.

Die Wirkung dieser Halbbäder ist beruhigend. Man bedient sich derselben:

a) bei Personen, welche wegen Schwäche oder Krankheit der Lungen oder des Herzens und der grofsen Gefäfse, ganze Bäder nicht vertragen;

b) als beruhigendes Mittel bei entzündlichen oder krampfhaften Affektionen der Unterleibsorgane, namentlich: bei sehr schmerzhaften Hämorrhoidalbeschwerden, Enteritis, Colica inflammatoria, Ileus, eingeklemmten Brüchen, — bei unregelmäfsig erscheinender, schmerzhafter Menstruation, um das Erscheinen der letztern zu erleichtern und zu regeln.

2. Fufsbäder. Sie werden in der Regel wärmer genommen als ganze und Halbbäder. Durch ihre höhere Temperatur wirken sie örtlich reizender, bewirken dadurch nach den Füfsen einen stärkern Andrang von Blut, und als Folge dieses eine kräftige Ableitung der Säfte von Brust und Kopf.

Man verweilt in einem solchen Fufsbad zehn bis höchstens dreifsig Minuten, mufs sich nach demselben ruhig und warm verhalten und sorgfältig vor Erkältungen hüten. Die Zusätze welche man macht, um die lokalreizende und dadurch ableitende Wirkung der Fufsbäder zu erhöhen, sind: Asche, Kochsalz oder Senfmehl, von ersterem einige Hände voll, von den letzteren zwei bis vier Unzen.

So allgemein auch Fufsbäder benutzt werden, so giebt es doch auch Fälle, in welchen ihre Anwendung zu widerrathen, oder nur sehr bedingt zu gestatten seyn dürfte, nemlich:

a) Grofse Vollblütigkeit. Leicht kann hier eine schon vorhandene Aufregung des Gefäfssystems durch reizende Fufsbäder noch vermehrt werden, — der Anwendung von ableitenden Fufsbädern in einem solchen Falle müssen allgemeine Blutentleerungen vorhergehen;

b) bei Schwangerschaft, — Fufsbäder können hier wegen ihrer attrahirenden Wirkung leicht Abortus veranlassen;

c) bei Neigung zu Blutflüssen des Uterus.

Die mannigfaltigen Beschwerden und Krankheitsformen, in welchen man Fufsbäder anwendet, lassen sich unter folgende Hauptklassen ordnen:

a) Kopfleiden durch Congestionen oder entzündliche Affectionen bedingt, — starkes Kopfweh, Schwindel, Ohrensausen, Mouches volantes, Augenentzündungen, Apoplexie, Irrereden, Schlaflosigkeit;

b) Anomalien der monatlichen Reinigung zur Erleichterung und Beförderung derselben;

c) zur Wiederherstellung unterdrückter Fufsschweifse;

d) zur Wiederherstellung von gichtischen Leiden in den äufsern Theilen nach Unterdrückung und Zurücktritt derselben, namentlich nach plötzlichem Verschwinden podagrischer Anfälle.

3. Armbäder. Man legt die entblöfsten Arme in reines warmes Wasser, oder schärft das letztere durch einen Zusatz von Senf, ganz ähnlich den Fufsbädern. Sie wirken, ähnlich den Fufsbädern, ableitend, und zwar vorzugsweise von den Organen der Brust.

Man benutzt sie daher als ableitendes Mittel namentlich bei starken Congestionen des Bluts nach der Brust, bei asthmatischen Zufällen, Brustkrämpfen, Bluthusten krampfhafter Art u. dgl. m. — Noch haben sie einige besonders gerühmt als ableitendes Mittel bei Zahnschmerz, von congestiven oder krampfhaften Ursachen entstanden; *Reil* empfahl sie ebenfalls zur Ableitung bei Mutterblutflüssen.

4. Das Sitzbad oder Bidet, — ein zwei Fufs hohes Bänkchen, in dessen Mitte sich eine nach hinten breite, nach vorn schmälere, rund zulaufende kleine Wanne von Blech befindet, welche man mit warmen Wasser füllt, und in welche man sich setzt.

Man bedient sich ihrer mit grofsem Erfolg bei örtlichen, schmerzhaften Hämorrhoidalbeschwerden, Strangurie, Ischurie, Fluor albus, Gonorrhoe, so wie bei andern Beschwerden der männlichen oder weiblichen Geschlechtstheile.

Litteratur.

H. M. Markard, Ueber die Natur und den Gebrauch der Bäder. 1793. Hannover.

C. W. Hufeland, Erinnerung an die Bäder und ihre Wiedereinführung in Teutschl. Weimar 1801. — Vergl. *Hufeland's* gem. Aufs. Bd. 1.

J. Wächter, über den Gebrauch der vorzüglichsten Bäder und Trinkwasser. Wien 1818.

G. W. C. von Kahtlor, über die zweckmäfsige Anwendung der Haus- und Flufsbäder. Wien 1822.

C. Das Douche-, Sprütz- oder Tropfbad (*Εμβροχη*, Embrocatio, Duccia, Doggia). Unter diesem Namen begreift man die Anwendung von Wasser in Form von Tropfen, oder in Form eines oder mehrerer Strahlen, welche man auf einzelne Theile des Körpers einwirken läfst.

Zur Schande der Menschheit wurde die Douche lange von der Inquisition als Foltermittel gebraucht. Als Heilmittel benutzten die Italiener die Douche zuerst kunstgerecht in ihren Badeanstalten, von ihnen kam ihr Gebrauch im siebenzehnten Jahrhunderte nach Frankreich und von da nach Teutschland. Gegenwärtig sind die Einrichtungen hierzu, so wie ihr Gebrauch in Badeanstalten, allgemein bekannt und verbreitet.

Ihre Wirkung hängt nicht blofs von der Temperatur des Wassers, sondern auch von der mechanischen Gewalt, dem Durchmesser des Strahls und endlich der Dauer seiner Anwendung ab. Heftige Erschütterung und rascher Temperaturwechsel scheinen die Hauptbedingungen ihrer eigenthümlichen Wirkung zu seyn, — und in dieser Beziehung läfst sich die Douche mit dem Tauch- oder Sturzbad vergleichen, und zwischen diesen und den verschiedenen Formen der einfachen und zusammengesetzten Douche eine Reihe von mannichfachen Uebergängen aufstellen. Im Allgemeinen wirkt sie ungemein reizend, stärkend. Unter allen Formen ist die des Schauer- oder Regenbades die gelindeste, am wenigsten reizende, welche auch von reizbaren Subjecten in der Regel leicht und gut vertragen wird. Je nachdem man dem reinen Wasser kräftige Bestandtheile beimischt, läfst sich willkührlich die Wirkung der Douche verstärken, daher ist auch im Allgemeinen die Douche von Mineralwasser kräftiger, als die von gewöhnlichem Wasser. Sehr erhöht wird ferner die Wirkung der Douche, wenn man mit dem Gebrauch derselben den des Frottirens des leidenden Theiles verbindet. An mehreren Orten finden sich zu diesem Ende Frotteurs und Frotteusen, welche nicht nur bei der Anwendung von Wasserbädern, sondern auch bei Douchebädern den kranken Theil stark frottiren. An einigen Kurorten verbindet man sehr zweckmäfsig mit der Douche die Einreibung von kräftigem Mineralschlamm. So ist unter andern in Loka in Schweden der Gebrauch vor der Anwendung der Douche in den leidenden Theil den dortigen, sehr wirksamen Mineralschlamm einreiben zu lassen (*P. J. Bergius*, von dem Nutzen der kalten Bäder, übers. von *Rhades*. S. 110).

Die Apparate zur Douche sind doppelter Art; der Wasserstrahl erhält entweder seine Gewalt durch einen hohen Fall, oder durch einen mechanischen Druck mittelst einer eigends hierzu eingerichteten Douchemaschine.

a) Im ersten Falle wird ein Reservoir von Wasser erfordert, aus welchem eine Röhre senkrecht herabsteigt. Das erstere mufs von beträchtlicher Gröfse seyn, um wo möglich den Druck des Wassers dadurch zu verstärken. Von der Gestalt, dem Durchmesser und der Richtung des an die senkrecht herabsteigende Röhre anzuschraubenden Leitungsrohrs, hängen die verschiedenen Arten von Douchen ab. Die Röhre selbst wird von Hanf, dichtem Leder, oder Thon, Metall oder Holz verfertigt, je nachdem die Röhre der

Douche beweglich oder unbeweglich gewünscht wird, — und mit einem nach Gefallen zu öffnenden oder zu verschliefsendem Hahne versehen.

Je höher der Fall bei dieser Art von Douche, um so gröfser ist ihre Gewalt und Stärke. Man giebt zu diesem Ende, dem Wasser in manchen Badehäusern den Fall durch mehrere Etagen.

Der Durchmesser des ersten Rohres ist verschieden, einen oder mehrere Zoll, der des anzuschraubenden Leitungsrohres beträgt, je nachdem der Strahl stärker oder schwächer gewünscht wird, eine bis mehrere Linien.

Diese Form der Douche hat den grofsen Nachtheil, dafs sie bei Kranken, welche nicht gut transportabel sind, nicht gut angewendet werden kann. Es ist die älteste Form, welche sich noch häufig in und ausser Teutschland in Badeetablissements vorfindet.

b) Vor dieser verdient unläugbar die zweite Art den Vorzug; — sie wird durch eine besondere, tragbare und sehr leicht transportable Douchemaschine gegeben, deren Form und Construktion mit der einer gewöhnlichen Feuersprütze die gröfste Aehnlichkeit besitzt.

Man bedient sich zu diesem Ende eines drei bis vier Eimer fassenden, wohl verschlossenen, sehr dauerhaft gearbeiteten Kastens, welcher mit der erforderlichen Menge Wasser gefüllt wird. Damit der Wasserstrahl ununterbrochen und gleichförmig angewendet werden kann, mufs das Druckwerk in dieser Maschine aus zwei, durch eine Luftkugel mit einander verbundenen Cylindern mit eingeschliffenen metallenen Zugkolben bestehen. An die metallene Leitungsröhre wird dann ein bewegliches, aus Leder oder Hanf gearbeitetes, mit einem Hahn versehenes Ansatzrohr von verschiedenem Durchmesser, angeschraubt. Das ganze Druckwerk kann mit Leichtigkeit von zwei Menschen in Bewegung gesetzt und erhalten, und dann von einem Dritten, mittelst des beweglichen Rohres, der Wasserstrahl auf den leidenden Theil des Kranken gerichtet werden.

Der Kasten mufs von Eichenholz, der Cylinder und Zugkolben von Messing gearbeitet, die Luftkugel von Messing oder Kupfer seyn. Der Durchmesser des Cylinders ist weit genug, wenn er drei Zoll beträgt. Wiederholten Versuchen zufolge, treibt eine solche Maschine einen, drei Linien starken Wasserstrahl, achtzig bis fünf und achtzig Fufs hoch.

In mehreren gut eingerichteten Kurorten Teutschlands, namentlich zu Nenndorf, Eilsen, Pyrmont, Driburg und andern, finden sich dergleichen, oder doch wenigstens ähnliche Douchemaschinen. Eine ausführliche, mit einer Abbildung erläuterte Beschreibung giebt *Wetzler* und bemerkt zugleich, dafs dergleichen Douchemaschinen zu Augsburg bei *Ignatz Beck*, zu dem Preis von 150—300 Fl. zu haben sind. (*E. Wetzler's* Zusätze zu s. Schrift: Ueber Gesundbr. und Heilb. S. 44—47.)

Bei der Applikation der Douche begiebt sich der Kranke gewöhnlich in ein warmes oder lauwarmes Bad, um die Wirkung der Douche zu erhöhen und zugleich die übrigen, entblöfsten Theile des Körpers vor Erkältung zu schützen, oder bedient sich eines warmen, wollenen, oder leinenen Badekleides, welches den ganzen Körper, mit Ausnahme des leidenden Theiles umhüllt. Sehr zweckmäfsig finden sich an mehrern Kurorten besondere hölzerne Verschläge, welche mit zahlreichen Schiebern versehen sind, vermöge welcher alle übrigen Theile des Körpers gegen das herumsprützende Wasser geschützt werden, und nur eine kleine Oeffnung für den zu douchenden Theil bleibt.

Nach Verschiedenheit der Form theilt man die Douche:

1. in die des einfachen Wasserstrahles. Sie zerfällt nach Verschiedenheit der Richtung, in welcher derselbe auf den leidenden Theil angewendet wird, in folgende:

a) die herabsteigende Douche (D. descendante), wenn der Wasserstrahl eine senkrechte Richtung hat.

b) Die Seiten-Douche (D. laterale), wenn der Wasserstrahl horizontal einwirkt.

c) Die aufsteigende Douche (D. ascendante).

Mit ausgezeichnetem Erfolge wird die Douche in allen den Krankheiten empfohlen, welche sich auf örtliche Schwäche gründen, auf ein dynamisches Leiden des Nervensystems, aber auch auf Stockungen, ja organische Lokalleiden des Drüsen-, Lymph- und Muskelsystems. — Namentlich hat man sie in folgenden Fällen gerühmt:

a) Stockungen, Verhärtungen, Geschwülsten, Contrakturen, Anchylosen, — um die Afterbildung zu erweichen und durch Bethätigung der Resorption aufzulösen und zu zertheilen, so z. B. bei varikösen und lymphatischen Kropf, — Steifigkeit einzelner Muskeln, — Obstipitas capitis, — Anschwellungen der Milz und Leber, — die weifse Kinngeschwulst. (*Boyer*, traité de Chirurg. Tom. IV. p. 514.)

b) Oertliche Schwäche atonischer Art, örtliche Erschlaffung, unvollkommene oder vollkommene Lähmung, — Mangel an Empfindung oder Bewegung oder beides, — Schwäche des Kopfes, als Folge akuter, schwerer Krankheiten, wie z. B. Nervenfieber, Gehirnentzündungen, — Eingenommenheit des Kopfes, Störungen der Sinneswerkzeuge, chronische Schwäche der Organe des Unterleibes oder der Brust, — fehlerhafte Verdauung, passive seröse Profluvien, — oder Impotenz, Unfruchtbarkeit.

c) Nevralgieen, von gichtischen, rheumatischen oder hysterischen Ursachen, wie z. B. nervöser Gesichtsschmerz, — krampfhafte Beschwerden, Kolik, Magenkrampf. — Krankheiten des Rückgrates. (*Th. Copeland*, Bemerkungen über die Zufälle und Krankheiten des Rückgrates, übers. v. *Hesse*. S. 38.)

d) Hartnäckige Hautausschläge, namentlich inveterirte, schlaffe Geschwüre.

Die kalte Douche ist besonders indicirt in chronischen Nervenkrankheiten, bei vorwaltender grofser, lokaler Atonie oder Erschlaffung, besonders wenn der Wasserstrahl auf den Ursprung und Hauptsitz der Nervengeflechte des leidenden Theiles sich anwenden läfst; die warme verdient dagegen in allen den Fällen den Vorzug, wo auf vorhandene Afterbildungen erweichend, auflösend eingewirkt werden soll. In vielen Fällen ist es rathsam, mit der letzteren den Anfang zu machen, und von ihr allmählich zu der kalten überzugehen und mit letzterer die Kur zu beschliessen.

Die aufsteigende Douche benutzt man vorzugsweise bei Krankheiten des Mastdarms und des Uterinsystems. Man bedient sich derselben entweder in eigends hierzu eingerichteten Bädern, eines feststehenden Rohres, aus welchem der Wasserstrahl, gleich einem Springbrunnen emporsteigt, wie z. B.

der Bubenquelle in Ems (Vergl. Ems), oder auf einem Stuhl sitzend, derselben in Form eines beweglichen Rohres. Man rühmt sie mit Recht bei Schwäche und Atonie des Mastdarms, so wie des Uterinsystems, und dadurch bedingten Durchfall, Fluor albus, Anomalien der Menstruation, Unfruchtbarkeit, Stockungen, ja beginnenden Verhärtungen. — Bei ihrer Anwendung auf die Genitalien darf indefs nicht unbemerkt bleiben, dafs die Douche von warmem Wasser, die Sensibilität der Genitalien ungemein aufregt und daher stets mit grofser Vorsicht zu gebrauchen seyn sollte; — ferner dafs die Anwendung der kalten Wasserdouche, auf den Mastdarm so stärkend, zusammenziehend wirkt, dafs sie bei Personen, welche an Hämorrhoidalbeschwerden des Mastdarmes gleichzeitig leiden, nur sehr bedingt zu empfehlen seyn dürfte.

Dagegen leisten Klystire von kaltem Wasser oft ausgezeichnete Dienste bei hysterischen Krämpfen, in der Windsucht und als reizendes Mittel bei sehr hartnäckigen Verstopfungen.

Als eine besondere Form der aufsteigenden Douche, ist der sogenannte englische Klystirstuhl zu betrachten, durch welchen der Wasserstrahl in den untern Theil des Darmkanals geleitet wird, und von welchem man früher häufig in Mineralbädern Gebrauch machte (*K. Th. Menke*, Pyrmont und seine Umgebungen. 1818. S. 291.).

Bei der Anwendung der Douche unterscheidet man mit Recht, die starke kalte und die weniger starke warme Douche.

Die starke kalte Douche ist im Allgemeinen angezeigt bei Schwäche torpider Art, welche die Anwendung heftiger, kräftig einwirkender äufserer Reizmittel dringend fordert, Reizlosigkeit, beginnender Lähmung, Mangel an Contraction der Gefäfse und Tonus der Muskelfaser. Wird diese Form der Douche zu lang und unvorsichtig angewendet, so kann sie Röthe, Geschwulst, Entzündung oder Ueberreizung der leidenden Theile bewirken. Dafs aber deshalb diese Douche auf zarte und sehr nervenweiche Organe gar nicht, oder bei sehr schwächlichen, reizbaren

Personen nur mit der gröfsten Vorsicht angewendet werden darf, bedarf keiner Erinnerung.

Die weniger starke, warme Douche wirkt in ihren verschiedenen Formen auch reizend, aber weniger gewaltsam, sehr eindringlich, aber mehr auflösend, die Se- und Exkretion des leidenden Theiles befördernd, und ist daher vorzugsweise angezeigt bei sehr reizbaren, schwächlichen Personen, bei welchen jede sehr heftige, stürmische Einwirkung nachtheilig seyn könnte, ferner bei Lokalbeschwerden, bei welchen erweichend, zertheilend eingewirkt werden soll.

Bei Krankheiten des Gehörs wendet man die Douche auf den Processus mastoideus an, auch auf die Ohrmuschel, auf die letztere doch mit der nöthigen Vorsicht, um die unmittelbare Erschütterung des Trommelfells und des innern Ohres zu vermindern. Die warme, nicht starke Douche ist mit Nutzen bei krampfhaften Leiden der Augenmuskeln, beim schwarzen Staar, und mit Nutzen bei rheumatischen Augenentzündungen von *Ritter* angewendet worden.

An die warme Douche schliefsen sich die Klystire (vergl. Clysma), so wie die Einspritzungen von warmen Wasser in Venen (vergl. Infusio).

2. Die Douche in Form mehrerer Wasserstrahlen. Es gehören dahin:

a) Das Regen- oder Schauerbad. Zu diesem Zweck wird an das Hauptrohr ein Rohr mit einer fein durchlöcherten Brause, geschraubt, um die aus dieser strömenden feinen Wasserstrahlen nach Gefallen auf einzelne Theile des Körpers einwirken zu lassen.

In dieser Form wirkt die Douche sehr gelind, heftiger dagegen

b) Das Traufbad. Es ist hierbei folgende Vorrichtung erforderlich: In einem eigends hierzu eingerichteten Behälter befindet sich auf dem Fufsboden eine Oeffnung zum Abflufs des Wassers, an der Decke eine zweite gröfsere, um in dieselbe genau ein mit Wasser gefülltes Gefäfs einzupassen, dessen Boden mittelst einer blechernen Klappe bedeckt ist, die nach Gefallen schnell geöffnet oder geschlossen werden kann, und unter welcher sich ein zweiter siebförmig durchlöcherter, blecherner Boden befindet, damit nach Wegnahme der Klappe, das in dem Gefäfs enthaltene Wasser, in Gestalt eines starken Regens auf den unter dem Wasserbehälter befindlichen Kranken herabfällt.

Als eine besondere Form ist hier noch zu nennen:

c) Das Tropfbad. Schon die Alten kannten und benutzten dasselbe. Als den Erfinder desselben nennt man *Asklepiades*. (*Plin*. hist. natur. lib. XXVI. cap. 3.)

Man läfst von einer beträchtlichen Höhe das Wasser in einzelnen Tropfen auf einen Theil des Körpers fallen. Die Wirkung dieser Form hängt ab von der Höhe des Falles, der Dauer der Anwendung und der Empfindlichkeit des Theiles, auf welchen dasselbe angewendet wird. Ist die Höhe des Falles sehr beträchtlich, so kann das Tropfbad bei Gesunden einen so starken Eindruck hervorbringen, dafs dadurch heftige Nervenzufälle verursacht werden.

Man benutzt das Tropfbad, ganz ähnlich dem Douchebade, als örtlich reizendes Mittel in folgenden Fällen:

a) bei chronischen Leiden des Gehirns, heftigem Kopfschmerz, Gemüthskrankheiten, namentlich bei Wahnsinn und Schwermuth. Man läfst zu diesem Ende eine Stelle glatt scheeren und wendet auf diese das Tropfbad an;

b) bei Nevralgieen, namentlich beim Gesichtsschmerz;

c) bei Lähmungen, Contracturen, Knochen- und andern Geschwülsten, krankhaften Ablagerungen in den Gelenken, bei einem vorwaltenden torpiden Zustande;

d) als schnell belebendes Mittel bei Ohnmachten, Scheintod, auf die Herzgrube angewendet, — ein grofses Mittel bei neugeborenen Kindern, aber auch als belebendes Mittel in bösartigen Fiebern empfohlen. Ausser kaltem Wasser hat man in solchen Fällen auch kalten Weines oder kalten Essigs sich bedient.

Zur Anwendung des Tropfbades in chronischen Krankheiten, bedient man sich einer eigenthümlichen Vorrichtung, nemlich eines besondern mit Wasser gefüllten, mit zwei Stricken versehenen Gefäfses, welche sich in einen herabhängenden vereinigen. Die Tropfen fallen in einer bestimmten Folge, und der Kranke wird so placirt, dafs die Tropfen gerade auf den leidenden Theil auffallen.

Auf diese Weise läfst man das Tropfbad nach dem Befinden des Kranken, eine viertel oder halbe Stunde und länger gebrauchen, einen um den andern Tag, oder nach Umständen, täglich ein- bis zweimal. Zur Verminderung oder zur Verstärkung der Wirkung, giebt man den Tropfen bald einen höheren, bald einen weniger hohen Fall.

Nach den Umständen des Kranken giebt man das Tropfbad kalt oder warm, und bedient sich kräftiger Beimischungen, oder nur Zusätze von Kochsalz, um dadurch die specifische Schwere des Wassers und folglich seine mechanische Einwirkung zu vermehren.

Nach *Pouteau* soll ein gelindes, aber dabei fortgesetztes Schlagen mit einem Stäbchen auf den leidenden Theil noch kräftiger wirken. Auch schlägt derselbe zugleich ein trocknes Tropfbad vor, welches man dadurch veranstaltet, dafs man statt Wasser, heifsen, feinen Sand, oder kleine Steinchen in bestimmten Zwischenräumen auf den leidenden Theil soll herabfallen lassen.

Litteratur.

Andr. Baccius, de thermis. Venet. 1572. Cap. XIII. p. 112 — 114.

J. E. Wetzler, über Gesundbrunnen und Bäder. Thl. 1. 1822. S. 113 — 121.

G. Rüsch, Anleitung zu dem richtigen Gebrauche der Bade- und Trinkkuren. 1825. Thl. 1. S. 158 — 176.

E. Osann, physikal. medicin. Darstellung der bekannten Heilquellen der vorzügl. Länder Europas. Thl. 1. S. 368 — 372.

Zweiter Abschnitt. Gas- und Dampfbäder. Das in dieser Form vorwaltende Princip der Flüchtigkeit, bezeichnet im Allgemeinen auch zugleich den Charakter der Wirkung dieser Bäder; ihre besondere Wirkung hängt ab von der Qualität der hierzu benutzten Gasarten, der Temperatur der Wasserdämpfe und endlich den, von der Art der Krankheit abhängigen, verschiedenen Formen ihrer Anwendung.

Zu unterscheiden sind hier: *A.* Luft- oder Gasbäder, — und *B.* Dampfbäder.

A. Luft- oder Gasbäder. Dahin gehören:

1. Luftbäder, — neuerdings als diätetisches Mittel und als Heilmittel in mehrern Fällen vorgeschlagen und benutzt. An einem Orte, an welchem die Luft freien Zutritt hat, setzt man sich entweder entkleidet, oder nur von einem dün-

nen Hemde bekleidet, unter einer steten, aber mäfsigen Bewegung, der unmittelbaren Einwirkung der atmosphärischen Luft aus. Man hat hierbei besonders zu achten, dafs der Kranke sich nur nach und nach entkleide, dafs die Temperatur der atmosphärischen Luft nicht zu kalt und der Luftzug nicht zu stark sey. Bei vorhandener rheumatischer Anlage sind sie mit grofser Vorsicht zu gebrauchen, um die hier so leicht mögliche Erkältung zu vermeiden. Durch Auswahl verschiedener Temperaturgrade, längere oder kürzere Dauer, läfst sich die Wirkung dieser Luftbäder allmählig verstärken.

2. Sonnenbäder. Unter Sonnenbad oder Insolation begreift man die Anwendung des Lichts und der Wärme der Sonne, in möglichst concentrirter Form auf die Oberfläche des Organismus. Von den älteren Aerzten rühmen und empfehlen das Sonnenbad *Aetius* und *Oribasius*; neuerdings hat *Loebel* die Indikationen wie Contraindikationen für die Anwendung desselben näher zu bezeichnen sich bemüht, und zugleich die Beschreibung eines Sonnenbadgefäfses (*Ἡλιοθερμος*) gegeben, um in demselben Licht und Wärme der Sonne, in möglichst concentrirter Form anwenden zu können. Das Behältnifs, erbaut aus Glasscheiben, gleicht der Form eines Mistbeetbehälters, ist ungefähr drei Fufs lang, sein Fufsboden von Holz und mit Sohlenleder bedeckt, die Seitenwände haben eine Höhe von drei bis vier Fufs und bestehen aus Glasscheiben. In dem obern Theile dieses Behälters mufs eine Oeffnung seyn, durch welche der Kopf des Kranken hervorragen kann, und an der Seite eine Thür, durch welche der Kranke sich in das Sonnenbadgefäfs begeben kann. Der ganze Körper mufs, mit Ausnahme des Kopfes, bequem in diesem Gefäfs Raum haben; an den Seiten desselben müssen kleine Oeffnungen sich befinden, um dieselben nach Gefallen zu öffnen und dadurch die vorhandene erhöhte Temperatur der in dem Glaskasten befindlichen Luft, nach Gefallen zu mindern. Den Fufsboden desselben läfst man mit trocknem Sand oder Kochsalz, eine Viertelelle hoch bestreuen, den Leidenden in das Gefäfs bringen und denselben dann der Wirkung der Sonnenstrahlen aussetzen.

Loebel empfiehlt das Sonnenbad in folgenden Krankheiten:

a) bei Metastasen, nach unterdrückten akuten oder chronischen Hautausschlägen; — *Vilette* will durch Insolation eine durch Scharlachmetastase entstandene Wassersucht glücklich geheilt haben;

b) chronischer Gicht nervöser Art, — *Neuburg* empfahl die Insolation namentlich gegen Kopfgicht;

c) Blennorrhoeen, welche durch Unterdrückung der Hautthätigkeit entstanden sind;

d) hartnäckigen venerischen Beschwerden, namentlich zur Unterstützung der gleichzeitig gebrauchten Merkurialmittel;

e) Geschwülsten, Stockungen, Verhärtungen;

f) Krämpfen und Neuralgieen;

g) Lähmungen oder andern Formen von bedeutender lokaler Schwäche, — Lähmungen der untern Extremitäten, Amaurose. Für die glückliche Anwendung der Insolation in Verbindung mit andern passenden Arzneimitteln in der Amaurose, spricht der von *Loebel* erzählte Fall.

L. Loebel in *Hufeland's* Journ. d. pr. Heilk. Bd. XL. St. 6. S. 56. u. folg.

3) Gasbäder von Chlor. Neuerdings ist von *W. Wallace* und *Zeise* Chlor in Verbindung mit Wasserdämpfen in Wannen angewendet worden. Man bedient sich hierzu wohl verschlossener, dichter Kasten oder Wannen, welche mit einem genau passenden Deckel versehen sind, in welchen sich für den Hals ein Ausschnitt befindet, damit die ganze Oberfläche des Körpers, mit Ausnahme des Kopfes, der Einwirkung des Chlor und der Wasserdämpfe ausgesetzt wird. Die Kranken nehmen täglich ein solches Bad, und verweilen in demselben 15—30 Minuten, oft auch länger. Man gab demselben die Temperatur von 29—40°R.; das Chlor entwickelte man aus 3 Theilen Kochsalz, einem Theil Braunstein und 3 Theilen Schwefelsäure, und leitete es mittelst eines Rohres nicht blos in den Kasten, sondern auch vorzugsweise auf den leidenden Theil des Kranken. Zu einer Kur waren nach *W. Wallace* 20 — 30 Bäder hinreichend.

Bei der Wirkung des Chlors in dieser Form, ist die nächste und entfernte zu unterscheiden.

Zunächst wirkt dieses Gas in Verbindung mit Wasserdämpfen ungemein reizend auf die äufsere Haut, verursacht profuse Ausdünstung, starken Andrang der Säfte dahin, Vermehrung der Empfindlichkeit und Wärme; — gleichzeitig oder später erfolgen dann vermehrte Absonderung der Urinwerkzeuge, der Schleimhäute, der Speicheldrüsen und der Leber, saurer Geschmack im Munde, zuweilen Excoriationen im Munde und Schlunde, Stumpfwerden der Zähne; — eine besondere Wirkung scheint das Chlor in dieser Form auf die Leber zu besitzen.

In Verbindung mit Abführungsmitteln, um die in grösserer Menge abgesonderte Galle zu entleeren, hat man diese Bäder bei chronischen Krankheiten der Leber empfohlen, namentlich bei Stockungen, Verhärtungen, Geschwülsten, chronischen Entzündungen, Gelbsucht, oder andern Leiden der Leber, welche häufig von längerem Aufenthalte in heifsen Klimaten entstehen.

4. Gasbäder von kohlensaurem Gase. Benutzt werden sie nur in gut eingerichteten Etablissements von Heilquellen. Man gewinnt dasselbe aus Säuerlingen, oder an kohlensaurem Gase reichen Eisenwassern; häufig ist demselben eine geringe Menge von Schwefelwasserstoffgas beigemischt.

Man bedient sich dieser Bäder in folgenden Formen:

a) als ganzes Bad, in wohl verschlossenen, mit einem genau passenden Deckel versehenen und mit kohlensaurem Gase gefüllten Wannen.

Oertlich wirkt das kohlensaure Gas in dieser Form reizend, belebend, stärkend; — auf der äufsern Haut verursacht es ein Prickeln, Stechen, das Gefühl von ungewöhnlicher Wärme und einen profusen Schweifs; — auf nervenreiche Organe, z. B. das Auge, angewendet, Belebung, Stärkung; — auf faulige, bösartige Geschwüre applicirt, wirkt es antiseptisch, die Eiterung verbessernd.

Die entfernte und allgemeine Wirkung dieses äufserlich auf den ganzen Organismus angewendeten Gases ist reizend, belebend, nimmt Nerven- und Gefäfssystem und Harn- und Geschlechtsorgane vorzugsweise in Anspruch, und wirkt daher häufig nicht nur die Urinabsonderung vermehrend, sondern auch sehr erregend auf die Geschlechtstheile.

b) In

b) In eigenen Vorrichtungen über den Spiegel an kohlensaurem Gase reichen, kalten Mineralquellen. Da das kohlensaure Gas unter allen Gasarten das schwerste ist, so bildet es über dem Wasserspiegel eine oft mehrere Fufs hohe Gasschicht. Um diese nun als Heilmittel zu benuzzen, hat man gegen die nachtheiligen Einflüsse der Witterung und gegen Luftzug geschützte Vorrichtungen an mehreren Kurorten Teutschlands angebracht, vermöge welcher Kranke über dem Spiegel verweilen, und die untern Extremitäten der über dem Wasserspiegel befindlichen Gasschicht längere oder kürzere Zeit aussetzen können.

c) Als Gasdouche. Sie wirkt sehr reizend, belebend. Wendet man sie auf sehr nervenreiche empfindliche Organe an, wie z. B. die Augen, so sucht man ihre reizende Wirkung die ersten Male durch Vorhalten eines Stücks Flors oder dünnen Taffets etwas zu mindern.

d) Um endlich das kohlensaure Gas auch blos lokal bei Krankheiten einzelner Glieder zu benutzen, bedient man sich noch besonderer kleinerer Kasten und anderer Apparate, welche mit kohlensaurem Gase gefüllt und wohl verschlossen werden können, und in welche man dann den leidenden Theil längere Zeit der Wirkung desselben aussetzt.

Die Krankheiten, in welchen das kohlensaure Gas in diesen genannten Formen sich vorzüglich hülfreich bewiesen hat, sind: *α*. Lähmungen, Steifigkeit, Schwäche, krampfhafte Bewegungen der Extremitäten; *β*. hartnäckige, gichtische Geschwüre, Hautausschläge und Knochenauftreibungen; *γ*. Krankheiten des Uterus durch Schwäche bedingt, Anomalien der monatlichen Reinigung, Stockungen; *δ*. Krankheiten des Gehörs und der Augen; *ε*. endlich hat man das kohlensaure Gas noch mit atmosphärischer Luft vermischt in mehreren Arten von chronischen Brustkrankheiten, bei Brustkrämpfen, selbst in einigen Formen beginnender Lungensucht anzuwenden versucht.

L i t t e r a t u r.

J. E. Wetzler, Zusätze und Verbesserungen zu der neuen Ausg. über Bäder u. Gesundb. Mainz 1822. S. 49 — 52.

C. J. Heidler, über die Gasbäder in Marienbad. 1819.

Marienbad nach eigenen Beobachtungen und Ansichten, dargestellt von *C. J. Heidler*. Th. II. S. 17 — 35.

Pyrmont u. seine Umgebungen, v. *K. Th. Menke.* 1818. S. 292—294.
Kaiser-Franzensbad u. seine Heilquellen, v. *E. Osann* u. *B. Trommsdorff.* Zweite Aufl. 1828. S. 163 — 213.

5) Gasbäder von Schwefelwasserstoffgas — bereitet aus den flüchtigen Bestandtheilen der Schwefelquellen, — Schwefelwasserstoffgas zwar als vorwaltenden Bestandtheil enthaltend, aber häufig nicht frei von Beimischungen von kohlensaurem Gas und Stickgas.

Mit Gasbädern von kohlensaurem Gase verglichen, wirken diese auf Nerven-, Muskel- und Gefäfssystem weniger erregend, aber flüchtiger, durchdringender und sind von besonderer Wirkung auf die äufsere Haut, die Schleimhäute und das Drüsen- und Lymphsystem; — die Thätigkeit der äufsern Haut und der Schleimhäute belebend, ihre Absonderung verbessernd, die Resorption befördernd.

Von grofser Wichtigkeit für ihre Wirkung ist die Temperatur und der Umstand, ob sie rein oder mit Wasserdunst oder Wasserdampf verbunden angewendet werden. Am reizendsten wirken die mit Wasserdampf, — erschlaffend, erweichend dagegen mit Wasserdunst geschwängert, und in der Wirkung zwischen beiden scheinen die reinen Bäder von Schwefelwasserstoffgas in der Mitte zu stehen.

Die verschiedenen Formen, in welchen man das Schwefelwasserstoffgas äufserlich anwendet, sind folgende:

a) als ganzes Bad, in Wannen, die, wie schon beschrieben, mit einem genau passenden Deckel versehen, sorgfältig verschlossen werden können, und in welchen die Oberfläche des ganzen Körpers, mit Ausnahme des Kopfes, der Einwirkung von Schwefelwasserstoffgas ausgesetzt wird.

b) In Form von Gaszimmern oder Gaskabinetten, bestimmt zur Wohnung für Brustkranke. Man schwängert zu diesem Ende in Etablissements von Schwefelquellen, die Atmosphäre dieser Zimmer mit einer gewissen Menge von Schwefelwasserstoffgas, um diese Mischung ununterbrochen Kranken einathmen zu lassen, und unterscheidet hier trokkene und feuchte Gaszimmer.

Die trocknen bestehen blos aus einem Gemisch von atmosphärischer Luft und Schwefelwasserstoffgas, müssen wegen ihrer reizenden Wirkung mit Vorsicht angewendet werden, und sind daher zu widerrathen bei weit vorgeschrittener Lugensucht, großer Aufregung des Gefäßsystems, Neigung zu Bluthusten, bei großer Reizbarkeit oder entzündlicher Reizung der Lungen und der Luftwege.

Dagegen unterscheiden sich von den vorigen wesentlich die feuchten Gaszimmer durch eine Beimischung von Wasserdunst, eine beruhigendere, erschlaffendere Wirkung, und werden in der floriden Lugensucht, Halsschwindsucht, entzündlichen Brustkatarrhen, chronischer Bronchitis und hartnäckiger Heiserkeit mit gutem Erfolg benutzt. Zweckmäßige Vorrichtungen zu diesen zwei Formen, finden sich namentlich in den Schwefelbädern zu Nenndorf und Eilsen.

c) In Form von Gasdouche.

d) In besondern Vorrichtungen, vermöge welcher einzelne Glieder des Körpers der lokalen Wirkung des Schwefelwasserstoffgases ausgesetzt werden können.

Die Krankheiten, in welchen das Schwefelwasserstoffgas in diesen genannten Formen bisher mit großem Erfolg angewendet worden ist, sind: *α*. chronische Krankheiten der Haut, bedingt durch örtliche Schwäche, Unterdrückung der Hautthätigkeit oder abnorme Metamorphose derselben, wie Geschwüre, krätz- oder flechtenartige Hautausschläge; *β*. chronische Leiden der Luftwege, durch Entzündung, perverse Absonderung oder krampfhafte Beschwerden bedingt; *γ*. rheumatische, gichtische, psorische Dyskrasieen; *δ*. Neuralgieen gichtischer, rheumatischer Art; *ε*. chronische Vergiftungen durch Blei, Arsenik oder Quecksilber; *ϑ*. Lähmungen, Neuralgieen von gichtischen oder andern Metastasen.

L i t t e r a t u r.

Wurzer, über Gasbäder in Nenndorf in *Fenner's* Taschenbuch für Gesundbrunnen und Bäder. 1818. S. 49.

Waiz, über Schwefelgasbäder in Nenndorf in den Jahrb. der Heilquellen Deutschlands, herausg. von *Fenner von Fennenberg* u. *Peez*. 1821. Th. I. S. 93.

Gebhardt, über die neuen Einrichtungen der Gasbäder zu Eilsen, in *Hufeland's* Journ. d. pr. Heilk. Bd. L. St. 2. S. 68.

Neubert, Uebersicht der Kuranstalt zu Nenndorf in *Hufeland's* und *Osann's* Journ. d. pr. Heilk. Bd. LIV. St. 1. S. 45.

6. Bäder von Thermaldämpfen. Gebildet von den, vulkanischen Gegenden oder heißen Mineralquellen frei-

willig entströmenden, Gasarten und Wasserdämpfen, vereinigen sie in sich die Wirkung der heifsen Wasserdämpfe und der diesen beigemischten Gasarten (kohlensaures Gas, Schwefelwasserstoffgas und Stickgas), und stehen diesem nach zwischen den Gas- und Dampfbädern in der Mitte. Sie wirken im Allgemeinen reizend, erregend; ihre besondere Wirkung wird theils durch den Grad ihrer Temperatur, theils durch die Qualität der in ihnen enthaltenen Gasarten bestimmt.

Natürlicher Bäder von Thermaldämpfen hat man sich in Italien schon seit langer Zeit bedient, — die berühmtesten sind die Schwitzbäder zu Bajae im Golf von Pozzuoli, zu St. Germano und auf der Insel Ischia.

Um Thermaldämpfe äufserlich in zweckmäfsiger Form anzuwenden, bestehen in Teutschland an mehreren Kurorten von heifsen Quellen besondere Vorrichtungen, namentlich zu Wiesbaden (*E. Osann*, Bemerkungen über die wichtigsten Mineralquellen d. Herzogthums Nassau. 1824. S. 13 und 14), zu Baden-Baden (die Mineralquellen des Grofsherzogthums Baden, v. *Kölreuter*. Erster Jahrg. 1820. S. 52), zu Karlsbad (Carlsbad, ses eaux minérales et ses nouveaux bains à vapeurs par *J. de Carro*. 1827. p. 195) u. a.

Benutzt werden sie in ganz ähnlichen Formen, nämlich:

a) als ganzes Bad; in verschlossenen Badewannen oder Badekasten;

b) als Dampfdouche; — sehr erhöht wird ihre Wirkung, wenn man in das Rohr, durch welches die heifsen Thermaldämpfe geleitet werden, einen Cylinder mit aromatischen Kräutern, dessen beide Endflächen durchlöchert sind, einschrauben läfst, und dadurch die Thermaldämpfe mit den flüchtigsten aromatischen Theilen dieser Kräuter schwängert.

Auf ähnliche Weise bereitet man auch in Etablissements von kalten Mineralquellen eine, der der Thermaldämpfe sehr ähnliche, Art von Douche, indem man das kalte Schwefel- oder Eisenwasser kochen läfst, und die hierdurch entwickelten, unter sich verbundenen, Gasarten und Wasserdämpfe durch ein Rohr leitet und als Dampfdouche anwendet.

E. Osann, phys. med. Darst. der Heilquellen. Th. 1. S. 372 u. folg.

B. **Dampfbäder.** Je nachdem sie allgemein oder nur örtlich benutzt werden, unterscheidet man I. allgemeine und II. lokale Dampfbäder.

I. Allgemeine Dampfbäder. Der Gebrauch der Schwitzbäder war im Alterthum sehr allgemein, wie bereits in der Geschichte der Bäder gezeigt worden ist. Nicht blos die Griechen und Römer benutzten sie häufig, sondern auch schon die Scythen. In neueren Zeiten hat man sie in einer doppelten Gestalt angewendet, in der Form russischer Dampfbäder und in der Form von Dampfbädern in verschlossenen Wannen oder Schwitzkasten.

1. Russische Dampfbäder. In den hierzu bestimmten Anstalten werden auf einem eisernen Rost grofse Steine durch untergelegtes Feuer bis zum Glühen erhitzt, dann von Zeit zu Zeit mit Wasser begossen, und dadurch Dämpfe entwickelt. Der Badende begiebt sich entkleidet auf eine der, terassenförmig sich über einander erhebenden Bänke, je nachdem er seinen Körper einem höhern oder niedern Grad von Hitze aussetzen und demnach mehr oder weniger schwitzen will. Der Grad von Hitze, welchen manche Russen vertragen können, soll an das Unglaubliche grenzen. In diesem Schwitzbade wird gemeiniglich der Körper mit in Seifenwasser getauchten Birkenzweigen geschlagen, frottirt, oder auch von Zeit zu Zeit mit kaltem Wasser begossen. Nicht selten begiebt sich der Badende aus dem Schwitzbad mit seinem von Schweifs triefenden Körper in ein anderes weniger heifses Gemach, wo er sich mit kaltem Wasser begiessen läfst, — und kehrt dann von neuem in das Schwitzbad zurück, wiederholt dieses Verfahren mehrere Male und veräfst dann warm bekleidet sein Bad.

Der Umstand, dafs dergleichen Schwitzbäder von den Alten so häufig und mit so gutem Erfolg benutzt, und noch jetzt in mehreren Ländern, namentlich in Rufsland fast allgemein gebraucht werden, hat Veranlassung gegeben, dafs mehrere die russischen Schwitzbäder als ein allgemeines und sicheres Mittel betrachteten und empfahlen, um die Haut abzuhärten und dadurch derselben die Disposition zu rheumatischen und gichtischen Krankheiten, so wie zu chronischen Hautausschlägen zu nehmen. Wer indefs die grofse und ausgezeichnete Wirksamkeit dieser Bäder kennt, wird zugleich eingestehen, dafs ein so gewaltsam und heroisch wirkendes Verfahren sich bei uns wohl nie zu einem allgemeinen Volksmittel eignet, und mit grofser Berücksichtigung der individuellen Körperconstitution nur sehr bedingt angewendet werden sollte.

In vielen gröfseren Städten Teutschlands, ja sogar in mehreren Etablissements von Mineralquellen, wie z. E. zu Elmen bei Magdeburg, zu Muskau u. a., bestehen gegenwärtig Einrichtungen zu russischen Bädern. In den gut eingerichteten Anstalten dieser Art finden sich, aufser einem Versammlungszimmer, ein Vorzimmer, welches schon eine Temperatur über 20° R. hat, in welchem man sich entkleidet und in einem Bademantel gehüllt, von da in das eigentliche Badezimmer begiebt. Gemeiniglich verweilt in dem letztern der Badende anfänglich nur auf den niedern Bänken der terrassenförmig sich erhebenden Stufen, und erhebt sich erst später zu den höheren, um allmählig in der Temperatur zu steigen. Die ersten Male ist es rathsam, die Dämpfe nicht über 36 und 40° R. zu nehmen, um nur später sie bis zu 45 oder wohl gar noch höher zu steigern. Während des Gebrauchs derselben wird der Körper mit Seifenschaum, Weizenkleie oder andern Ingredienzien gerieben; oft ist es rathsam, ein mit eiskaltem Wasser befeuchtetes Tuch vor den Mund zu halten, auf den Kopf zu legen und öfters damit zu wechseln, — oder sich kaltes Wasser von Zeit zu Zeit auf den Kopf giefsen zu lassen. Das Begiefsen geschieht mittelst einer von der Decke angebrachten Vorrichtung von Handbrause, aus welcher das Wasser in Form eines Staubregens, oder nach Umständen, wenn es gewünscht werden sollte, in Gestalt stärkerer Wasserstrahlen auf den Körper auffällt.

Die Dauer eines solchen Bades wird bestimmt nach dem Zweck des Arztes, und nach der Individualität des Kranken. Anfänglich verweilen Kranke in demselben nicht länger denn einige Minuten, später eine halbe Stunde und unter Umständen wohl auch noch länger. Man badet ferner nicht immer täglich, alle zwei oder drei Tage, und nimmt wenigstens zwölf bis sechszehn Bäder,

Hat man in dem Schwitzbad die erforderliche Zeit auf der obersten Bank zugebracht, so verfügt man sich erst auf die niedrigere von einer geringern Temperatur, und von da in das Ruhezimmer, wo man sich dann abtrocknen, mit einem erwärmten Bademantel oder Tüchern umhüllen läfst, geniefst etwas warmes Getränk, begiebt sich dann, wohl mit wollenen Decken umhüllt, noch einige Zeit lang auf ein Ruhebett, um die fortdauernde starke Transpiration abzuwarten, und dann erst in das Versammlungszimmer, um sich etwas abzukühlen, bevor man das Badehaus verläfst.

Zunächst nehmen diese russischen Dampfbäder allerdings nur die äufsere Haut und die Schleimhäute des Mundes, der Nase und Luftröhre mit ihren innern Verzweigungen in Anspruch, mit welchen sie in direkte Berührung treten; von ihnen verbreitet sich indefs ihre reizende, erregende und durchdringende Wirkung schnell auf alle übrigen Gebilde des Organismus. Der Athem und der Puls werden schneller, häufiger; es erfolgen heftige Kongestionen der Säfte nach der äufsern Haut, der Brust und dem Kopf, — daher profuse Schweifse der Haut, heftige Beängstigungen, Kopfschmerz, Schwere des Kopfes, Schwindel, ja Ohnmacht. Bei der durchdringenden Wirkung, welche diese Bäder auf den ganzen Körper äufsern, kommt besonders noch ihre reizende auf das Drüsen- und Lymphsystem in Betracht, vermöge welcher sie ungemein auflösend wirken. Ihre örtlich reizende Einwirkung auf Kopf und Brust wird dadurch sehr erhöht, dafs sie direkt auf dieselben einwirken und durch Einathmen derselben in unmittelbare Berührung mit den feinern Verzweigungen der Bronchienäste in der Lunge treten, — und hierdurch unterscheiden sich die russischen Dampfbäder wesentlich von denjenigen, welche in verschlossenen Kasten angewendet werden, und welche dadurch, dafs weder die heifsen Dämpfe eingeathmet, noch mit dem Kopf in unmittelbare Berührung treten, weniger reizend auf Kopf und Brust einwirken.

Bei dem Gebrauch der russischen Dampfbäder sind folgende Regeln zu beachten:

a) In das Bad gehe man nur abgekühlt, und nicht bei vollem Magen; eben deshalb ist vor dem Gebrauch desselben Alles, was das Blutsystem aufregen könnte, wie starke körperliche Bewegungen, der Genuſs hitziger Getränke u. dergl. sorgsam zu vermeiden.

b) Contraindicirt ist die Anwendung der russischen Bäder: bei Vollblütigkeit, groſser Reizbarkeit des Gefäſssystems, Neigung zu starken Blutcongestionen nach Kopf und Brust, Anlage zu Schlagfluſs und Bluthusten, bei flieſsenden Hämorrhoiden, während des Menstrualfluſses, bei Aneurysmen, innern chronischen Entzündungen und Exulcerationen, und fieberhaften Beschwerden.

Nach der allgemein verbreiteten Annahme, daſs eine sehr niedere Temperatur, welche plötzlich auf einen erhitzten Körper einwirkt, durch Unterdrückung der Hautthätigkeit nachtheilig wirkt, lieſse sich vermuthen, daſs während oder unmittelbar nach dem Bade aus diesem Grunde die Einwirkung von kaltem Wasser, auf den von Schweiſs triefenden Körper schädlich seyn müsse. Die Erfahrung widerspricht indeſs diesem Schluſs. Die Ursach hiervon ist gewiſs darin zu suchen, daſs ein Körper, welcher geraume Zeit der Einwirkung so heiſser Dämpfe ausgesetzt war, so von ihrer Hitze durchdrungen ist, daſs eiskaltes Wasser, welches auf denselben gegossen wird, vermöge der aus dem Körper ausströmenden Hitze nicht als kaltes mit demselben in Berührung kommt, sondern durch die ausströmende Wärme in dem Moment der Berührung in lauwarmes verwandelt wird, und daher nicht kälten kann.

Die Krankheiten, in welchen sich die russischen Dampfbäder vorzüglich wirksam bewiesen haben, sind folgende:

a) Gichtische und eingewurzelte rheumatische Beschwerden. In sehr hartnäckigen Fällen vermehrt man die Zahl der Bäder bis zu 30, nimmt nach Umständen noch mehr, und verbindet damit den Gebrauch der Dampfdouche, lokaler Blutentziehungen, passender Friktionen und zweckmäſsiger, kräftiger innerer Mittel; die Art und Form der Anwendung hängt hier von den Umständen ab. Man läſst anfangs einen Tag um den andern baden, und nach Beseitigung der schwächern vorhandenen Beschwerden, zuweilen zur Nachkur alle Wochen nur noch ein russisches Bad nehmen.

b) Chronische Leiden der Schleimhäute, durch rheumatische oder katarrhalische Ursachen bedingt, — chronische Halsschmerzen, Heiserkeit, Verschleimungen der Brust, Stockschnupfen, Trockenheit der Nase, Schwerhörigkeit. — So wirksam sich in allen diesen Fällen oft die russischen Bäder bewähren, so nachtheilig können sie werden, wenn gleichzeitig, wie schon erinnert, Vollblütigkeit und Neigung zu aktiven Congestionen nach dem Kopfe vorhanden ist; — blofse Schwerhörigkeit kann dann zuweilen zu sehr hartnäckigen Krankheiten des Gehörs gesteigert werden.

c) Chronische Hautkrankheiten, — vorhandene chronische, flechtenartige Hautausschläge, oder durch plötzliches Verschwinden von Hautausschlägen oder Unterdrückung von Schweifsen verursachte Metastasen, Geschwüre, Schwäche, Erschlaffung oder ungewöhnliche Trockenheit der Haut, grofse Neigung zu allgemeinen oder örtlichen Schweifsen, — Anasarca, Fettsucht.

Bei sehr unthätiger, erschlaffter Haut, ist von einigen, namentlich das russische Bad, zu Belebung derselben, als Verjüngungsmittel angerathen worden.

d) Chronische Leiden des Unterleibes, — Störungen der Funktionen des Darmkanals, Schwäche der Verdauung, Apetitlosigkeit, Flatulenz, Durchfall, Kolik, Magenkrampf, Hypochondrie, — Krankheiten der Urinwerkzeuge, Blasenkrampf, Harnverhaltung; — in allen diesen Fällen in Verbindung mit passenden Friktionen des Unterleibes oder des Rückens und Kreuzes, mit Begiefsungen und mit der Douche.

Bei Hämorrhoidalbeschwerden und zu schwacher oder ganz supprimirter Menstruation haben ferner, obwohl weniger passend, einige auch russische Dampfbäder empfohlen.

e) Geschwülste und Verhärtungen zur Auflösung und Zertheilung derselben, — scrophulöse Geschwülste, Knochengeschwülste, Ueberbeine, selbst Knoten in den Brüsten. Auch in der Zertheilung von Blutaderknoten sollen russische Bäder sich hülfreich gezeigt haben.

f) Lähmungen und Kontrakturen, von gichtischen Ursachen; — sehr gerühmt in Verbindung von Einreibungen von Oel und der Dampfdouche.

g) Chronische Metallvergiftungen, namentlich durch Quecksilber und Blei.

Litteratur.

Frommann, dissert. de balneis et imprimis sudatoriis. Coburg 1659. 8.

J. Symon, observations on vaporous-bathing and its effects, with some particular cases, in which was used with succefs. London 1765.

Th. Denmann, a letter on the construction and method of using vapour-baths. London 1769.

Richter, Geschichte der Medizin in Rufsland. Moskwa 1813. Th. I. S. 82.

Ant. Rib. Sanchez, Bemerkungen und Untersuchungen über den Gebrauch der Dampfbäder bei verschiedenen Völkern, insbesondere in Rufsland. Memmingen 1789.

Stix, de Russorum balneis calidis ac frigidis. Dorpat 1802.

Chr. Fr. Hirsch, von den Vortheilen der in den K. Russischen Staaten gebräuchlichen Dampf- und Schwitzbäder u. ihre Einrichtung. Bamberg 1818.

K. F. Uden, Nachricht, das zu Berlin angelegte Dampfbad betreffend. Dessau 1782.

Nicolai, de curationibus morborum per vapores. Jenae 1783.

Ant. Rib. Sanchez, die russischen Dampfbäder. A. d. Franz. v. *Jochmus*, mit Vorrede u. Anmerkungen von *B. Erhard*. Berlin 1819.

F. Gregorius, diss. inaug. de sudationibus russicis. Berolini 1819.

F. Gregorius, die russischen Dampfbäder, ihre Anwendung und Wirkung, mit 1 Kupfer. Berlin 1820.

G. F. Pochhammer, russische Dampfbäder als Heilmittel durch Erfolge bewährt. Mit einer kurzen Anweis. zum Gebrauch d. russ. Dampfbäder von Dr. *J. G. Schmidt*. Berlin 1824.

P. J. B. Tagebuch im Muskauer Hermannsbad geführt, mit einer vollständigen Beschreibung des russ. Dampf- u. Schwitzbades nebst dessen wohlthätigen Wirkungen, zum Nutzen für Gesunde und Kranke. Zittau 1824.

J. W. Tolberg, über Einrichtung, Gebrauch und Wirkung des russ. Dampfbades bei dem Soolbade zu Elmen. Magdeburg 1827.

H. Zeise, kritische Beurtheilung des Unterschiedes russ. Ofen-Dampfbäder u. Dampfkessel-Dampfbäder, zur Berichtigung mancher unrichtiger in öffentlichen Blättern ausgesprochenen Ansichten diesen Gegenstand betreffend. Altona 1827.

C. Barrie, über russ. Bäder nebst einer Anweisung zum zweckmäfsigen Gebrauch. Hamburg 1828.

J. Ritter von Vering, über die russ. Schwitzbäder, deren Gebrauch u. Heilkräfte. Wien 1828. — Zweite Aufl. 1830.

F. W. Rast, einige Worte über die wahre Bedeutung des russ. Dampfbades in heilkräftiger Hinsicht. Zeitz 1829.

C. Wiegand, diss. med. inaug. de laconicis eorumque in corpus effectu experimentis confirmato. Berolini 1829.

2. Die Dampfbäder in verschlossenen Wannen oder Schwitzkasten kommen in ihrer Wirkung im All-

gemeinen mit der der russischen Bäder überein, unterscheiden sich jedoch wesentlich, wie schon erinnert, von jenen dadurch, dafs da bei ihrer Anwendung die heifsen Dämpfe weder mit dem Kopf noch mit den Lungen in Berührung treten, sie weniger reizend und erhitzend auf den Kopf und die Brust wirken, und in zweifelhaften Fällen, wo wegen Disposition zu Schlagflufs und Bluthusten russische Bäder contraindicirt sind, diese mit weniger Gefahr angewendet werden können.

Die in dem Krankenhause der Charité in Berlin zu diesem Zweck benutzte Dampfbadewanne besteht aus einer gewöhnlichen, mit einem Deckel fest zu verschliefsenden Badewanne, in welchem sich ein Ausschnitt für Kopf und Hals befindet; in der Wanne ist ein Sitz für den Kranken. Unter der Wanne ist ein Untersatz angebracht; an seiner Hauptseite ist ein viereckiger Ausschnitt mit einer blechernen Thür, um vermittelst einer eisernen Schaufel glühende Kugeln durchzuschieben, welche unmittelbar durch diese Oeffnung in die mit Wasser gefüllte Blechpfanne fallen und solches in Dampf verwandeln. Der Grad der Hitze, welchen man dem Dampfbade geben will, hängt von der Zahl der Kugeln ab. Durch eine Kugel wurde die Wärme des Dampfbades bis zu 33°, durch fünf bis zu 37°, durch sechs bis zu 40°, durch sieben bis zu 47° R. erhöht (*Hufeland's* Journal der prakt. Heilk. Bd. XLIV. St. 2. S. 113 bis 127).

Angewendet hat man diese Dampfbäder in der Mehrzahl der Fälle, in welchen russische Dampfbäder indicirt sind, namentlich:

a) bei langwierigen rheumatischen und gichtischen Uebeln, — chronischen Entzündungen der Knochenhäute, Stokkungen und Ausschwitzungen, Steifigkeit der Gelenke, beginnenden Lähmungen;

b) versteckten Formen von syphilitischen Uebeln;

c) chronischen Vergiftungen durch Blei, Arsenik, Quecksilber, Kupfer und andern Metallen;

d) chronischen Hautausschlägen, in Form von Flechten, oder degenerirter Krätze;

e) Krankheiten, welche durch Unterdrückung der Hautausdünstung entstanden, wie z. B. Wassersucht;

f) Nevralgieen und krampfhafte Leiden durch gichtische, syphilitische oder psorische Metastasen verursacht.

In der neuern Zeit ist die Anwendung der Wasserdämpfe dadurch sehr vervollkommnet worden, dafs man nicht nur die Form ihrer Application, nach Verschiedenheit der einzelnen Glieder, verbesserte, sondern auch die Wirkung allgemein, wie lokal angewendeter Wasserdämpfe durch Beimischung kräftiger Arzneisubstanzen ungemein erhöhte. So bediente sich *Afsalini* in dem Hospital S. Sagramento zu Neapel in vielen hartnäckigen Krankheitsformen mit sehr günstigem Erfolge nicht blofs der Applikation von kräftigen Arzneien in Rauchgestalt, sondern auch in Verbindung mit Wasserdämpfen, — *Rapou* zu Lyon der verschiedenartigsten aromatischen, narkotischen und metallischen Stoffe mit grofsem Nutzen; — auch in Teutschland sind sie bereits an mehreren Orten und mit gleichem Glücke angewendet worden.

II. Lokale Dampfbäder. Nach Verschiedenheit der Temperatur der Dämpfe sind hier zu unterscheiden:

1. Anwendung von Wasserdunst. Auf den Theil, mit welchem derselbe in Berührung tritt, wirkt derselbe erweichend, auflösend, zertheilend. Man setzt den kranken Theil dem Dunst von gewöhnlichem heifsen Wasser aus, oder mit passenden Mitteln gekochtem, und wählt dazu nach Umständen Flieder- oder Kamillenblumen, Althäawurzel, Leinsamen u. dgl. Zur Application derselben läfst man entweder den Körper mit Tüchern umhüllen, unter diese Gefäfse mit heifsem Wasser stellen, und den Dunst davon auf den kranken Theil einwirken, — leitet den Wasserdunst mit einem Trichter, mit welchem man ein Gefäfs mit heifsem Wasser bedeckt, auf den leidenden Theil, — oder läfst letztern mit warmen Kataplasmen belegen.

Empfohlen hat man diese Anwendung von Wasserdunst:

a) bei akuten oder chronischen Entzündungen des Halses, der Lungen oder Luftröhre, chronischem Husten, um zu erschlaffen und die Expektoration zu befördern, — entzündlich-katarrhalischen Affectionen dieser Organe, Bronchitis chronica, Pneumonia chronica, Phthisis tuberculosa;

b) Brustkrämpfen, Asthma, — krampfhaften Zusammenschnürungen des Mastdarms und der Blase;

c) Entzündungen der Ohren, der Nasenhöhle, der Augen, oder anderer Theile mit viel Spannung und Schmerz;

d) zur Zertheilung von Geschwülsten, Verhärtungen in Verbindung mit erweichenden Einreibungen;

e) zur Beförderung und Unterhaltung der Blutung fliessender Hämorrhoiden, oder der, nach Application von Blutegeln nachblutenden Stellen.

2. Anwendung heifser Wasserdämpfe. Sie wirken örtlich heftig reizend, durchdringend, und in vielen Fällen durch die starke lokale Reizung und Bethätigung der Haut ableitend.

Nach Verschiedenheit der Form unterscheidet man hier:

a) Die Anwendung der heifsen Dämpfe in besondern Kasten und Behältern von verschiedener Gröfse und Gestalt der Form der einzelnen Glieder entsprechend, — um sie allein, oder mit passenden Arzneisubstanzen geschwängert, bei Nevralgieen, lokalen gichtischen, syphilitischen oder rheumatischen Leiden anwenden zu lassen.

b) Die Anwendung der heifsen Dämpfe in Form von Bähung oder Dampfdouche. Erstere empfiehlt man zur Beförderung verschiedener Se- und Excretionen, welche durch krampfhafte Ursachen oder örtliche Schwäche zurückgehalten werden. So befördert man die fehlende Menstruation oder unterdrückte Urinexkretion dadurch, dafs man die Kranken sich auf einen Nachtstuhl setzen läfst, in welchem sich ein Gefäfs mit kochendem Wasser befindet. Auf ähnliche Weise benutzt man Dämpfe von kochendem Wasser um bei Wöchnerinnen Milch, welcher der nöthige Abflufs mangelt, in Flufs zu bringen, — oder bei Krankheiten des Gehörorgans, um den stockenden Ausflufs von Eiter zu befördern.

In Form der Dampfdouche wendet man Dämpfe an, indem man sie durch eine Röhre in Form eines Strahls auf einen Theil des Körpers einwirken läfst, und bedient sich hierzu entweder der Dämpfe von reinem kochenden Wasser, oder, um ihre Wirksamkeit zu verstärken, der von, mit kräftigen Arzneisubstanzen gekochtem, oder läfst die heissen Dämpfe durch einen mit Arzneistoffen gefüllten Cylinder streichen, um die feinsten und wirksamsten Bestandtheile der letztern zu extrahiren.

Angewendet hat man sie theils bei lokalen heftigen, krampfhaften Beschwerden, Contrakturen, Lähmungen, Geschwülsten, — theils aber auch als ableitendes Mittel bei chronischen innern Entzündungen und fehlerhaften Absonderungen, z. E. bei hartnäckiger Heiserkeit, anfangender Halsschwindsucht und ähnlichen Uebeln.

L i t t e r a t u r.

H. M. Markard, von der Einrichtung, dem Gebrauch und Nutzen der Dampf- oder Qualmbäder, in dessen med. Versuchen. Leipz. 2 Th.

Doppet, dissert. sur la manière d'administrer les bains de vapeurs et les fumigations, avec la description de nouveaux instrumens fumigatoires pour les fumigations universelles et locales, et d'une machine pour donner les douches dans la chambre du malade. Turin 1790. 8.

J. Ch. Reil, die Anwendung des Dampfkessels zur Errichtung örtlicher Qualmbäder. Halle 1809. 8.

C. G. Flittner, gemeinschaftliche Anweisung über den Nutzen u. rechten Gebrauch der einfachen und warmen Bäder, so wie der Dampfbäder. Berlin 1822. 8.

P. Afsalini, ricerche mediche sui bagni a vapore e di calorico e sulle fumigazioni di sostanse ammoniacali e balsamici, di zolfo, mercurio etc. Napoli T. I. 1820. T. II 1821.

Traité de la méthode fumigatoire ou de l'emploi médical des bains et douches de vapeurs. Par *T. Rapou*, avec planches. T. I. 1823. T. II. 1824.

Annales de la méthode fumigatoire, ou recueil d'observations pratiques sur l'usage médical des bains et douches de vapeurs, par *C. Rapou*, T. I. Paris 1827.

Das Dampfbad, seine Einrichtung, Wirkung und Anwendung mit Bezug auf diese Anstalt in Dresden, dargestellt von Dr. *K. Chr. Hille*. Dresden 1829.

Dritter Abschnitt. Mineralschlamm-, thierische- und Sand-Bäder.

1. Mineralschlammbäder. Wenn gleich schon seit den ältesten Zeiten der Niederschlag mehrerer Mineralquellen äufserlich als Heilmittel benutzt worden, so gehört doch die zweckmäfsige Benutzung desselben erst der neuern Zeit an.

Alle Arten von Mineralschlamm werden bereitet entweder aus dem einfachen Niederschlag der festen und flüchtigen Theile eines Mineralwassers, oder aus der Verbindung dieser mit den verschiedenartigen Lagern von Erdarten, mit welchen sie zufällig oder absichtlich in Berührung gebracht werden. Beide Arten von Mineralschlamm bezeichnete man sonst mit dem Namen Coenum oder Lutum; mit dem Worte Mares bezeichnet *Duchanoy* die blofsen Niederschläge, mit dem Namen Boues dagegen die Verbindungen der Niederschläge mit andern Erdarten (*Patissier*, Man. des eaux minérales de la France. pag. 74. 75.); unter dem Namen Lutatura begreifen die Italiener die Anwendung der einzelnen Arten von Mineralschlamm (*Bertini*, Idrologia minerale ossia storia di tutte le sorgenti d'acque minerali di Sardegna. 1822. S. 56—59).

Die Qualität der Mischungsverhältnisse, so wie die Wirkungsart der verschiedenen Arten von Mineralschlamm werden zunächst bedingt:

a) Durch die gröfsere specifische Schwere der einzelnen Arten von Mineralschlamm;

b) durch ihren Gehalt an festen salinischen Bestandtheilen; — sie enthalten die der Mineralquellen, aus welchen sie entstehen, in einer nicht blofs concentrirten, oft auch gleichzeitig wesentlich veränderten Form; —

c) durch ihren Reichthum an flüchtigen Bestandtheilen, welche nicht denselben zufällig oder künstlich beigemischt, sondern häufig als das Produkt eines fortdauernden, durch die Zusammensetzung heterogener fester Bestandtheile bedingten, Gährungsprocesses zu betrachten sind, — eine Eigenthümlichkeit, durch welche sich diese Form von Bädern wesentlich von der der Wasserbäder unterscheidet;

d) durch die mit den Niederschlägen innig verbundenen, oder oft auch ihnen nur beigemischte fette Moorerde wodurch die durchdringende, erweichende, auflösende Wirkung der einzelnen Arten von Mineralschlamm sehr erhöht wird. — Schon *Plinius* rühmt die grofse Wirksamkeit des einfachen, äufserlich angewendeten Schlamms, *Galen* die des Nilschlamms und der Ackererde in Aegypten (*Plin.* hist. natur. Lib. XXXI. cap. 32.).

e) Durch die wegen der Dichtigkeit der Masse und

des fortdauernden Gährungsprocesses länger anhaltende Wärme. —

Angewendet wird der Mineralschlamm auf eine doppelte Weise:

a) als ganzes Bad. Man badet täglich in der Regel nicht mehr als einmal, verweilt in demselben eine viertel bis halbe Stunde, und nimmt nach demselben ein Reinigungsbad von Mineralwasser;

b) blos örtlich, als Umschlag oder Einreibung; — erhöht wird hier die örtlich reizende Wirkung des Mineralschlamms dadurch, dafs man denselben sehr warm applicirt, oder dafs man vor oder nach der Anwendung desselben noch eine Wasserdouche anwendet.

Wegen seiner reizenden Wirkung ist daher der Mineralschlamm mit grofser Vorsicht örtlich anzuwenden, bei Neigung zu Entzündungen und grofser Empfindlichkeit des leidenden Theils, — ganz zu widerrathen bei Skirrhen oder krebsartigen Leiden.

Um denjenigen, welche Etablissements von Mineralschlammbädern zu besuchen verhindert werden, eine Entschädigung zu gewähren, hat man auch versucht, die einzelnen Arten von Mineralschlamm künstlich nachzubilden; eine Vorschrift zur Nachahmung des Mineralschlamms zu Abano giebt *Mühlenbach* (vergl. Encyklopädie. Bd. I. S. 6), von andern *Brugnatelli* (*Paganini*, notizia di tutte le acque minerali e bagni d'Italia. 1827. S. 64, 65).

Die in den einzelnen Arten von Mineralschlamm vorwaltenden und sie charakterisirenden Bestandtheile, bezeichnen ihr vorherrschendes Mischungsverhältnifs und ihre Wirkungsart. Nach diesem Eintheilungsgrund zerfallen die verschiedenen Arten von Mineralschlamm, welche ärztlich benutzt werden, in folgende:

1. Der Schwefelmineralschlamm. Er ist von schwarzgrauer, graubrauner und ganz schwarzer Farbe, einem sehr durchdringenden Schwefelgeruch, und zeichnet sich, zwischen den Fingern gerieben, durch ungemeine Fettigkeit und Schlüpfrigkeit aus. Wir gewinnen ihn aus kalten, wie warmen Schwefelquellen. Der in seiner Mischung vorwaltende Schwefel findet sich in Form von oxydirtem

Schwe-

Schwefel, hydrothionsauren Salzen und Schwefelwasserstoffgas; aufser Schwefel enthält er an festen Bestandtheilen alkalische und erdige Salze, Sand, Thon, Kieselerde, Extraktivstoff, Eisenoxyd, — an flüchtigen: kohlensaures Gas, Stickgas, gekohltes Wasserstoffgas, in einigen auch, doch nur in sehr geringer Menge, Sauerstoffgas.

Seine Wirkung wird zunächst durch seinen Schwefelgehalt bedingt; er wirkt ungemein auflösend und reizend, zunächst zwar nur auf die äufsere Haut und die derselben zunächst befindlichen Gebilde, aber zugleich auch auf die tiefer gelegenen und auf die Mischungsverhältnisse der Säfte.

Die Beimischung von fettig-seifenartigem oder kohlenstoffhaltigem Extraktivstoff, scheint seine auflösende und eindringliche Wirkung zu erhöhen; sein gröfserer Gehalt von Eisen seine reizende zu verstärken.

Empfohlen hat man denselben in Form von allgemeinen Bädern, oder auch nur örtlich angewendet:

a) bei hartnäckigen Hautausschlägen, trocknen oder nässenden Flechten und Geschwüren;

b) inveterirten gichtischen Leiden, namentlich mit schon organischen Destruktionen, wie Gichtknoten, Kontrakturen, Anchylosen;

c) scrophulösen Beschwerden, scrophulösen Drüsengeschwülsten, chronischen Entzündungen scrophulöser Art (Coxarthrocace), Knochenfrafs;

d) Dyskrasien nach chronischen Vergiftungen von Blei, Quecksilber oder andern Metallen entstanden;

e) hartnäckigen syphilitischen Beschwerden, in der Form der Arthritis syphilitica, Knochenauftreibungen, venerischen Drüsengeschwülsten;

f) Lähmungen, und zwar von gichtischen oder psorischen Metastasen.

Zu den bekannten Schwefelmineralschlammbädern gehören: die zu Abano in der Lombardie (vergl. Encyklop. Bd. I. S. 6), zu Acqui (vergl. Encyklop. Bd. I. S. 8), zu St. Amand in Belgien (vergl. Encyklop. Bd. II. S. 121), zu Eilsen in dem Fürstenthum Lippe, zu Nenndorf im Kurfürstenthum Hessen, zu Fiestel in Westphalen, zu Meinberg im Fürstenthum Lippe, zu Northeim im Königreich Hannover, auf der Insel Oesel an der Küste von Liefland, der Mineralschlamm des Güntherbades in Thüringen, zu Baden in Nieder-Oesterreich, zu Schmeckwitz im Königreich Sachsen; — an sie reiht sich der Schwefelmineralschlamm der Quellen von Castera-Vivent, Sylvanés und Montmorency in Frankreich, — von Schinznach und Gurnigel in der Schweiz, — von Baldohn in Kurland, — von Visone, Valdieri und Calliano in Italien.

2. Der Kohlenmineralschlamm, von einigen auch mit dem Namen Mineralmoor bezeichnet, besteht aus einer Verbindung fetter kohlenstoffreicher Moorerde und dem Niederschlag eisenhaltiger Mineralquellen, und unterscheidet sich von dem Eisenmineralschlamm durch seinen geringen Gehalt von Eisen.

Meist von dunkelbrauner oder schwarzer Farbe, zeichnet sich derselbe, zwischen den Fingern gerieben, durch ein Gefühl von Fettigkeit aus, und durch einen bald stärkern oder schwächern schwefelartigen oder bituminösen Geruch, nach seinen verschiedenen Beimischungen von Schwefel oder Bitumen. Der in demselben vorwaltende kohlenhaltige Extraktivstoff wird am häufigsten von organischen zersetzten Substanzen gebildet; aufser diesen besitzt er an festen Bestandtheilen eine beträchtliche Menge von erdigen Salzen, und Beimischungen von Eisen, Mangan und Schwefel, an flüchtigen, aufser Schwefelwasserstoffgas, eine beträchtliche Menge von kohlensaurem Gas.

Seine Hauptwirkung wird bedingt durch den in seiner Zusammensetzung vorwaltenden kohlenstoffhaltigen Extraktivstoff, ist daher analog der Holzkohle, und erhält in dieser Hinsicht eine besondere Bedeutung für krankhafte Absonderungen oder Bildungen der äufsern Haut; — modificirt und verstärkt wird diese Wirkung indefs durch die gleichzeitig vorhandenen geringern oder stärkern Beimischungen von Eisen und Schwefel.

Besonders gerühmt hat man denselben:

a) bei chronischen Hautaffectionen, unterdrückten Schweissen, Geschwüren, Flechten;

b) chronischen Entzündungen, Coxalgie, Ischias;

c) Stockungen und Geschwülsten, in so fern sie durch örtliche Schwäche und Erschlaffung bedingt werden;

d) Nevralgieen und krampfhaften Beschwerden;

e) anfangenden Lähmungen, Steifigkeiten und Kontrakturen.

Zu den bekannten Kohlenmineralschlammbädern gehören: die zu Marienbad und Kaiser-Franzensbad in Böhmen, zu Gleifsen in der Neumark, zu Muskau in der Lausitz, zu Driburg und Pyrmont in Westphalen, — zu Audinac in Frankreich.

3. Der Eisenmineralschlamm. Von dem vorigen nur durch seinen beträchtlicheren Eisengehalt verschieden, wirkt derselbe reizender und zusammenziehender als jener. Vorzugsweise hat man ihn in allen örtlichen oder allgemeinen Leiden empfohlen, welche sich auf einen hohen Grad von Schwäche atonischer Art gründen, namentlich bei Zittern der Glieder, Lähmungen, hartnäckigen Hautausschlägen oder Geschwüren, — auch in besondern Fällen von Nevralgieen.

Es gehören hierher: der Eisenmineralschlamm zu Loka und Medwi in Schweden, zu Pöstheny in Ungarn, Vlotho in Westphalen, — an sie reihen sich die ockerreichen Niederschläge vieler Eisenquellen, wie z. B. der Eisenquellen zu Schwelm, Lauchstädt u. a.

4) Der Kochsalz-Mineralschlamm. Kochsalz ist sein vorwaltender Bestandtheil, nächst diesem enthält er salzsaure und schwefelsaure Erden, und häufig als Folge dieser Zusammensetzung eine geringe Beimischung von Schwefelwasserstoffgas. Er ist von dunkelbrauner oder braunschwarzer Farbe, von einem schwachen hepatischen Geruch, und ist als Niederschlag der in Salzseen oder Soolquellen enthaltenen festen Bestandtheile zu betrachten. Man empfiehlt ihn bei veralteten chronischen Hautausschlägen, Flechten, alten Geschwüren und Geschwülsten.

Hierher gehören: der Mineralschlamm des Sacker Salzsees in der Krimm, so wie der der Salinen zu Elmen im Magdeburgischen, zu Ischl in Oesterreich, — und mehrerer französischen Kochsalzquellen, namentlich der zu Saubuse, Bourbon l'Archambault, Bourbon les Bains u.a.

5. Erdiger Mineralschlamm. Er enthält als vorwaltende feste Bestandtheile: Kiesel-, Thon- und Kalkerde, — in untergeordneten Verhältnissen Extraktivstoff, Eisen und alkalische Salze, ist meist von bräunlicher Farbe, und zeichnet sich durch besondere Weichheit und Fettigkeit aus.

Seine Wirkung ist gelinde reizend, beruhigend, auflösend. Man benutzt ihn vorzugsweise in allen den Fällen, wo eine krankhaft erhöhte Reizbarkeit beruhigt, wo aufgelöset, oder eine krankhafte Thätigkeit der äufsern Haut verbessert werden soll, wie:

a) bei sehr schmerzhaften und krampfhaften Beschwerden rheumatischer und gichtischer Art;

c) chronischen Hautausschlägen, besonders mit gleichzeitiger bedeutender Empfindlichkeit der Haut, — oder bei grofser Trockenheit und Sprödigkeit der äufsern Haut.

Hierzu benutzt man meist nur örtlich: den erdigen Mineralschlamm zu Schlangenbad im Herzogthum Nassau, zu Krumbach und Mochingen in Baiern, zu Ussat in Frankreich; — an ihn reiht sich der durch Kochen von an kohlensauren Erden reichen Eisenwasser gebildeten Badeschaum, namentlich zu Rehburg im Königreich Hannover und zu Hofgeismar im Kurfürstenthum Hessen, — ferner die von *Peez* erfundene und sehr empfohlene Sinterseife zu Wiesbaden (Wiesbadens Heilquellen von *Peez*. 1829. S. 243).

6. Der gallertartige Mineralschlamm. Unter diesem Namen begreift man den in mehreren heifsen Quellen sich absetzenden gallertartigen Niederschlag, wie z. B. zu Gastein im Salzburgischen, zu Baden im Grofsherzogthum Baden, zu Neris und Dax in Frankreich, welcher von einigen äufserlich als Umschlag und Einreibung empfohlen worden ist bei Lähmungen, Kontrakturen, Geschwüren und nässenden Flechten.

E. Osann, phys. med. Darstellung d. bek. Heilq. Th. I. S. 387 — 430.

II. Das thierische Bad. Unter diesem Namen begreift man die Form, das leidende Glied mit noch warmen Häuten oder andern Theilen von Thieren zu bedecken oder zu umhüllen, um ihn dadurch der Einwirkung des warmen Halitus animalis dieser Theile auszusetzen. Die Wirkung eines solchen thierischen Bades ist ungemein belebend, stärkend.

Die Krankheiten, in welchen man dasselbe empfiehlt, sind folgende:

a) Lähmungen der Extremitäten, durch örtliche Schwäche, gichtische Metastasen oder chronische Metall- (namentlich Blei-) Vergiftungen bedingt;

b) heftige örtliche gichtische Affektionen, Nevralgieen, Kontrakturen;

c) Contusionen, Erschütterungen;

d) Krämpfe, namentlich Kolik, Magenkrampf;

e) Asphyxieen Neugebohrner, Ertrunkner oder Erfrorner. —

In früheren Zeiten wurden Thierbäder sehr viel und in sehr mannichfaltigen Gestalten gebraucht; gegenwärtig bedient man sich ihrer seltener und in einfacheren Formen.

Eine sehr einfache und auch jetzt noch übliche besteht darin, den leidenden Theil in die Brust- oder Unterleibshöhle eines frisch geschlachteten Thieres einzubringen und darin so lange liegen zu lassen, als das Thier seine natürliche Wärme behält.

Complicirter und jetzt fast ganz aufser Gebrauch ist die Methode, den leidenden Theil mit der noch warmen, frisch abgezogenen Haut eines Thieres zu umhüllen, oder mit dem aufgeschnittenen Körper frisch geschlachteter Thiere zu bedecken, oder in reinem Thierblut zu baden.

Die heilbringende Kraft des Teiches zu Bethesda will *Richter* durch das bei dem Opfern von Thieren in denselben fliefsende Thierblut erklären. Gegen Schlangenbifs empfiehlt *Dioscorides* aufgeschnittene Hühner, noch warm auf die Bifswunde zu legen, *Aretaeus* die an gichtischen Schmerzen leidenden Glieder in die noch warme Bauchhöhle geschlachteter Ziegen einzubringen, und *Galen* den Umschlag frisch abgezogener Thierhäute gegen den Bifs giftiger Thiere. In ähnlichen Fällen und ähnlichen Formen empfahlen Thierbäder *Celsus* (de Medicina. Lib. V. cap. 27.) und *Plinius* (Histor. natur. Lib. XXX. cap. 11., 20., 29., 39.), — *Oribasius, Sextus Placitus, Marcellus empiricus, Aetius, Paulus Aegineta* u. a.

Unter den seltenen Fällen der neuern Zeit, in welchen abgezogene Thierhäute mit glücklichem Erfolg als Thierbad angewendet wurden, verdient der vom Marschall *Lannes* (Duc de Montebello) besonderer Erwähnung. — Durch einen bedeutenden Sturz hatte sich derselbe eine sehr gefährliche Quetschung der Brust und des Unterleibs zugezogen. Nachdem zur Ader gelassen und Umschläge gemacht worden, liefs *Larrey* den Kranken in eine noch warme, von Blut triefende, frisch abgezogene Haut eines Schöpses hüllen; es erfolgte ein profuser Schweifs, später ein wohlthätiger Schlaf, und passende innere und äufsere Arzneien beendigten die begonnene Besserung in kurzer Zeit (*D. J. Larrey*, mémoires de chirurgie militaire et campagnes. Paris 1812. T. III. p. 243—246). — An diese Beobachtung reihen sich andere Fälle von Lähmung und Anchylose, welche neuerdings mit Thierbädern mit Glück behandelt wurden (*Hufeland* und *Osann* Journ. d. pr. Heilk. Bd. LV. St. 3. S. 105).

Endlich dürfte zu dem thierischen Bad noch die Form gezählt werden, auf leidende Theile lebende Thiere, wie Katzen, Hunde u. dergl. zu legen, um auf sie gewissermassen die Krankheit überzutragen, — eine Form, welche bei heftigen gichtischen und krampfhaften Beschwerden gerühmt worden. —

Litt. *G. G. Richter*, de balneo animali in s. Opusc. medic. Vol. III. p. 187.

J. F. Münster, diss. inaug. de balneo animali. Berolini 1822.

III. Sandbäder. Bäder von trocknem heifsen Sand wurden früher viel, jetzt nur selten benutzt; *Herodot* empfahl sie in der Wassersucht, bei asthmatischen Beschwerden und bei Podagra. In ihrer Wirkung sind sie den Sonnenbädern zu vergleichen, und werden in ähnlichen Fällen angewendet. O — n.

BAD BEI NEUGEBORENEN KINDERN. Die Bäder bei neugeborenen Kindern werden theils als blos diätetische, theils aber auch als wirkliche Arzneimittel gebraucht. Die Temperatur der bei dem neugeborenen Kinde anzuwendenden Bäder darf nicht allzu gering seyn, da die Entwikkelung der thierischen Wärme bei demselben noch aufserordentlich beschränkt ist Kalte Bäder werden daher auch bei neugeborenen Kindern im Allgemeinen nicht angewendet; doch mufs man je nach dem verschiedenen Zwecke, welchen man erreichen will, bei der Anwendung derselben gewisse Abänderungen eintreten lassen.

Der diätetische Gebrauch dieser Bäder bezieht sich auf die Erhaltung der Reinlichkeit bei dem neugeborenen Kinde. Da die Haut desselben meistens mit einer bald geringern bald gröfsern Menge Käseschleim (Vernix caseosa), nicht selten auch mit Kindespech bedeckt ist, so hat das erste unmittelbar nach der Geburt angewendete Bad den Zweck, die Haut von diesen Stoffen zu reinigen. Darum ist es nöthig, das Kind in einem Bade von etwa 28 bis 29 Grad Réaum. sanft zu bewegen und zu reiben. Indessen gelingt es hierdurch nicht immer, die nöthige Reinigung des Kindes zu bewerkstelligen. Der Käseschleim hängt nämlich zuweilen so fest an, dafs er mit Oel oder einer andern Fettigkeit abgerieben werden mufs, worauf gewöhnlich noch das Abwaschen mit Seifenwasser nöthig ist. Demungeachtet wird das Kind in vielen Fällen erst nach dem mehrfach wiederholten Bade vollständig von dem anhängenden zähen Smegma gereinigt. Ueberhaupt ist die Wiederholung des warmen Bades in den ersten Tagen nach der Geburt zum diätetischen Gebrauch sehr zu empfehlen. Wenn auch das Bad gerade nicht täglich wiederholt wird, so ist es darum nicht gänzlich zu versäumen, und wenigstens nach mehrtägiger Unterbrechung wieder anzuwenden. Die Temperatur desselben kann man nach und nach vermindern, so wie das Kind allmählig an körperlicher Entwickelung zunimmt. Doch ist eine so bedeutende Verminderung der Temperatur, dafs die Bäder als kalte betrachtet werden müssen, im Allgemeinen bei neugeborenen Kindern nicht anzurathen. In den meisten Fällen wird aber nach den ersten Lebenstagen die Wiederholung der Bäder, welche am meisten zu der hier nothwendigen Reinlichkeit dienen, versäumt, indem man mit dem täglich mehrere Male wiederholten Abwaschen des Kindes mit warmem Wasser sich begnügt. — Uebrigens mufs bei dem Waschen, wie insbesondere bei dem Baden des Kindes, auf das genaue Abtrocknen besondere Sorgfalt verwendet werden, damit nicht etwa Erkältung eintritt. Am

Besten ist es, das Kind, so wie es aus dem Bade genommen wird, mit erwärmten Tüchern abzutrocknen, und alsbald für die nöthige Einhüllung in erwärmte Windeln u. s. w. zu sorgen. Die Temperatur des Zimmers, in welchem das Baden vorgenommen wird, darf auch nicht zu niedrig seyn, um die bei dem Herausnehmen des Kindes aus dem Bade und bei dem Abtrocknen etwa entstehende Erkältung zu verhüten.

Die Bäder werden aufserdem bei neugeborenen Kindern angewendet, theils als Erweckungsmittel bei dem Scheintode, theils als Heilmittel bei gewissen Krankheiten. Bei dem Scheintode erweifst sich das warme Bad oft aufserordentlich nützlich, wenn es mit der gehörigen Rücksicht auf die besondern Umstände angestellt wird; denn bei dem apoplectischen Scheintode mufs die Temperatur etwas geringer seyn (etwa 27° Réaum.). Auch ist es gerathen, nur den Körper bis an den Hals in das warme Wasser zu legen, und den Kopf aus demselben emporzuhalten. Gewöhnlich schickt man aber dem Bade eine kleine Blutentziehung beim Abschneiden des Nabelstranges voraus, und wenn in dem Bade die blaurothe Farbe des Gesichts sich nicht verliert, so kann man dem Kopfe dadurch, dafs man ihn mit der in kaltes Wasser getauchten Hand bestreicht, einen höheren Grad von Kälte mittheilen, während man vielleicht die Wärme des Bades um einen balben bis ganzen Grad erhöht. Die Temperatur des Zimmers kann in diesen Fällen geringer seyn; auch ist es passend, das Kind wechselsweise aus dem warmen Wasser in die kühlere Luft emporzuheben, und nach einigen kleinen Schwingungen in derselben wieder in jenes einzutauchen. Auch wendet man wohl in diesen Fällen die Kälte als Reizmittel an, indem man Brust und Bauch über den Wasserspiegel emporhebt, und mit kaltem Wasser besprengt. Man taucht den Körper bald nachher wieder in das warme Wasser unter. Allein die Kälte als Reizmittel ist oft auch bei dem nervösen Scheintode der neugeborenen Kinder nützlich, bei welchem das Bad eine höhere Temperatur, nämlich bis zu 30° Réaum. und darüber erhalten darf. In diesem Falle, wo das Kind ungewöhnlich bleich aussieht und sehr schlaff ist, sucht man die Circulation des Blutes durch den Mutterkuchen so lange als möglich zu unterhalten, und läfst daher das Bad zwischen den Schenkeln der Mutter machen, wenn aber die Placenta gelös't ist, und die Nabelschnur noch klopft, so bringt man den Mutterkuchen mit dem Kinde in das Bad. Findet dieses aber gewisse Schwierigkeiten, oder zeigt die Nabelschnur keine Pulsation mehr, so wird dieselbe, ohne Blut abzulassen, vorsichtig unterbunden. Man setzt dem Bade, um demselben mehr erregende Eigenschaften mitzutheilen, auch wohl Wein oder Branntwein, selbst Kräuteraufgüsse zu, und taucht immer das ganze Kind unter Wasser; nur mufs das Gesicht aus demselben hervorragen. Um durch den Reiz der Kälte zu beleben, tröpfelt man Aether auf die Brust und auf die Herzgrube. Dieses Mittel wirkt kräftiger, als wenn man mit einer feinen Spritze kaltes Wasser aus einiger Entfernung auf die Oberfläche des Körpers anbringt, oder tropfenweise von einiger Höhe auf die Brust herabfallen läfst. Das Schwingen des Kindes in der Luft wird auch hier abwechselnd in den Gebrauch gezogen, worauf wieder das Eintauchen in das warme Wasser folgt. Da bei diesen und den andern Belebungsmitteln oft lange Zeit verstreicht (in manchen Fällen zeigen sich einzelne Erscheinungen, welche die Wiederkehr des Lebens hoffen lassen, länger als eine Stunde), so mufs man durch Zugiefsen die Temperatur des Wassers, welche durch das Zutröpfeln der kalten Flüssigkeiten, durch das öftere Herausnehmen und Hin- und Herbewegen des Kindes schnell abzunehmen pflegt, gleichmäfsig zu erhalten suchen. Wenn die Erweckungsmittel in einem solchen Grade ihr Ziel erreichen, dafs die Respiration vollkommen von Statten geht, so können auch in der Folge noch Bäder mit den nöthigen Zusätzen erforderlich seyn.

Die Bäder werden bei den verschiedenen Formen von Krampfzufällen, welche bei neugeborenen Kindern vorkommen, und besonders häufig convulsivischer Art sind, meistens sehr passend gefunden, weil sie in vielen Fällen die hauptsächlichste Form sind, in welcher die Arzneien angewendet werden können; daher gebraucht man sie auch selten als blofse Wasserbäder, sondern meistens nur mit andern Zusätzen; doch können allerdings schon einfache warme Bäder zur Beruhigung der krampfhaften Bewegungen dienen; gewöhnlich setzt man aber ein Infusum flor. chamom. oder rad. valer. m., in seltenen Fällen auch wohl rothmachende Mittel, z. B. Senf, zu. Nach der von *Stütz* vorgeschlagenen Methode erhalten sie einen Zusatz von Kali caustic. Wenn die Krämpfe längere Zeit dauern und das Kind z. B. bei dem Kinnbackenkrampfe keine Nahrung zu sich nehmen kann, so können auch nährende Bäder von Milch oder Fleischbrühe u. s. w. nöthig werden, um die Reproduction einigermaſsen zu unterstützen.

Bei der Hirnentzündung der neugeborenen Kinder hat man auch lauwarme Bäder, und gleichzeitige Fomentationen des Kopfes mit kühlem Wasser und Essig empfohlen; indessen ist hier groſse Vorsicht anzurathen, damit nicht der Blutandrang nach dem Kopfe zum gröſsten Nachtheil für das Kind vermehrt wird.

Bei der Gelbsucht hingegen pflegen sich die warmen Bäder nützlich zu zeigen. *Boër* hat hier die bei zarten Kindern wohl immer zu vermeidenden kalten Bäder empfohlen, gegen deren Anwendung auch mehrere Schriftsteller eifern. Man setzt gewöhnlich dem warmen Bade Kräuter, z. B. Kamillenblumen zu.

Bei manchen Hautkrankheiten, welchen neugeborene Kinder oft unterworfen sind, sind die warmen Bäder meistens von groſsem Nutzen. Selbst bei der Rosenentzündung haben manche Schriftsteller die warmen Bäder empfohlen; indessen finden sie wohl erst nach der Beseitigung der Entzündung, oder in Fällen, wo die Rose plötzlich verschwindet, und bestimmte Symptome die Versetzung der Krankheit auf edlere Organe verkündigen, ihre Anwendung. Sie erweisen sich aber bei der Verhärtung des Zellgewebes sehr nützlich; französische Schriftsteller empfehlen hierzu besonders ein Infusum herbae salviae; vielleicht leisten aber die aromatischen Bäder überhaupt bei dieser Krankheit gute Dienste. Wenn neugeborene Kinder an dem Friesel oder an den Schälblasen (Pemphigus) leiden, so werden warme Bäder häufig angewendet, im Anfange einfache, später aber werden denselben aromatische Kräuter, anfangs in geringeren, später in stärkeren Gaben zugesetzt, um der meistens sehr geschwächten Haut wieder mehr Tonus zu geben. Bei dem Pemphigus mufs man besondere Sorgfalt darauf verwenden, dafs man nicht zu viele Blasen zerdrückt, weil durch die vielen wunden Stellen dem Kinde unnöthige Schmerzen veranlafst werden können. Ist der Körper mit einer zu grofsen Menge Blasen bedeckt, so setzt man das Baden bis zum Eintrocknen des gröfsten Theils der Pusteln aus. Das Eröffnen einer geringen Zahl Pusteln ist gewöhnlich von keinem Belang. Die Bäder werden dringend nöthig, wenn nach dem schnellen Verschwinden des Ausschlages die Zeichen einer Metastase auf edlere Organe eintreten. Bei den Mitessern (Comedones) entfernt das öfters wiederholte warme Bad nicht nur die Unreinigkeiten von der Haut, sondern erweicht auch deren Ausführungsgänge, und macht dadurch die Entfernung der Schleimpfröpfe möglich. Besondere Empfehlung verdienen hier die mit Weizenkleien versetzten Bäder, nach deren Gebrauch man den Körper mit einem wollenen Läppchen abreibt. Seifenbäder gewähren denselben Nutzen. *Henke* empfiehlt Salzwasser oder aromatische Kräuterinfusionen zum Baden; *Heim* läfst die Stellen der Haut, wo die Mitesser sich befinden, mit Honig einreiben; *Ackermann* läfst nach der Erschlaffung der Haut durch Bäder eine gährende Mischung aus Weizenmehl, Honig und Bierhefen in die Haut einreiben, dann dieselbe abspülen und mit einem Seifenlappen abreiben. Die Bäder sind auch bei dem Wundseyn von besonderem Nutzen; anfangs wendet man entweder blos Wasser, oder Milch, Kleienwasser, Eibischdekokt, später aber aromatische Kräuter, z. B. Serpillum, Absinth an. Bei dem übrigens sorgfältig vorzunehmenden Abtrocknen, mufs man besonders dafür Sorge tragen, dafs die Haut nicht zu stark gerieben wird.

Die warmen Bäder sind auch bei manchen Verdauungsbeschwerden nützlich; namentlich bei der Diarrhöe und der Kolik werden entweder blos einfache Bäder, oder aromatische, besonders von einem Infusum flor. chamom. v., welchen man auch wohl noch Wein oder Branntwein zusetzt, angewendet. — Bei der Abzehrung der Kinder ist der Gebrauch der Bäder mit einem Aufgufs aromatischer Kräuter, namentlich der Herb. meliss. serpill., auch der Milch-Malzbäder von Nutzen.

Auch bei manchen Harnbeschwerden, besonders bei der Ischurie und Strangurie, zumal wenn sie krampfhafter Natur sind, werden warme Bäder, aus Milch, oder einem Aufgusse krampfstillender Kräuter, mit Nutzen in Gebrauch gezogen. Hü — r.

BADEKOPF. S. Schröpfkopf.

BADEMUTTER. S. Hebamme.

BADEN IM KANTON AARGAU. Die Stadt dieses Namens zählt an 2000 Einwohner, liegt auf dem linken Ufer der reifsenden Limmat, zwei Meilen von Zürich, vier Meilen von Schaffhausen entfernt, am Eingang eines anmuthigen Thales. Einige hundert Schritt von der Stadt befinden sich die Bäder, von welchen Baden seinen Namen erhält, — die kleinen Bäder auf dem rechten, die gröfsern dagegen auf dem linken Ufer der Limmat. Die Umgebungen von Baden sind sehr angenehm, das Klima sehr mild.

Man zählt Baden mit Recht zu den ältesten Bädern der Schweiz. Schon die Römer hatten hier ein Castell (Castellum Thermarum); im Mittelalter befand sich hier eine wichtige Feste, der Stein zu Baden genannt, in welcher die Herzöge von Oesterreich ihre Streitkräfte zu vereinigen, und von hier aus gegen die Eidgenossen zu führen pflegten; diese Feste wurde indefs im Jahr 1415 zerstört.

Die Heilquellen zu Baden erwarben sich schon sehr früh einen bedeutenden Namen. Den Römern waren sie bekannt unter dem Namen Aquae Verbigenae oder Thermae Helveticae, — Baden unter den Namen Vicus Thermarum, Thermopolis. *Tacitus* nennt schon Baden einen angenehmen, wegen seiner Bäder besuchten Ort. — Später kam Baden unter die Herrschaft der Alemannen und Franken, dann unter die der Grafen von Kyburg und Lenzburg, und im dreizehnten Jahrhundert endlich unter die der Herzöge von Oesterreich. Die Stadt erhielt damals von ihnen den Namen „Herzogen Baden," die warmen Quellen die Benennung „der Herzogen von Oesterreich Bäder." Die älteren teutschen Schriftsteller über Mineralbäder, wie *Hugelius*,

G Eschenreuter u. a. gedenken ihrer rühmlichst, zum Unterschied von gleich benamten Kurorten, unter dem Namen Oberbaden in Ergau. Die Bäder von Baden hatten sich immer eines zahlreichen Zuspruchs zu erfreuen; ihre glänzendeste Epoche fällt indefs in die erste Hälfte des funfzehnten Jahrhunderts, kurz vor und nach der berühmten Kirchenversammlung zu Constanz (1414). Einen Beleg hierzu liefert ein noch vorhandener Brief, welchen *Poggio Bracciolini* (derselbe, welcher Papst *Innocenz XXIII* auf das Consilium zu Constanz begleitete und nachher Baden besuchte) an *Nicolo Nicoli* zu Florenz schrieb, in welchem das gesellschaftliche Leben und die mancherlei Ergötzlichkeiten zu Baden nicht genug gerühmt werden können. Diesem Briefe und auch andern glaubwürdigen Nachrichten zufolge, war Baden damals der Sitz des zügellosesten und ausschweifendsten Lebens, welchem sich Weltliche und Geistliche, die zahlreich dahin wallfahrteten, ergaben. Nach der Reformation erfuhr indefs dieses üppige Leben wohlthätige Beschränkungen, es erschienen Verordnungen gegen die damals üblichen Kleidertrachten, die sogenannten Badefahrten und die zügellosen öffentlichen Lustbarkeiten wurden verboten. —

Die Baden umgebenden Berge bestehen aus dichtem, gelblichen Kalkstein, der Lägerberg, der östlichste Zweig des Jura, aus Gyps und Mergel.

Aufserordentlich ist der Wasserreichthum der Thermalquellen zu Baden. Nach *Scheuchzer* soll die Wassermenge in 24 Stunden 2,053,909 Pfund betragen; *Wetzler* hält indefs diese Angabe noch zu gering. Nach *Rüsch* soll die neueste, reichhaltigste, beim Stadthof entdeckte Quelle allein in 24 Stunden 1,440,000 Maafs geben.

In den grofsen Bädern werden zwölf Thermalquellen, in den kleinen fünf benutzt. In beiden finden sich Etablissements, wo Kranken wohnen und zugleich auch baden können; in den grofsen Bädern im Stadthof, Hinterhof, der Blume, der Sonne, im Ochsen und Raben, — in den kleinen Bädern im Stern, Hirsch, Rehbock und im Engel.

Das Thermalwasser zu Baden ist hell, entwickelt wenig

Luftbläschen, hat einen schwach salzigen Geschmack und einen schwach hepatischen Geruch. *Bauhof*, *Rüsch* und *Kottmann* bestimmen die Temperatur des Wassers im Durchschnitt zu 37° R., seine specifische Schwere beträgt nach *Morell* 1,001¾.

Nach *Dorer's* Bestimmung ist das Verhältnifs der einzelnen Thermalquellen folgendes:

Die Thermalq. des Hinterhofes oder unter dem hintern heifsen Stein	41 °R.
Die Thermalq. des Stadthofes	40 —
Die Thermalq. unter dem vordern heifsen Stein	41 —
Die kleinen Thermalq. daneben	39½ —
Die Thermalq. des Ochsen	39 —
Die Thermalq. des Verenabades	42½ —
Die grofsen Thermalq. in den kleinen Bädern	37 —

Rüsch zählt die Quellen zu Baden zu der Klasse der Schwefelthermen. Chemisch analysirt wurden sie früher von *Morell*, neuerdings von *Bauhof*.

Nach *Bauhof's* Untersuchung enthalten 300 Unzen Thermalwasser:

Kohlensaures Gas	48 Kzoll.
Schwefelwasserstoffgas in unbestimmter Menge	
Schwefelsauren Kalk	233 Gr.
Salzsaures Natron	186 —
Salzsaure Bittererde	51 —
Schwefelsaures Natron	48 —
Kohlensauren Kalk	36 —
Schwefelsaure Bittererde . . .	11 —
Extraktivstoff	3 —
Eisenoxyd	1 —

In 1000 Theilen des Badesteines zu Baden fand *Bauhof*:

Kohlensauren Kalk	790 Gr.
Schwefelsauren Kalk	117 —
Kohlensaure Bitterede	51 —
Salzsaure Bittererde	2 —
Eisenoxyd	3 —
Wasser und Extraktivstoff . . .	37 —

Das Schwefelwasserstoffgas scheint in den verschiedenen Quellen in verschiedenem Verhältnifs sich vorzufinden; in allen ist dasselbe aber nur sehr schwach an das Wasser gebunden.

Die Wirkung der Thermalquellen zu Baden ist flüchtig reizend, die Thätigkeit aller Systeme, aber vorzüglich der Sekretionsorgane, namentlich der äufsern Haut, der Schleimhäute und Nieren bethätigend.

Nach *Kottmann* ist die Anwendung der Thermen contraindicirt in folgenden Fällen: bei grosser Aufregung des Gefäfssystems, Disposition zu aktiven Congestionen, Blut- und Schlagflüssen und Entzündungen, — bei serösen Profluvien, — Verhärtungen der Leber, des Pankreas, Magens, Tuberkeln der Lungen, Skirrhen, fieberhaften Beschwerden, — bei wirklichen Abzehrungen (leicht wird hier, besonders bei innern Exulcerationen, der schnellere Verlauf der Krankheit beschleunigt) — bei Cachexien scorbutischer Art, — und endlich bei einem sehr hohen Grad von Schwäche torpider Art, oder mit dem Karakter des Erethismus.

Benutzt werden die Thermalquellen in folgenden Formen:

a) als Wasserbad. Die Dauer eines Bades wird zu 1 bis 3 Stunden festgesetzt. Man hat sich sehr vor zu warmen Baden zu hüten. Werden sie mäfsig warm genommen, so wirken sie ungemein beruhigend, eine wohlthuende allgemeine Abspannung, Behaglichkeit, milde Wärme, eine angenehme Reizung auf der ganzen äufsern Haut veranlassend;

b) als Getränk, — täglich zu selten mehr als sechs Gläser;

c) als Klystier und Umschlag, Dampf- und Douchebad; die Einrichtungen der letztern sind jedoch noch mangelhaft.

Sehr beliebt in Baden ist der Gebrauch des Schröpfens vor der Kur als Vorbereitung, bei Neigung zu Congestionen, aber auch während derselben.

Die Krankheiten, in welchen *Kottmann* die Thermen zu Baden vorzugsweise empfiehlt, sind folgende:

1) Gicht und chronische Rheumatismen, — selbst Steifigkeit und Contrakturen einzelner Glieder von gichtischen Ursachen.

2) Krankheiten des Uterinsystems, sparsame, unregelmässige Menstruation, Stockungen im Uterinsystem mit krampf-

haften Beschwerden complicirt, Unfruchtbarkeit. In diesen genannten Fällen hat sich Baden in Form von Bädern einen gleichen Ruf wie Ems, Schlangenbad und ähnliche Thermen erworben.

3) Hämorrhoiden, — zur Zertheilung derselben oder zur Beförderung des Hämorrhoidalflusses.

4) Chronische Nervenkrankheiten mit dem Charakter des Erethismus, wie krampfhafte hysterische Beschwerden, Nevralgien, namentlich Migraine, — hier besonders gerühmt in Form von lauwarmen Bädern.

5) Chronische Leiden der Brust, hartnäckigen Husten, langwierige Heiserkeit, asthmatische Beschwerden.

6) Chronische Metallvergiftungen, namentlich durch Blei und Quecksilber. So wenig Erfolg sich von den Thermen zu Baden bei noch vorhandener Syphilis erwarten läfst, um so hülfreicher sollen sie sich in den sekundairen durch Quecksilber hervorgerufenen Beschwerden beweisen.

7) Chronische Hautausschläge, besonders Geschwüre gichtischer Art und nässende Flechten.

8) Geschwülste, Milchknoten, kalte Kniegeschwülste, Auftreibungen und Knoten der Gelenke von gichtischen Ursachen; — dagegen ohne Erfolg bei venerischen Verhärtungen und Balggeschwülsten.

9) Hypochondrie, — selbst Wurmbeschwerden.

10) Endlich rühmt *Kottmann* das Thermalwasser zu Baden noch gegen Wechselfieber und zwar in folgender Methode: Der Fieberkranke mufs kurz vor dem Anfalle warmes Thermalwasser trinken, sich ins Bad setzen, die Wärme des Bades bis 30° R. erhöhen und in dem Bade zwei bis drei Stunden bleiben. Bei der Wiederholung dieser Methode sollen binnen kurzer Zeit die Fieberbewegungen gänzlich verschwinden.

Eine besondere Aufmerksamkeit verdient noch der, bei dem Gebrauch der Thermalbäder zu Baden häufig entstehende Badeausschlag. Man unterscheidet einen ächten und unächten Badeausschlag.

Der unächte Badeausschlag ist meist nur örtlich, wird in seiner Form bedingt durch die in dem Körper befindfindlichen verschiedenen Krankheitsstoffe, und macht meist keinen bestimmten Verlauf.

Der ächte Badeausschlag dagegen erscheint in folgenden bestimmten Formen und regelmäſsigem Verlauf: Als Vorboten seines Ausbruchs betrachtet man, Verminderung oder Verlust des Appetites, vermehrten Durst, Trockenheit des Mundes, bittern Geschmack, ein Gefühl von groſser Zerschlagenheit der Glieder, Kopfweh, Niedergeschlagenheit, zuweilen ungewöhnliche Aufregung des ganzen Körpers mit starken Blutkongestionen. Gemeiniglich erscheint während dieser Zufälle der Ausschlag am dritten Tage, zuerst an der vordern und innern Seite der Schenkel, dann am Oberarm, und verbreitet sich von da auf die Füſse, Vorderarme, die Lenden, den Unterleib und später die Brust. Die Ausbreitung dieses Exanthems erfolgt immer regelmäſsig, meist binnen sechs Tagen. Verschont von demselben bleiben Hände, Hals und Gesicht. Der Ausschlag selbst besteht anfänglich in einer glatten Röthe, gleicht sehr dem des Scharlachs, wird nur im höheren Grade frieselartig; begleitet ist derselbe von einem lästigen Brennen auf der Haut, Hitze und vermehrtem Durst. Nach dem Einsteigen ins Bad wird derselbe hochroth, später aber blässer mit Nachlaſs der übrigen Beschwerden. Hat der Kranke das Bad verlassen, wird der Ausschlag wieder röther, fängt an zu brennen, und Röthe und Brennen lassen erst nach, wenn bei warmem Verhalten im Bette Ausdünstung erfolgt. Wenn auch beim Ankleiden der Ausschlag blässer wird, so verliert sich derselbe in diesem Zeitraume doch nie ganz. Nach Verlauf von sechs Tagen, von der ersten Erscheinung des Ausschlages an gerechnet, ist er in der Regel allgemein verbreitet, hat an den zuerst davon befallenen Stellen seine Höhe erreicht, und damit beginnt das zweite Stadium im Verlaufe dieses Exanthems. Während die später ergriffenen Theile noch eine volle Röthe bedeckt, wird die Röthe der früher befallenen blässer, die Haut springt auf und wird schmerzhaft, weiſsgelb, weiſsgrau, oder es sickert eine wässerige, scharfe Flüssigkeit aus. — Nach Verlauf von sechs Tagen erfolgt endlich das dritte Stadium, das der Abschuppung; — die Oberhaut schilfert sich in Form von feinem Pulver oder

Kleien ab, begleitet von einer sehr lästigen Empfindung, einem quälenden Jucken und Beifsen der Haut.

Wenn man erwägt, dafs jeder dieser Zeiträume der Krankheit fünf bis sechs Tage dauert, und dafs aufser diesen auch die Zeit der Vorboten in Betracht kommt, so ist die Dauer des Ausschlages selbst auf 15 bis 18 Tage, das Ganze auf 4 bis 5 Wochen anzuschlagen. Sowohl die Dauer, als die Temperatur der Bäder ist demselben anzupassen, daher, wenn der Ausschlag anfängt blässer zu werden, die Bäder nur lauwarm zu nehmen, und ihre Dauer im gleichen Grade abzukürzen. Während der Dauer des Ausschlages hat man sich vor allem zu hüten, was diese kritische Erscheinung stören könnte, und eben deshalb ist es nicht rathsam, die Kur zu schliefsen.

Wenn auch ein solcher Ausschlag oft von vortheilhafter Rückwirkung auf die Krankheit ist, so ist seine Erscheinung zu ihrer gründlichen Heilung keinesweges immer erforderlich, und mehr als Folge der kräftigen Einwirkung des äufserlich angewendeten Thermalwassers zu betrachten. In allen den Fällen nur, wo eine recht reizende und durchdringende Einwirkung nothwendig erachtet wird, ist derselbe oft sehr vortheilhaft, dagegen nicht wünschenswerth, wo eine zu erregende Wirkung von nachtheiligen Folgen seyn könnte, namentlich bei grofser Empfindlichkeit der äufsern Haut, bei offenen Fontanellen, Neigung zu profusen Schweifsen, und zur Bildung von Furunkeln, habituellen Diarrhoen, Salzflüssen und anderen chronischen Hautausschlägen oder stark eiternden Hautgeschwüren.

L i t t e r a t u r.

Poggii, Opera. Turici. 1769. p. 120 — 140 — in einer besondern kleinen Schrift übers. unter dem Titel: Die Bäder zu Baden in der Schweiz, eine Beschreibung derselben aus dem funfzehnten Jahrhundert. Mit neuen Anmerkungen. 1780.

H. Pantaleon, wahrhaftige und fleifsige Beschreibung der vralten Stadt vnd Graveschaft Baden, sampt ihren heilsamen warmen Wildbedern. Basel 1578.

C. F. *Morell's* chemische Untersuchung einiger bekannten und besuchtern Gesundbrunnen u. Heilbäder der Schweiz. 1788. S. 206 — 224.

Wirkungen des natürlich warmen Mineralbades zu Baden, im Kanton Aargau. Von Dr. *F. S. Dorer.* Baden 1806.

J. E. Wetzler, über Gesundbrunnen und Heilbäder. Th. II. 1819. S. 3 bis 93.

Derselbe, Zusätze und Verbesserungen zu den zwei Bänden über Gesundbr. u. Heilb. 1822. S. 3.

G. Rüsch, Anleitung zu dem richtigen Gebrauch der Bade- u. Trinkkuren, mit besonderer Betrachtung der schweizerischen Mineralwasser und Badeanstalten. Th. II. 1826. S. 32 — 53.

Ueber die warmen Quellen zu Baden im Aargau, oder die Trink- und Badekuren daselbst. Von *J. K. Kottmann*. Aarau 1826. O — n.

BADEN IM GROSSHERZOGTHUM BADEN, zum Unterschied von den gleich benannten Badeorten auch Baden-Baden genannt. Die Stadt dieses Namens, zwei Meilen von Rastadt entfernt, merkwürdig durch ihr hohes Alter, berühmt durch die vortrefflichen Heilquellen, welchen sie ihren Namen verdankt, zählt gegen 3000 Einwohner und liegt an der Oos oder dem Oosbach, am Fufse des Schwarzwaldes, in einer paradiesischen Gegend. Vor vielen andern Kurorten wurde dieser von der Natur verschwenderisch mit ihren schönsten Gaben ausgestattet. Die Gebirge, welche gegen Norden und Osten die Stadt umkränzen, schützen sie gegen Nord- und Nordostwinde, und verleihen dadurch dem Klima Milde; die Umgebungen von Baden gewähren höchst malerische An- und Aussichten, schöne Wiesengründe, lachende Weinberge, anmuthige Waldparthien, und liefern alle Erzeugnisse des Bodens in ungewöhnlicher Fülle und vorzüglicher Güte.

Noch jetzt vorhandene Denkmäler machen es wahrscheinlich, dafs das Wasser von Baden von den Römern gekannt und als Heilquelle benutzt wurde. Unter dem Namen Civitas Aquensis bekannt, wurde Baden von *Marcus Aurelius* verschönert. Urkundlich wird der Quellen zuerst 873 unter *Ludwig*, König der Teutschen gedacht; einen ausgezeichneten Ruf erwarb sich Baden jedoch erst später, namentlich im sechszehnten und siebzehnten Jahrhundert, in welchem unter dem Namen von Niederbaden oder Markgrafenbad *Hugelius* und *G. Eschenreuter* rühmlichst desselben gedenken.

Im Vergleich mit andern teutschen Kurorten gehört Baden zu den besuchtesten, geräuschvollsten und glänzendsten. Man zählt jährlich mehrere Tausend von Fremden, welche nicht blofs aus Teutschland, sondern aus Frankreich,

England und Rufsland dahin strömen (im Sommer 1829 betrug die Zahl derselben trotz der sehr ungünstigen Witterung über 10,000), von welchen freilich die wirklich Kranken von den Gesunden wohl zu unterscheiden seyn dürften.

Die Gebirgsart, welche zunächst die Quellen umgiebt, ist Flötzkalk, weiterhin erscheint Urgebirge. — Bemerkenswerth ist der Umstand, dafs in der Nähe der Quellen die Magnetnadel, nach *Gmelin*, abweichen soll.

Man zählt in Baden sechzehn verschiedene Thermalquellen, deren Wasser jedoch nur durch die Verschiedenheit ihrer Temperatur (54 — $37\frac{1}{2}$° R.), nicht durch die ihres chemischen Gehaltes wesentlich abweicht. Als die Hauptquelle betrachtet man den Ursprung. Sie entspringt aus der Spalte eines Felsen, hat 54° R., und giebt in 24 Stunden 7345440 Kubikzoll. Das Wasser derselben ist hell, hat den Geschmack von gesalzener Fleischbrühe, auch den Geruch von Fleischbrühe, und entwickelt geschöpft nur wenig Luftblasen; die specifische Schwere wird von *Krapf* zu 1030, nach *Salzer* zu 1003 bestimmt. Aus dem Wasser schlägt sich kohlensaurer und schwefelsaurer Kalk und Eisenoxyd, in Form eines Kalksinters von bräunlicher und brauner Farbe nieder. Von diesem ist ein weicher, breiartiger, sehr fetter zu unterscheiden, welcher von schwarzgrauer Farbe, den Namen Badeschlamm oder Bademoor führt, und in welchem sich Zoophyten finden.

In Bezug auf die Temperatur und den Wassergehalt der andern Quellen findet folgende Verschiedenheit statt:

Die Judenq. hat	54° R. u.	giebt in 24 St.		4077807 Kz. W.		
Die Höllenq. hat	52 »	»	giebt »	1092874	»	»
Die Q. zum Ungemach hat	$52\frac{1}{4}$ »	»	giebt »	1877479	»	»
Die Klosterq. hat	51 »	»	giebt »	737933	»	»
Der Brühbrunnen	50 »	»	giebt »	539633	»	»
Die zwei Muhrq. haben	49 u. 50 »	»	geben »	2405421	»	»
Die Q. zum kühlen Brunnen haben	$43\frac{3}{4}$ »	»	geben »	287555	»	»
Die vier Q. der Bütte haben	40,53,52 u. 53 »	»	geben »	2429417	»	»

Seinen Mischungsverhältnissen nach gehört das Thermalwasser von Baden zu der Klasse der muriatischen Thermen, und wurde früher unpassend von einigen als muriatisch-salinisches Stahlwasser (*C. A. Hoffmann*, Systemat. Uebersicht und Darstellung der Resultate von zweihundert und zweiundvierzig chemischen Untersuchungen mineralischer Wasser. 1815. S. 42), nach anderen als Schwefelwasser (*L. F. Herrmann*, System der praktischen Arzneimittellehre. 1826. Bd. II. S. 156) aufgeführt. Analysirt wurden die Quellen zu Baden zu verschiedenen Zeiten von ***Krapf***, ***Salzer***, ***Haug***, ***Otto***, ***Wolf***, ***Kastner***, ***Kölreuter***, ***Gimbernat***.

Das Wasser des Ursprungs enthält in 16 Unzen:

	nach *Kastner*	*Salzer*	*Kölreuter*
Salzsaures Natron	17,50 Gr.	17,06 Gr.	16,00 Gr.
Salzsauren Talk	0,50 »	0,52 »	0,25 »
Salzsauren Kalk	1,50 »	1,57 »	1,75 »
Schwefelsauren Kalk	2,75 »	2,64 »	3,00 »
Kieselerde	— »	— »	0,33 »
Extraktivstoff	— »	— »	0,05 »
Kohlensauren Kalk	— »	1,45 »	1,66 »
Kohlensaures Gas	0,33 Kz.	— »	0,50 Kz.

Das Wasser der Bütte enthält nach *Wolf* und *Otto* in 16 Unzen:

Salzs. Natron	$21\frac{5}{9}$ Gr.
Salzs. Talk	$1\frac{8}{9}$ »
Salzs. Kalk	$\frac{5}{9}$ »
Schwefels. Kalk	$4\frac{7}{9}$ »
Schwefels. Natron	$1\frac{5}{9}$ »
Kieselerde	$1\frac{7}{9}$ »

Nach ***Gimbernat*** enthält das Badener Wasser kein kohlensaures Gas, dagegen Stickgas. ***Gimbernat*** hat indefs das Stickgas nicht in dem Wasser selbst, sondern in den Dämpfen desselben gefunden, und ***Kölreuter*** daher wohl mit Recht erinnert, dafs der von ***G.*** angegebene Gehalt von Stickgas, sich durch die Vermischung der Wasserdämpfe mit atmosphärischer Luft sehr wohl erklären lasse.

Wetzler schlägt wohl mit Unrecht nach dem chemischen Gehalt der Quellen zu Baden ihre Wirkung zu gering an. Hinsichtlich ihrer Mischungsverhältnisse und Wirkungen, schliefsen sich die Quellen zu Baden an die von Wiesbaden sehr passend an. Von letztern unterscheiden sie sich jedoch wesentlich durch ihren verhältnifsmäfsig bedeutend geringeren Gehalt an Kochsalz. —

In Form von Wasserbädern wirken sie höchst durchdringend reizend, — belebend auf das Nervensystem, erhitzend auf das Gefäfssystem, die äufsere Haut reizend, diaphoretisch, häufig einen starken, sehr juckenden Ausschlag erregend, und sind eben deshalb sehr zu widerrathen bei Vollblütigkeit, Disposition zu Schlagflufs, Neigung zu Bluthusten und andern aktiven Blutflüssen, einem sehr reizbaren, zu Congestionen geneigten Gefäfssystem und fieberhaften Beschwerden. — Getrunken wirkt das Thermalwasser von Baden auflösend, specifik auf die Leber, das Pfortadersystem, die Harnwerkzeuge und das Uterinsystem.

Die Einrichtungen zur zweckmäfsigen Benutzung der Quellen, besonders der Bäder, sind namentlich von *Wetzler* als sehr mangelhaft gerügt worden. Die Kurgäste wohnen theils in Privathäusern, theils in Gast- und Badehäusern, dem Zähringer Hof, dem Badischen Hofe u. a.

Die verschiedenen Formen, in welchen die Thermalquellen benutzt werden, sind folgende:

a) die Form der Wasserbäder, — diejenige, von welcher am häufigsten Gebrauch gemacht wird;

b) als Getränk. Man läfst täglich 8 bis 10 Becher trinken, entweder allein, oder um stärker auf den Darmkanal zu wirken, nach *Kölreuter* mit dem Zusatz eines eröffnenden Salzes (Natron carbonico-sulphuricum).

Um die Trinkenden gegen nachtheilige Einwirkung der Witterung zu schützen, findet sich nahe der Quelle des Ursprungs ein bedeckter Gang.

c) als Douche, — oder als Einspritzung bei Krankheiten des Uterinsystems;

d) in Form von Thermaldämpfen. In die zu diesem Zweck dicht bei der Quelle des Ursprungs eingerichteten Kabinette, werden die Thermaldämpfe in Röhren geleitet, und in verschlossenen Kästen als ganzes Dampfbad auf die Oberfläche des ganzen Körpers, mit Ausnahme des Kopfes, — oder blofs lokal bei Leiden einzelner Theile benutzt.

Nach Bedürfnifs können die Dämpfe zu einem hohen oder niedern Grad angewendet werden. —

Im Allgemeinen sind die Thermalquellen von Baden in allen den Fällen indicirt, in welchen eine kräftig erregende Einwirkung auf Nerven- und Gefäfssystem gefordert wird, daher besonders angezeigt bei vorwaltender torpider Schwäche.

Die Hauptklassen von Krankheiten, in welchen man sie vorzugsweise rühmt, sind folgende:

1) Hartnäckige Gichtbeschwerden, mit bedeutender Dyskrasie und örtlicher fehlerhafter Verbildung, — gichtische Contrakturen, Geschwülste, Knoten.

2) Lähmungen, — namentlich von gichtischen Ursachen entstanden.

3) Chronische Hautausschläge, Flechten, Geschwüre.

4) Stockungen in der Leber, dem Pfortader- und dem Uterinsystem; — Anschwellungen und Verhärtung der Leber, Hämorrhoidalbeschwerden, — Anomalien der monatlichen Reinigung, Fluor albus, Unfruchtbarkeit.

5) Noch wurden seit Errichtung der Kabinette zur Anwendung von Thermaldämpfen, von *Kölreuter* die Thermaldämpfe mit atmosphärischer Luft zum Einathmen bei chronischen Brustleiden, namentlich asthmatischen Beschwerden, Brustkrämpfen u. dergl. empfohlen. Man läfst anfänglich nur Thermaldämpfe von 20° R. mit atmosphärischer Luft vermischt eine Viertelstunde lang einathmen, und steigt, wenn die Kranken es vertragen, sowohl mit der Temperatur der Dämpfe, als der Dauer ihrer Anwendung. —

Noch mufs hier des unfern Baden gelegenen Ludwigsbades gedacht werden; — dasselbe liegt nahe bei dem Kloster Lichtenthal, in einer sehr reizenden Gegend, nur eine halbe Stunde von der Stadt Baden entfernt. Man benutzt daselbst eine kalte Eisenquelle in Form von stärkenden Bädern, häufig als Nachkur; das Badehaus enthält zwanzig Badekabinette.

Nach *Kölreuter's* Analyse enthalten 16 Unzen dieser Eisenquelle folgende Bestandtheile:

Kohlens. Eisen . . . . . $2\frac{2}{3}$ Gr.
Kohlens. Kalkerde . . . $2\frac{1}{3}$ »

Schwefels. Kalkerde	. . ,	1 Gr.
Salzs. Kalkerde	. . . . .	$1\frac{1}{2}$ »
Salzs. Talkerde	. . . . .	$\frac{1}{3}$ »
Extractivstoff	. . . .	$\frac{1}{10}$ »
Kohlens. Gas	. . . . . .	5 Kub. Zoll.

L i t t e r a t u r.

C. F. D. Haug, de thermis Marchio-Badensibus. Argentorat. 1780.

Wolf in *Trommsdorff's* Journ. d. Pharm. Bd. XVI. St. 1. S. 42.

C. F. Salzer in *Schweigger* n. Journ. d. Chemie und Physik. Bd. IX. St. 2. S. 180.

Fr. J. Krapf, Beschreibung der warmen Bäder zu Baden in der Markgrafschaft Baden. 1794. — 1818.

Al. Schreiber, Baden mit seinen Heilquellen und Umgebungen; mit einer Abhandl. über den Gebrauch der Quellen von *Ottendorf*, mit Kpf. Heidelb. 1812. — 1819.

C. W. Hufeland, prakt. Uebersicht der vorzüglichsten Heilquellen Teuschlands. 1820. Zweite Aufl. S. 248.

J. E. Wetzler, über Gesundbrunnen u. Heilbäder, 1819. Th. II. S. 119. Dessen Zusätze und Verbesserungen zu den zwei Bänden über Gesundb. u. Heilb. 1822. S. 4.

W. L. Kölreuter, die Mineralquellen im Grofsherzogthum Baden, deren Heilkräfte u. Heilanstalten. Erster Jahrg. 1820. S. 6. 7. 52—67. 90—100.

O — n.

BADEN IN NIEDERÖSTERREICH. Die durch ihre Thermalquellen berühmte, und nach ihnen benannte Stadt dieses Namens liegt südöstlich, nur wenige Meilen von Wien entfernt, am Fufse der Cethischen Gebirge, in einer höchst anmuthigen, reich von der Natur gesegneten Gegend.

Baden wird mit Recht zu den ältesten und besuchtesten Kurorten Teutschlands gezählt. Die Zahl ihrer Einwohner beträgt 2500, die der sie jährlich besuchenden Fremden nach *Beck* 8 bis 10000, — von welchen freilich, wie bei Baden-Baden, die Gesunden von den wirklich Kranken wohl zu unterscheiden sind. Die Annehmlichkeit eines Aufenthaltes zu Baden, wird sehr durch die Nähe der volkreichen und vergnügungslustigen Kaiserstadt erhöht.

Schon den Römern waren die Thermalquellen von Baden bekannt. *Marcus Aurelius Antoninus*, welcher sich lange in Carnuntum (Petronell oder Haimburg) und in der Umgegend aufhielt, gedenkt derselben und bestimmt ihre Entfernung von andern Orten. Aufgefundene römische Inscriptionen und Ueberreste von alten römischen Bädern, machen es sehr wahrscheinlich, dafs diese früher mit dem Namen Aquae Pannoniae von den Römern bezeichneten Quellen, schon im ersten und zweiten Jahrhundert bekannt gewesen, und daselbst von der zehnten und vierzehnten Legion ein Bad nebst mehreren Gebäuden aufgeführt worden ist. Als in der Mitte des dritten Jahrhunderts die Römer die Herrschaft in Oberpannonien verloren, scheinen die Bäder zu Baden in Verfall gerathen zu seyn, und sich erst im eilften und zwölften Jahrhundert wieder gehoben zu haben. Rühmlichst wird ihrer im sechzehnten und siebzehnten Jahrhundert von den bekannten Balneographen dieser Zeit, besonders von *Eschenreuter*, *Günther von Andernach*, *Martin Ruland*, *Thurneiser* u. a. erwähnt.

Die zahlreichen Thermalquellen kommen theils in der Stadt, theils in der Nähe derselben zu Tage. Die Baden umgebenden Berge bestehen aus Flötzkalkstein, Schiefer, Gyps, und führen Schwefelkies, Stalaktiten, merkwürdige Versteinerungen und Steinkohlen. Die Gegend von Siegenfeld betrachtet *Schenk* als den eigentlichen Heerd der Schwefelquellen, und glaubt, dafs sie von da durch den Calvarienberg ihren Lauf nach Baden fortsetzen; *Beck* dagegen sucht die geheime Werkstätte dieser Quelle unter den sogenannten, zum Kaltenbergergebirge gehörigen Hollerthalberge.

Das Thermalwasser ist vollkommen klar, wird, der Einwirkung der atmosphärischen Luft ausgesetzt, leicht getrübt, und besitzt einen durchdringenden Schwefelgeruch und Geschmack. Alle Quellen sind sehr ergiebig; die älteste und vorzüglichste Quelle, der Ursprung giebt in 24 Stunden 13,440 Eimer. Nach *Beck* erleidet sowohl die Menge, als auch die Qualität und Temperatur des zu Tage kommenden Wassers, durch die verschiedenen Jahreszeiten nur wenig Veränderung. Die Temperatur desselben beträgt 30—23° R., seine specifische Schwere 1004. — Die dem Thermalwasser entsteigenden flüchtigen Bestandtheile veranlassen an den Wänden die Sublimation von zarten, gelben Krystallen, bekannt unter dem Namen des Badener Salzes. Von diesem ist der Badeschlamm, oder Niederschlag der Quellen zu unterscheiden, und zwar ein unterirdischer, welcher gebildet wird, wo das Thermalwasser sich in einem bedeckten Raume befindet und ein oberirdischer, welcher beim unbedeckten Abflufs desselben entsteht.

Chemisch analysirt wurde das Badener Thermalwasser von *Volta* und *Schenk*. Nach *Schenk* enthalten 1000 Wiener K. Z.:

an flüchtigen Bestandtheilen:

Geschwefeltes Wasserstoffgas	16,5 K. Z.
Kohlens. Gas	9,5 »
	26 K. Z.

an festen Bestandtheilen;

Salzs. Kalkerde	157,575 Gr.
Schwefels. Talkerde	130,860 »
Schwefels. Natron	100,450 »
Kohlens. Talkerde	46,000 »
Kohlens. Kalkerde	62,125 »
Unauflöfsbare Erde (?)	3,000 »
	500,010 Gr.

Ein Loth des Badener Salzes enthält folgende Bestandtheile;

Schwefels. Talkerde	199,2 Gr.
Schwefels. Kalkerde	10,4 »
Schwefels. Natron	30,4 »
	240 Gr.

Ein Loth des unterirdischen Badeschlamms besteht aus folgenden Theilen:

Salzs. Kalkerde	11,00 Gr.
Schwefels. Natron	4,88 »
Schwefels. Talkerde	3,72 »
Kohlens. Kalkerde	2,68 »
Kohlens. Talkerde	1,92 »
Reinen Schwefel	215,80 »
	240 Gr.

Nach Verschiedenheit ihrer Temperatur und der dadurch bedingten Wirkung, theilt man die Thermalquellen zu Baden in vier Klassen:

Die erste Klasse enthält die wärmsten Bäder, von 29 — 30° R., nehmlich die zwei Halbbäder (oder Ursprungsbäder), das Josephsbad, das Frauenbad, das Neue- oder Karolinenbad, und die Franzensquelle.

Die zweite Klasse umfafst die weniger warmen Bäder von 28½—27° R., nehmlich das Sauerbad, Antonbad, Herzogbad, die sechs Theresien- und die Leopoldsbäder, das Johannisbad, das Armenleutbad und das Peterbad.

Die dritte Klasse begreift die Bäder von 27—26° R., namentlich die Engelburg- und Mariazellenbäder.

Zu der vierten Klasse gehören endlich die übrigen Bäder von 26—23° R., das Peregrinusbad.

Die Thermalquellen von Baden gehören zu den flüchtigsten und kräftigsten warmen Schwefelquellen, die wir in Teutschland besitzen. Nächst dem Schwefel, den übrigen flüchtigen Bestandtheilen und der erhöhten Temperatur, scheint die Wirksamkeit des Wassers durch seinem Gehalt von salzsaurem Kalk, schwefelsaurem Natron und Talkerde bedingt zu werden. In der Wirkung analog den Thermalquellen von Aachen, nur weniger reizend, erhitzend und durchdringend, nehmen sie vorzugsweise die äufsere Haut, die Schleimhäute und das Leber- und Pfortadersystem in Anspruch; äufserlich als Bad benutzt, wirken sie erregend, belebend, diaphoretisch, häufig einen Ausschlag eigener Art (Psydracia thermalis) erregend, — innerlich auflösend auf das Leber-, Pfortader- und Uterinsystem, eröffnend, diaphoretisch, specifik auf die Mischungsverhältnisse der Säfte.

Nachtheilig und zu widerrathen ist der Gebrauch der Badener Schwefelbäder, bei Kranken, welche an einem hohen Grade von Entkräftung und Schwäche leiden, bei Vollblütigkeit, Neigung zu aktiven Blutflüssen, Disposition zu Schlagflufs und endlich bei bedeutenden örtlichen Affectionen, wie inneren Exulcerationen, Aneurysmen, polypösen Auswüchsen der Gebärmutter, heftigen lokalen, gichtischen Entzündungen u. dgl.

Aeufserlich benutzt man das Badener Thermalwasser als Wasserbad in Form ganzer Bäder, eines Halb- oder Fufsbades, oder eines Douche- oder Tropfbades, als Klystir; ferner als Dunst- oder Qualmbad, oder den Badeschlamm als Umschlag bei Lokalleiden. Den innern Gebrauch des Badener Thermalwassers empfahlen schon im sechzehnten Jahrhunderte *J. Günther* und *Martin Ruland.* Bei Trägheit des Darmkanals erhöht man die eröffnende Wirkung desselben, durch einen Zusatz von Karlsbader Salz.

Die Krankheiten, in welchen sich die Thermalquellen in den genannten Anwendungsarten, namentlich aber in Form von Bädern vorzüglich bewährt haben, sind folgende:

1. Hartnäckige rheumatische und gichtische Leiden, in so fern sie auf bedeutende Dyskrasieen gegründet, der nöthigen Reaktion entbehren und eine flüchtig belebende Einwirkung erfordern; — aber eben deshalb werden auch gichtische Leiden entzündlicher, oder venerischer Art, durch den Gebrauch der Badener Schwefelbäder oft verschlimmert.

2. Lähmungen von gichtischen Metastasen, oder als Folge von Bleivergiftungen.

3. Hysterische Beschwerden, nicht blofs durch einen krampfhaften Erethismus des Nervensystems, sondern auch gleichzeitig durch ein idiopathisches Leiden des Uterinsystems bedingt, wie örtliche Schwäche durch zu viele und schnell sich folgende Wochenbetten, Fluor albus u. dgl.

4. Chronische Leiden der Schleimhaut der Luftwege, asthmatische Zufälle, hartnäckigen Husten, namentlich wenn gleichzeitig hämorrhoidalische Complicationen vorhanden.

5. Stockungen im Leber- und Pfortadersystem, — Bäder in Verbindung mit dem innern Gebrauche.

6. Geschwülste, Verhärtungen gichtischer oder scrophulöser Art.

7. Chronische Krankheiten des Uterinsystems durch Schwäche bedingt.

8. Chronische Hautausschläge, hartnäckige Geschwüre.

Litteratur.

Volta, saggio sulle acque termali e montagni di Baden. 1791.; übers. von *Meidinger*. 1792.

C. *Schenk*, Abhandlung von den Bädern der Stadt Baden. 1791 — 1794 — 1799.

Historisch-topographische Beschreibung der Stadt Baden und derselben heilsamen Bäder von *Ant. Ritter von Geusau*. 1802.

C. *Schenk* und *A. Rollet*, Medicinisch-chirurgisches Archiv von Baden in Niederösterreich. 1804.

C. *Schenk's* Taschenbuch für Badegäste Badens. 1805.

A. Rollet's Hygieia. Handbuch für Badegäste Badens. 1816.
W. F. Schmid's neue Methode das Badner Wasser zu gebrauchen. 1816.
B. Obersteiner, einige ernste Worte über den innern Gebrauch der Badner Heilquellen. 1816.
C. Schenk, die Schwefelquellen von Baden in Niederösterreich. 1817.—1825.
Chr. Schratt, Versuch einer Darstellung der Heilkräfte der warmen Schwefelquellen zu Baden in Oesterreich. 1821.
Baden in Nieder-Oesterreich, in topographisch-statistischer, geschichtlicher, naturhistorischer, medicinischer und pittoresker Beziehung. Von *J. N. Beck*. 1822. O — n.

BADENWEILER. Die Therme dieses Namens im Dreisamkreise des Grofsherzogthums Baden gelegen, war schon den Römern bekannt, wie die 1784 aufgefundenen, später von *Weinbrenner* genauer untersuchten Ruinen alter kolossaler Bäder beweisen.

Das Wasser zeichnet sich aus durch einen höchst geringen Gehalt von festen und flüchtigen Bestandtheilen, ist in dieser Beziehung von *Salzer* mit dem von Pfeffers verglichen worden, unterscheidet sich indefs von diesem nicht blofs durch die Qualität seiner Bestandtheile, sondern auch durch die mindere Temperatur; die Temperatur von Pfeffers beträgt 30° R., die von Badenweiler 22° R.

Nach *Kölreuter* enthalten sechzehn Unzen des Badenweiler Thermalwassers:

Kohlens. Kalk	0,700 Gr.
Schwefels. Kalk	0,380 »
Salzs. Talk	0,330 »
Salzs. Kalk	0,080 »
Extractivstoff	0,016 »
	1,506 Gr.

Als Getränk und Bad empfiehlt *Salzer* das Badenweiler Thermalwasser bei Stockungen im Unterleibe, bei chronischen Hautausschlägen, gichtischen, rheumatischen Beschwerden; *Marx* wendete es in einem Falle von Veitstanz bei einem Mädchen von 12 Jahren mit vielem Erfolge an.

L i t t e r a t u r.

G. N. Döderlein, Beschreibung des Bades zu Badenweiler. Basel. 1672. 8.
M. Gerbert, descriptio thermar. Badenweiler. 1784.
Die Mineralquellen im Grofsherzogthum Baden, deren Heilkräfte und Heilanstalten, herausgeg. von *W. L. Kölreuter*. Zweiter und dritter Jahrg. 1822. S. 16—19. 200—250. O — n.

BADESCHWAMM. S. Spongia.

BADIAN. S. Illicium.

BAECKERBEINE. S. Curvatur der Extremitäten.

BAEHUNGEN. Unter Bähung versteht man die längere Zeit hinter einander fortgesetzte Anfeuchtung der äufsern Oberfläche irgend eines Theils des Körpers, mit einem flüssigen Arzeneimittel. Sie unterscheiden sich von den Waschungen blofs durch die Permanenz der Anwendung.

Es giebt zwei Hauptarten von Bähungen; kalte und warme.

1. Kalte Bähung, Umschlag, Epithema (von επι und τιθεμι ich lege). Die kalten Umschläge werden entweder von blofsem kalten Wasser bereitet, oder man fügt dieser Flüssigkeit verschiedene Arzeneisubstanzen hinzu, als Säuren, Alaun, Acetum saturninum, verschiedene Salze u. s. w., um deren Wirksamkeit zu vermehren. Sie sind angezeigt bei Verwundungen, Quetschungen äufserer Theile und zur Stillung von Blutungen. Will man kalte Bähungen machen, so stellt man neben den Patienten eine grofse tiefe Schüssel oder Eimer mit kaltem Wasser, worin man zur Vermehrung der Kälte etwas Eis legen kann. In diese Flüssigkeit taucht man Compressen aus vier- bis sechsfach zusammengelegter Leinewand, drückt sie dann etwas aus, damit das Wasser nicht abläuft, und legt sie auf den afficirten Theil. Die Compressen werden so oft erneuert, als es der Temperaturwechsel der früher aufgelegten erfordert. Man kann die kalten Umschläge auch mittelst einer grofsen Schweinsblase machen, die man bis zur Hälfte mit gestofsenem Eis füllt, und auf den leidenden Theil legt.

Eine besondere Celebrität haben die *Schmucker*schen kalten Bähungen erhalten. Sie bestehen aus vierzig Pfund Wasser, vier Pfund Weinessig, sechszehn Unzen Nitrum und acht Unzen Salmiak. *Schmucker* empfiehlt sie vorzüglich bei Kopfwunden, Fissuren und Fracturen des Schädels, besonders wenn sie mit Extravasate verbunden sind.

So haben auch *Theden*, *Vogler* und *Feiler* besondere Vorschriften zu kalten Umschlägen gegeben. (siehe Arquebusade).

Folgender Umschlag ist beim Wasserkrebs des Gesichts,

beim Brande, bei fungösen, sphacelösen und scrophulösen Geschwüren wirksam befunden worden: *Rec.* Acidi pyrolignosi optimi ℥ij. Aquae destillatae simpl. aut herbae cujuslibet aptae q. s. S. Umschlag. *v. Graefe* giebt zu kalten Bähungen folgende zwei Vorschriften *Rec.* Sal. ammoniac. ℥ß. Aquae destillat. ℥x. S. an: Gegen die Hydrocele der Kinder mit Compressen um den Hodensack zu schlagen. — *Rec.* Extract. Belladonn. ℥ij. Aquae vegeto mineral. Goulardi libr. ij. S. Compressen damit zu befeuchten und alle zwei Stunden zu erneuern. Zur Zertheilung der Geschwülste

2. Warme Bähungen, Fomentationen (von fovere, erwärmen) sind angezeigt bei Entzündungen äufserer Theile, um ihren Uebergang in Eiterung zu befördern, zur Linderung der Schmerzen und bei Hautaffectionen. Die warmen Bähungen sind von doppelter Art: dünnflüfsige, Fomentationen im engern Sinne des Worts, oder breiartige, (Cataplasmata).

A. Die Fomentationen: sie werden aus Decocten, aus Infusen verschiedener Kräuter, Wurzeln, Rinden, Blumen u. s. w. bereitet, und ganz auf dieselbe Weise, wie die kalten Umschläge angewendet; nur ist zweckmäsfiger statt der linnenen Compressen, ein doppelt zusammengelegtes Stück Flanell zu nehmen, weil letzteres die Wärme länger als die Leinewand behält. Sobald die aufgelegte Compresse die Wärme verlohren hat, mufs sie erneuert werden. Nach den verschiedenen Indicationen, die man durch die Fomentationen erfüllen will, bedient man sich ihrer zum Erweichen, Zertheilen, Erschlaffen, Stärken, Reizen, Zusammenziehen, Schmerzlindern.

Folgende Vorschriften können als Beispiel dienen:

Rec. Specierum aromaticar. Ph. B. ℥iv. infund. cum vini Galic. libris quatuor, stent in leni digestione calida vase clauso per horam. Colaturae adde Spiriti vini camphorat. ℥iv. S. Stärkende Bähung lauwarm den leidenden Theil damit zu fomentiren. — *Rec.* Herb. Hyoscyam. Herb. Conii maculat. Florum Chamomill. ana q. v. conc. infund. cum aquae ebulientis. s. q., stent in digestione per horam. Colatur. S. Schmerzlindernde Bähung, lauwarm umzuschlagen. — *Rec.* Lythargyr. ℥iv. Boli Armen. ʒj., Mastich. Myrrhae ana ℥ß. Aceti vini libr. unam coq. per horam quadrantem. S. Ein sechs bis achtfach zusammengelegtes Tuch in diese Fomentation zu tauchen, und lauwarm über die Geschwulst zu legen. Diese Mixtur empfiehlt *Heister* gegen Hygroma cysticum patellae. — *Rec.* Spirit. camphorat. Spirit. Juniperi ana ℥j. Acet. sequillitic. ℥ß. m. S. Lauwarm auf die Kopfblutgeschwulst der Neugebornen anzuwenden. *Schreger.*

B. Breiumschläge, Cataplasmata (von κατα und πλασσω, ich bilde). Als Ingredienzien zur Bereitung derselben nimmt man gröblich pulverisirte Kräuter, Blumen, verschiedene Saamen, als Leinsaamen, Foenum graecum oder Semmelkrume u. s. w. Die Flüssigkeit die man wählt, um mit jenen Substanzen gekocht einen Brei hervorzubringen, ist gewöhnlich, Milch, Wasser oder Bleiwasser. Die Consistenz der Breiumschläge muss von solcher Beschaffenheit sein, dafs keine Feuchtigkeit von ihnen abläuft, weil sonst diese die benachbarten Theile verunreinigt. Die Cataplasmata halten die Wärme länger, als die Fomentationen; sie verdienen daher da vor diesen den Vorzug, wo die zweckmäfsig erhöhte Temperatur Hauptbedingnifs der Heilung ist. Um die Reinlichkeit bei ihrer Anwendung zu beobachten, legt man sie zwischen zwei feine Leiwandstreifen, oder in ein linnenes Säckchen, das man nach der Füllung mit dem Brei oben zubindet. Man erneuert den Breiumschlag alle Stunde, alle zwei Stunden, überhaupt so oft, als er kalt zu werden anfängt. Die Cataplasmen dürfen nur lauwarm angewendet werden; heifs umschlagen reizen sie den kranken Theil zu sehr, und schaden dadurch. Nach den verschiedenen Zwecken, welche man durch die Breiumschläge erreichen will, nennt man sie erweichende, Eiter erregende, zertheilende u. s. w.

Beispiele von Formeln:

Rec. Herbae Hyoscyami, Herb. conii maculati Sem. lini āā q. v. coque cum sufficient. quantitat. lact. ad consistentiam cataplasmatis. S. Lauwarm umzuschlagen. — *Rec.* Micae panis albi ℥ij. Lact. dulc. q. s. ut inde f. coquendo consistentia pultis, versus finem coctionis adde Croci ʒß. S. Lindernder Umschlag, lauwarm anzuwenden. — *Rec.* Micae panis

panis alb. q. v, coque c. Aq. Saturn. q. s. ad consistentiam cataplasmatis. S. Lauwarm umzuschlagen.

Bei rheumatisch-gichtischer Disposition oder bei grofser Vulnerabilität der Haut, werden die feuchten Bähungen überhaupt selten vertragen.

Endlich hat man ganz gegen die Etymologie des Wortes Bähung, die Anwendung von Kräuterkissen auf irgend einen kranken Theil, trockene Bähung, fomentum siccum genannt. Die Kräuterkissen werden entweder blofs zur Erwärmung des leidenden Theils, oder um letztern mit einem aromatischen Dunst anhaltend zu umgeben, angewendet. Nachdem man den einen oder den andern Zweck erfüllen will, wählt man die Ingredienzien zum Kräuterkissen. Will man den afficirten Theil blofs erwärmen, so füllt man es mit Roggen- oder Bohnenmehl oder Kleie. Soll aber der kranke Theil mit einem aromatischen Dunst umhüllt werden, so wählt man zur trocknen Bähung solche Kräuter, die gewürzhafte und flüchtige Theile besitzen, als Herba Melissae, Majoranae, Serpylli, Rorismarini, Flores Chamomillae, Rosarum, Lavendulae, Sambuci u. s. w. Auch Campher und ätherische Oele verbindet man mit den Kräutern. Die Leinewand, aus der man das Kissen macht, muss fein und dicht, und die Kräuter, womit es gefüllt wird, müssen fein pulverisirt sein. Die Säckchen fülle man gleichmäfsig mit den Kräutern an, und durchnähe sie sorgfältig. Will man die trockene Wärme vermöge der Kissen intensiv anwenden, so erwärmt man letztere über warmen Blechen oder warmen Oefen, und wechselt häufig mit ihnen.

Die trockene Bähung ist angezeigt bei der Rose, bei rheumatischen Schmerzen und bei ödematösen Anschwellungen.

Synonyma: Kräuterkissen, Kräutersäckchen, Kräuterbeutel. Pulvinar medicinale, Sacculus medicinalis. Franz. Nouet, Sachet médicale. Die alten Aerzte gaben den Kräuterkissen verschiedene Formen und Namen. Hatten die Säckchen die Gestalt einer Mütze, um auf den Kopf gesetzt zu werden, so nannten sie es Cucupha, Pileus, Sacculus cephalicus, Cucullus, Franz. Calotte céphalique, Calotte médicinale. War das Kräutersäckchen von länglicher Form, um auf die Stirn gelegt zu werden, so hiefs es Frontale. Hatte es eine ovale Gestalt, um es auf den Magen zu legen, so hiefs es Scutum, das Kräuterschild. Lectulus medicinalis war ein mit aromatischen Kräutern angefüllter Bettpolster, auf welchem man rhachitische Kinder schlafen liefs. Vergl. Breiumschlag. M — lis.

BAELGLEINGESCHWULST. S. Breigeschwulst.

BAENDCHEN. S. Frenulum.

BAENDCHEN der weiblichen Scham. Frenulum vulvae. — Kurz vor der hinteren Vereinigung (commissura posterior) der beiden äufseren Lippen der weiblichen Scham liegt eine Querfalte wie ein Band (frenulum vulvae), welches von der inneren Platte der einen Lippe zu der der anderen herübergeht, und eine zwischen ihm und der hinteren Schamlippenvereinigung liegende Grube, kahnförmige (fossa navicularis) genannt, nach vorn begrenzt. Dieses Bändchen zerreifst in den meisten Fällen bei der ersten Geburt, während der Entwicklung des Kindeskopfs über dem Damm. Man sieht daher in dem Falle des Verdachts einer Verheimlichung der Geburt, die bei der vorgenommenen geburtshülflichen Untersuchung sich findende kürzlich erst stattgehabte Zerreifsung dieses Bändchens, als ein Hülfszeichen an, welches zur Bestätigung der übrigen gleichzeitig vorhandenen, mehr charakteristischen Hauptzeichen einer kürzlich stattgehabten Geburt dient. H — s.

BAENDERLEHRE. S. Syndesmologie.

BAEOMYCES PYXIDATUS. S. Cenomyce pyxidata.

BAERENFETT. S. Fett.

BAERENKLAU. S. Heracleum Sphondylium.

BAERENLAUCH, Bärlauch. S. Allium ursinum.

BAERENTRAUBE. S. Arbutus Uva ursi.

BAERENWURZ, Bärwurz. S. Meum.

BAERLAPP. S. Lycopodium.

BAERMUTTER. S. Gebärmutter.

BAERSANIKEL. S. Cortusa.

BAEUSCHCHEN. S. Plumaceau.

BAGNÈRES DE BIGORRE oder D'ADOUR, zum Unterschied von Bagnères de Luchon, von den Römern schon gekannt, — eine kleine, aber durch seine Heilquellen berühmte, viel besuchte Stadt, in dem Département des Hautes Pyrenées an dem Adour, in einer reizenden Gegend zwischen den Ebenen von Bigorre und dem Thal von Campan, vier Lieues von Baréges entfernt. Vorhandene Inscriptionen aus den Zeiten der Römer machen es sehr wahrscheinlich, dafs schon sie diese Quellen gebrauchten.

Die Temperatur der Quellen beträgt 16—41° R.; als höchste Temperatur bestimmt *Lüdemann* 40°, *Alibert* 41°, *Patissier* 47° R., letzterer aber bei 20° R. der Atmosphäre. Sowohl in Beziehung der Menge der Heilquellen, als auch ihres Gehaltes, erfreut sich Bagnères eines grossen Reichthums. Nach Verschiedenheit ihres Gehalts zerfallen sie in folgende:

1. Eaux salines thermales, — die Mehrzahl aller Quellen, und welche auch vorzugsweise benutzt werden. Hieher gehören:

a) La source de la Reine, (genannt nach der Königin *Johanna* von Arragonien) oder des Bagnèrolles, von 37° R., die berühmteste und wichtigste. *b*) Les eaux de Lannes, zwei Quellen von 26—27° R. *c*) Les Bains du Pré von 27—28° R. *d*) Les eaux de Lasserre, von 27—40° R. *e*) Les eaux du Salut, von 26—27° R. *f*) Le Petit-Bain, von 20—38° R. *g*) Les bains de Lagutiére, von 25—31° R. *h*) Les bains de Mora, von 26—40° R. *i*) Les bains de Santé, von 25—26° R. *k*) Les bains de Versailles, von 26—28° R. *l*) Les bains de la Péyrie, von 22—23° R. *m*) Les sources du Petit Prieur, von 25—29° R. *n*) Les bains de Bellevue, von 25—36° R. *o*) Les bains de Théas, von 24—41° R. *p*) Les bains de Cazaux, von 24—41° R. *q*) Les eaux du roc de Lannes, von 36° R. *r*) Les eaux de Foulon, von 27—28° R. *s*) Les eaux de la Fontaine nouvelle, von 38° R.

Nach *Poumier's* Analyse enthalten sie an vorwaltenden festen Bestandtheilen: schwefelsauren Talk und Kalk, kohlensauren Kalk, salzsaures Natron und Talk.

Das Wasser dieser Quellen wirkt auf das Nervensystem erregend, alle Se- und Exkretionen befördernd, —

getrunken auflösend, eröffnend, — als Bad angewendet belebend, erhitzend, leicht Congestionen nach dem Kopfe und profuse Schweifse erregend. Zu widerrathen bei Neigung zu Bluthusten, innern Exulcerationen, namentlich der Leber, ferner bei Epilepsie, und scorbutischen Beschwerden, empfiehlt man dasselbe in Form von Bädern bei Lähmungen, und chronischen Rheumatismen; — als von besonderer Wirksamkeit la fontaine du Salut bei Stockungen in dem Leber-, Pfortader- und Uterinsystem, Hypochondrie, — la fontaine du Pré bei Schwäche des Magens, — les bains de Foulon bei chronischen Hautausschlägen. — Häufig benutzt man die Quellen zu B., in Verbindung mit den Bädern von Baréges, Bagnères de Luchon, Cauterets u. a., fängt mit ihnen an und braucht später Baréges oder umgekehrt.

2. Eaux hydro-sulfureuses thermales. *Patissier* zählt hieher die Eaux d'Artigue-longue oder de Pinac von 15—35° R.

3. Eaux ferrugineuses froides. Die stärkste von diefen führt seit der Restauration den Namen la Fontaine d'Angouléme. — Reich an Kohlensäure benutzt man sie als stärkendes Mittel, allein oder in Verbindung mit den Bädern der andern Quellen, bei Schwäche des Magens, Amenorrhoe und Bleichsucht.

Lit. Observations sur les eaux minérales de Pinac, anciennement d'Artique-Longue en Bagnères, par *Bert. Pinac.* Bagnères an VI. 12.

Ph. Patissier manuel des eaux min. de la France 1818. p. 154—158. 433. 464—472.

W. von Lüdemann Züge durch die Hochgebirge und Thäler der Pyrenäen im Jahre 1822. 1825. Berl. S. 328—355.

I. L. Alibert précis historique sur les eaux minérales les plus usitées en médecine. Paris. 1826. p. 124—135. O — n.

BAGNÈRES DE LUCHON, eine kleine Stadt von 2000 Einwohnern im Département de la Haute Garonne, in einem sehr fruchtbaren Thale, zwei Lieues von der spanischen Gränze entfernt, berühmt durch seine schon von den Römern gekannten heifsen Mineralquellen. Sie gehören zu den stärksten Schwefelthermen der Pyrenäen, und haben nach *Patissier* die Temperatur von 24 — 51° R. Nach *Poumier* enthält la Source de la Reine, die berühmteste Quelle, in zwei Myriagrammes an festen Bestandtheilen:

Salzs. Talk	11	Gr.
Salzs. Natron	8	»
Schwefels. Talk	10	»
Schwefels. Kalk	23	»
Kohls. Kalk	11	»
Schwefel	6	»
Kieselerde	4	»
Matière vegéto-animale u. Verlust	5	»

An flüchtigen fand *Bayen* in einem Myriagram. 9 Kub. Zoll Schwefelwasserstoffgas und $4\frac{1}{2}$K. Z. kohlensaures Gas. Nach *Anglada's* neuester Untersuchung enthält das Wasser von Bagnères - de - Luchon in 1000 Centimétres 0,166 Gr. kohlens. Natron.

Nächst der Source de la Reine, werden als die vorzüglichsten Quellen zu Bagnères-de-Luchon betrachtet:

La Douce, La Chaude à droite, La Chaude à gauche, La Source de la Salle, de la Grotte und de Romaine.

In ihren Wirkungen den Schwefelthermen von Barèges und Cauteret zu vergleichen, unpassend in allen den Fällen wo reizende Schwefelwasser contraindicirt sind, werden sie dagegen empfohlen als Getränk, allein oder nach Umständen mit Milch, bei chronischen Brustkatarrhen, Suppression der monatlichen Reinigung, Bleichsucht, Stockungen der Leber und Milz, Blennorrhoen der Urinwerkzeuge, — äufserlich in Form von Wasserbädern, bei chronischen Hautausschlägen, hartnäckigen rheumatischen Affektionen, Geschwülsten und verschiedenen Formen von Lähmungen.

Lit. Analyse et propriétés médicales des eaux des Pyrenées par *Poumier*. 1813.

Nouvelles observations de Bagnères-de-Luchon, par *A. Soulerat*. Toulouse. 1817.

Ph. Patissier, manuel des eaux minérales de la France. 1818. p. 158-162.

J. L. Alibert, précis historique sur les eaux min. le plus usiteés. 1826. p. 416—419.

Mémoires pour servir à l'histoire générale des eaux minérales sulfureuses et des eaux minérales, par *J. Anglada*. T. 1. 1827. p. 308—312.

W. v. Lüdemann, Züge durch die Hochgebirge und Thäler der Pyrenäen im Jahre 1822. Berlin. 1824. S. 343. O — n.

BAGNOLES, ein Dorf im Département de l'Orne, sieben Lieues von Alençon, besitzt eine Mineralquelle, welche früher in grofsem Ruf stand. *Patissier* zählt sie zu der Klasse der Eaux thermales gaseuses, *Alibert* zu den Eaux salines thermales; sie hat die Temperatur von 22° R., enthält ausser kohlensaurem Gas, salzsaures Natron, und eine Beimischung von salzs. und schwefels. Kalk und salzs. Talk. Obgleich das Wasser einen schwachen Schwefelgeruch besitzt, konnte *Vauquelin* und *Thierry* in dem Wasser keinen Schwefel finden.

Man benutzt das Wasser als Getränk, so wie in Form von Wasserbädern und Douche. *Piette*, vieljähriger Arzt dieser Anstalt, rühmt dieses Mineralwasser in diesen Formen bei veralteten Rheumatismen, Catarrhen, Bleichsucht, Leukorrhoe und Lähmungen.

Lit. *Vauquelin* und *Thierry*, Analyse de l'eau de Bagnoles, in Annales de chimie, 1814. Avril.

Ph. Patissier, manuel des eaux minérales de la France. p. 267—269.

J. L. Alibert, précis sur les eaux min. les plus usitées. p. 107—111.

O — n.

BAGNOLS, ein Dorf im Département de la Lozère, zwei Lieues von Mende. Die hier entspringenden Mineralquellen haben die Temperatur von 36° R., einen Schwefelgeruch und enthalten nach *Barbut* ausser einem beträchtlichen Gehalt von Schwefelwasserstoffgas, schwefels. Kalk, salzs. Talk, eine geringe Beimischung von Eisen, kohlens. Natron und animalischen Extractivstoff. *Anglada* zählt sie zu der Abtheilung der Eaux sulfureuses salines.

Man benutzt sie als Getränk, als Wasser und Douchebad; innerlich allein oder mit Milch bei Verschleimungen, Stockungen im Unterleibe, asthmatischen Beschwerden, hartnäckigen Brustkatarrhen, — äufserlich bei Störungen der Thätigkeit der äussern Haut, rheumatischen Beschwerden, chronischen Hautausschlägen, Rhachitis, Veitstanz, Contracturen und Anchylosen.

Contraindicirt und nachtheilig sind sie bei fieberhaften, scorbutischen, venerischen Beschwerden.

Lit. *Ph. Patissier*, manuel des eaux min. de la France, 1818. p. 175.

J. L. Alibert, précis sur les eaux min. les plus usitées. 1826. p. 438—446.

J. Anglada, mémoires pour servir à l'histoire générale des eaux minérales sulfureuses. Paris. 1828. T. II p. 285. O — n.

BAHLINGEN. Die kalte Schwefelquelle, welche bei der Stadt dieses Namens, im Schwarzwaldkreise des Königreiches Würtemberg entspringt, und nach diesem Ort benannt wurde, wird nur wenig als Heilquelle benutzt. Getrunken soll sie gelind auflösend wirken; als Getränk und Bad hat man sie benutzt bei flechtenartigen Hautausschlägen, Krätze und veralteten Fufsgeschwüren.

An flüchtigen Bestandtheilen enthält dieselbe Schwefelwasserstoffgas und kohlensaures Gas, an festen nur wenige. Sechs Pfund enthielten nach *Bronners* Angabe:

Kohlens. Natron	45 Gr.
Salzs. Natron	2 »
Kohlens. Kalk	1 »
	48 Gr.

Lit. *A. Camerarius,* de fontibus sulphureis Reitlingensi et Bahlingensi. Tubingae. 1726.

D. J. Dangelmaier, über die Gesundbrunnen und Heilbäder Würtembergs. Vierter Theil. Gemünd. 1823. S. 66—70. O — n.

BAINS, im Département des Vosges, fünf Lieues von Epinal. Die hier entspringenden Heilquellen waren, nach den noch vorhandenen Ueberresten und Ausgrabungen zu schliefsen, schon den Römern bekannt, haben nach *Patissier* die Temperatur von 23—42° R., und enthalten nach *Vauquelins* Analyse als vorwaltenden Bestandtheil schwefels. Natron, nächst diesem salzs. Natron und schwefels. Kalk. Man benutzt sie innerlich als auflösendes Mittel bei Stockungen, Verschleimungen, Hypochondrie, äufserlich als Wasser- und Dampfbad bei Rheumatismen, chronischen Hautausschlägen und beginnenden Lähmungen.

Lit. Essai sur les eaux des Bains par *M. Thiriat.* Paris. 1808.

Ph. Patissier, manuel des eaux min. de la France. 1818. p. 448—452.

Fodéré im Journ. complémentaire du Dictionnaire des sciences médicales. T. V. p. 293. O — n.

BAINS PREZ ARLES, ein Dorf auf dem rechten Ufer des Tet, zwei Lieues von Ceret, im Département des Pyrenées orientales, bekannt durch heifse Schwefelquellen. Nach *Carrere* haben sie die Temperatur von 57° R., nach *Anglada's* neuester Bestimmung indefs nur die von 49° R.

Nach *Anglada* sind sie reicher an Hydro-sulfate de soude, als die Quellen von Motitg.

Getrunken wirken sie nach *Bonafos* auflösend, eröffnend, diuretisch; äufserlich in Form von Wasser-, Dampf- und Douchebad, werden sie gerühmt bei hartnäckigen rheumatischen und gichtischen Leiden, namentlich bei Ischias, Lähmungen und alten Schufswunden.

Lit. *Ph. Patissier,* manuel des eaux minérales de la France. 1818. p. 222. *J. Anglada,* mémoires pour servir a l'histoire générale des eaux minérales sulfureuses. Paris. 1827. T. I. p. 65. T. II. p. 150. O — n.

BALANITIS. S. Eichelentzündung.

BALANORRHOE. S. Eicheltripper.

BALANUS, die Eichel. S. Penis.

BALANUS myrepsica. S. Hyperanthera.

BALARUC. Dieser Kurort liegt im Département de l'Hérault, zwischen Montpellier und Cette, unfern des Meeres. Das Mineralwasser von Balaruc hat nach *Figuier* die Temperatur von 38° R. bei 20° R. der Atmosphäre, *Pouzaire* fand sie jedoch unter 37° R.; nach *Patissier* und *Alibert* gehört es zu der Klasse der Eaux salines thermales. In 6 Kilogrammes Mineralwasser fand *Figuier*;

Kohlens. Gas	36 K. Zoll.	
Salzs. Natron	45,05	Grammes.
Salzs. Talk	8,25	»
Salzs. Kalk	5,45	»
Kohlens. Kalk	7,00	»
Kohlens. Talk	0,55	»
Schwefels. Kalk	4,20	»

Ausser diesen Bestandtheilen fand *Saint-Pierre* nach einer neueren Analyse noch eine beträchtliche Menge Stickgas, von Eisen nur eine sehr geringe Beimischung. Der Bodensatz der Quelle bestand nach *Figuier's* Analyse aus: kohlens. Kalk, Talk und Eisen, schwefels. Kalk, Kochsalz und Kieselerde.

Man unterscheidet vier Bäder zu Balaruc, nemlich: 1) Le bain de la Source, 2) le bain de l'Hopital, 3) le bain de la Cuve, und 4) le bain de vapeur.

Benutzt wird das Thermalwasser zu Balaruc als Getränk, als Wasser-, Dampf- und Douchebad und in Form von Injectionen. — Einen wesentlichen Vortheil gewährt

Balaruc die Nähe der See und die Nähe der berühmten medizinischen Schule von Montpellier.

Innerlich benutzt man es als auflösendes, abführendes Wasser bei Stockungen im Unterleibe und scrophulösen Beschwerden; in Form von Wasserbädern wirkt es ungemein erregend, erhitzend, ist deshalb contraindicirt bei Vollblütigkeit und Anlage zur Apoplexie, wird dagegen in Verbindung mit der Douche vorzugsweise anempfohlen bei Lähmungen, nächst diesem bei rheumatischen uud gichtischen Leiden. *Nicolas* rühmt bei Krankheiten des Gehörs die Anwendung der Douche auf den Kopf, und Injectionen des Wassers in den äufsern Gehörgang.

Lit. *J. L. Alibert*, précis des eaux min. les plus usitées p. 99—106. Essai sur l'analyse des eaux min. en général et sur celles du Département de l'Hérault en particulier, par *Saint-Pierre*. Montpellier. 1809. *Ph. P. Patissier*, manuel des eaux minér. de la France. p. 458—464.

O — n.

BALATRO, auch Bambalio. Ein Zungenfehler, eine Schlaffheit des Zungenbandes oder auch der Zungenmuskeln, wodurch beständig eine zu grofse Speichelansammlung im Munde unterhalten wird. H — d.

BALAUSTIA. S. Punica Granatum.

BALDOHN. Die kalte Schwefelquelle dieses Namens entspringt in dem südöstlichen Theile des Gouvernements Kurland, in dem Mitauischen Kreise an der Düna, vier Meilen von Riga und sieben von Mitau. Als Heilquelle schon seit langer Zeit benutzt, wurde sie chemisch analysirt von *Eikhof*, *Lowitz*, *Schiemann* und *Groschke*.

Die Temperatur des Wassers beträgt 5°R., das spec. Gewicht 1003, Nach *Schiemann* enthalten 10 Pfund Wasser,

a) an festen Bestandtheilen:

Schwefels. Kalk	$150\frac{3}{4}$ Gr.
Kohlens. Talk	$\frac{3}{4}$ »
Schwefels. Talk	$3\frac{7}{8}$ »
Kohlens. Kalk	$14\frac{3}{4}$ »
Schwefels. Natron	$16\frac{3}{4}$ »
Salzs. Natron	$4\frac{4}{7}$ »
Kieselerde	$4\frac{1}{4}$ »
Harzstoff	$\frac{1}{2}$ »
	$196\frac{11}{56}$ Gr.

b) An flüchtigen Bestandtheilen:

Schwefelstoffgas . . . . 107½ K. Zoll.
Kohlens. Gas . . . . 25 »

Nach *Scherer* ist indefs der Gehalt an flüchtigen Bestandtheilen zu hoch angeschlagen.

Schiemann empfiehlt das Wasser vorzugsweise in Form von Wasserbädern, ferner als Douche, Dampfbad und den Schwefelschlamm als Umschlag in allen den Fällen, wo Schwefelwasser indicirt sind, namentlich bei rheumatischen, gichtischen Leiden, chronischen Hautausschlägen, Verschleimungen und Schleimflüssen.

Lit. *J. H. Eikhof's* Beschreibung des Baldohnschen und Barbernschen Mineralwassers. Mitau. 1795.

Observations particulières sur les bains de Baldonen en Courlande, par *Ch. de Scheinvogel*. Mitau. 1797.

Baldohn. Von *K. Ch. Schiemann*. Mitau. 1799.

Versuch einer systematischen Uebersicht der Heilquellen des Russischen Reiches, von *A. N. Scherer*. Petersburg. 1820. S. 162. O — n.

BALDRIAN. S. Valeriana.

BALG. S. Drüse.

BALGGESCHWULST. I. Definition. — Ist eine neue oder zufällige, im Zellstoff aller Organe, mit Ausnahme der Knorpel, besonders aber im Zellstoff unter der Haut, langsam und ohne Entzündung und Schmerzen sich entwickelnde kugelige, häutige, mehr oder weniger bewegliche Geschwulst mit verschiedenem festen oder flüssigen Inhalte, welche in allen wesentlichen Bedingungen mit den serösen Häuten übereinstimmt, und als eine regelwidrige Wiederholung dieses Systems zu betrachten ist.

II. Symptome und Verlauf. — 1) Symptome der unter der äufsern Haut gelegenen Balggeschwülste.

Es bildet sich allmählig und ohne bekannte Ursachen, doch häufig nach vorausgegangenen rheumatischen Schmerzen oder nach Quetschungen, in oder unter der Haut eine kleine, runde, kugelige, mehr oder weniger glatte, bewegliche und unschmerzhafte Geschwulst, die in der Regel sehr langsam wächst, nachdem sie eine gewisse Gröfse erreicht hat, stehen bleibt und nur durch Druck auf benachbarte Theile, oder durch Spannung der sie bedeckenden Haut einige Schmerzen verursacht. Nach dem Inhalte fühlt sie sich verschieden an und erhält dann verschiedene Namen. Im allgemeinen ist die Geschwulst glatt, elastisch, gespannt, etwas nachgiebig, fluctuirend, manchmal fest. Man nennt sie Honiggeschwulst, wenn sie sich mehr weich und elastisch anfühlt, und sich mit dem Nachlafs des Druckes schnell wieder erhebt; Breigeschwulst, wenn sie fester, Speckgeschwulst, wenn sie hart, ungleich, lappig ist. Die Alten haben sie, besonders wenn sie am Kopfe safsen, nach dem Aussehen verschieden benannt, z. B. Schildkrötengeschwülste, Testudines, wenn sie platt, Maulwurfsgeschwülste, Talpae, wenn sie rund waren. Die Gestalt bleibt in der Regel kugelig. Die platte Form ist ihnen nicht ursprünglich, sondern die Folge von Druck, namentlich ist dies der Fall bei den Speckgeschwülsten, welche meistens tiefer sitzen. Anfangs ist die Geschwulst beweglich, später verwächst sie häufig mit den benachbarten Theilen, selten mit der äufsern Haut oder mit Muskeln, häufig aber mit den fibrösen und serösen Häuten, mit den Sehnen, ja selbst mit den Knorpeln und Knochen. Die Beweglichkeit ist daher stets ein unzuverläfsiges Symptom. Im allgemeinen sitzt die Geschwulst breit, selten gestielt auf; die Hautfarbe ist unverändert, zuweilen, wenn die Haut sehr verdünnt ist, ist sie gelblich. In diesem beschriebenen Zustande verweilt die Geschwulst sehr lange, oft immer. Wenn sie aber eine bedeutende Gröfse erreicht hat, so sind die Venen der sie bedeckenden Haut sehr ausgedehnt, die Haut selbst verdünnt sich immer mehr, entzündet sich endlich, verschwärt und bricht auf. Dieser Vorgang wird namentlich durch mechanische und chemische Reizung der Haut herbeigeführt, und hat die Verwachsung der Haut mit dem Balge zur Folge. Aus der Oeffnung der Haut entleert sich eine käseähnliche oder fettige Substanz oder eine verschieden gefärbte Flüssigkeit; es bilden sich Fleischwärzchen in der Oeffnung, die aber meistens schlaff sind und wenig Neigung zur Nebenbildung haben. Häufig wächst daher aus den aufgebrochenen Bälgen ein Schwamm hervor, der die Heilung der umgebenden Haut hindert, und sich in sehr seltenen Fällen, besonders aber bei rheumatischer, gichtischer, herpetischer und leproser Dyscrasie zu einem Horne umwandelt. Ist die Oeffnung klein, so füllt sich der Balg durch Absonderung einer ähnlichen, anfangs mehr flüssigen Substanz wiederholt an. Doch giebt es auch viele Fälle, besonders von Honig- und Breigeschwülsten, wo die Heilung erfolgt. Manchmal hinterlassen sie Fisteln. Häufig entsteht durch das Bersten kleiner und zusammengehäufter Säcke eine ungleichförmige und schnell wachsende Geschwulst. (Speckgeschwulst).

Nach dem verschiedenen Sitze bringen die Balggeschwülste noch verschiedene andere örtliche Symptome durch Druck hervor. In chirurgischer Hinsicht sind besonders jene in der Augenhöhle und in den Augenlidern, am Halse, am und im Becken und an den Gelenken wichtig. In der Augengegend kommen die Balggeschwülste vorzüglich in den obern Augenlidern, seltener in den untern und in der Augenhöhle, und hier vorzüglich nicht weit von den Augenwinkeln vor. Die der Augenlider haben nach *Ph. v. Walther* am öftersten unterhalb des Augenlidknorpels ihren Sitz; ich fand sie jedoch meistens zwischen dem Musculus orbicularis und dem Augenlidknorpel. Die am innern Augenwinkel und auf dem Thränensacke sitzenden, setzen sich häufig bis in die Grube des Nagelbeins fest, und die am äufsern Augenwinkel wurzeln häufig im Periost der Augenhöhle. In der Augenhöhle können sie sich überall, selbst unter dem Augapfel entwickeln; man hat den Augapfel von ihnen, namentlich von Speckgeschwülsten, ganz umgeben und mit ihnen verwachsen gesehen. An den genannten Orten haben sie die Gröfse einer Erbse, Mandel, Bohne bis zu der eines Gänseeyes; die der Augenlider sind weicher und meistens Brei-, Fett- oder Haarbalggeschwülste; die der Augenhöhle sind fester und stärker und meistens Speckgeschwülste. Die Geschwülste der Augenlider verursachen aufser der Verunstaltung, beschwerliches oder gehindertes Oeffnen der Augenlider, Auswärtskehrung derselben und eine chronische Augenlidentzündung, jene auf dem Thränensacke Blennorrhoe desselben, die der Augenhöhle mehr oder weniger Dislocation des Augapfels, Exophthalmos, Doppelsehen, Schielen, Gesichtsschwäche, Amaurose u. s. w. — Die Balggeschwülste am Halse hindern die Respiration, das

Schlingen, den Rückflufs des venösen Blutes oder den Zutritt des arteriellen. Es entstehen daher Zufälle von Dysphagie und Kropf, aufgetriebenes, blaues Gesicht, Pulsiren der Carotiden u. s. w. Ohne Zweifel ist manche Froschgeschwulst, Ranula, eine angeborne oder später entstandene Balggeschwulst, da sie häufig in einem an der äufsern Fläche platten, und an der innern Fläche schleimhautähnlichen Balge eine eyweifsartige oder fettige Substanz enthalten. — In der Achsel- und Leistengegend, in der Kniekehle und Ellenbogenbuge bringen diese Geschwülste durch Druck auf die Nerven und Gefäfse, reifsende Schmerzen, Pelzigseyn, Schwäche, Lähmung, Oedem und Brand der Extremitäten hervor. Die am und im Becken stören die Function der Geschlechtstheile, des Mastdarmes und der Blase mechanisch und veranlassen ähnliche Erscheinungen an den untern Extremitäten und endlich den Brand, wenn sie durch ihre Gröfse den Kreislauf des Blutes und die Ausleerung des Harnes und Kothes hindern oder aufheben.

Ob diese Geschwülste durch ihre Gröfse und den Verlust der Säfte allgemeine Symptome, besonders allgemeine Schwäche und Abzehrung hervorbringen können, wie *Gerard* u. a. annehmen, ist von den meisten bezweifelt und für unwahrscheinlich gehalten worden. Die Honig- und Breigeschwülste sind, selbst bei bedeutender Gröfse von keinen allgemeinen Symptomen der Schwäche begleitet; häufig hingegen die Speckgeschwülste, besonders wenn sie schnell wachsen, doch kann auch die diese Geschwülste bedingende Cachexie, die Abzehrung verursachen. Allgemeine rheumatische, gichtische und herpetische Beschwerden sind nicht selten mit allen diesen Geschwülsten verbunden.

Die Balggeschwülste kommen meistens einzeln, häufig mehrfach und manchmal in sehr grofser Zahl, bis zu 80 und mehr, vor. Selten sind sie angeboren; sie wachsen dann allmählig stärker, besonders im Anfange der Evolutions- und Involutionsperiode des sie tragenden Individuums oder Organs, bei sich später entwickelnden Dyscrasieen und auf der Einwirkung örtlicher Schädlichkeiten.

2) Symptome der im Innern des Körpers befindlichen Balggeschwülste.

Die Symptome der in den Haupthöhlen und im Parenchym der Organe gelegenen Balggeschwülste, sind noch wenig beobachtet und im allgemeinen undeutlich, und bestehen in gröfserem oder geringerem Drucke, in dumpfen Schmerzen, in Alienation der Function des Theiles und in allgemeiner Schwäche, schlechten Aussehen u. s. w.; sie stimmen mit den Symptomen der übrigen neuen Bildungen mehr oder weniger überein, namentlich mit denen der Sarcome, Chondroiden, Tuberkeln, Scirrhen, des Fungus haematodes und medullaris, der Melanosen u. s. w., und werden von den älteren Praktikern unter dem allgemeinen Namen von Verstopfung und Verhärtung, von den meisten neueren Aerzten unter dem von Hypertrophie oder Afterorganisation eines Organs zusammengefafst. Die Untersuchung der Leichen giebt gewöhnlich recht genauen Aufschlufs. Doch giebt es mehrere, die sich so ziemlich sicher diagnosticiren lassen.

III. Diagnose. — Sie mufs den Ort, die Gestalt, die Beweglichkeit, die örtlichen und allgemeinen, die vorausgegangenen und begleitenden Zufälle, die Dauer der Geschwulst und die Constitution des Kranken berücksichtigen. Die Balggeschwülste der äufseren Theile können mit mehreren acuten und chronischen Geschwülsten verwechselt werden, namentlich mit:

1) der Ausdehnung der Hauttalgzellen. Diesen Irrthum beging *A. Cooper*, indem er das Wesen der Balggeschwülste in Verstopfung und Erweiterung der Hauttalgzellen, also in einem höheren Grade der Mitesser, Comedones, setzt. Allein diese erreichen nie eine so bedeutende Gröfse wie die Balggeschwülste, höchstens wie eine Bohne; sie bewegen sich nur mit der Haut, kommen meistens im Gesichte oder am Rücken vor, und haben den verschieden gefärbten Punkt in der Mitte, der die Oeffnung der ausgedehnten Hauttalgdrüse ist, während die Balggeschwülste meistens frei unter der Haut sich bewegen lassen und auch an entfernten Orten, zwischen den Muskeln, in den Höhlen und in der Substanz parenchimatöser Organe vorkommen.

2) Mit idiopathischen und symptomatischen Ei-

terbälgen. Hier ging eine mehr oder weniger deutliche Entzündung des Zellhautgewebes, oder der fibrösen Häute voraus; sie wachsen schneller, zeigen mehr oder weniger deutliche Fluctuation, sitzen fest auf; die Haut entfärbt sich bald und bricht auf. Die allgemeine Constitution leidet, es stellt sich Fieber ein. Fälschlich wird der Eiterbalg von mehreren Histologen auch zur Balgbildung gerechnet, allein er gehört zur regelwidrigen Wiederholung des Schleimhautgewebes.

3) Mit Drüsengeschwülsten. Das Alter und die Constitution des Kranken, der Ort, die Dauer, die Unebenheit, die Härte, die gröfsere oder geringere Schmerzhaftigkeit der Geschwulst, geben ziemlich sichere Unterscheidungsmerkmale.

4) Mit scirrhösen Geschwülsten. Diese entstehen nur in Drüsen oder in drüsigten Theilen, unter stechenden oder brennenden Schmerzen, haben einen schnelleren Verlauf, sind höckerig, verwachsen leicht mit der Haut, die bleifarbig wird und die Constitution leidet bald. Sie werden nie so grofs, als Speckgeschwülste.

5) Mit Nervengeschwülsten. Diese kommen nur längs des Verlaufes eines Nerven, besonders eines Hautnervens des Armes vor, sind klein wie Erbsen oder Bohnen und gegen die leiseste Berührung höchst empfindlich. In mancher Beziehung gehören sie aber selbst zu den Balggeschwülsten, indem sie häufig in steatomatöser Bildung bestehen.

6) Mit Markschwamm. Die Balggeschwülste unterscheiden sich von ihm durch die Glätte, die regelmäfsige Oberfläche, die Beweglichkeit und durch den Mangel der die Fluctuation nachtäuschenden Weichheit, den tiefen und dumpfen Schmerzen und das allgemeine Leiden, besonders der gelben Hautfarbe und der Schwäche.

7) Mit eingebalgten Tuberkeln, Scirrhen und Melanosen. Eingebalgte Tuberkeln kommen äufserst selten an den äufsern Theilen vor. Eingebalgte Scirrhen sind höchst selten, und die eingebalgten Melanosen der äufsern Theile, beobachtet man meist nur in der Aftergegend. Im allgemeinen giebt es keine sicheren Unterscheidungsmerk-

male, zwischen den eigentlichen Balggeschwülsten und den eingebalgten neuen Bildungen.

8) Mit Hydatiden (Acephalocysten von *Lännec*). Die Kysten der Balggeschwülste hängen meistens mit dem benachbarten Zellengewebe mehr oder weniger zusammen; die Hydatiden sind dagegen völlig frei und lassen sich bei ihrem Vorkommen unter der Haut weit vorschieben. Die Wände der Kysten sind dicker; die der Hydatiden weifs und matt durchsichtig, ähnlich dem Eyhäutchen. Die Hydatiden haben entweder einen deutlichen Kopf oder mehrere kleine Körner an ihrer innern Fläche, welche Rudimente andrer Hydatiden zu seyn scheinen. Die an der inneren Fläche mancher Balggeschwülste sich ebenfalls findende Körper sind nur fester Inhalt, welcher leicht anklebt.

9) Mit Pulsadergeschwülsten.

10) Mit Vorlagerungen (Herniae). Die Diagnose mit diesen beiden ergiebt sich aus den denselben eigenthümlichen Symptomen sehr leicht. — Die Diagnose der verschiedenen Arten der Balggeschwülste unter sich ist häufig schwieriger, als die mit andern Geschwülsten; sie ergiebt sich aber theils aus den oben angeführten Symptomen, theils aus dem Orte und aus dem anatomischen Character.

IV. Anatomischer Character. — Bei der anatomischen Betrachtung der Balggeschwülste hat man den Sitz, die äufsere Gestalt, die Gröfse, den Zusammenhang derselben mit den benachbarten Theilen, und den Bau zu berücksichtigen.

1) Sitz. Die Balggeschwülste entwickeln sich überall wo es Zellgewebe giebt, daher in allen Organen, selbst in den Knochen, die Knorpel ausgenommen. Am häufigsten kommen sie aber da vor, wo sehr viel Zellstoff und der Theil häufig sehr thätig und der normale Bau desselben blasig ist; daher vorzüglich in der Fetthaut und in den weiblichen Geschlechtstheilen. Am seltensten sind sie in Organen mit gedrängtem Zellstoff, z. B. in den Lippen, in der hohlen Hand, an den Fingern, an der Eichel u. s. w. Von der Häufigkeit des Vorkommens der verschiednen Arten der Balggeschwülste in den verschiedenen Organen wird später, bei der Eintheilung der Balggeschwülste, die Rede seyn.

2) Aeus-

2) Aeufsere Gestalt und Gröfse. Die Balggeschwülste sind in der Regel rundlich, selbst wenn sie sich um fremde Körper von unregelmäfsiger Gestalt entwickeln. Höchst selten ahmen sie die unregelmäfsige Gestalt fester, fremder Körper nach. Manchmal werden sie durch Knochen, Knorpel, Sehnen, Faserhäute u. s. w. breit oder gestielt. Dies ist aber nicht ihre ursprüngliche Form. — Ihre Gröfse ist verschieden und hängt theils von der Zeit der Untersuchung, theils vom Baue, dem Vitalitäts-Grade und der Verrichtung des Theiles ab. Man trifft sie daher von der Gröfse eines Nadelkopfes bis zu der mehrerer Fufse, z. B. im Unterleibe, besonders an den weiblichen Geschlechtstheilen an.

3) Zusammenhang mit dem Mutterboden. Mit den benachbarten Theilen hängen die Balggeschwülste in der Regel nur sehr locker durch zartes Zellengewebe und sehr wenige, rothes Blut führende Gefäfse zusammen, so dafs sie meistens leicht vom normalen Gewebe getrennt werden können, und deutlich von den umgebenden Theilen verschieden sind. Doch macht der Bau des Mutterorgans manchmal einen Unterschied, so dafs sie fest aufsitzen und schwer getrennt werden, namentlich in der Nähe fibröser Theile.

4) Bau. Die Balggeschwülste bestehen aus einem häutigen Sacke und dessen Inhalte.

a) Der Sack. Man unterscheidet an ihm 2 Flächen, eine äufsere und innere, und 2 Häute.

Die äufsere Fläche ist flockig, zellulös oder fibrös und hängt durch zellige Filamente oder faserige Verlängerungen mit dem Mutterorgan, manchmal mit den benachbarten Theilen zusammen. Diese äufsere Fläche ist der äufsern Fläche der normalen, serösen Häute, z. B. des Peritonäums zu vergleichen, und man kann sie daher die äussere Haut, die Zell- oder Faserhaut nennen. Sie trennt sich sehr leicht von der zweiten oder eigentlichen Haut. Selten entdeckt man rothes Blut führende Gefäfse in ihr. Sie bildet sich erst später, wahrscheinlich in Folge des durch den Balg veranlafsten und sich immer mehr vergröfsernden Reizes. Manchmal sitzen in ihr kleine Balggeschwülste von der Gröfse eines Nadelkopfes bis zu der einer grofsen Erbse, welche man leicht für Verknorpelungen und Verknöcherungen der serösen oder eigentlichen Balghaut hält. Die innere Fläche ist platt, glänzend, weifslich oder graulich, selten röthlich und hat deutlich das Aussehen einer serösen Haut. Dies ist die innere oder seröse Haut. In etwas seltneren Fällen ist die innere Fläche weich, aufgelockert, gefäfsreich und röthlich und einer glatten Schleimhaut ähnlich, oder ungleich, faltig, netzförmig, zellig, gleich einer sehr entwickelten Schleimhaut, z. B. der Harnblase. Manchmal gehen von einer Seite zur andern Balken, ähnlich den Duplicaturen der normalen, serösen Häute, so dafs geschlofsne oder mit einander in Verbindung stehende Abtheilungen (Fächer) entstehen. In der Regel hat die innere oder seröse Haut ebenfalls keine rothes Blut führende Gefäfse, und die bei manchen sichtbaren, gehören der sie bedeckenden normalen serösen Haut, z. B. bei der Eyerstockwassersucht, dem Bauchfelle. Sehr häufig bilden sich zwischen der äufsern und innern Haut (oder in dem, dem Balg zunächst umgebende Zellengewebe) Knorpel und Knochen-Concretionen als Plättchen, oder der ganze Balg bekommt eine knorpeligte Structur. — Die Dicke des Balges ist verschieden, von der der dünnsten, serösen Haut bis zu der von mehreren Zollen, und hängt theils vom Bau des Mutterorgans, theils von den entfernten Ursachen, von dem Drucke benachbarter Theile und von dem Alter des Balges selbst ab, steht aber durchaus nicht mit der Gröfse im Verhältnifs. Häufig ist die Dicke des Balges nur scheinbar, und rührt vom Ankleben des festen Inhaltes an der innern Fläche her, welche mehrere Schichten, wie bei aneurysmatischen Säcken bildet. Von der Dicke des Balges hängt die Durchsichtigkeit oder Undurchsichtigkeit desselben ab.

b) Der Inhalt. Er ist entweder ein von aussen in den Körper gekommener fremder fester Körper, oder eine flüssige oder feste organische Substanz, um die sich erst später der Balg gebildet hat, oder eine vom früher vorhandenen Balge abgesonderte Substanz. Diese ist entweder flüssig oder fest. Die Flüssigkeit hat ein verschiednes Aussehen und eine verschiedne Consistenz. Bald ist sie wasserhell und ungefärbt, bald hellgelb, röthlich, bräunlich, grünlich, weifslich, bald serös, bald klebrig, gallertartig, schleimig, ölig, fettflüssig und enthält Wasser, viel Eyweifsstoff oder Fett, mehrere Salze, namentlich salz- und phosphorsaures Natrum oder Spuren von essigsaurem Natrum, phosphorsaurem und kohlensaurem Kalk, kohlensaure Magnesia, seltner Osmazom, Schwefel oder Blut. Die feste Substanz hat die Consistenz des Oeles, des Syrupes, des Honigs, des Schleimes, des Eyweifses, der Gallerte, des Breies, des Speckes, der Kreide oder eines Steines und ein weifses, gelbliches, bräunliches, röthliches oder grünliches, undurchsichtiges Aussehen, ist gleichförmig gemischt oder bröcklich, oder bildet Lamellen oder kleinere und gröfsere concentrische Ringe, hängt mit dem Balge mehr oder weniger fest zusammen, und enthält nach der chemischen Untersuchung meistens Eyweifs, Fett oder Fettwachs und einige Salze. Manchmal entdeckt man feine Blutströmchen (ohne Gefäfswände), oder kleine, mit verschiednem Inhalt gefüllte Höhlen in der festen Substanz. Nicht selten sind Knorpel oder kreideartige Concretionen, Haare, Zähne in derselben; manchmal bildet sich ein hornartiger Auswuchs aus der innern Fläche des Balges, der nebst sandartigen, rothen Concrementen den Inhalt ausmacht.

V. Ursachen. — 1) Entfernte. *a*) Prädisponirende (innere, dynamische). Weder ein gewisses Alter, noch Geschlecht, noch Stand, noch Gegend geben eine besondere Disposition zu Balggeschwülsten, denn man hat sie unter den verschiedenartigsten Umständen beobachtet; sondern nur jene Dyscrasieen, bei welchen entweder der Zellstoff krankhaft wuchert (Scropheln, Herpes, Syphilis), oder das dem Zellstoffe nahe stehende seröse oder fibröse System alienirt oder krankhaft gereizt ist (Rheumatismus und Gicht), besonders aber die Verbindung beider Umstände, z. B. der Scropheln mit Rheumatismus, die Unterdrückung chronischer, namentlich herpetischer und leproser Hautausschläge. Für eine oder die andere dieser Ursachen spricht das Alter, die Constitution des Kranken, die vorausgegangenen Beschwerden, das Erscheinen mehrerer Balggeschwülste an verschiedenen Theilen, das Aufhören der Zufälle nach dem Auftreten dieser Geschwülste, die der Ausrottung folgenden Symptome u. s. w. So gehen vielen Balg- und Speckgeschwülsten, besonders jenen am Kopfe und Rücken, häufig heftige, langdauernde rheumatische Schmerzen voraus oder folgen der Exstirpation derselben.

b) Occasionelle. Die Gelegenheitsursachen sind meistens äufsere, mechanische oder chemische Schädlichkeiten, als Druck, Stofs, Fall, die Anwesenheit eines fremden Körpers, Vernachläfsigung der Hautkultur, Unterdrückung chronischer Hautausschläge u. s. w.

2) Nächste Ursache (das Wesen). Die Entstehungsart der Balggeschwülste, die nächste Ursache, das Wesen derselben wurde nach dem verschiedenen Standpunkte der Pathologie verschieden zu erklären gesucht; im Allgemeinen fragt es sich um die Präexistenz des Inhaltes oder des Balges. Man erklärt ihre Entstehung daher:

a) mechanisch. Hierher gehören folgende Annahmen: *α*) Extravasat von weifsen Säften. Die meisten älteren und mehrere neuere Schriftsteller (*Louis*, *Plattner*, *Callisen*, *J. Hunter*, *Richter*, *Plenk*, *B. Bell*, *C. Sprengel*, *Boyer*, *A. Cooper*, *Beclard*) lassen sie durch eine Ansammlung oder Ergiefsung, oder Stockung von Säften in den Zellen und durch eine allmählige Ausdehnung derselben entstehen, so dafs also der Balg sich später aus dem umliegenden Zellstoffe bildete. Gegen diese mechanische Entstehungsart hat zuerst *Bichat* die Analogie der Balggeschwülste mit den serösen Häuten, die Fortdauer der Secretion in ihnen, die Nichtabnahme des Zellgewebes im Umfange desselben eingewandt. Das Zellgewebe ist vielmehr in ihrer Umgebung entwickelter und aufgelockerter, was nicht der Fall seyn würde, wenn es zur secundären Bildung des Sackes beigetragen hätte. — *β*) Ausdehnung von Saugadern oder von Schleimbeuteln. *Astruc* nimmt eine Ausdehnung von Saugadern an. Diese Annahme läfst sich nur bei den serösen Bälgen (Hydatiden) der Adernetze etwa beweisen; aufserdem seltener oder nie. Sie ist demnach einseitig. — *Schreger*, *Seiler* u. a. nehmen mit grofser Wahrscheinlichkeit bei der Entstehung mehrerer fibröser Bälge, namentlich der sogenannten Hygromen und Ganglien eine Ausdehnung der Schleimbeutel an. (Siehe weiter unten die fibrösen Bälge). — *γ*) Ausdehnung der Hauttalgzellen. *A. Cooper* und *Beclard* haben in der neuesten Zeit die schon von *Girard*, *Plenk* und *Richter* vorgetragene Meinung, dafs die Balggeschwülste ausgedehnte Hautbälge sind, wieder behauptet, sind aber von *Ph. v. Walther* widerlegt worden. Die Gründe dagegen haben wir oben bei der Diagnose erwähnt. — Auf eine mechanische Art entstehen nur jene Bälge aus dem Zellstoffe, welche sich um fremde, in den Körper gelangte, oder organische Substanzen bilden, die wir mit *Cruveilhier* secundäre Bälge nennen.

b) Chemisch. Die Humoralpathologen erklärten die Bildung dieser Geschwülste durch Verirrung scharfer Säfte, und nahmen also auch den Balg als später entwickelt an.

c) Dynamisch. *α*) Durch Entzündung. Die neuere antiphlogistische Schule, welche das Wesen der meisten Krankheiten in Entzündung und ihren Ausgängen sucht, nimmt auch bei der Entstehung der sogenannten Afterorganisationen, namentlich der Balggeschwülste eine Entzündung des Zellengewebes (*Broussais*, *Bricheteau* u. a.), oder der fibrösen Häute (*Dzondi*), oder eine entzündliche Reizung (*Seiler* u. a.) an. Allein wenn man den Begriff der Entzündung nicht zu weit ausdehnen und jeden physiologischen und pathologischen Bildungsakt (Zahnen, Empfängnifs, die zu starke Ernährung oder Hypertrophie der Eingeweide u. s. w.) Entzündung nennen will, so kann man sie bei der Bildung der Balggeschwülste keineswegs annehmen, besonders, da sowohl bei der Entstehung als im weitern Verlaufe dieser Geschwülste alle pathognomischen Zeichen der Entzündung fehlen, und die sich später etwa einstellenden Entzündungssymptome offenbar nur secundär sind. — *β*) Durch einen dem normalen ähnlichen Bildungsakt, oder durch eine Abweichung des vegetativen Prozesses. *Bichat*, *Cruveilhier*, *Abernethy*, *Meckel III.* und die meisten neuern Histologen nehmen einen abnormen Bildungstrieb, eine erhöhte Bildungsthätigkeit des Zellstoffes eines Organs an. Durch die entfernten (innere und äufsere) Ursachen, entsteht entweder schon im Fötus oder im gebornen Menschen ein Bildungsakt im Zellengewebe, mit vermehrtem Zuflusse von weifsen Säften, erhöhter Entwicklung des Zellengewebes und gleichzeitige Absonderung eyweifs oder fettiger Flüssigkeit, welcher den allgemeinen Bildungsgesetzen folgt und mit der regelwidrigen Bildung eines normalen Gewebes, und zwar des serösen oder serös-fibrösen endet. Diesem Bildungsakte ist gleich den übrigen krankhaften Gebilden das Urgesetz der Kugelbildung aufgedrückt, und sein Product zeigt sich daher unter der Form einer Kyste oder Geschwulst, welche mit dem Beginne ihrer Entstehung durch die aushauchenden Gefäfse gleich den normalen serösen Häuten, ihr Absonderungsproduct nach innen absetzt. Die Potenzirung des Zellgewebes zu einer kuglichen serösen Haut und die Absonderung des Inhaltes gehen gleichen Schritt mit einander, doch ist der, wenn auch anfangs unvollkommen gebildete Sack im allgemeinen als früher vorhanden und als Hauptsache anzunehmen. — Für diese Bildung der Balggeschwülste aus dem Zellstoffe und ihre Analogie mit den serösen Häuten, so wie für die Präexistenz des Balges selbst vor dem Inhalte sprechen folgende Momente: 1) der anatomische Bau des Balges. Der Balg ist nach seinem verschiednen Lebensalter, nach dem Orte seiner Entwickelung, nach dem Alter und der Constitution des Kranken und nach den prädisponirenden Ursachen bald mehr zelligter, bald mehr seröser oder fibröser, bald mehr mucöser Natur, je nach dem Sitze in zellstoffreichen Organen, oder in der Nähe seröser, fibröser oder fettiger Theile. Im allgemeinen aber ist er seröser Structur. Er besteht nämlich aus einer deutlich serösen, oder serös-fibrösen, kuglichen Haut, (aus einer Höhle ohne Oeffnung) die hell, mehr oder weniger durchsichtig, ohne rothes Blut führende Gefäfse, an der äufsern Seite rauh, flockig, zellulös und leicht von den umgebenden Theilen trennbar, an der inneren Seite hingegen glatt und feucht ist. Diese Haut ist gleich den normalen serösen Häuten aus Zellstoff gebildet, was das Vorkommen in Zellstoff reichen Theilen, die Maceration und das Einblasen beweisen. Der Balg ist gleich den serösen Häuten im gewöhnlichen Zustande nicht empfindlich, wohl aber schmerzt er im entzündeten Zustande; er ist einer bedeutenden Ausdehnung fähig, ohne zu zerreifsen und denselben krankhaften Umänderungen, als die normalen serösen Häute unterworfen; er verdickt sich nämlich durch Ablagerung von Zellstoff an seiner äufsern Fläche, oder es bilden sich Knorpel- oder Knochenconcremente daselbst, die nach und nach die Ernährung der anliegenden serösen Haut des Balges aufheben, sie schwinden oder zerreifsen machen und dann als Knochenschuppen in die Höhle schauen. Der Balg entzündet sich gleich den normalen serösen Häuten, durch die Berührung der Luft und durch Druck, und kann dann mit sich selbst, oder nach Wegnahme seiner vordern Wand, mit den benachbarten Theilen Verwachsungen eingehen. 2) Die Verrichtung des Balges. Gleich den normalen serösen Häuten sondert der Balg eine seröse Flüssigkeit ab, die aber, gleich dem pathologischen Producte normaler, seröser Häute, ebenfalls häufig an Consistenz, Farbe und chemischer Mischung vom Serum verschieden ist. Daher kommen theils in demselben Balge, theils in mehreren gleichzeitig vorhandenen, die an Farbe und Consistenz verschiedenartigsten Substanzen vor, z. B. in den verschiednen Säkken der Sackwassersucht des Unterleibes; in den wesentlichen Bestandtheilen kömmt der Inhalt der Balggeschwülste mit den Bestandtheilen der krankhaften Absonderung der serösen Häute überein. Nach der Entleerung fährt meistens der Balg fort abzusondern, wenn nicht durch Druck oder reizende Behandlung der innern Fläche eine adhäsive Entzündung und Verwachsung derselben eintritt. Ist die Entzündung nicht stark genug, so erfolgt vermehrte Absonderung einer von dem früherern Inhalte oft verschiedne Substanz. Wie in den normalen serösen Häuten findet auch hier manchmal eine Aufsaugung des Inhaltes Statt, sowohl des vom Balge selbst abgesonderten, als des zufällig in denselben hineingekommenen, z. B. eingespritzte Flüssigkeit u. s. w. 3) Die prädisponirenden Ursachen. Häufig gehen den Balggeschwülsten Krankheiten voraus oder folgen nach ihrer Wegnahme, die ihren Sitz in fibrösen oder serösen Häuten haben, z. B. Rheumatismus und Gicht. Daher trifft man sie auch so häufig in der Nähe seröser oder fibröser Häute an, und die unter der Haut liegenden scheinen meistens der Tunica subcutanea ihre Entstehung zu verdanken. Dafs eine Reizung dieser Häute einen neuen Bildungsact im nahe liegenden Zellstoff hervorrufen könne, ist höchst wahrscheinlich; man ist aber nicht berechtigt, denselben Entzündung zu nennen.

VI. Eintheilung der Balggeschwülste und Häufigkeit ihrer Entwickelung in den verschiednen Geweben und Organen.

Die Balggeschwülste gehören in die Klasse der Geschwülste, Tumores der älteren, oder zur Veränderung der Organisation durch neue Bildungen (Aftergebilde) der neuern Pathologen. Da sich letztere mit *Lännec*, *Cruveilhier*, *Meckel III.*, *Beclard* u. a. nach ihrem anatomischen Charakter am besten in 2 Klassen:

1) in analoge, d. h. in solche, welche Nachahmungen oder Wiederholungen normaler Gewebe, und 2) in heterologe, d. h. solche, welche den normalen Geweben ganz fremd sind, eintheilen lassen; so müssen wir sie zu der ersten Klasse, zu den zufälligen analogen Bildungen (regelwidrige Wiederholungen normaler Theile nach *Meckel*, oder Gebilde, welche den gewöhnlichen Geweben des Körpers gleichen, nach *Lännec*) rechnen, und zwar mit *Bichat* zur regelwidrigen Wiederholung des serösen Systems, zur Balgbildung. Sowohl die älteren, als neueren Werke über Chirurgie, namentlich die über die sogenannten Geschwülste im allgemeinen und jene über die Balggeschwülste insbesondere, als die neueren Histologen haben theils verschiedne Geschwülste hieher gerechnet, theils wieder davon getrennt und besonders benannt und sie verschieden eingetheilt. Es würde zu weit führen, die verschiednen Eintheilungen der ältern Wundärzte (*van Gescher*, *Chambon*, *Astruc*, *Gerard*, *Plenk*) und der neueren Wundärzte und Histologen (*Dupuytren*, *Lännec*, *Cruveilhier*, *Merat*, *Meckel III.*, *Heusinger*, *Seiler* u. a.) aufzuzählen. Sowohl in Beziehung auf pathologische Anatomie, als namentlich auf Chirurgie möchte folgende Eintheilung der neueren Histologen die passendste seyn. Die Haupteintheilung geschieht am zweckmäfsigsten nach der Entstehungsart der Bälge, und die Unterabtheilung nach dem anatomischen Baue und dem phy-

sischen Verhalten seines Inhaltes. Wir haben daher nach der Entstehungsart folgende zwei Hauptklassen:

I. Klasse. Um fremde Körper gebildete Bälge (consecutive Bälge).

Diese Bälge werden später, als die Substanzen welche in ihnen enthalten sind, aus dem Bildungsgewebe der Organe gebildet. Ihr Inhalt sind theils fremde, von aufsen in den Körper gelangte Substanzen, z. B. Kugeln, theils Absonderungsproducte und von ihren Organen getrennte Theile des Körpers selbst, z. B. ergofsnes Blut, Eiter, neue Bildungen, namentlich Tuberkeln, Scirrhen, Markschwamm, Melanosen, chemische Concretionen aus ergofsner Flüssigkeit (Harnsteine) oder Producte des Beischlafes bei der Bauchschwangerschaft, (zeugungsähnliche Bälge). Nach diesem verschiedenen Inhalte erhalten die Bälge besondre Benennungen, z. B. eingebalgte Kugeln, Blutbälge (Kystes apoplectiques), Eiterbälge, eingebalgte Hydatiden, Tuberkeln, Scirrhen, Markschwämme und Melanosen, eingesackte Steine (Pierres enkystées) u. s. w. (Vergl. die Art.: Apoplexie, Bauchschwangerschaft, Blasensteinschnitt, Schufswunden u. s. w.). Der Bau dieser secundären Bälge stimmt mit dem der zweiten Klasse überein.

II. Klasse. Absondernde oder primitive Bälge (Kystes spontanés préexistans à la matière qu'ils contiennent).

Der Balg ist früher vorhanden als die in ihm enthaltene Substanz. Nach der anatomischen Verschiedenheit des Balges und der physischen des Inhaltes, kann man folgende Ordnungen annehmen:

1. Ordnung. Bälge mit flüssigem Inhalte. Nach dem Baue des Balges haben wir zwei deutlich von einander verschiedene Species: *a*) seröse Bälge, Wasserblasen, Cystis serosa, Hydatis (Dimin. von ὕδος oder ὕδας), Kystes séreux. Sie sind die mit einer dünnen, dem Serum mehr oder weniger ähnlichen Flüssigkeit angefüllten, mehr oder weniger halb oder ganz durchsichtigen Bälge, welche an ihrer äufsern Oberfläche mit den benachbarten Theilen meistens verwachsen sind, und nur in seltnen Fällen frei liegen, und sich durch ihre dickeren Wände und durch den Mangel der Körner (Kopf der Hydatide oder kleine

Hydatiden) an den Wänden von den Acephalocysten unterscheiden. Sie kommen sehr selten im Zellgewebe unter der Haut vor; die Häufigkeit ihrer Entwickelung in den verschiedenen Organen ist folgende: 1) in den weiblichen Geschlechtstheilen: *a*) in den Eyerstöcken, *b*) in den Trompeten. In beiden Theilen erreichen sie oft eine ungeheure Gröfse und Gewicht bis zum Durchmesser von 3—4 Fufs und 50—60 Pfunde, und erhalten dann den Namen Balgwassersucht des Eyerstocks und der Trompeten (Hydrops ovarii et tubae Fallopii saccatus). Seltner sind sie *c*) in der Substanz oder in der Höhle der Gebärmutter (Hydrometra cystica S. hydotica), *d*) in den runden Mutterbändern und an den Flügeln, *e*) in den grofsen Schaamlippen und *f*) in den Brustdrüsen. In den beiden zuletzt genannten Organen liegen sie ziemlich locker im Zellstoff und erreichen nur eine mäfsige Gröfse. 2) In den männlichen Geschlechtstheilen. *a*) In der Scheidenhaut des Hodens und *b*) im Samenstrange. In beiden dürfen sie nicht mit Hydrocele congenita cystica verwechselt werden. Sie sind meistens klein, sitzen auf der serösen Haut auf und enthalten manchmal eine mehr feste Masse, *c*) im Hoden (ungewifs), *d*) in der Eichel (sehr selten). 3) In den Verdauungsorganen. *a*) In den Zahnhöhlen, an der Wurzel des Zahns, wo sie Schwinden desselben und Caries verursachen. *b*) Zwischen den Häuten der Speiseröhre, des Magens (Hydrops ventriculi saccatus) und des Darmkanals, oder an deren äufsern Seite (selten). *c*) In der Leber. Sie dürfen nicht mit eingebalgten Leberknoten verwechselt werden. Die an der äufsern Fläche der Gallenblase sind selten. *d*) In der Milz (Hydrops lienis). *e*) Im Pancreas. *f*) An der äufsern und innern Fläche des Bauchfelles, zwischen seinen Fortsätzen und frei in seiner Höhle. Im höheren Grade bilden sie hier die Sackwassersucht des Unterleibes (Hydrops saccatus abdominis). 4) Im Harnsysteme. *a*) In den Nieren. Sie kommen sowohl frei in dem Becken und den Kelchen, als auch in der Substanz von verschiedner Gröfse und Zahl vor, und bilden im höheren Grade die Nierenwassersucht (Hydrops renalis), wobei die Ausdehnung oft so beträchtlich war, dafs man die Paracenthese des Unterleibes machte. *Meckel III.* und *Carus* beobachteten sie beim Fötus. *b*) In der Schleimhaut der Blase und des Blasenhalses (von *Pitet* und *Tysson* beobachtet). 5) In den Respirationsorganen. *a*) In und auf der Schilddrüse, besonders auf dem mittleren Lappen, allein, oder mit andern neuen Bildungen, namentlich mit Knorpeln und Knochen. Der höhere Grad heifst Balgkropf (Struma cystoidea). Ich beobachtete einen von 6 Zoll Durchmesser. *b*) In den Lungen, besonders bei Phthisis tuberculosa. *c*) Auf der Pleura, entweder an der äufsern oder innern Fläche (*Haller, Dupuytren*). Die Wasserblasen im Zwerchfell gehören der Pleura oder dem Peritonäum. 6) Im Nervensystem. *a*) Im Hirne. Man beobachtet sie in der Arachnoidea, in dem Ueberzuge der Höhlen (Nadelkopf grofse Erhebungen der Arachnoidealauskleidung derselben, besonders bei acuter und chronischer Gehirnwassersucht), besonders aber in den Adernetzen, wo man sie Hydatiden nennt. In der Substanz des Hirns sind sie sehr selten; eingebalgte Tuberkeln werden häufig dafür gehalten. *b*) Im Rückenmarke. In der Arachnoidea besonders bei der Rückenspalte. *c*) In den Nerven (ungewifs). *d*) Am und im Auge. Am häufigsten kommen sie im Zellengewebe der Augenlider und der Augenhöhle vor, und hängen nicht selten mit dem Augenlidknorpel oder mit der Knochenhaut der Augenhöhle fest zusammen. An den Augenlidrändern erhalten sie den Namen Hydatis. Es sind kleine, helle Bläschen, von der Gröfse eines Nadelkopfes bis zu der einer kleinen Erbse, von schmutzig weifser oder graulicher Farbe, ohne Oeffnung, mit heller Flüssigkeit und mit einem oft ziemlich festen Balge. Sie dürfen nicht mit Ausdehnung der Augenliddrüsen verwechselt werden. Zwischen den Blättern der Cornea hat sie *Dupuytren* beobachtet; zwischen der Sclerotica und Choroidea bilden sie nach Einigen das Staphyloma scleroticae posticum (?). In der Thränendrüse sind sie selten. 7) Im Gefäfssystem. Sie kommen hier sehr selten vor; doch hat man Fälle davon an der innern Fläche des Herzbeutels, in der Substanz und in der Höhle des Herzens, und an der äufsern Fläche der im

Herzbeutel sich noch befindenden, grofsen Gefäfsstämme. In den Arterien höchst selten. 8) In den Knochen. *Wikham* jun. hat seröse Bälge in der Tibia, *Dupuytren* im horizontalen Aste des Unterkiefers und *Klein* bei Caries des Hüftgelenkes beobachtet. Die von *Dupuytren* gefundenen enthielten röthliches Serum. Sie sollen sich vom Osteosarcom durch den Mangel der Theilnahme der nahen weichen Theile, durch die Glattheit, Ebenheit und schmerzlose Vergröfserung des Knochens unterscheiden. In und an den Gelenken und Sehnenscheiden sind sie nicht selten.

b) Fibröse Bälge (Synovialbälge, Ueberbeine, Eyweifs- oder Wasserbalggeschwülste, Gummigewächse, Cystides fibrosae s. Synoviales, Ganglia, Hygromata (von ὑγρόω ich mache von Wasser anschwellen), Gummata, Lupiae, Tumores gelatinosi, Kystes fibreux s. synoviaux) sind dickwandige, in der Nähe von Gelenken und Sehnenscheiden, sich vorzugsweise entwickelnde Bälge, deren Haut sich mehr den fibrösen Häuten nähert, und eine der Gelenkschmiere äufserst ähnliche Feuchtigkeit enthält. Sie sind meistens oval und scheinen in den bei weitem häufigsten Fällen, entweder Ausdehnungen der Sehnenscheiden (Ganglia) oder der Schleimbeutel (Sackwassersucht der Schleimbeutel, Hygromata), und nur in seltnen Fällen neue Bildungen (Balggeschwülste) zu seyn. Hieher gehören wahrscheinlich manche Gummigewächse und Balggeschwülste, welche auf der Knochenhaut aufsitzen. *Ph. v. Walther* hält die Ganglien und Hygrome für wahre Balggeschwülste und für ausschälbar, z. B. die der Kniescheibe. *Schreger*, *Seiler* u. a. dagegen für regelwidrige Ausdehnungen und krankhafte Wasseransammlungen.

Die in den verschiedenen Organen, z. B. in der Lunge, in der Leber, in der Gebärmutter u. s. w. beobachteten, sind höchst wahrscheinlich nur ältere seröse Bälge. Sie erreichen häufig eine bedeutende Dicke, verknorpeln und verknöchern leicht und heifsen dann Knorpel- und Knochenbälge (Kystes cartilagineux et osseux). Sie enthalten oft Querbalken und ein grünliches, gallertartiges, bröckliches Sediment. Hieher gehören *Cruveilhier's* Bälge, welche eine schleimigte, öligte oder gallertartige

Materie, oder kleine, weiche Körperchen enthalten (vergl. die Artikel: Ganglion und Hygroma).

2. Ordnung. Bälge mit festem Inhalte.

Die Bälge sind theils seröser, theils fibröser Natur und häufig weniger deutlich. Ihre innere Fläche adhärirt mit dem Inhalte, der nie so durchsichtig und flüssig ist, wie bei den serösen und fibrösen Bälgen. Nach der Verschiedenheit der Consistenz, der Farbe und der Bestandtheile des Inhaltes theilt man diese Bälge seit *Celsus* und *Galenus* in Honig-, Brei- und Speckgeschwülste, denen man noch die Fett-, Haar-, Zahn- und Hornbälge beigesellen mufs.

a) Honiggeschwulst, Meliceris μελικηρις, von μελι Honig und κηρος Wachs, μελικηρον, Favus, die Wabe), Kystes mélicériques. Sie kommen vorzüglich unter der Haut in der Fetthaut, namentlich an den obern Theilen des Kopfes und in den Augenlidern, nicht selten auch in den Eyerstöcken und selbst in der Substanz des Hirns, an den Adernetzen, am Herzbeutel und im Herzen vor, und enthalten in einem ziemlich feinem Balge eine dem Honig, dem Fette, oder der Butter an Aussehen und Consistenz ähnliche Substanz. Sie sind weich, beweglich, manchmal ist die sie bedeckende Haut gelblich. Die Schildkröten- und Maulwurfsgeschwülste gehören hieher. Bei ihrer Entstehung nahm man vorzüglich Verstopfung einer Hautdrüse an.

b) Brei- oder Grützgeschwulst, Athéróma ἀθέρωμα von ἀθήρη, ἀθάρα feines Mehl, Brei), Kystes athéromateux. Sie enthalten eine dicke, weifse oder gelbliche, mit einzelnen festeren Körnern untermischte, breiähnliche Substanz, welche aus Fett oder Eyweifs, oder aus beiden zugleich besteht, meistens ziemlich fest an dem dickeren Balge klebt und bisweilen Haare enthält. Sie entwickeln sich am häufigsten in der Fetthaut, sind weniger beweglich, als die serösen Bälge und Honiggeschwülste und hängen häufig mit der Haut zusammen. Die in der Haut selbst sitzenden, scheinen meistens übermäfsig erweiterte Hautschmeerbälge zu seyn, und es gehören also *A. Cooper's* Bälge von Verschliefsung eines Foliculus sebaceus der Haut hieher. Sie lassen sich nur mit der Haut selbst bewegen, welche verdünnt und gelblich ist und eine oder mehrere zum Balge führende Oeffnungen hat.

c) Fettbalg, Cystis lipomatodes. Er enthält in einem deutlichen Balge eine Fett oder Eyweifs ähnliche, gelbliche oder weifse homogene Substanz, welche aus Fett mit Spuren von Eyweifs besteht, und mehr oder weniger an der innern Fläche adhaerirt. Letztere ist etwas aufgelockert, Schleimhaut ähnlich, bisweilen befinden sich im Fette und an den Wänden Haare oder Zähne, oder beides zugleich. Diese Fettbälge kommen in allen Organen vor, wo sich auch die Honig- und Breigeschwülste entwickeln. In sehr seltnen Fällen hat man sie auch im Hirne gefunden. Sie unterscheiden sich durch die glatte, runde, abgegrenzte Form und durch den Balg von den Fettgeschwülsten (Lipoma).

d) Haar-, Zahn- und Knochenbälge. Nicht nur in den weiblichen Geschlechtstheilen, besonders in den Eyerstöcken und in den Hoden, sondern auch in der Umgegend seröser Häute, z. B. im Mediastinum anterius, am Zwerchfell und unter der Haut, namentlich der Augenlider (meistens zwischen dem Musculus orbicularis und dem Augenlidknorpel), in der Augenhöhle, unter der Zunge, in der Harnblase und andern Orten hat man Bälge gefunden, welche in Fett, oder in Fett und Eyweifs, Haare oder Zähne, oder Knochen oder alle drei zusammen enthielten. Alle diese Gegenstände liegen meistens frei in einem gelblichen oder weifsen, Butter ähnlichen, homogenem und feinem Fette (häufig mit Spuren von Eyweifs) und hängen mit dem Balge nicht zusammen, weswegen mehrere sie für ein Product des Fettes halten. Allein wieder andere, z. B. *Boyer* fanden sie mit dem Sacke zusammenklebend, ohne Wurzel entdecken zu können. Ich fand kleine und grofse Haare ziemlich fest in den Wänden sitzen, und die Fettsubstanz innig mit Haaren vermischt. Die Länge und Dicke der Haare ist verschieden; man hat Haare von bedeutender Länge gesehen, z. B. von einem Fufs und von der gewöhnlichen Dicke, namentlich in den Eyerstöcken. In den kleineren Bälgen, besonders unter der Haut, sind sie meistens sehr klein, von 2, 6—8 Linien Länge und sehr dünn; meistens kleben 5 bis 6 im Fette zusammen, sind wenig gekrümmt und gleichen sehr den Wollhaaren oder feinen Augenlidhaaren, haben wenig oder gar kein Pigment, sind daher meistens ziegenhaarweifs oder röthlich oder hellbraun und haben selten deutliche Wurzeln, da sie als neue Bildungen, und durch die fortdauernde Secretion der innern Haut des Sackes bald abgestofsen werden. Die innere Fläche des Balges ist mehr oder weniger schleimhautähnlich und röthlich. Ich fand sie deutlich zellig und aufgelockert und die Röthe verlor sich im Wasser erst nach einigen Tagen. Die Fettsubstanz klebt an der innern Fläche mehr oder weniger fest. Die Zähne haben dieselbe Entstehungsart. Sie entwickeln sich aus Fleischwärzchen der Wand, und fallen nach einem mehr oder weniger vollkommnen Zustande ab, und kommen dann in die übrigen Absonderungsproducte des Balges, in das Fett, die Haare und Knochen zu liegen. Manchmal sitzen sie im Knochen. Ob bei ihrer Bildung Zahnnerven da sind, wie einige annehmen, ist nicht leicht auszumitteln, aber höchst unwahrscheinlich. Wegen der beinahe beständigen Schleimhaut ähnlichen Beschaffenheit der innern Fläche dieser Bälge, werden sie von den Franzosen Kystes muqueux genannt. Sie brechen häufig freiwillig auf und werden fistulös. Ihre Symptome sind dieselben, wie die der Honig- und Breigeschwülste. Das gleichzeitige Vorkommen der Bälge mit Fett-, Haar-, Pigment-, Zahn- und Hornbildung, zeigt den graduellen Uebergang dieser neuen Bildungen.

e) Hornbälge (Hörner, locale Hornbildung, Rhinodismorphia capsulata, Productions cornées) sind Balggeschwülste, an deren innern Fläche ein hornartiger Auswuchs entsteht, der die vordere Wand in Entzündung versetzt und sie durchbricht, und als ein mehr oder weniger vollkommnes Horn erscheint. Nicht alle Balggeschwülste sind beim Aufbrechen zur regelwidrigen Hornbildung geneigt; es scheint eine bedeutende rheumatische, oder gichtische Dyscrasie, vielleicht in Verbindung mit Lepra zu ihrer Entwicklung nothwendig zu seyn. Wenigstens gehen ihnen häufig rheumatische und gichtische Schmerzen voraus, und folgen dem Abbrechen derselben. Sie entwickeln sich nur im äufsern Hautsysteme und an dessen Uebergängen zum Schleimhautsystem. Am häufigsten beobachtet man sie im Alter und beim weiblichen Geschlechte, am Kopfe und im Gesicht, doch auch am Rücken, Brustbein, Sitzhöcker, Handrücken, Hodensack, an der Eichel und an der weiblichen Schaam, an den Schenkeln u. s. w. Sehr selten sind sie angeboren. Bisweilen findet sich in derselben Person nur ein, bisweilen mehrere Hornbälge, mit andern Balggeschwülsten. Der Balg fängt an zu schmerzen, und enthält aufser einer schleimigen und röthlichen Flüssigkeit, meistens röthliche oder bräunliche Concretionen. Von der hintern aufsitzenden Wand entsteht eine röthliche, zarte Substanz, die nach und nach härter wird, sich in Hornsubstanz verwandelt, und endlich eine dem Widderhorn mehr oder weniger ähnliche Gestalt hat. Diese Bälge unterscheiden sich vor dem Erscheinen der weichen, röthlichen Substanz, aus der in Folge der Entzündung entstandnen Oeffnung nicht von den andern Balggeschwülsten.

f) Speckgeschwulst, Stéatoma (Στεατώμα von στέα Fett, Speck, στεατόω ich mache Fett), Kystes stéatomateux, corps fibreux. Unter Speckgeschwulst versteht man eine halb oder ganz harte speck- oder knorpelartige, ungleiche, breit oder gestielt aufsitzende Geschwulst ohne eigentlichen Balg, welche als der Uebergang der regelwidrigen Wiederholung des serösen Systems (Balgbildung) zu der Wiederholung der Faser-, Faserknorpel-, Knorpel- und Knochenbildung, also zu der Sarcoma- chondro- et osteogenesis zu betrachten ist. Der Balg ist hier nur im Anfange da und durch den flüssigern Inhalt deutlich, später durch den festen, speckigen oder knorpeligen Inhalt und durch die Zusammenhäufung der kleinen Bälge scheint das Ganze balglos zu seyn. Die Geschwulst enthält eine feste, speckähnliche, fibröse, oft knorpliche, glänzend- oder graulichweifse Substanz, die theils vollkommen homogen, theils grobkörnig und drüsigt, theils in concentrische Ringe geformt ist, von denen heller und dunkler gefärbte abwechseln. In ihr bemerkt man einzelne feine Blutgefäfse, von denen die feinsten nur Blutströmchen ohne Gefäfswände zu seyn scheinen. Nicht selten sind

sind in ihr einzelne, kleine Höhlen mit hellgelber, röthlicher oder dunkler, scharfer oder schleimig-öliger Flüssigkeit, die von einer röthlichen, lockern Substanz umgeben wird, während nach aufsen die gewöhnliche feste, weifse homogene Speckmasse ist. Diese Höhlen scheinen wirkliche Balggeschwülste mit flüssigem Inhalte, und die sie umgebende Masse eine Anhäufung von mehrern zusammenverwachsnen kleinen Bälgen mit festem Inhalte zu seyn. Manchmal kommen auch Knochenconcremente in ihnen vor (Knochenspeckgeschwulst, Osteosteatoma). Am Grunde haben sie gewöhnlich beträchtliche Arterien. Man hat sie angeboren und erblich und dann meist in grofser Anzahl gesehen. Sie sitzen dann mehr in, als unter der Haut und heifsen dann angeborne Fetthautgeschwülste. Die später entstehenden entwickeln sich mehr da, wo weniger lockeres Fett und Zellgewebe ist, wo die äufsere Haut derber und straffer aufliegt, daher auf dem Kopfe, besonders aber im Nacken und am Rücken, woselbst sie eine ungeheure Gröfse und Gewicht erreichen, ferner in fibrösen Organen und in der Nähe von serösen und Schleimhäuten, besonders in der Gebärmutter, in den Eyerstöcken, in der Scheide, an den Schaamlippen, in den Brüsten (Steatoma s. Sarcoma, s. Hypertrophia uteri, ovarii, vaginae, wohin auch manche Polypen gehören mögen). Nicht selten findet man sie auch in der Leber, im Pancreas, zwischen den Blättern des Gekröses, wo sie einen bedeutenden Umfang erreichen, und die Aorta und Vena cava inferior umgeben. Selten hat man sie im Hirne, an der Arachnoidea des Rükkenmarkes, in den Nerven (Nervenknoten) am Saamenstrang, im Mittelfell, an der Pleura und im Herzen (fälschlich Krebs genannt) beobachtet. Es ist kein Beispiel von freiwilligem Aufbrechen und Erweichen, Entleeren und Heilen bekannt. Nach einigen sollen sie den Uebergang zu den tuberculösen und scirrhösen Bildungen machen; allein mit den Tuberkeln und Scirrhen haben sie nur die Härte und Ungleichheit gemein, sie schmerzen wenig oder gar nicht und gehen nie in Erweichung über, sondern sie werden vielmehr immer härter, knorplich und endlich knöchern und zeigen dadurch den Uebergang zur Faser-, Faserknorpel-, Knorpel- und Knochenbildung.

VII. Prognose. — Die Prognose hängt von der Individualität der Geschwulst und des kranken Subjectes ab, also von der Dauer, von der Gröfse, von der Beweglichkeit, von der Art und dem Sitze der Geschwulst und vom Alter, von dem Geschlechte, von der Constitution und von den vorausgegangenen und gegenwärtigen Zufällen des Subjectes. Im Allgemeinen ist sie bei nicht weit vorgeschrittenem Grade gut; besser bei den unter der Haut gelegenen, als bei denen die zwischen Muskeln, Sehnen, Gefäfsen und Nerven, und in der Nähe von sehnigen und knochigen Theilen, oder im Innern der Haupthöhlen liegen. Die serösen und fibrösen Bälge, die Honig- und Breigeschwülste sind weniger gefährlich, als die Hornbälge und Speckgeschwülste. Durch ihre Gröfse können die Balggeschwülste nicht nur mechanisch schädlich werden, indem sie Dislocation wichtiger Organe, Hemmung ihrer Function, Entzündung und Brand, Compression der Gefäfse, der Nerven und der Ausführungsgänge verursachen, sondern auch dynamisch, indem sie dem Körper eine bedeutende Menge Säfte entziehen. Besonders gefährlich sind die schnellwachsenden Speckgeschwülste. Ob aber letztere in Krebs ausarten können, wie *Boyer* behauptet, ist zweifelhaft. Bei der operativen Behandlung hängt die Prognose theils von den Ursachen, theils von dem Sitze und theils von der Operationsmethode und der Nachbehandlung ab. Gut ist sie, wenn keine auffallende, innere Ursache die Wiederentstehung begünstigt, namentlich wenn nicht mehrere vorhanden sind. Gefahrlos ist die Operation, wenn die Geschwulst unter der Haut ihren Sitz hat. Sie ist beschwerlich, wenn die Geschwulst fest aufsitzt, oder in der Augen- und Rachenhöhle, am Halse, im Becken, in der nähe von grofsen Gefäfsen und Nerven vorkommt. Nicht nur die Blutung aus verletzten gröfseren Gefäfsen, sondern auch jene aus dem, den Balg umgebenden Zellgewebe und die nachfolgende, erysipelatöse Entzündung der nahe liegenden fibrösen Theile ist zu fürchten. Die Entartung der Wundfläche in ein bösartiges Geschwür ist selten, aber grofse Wundflächen können durch den Eiterverlust hektisches Fieber veranlassen.

VIII. Behandlung. — Bei der Behandlung hat man entweder den Zweck, den Inhalt durch die Anwendung äusserer Mittel zu zertheilen, oder den Sack in Eiterung zu setzen — dynamische Behandlung — oder auf mechanische Weise entweder den Inhalt allein, oder den ganzen Sack zu entfernen — akiurgische Behandlung. Bei beiden Methoden mufs man stets die Ursache berücksichtigen, und daher nach einem vorausgegangenen dyscrasischen Uebel, eine zweckmäfsige Nachbehandlung einleiten.

A. Dynamische Behandlungsweise.

Sie sucht durch die örtliche Anwendung solcher Stoffe, welche auf die aufsaugenden Gefäfse reizend wirken, die Resorbtion des Inhaltes einzuleiten, und dann die Wände des Sackes zur Vereinigung zu bringen — oder den ganzen Sack in Eiterung zu setzen, und nach der gänzlichen oder theilweisen Entfernung der Geschwulst, die Stelle als eine einfache, eiternde Fläche durch Vernarbung zu heilen. Zu gleicher Zeit wendet man die gegen die inneren Ursachen, namentlich gegen Scropheln, Syphilis, Gicht, Rheumatismus und unterdrückte Hautausschläge geeigneten Mittel an. Die Methoden dieser Behandlung sind folgende:

1) zertheilende Mittel. — Man hat zu verschiednen Zeiten folgende äufsere Mittel vorgeschlagen: die Application von Blutegeln und Cataplasmen, Ueberschläge von frischen, zerquetschten Blättern der Cicuta, Belladonna, von der Radix Bardannae, von Zwiebeln; Einreibungen von Ol. Nuc. Jugland., allein oder mit Mercur. praecip. alb., Fel tauri rec., Sapo medic., Waschungen und Fomentationen von Auflösungen des Küchensalzes oder Salmiaks in Urin, Essig, Weinsteinsalz, Ol. Terebinth., Spirit. cornu cervi, Spirit. Minder., Spir. saponat. — camphorat.; Einreibungen von Ungt. Sapon. c. ol. Lauri, liniment. volat. camphorat., Ungt. mercur. ciner., Ungt. mercur. praecip. alb., — auri muriat., — Kali hydrojodin.; — Hydrargyr. jodinici; Bedekken mit Empl. mercur., — Belladonn., — Cicut., — Vigonis c. mercur., — Gumm. ammoniaci, oder Galbani et Asae foetid. c. Aceto scillit, Sagepen. c. Acet. Vin. et Butyr. Antim.;

Dämpfe von Essig oder von Essig mit Harn und Salmiak; alkalische Bäder, Tropfbäder, Frictionen, die Compression, die Electricität u. s. w.

So wirksam mehrere dieser Mittel gegen manche gutartige und bösartige Verhärtungen und Geschwülste sind, so wenig haben sie bei den eigentlichen Balggeschwülsten geleistet, und wir haben keine zuverläfsige Beobachtungen von einem guten Erfolge ihrer Anwendung. Durch den Balg sind diese Geschwülste zu isolirt und der Einwirkung des Lymphsystems weniger unterworfen, und durch die lange Anwendung mehrerer der genannten Mittel, können theils allgemeine, theils örtliche schädliche Umänderungen des Organismus verursacht werden, z. B. Mercurial- und Jodezufälle, Entzündung und Eiterung der umliegenden Gegend und des Sackes selbst. Obschon man der Compression eine bedeutend resorbirende Kraft nicht absprechen kann, so ist sie doch selten anzuwenden, indem durch sie die Geschwulst in die Zwischenräume der weichen Theile gedrückt wird und daselbst weiter wächst. Bei Balggeschwülsten, welche auf einem Knochen sitzen, z. B. auf dem Schädel, in der Tibia, kann man zwar einen beständigen starken Druck anwenden, allein diese Methode ist theils schmerzhaft, unbequem und lange dauernd, theils kann sie Entzündung und Eiterung herbeiführen. Im Ganzen ist daher, nach der Uebereinstimmung aller Schriftsteller, die zertheilende Methode zu verwerfen, selbst im Anfange, wo sie leicht die Geschwulst mehr reizen und wachsen machen kann; sie wird von den Meisten auf die fibrösen Bälge (Ueberbeine und Wasserbalggeschwülste) beschränkt, welche weniger als neue Bildungen, als vielmehr als krankhafte Wasseransammlungen zu betrachten sind.

2) Eiterung befördernde Mittel. — Theils durch die genannten zertheilenden Mittel, theils ohne dieselben durch die Weiterverbreitung einer zufälligen Entzündung eines nahe liegenden Gewebes, entzünden sich die Balggeschwülste mit der sie bedeckenden Haut, und gehen in die gewünschte oder nicht gewünschte Eiterung über. Man mufs dieselbe durch reizende Mittel befördern, da in den meisten Fällen die Entzündung nicht kräftig genug ist, den Sack

und den festen Inhalt durch die Eiterung zu brechen. Der Abscefs darf nicht eher geöffnet werden, als bis die ganze Geschwulst weich und der Sack verzehrt ist. Die Eröffnung geschieht am zweckmäfsigsten mit dem Aetzmittel, damit sich die zur Granulation und baldigen Vernarbung nothwendige, kräftige Entzündung einstelle. Nach der Eröffnung wird der Sack theilweise oder ganz mit der Pincette herausgezogen, und die Abscefshöhle nach den allgemeinen Regeln zur Vernarbung geführt.

Obschon keine schwammige Excreszenzen aus der Abscefshöhle zu fürchten sind, wie *S. Cooper* glaubt, und obschon eine radicale Heilung erfolgt, so schlage man doch nicht vorsätzlich diesen Weg zur Heilung ein, indem er schmerzhaft, langwierig und manchmal gefährlich werden kann, sondern nur nothgedrungen.

3) Aetzmittel. — Sie werden theils zur Eröffnung der in Entzündung und Eiterung übergegangenen Balggeschwülste, theils zur Erregung einer heftigen Entzündung die in Eiterung übergehen soll, auf nicht entzündete Balggeschwülste applicirt, wenn der Sack dünn und der Inhalt flüssig ist, wenn der Gebrauch des Messers zur gänzlichen Ausrottung Bedenklichkeiten erregt, oder auch ohne gefährliche Nebenverletzung nicht angewendet werden kann, oder wenn ihn der Patient nicht gestattet, oder endlich wenn der Sack schon geöffnet und der Inhalt entleert ist, um den Balg zu zerstören. Zur Eröffnung des entzündeten und nicht entzündeten Balges, wählt man gewöhnlich den Aetzstein. Man läfst denselben so lange wirken, bis der Balg durchgenagt ist, entleert dann den Inhalt und setzt den übrigen Theil des Balges durch Auspinselung mit Spiefsglanzbutter, mit concentrirten Säuren oder durch Ausfüllen mit Empl. cantharid. u. s. w. in suppurative Entzündung. Da man aber die Grenzen der durch den Aetzstein bewirkten Entzündung nicht bestimmen kann, und daher oft gefährliche Zufälle entstehen können, so ist diese Methode nur auf die Eröffnung des schon entzündeten Balges mit gehöriger Vorsicht zu beschränken, und die Eröffnung der nicht entzündeten durch Aetzmittel zu vermehren. Der Sitz der Balggeschwülste in der Nähe von Gelenken und

Gefäfs- und Nervenstämmen, giebt ebenfalls keine hinreichende Anzeige zur Application des Aetzmittels wie *Chopart* und *Chambon* annehmen. *Erdmann's* modificirte Aetz-Methode: das Centrum der Geschwulst mit einem in Schwefelsäure oder Spiefsglanzbutter getauchten Holzstäbchen so lange zu radiren, bis Haut und Balg getödtet ist und nach Abstofsung der zerstörten Stelle den Inhalt zu entfernen, den Balg mit denselben Mitteln auszupinseln und dann mit der Pincette herauszuziehen, ist als höchst schmerzhaft, umständlich und langwierig ebenfalls nicht zu empfehlen. Zur Zerstörung des Sackes, nach vorausgegangenem Einschnitt und Entleerung des Inhaltes wählt man die gelinden Aetzmittel, z. B. Solut. Kali caustici, den Lapis infern., Ol. Vitriol., Butyr. Antim., reizende Salben mit Pulv. cantharid., Mercur. praec. ruber. u. s. w.

B. Akiurgische Behandlungsweise.

Die hieher gehörigen Methoden bezwecken entweder nach der Eröffnung des Sackes die Erregung von Entzündung, Eiterung und Zerstörung der innern absondernden Fläche des Balges — der Einstich, der Einschnitt und das Eiterband — oder die gänzliche oder theilweise Entfernung des uneröffneten Balges durch Unterbindung, Ausschälung oder Abschneiden — Unterbindung, Ausschälung und Amputation.

1) Der Einstich. Punctio. — Der Balg wird mittelst einer dicken Nadel, eines dünnen Troikarts oder eines Bistouris angestochen, der Inhalt entleert und entweder die erste Vereinigung der Wände durch adhäsive Entzündung mittelst des Druckes, besonders wenn der Balg auf einem Knochen liegt, oder mittelst reizender Einspritzungen (Solutio Kali caustici, warmen Wein, Weingeist, Tinct. Cantharidum) bezweckt, oder man sucht den Sack durch Eiterung zu zerstören, indem man seine innere Oberfläche mit der Lanzette scarificirt, oder mit Spiefsglanzbutter bestreicht, oder die ganze Höhle mit reizenden Bourdonnets anfüllt. Die Eiterung wird bis zur gänzlichen Vernichtung des Sackes unterhalten; dieser sondert sich entweder ab und zieht sich in einen Klumpen zusammen, der ausgezogen wird, oder er löfst sich in Fasern auf, welche mit dem Eiter aus-

fliefsen. Die rothe, weiche, empfindliche, innere Fläche zeigt an, dafs alles vom Sacke entfernt ist. Hieher gehört auch *Dzondi's* Punction der Sackwassersucht des Unterleibes, nach der der Troikart liegen gelassen wird. Eben so die Behandlungsart der Balggeschwülste von *Demours*. Er durchsticht sie mit 2—3 Nähnadeln, läfst dieselben darin stecken, kneipt die hervorragenden Theile ab und bedeckt die Enden mit Gummitafft. In 3 — 4 Wochen verschwinden die Geschwülste, worauf die Nadeln ausgezogen werden.

Die einfache Punction eignet sich für seröse Bälge und Hydatiden (z. B. der Augenlidränder), für Balggeschwülste mit dünnem Balge und flüssigem Inhalte, die auf einem Knochen aufliegen, und wenn der Patient keine andre Behandlungsweise eingeht; man hat Beispiele genug, wo sich die Wände vereinigten. Die Punction mit Einreibung reizender Stoffe, um den Sack durch Eiterung abzusondern, ist sehr schmerzhaft, langwierig und kann selbst gefährlich werden, wenn der Sack grofs ist, z. B. bei der Eierstockwassersucht. Häufig fährt der Sack fort abzusondern und füllt sich wieder. Dafs aber beim unbehutsamen Drücken des eiternden Balges, beträchtliche Schwammgewächse aus demselben herauswachsen, wie einige behaupten, ist unwahrscheinlich; auch eignet sich diese Methode nicht für dicke Bälge und ist im Allgemeinen zu verwerfen. Ueber das Verfahren von *Demours*, welches der Akupunctur zu vergleichen und zu der zertheilenden Methode zu rechnen ist, indem wahrscheinlich die Nadeln durch ihren Reiz die Resorbtion bethätigen, mufs erst die Erfahrung entscheiden.

2) Das Eiterband. Setaceum. — Das Eiterband wird entweder mittelst der Eiterbandnadel durch die ganze Geschwulst durchgeführt, oder diese wird zuvor an zwei entgegengesetzten Stellen mit dem Messer oder mit dem Aetzsteine geöffnet, dann das mit reizenden Salben bestrichene Eiterband durchgezogen, bis zur Eiterung des ganzen Sackes täglich erneuert, und nach dessen Weglassung die Cohäsion der Wände durch Druck vermittelt. *Schreger* schlägt 4 Oeffnungen vor und 2 Eiterbänder kreuzweis zu durchziehen. Die untere Oeffnung mufs grofs genug seyn, um dem Eiter freien Abflufs zu gewähren. *Benj. Bell* empfiehlt

diese Behandlung besonders bei weichen Balggeschwülsten und hatte günstigen Erfolg; *Seiler* schlägt sie bei tiefliegenden Balggeschwülsten vor; *Kern* verwirft sie aber mit Recht wegen der Schmerzhaftigkeit und langen Dauer; namentlich aber halte ich sie bei Balggeschwülsten der Augenlider für unpassend.

3) Der Einschnitt, das Aufschneiden des Sakkes, Incisio. — Der ganze Balg wird mit der darüber liegenden Haut eingeschnitten, der Inhalt entleert und nun entweder der ganze leere Sack mit der Zange oder den Fingern gefafst und exstirpirt, oder nur die Seitenwände weggeschnitten und der Grund zurückgelassen (*Benj. Bell, A. Cooper*), oder die hintre Wand scarificirt, oder mit Höllenstein betupft (*Dupuytren*), oder die Höhle mit reizenden Stoffen ausgefüllt, um ihn später bequemer exstirpiren zu können (*Richter*). Diese von *Chopart*, *Bell* und *Richter* bei grofsen, dicken und festen Bälgen, welche wegen starker Adhäsion schwer zu exstirpiren sind, empfohlne Methode ist nur auf wenige einzelne Fälle zu beschränken. *Bell* will nie nachtheilige Folgen vom Zurücklassen der hintern Wand gesehen haben, welches auch Andere bestätigen.

4) Die Unterbindung, Ligatura. — Sie ist entweder eine totale oder partielle.

a) Die totale ist α) eine mittelbare. Um die Wurzel der Geschwulst wird eine einfache oder mit Aetzmitteln getränkte Schnur angelegt und stets angezogen, bis die Geschwulst abstirbt. Sollte sich heftiger Schmerz einfinden, so wird die Haut über der Geschwulst ohne den Balg gespalten, oder auch der Balg selbst geöffnet, oder die Geschwulst von ihrem Grunde abgeschnitten. β) Eine unmittelbare. Die Haut der breiten Basis wird durch einen Zirkelschnitt getrennt und in diesen die Ligatur eingelegt, oder die Haut wird quer über dem Gipfel der Geschwulst hingespalten, zu beiden Seiten abgesondert und herabgeschoben, und eine geölte Schnur so tief als möglich um den blofsen Sack gelegt. — Diese von *Foubert, Hevin, Fabre, Acrel* u. a., der Sicherheit gegen die Blutung wegen empfohlne Methode wird durch die langen, heftigen Schmerzen, durch den Brand der Haut und des Sackes, durch den höchst übeln Geruch, durch das secundäre, putride Fieber und andre Unbequemlichkeiten und Zufälle contraindicirt, wenn man gleich Fälle hat, woselbst sehr beträchtliche Geschwülste auf diese Art glücklich entfernt wurden.

b) Die partielle Ligatur (mit partiellem Ausschälen nach *Brünninghausen*). *Br.* macht einen ovalen Schnitt, trennt die Geschwulst so weit, als es ohne Zerschneidung grofser Gefäfse geht, und legt um die festsitzende Basis, in der etwa Arterien pulsiren, eine Ligatur an, die mittelst einer Ligaturröhre (*Br—s* Röhrchen, oder *Levret's* Cylinder u. s. w.) fester gezogen werden kann, und schneidet zur Sicherheit gegen die Blutung die Geschwulst erst mit dem Eintritte von Brand ab. — Diese Methode ist bei tief am Halse oder in und am Becken sitzenden Balggeschwülsten sehr empfehlenswerth.

5) Das Ausschneiden oder Ausschälen. Exstirpatio. — Die Exstirpation wird jetzt allgemein als die beste Methode beinahe ausschliefslich ausgeübt und zerfällt in die ohne und mit Eröffnung des Sackes, und in die complete und incomplete. Von der totalen Exstirpation mit Eröffnung des Sackes, und von der partiellen mit Zurücklassung des Grundes oder mittelst der Unterbindung, haben wir schon gesprochen; es wird daher hier nur die totale Exstirpation, ohne Eröffnung des Sackes abgehandelt. — Sind mehrere Balggeschwülste vorhanden, so sollen sie zu gleicher Zeit ausgerottet werden, indem die zurückbleibenden stärker wachsen, und vor der Operation müssen mehrere künstliche Geschwüre gesetzt werden.

Vorbereitung. 1) Vorrichtung des Operations- und Verbandapparats. Zu dieser Operation sind im allgemeinen nöthig: mehrere gerade und convexe, sehr gut schneidende Scalpelle mit meifselförmigem Stiele, ein Hornmesser oder ein Spatel von Elfenbein, ein einfacher und ein doppelter scharfer Haken, zwei stumpfe Haken, eine anatomische und chirurgische Pincette, Unterbindungsnadeln und Fäden, Ligaturröhrchen, Wundnadeln, Wasserschwämme, kaltes, gemeines und *Theden's* Wundwasser oder Weingeist, Klebepflasterstreifen von verschiedner Länge und Breite, rohe Charpie und Charpiebäuschchen, eine oder mehrere Compressen und nach der Form des Theils gebildete Binden. 2) Die Lage des Kranken oder des zu operirenden Theils ist verschieden. Auf und in der Nähe der Geschwulst sitzende Haare werden abrasirt. 3) Ein bis drei Gehülfen erhalten die nothwendige Bestimmung.

Die Operation zerfällt in folgende 3 Akte: Erster Akt. Hautschnitt. Im Allgemeinen mufs die die Geschwulst bedeckende Haut erhalten werden, und wenn sie nicht verdorben oder verwachsen ist, so ist diefs auch immer ausführbar, so ausgedehnt sie auch übrigens seyn mag. Der Hautschnitt wird entweder mittelst einer Hautfalte, welches am zweckmäfsigsten ist, oder mit schwebender Hand gemacht, indem der Operateur mit dem Daumen und Zeigefinger der linken Hand die Haut spannt; er gehe stets über die Grenzen der Geschwulst hinaus. Ist die Geschwulst nicht sehr grofs, so ist ein einfacher Hautschnitt nach der Länge der Geschwulst angezeigt. Man hat Raum genug, um die Seiten von der Geschwulst abzupräpariren, und die unmittelbare Vereinigung und schnelle Heilung wird dadurch herbeigeführt; wenn die Geschwulst zu grofs ist, um sie durch einen einzigen Schnitt bequem frei machen zu können, besonders, wenn sie sehr in die Breite geht, so macht man einen T oder V oder kreuzförmigen Schnitt, und ist endlich die Haut sehr ausgedehnt und verdünnt oder verschwärt oder mit der Geschwulst verwachsen, einen ellyptischen Schnitt. Letzterer werde stets an der am tiefsten liegenden Stelle angefangen, damit das herabrinnende Blut die Ausübung desselben nicht hindere. Bei diesen Hautschnitten mufs das Messer sehr gut schneiden und mit der gehörigen Vorsicht geführt werden, damit man den Balg nicht verletze. Die Blutung der Haut wird durch kaltes Wasser gestillt, stark blutende, erweiterte Venen werden durch die Finger comprimirt.

Zweiter Akt. Ausschälung der Geschwulst. Die Hautränder werden mit unbedeckten, oder mit Leinwand bedeckten Fingern, nie mit der anatomischen Zange gefafst und etwas von der Geschwulst abpräparirt, oder von einem Gehülfen mit den Händen angezogen, oder durch stumpfe Haken auseinandergehalten; die Geschwulst selbst fafst der Operateur, bei grofsem Umfange ein Gehülfe mit den Händen, oder mittelst der scharfen Haken, oder eines durchgezogenen Fadens, zieht sie an sich und trennt sie entweder mit den Fingern, oder mit dem meifselförmigen Ende des Scalpellheftes, oder mit dem Hornmesser, oder wenn die Verbindung fest seyn sollte, mit der Schneide des convexen Scalpells, wobei die Geschwulst selbst stets stark angezogen werden mufs, damit das zu Durchschneidende gut gespannt werde und man die Gefäfse, Nerven und Muskelfasern nicht verletze. Das Ausschälen fange stets auf der Seite an, wo am wenigsten Gefäfse sind und man untersuche vor dem Schnitte öfters mit dem Finger, um bei fühlender Pulsation dem Schnitte eine andre Richtung zu geben. Bemerkt man beim Hautschnitt, dafs das den Balg umgebende Zellengewebe mit varicösen Gefäfsen durchwebt oder angiektasisch sey, so mufs man dasselbe von der Haut abpräpariren und auf dem Balge sitzen lassen, indem sonst die parenchymatöse Blutung sehr stark und nach der Exstirpation schwer zu stillen ist. Die Verletzung des Balges werde so viel, als möglich verhüthet; das Zunähen desselben aber nach *Avicenna's* Rath, oder das Ausfüllen mit Schwamm u. s. w. ist nicht anzuempfehlen; man kann ihn doch exstirpiren, besonders wenn man die Oeffnung mit der Pincette fafst und verschliefst. Im Allgemeinen ist das Ausziehen des entleerten Sackes mittelst der Zange (*Chambon*) zu verwerfen, da man nie im Voraus den Grad der Adhärenz bestimmen kann. Ist die Geschwulst sehr grofs, der Raum beengt und das Losschälen des hintern Theils gehindert, oder sind in der Nähe sehr wichtige Theile, oder mufs man eine gröfsere Wunde und Narbe verhüthen, so thut man nach *Bell*, *Kern* u. a. am besten, wenn man den Sack öffnet, nachdem er von seiner Umgebung gröfstentheils gelöfst ist, weil man nach der Entleerung des Inhaltes, die Basis leichter abtrennen kann. Die Ausschälung geschehe wo möglich von unten nach oben, mit aufwärts gerichteter Messerschneide, um das Blut von den zu trennenden Theilen abzuhalten; dabei werde die Schneide mehr gegen die Haut, als gegen den Balg gekehrt, um diesen nicht wider Absicht zu verletzen. Gegen die Blutung läfst man kaltes Wasser aufspritzen; gröfsere Gefäfse werden von den Gehülfen comprimirt, oder wenn es nothwendiger scheint, gleich unterbunden. Bei bedeutenden Arterien und Venen, und in der Nähe von Gelenken, Sehnen u. s. w. mufs ein Gehülfe die Geschwulst so viel als möglich, von ihnen abziehen und der Operateur mit seichten Schnitten sie zu trennen suchen, oder die partielle Unterbindung nach *Brünninghausen* anwenden, den Sack sogleich, oder später bei eintretendem Brande abschneiden, und den zurückbleibenden Grund ätzen, brennen oder scarificiren. Die Vereinigung des Grundes mit der Haut erfolgt auch ohne Aetzen, wenn die Kyste nicht zu dick ist. Bei den Horn-, Zahn-, Haar- und Knochenbälgen mufs die hintre Wand stets mit exstirpirt werden, indem die Bälge ausserdem wieder erscheinen. Die Exstirpation nach vorhergegangener Entleerung des Inhaltes und Wiederanfüllung des Sackes mit Gypsmasse (nach *Ghite*), oder mit Schwefelkalksolution (nach *Chieus*) ist zu verwerfen.

Dritter Akt. Vereinigung der Wundränder. Man mufs die erste Vereinigung bezwecken und daher mufs die der Operation folgende Entzündung eine adhäsive, d. h. nicht zu stark, noch zu schwach seyn. Nachdem die Blutung gestillt und die Wunde von allem Blutgerinsel gereinigt ist, werden die Wundränder vereinigt. Das Abschneiden der ausgedehnten und überflüssigen Haut ist unnöthig, indem sie sich bei nicht sehr starker Ausdehnung nach und nach zusammenzieht. Nur wenn man bei sehr ausgedehnter und verdünnter Haut und grofsem Balge einen Kreuz- oder T-Schnitt gemacht hat und die Hautlappen sich runzeln, ist es zur Erlangung einer schönen Narbe nothwendig, die Ränder mit dem Bistouri oder der Scheere zu beschneiden. Im Allgemeinen ist die Vereinigung mittelst der Klebepflaster hinreichend; an den Augenlidern, im Gesichte und nach der Exstirpation grofser Balggeschwülste und bei klaffenden Hauträndern ist es zweckmäfsig, einige Knopfnäthe oder die Hasenschartennath, mit ganz feinen Nadeln anzuwenden. Im erstern Falle wird dann die Stelle mit

Charpie und Compressen bedeckt, und diefs durch zweckmäfsige Binden festgehalten; im letzten Falle hat man keinen andern Verband, als das Bedecken mit einigen Klebe- oder englischen Pflasterstreifen nöthig. Von den Unterbindungsfäden wird das eine Ende abgeschnitten, und das andere auf dem nächsten Wege nach aussen geführt.

Exstirpation der Balggeschwülste der Augenlider. Erster Akt. Hautschnitt. Wenn die Geschwulst beweglich und nicht mit der Haut verwachsen ist, soll sie nach *Beer* gegen den knöchernen Augenhöhlenrand hingeschoben und daselbst fixirt, oder wenn diefs nicht möglich ist, die sie bedeckende Haut gut gespannt, oder in eine Querfalte aufgehoben und dann mit einem kleinen convexen Scalpell, oder mit *Leber's* Messer, der einige Linien über die Grenze der Geschwulst und nach dem Laufe der Fibern des Musc. orbicularis gehende Schnitt durch die Haut, bis auf den Balg gemacht werden. Ist die Haut mit dem Balge verwachsen, oder entartet, oder der Balg sehr grofs und die Haut sehr ausgedehnt, so werde der Hautschnitt ellyptisch gemacht. Sitzt die Geschwulst auf der innern Platte des Augenlides, so soll nach *Scarpa* bei nach aussen umgestülptem Augenlide, der Schnitt in die Conjunctiva gemacht werden, ausser wenn sie zu weit hinter der Commissur und unerreichbar liegen.

Zweiter Akt. Ausschälung der Geschwulst. Die Wundränder werden durch den Gehülfen auseinandergezogen, um den Balg genügend blofs zu legen; der Operateur setzt das spitze Häkchen in einem Wundwinkel in den Balg, ohne jedoch in seine Höhle zu dringen, zieht ihn sanft von den zu trennenden Theilen ab, und löfst ihn mit der Schneide des Scalpells oder mit der stumpfen Spitze des *Leber*'schen Messers allenthalben vorsichtig los. Ist die Geschwulst mit dem Augenlidknorpel verwachsen, oder geht ein Theil derselben zwischen dem Augenlidmuskel und dem Thränensacke, so werde die Geschwulst bis auf diese Verbindung getrennt und dann abgeschnitten und das Anhängende sitzen gelassen und geätzt. *Hey* entleert den Sack und zieht ihn mit der Zange aus; er erkennt die gänzliche

Entfernung des Balges an dem Verschwinden der Geschwulst. *Dupuytren* öffnete den Balg und betupfte den Boden mit Höllenstein.

Dritter Akt. Vereinigung. Die Vereinigung geschehe mit Heft- oder mit englischem Pflaster, oder, wenn der Hautschnitt über 4 Linien lang ist, mittelst der geknöpften, oder mittelst der umwundnen Nath. Hat man etwas vom Balge zurücklassen müssen, so werde dennoch die Vereinigung versucht. Häufig erfolgt die Heilung auf dem ersten Wege; wenn aber ein Theil der Wunde eitert, so nehme man auf diesem Wege die Zersetzung des Balgrestes, durch gelinde Aetzmittel, z. B. Höllenstein, R. Op. u. s. w. vor.

Behandlung der Zufälle während und nach der Operation.

a) Während der Operation. 1. Heftige Blutung. Sie kommt entweder aus dem varicösen und entarteten Parenchym des Zellgewebes, welches den Balg umgiebt, und fordert theils die Mitausschälung desselben, theils die Anwendung des Weingeistes, *Theden's* Wundwasser, des Glüheisens u. s. w., oder sie kommt aus erweiterten Hautvenen und steht durch Compression mittelst der Finger, oder sie kommt endlich aus durchschnittenen Arterien, die zum Balge gehen oder in der Nähe liegen, und fordert die Unterbindung.

2. Zufällige Eröffnung des Sackes. Davon haben wir schon beim zweiten Akte der Exstirpation gesprochen.

3. Heftiger Schmerz. Er rührt meist von Dehnung und Zerrung eines Nervenzweiges ab; man beeile sich in der Operation.

4. Zufällige Zurücklassung eines Theils des Balges. Das Verfahren dagegen ist schon einigemal erwähnt worden.

b) Nach der Operation. 1. Heftige Nachblutung. Wenn die Blutung durch kalte Umschläge nicht steht, so mufs man die vereinigten Wundränder wieder trennen, und das varicöse Zellgewebe mit der *Cooper*'schen Scheere ausrotten, oder das glühende Eisen anwenden und einzelne, stark blutende Gefäfse unterbinden.

2. Heftige Entzündung. Sie tritt gewöhnlich 2—3 Tage nach der Operation und stets vor der Vernarbung der Wunde ein, und haftet entweder im Zellgewebe (phlegmonöse oder reine), oder in den fibrösen Häuten, von denen sie erst später auf das Zellgewebe und die Haut übergeht, und eine teigähnliche, ödematöse Geschwulst oder rothlaufartige Röthe hervorbringt (erysipelatöse). Die phlegmonöse Zellgewebeentzündung ist die Folge von Zerrung der Haut und Verletzung der Muskeln, vom zu lange Liegenlassen der Hefte u. s. w., oder sie ist secundär, die Folge der Entzündung nahe liegender fibröser Theile. Sie geht meistens in Eiterung über. Zur Verhüthung derselben dienen kalte Ueberschläge gleich nach der Operation, und die Entfernung der Hefte nach 12 — 24 Stunden. Tritt Eiterung ein, so entscheidet die noch bestehende Entzündung und Localität, ob erweichende Ueberschläge, oder ein einfacher Verband zur Heilung auf dem zweiten Wege nothwendig sind. Die erysipelatöse Entzündung tritt vorzüglich nach der Exstirpation von Balggeschwülsten am Kopfe, am Halse, am Rücken, oder in der Nähe von Gelenken ein, hat primär in den fibrösen Theilen ihren Sitz und ist meistens rheumatischer oder gichtischer Natur, entweder bei bestehender rheumatischer oder gichtischer Dyscrasie, oder nach zufälligen Verkältungen während des Heilungsprozesses; sie ist die Ursache vom plötzlich eintretenden Tode einige Tage nach der Operation. Mit Unrecht hat man die Ursache der Zufälle in einem allgemeinen, tief im Organismus liegenden Leiden gesucht und daher die Exstirpation häufig für contraindicirt gehalten. Zur Verhüthung derselben vermeide der Patient gleich nach der Operation, und während des ganzen Heilungsprozesses jede Verkältung, — besonders beim Verbande; nach ihrem Eintritte bedecke man die Geschwulst mit einer warmen Compresse, setze etwas entfernt Vesicantien, lasse Ungt. Mercur. in der Umgegend einreiben und innerlich Diaphoretica, besonders den Tartar. emeticus in starken Dosen und Calomel mit Goldschwefel und Opium nehmen, um sie zu zertheilen und ihren Uebergang in Zellgewebeentzündung zu verhüthen. Warme Breiüberschläge

befördern meist letzteren und sind daher nicht anwendbar, selbst wenn Eiterung eingetreten ist.

3. Eiterung. — 4. Brand. — 5. Fistulöser Zustand der Operationswunde. Meistens ist ein zurückgelaſsner Balg die Ursache; man muſs daher die Fistel erweitern und diese durch Scarificiren, Aetzen, scharfe Mittel zerstören und in Eiterung setzen. Ist aber der Balg ganz entfernt worden, so kann entweder ein allgemeines Leiden, z. B. Rheumatismus, Gicht, Scropheln oder eine chronische rheumatische Entzündung einer nahe liegenden fibrösen Haut den Geschwürzustand unterhalten, wogegen dann allgemein und örtlich verfahren werden muſs. — 6. Wiederentstehen der Geschwulst an der Operationsstelle selbst oder entfernt. Ersteres ist die Folge von partieller Exstirpation, letzteres einer allgemeinen Ursache. — Nach Heilung der Wunde muſs man alle normalen Secretionen, besonders aber die der Haut durch Reinlichkeit, Bäder u. s. w. beförden und bei einiger Disposition zu Dyscrasieen, durch Anlegung einer künstlichen Secretion vermittelst des Seidelbastes, der Fontanelle oder des Eiterbandes, eine neue Ablagerung von Eiweiſsstoff und Fett verhüthen.

6) Die Amputation. — Sie ist nur dann zuläſsig, wenn die Geschwulst gestielt oder auſserordentlich groſs, und die sie bedeckende Haut gröſstentheils verwachsen, oder entartet ist. Man entfernt entweder die Haut und den ganzen Balg — totale Amputation nach *Avicenna* und *Petit*, oder man schneidet die Geschwulst sammt der Haut an ihrer Basis so weg, daſs der Boden des Balges sitzen bleibt, dessen Rand dann mit dem Rande der Haut verheilt und sich überhäutet — partielle Amputation nach *Brunner*.

Die Behandlung der einzelnen Arten der Balggeschwülste, namentlich der Speckgeschwülste, der Ueberbeine, der Wassersuchten der Schleimbeutel, der Eyerstockwassersucht etc. etc., siehe unter den betreffenden Artikeln.

Synon. Balggeschwulst, Sack- oder Kapselgeschwulst, Zellhautgeschwulst, Balg, Balgbildung. Lat. *Tumor cysticus, saccatus, tunicatus, capsulatus, Cystis* (von κύστις die Blase) *Lupia*. Franz. *Kyste*,

ste, Production enkystée, Tumeur enkystée, Tumeur capsulaire. Engl. *Coupe, Encysted tumour.*

L i t t e r a t u r.

Astruc, Abhand. v. d. Geschwülsten u. Geschwüren. A. d. Franz. v. *Rumpelt.* 2 Bde. Dresd. 1761; von *Hebenstreit*, Leipz. 1791.

Girard, Lupiologie ou traité des tumeurs, connues sous le nom de loupes. Paris. 1775. 8.

Plenk, Lehrgebäude v. d. Geschwülsten. Dresd. 1776.

Bichat, Allgem. Anatomie (Zellgewebsystem I. Thl. I. Abth.)

J. Abernethy, Versuch die Geschwülste nach ihrer Structur zu klassifiziren, in seinen mediz. chirurg. Beobachtungen. A. d. Engl. von *Fr. Meckel.* Halle. 1809.

J. Abernethy, Surgical Observ. on tumours and on Lumbar Abscesses. Lond. 1811. 8.

Cruveilhier, Essai sur l'Anatomie pathologique. Paris. 1816. Tom. I.

Fr. Meckel, Patholog. Anatomie. Halle. Tom. II. 2. Abth. Leipz. 1818.

C. F. Heusinger, System der Histologie. I. Thl. 1. Heft. Eisenach. 1822.

Saltzmann, resp. *Kell*, Diss. de quibusd. tumoribus tunicatis externis. Argentor. 1719. (in *Halleri* Disp. chir. V. Nr. 150.)

Gourine, Diss. de tum. tunicat. Montpel. 1732.

Fitzgerald, Diss. de tum. tunicat. Montp. 1733.

Heister, de tumoribus cysticis singularibus. Helmst. 1744. (in *Halleri* Disp. chir. Tom. V. Nro. 151.)

Rey, Traité des tumeurs enkystées. Brux. 1752. 8.

Rifsler, Diss. de tum. cyst. seros. Argent. 1766.

Reichel et *Baersch*, de tumoribus capitis tunicat. post cephalalgiam exortis. Lips. 1765.

Chopart et *Chambon*, Essays sur les loupes, Prix de l'Academ. de Chirurgie. T. X. Paris. 1778.

Pohl, Diss. de tumorum cyst. genesi. Lips. 1778.

Klose, Diss. de tumor. tunicatis. Duisb. 1790.

Loder resp. *Jacobsen*, Diss. de tumor. cyst. Jenae. 1791. übersetzt Leipz. 1793.

Parrot, Diss. sur la formation des tumeurs enkystées. Paris. an XII.

D i c t i o n n a i r e d e s s c i e n c e s m é d i c. Art. K y s t e (von *Bricheteau*). Tom. XXVII. Paris. 1818.

Münch, Diss. s. animadversiones de tum. cysticis. Wirceb. 1818.

A. Cooper, Ueber Balggeschwülste, in seinen u. *Travers* Chir. Abh. u. Vers. T. II. A. d. Engl. Weimar. 1821.

Ph. v. Walther, Ueber Balggeschwülste, in *v. Gräfe's* u. *v. Walther's* Journ. für Chir. Tom. IV. St. 3.

A l l g e m e i n e E n c y c l o p ä d i e der Wissenschaften u. Künste von *Ersch* und *Gruber*, Art.: B a l g g e s c h w u l s t (*v. Seiler*). T. VII. Leipz. 1821.

E. Schäfer, Diss. de tumor. cysticis. Lips. 1825.

H. J. Brünninghausen, über die Exstirpation der Balggeschwülste am Halse. Würzb. 1805.

Zang, Darstellung blutiger heilkünstl. Operationen. Tom. I. Wien. 1823.

Jä — r.

BALGSARCOM. Unter Balgsarcom versteht *Abernethy* (Versuch die Geschwülste nach ihrer Structur zu klassifiziren, in seinen med.-chir. Beob., a. d. Engl. von *Fr. Meckel*. Halle. 1809.) eine Geschwulst mit kleinen, ovalen Zellen oder gefäfsreichen Bälgen, die eine seröse, gerinnbare Flüssigkeit, oder käseähnliche, gelbliche, fette Masse enthalten, und welche vorzüglich in den Hoden und Ovarien vorkömmt. Er scheint das Balgsarcom vom Marksarcom und Markschwamm zu unterscheiden, wohin es aber zu rechnen ist. (Vergl. Marksarcom und Markschwamm.)

Jä — r.

BALGSTAAR. S. Cataracta.

BALGWASSERBRUCH des Saamenstrangs. S. Hydrocele funiculi spermatici.

BALGWASSERSUCHT. S. Hydrops cysticus.

BALKENSTAAR. S. Cataracta.

BALL von Charpie. S. Charpie.

BALL im Bruchband. S. Bruchband.

BALLEN des Fufses nennt man die rundliche, mehr oder weniger stark hervorragende Sohlenseite unter dem Gelenk, was der erste Mittelfufsknochen mit der grofsen Zehe bildet.

Ballen der Hand nennt man den fleischigen Theil der Hohlhand, im Umfange des ersten Mittelhandknochens. Er besteht, aufser den allgemeinen Hautbedeckungen, aus den vier kurzen Daumenmuskeln, dem Abzieher, dem Gegensteller, dem Beuger und dem Anzieher.

S — m.

BALLGESCHWULST nennt man diejenige Afterbildung des Zellgewebes, welche dadurch gebildet wird, dafs mehrere Zellen des Zellgewebes, doch nicht in zu grofser Anzahl, vereint und ohne die Nachbartheile in Conexu zu ziehen, zu wuchern anfangen, und durch die Zellen des sie begrenzenden Zellgewebes, gleichsam wie mit einer Haut umgeben sind. Vergl. Afterbildung und Balggeschwulst.

E. Gr — e.

BALLOTA. Eine Pflanzengattung aus der natürlichen Ordnung *Labiatae* und *Linné's Didynamia Gymnospermia*. Ihre Kennzeichen sind: der Kelch ist oben mehr oder weniger erweitert, fünfzähnig, zurückgebogen. Die Blume hat eine gewölbte Oberlippe.

1. *B. vulgaris.* B. nigra *Linn.* sp. ed. 2. p. 814. et Auct. B. ruderalis *Swartz* und *B. foetida Lamark.*, B. nigra *Linn.* sp. ed. 1. p. 582., B. alba *Linn.* sp. ed. 2. p. 814., sind zwei Pflanzen, welche durch ganz Europa häufig an Hecken und Zäunen wild wachsen und oft verwechselt werden. Sie heifsen stinkender Andorn; die zweite liebt mehr Gegenden in der Nähe des Meeres. Beide werden zwei bis drei Fufs hoch, haben, wie alle Pflanzen dieser natürlichen Ordnung, einen viereckigen Stamm und gegenüberstehende Blätter. Diese sind eiförmig, fast herzförmig, etwas runzlicht gekerbt und mehr oder weniger haarig. Die Blüten sitzen in dichten, kurzen Büscheln gegen einander über und stellen Quirle dar. Der Kelch ist an der erstern oben wenig erweitert, und die Spitze eines jeden Kelchzahnes ist länger als dieser selbst; an der zweiten ist er mehr erweitert und die Spitze des Zahnes ist kürzer als er selbst; die Blumen sind röthlich. Beide Arten haben einen unangenehmen Geruch, keine mehr als die andre. Dieses Geruches wegen hat man die Blätter und Blütenquirle als Thee gegen hysterische Krankheiten gebraucht. *Roy* (Hist. pl. T. I. p. 563.) rühmt sie in dieser Rücksicht, auch gegen hypochondrische Leiden und äufserlich gegen das Podagra. Jetzt werden sie fast gar nicht mehr angewendet.

2. *Ballota lavata* s. Leonurus lacnatus. L — k.

BALNEUM (in chem. Beziehung). Wenn man eine Retorte oder einen Kolben zur Destillation oder Sublimation in eine Kapelle bringt, welche mit Sand gefüllt ist, damit das Gefäfs im Feuer nicht reifse, so nannten dieses die Alchemisten aus einem Sandbade destilliren oder sublimiren, und die Vorrichtung ein Balneum arenae. Legte man das Gefäfs in eine mit Wasser gefüllte Kapelle, so sagte man ein Wasserbad (Balneum Mariae), und von diesem Gebrauche rührt ohne Zweifel der Name Bad her. Auch hat man dieses

Wort auf die Vorrichtung übergetragen, wenn man das Gefäfs nur in Wasserdampf bringt und dieses ein Dampfbad Balneum vaporis genannt. Sand, als ein schlechter Wärmeleiter erhitzt sich allmälig. Wasser und Dampf in der freien Luft, nehmen keine höhere Temperatur, als die des siedenden Wassers an, daher die Anwendung dieser Vorrichtungen. L — k.

BALSAM (in chirurg. Beziehung). Unter diesem Namen begreift die Materia chirurgica sowohl wirkliche, natürliche, einfache Balsame, so wie deren künstliche Verbindung mit andern ätherischen und belebenden Arzneistoffen, als auch selbst gewisse Zusammensetzungen von Arzneien, die gar keinen natürlichen Balsam enthalten, deshalb eigentlich durchaus nicht die Benennung Balsam verdienen, und daher mit Recht in neueren Pharmacopöen einen andern, ihre einzelne Stoffe, woraus sie bestehen, bezeichnenden Namen führen.

Alle in der Chirurgie unter dem Namen Balsam gebräuchlichen Mittel, wirken in ihrer äufserlichen, örtlichen Anwendung, auf den Organismus durch Reiz und Belebung, heben die gesunkene Vitalität auf der Oberfläche des Körpers, reizen und stärken die erschlaffte Faser, reinigen die verdorbenen Haut- und Fleischpartlieen, hemmen die Jauche-Absonderung, befördern die Eiterung, und erzeugen neue Granulation. Die Balsame finden demnach eine Indication bei trägen, schwammigen, jauchigen, fauligen Geschwüren und Abscessen, bei kalten Geschwülsten, bei Quetschungen, Verrenkungen, Gelenksteifigkeiten, erfrornen Gliedern, partiellen Lähmungen u. s. w. Gegenanzeige der Anwendung eines Balsams ist vorzüglich eine starke Entzündung des leidenden Theils, welche daher vor dem Gebrauch des Mittels, immer erst mufs gemäfsigt werden.

Die Anwendung eines Balsams geschieht durch Einreibung, durch Verband vermittelst damit bestrichener Charpie, oder durch Einspritzung. Letztere findet besonders bei fistulösen Geschwüren und tief gehenden Wunden Statt.

Als die wichtigsten, und unter dem Namen Balsam noch in unserer Zeit gebräuchlichsten Heilmittel, sind in chirurgischer Hinsicht folgende speciell anzuführen:

1) Balsamum antirheumaticum resinosum Liboschitzii

(Liboschitzische Balsam), besteht nach *Dierbach* (die neuesten Entdeckungen in der Materia Medica. Heidelberg und Leipzig. 1828. S. 65.) aus: *Rcp.* Alcohol. Vin. rectificatissim. ℥x, Picis burgund. q. s. ut. f. leni calore solutio saturatissima consistentiae Syrupi, cui adde Balsam Vitae H. Terebinthae Venet. āā ʒvi, Camphorae ℥ß, Tinct. Canthar. ʒvj. Man streicht 2—3 Mal von diesem Balsam auf Taffet oder Leinwand, läfst aber den ersten Aufstrich immer vorher trocken werden. Die Anwendung ist die des Wachstaffets.

2) Balsamum Arcaei. Die ursprüngliche Vorschrift zur Bereitung desselben ist folgende: Man löset 24 Theile Elemigummi bei gelindem Feuer in eben so vielem Lerchenterpenthin auf, mischt 24 Theile Hirschtalg und 8 Theile Johanniskrautöl, welche vorher in einem andern Gefäfs geschmolzen wurden, unter beständigem Umrühren hinzu, und fügt zuletzt noch 2 Theile gepulverten rothen Sandel bei. Alsdann seiht man die Masse durch, und rührt sie bis zum Erkalten um. Man kann dieser Mischung, der Urform nach, auch noch 2 Theile Peruvianischen Balsam und 1 Theil Wachsöl zusetzen. Die Vorschrift der Preufsischen Pharmacopöe ist: *Rcp.* Elem. terebinthin. laricin. Sev. ovill. Adip. suill. lot āā leni igne liquefacta colentur per linteum. Dieser Balsam ist ein vortreffliches Heilmittel bei offenen Geschwüren, Abscessen und bei Wunden an empfindlichen, nervenreichen Stellen. Er erzeugt und vermehrt einen guten Eiter, und ist in dieser Hinsicht sehr zweckmäfsig zum Verband der Blasenstelle nach der Application eines Spanischfliegenpflasters, so wie in Verbindung mit Weingeist und Eigelb, zur Einspritzung in zu schwach eiternden und deshalb nicht granulirenden Hohlgeschwüren.

Synon. Arcäus - Wundbalsam. Lat. *Unguentum Elemi* (Pharmocopoeae Borussicae). Franz. *Baume d'Arcaeus.*

3) Balsamum Chironis, Chirons Balsam. Nach *Dierbach* (Neuste Entdeckungen in der Mat. med. 1828. S. 26.) soll man 6 Unzen reines Olivenöl, 2 Unzen Terpenthin und 1 Unze gelbes Wachs, mit zureichender Menge Alkanna zum Rothfärben, schmelzen, dann durchseihen, $1\frac{1}{2}$ Drachme Pe-

ruvianischen Balsam und 12 Gran pulverisirten Campher zusetzen, und bis zur vollständigen Erkaltung umrühren.

4) Balsamum Commendatoris. Er bestand ursprünglich aus 2 Unzen Weyrauch, eben so viel Styrax, 3 Unzen Benzoe, ½ Unze Aloe, eben so viel Myrrhe und Angelika-Wurzel, 1 Unze Johanniskrautblumen, eben so viel Peruvianischen Balsam, 6 Gran Ambra und 10 Gran Moschus, mit 3 Pfund rectificirtem Weingeist einige Tage hindurch digerirt. Gegenwärtig ist dieser Balsam weit einfacher, eine Verbindung von 4½ Unzen Benzoe, ½ Unze Aloe, 1 Unze Peruvianischen Balsam, in 3 Pfund Alcohol im geschlofsnen Topfe, bei gelindem Feuer gelöfst. Er wirkt reizend, und besonders heilend bei chronischen Geschwüren, bei Wunden der Sehnen und Flechsen, bei Kopfverletzung und beim Knochenfrafs. Nach *Schmucker* soll man ihn beim Gebrauche, zu ½ Unze mit 1 Pfund Arquebusade und 3 Unzen Rosenhonig verbinden.

Synon. Commandeurbalsam, Wadesbalsam, Friarsbalsam. Lat. *Balsamum traumaticum*, *Tinctura Benzoës composita* (Pharmacopocae Borussicae). Franz. *Baume de Commandeur.*

5) Balsamum Fioraventi. Die Vorschrift zur Bereitung dieses sehr complicirten Mittels ist: *Rcp.* Baccar. Laur. recent. ℥iv, G. Elem. G. Tacamahac āā ℥j, G. Galban. Oliban Myrrh. heder. āā ℥jjj, Styrac. liquid. ℥jj, Lign. Aloës. Radic. galang. minor. Caryophyll. aromatic. Cass. Cinnamom. Nuc. Moschat., Radic. Zedoar., Radic. Zingiber., Folior. Dictamn. cretic., Aloës succotrin. Succin. praeparat. āā ℥j, Concis. contus, add. Spirit. vin. rectificat. libri vj. Diger. per viginti dies, dein add. Terebinthin. Venet. libr. j. Destillat. fere ad siccitatem massae et serva. Man wendet diesen Balsam in Dampfform bei Augenschwäche, und besonders bei Amblyopie an.

Balsamum Frahmii. S. Balsamum terebinthinatum.

Balsamum Indicum nigrum. S. Balsamum Peruvianum nigrum.

Balsamum Liboschitzii. S. Balsamum antirheumaticum resinosum Liboschitzii.

6) Balsamum Locatelli. Man schmelze 6 Theile weisses Wachs, mische innig damit über dem Feuer 18 Theile

Olivenöl und 6 Theile Venedischen Terpenthin, giefse alsdann 18 Theile Pontac-Wein und 9 Theile ungesalzenes Rosenwasser dergestalt hinzu, dafs einige Feuchtigkeit verdampfe, und rühre die Mischung anhaltend, bis sich alles genau vereinigt hat, und ganz kalt geworden ist.

Man hat diesen Balsam besonders nach der Anwendung des Cosmischen Mittels beim Krebs, zur Heilung des Geschwürs nützlich gefunden.

Balsamum mercuriale. S. Unguentum hydrargyri citrinum.

7) Balsamum Opodeldoc. Nach der ältern Bereitungsart werden 2 Unzen zerschnittene medizinische Seife, 1 Drachme zerriebener Campher, 1½ Unze weiniger Salmiacspiritus und 60 Tropfen Rosmarinöl, in einem gläsernen, mit einer Blase bedecktem Gefäfse, über lauwarmem Sande geschmolzen, so dafs nach dem Erkalten eine gallertartige Masse entsteht. Die Preufs. Pharmacopöe giebt folgende Vorschrift: *Rcp.* Sapon. domestic. c sev. confect. ℥jß, Spirit. vin. rectificatissim. ℥vß, Aquae ℥j, Camphor. ʒj. In vase tecto leni calore solutis add. Liquor. ammon. caustic. ʒj, Ol. Rorismarin. gutt. xxx, Ol. Thym. gutt. xx. Refrigeratam massam gelatinae similem serva. Dieses Mittel ist zertheilend und auflösend, und bei Sugulationen, chronischen Geschwülsten, Verhärtungen und Subluxationen sehr anwendbar.

Synon. Opodeldoc. Lat. *Linimentum Saponato-Camphoratum* (Pharmacop. Borussic.). Franz. *Baume d'Opodeldoc.*

8) Balsamum ophthalmicum rubrum. Besteht aus dem rothen Quecksilberoxyd und Fett, und wird in Hinsicht der Stärke in den Pharmacopöen und Dispensatorien verschieden vorgeschrieben. Nach der Preufs. Pharmacopöe werden ½ Unze rother Präcipitat, 5 Unzen frisches Schweinefett und ½ Drachme Cedernöl aufs innigste gemischt. Das Beste aber ist für den jedesmaligen Gebrauch in obigem Verhältnisse, eine kleine Quantität frisch zu verschreiben, indem bei langem Aufbewahren die rothe Farbe in's Graue übergehet, und der Balsam die Wirkung verliert. Man wendet ihn besonders bei Augenleiden an, und zwar bei Geschwüren und Flecken der Hornhaut, bei Leiden der Meibomischen Drüsen, namentlich bei hartnäckiger, feuchter Psorophthalmie

und beim Triefauge, besonders wenn das Uebel von syphilitischer oder scrophulöser Dyscrasie entstanden ist. Auch im entzündungsloseren Stadium der Ophthalmia neonatorum ist er nützlich. Die Anwendung geschieht vermittelst täglicher 2maliger, linsengrofser Einreibung in die Augenlider. Gegen mancherlei hartnäckige Hautübel (Ausschläge, Geschwüre, Condylomen u. s. w.) wird der rothe Präcipitat zwar auch in dieser Balsamform angewendet, doch noch viel häufiger als Pulver oder in anderen Verbindungen, weshalb wir in dieser Hinsicht auf den Artikel Mercurius praecipitatus ruber verweisen.

Synon. Rothe Mercurialsalbe. Lat. *Unguentum ophthalmicum rubrum, unguentum hydrargyri rubri* (Pharmacop. Borussic.).

9) Balsamum Peruvianum nigrum. Dieser fast honigdicke, braunröthliche, angenehm gewürzhaft riechende, und hitzig beifsend schmeckende, natürliche Balsam mischt sich mit Wasser, Milch, ausgeprefsten Oelen und Wachs. Er wird äufserlich als ein reinigendes, heilendes, stark regenerirendes Mittel, vorzüglich bei Wunden solcher Gebilde angewendet, die nur eine schwache Regenerationskraft besitzen, und eine schnelle, eiterlose Heilung wünschen lassen, z. B. bei Wunden der Nerven, Flechsen, der Knochenhaut. Ausserdem benutzt man ihn bei schlaffen, unreinen Geschwüren, beim Knochenfrafs und zum Zertheilen anfangender Balggeschwülste. Eine Salbe von 15 Gran Peruvianischen Balsam, $1\frac{1}{2}$ Drachme Steinöl, 5 Gran Campher und $\frac{1}{2}$ Unze Schweinefett hat sich immer gegen Frostbeulen sehr bewährt gezeigt.

Synon. Schwarzer Peruvianischer oder Indischer Balsam. Lat. *Balsamum Indicum nigrum.* Franz. *Baume noir de Pérou.*

10) Balsamum resolvens. Er besteht nach *Jäger* (Chirurgisch-praktische Kautelen. Bd. II. Frankf. 1779. 8. S. 144.) aus: *Rcp.* Gumm. Galban., G. Sagapen., G. Bdell., G. Ammoniac. $\overline{aa}$ ℥jß, Balsam. Sulphur. ℥v, Balsam. Peruvian. niger ℥j, Colophon. ℥iv, Mum. transmarin. Myrrh. elect. $\overline{aa}$ ℥j, Camphor. c. vin. spirit. solut. ʒv, Ol. Amygdal. ad sufficient. quantitat. ut f. leg. art. Balsam. Man gebraucht diesen Balsam zur Absonderung verdorbener, brandiger Theile bei stark gequetschten Wunden.

Synon. Zertheilender Balsam. Franz. *Baume résolvant.*

11) Balsamum de Salazar; wird nach *Dierbach* (Neueste Entdeckungen in der Materia medica. 1828. S. 28.) auf folgende Weise bereitet: *Rcp*. Olibani Mastichi. Aloës succotrinae āā ℥j, Resin. pini ℥ß, Spirit. Frument. libr. ɪv. M. Digere solis ope per aliquot dies, dein filtrae. Dieser Balsam wird in Italien gegen Muskelschwäche als Einreibung angewendet.

12) Balsamum saponaceum, besteht aus: *Rec*. Sapon. Hispanic. ℥v solv. len. ign. in Spirit. vin. rectificat. libr. jj, solut. admisc. Camphor. ℥j, Ol. destillat. Anth. ℥ß. Contin. agitand. Dieses Mittel ist kräftig zertheilend, und daher bei Drüsenverhärtungen, Balggeschwülsten, Gelenksteifigkeiten, Frostbeulen, und durch Fracturen oder zu eng anliegenden Binden entstandenen Oedemen nützlich.

Synon. *Seifenbalsam*. Franz. *Baume de savon*.

Balsamum saponis terebinthinatum. S. Balsamum vitae externum.

13) Balsamum saturninum. Die Bereitungsart ist: *Rec*. Ol. lin. recent. express. libr. jß, Cer. citrin. ℥vj, Invic. solut. et paulisp. refrigerat. add. sub contin. agitation. Extr. saturn. ℥jjj, Camphor. ℥ß. M. f. liniment. Dieser Balsam hemmt den Andrang des Blutes zum leidenden Theil, wirkt zusammenziehend, Röthe und Geschwulst vermindernd, kühlend, schmerzlindernd und austrocknend. Er vermag daher in Entzündungen und Wunden dem Uebergang in Eiterung, oder in andern krankhaften Secretionen zu wehren, und schnell Heilung zu bewirken. Bei schwammigen, leicht blutenden, oder bei zu stark eiternden Wunden und Geschwüren ist er ein treffliches Mittel. Doch ist wegen seiner trocknenden, die Secretion hemmende Eigenschaft, Vorsicht beim Gebrauche nöthig. Bei weit verbreiteten oder in die Tiefe gehenden Entzündungen, Wunden oder Geschwüren ist er, wegen der Gefahr einer zu starken Blei-Absorbtion zu meiden. Aus eben diesem Grunde darf er auch nicht zu lange anhaltend gebraucht werden.

Synon. Bleibalsam. Lat. *Balsamum universale*. Franz. *Baume saturne*, *baume universel*.

14) Balsamum sulphuris simplex. Besteht aus 2 Theilen reinen Schwefel und 8 Theilen Leinöl, und ist eine gute

Salbe bei alten, unreinen Merkurial- und Gicht-Geschwüren, so wie bei eiternden Frostbeulen. Bei Oedemen der Füfse habe ich ihn in Verbindung mit Terpenthinöl mit Vortheil angewendet.

Synon. Schwefelbalsam. Lat. *Oleum lini sulphuratum* (Pharmacop. Borussic.).

15) Balsamum terebinthinatum. Die Bereitungsart ist: *Rec.* Terebinthin. Commun. seu Venet. libri j, Cer. citrin. ℥jj, solv. len. ign. et mass. adhuc. calid. admisc. Ol. terebinthin. ℥jj. D. Dieser Balsam ist zur Beförderung eines guten, und zur Verbesserung eines jauchigen Eiters, zur Regeneration bei entstandenem Substanzverlust, und zur Reiz-Erzeugung in schlaffen, torpiden Geschwüren sehr dienlich. *Frahme* (Beschreibung einer neuen Methode veraltete Geschwüre der untern Gliedmafsen zu heilen. Altona. 1784.) empfiehlt ihn besonders bei alten Fufsgeschwüren.

Synon. Terpenthinbalsam. Lat. *Balsamum Frahmii.* Franz. *Baume de térébinthine.*

16) Balsamum vitae externum. Besteht aus: *Rec.* Pulv. sapon. Hispanic. libri j, Ol. terebinth. lib. j, (nach Bereitung früherer Zeit nur zu ℥x.) Kal. carbonic. ℥jj. Mixt. exact. Dieser Balsam ist kräftig reizend, und wird als Resolvens bei Balggeschwülsten, Contracturen und Extravasaten mit grofsem Nutzen angewendet, und zwar am besten als Bähung zu 1 Theil in 12 Theilen Wasser gelöfst.

Synon. Aeufserer Lebensbalsam. Lat. *Balsamum saponis terebinthinatum. Sapo terebinthinatus* (Pharmacop. Borussic.). Franz. *Baume de vie externe.*

Balsamum traumaticum. S. Balsamum Commendatoris.

Balsamum universale. S. Balsamum saturninum.

17) Balsamum vulnerarium commune. Dieses Mittel besteht aus einer Lösung von 1½ Unze Venedischem Terpenthin in 6 Unzen Alkohol, und wird besonders bei Nervenverletzungen angewendet.

Synon. Wundbalsam. Lat. *Balsamum vulnerarium simplex.* Franz. *Baume à guérir les blessures.*

18) Balsamum vulnerarium Stahlii. Besteht aus: *Rec.* Essent. succin. ℥jj, Essent. Myrrh. ℥j, Ol. terebinth. ℥ß. Misc. et loc. calid. in vas. claus. diger. Dieser Balsam wird

besonders zu Reizerzeugung in alten torpiden Geschwüren und Wunden benutzt.

19) Balsamum ophthalmicum Pideritii. *Piderit* gab folgende Composition als einen verbesserten St. Yves-Balsam an. *Rec.* Butyr. rec. insals. ℥, Cer. alb. ℥ß, Liquefact. et parum refrigerat. add. Mercur. calc. rubr. subtil. pulv. ʒjjß. Flor. Zinc. ʒj, Camphor. in Ol. Olivar. solut. xLv. M. in mortar. lapideo ut f. Bals. Er empfahl dieses Mittel in den unter Bals. ophth. rubr. angeführten Augenleiden.

20) Balsamum ophthalmicum Plenckii. Besteht aus: *Rec.* Butyr. rec. insals. ℥jj, Cer. alb. ʒjjj. Leni igne liquefactis add. Mercur. praecipit. rubr. gr. xxv. Misc. exact. D. Indication zur Anwendung, wie bei Bals. ophthalmic. rubr.

21) Balsamum ophthalmicum Thedenii. *Rec.* Butyr. recent. insals. ℥jjj, Cerac. albae ℥jj, liquefactis leni igne add. Mercur. praecip. rubr. ʒjjjß. M. Auch dieser Balsam hat ähnliche Indication zur Anwendung, wie der Balsam. ophthalmic. rubr.

22) Balsamum ophthalmicum St. Yvesii, St. *Yves* Augenbalsam. Die Bereitungsart ist folgende: Man schmelze frische, ungesalzene Butter, sondre beim Erkalten alles Käsige ab, schmelze 3 Unzen derselben mit ½ Unze weifses Wachs über gelindem Feuer, füge beim anfangenden Gerinnen 2½ Drachme rothes präcipirtes Quecksilber, 1 Drachme fein bereitete Tutie und 45 Gran in einer ½ Drachme Eyeröl aufgelöfsten Campher hinzu, und vereinige alles auf's Innigste. Dieser Balsam wird gegen die unter Balsamum ophthalmicum rubrum angeführten Augenübeln, als besonders wirksam, angewendet.

Noch sind folgende veraltete, oder in chirurgischer Hinsicht nur noch selten angewendete Mittel, die den Namen Balsam führen, zur Vervollständigung dieses Artikels kurz zu erwähnen.

a) Balsamum aromaticum seu cephalicum Scherzeri, aus 1 Unze Muscatöl, ½ Drachme rectificirtem Bernsteinöl und aus Nelkenöl, Rosmarinöl und Peruvianischem Balsam, von jedem 1 Drachme. Anwendung gegen Lähmung und Gichtknoten.

b) Balsamum chalybeatum, aus salpetersaurem Eisen und Weingeist. Sonst gegen jauchige Geschwüre gebraucht.

c) Balsamum Copaivae. Sonst zur Verbesserung unreiner Geschwüre. Der Peruvianische Balsam macht ihn entbehrlich.

d) Balsamum Hungaricum, kömmt von Pinus sylvestris Mugo. Sonst bei Wunden, feuchten Geschwüren, Lähmungen und Exanthemen angewendet.

e) Balsamum Lithuanicum. Aus der Birkenrinde destillirt. Sonst gegen bösartige Geschwüre.

Syn. Lithauischer-Balsam, Birkenöl. Lat. *Oleum betulinum, oleum Rusci.*

f) Balsamum nucistae. Dieser Balsam ist das aus den Muskatnüssen ausgepreſste Oel, und wird in gelähmten Theilen eingerieben.

Syn. Muskatbalsam. Lat. *Oleum nucis moschatae expressum, oleum nucistae expressum, corpus pro balsamo simplex.*

g) Balsamum ophthalmicum Sloani. *Rec.* Tut. praeparat. ℥ß, Lapid. haematid. ℈j, Aloe. purissim. gr. vj, Margarit. praeparat. gr. jj, Axung. viperin. recent. q. s. ut. F. liniment. Sonst bei scrophulösen Augenentzündungen benutzt.

h) Balsamum sulphuris terebinthinatum. Eine Auflösung des einfachen Schwefelbalsams in 3 Theilen Terpenthinöl. Anwendung bei unreinen und bösartigen Geschwüren, bei Wunden und Eiterungen in sehnigen Theilen.

Syn. Terpenthinöliger Schwefel-Balsam. Lat. *Balsamum sulphuris Ruhlandi.*

M — r.

BALSAMÄPFEL. S. Momordica.

BALSAME. So nennt man gewöhnlich die harzigen Flüssigkeiten, welche von selbst, oder nach Einschnitten aus den Bäumen flieſsen. Beispiele geben: der Kopaivabalsam, der peruvianische Balsam, der Tolubalsam, der Mekkabalsam u. dgl. m. Auch die Terpentine gehören hieher, ungeachtet sie den Namen Balsame nicht führen. Die meisten dieser Balsame werden an der Luft hart und dann wahre Harze. *Fourcroy* wollte Harze und Balsame dadurch unterscheiden, daſs sich in den letztern Benzoësäure finde, in den erstern nicht. Aber diese Unterscheidung war so sehr gegen allen Sprachgebrauch, daſs er nicht angenommen wurde. Man ist also bei der alten Bedeutung geblieben, ungeachtet der Unterschied von Harz nur gering ist. Ueber die pharmaceutischen Verbindungen, welche man Balsame nannte, s. Balsamum. L — k.

BALSAMHOLZ. S. Myroxylon.

BALSAMICA. So nennt man in der Medicin alle Mittel, welche einen resinas-aromatischen Stoff enthalten. Sie unterscheiden sich von den rein flüchtigen und aromatischen Reizmitteln dadurch, dafs ihre Reizkraft mehr Permanentes hat. H — d.

BALSAMINA. S. Mamordica.

BALSAMIREN bezeichnet diejenige Operation, durch welche man einen Leichnam vor Fäulnifs sichert, um ihn in seiner Integrität so lange wie möglich aufzubewahren. Der durch gewisse Operationen der Aufbewahrung fähig gewordene Körper heifst Mumie (Mumia s. Corpus conditum). Das Wort Mumie leiten einige vom persischen Mum (Wachs) her, vielleicht weil man auch Wachs zur Mumification anwendete.

Der besondere Zweck des Balsamirens aber wird sowohl die Entfernung der Fäulnifs, und die Erhaltung der möglichsten Aehnlichkeit der Leiche mit der des lebenden Körpers, als auch die Sicherung derselben gegen später wirkende Einflüsse, wie z. B. gegen Zerstörung durch Insecten u. s. f. seyn müssen. Es wird aber dieser Zweck durch solche Mittel erreicht werden, welche die organische Zersetzung, besonders durch Entfernung der flüssigen Stoffe mittelst Verdunstung hindern, und manche schädliche Einflüsse, wie z. B. Insecten, abhalten. Zur Erreichung dieser Zwecke hat man zeither verschiedene Mittel angewendet, ohne dafs man jedoch von allen, wie namentlich von den Gewürzen, genügend erklären könnte wie sie wirken. Die Mittel deren man sich bediente, sind: Gewürze aller Art, Harze, ätherische Oele, Kampher, alkalische Salze, Säuren, Alkohol, Sublimat. Auch lassen sich Leichname durch blofse Abhaltung des Luftzutrittes, durch eine Temperatur von der des Gefrierpunctes und durch sehr grofse trockne Wärme mumificiren.

Die Kunst zu balsamiren wurde schon sehr früh von den ältesten Völkern, namentlich von den Aegyptern ausgeübt, während die Griechen und Römer, welche ihre Todten meist verbrannten, nur selten Balsamleichen machten.

Die Aegypter wurden nemlich durch die Religion angehalten, die Körper der Verstorbenen so lange als möglich, vor dem Verderben zu schützen, denn sie glaubten, die Seele bleibe so lange in der Nähe der Leiche, als die Form derselben sich hielte. Diese Idee verleitete sie auch, ihre Todten so lange als möglich in ihrem Hause zu behalten, so dafs diese oft erst nach vielen Jahren, zuweilen selbst erst von den Enkeln in die allgemeinen Begräbnifsplätze (die Katakomben) geschafft wurden. Wie weit es die Aegypter in der Kunst zu balsamiren gebracht haben, zeigen ihre Katakomben, worin uns noch jetzt eine zahlreiche Menge von Mumien, die bereits mehrere Tausend Jahre alt sind, mit Recht in Erstaunen setzen, während vielleicht schon Millionen durch die rohe Hand der jetzigen Bewohner Aegyptens ihren Untergang fanden, und theils verbrannt, theils verhandelt wurden. In den Mumiengräbern soll stets eine Temperatur von 20° R. herrschen; ein Umstand, der für die Erhaltung der Leichen sicher nicht unwichtig war.

Alle ägyptische Mumien charakterisiren sich durch eine eigenthümliche Umhüllung. Sie sind nämlich von baumwollenen, (wie *Blumenbach* dargethan hat, nicht linnenen), oft gekeperten, mit Gummi überzogenen Bändern umgeben, welche mit mehrfach übereinander liegenden Touren, sowohl einzelne Theile des Körpers, als auch ihn selbst umgeben. Die Binden sind so zierlich angelegt, dafs man es fast für unmöglich gehalten hat, den Aegyptern es im Bandagiren gleich zu thun; indessen hat ein italienischer Arzt Namens *Alghisi* (s. Vallisn. nuov. Osservat. ed esperienze. Opere T. III. p. 91.) die Möglichkeit bewiesen. Die Farbe der ägyptischen Dörrleichen ist verschieden, vom Braunschwarzen bis zur Hellbraungelben, und hängt von den verschiedenen Methoden der Balsamation ab. Manche Mumien sind über den Binden mit hieroglyphischen Zeichen und Bildern geschmückt. Die meisten haben vor dem Gesicht eine bemalte Larve. Von weichern Theilen findet sich besonders die Zunge gut erhalten, auch wohl die Genitalien, die bei manchen Exemplaren mit Goldblättchen oder mit der heiligen Zwiebel belegt gefunden werden. Ueber die Art und Weise, wie die Aegypter ihre Mumien bereiteten, ist viel geschrieben, doch haben *Caylus* (Hist. de l'Acad. d. insc. T. XXIII.) und *Rouëlle*, (Mém. d. l'Acad. d. sc. 1750.) die bis auf wenige Ausnahmen höchst wahrscheinlichen Schilderungen, welche *Herodot* (Lib. II c. 85.) von den Bereitungsarten der Mumien giebt, mit Unrecht für grundlos erklären wollen.

Herodot erzählt, dafs die Aegypter drei Balsamationsmethoden gehabt hätten, die in bildlichen Darstellungen den Verwandten des Verstorbenen vorgelegt wurden, und wovon diese nach ihren Vermögensumständen eine davon wählten. Die kostbarste derselben, die nach *Diodor von Sicilien*, der ebenfalls die Balsamation beschreibt (s. Hist. I.) gegen 1200 Thaler betragen haben soll, war folgende: das Gehirn wurde mittelst eines krummen Eisens, durch die Nase entfernt, der Unterleib durch einen Stein geöffnet, die Eingeweide herausgenommen und mit Palmwein und Speccreien gewaschen, und der dadurch entstandene hohle Raum mit Myrrhe und wohlriechenden Harzen ausgefüllt, dann der Leichnam 70 Tage der Einwirkung einer Glaubersalz-Auflösung ausgesetzt, nach Verlauf derselben abgewaschen, mit Binden umgeben, die mit Gummi bestrichen wurden, und dann in einen aus mehreren Lagen von zusammengeklebten Kattun bereiteten Sarg gelegt, der in einen zweiten, aus Sykomorus gefertigten Sarg gesetzt wurde, und mit den Särgen aufrecht gestellt. — Die zweite, minder kostbare Methode, bestand darin, dafs man Cedernsaft (oder was richtiger scheint, nach *Rouyer* erst Aetznatrum, dann viel später erst Cedernsaft) in die Eingeweide einspritzte, um sie durch Auflösung zu entfernen, dann ebenfalls 70 Tage lang den Leichnam in einer Natrumauflösung liefs und hierauf, wie *Rouyer* wahrscheinlich macht, nach vorheriger Ausgiefsung oder Ausspritzung mit heifsem, flüssigem Asphalt bestattete. Die dritte und wohlfeilste Methode bestand blofs in einer 70 Tage langen Einböckelung in Natrumauflösung.

Nachrichten über die Balsamation der Aegypter findet man überdies auch noch bei *Porphyrius*.

Rouyer, dem wir schätzbare Untersuchungen über die ägyptischen Mumien verdanken, unterscheidet zwei Hauptarten derselben, nämlich: 1) solche, denen man einen $2\frac{1}{2}$ Zoll langen Schnitt auf der linken Seite über dem After gemacht hatte, um die Eingeweide herauszunehmen und balsamische Substanzen einzubringen, und 2) solche, an denen man nirgends eine Oeffnung wahrnimmt. Bei jeder dieser Mumienarten findet man die Nasenwände und das Siebbein zerstört, weil man durch die in den eben genannten Theilen gemachte Oeffnung, das Hirn herausgenommen hatte. Unter den Mumien, welche Einschnitte haben, finden sich nach *Rouyer* sowohl solche, die mittelst aromatisch-balsamischer Substanzen mumificirt sind, als auch eingesalzene. Die durch balsamische Substanzen mumificirten Leichen sind entweder mit aromatischen Harzen, oder mit Asphalt oder Bitumen gefüllt.

Die mit aromatischen Harzen gefüllten sind olivenfarben und leicht, haben eine trockne, lederähnliche Haut, lassen sich leicht zerbrechen, und tragen noch sehr kenntliche Gesichtszüge an sich. Zähne, Haare und sogar Augenbraunen findet man bei ihnen gut erhalten. Der Bauch, die Brust und der Kopf sind mit harzigen, zerreiblichen Substanzen erfüllt, die zum Theil in Weingeist sich lösen, auf Kohle geworfen einen dicken Rauch und einen aromatischen Geruch verbreiten, der Farbe nach aber sich nicht erkennen lassen. An einem trocknen Orte aufbewahrt halten sich diese Mumien gut, ziehen aber leicht Feuchtigkeit an und riechen dann unangenehm. Viele davon haben hie und da auf der Oberfläche des Körpers, und auf Händen und Füfsen Vergoldungen. Die mit Bitumen angefüllten Mumien finden sich meist in allen Grüften. Sie sind trokken, schwer, geruchlos und schwer zu zerbrechen. Fast alle haben auf dem Gesicht, den Schaamtheilen, den Händen und Füfsen Vergoldungen. Ihre Farbe ist röthlich und ihre Haut wie mit einem Firnifs überzogen. Die Gesichtszüge findet man wenig entstellt, und im Bauch, in der Brust und in dem Kopf eine harzige, schwarze, harte, wenig riechende Substanz, die sich nach *Rouyer* chemisch wie das

im

im Handel vorkommende Bitumen verhält. Sie ziehen nicht leicht Feuchtigkeit aus der Luft an, und verderben auch nicht leicht.

Die Mumien, welche einen Einschnitt auf der linken Seite haben und gesalzen sind, sind ebenfalls entweder mit Harzen oder mit Asphalt gefüllt. Sie unterscheiden sich nicht namhaft von den beiden erwähnten Arten; aber die Gesichtszüge sind mehr entstellt, die Haut liegt nicht auf den Knochen, und die in der Bauch- und Brusthöhle befindlichen Stoffe sind wenig zerreiblich und geruchlos. Wenn man sie entblöfst der Luft aussetzt, so ziehen sie Feuchtigkeit an und bedecken sich mit einem krystallinischen Anflug von schwefelsaurem Natrum.

Unter den Mumien ohne Einschnitte, wo man die Eingeweide durch Einbringung einer ätzenden Flüssigkeit entfernte, unterscheidet *Rouyer* ebenfalls zwei Arten: 1) gesalzene und später mit Pissasphalt angefüllte, und 2) blos gesalzene (eingebökelte).

Die ersteren zeigen keine kennbaren Züge, ja ihr Gesicht ist sogar mit Asphalt bedeckt und dieser Stoff hat überhaupt alle Theile so durchdrungen, dafs Haut, Muskeln und Knochen eine Masse darstellen, daher wohl *Rouyer* nicht mit Unrecht vermuthet, dafs der Asphalt heifs eingespritzt worden sey, ja man scheint den ganzen Körper in heifsen Asphalt getaucht zu haben. Es werden übrigens diese Mumien nicht leicht zerstört und bedecken sich, wenn sie der Feuchtigkeit ausgesetzt werden, nur mit einer leichten Salzkruste. Sie sind fast die gemeinsten von allen, zeigen eine schwarze Farbe, eine ansehnliche Härte, einen widerlichen Geruch und eine sehr grofse Zerbrechlichkeit. Haare und Vergoldungen sieht man nicht an ihnen, wohl aber bemerkt man zuweilen rothgefärbte Hände. Das von *Rouyer* aus denselben genommene und untersuchte Bitumen war schwarz und zerbrechlich wie Asphalt, roch penetrant und löfste sich nur unvollkommen in Alkohol. Auf Kohlen geworfen verbreitete es einen sehr unangenehmen Geruch. Diese Mumien kamen ehedem besonders zum medizinischen Gebrauch (s. Mumia) in den Handel, wurden aber auch als Malerfarbe häufig benutzt.

Auf die blos gesalzenen Mumien scheint man wenig Sorgfalt gewendet zu haben. Einige davon sind noch ganz, haben eine trockene, weifse, pergamentähnliche Haut, keinen Geruch und zerbrechen sehr leicht; bei andern ist die Haut nur wenig trocken und in eine Art Fettwachs übergegangen; auch findet man wahres Fettwachs in denselben. Die Gesichtszüge sind ganz geschwunden, die Haare ausgefallen und die Knochen lösen sich von ihnen und sind sehr weifs. Die Zeuge, welche sie umhüllen, zerreifsen in Stücke. Es enthalten diese Mumien eine grofse Menge salinischer Substanzen, die fast reines, schwefelsaures Natrum sind, und finden sich in besonderen Höhlen.

Aufser den menschlichen Mumien findet man in Aegypten auch eine Menge thierischer, so namentlich von Crocodillen, vom Ibis u. s. f. In Berlin, namentlich auf dem anatomischen Museum, finden sich mehrere von *Hemprich* und *Ehrenberg* gesandte Thiermumien.

Ueber die ägyptischen Mumien vergleiche man folgende Schriften:

Strüppe, Consens. medicorum super mumica. Francof. a. M. 1574. 4. — *Fried. Gottl. Kettner*, *Μουμια Ἀγυπτιων* s. de Mumiis Aegyptiacis. Lips. 1703. 8. — Ueber die Gothaische Mumie und Mumien überhaupt s. *C. Hertzog*, Mumiographia medica. Gotha. 1716. 8. — Ueber Breslauer Mumien, *And. Gryphii*, Mumiae Wratislavienses. 1662. 12. — Ueber die Leipziger Mumie und Mumien überhaupt vergl. *J. S. Suschky*, (resp. *F. T. Kettner*) Diss. hist. de mumiis aegyptiacis. Lips. 1694. 4. — Ueber Mumien überhaupt s. ferner: *J. Lanzoni*, Tractatus de balsamatione cadaverum. Genevae. 1696. 12. — *Schultzii*, hist. med. p. 17. — *Bellonii Cenomani*, de admirabili operum antiquorum etc. praestantia. Paris. 1553. 4. — *Blumenbach* in *Lichtenbergs* Magaz. u. in s. Beiträgen z. Naturgesch. Götting. 1811. 8. Th. 2. S. 47. — Ferner in Philosoph. Transact. u. im New annual Regist. v. 1794. — Dann s. a. die Descript. de l'Egypte, den antiquarischen Theil. — Ueber Thiermumien vergl. m.: *Langguth*, De bestiis aegyptiorum studio conversis in Mumias. Vitebergae. 1808. 4. — id. De mumiis avium in Labyrintho apud Sacaram repertis. Viteb. 1803. 4. (c. tab. aen.)

Obgleich ausgemacht ist, dafs die Einbalsamirung der Leichname von den Aegyptern, theilweis wenigstens, auf die Juden überging und *Strabo* (B. 6.) erzählt, dafs diese ebenfalls Asphalt angewendet hätten, so ist doch nichts Ausführliches über ihre Balsamationsmethode bekannt. Ueberhaupt war die Balsamation bei den Juden weniger allgemein und nur den vornehmern Juden gestattet; auch scheint ihre Methode nicht eine so lange Dauer der Mumie, wie die der Aegypter bezweckt zu haben. Dafs übrigens Christus balsamirt wurde, ist aus dem Evangelisten *Johannes* Cap. XI. v. 44. hinreichend bekannt.

Bei andern Völkern des Alterthums fanden gleichfalls Einbalsamirungen Statt, und zwar theilweis auf einfacherem Wege, als bei den Aegyptern. Die Leiche *Alexanders* des Grofsen wurde nach *Xenophon* und *Strabo* in Honig (nach andern in Wachs) gelegt, und war zu den Zeiten *Cäsars* und *Augusts*, welche sie beide sahen, noch so gut erhalten, dafs man Haut, Haare, Glieder u. s. f. daran wahrnehmen konnte (s. *Statius* in *Sylv.* L. III.). Nach *Plinius* (L. XXV. c. 5.), und *Galen* (d. simpl. med. L. VII.) und *Dioscorides* (I.) bewahrte man auch Körper in Cedernöl, also in einem, wie es scheint dem Terpenthinöl ähnlichen Stoffe auf. Die Griechen und Römer überzogen die Leichname mit Wachs um sie zu mumificiren. s. *Corn. Nep.* Ages. c. 8.

Ueber das Verfahren, welches man bei den Mumien anwendete, welche auf den Canarischen Inseln, namentlich Teneriffa, Canaria u. s. f. in Katakomben gefunden werden und Xaxos heifsen, ist man in grofser Ungewifsheit. *Bory de Saint-Vincent* (s. Dict. de Méd. VII. p. 373.) meint, dafs man wohl blofs die Eingeweide aus der Leiche genommen, dann sie an der Luft getrocknet und mit mehreren Lagen eines aromatischen Firnisses überzogen habe. Man findet die Xaxos in Ziegenfellen genähet und in Kasten von Sadebaum liegend, noch sehr wohl erhalten. Sie sind sehr trocken, leicht, bräunlich-gelblich und häufig wurmstichig. Sie stammen von den Ureinwohnern der Canarischen Inseln, den Guanchen ab. Ein schönes, aus einer solchen, sehr wohl erhaltenen Guanchenmumie gefertigtes Skelet, eben so das einer ägyptischen Mumie, zieren das anatomische Museum zu Berlin.

In späteren Zeiten machte man nur selten von der Balsamation Gebrauch, daher findet man auch bis gegen das siebzehnte Jahrhundert hin, in den Schriften nichts Erhebliches über dieselbe. Doch verdient erwähnt zu werden, dafs man im vierten und fünften Jahrhundert den Leichnam mit Quecksilber übergofs; so fand man im Jahre 1793 bei der Leiche *Carls* VII., der 1461 starb, flüssiges Quecksilber. Im siebzehnten Jahrhundert machten besonders *Bils* und *Clauder* durch ihre Balsamationsmethoden Aufsehn. Der erstere hielt seine Methoden geheim, doch scheint er mit Salzlaugen operirt zu haben. *Clauder* schrieb eine Abhandlung über unsern Gegenstand, worin er seine Methode bekannt machte. Er legte den Leichnam in eine Auflösung von Pottasche und Salmiak, liefs ihn, indem er alle 14 Tage die Auflösung durch den Zusatz eines Quantums dieser Salze verstärkte, darin sechs bis acht Wochen liegen, that ihn dann einige Stunden in eine Alaunauflösung und trocknete ihn dann an der Luft.

Andere legten den Körper in einen Kasten, in welchem sich Myrrhe, Aloe und einige Salze aufgelöst befanden und verschlossen ihn dann wohl.

Es kam unter andern auch folgende Methode in Ausübung: Das Gehirn wurde durch eine im Schädel gemachte Oeffnung entfernt; hierauf wurde in die Schädelhöhle etwas von der Mischung eines aus folgenden Substanzen bereiteten und gröblich zerstofsenen Pulvers gethan: *Rec.* Myrrhae, Aloes an. libr. jjj, Asphalti, Summitatum Absinthii, Scordii, Centaurii minoris, Radicis Imperatorii, Gentianae, Angelicae, Carlinae, Aristolochiae rotundae an. libr. jjj, Cardamomi minoris, Piperis nigri, Zingiberis an. libr. iv, Cinnamomi, Caryophyllorum, Ladani, Acori an. libr. jj. Hierauf trennte man die Haut und die weichen Theile vom Schädel bis zum Nabel, schlug das losgetrennte Brustbein mit dem ebenfalls losgetrennten, knorpligen Theil der Rippen zurück, nahm dann die Eingeweide heraus, machte dann, jenachdem der Leichnam fetter oder magerer war, mehr oder weniger Einschnitte, und zwar bei den fettern Leichnamen mehr, in die Arme, Schenkel, die Schaamgegend, den Hals und auch wohl in die Fufssohlen und Handballen, sog das Blut mit Schwämmen auf, wusch die entblöfsten Theile mit Weingeist und füllte dann den ganzen Körper mit dem angeführten und mit Weingeist befeuchtetem Pulver an. Diese Methode wird auch zur Einbalsamirung einzelner Theile, wie z. B. Herzen u. s. f. gelobt. Es gab auch Aerzte, welche den ganzen Leichnam mit peruanischem Balsam salbten, und ihn dann mit einer fingerdicken Lage folgenden Pulvers bestreuten: *Rec.* Styracis, Iridis florentinae an. libr. iv, Summitatum Majoranae, Flor. aurant., Lavendulae, Gummi Tacamahacae an. libr. jj, Ligni Rhodii, Acori veri an. libr. j, Ladani, Cassiae Caryophyllatae an. libr. sem. Der Leichnam wurde sodann in aromatisches Wachstuch gehüllt und in einen bleiernen, dicht schliefsenden Sarg gelegt. — Bei der Leiche *Ludwigs XIV.* wurden die beiden eben beschriebenen Methoden miteinander verbunden, s. Dict. de Méd. T. VII. Embaumement. p. 374.

Um Leichen einige Wochen oder Monate zu conserviren, hüllte man sie, nachdem man sie mit aromatischem Pulver bestreut hatte, in Tuch ein, welches in eine Mischung von Wachs, mit wohlriechenden, ätherischen Oelen getränkt worden war, und befestigte das Tuch dicht mit Binden. —

Das Verfahren, welches der berühmte *Fr. Hoffmann* beim Balsamiren anwendete, findet man bei *J. Szent-Peteri,* De Conditione corporum, Diss. inaug. Halae. 1741. 4. p. 23. beschrieben. Er nahm, mit Ausnahme des Hirns, alle Eingeweide aus der Leiche, machte in die Arme und Schenkel einige Einschnitte, und wusch den ganzen Körper mit einer Auflösung von Kochsalz und Alaun und mit rectificirtem Weingeist, trocknete ihn dann in einer warmen Stube, salbte ihn dann mit Terpenthin- und Nardenöl und füllte ihn mit Leinwand aus, die er mit Weingeist befeuchtet und gewürzhaftem Pulver bestreut hatte, nähte die Einschnitte zu und brachte in Nase, Mund und Ohren mit balsamischem Pulver bestreute Baumwolle ein.

Zu den neuern Balsamationsmethoden gehört folgende von französischen Aerzten befolgte (s. Dict. d. Méd. a. a. O.).

Nachdem man das Gehirn und alle Eingeweide herausgenommen hat, werden die letztern mehrmals eingeschnitten und der Darmkanal geöffnet. Hierauf spühlt man sämmtliche Eingeweide gut mit Wasser aus, und wäscht sie, nachdem man sie vorher ausgedrückt hat, erst mit Campheressig, später mit Campherspiritus und bestreut sie mit einem Pulver, welches zur Hälfte aus Eichenrinde, zu ein Viertel aus decrepitirtem Kochsalz und aufserdem noch aus China, Cascarille, Münze, Benzoe, Castoreum und Asphalt, mit Zusatz von ätherischen Oelen besteht. Nachdem nun in die Wände der innern Höhlen mehrere Schnitte angebracht sind, werden diese ebenfalls erst gut mit Wasser gereinigt und zuerst mit Campheressig, später aber mit Camphergeist gewaschen, dann mit einer Auflösung des Sublimats in Alkohol gepinselt, hierauf mit einer aus Perubalsam, Copal, flüssigem Storax, Muskatöl, Lavendelöl, Thymianöl u. s. f. bereiteten Salbe überstrichen und ebenfalls mit jenem Pulver bestreut. Hierauf legt man die Eingeweide wieder in ihre Höhlen, ordnet sie, füllt die Zwischenräume mit dem oben erwähnten aromatischen Pulver aus und näht den Leichnam zu, die Nähte aber, so wie die ganze Oberfläche desselben werden gleichfalls mit jener Salbe und mit jenem Pulver bestreut. Nun werden alle Glieder mit doppelten Cirkeltouren umgeben und auch der Körper davon umhüllt. Die Cirkeltouren werden ebenfalls gesalbt und mit jenem Pulver bestreut. Nach diesen Operationen wird der Leichnam in einen wohl schliefsenden, bleiernen Sarg gelegt.

Nach *Pelletan* (s. Dict. d. sc. méd.) soll man nach Herausnahme der Eingeweide, in die Höhlen eine Auflösung von Pottasche giefsen, dann die Höhlen mit Werg und harzigen und gewürzhaften Substanzen füllen, hierauf den ganzen Körper mehrere Wochen hindurch in einer Auflösung von Pottasche liegen lassen, später aber, nachdem er mit Wasser abgewaschen worden ist, einige Tage der Einwirkung einer Alaunauflösung aussetzen, ihn alsdann trocknen, mit Firnifs überziehen und mit doppelten Bindetouren, die man ebenfalls gefirnifst hat, umgeben.

In Frankreich hat man sich in den neusten Zeiten mehrfach des Sublimats zum Einbalsamiren bedient. Er wirkt allerdings höchst fäulnifswidrig, hat aber, abgesehen davon, dafs sein Gebrauch, in Bezug auf den, der ihn anwendet, grofse Behutsamkeit erfordert, den Nachtheil, dafs die Leichen, obgleich sie, wenn sie eben aus der Sublimatauflösung genommen werden, weich und biegsam sind, schnell erhärten, ihre Biegsamkeit verlieren und braun und unansehnlich werden.

Larrey und *Ribbes* (Dict. d. méd. VII. p. 378.) sollen einen Obersten auf folgende Art zu einer sehr schönen Mumie gemacht haben. Nach der Herausnahme sämmtlicher Eingeweide des Bauches, durch einen auf der rechten Seite, in der Lendengegend gemachten, halbmondförmigen Schnitt, wurde das Zwerchfell in der Mitte durchschnitten, und durch diese Oeffnung auch sämmtliche Brusteingeweide entfernt. Hierauf wusch man Brust- und Bauchhöhle mit Schwämmen wohl aus, applicirte Sublimatauflösung auf ihre Wände, füllte die beiden erwähnten Höhlen mit gereinigten, trocknen Haaren aus, stellte dadurch die Form des Bauches wieder her und nähete ihn sodann wieder zu. Durch eine am Hinterhaupt applicirte Krone, wurde hierauf das Hirn entfernt und dann in die Mundhöhle Sublimat eingebracht, der Mund, um das Zusammenfallen zu verhüten, ausgestopft, das Gesicht aber, um die Züge zu erhalten, zweckmäfsig mit graduirten Compressen und Bandagen belegt. Der Körper wurde hierauf mit Tuch umhüllt, und in eine Auflösung von Sublimat gelegt. Nach drei Monaten nahm man ihn aus derselben heraus, trocknete ihn ab, füllte die entstandenen Höhlungen sorgfältig aus, setzte künstliche Augen ein und überzog den ganzen Körper mit einem Lack.

Ein ähnliches Verfahren beobachtete *Boudet* bei einem jungen Mädchen, was er sehr schön mumifizirt haben soll; doch weicht sein Verfahren in folgenden Puncten ab: Das Gehirn entfernte er durch das Hinterhauptloch; die Augen wurden ganz herausgenommen und alle Höhlen mit Werg ausgefüllt. Die Leiche tauchte man erst in reinen Alkohol, dann in Alkohol worin etwas Sublimat aufgelöfst war, und hierauf erst in eine gesättigte Auflösung des Sublimats in Wasser, worin sie drei Monate lang liegen blieb. Dann zog man sie heraus, hing sie an Bändern auf und liefs sie ablaufen. Nach dieser Operation wurde in die Höhlen von neuem Werg eingebracht, künstliche Augen eingesetzt und die Augenlider und Lippenränder einander genähert. Einige entstellte Züge, die noch zurück geblieben waren, stellte ein Künstler mittelst Wachs, mit Hülfe einer Büste der Verstorbenen her. Die graue Färbung der Haut wurde sodann durch Schminke entfernt.

v. Gräfe bedient sich zur Balsamation ebenfalls des Sublimats. Seine Balsamationsmethode ist folgende: Es wird Sublimat in Alkohol gelöfst und zwar noch etwas mehr, als der Alkohol auflöfst, so dafs noch ein Theil des Sublimats zu Boden fällt. Hat der Verstorbene an Wassersucht gelitten, so werden, um den Ausflufs des Wassers zu bewirken, Einschnitte in die Haut gemacht. Dann nimmt man die Gedärme bis auf's Herz und das Gehirn heraus, füllt die Höhlen mit aromatischen Kräutern oder Werg aus, welche mit der Sublimatauflösung befeuchtet sind und näht die Höhlen zu, nachdem die Leiche rein gewaschen worden ist. Die Eingeweide werden in ein zinnernes Gefäfs besonders gelegt und mit der Solution befeuchtet. Hierauf macht man Ballen aus Werg oder Charpie und bringt dieselben, nachdem man sie mit der Auflösung befeuchtet hat, in alle Höhlen ein, spritzt die Auflösung zwischen Augen und Augenlider und begiefst den Leichnam wiederholentlich, so dafs er stets feucht bleibt, mit der Sublimatauflösung. Hierauf umwickelt man jeden Finger und jede Zehe mit schmalen, den Körper aber mit breiteren Binden, welche in jene Auflösung getaucht sind. Die Leiche wird alsdann 2—3 Tage hindurch mit der Auflösung übergossen, und während dieser Zeit die in den Höhlen eingebrachten Ballen, mehrmals herausgenommen und befeuchtet wieder eingebracht. Am dritten oder vierten Tage kann die Leiche in einen zinnernen Sarg gelegt werden, worin sich eine, mit aromatischen Kräutern oder Werg ausgestopfte Matratze befindet.

Besondere Erwähnung verdient die von *Faujas-Saint-Fond* (Voyage en Angleterre, en Ecosse et aux isles Hébrides. Paris. 1797. T. 1. p. 50.) beschriebene Mumie, welche *Sheldon* aus seiner Maitresse machte und in seinem Schlafzimmer aufbewahrte. Sie war sehr gut erhalten, besafs selbst an manchen Theilen noch etwas Elasticität, und die Haut hatte noch einen Theil ihrer Farbe, obschon sie mit der Luft in Berührung war. *Sheldon* mumifizirte sie auf folgende Weise. Der Körper wurde mehrmals mit einer, mit etwas Terpenthinspiritus versetzten Auflösung von Kampher in starkem Alkohol injicirt, und die Haut mit feinem Alaunpulver eingerieben. Die Eingeweide wurden herausgenommen, in starken Weingeist gelegt und dann mit einer Mischung von Colophonium und Campher bestrichen. Dasselbe geschah mit den innern Theilen des Körpers, die man dann auch noch mit Alaun bestrich. Nachdem die Eingeweide wieder hineingelegt waren, wurde eine Auflösung des Kamphers in starkem Weingeist, sowohl nach oben als nach unten durch die Schenkelarterie in den Körper gespritzt. Später wurde, um die natürliche Hautfarbe nachzuahmen, eine gefärbte Flüssigkeit in die Jugularvene injicirt. Dann legte man die Mumie in einen doppelten Behälter, dessen innerster Fufsboden mit einer zollhohen Lage calcinirter Kreide belegt war und verschlofs sie sorgfältig. Als man sie nach fünf Jahren öffnete, fand man sie noch eben so wohl erhalten, wie sie hineingelegt worden war.

Ein sehr zweckmäfsiges Balsamationsverfahren, dem *Sheldon*'schen ähnlich, welches der hiesige Prosector und Prof. *Schlemm* ersann, und das auch wirklich an einer Leiche in Ausübung gebracht werden sollte, scheint auch folgendes zu seyn: Man bringe eine Canule in irgend ein Gefäfs ein, und fülle durch dieses alle Gefäfse mit Terpenthinöl an. Das Terpenthinöl durchdringt nämlich, wie bekannt, alle Theile, und ist gleichzeitig ein sehr gutes, die Zersezzung hemmendes Mittel. Statt des Terpenthinöls könnte, seiner Meinung nach, vielleicht sehr passend Alkohol genommen und wiederholentlich, mehrere Tage hintereinander täglich einmal, eingespritzt werden. Einige Tage nach der Injection von Terpenthinöl, oder wenn man einige Tage hintereinander Alkohol eingespritzt hat, während welcher Zeit die Leiche täglich mehrmals auch mit Alkohol besprengt und gewaschen wird, spritze man eine balsamische, geröthete und mit ätherischem Oel und Wachs versetzte Masse ein. Diese Masse wird die Turgescenz der Haut befördern, und weil sie wegen der Beimischung von Wachs erstarrt, auch erhalten, ferner durch ihren Inhalt an ätherischem Oel und Balsamen, der Leiche einen Wohlgeruch, und wenn die Röthe nicht zu stark oder schwach war, zugleich der Haut eine natürliche Farbe geben. Wenn die eingespritzte Masse erhärtet ist, also etwa am folgenden Tage, werden die Eingeweide sowohl die der Brust als des Bauches herausgenommen, die Brust- und Bauchhöhle mit aromatischen Kräutern angefüllt und das Gehirn durch die Nasenhöhle entfernt, die Nasenhöhle aber dann ebenfalls, wie die Mund- und Hirnhöhle, mit aromatischen Kräutern angefüllt. Die Leiche wird alsdann an einem kühlen, trocknen Orte, einem trocknen Luftzuge ausgesetzt, und während des Trocknens täglich einigemale mit Alkohol gewaschen. *Rudolphi* macht darauf aufmerksam, dafs es sehr zur Conservation beitragen würde, wenn man auch Einspritzungen in's Zellgewebe machte.

Der Chlorkalk, welchen man in neueren Zeiten, so häufig mit Nutzen zur Aufbewahrung von Leichen benutzt, und der, bei damit angestellten Versuchen, auf dem hiesigen anatomischen Theater ebenfalls sich bewährte, ist zur Mumification noch nicht angewendet worden. Eben so wenig hat man den ebenfalls sehr antiseptischen Holzessig gebraucht.

Blofse physische Einflüsse können ohne alle Beihülfe der Kunst, ebenfalls Mumien hervorbringen. So entstehen Mumien durch die Einwirkung sehr starker, trockner Hitze. In den afrikanischen Wüsten werden Reisende, die in denselben umkamen, auf diese Weise mumificirt. In Peru fand *H. v. Humboldt* auf einem Schlachtfelde, auf sehr trockenem Boden und in einem sehr heifsen Erdstrich, Peruaner und Spanier nebeneinanderliegend und mumificirt. In dem Keller eines Klosters zu Toulouse und im berühmten Bleikeller zu Bremen, mumificiren ebenfalls die Leichen von selbst und zwar, wie es scheint, blofs durch den dort eigenthümlich moderirten, trocknen Luftzug.

Synon. Lat. *Balsamatio, Conditio seu conditura corporis.* Gr. *Ταριχεία.* Franz. *Embaumement.* Br — dt.

BALSAMITA, Balsamkraut (*Syngenesia Polygamia aequalis*). Eine Pflanzengattung zur neunzehnten *Linnéi*schen Klasse erster Ordnung gehörig, und zur natürlichen Ordnung *Compositae* oder *Synanthereae*, Unterordnung *Anthemideae*. Die Kennzeichen sind: Der Hauptkelch ist dachzieglicht; der Blütenboden nackt. Der besondere Kelch stellt einen Rand um den Samen vor. Weibliche Blumen fehlen. *Linné* vereinigte diese Gattung mit Tanacetum. *Desfontaines* hat sie getrennt.

1. *B. vulgaris. Linn.* sp. ed. *Willd.* 3. p. 1803. Balsamita suaveolens *Desfont.* Tanacetum Balsamita *Linn.* sp. p. 1184. *Hayne* Arzneigew. 11. t. 5. Gemeines Balsamkraut, Frauenmünze, Marienwurzel, Marienblatt. Eine perennirende Pflanze, welche im südlichen Deutschland, der Schweitz und im südlichen Frankreich wild wächst. Sie wird drei Fufs hoch; die Blätter sind einfach, breit, länglich, gekerbt, bestäubt; die Stengelblätter ungestielt. Die Blütenköpfe bilden eine Doldentraube am Ende der Pflanze, sind halbrund, gelb, die Blümchen sehr kurz. Diese Pflanze wird wegen ihres angenehmen Geruchs in den Gärten gezogen. Sie war vormals officinell (Herba et summitates Balsamitae maris s. Tanaceti hortensis s. Costi hortorum) und wurde besonders als ein krampfstillendes Mittel gebraucht, auch scheint sie die Kräfte der Chamillen zu haben. Jetzt wird sie gar nicht mehr gebraucht. Das gekochte Oel aus den Blütenköpfen, als Mittel gegen Quetschungen, mochte wohl nicht mehr helfen, als jedes andere Oel. L—k.

BALSAMODENDRON. Eine Pflanzengattung zur *Dioecia Octandria* gehörig und zur natürlichen Ordnung *Terebinthaceae*. Die Kennzeichen sind: der Kelch vierzähnig. Vier Blumenblätter. Acht Staubfäden unter einer ringförmigen Erhöhung stehend, auch Warzen zwischen denselben. Ein Fruchtknoten mit einem kurzen, stumpfen Griffel. Die Samenfrucht oder beerenartige Kapsel hat 4 Furchen, ist 1—2 fächrig; die Fächer einsamig.

1. *B. gileadense. De Cand.* Prodr. syst. veg. 76. Düsseld. Arzneigew. Lief. 17, T. 14. Amyris gileadensis et Opobalsamum *Linn.* sp. ed. *Willd.* II. p. 334. Amyris gileadensis *Vahl* Symb. I. p. 28. Amyris Opobalsamum *Forsk.* aegypt. arab. p. 79. Ein

Baum, welcher in Arabien wild wächst. Er ist sperrig ausgebreitet, mit hängenden Aesten und ohne Dornen. Die Blätter bestehen aus drei umgekehrt eiförmigen, ganzrandigen, äufserst fein behaarten Blättchen, zuweilen sind auch fünf Blättchen vorhanden. Die kleinen Blüten stehen einzeln oder zu zwei an der Spitze eines kurzen Astes, auf kurzen Blütenstielen. Die Zweige haben einen angenehmen Geruch wenn man sie zerbricht. Aus diesem Baume fliefst entweder von selbst oder durch Einschnitte der Balsam von Mekka, den man auch durch das Auskochen junger Zweige erhält. Das erste Auskochen giebt einen guten, das zweite viel schlechtern Balsam. Der gute Balsam von Mekka ist dünnflüssiger als Terpenthin, dickflüssiger als Copaivabalsam, von citrongelber Farbe, die etwas in's Rothe spielt und einem Geruch, welcher nach den Angaben etwas von Rosmarin, Salvei, Citronen und Muskatnüssen hat, und von einem bittern und aromatischen Geschmacke. Die Probe des ächten ist nach *Hasselquist* (Reise nach Palästina. S. 563.), dafs sich ein Tropfen über eine grofse Wasserfläche verbreitet, dafs man diese Haut abnehmen kann, ohne dafs sie zerreifst, und dafs der Balsam dem Wasser nichts mitgetheilt hat, sondern dieses ganz klar geblieben ist. Im Orient braucht man diesen Balsam besonders als einen Wundbalsam; hievon hat man die Wirkung auf innere Geschwüre übertragen und wendet ihn in solchen Fällen an, wo man dergleichen vermuthet. Ferner gebraucht man ihn als ein schweifstreibendes Mittel, also in der Pest und andern ansteckenden Krankheiten. Auch äufserlich wird er Schönheitsmitteln zugesetzt. Der Gebrauch dieses Balsams ist sehr alt; *Dioskorides* redet schon von dem Baume (*Βάλσαμον*) und dem daraus fliefsenden Safte (*Ὀποβάλσαμον*) so, dafs man sieht, er habe diesen Balsambaum und den Balsambaum von Mekka gemeint. Jetzt gebraucht man den Balsam in Europa nicht mehr, weil er selbst im Orient kostbar, auch schwer unverfälscht zu haben ist; überdiefs fehlt es uns nicht an Mitteln dieser Art. Was man jetzt auf den Apotheken zuweilen findet, ist ein alter eingetrockneter Balsam wie ein Harz, ohne Geruch. Dafs die Amyris gileadensis u. A. Opobalsamum einerlei Art sey, hat zuerst

Willdenow gezeigt (Berlin. Jahrb. f. Pharmacie. 1795. S. 143.). *Gleditsch* machte eine besondere Gattung daraus, welche er Balsamea meccanensis nach der Insertion der Staubfäden nannte, aber die ist bei Amyris und diesem Baume nicht verschieden. *Kunth* hat Balsamodendron von Amyris getrennt; auch hat jenes getrennte Geschlechter, diese Zwitterblüten.

Xylobalsamum. Balsamholz. Sind Zweige eine Gänsefeder ungefähr dick, gedreht, knotig, auswendig runzlicht, von grauer oder röthlicher Farbe, frisch von einem harzigen, balsamischen Geschmack, und wenn sie auf glühende Kohlen geworfen werden, von einem angenehmen, balsamischen Geruch. Sie sollen von dem Baume kommen, welcher den Mekkabalsam giebt. Sie sind schon lange nicht mehr im Gebrauch, und fast gar nicht mehr auf den Apotheken zu finden.

Carpobalsamum. Sind längliche Früchte mit einem kurzen Stiele, einer runzlichten, braunen Rinde, von vier Furchen durchzogen und von einem angenehmen und aromatischen Geruch und Geschmack. Nach der Beschreibung sind sie allerdings die Früchte von Balsamodendron gileadense. Man gebraucht sie gar nicht mehr, und findet sie auch fast nicht mehr auf den Apotheken.

2. *B. Myrrha. Nees v. Esenb.* Düsseldorf. Arzneigew. Lief. 14. t. 15. Dieser Baum wächst im glücklichen Arabien, wo ihn *Ehrenberg* bei Gison an der Grenze des Landes fand. Die Abbildung im angeführten Werke und die Beschreibung von *Nees v. E.* sind nach einem Exemplar gemacht, welches ihm *Ehrenberg* mittheilte. Die Zweige haben sperrig abstehende, in spitze Dornen endigende Nebenzweige; die Blätter bestehen aus drei Blättchen, wovon das äufserste viel gröfser ist, als die Seitenblättchen; alle sind umgekehrt eiförmig ganzrandig oder mit wenigen Zähnen, glatt. Die Blüten fehlen an den Zweigen. Die Früchte sitzen auf einem kurzen Blütenstiel, sind eiförmig zugespitzt, glatt, braun an der Basis, mit den Resten des vierzähnigen Kelches; auf der einen Seite öffnet sich eine Nath. *Ehrenberg* sah, wie von diesem Baume die Myrrhe gesammelt wurde. *Nees v. E.* hält diesen Baum für verschieden von Balsamodendron Kataf. *Kunth, De Cand.* Prodr. regn. veg. 2. p. 78. oder

Amyris Kataf. *Forsk. Linn.* sp. ed. *Willd.* 2. p. 334. welchen man die Myrrhe zuschrieb, nach einer Aeufserung *Forskols*, dafs die Myrrhe von einem der Amyris Kataf. ähnlichen Baume komme, den er nicht selbst sah. *Nees* giebt davon eine Abbildung (a. a. O. B. t. 16.) nach Exemplaren des *Vahl*'schen und *Willdenow*'schen Herbariums und bestimmt den Unterschied auf folgende Weise. Die Aeste von Amyris Kataf. sind ohne Dornen, die Blätter wohl viermal gröfser, und die seitlichen Blättchen kommen in Gestalt und Gröfse fast ganz mit dem Endblättchen überein. Die Frucht sei nach *Forskol* rund und an der Spitze nabelförmig eingedrückt, nicht in eine Spitze ausgedehnt wie an B. Myrrha. Aber *Ehrenberg* sagt, dafs der Unterschied nur im Alter bestehe, die jungen Schüsse haben keine Dornen und grofse Blätter, an alten Zweigen entstehen Dornen und die Blätter ändern ihre Gestalt. Wie veränderlich die Gestalt der Blätter in dieser Gattung sei, beweise der Unterschied den man zwischen Amyris Opobalsamum und A. gileadensis machen wollte. Auf die Gestalt der Frucht von *Forskol* könne man nicht viel rechnen, da bekanntlich *Forskol's* Mscpte. in der gröfsten Verwirrung waren. Indessen wird der Name B. Myrrha der zweckmäfsigste seyn, da die Myrrhe gewifs davon genommen wird. Die Myrrhe kommt in ziemlich harten, spröden Stücken, von verschiedener Gröfse zu uns, welche meistens von der Gröfse einer Haselnufs und kleiner sind, selten von der Gröfse einer Wallnufs und gröfser; sie scheinen oft aus Körnern zusammengesetzt und erscheinen meistens an den Ecken und Kanten abgerundet. Aeufserlich sind sie matt, wie mit einem Staube bedeckt, innerlich wenig glänzend und eben im Bruch, in's Muschlichte übergehend, in kleinen Stücken, zuweilen auch in gröfsern durchscheinend von einer braunrothen, zuweilen in's Gelbe ziehenden Farbe und einem braungelben Strich. Zuweilen kommen darunter Stücke vor, welche äufserlich grau, fast schwärzlich sind, inwendig weifs, von Fettglanz und muschlicht im Bruch; zuweilen sieht man in den rothen Stücken einzelne weifse Körner. Nach *Ehrenberg* kommt dieses schwärzliche Gummiharz von demselben Baume und ist keine Verfälschung. Der Geruch der echten Myrrhe ist eigenthümlich, der Geschmack gewürzhaft bitter. Oft sieht man Stücke von arabischem Gummi mit beigemengt, die sich leicht durch die Farbe, den kleinmuschlichten Bruch und den Glanz unterscheiden. Zuweilen findet man andere fremde Harze darunter, welche sich bald von der Myrrhe unterscheiden lassen. Auch hat man nach *Pfaff* (Mat. med. 3. p. 299.) im Handel eine ganz verschiedene schlechte Myrrhe, in grofsen Stücken von 2—3 Zoll in der Länge und 1 Zoll in der Dicke, welche in der Mitte röthlich wie Myrrhe, nach dem Umfange zu schwarz ist. In der Wärme schmilzt die Myrrhe leicht, am Lichte brennt sie mit einer hellen Flamme. Sie löfst sich in Wasser, Wein und Bier zu einer dicken Flüssigkeit auf, Weingeist löfst einen Theil auf. In den sogenannten versüfsten Säuren, in ammoniumhaltigem Weingeist und in Kalkwasser ist sie fast ganz auflöfslich. Durch die trockne Destillation giebt sie eine braune Flüssigkeit, die essigsaures und kohlensaures Ammonium enthält, ein braunes Oel und läfst $\frac{1}{4}$ Kohle zurück. *Pelletier* (s. *Schweigger's* Journ f. Chemie. B. 5. S. 245.) gab die erste, unvollständige chemische Untersuchung der Myrrhe; er fand sie bestehend aus 66 Gummi und 34 Harz. *Braconnot* (s. *Trommsd.* Journ. d. Pharmac. B. 18. A. 2. S. 202.) fand in Hundert Harz 23, ätherisches Oel 2, 5, Gummi 46, Pflanzenschleim 12. *Brandes* (Taschenb. f. Scheidekünstl. 1819. S. 51.) in Hundert Harz 27, 8, wovon 5, 56 in Aether auflöfslich, 22, 24 unauflöfslich, ätherisches Oel 2, 6, Gummi 54, 4, Pflanzenschleim 9, 3. Das ätherische Oel ist farblos und dünnflüssig, wird aber mit der Zeit gelb und dickflüssig, hat den Geruch der Myrrhe und einen zuerst milden, dann balsamischen und campherartigen Geschmack. Es ist in Alkohol, Aether und fetten Oelen leicht auflöfslich, läfst sich aber mit Weingeist nicht überdestilliren. Nicht allein in der Schwefelsäure, sondern auch in der Salpetersäure und Salzsäure löfst es sich mit rother Farbe auf. Das in Aether auflöfsliche Harz ist rothgelb, durchscheinend, bei der gewöhnlichen Temperatur weich, und wird in der Kälte allmählig fester. Es schmeckt zuerst rein, dann bitter und scharf; löfst sich leicht in Alkohol und Terpenthinöl, in geringerer

Menge in Mandelöl auf, und giebt mit Ammonium eine Auflösung. Das in Aether unauflöfsliche Harz ist braungelb, halbdurchsichtig, hart, spröde, hat weder Geruch noch Geschmack, schmilzt in der Wärme, erweicht auch schon zwischen den Zähnen wie Wachs. Es löfst sich wenig in Terpenthinöl, noch weniger in Mandelöl auf, wird aber leicht vom kaustischen Kali und auch Ammonium aufgelöfst. Mit Baryterde macht es eine im Wasser, nicht in Alkohol auflöfsliche Verbindung. Das Gummi bildet ein weifsgraues Pulver, welches im Anfange gar nicht, endlich aber (vielleicht von anhängenden fremden Bestandtheilen) gewürzhaft schmeckt. Es macht mit Wasser eine schleimigere Flüssigkeit, als arabisches Gummi. Diese Auflösung wird von Alkohol, Kali, Zinn-, Blei-, Quecksilber- und Silbersalzen mit weifser Farbe gefüllt. Salpetersäure zersetzt das Gummi zu Aepfelsäure, Oxalsäure und einem nicht verpuffenden Bitterstoff, ohne Spur von Schleimsäure. Bei der Destillation giebt das Gummi viel essigsaures Ammonium.

L — k.

Wirkung. Innerlich angewendet besitzt das Gummi Myrrhae, ähnlich den balsamischen Mitteln und Gummiharzen, eine reizend-stärkende Wirkung.

Nach Verschiedenheit der einzelnen Organe wirkt dasselbe:

a) auf die Schleimhäute reizend-stärkend, die Verdauung verbessernd, die profuse, durch Schwäche bedingte Schleimabsonderung der Brustorgane mindernd;

b) reizend-erhitzend auf das Gefäfssystem, die Thätigkeit der Lymphgefäfse, den Umlauf im Venensystem belebend, den Tonus im Gefäfs- und Muskelsystem erhöhend — und eben deshalb contraindicirt bei Entzündungen, entzündlichen Fiebern, Neigung zu Bluthusten, und einem überhaupt sehr leicht erregbaren Gefäfssystem;

c) specifik erregend auf das Uterinsystem, die Menstruation befördernd.

Aeufserlich angewendet wirkt die Myrrhe, reizend, antiseptisch.

Form und Gabe. Innerlich und auswendig wird das G. Myrrhae in folgenden Formen benutzt:

1) Pul-

1) Pulvis Gummi Myrrhae, mit Zucker in Pulver, oder in Pillen und Emulsionen, zu vier bis acht Gran pro dosi, einige Male des Tages.

2) Extractum G. Myrrhae aquosum (durch Maceration von Gummi Myrrhae in Wasser bereitet) wirkt weniger erhitzend, und wird zu fünf bis zehn Granen täglich mehrere Male, mit Zucker in Pulver, oder in Pillen, oder in Solution, gegeben.

3) Tinctura Myrrhae (bereitet durch Digestion von Gummi Myrrhae und Spiritus Vini rectificatissimus), innerlich selten, desto häufiger aber äufserlich benutzt.

An diese Präparate schliefsen sich mehrere, welche früher angewendet, aber entbehrlich und jetzt aufser Gebrauch sind, an: Liquamen Myrrhae, Oleum Myrrhae per deliquium, — ferner mehrere ältere Compositionen, in welchen Myrrhe einen wesentlichen Bestandtheil ausmachte, wie: Elixir aperitivum Clauderi, E. pectorale Wedelii, E. proprietatis Burghardti, E. stomachicum spirituosum und E. viscerale balsamicum temperatum Hoffmanni, Pilulae hypochondriacae Hoffmanni, P. balsamicae seu polychrestae Becheri u. a.

Anwendung. Bei der reizenden Wirkung, welche die Myrrhe besitzt, ist sie in allen den Krankheiten vorzugsweise indicirt, welche sich auf Schwäche atonischer Art, Erschlaffung, und dadurch bedingte profuse Absonderungen gründen.

1) Die Krankheiten, in welchen man sie innerlich besonders empfohlen hat, sind folgende:

a) Schwäche und Verschleimung des Magens und Darmkanals, Neigung zu Blähungen, chronische schleimige Durchfälle, — in so fern sich alle diese Beschwerden auf Schwäche atonischer Art gründen.

b) Chronische Brustkrankheiten, welche durch ähnliche Ursachen bedingt werden, — chronischer Husten, hartnäkkige Verschleimungen der Brust, Schleimasthma, schleimige und eitrige Lungensucht.

Einen besondern Ruf in diesen Formen der Krankheit erwarb sich *Hoffmann's* Myrrhenzucker (aus einem Theil

Extr. Myrrhae aquosum und drei Theilen Saccharum album bestehend), — so wie das *Griffith*'sche Mittel, welches aus folgenden Arzneien zusammengesetzt wird: *Rec.* G. Myrrhae drachmam unam, Alcali vegetabile depur. drachm. dimidiam exacte terantur, adfundendo sensim Aquae Melissae uncias sex cum dimidia, tunc admisce Aquae Cinnamomi c. V. unciam unam, Vitrioli Martis factit. grana duodecim, Syrupi Rubi Idaei unciam dimidiam. D. S. In vier Theile zu theilen und Morgens und Abends einen zu nehmen.

c) Schleimflüsse und Exulcerationen der Geschlechtstheile, — der Blase und Nieren.

d) Stockungen im Pfortader- und im Uterinsystem, um durch Bethätigung des Lymph- und Gefäfssystems aufzulösen, die vorhandenen Stockungen zu beseitigen, Hämorrhoiden in Flufs zu bringen, die Menstruation zu vermehren, oder, wenn sie ganz fehlt, herzustellen. Myrrhe wird in dieser Beziehung gern verbunden mit Schwefel, Aloe, Gummi Ammoniacum, Crocus, Extr. Enulae und ähnlichen Mitteln,— und namentlich gerühmt bei unterdrücktem Hämorrhoidalflufs, Bleichsucht, Ammenorrhoe, sparsamen Menstrualflufs, Fluor albus.

2) Aeufserlich benutzt man die Myrrhe als antiseptisches, reizend-stärkendes Mittel:

a) bei schlaffen, scorbutischen, venerischen und brandigen Geschwüren, — als Zusatz zu Auflösungen von Sublimat, Abkochungen von China, Unguentum digestivum und andern reizenden Salben, — oder bedient sich allein Myrrhenpulvers zum Einstreuen, der Myrrhentinktur oder einer Auflösung des Myrrhenextraktes;

b) bei der brandigen Bräune, als Gurgelwasser oder in Form von Dämpfen angewendet;

c) bei scorbutischem Zahnfleische, — leicht blutendem, übel riechendem Zahnfleisch, scorbutischen Geschwüren des Mundes, in Form von Zahnpulver oder Zahnlattwerge;

d) bei Knochenfrafs;

e) bei chronischen Brustbeschwerden, Asthma, so wie mehreren Formen der Lungensucht. Man läfst hier am besten Myrrhengummi mit Wasser kochen und den Wasserdunst davon einathmen. O — n

BALSAMUM oder Balsamus ist zuerst das lateinische Wort für Balsame (s. oben), dann bedeutet es aber auch pharmaceutische Zusammensetzungen, wozu ätherische und fette Oele gesetzt werden. Auch kommt der Name Balsam von dem hebräischen Baal oder Bel, der Kranz, und schemen, Oel, her. Viele dieser Balsame werden durch bloſse Vermischung der Oele gemacht, wie Balsamum Caryophyllorum, B. cephalicum, B. Cinnamomi, B. stomachicum u. s. w. Oder man schmilzt die festern Fette und Oele, und setzt dann die andern Ingredienzien hinzu, wie Balsamum Arcaei, B. Chironis, B. Locatelli, B. saponis u. s. w. Oder man löſst die Oele und Harze in Weingeist auf, wie B. Commendatoris, B. vitae, B. Liboschitzii, B. Salazar u. dgl. Einige werden auf besondere Art bereitet, wie Balsamum sulphuris, von diesen wird an den gehörigen Orten geredet werden. L — k.

BAMBUSA ARUNDINACEA. S. Tebaschir.

BAMMA (von *βαπτειν*, eintauchen) eine Brühe, Tunke.

BAND. Man braucht dasselbe zu verschiedenen Verbänden, um dieselben zu befestigen, und auch zur blutigen Naht, wenn diese bei Amputationen der Gliedmaſsen u. s. w. angewendet werden soll. Das Band muſs von festem Zwirn gleichförmig gearbeitet seyn, die Breite desselben ist verschieden; soll es einen Verband fest halten, z. B. Strohladen, Schienen, so kann es 4 — 5 Linien breit seyn; man legt es dann doppelt in Gestalt einer Schlinge, geht damit unter die Schiene, u. s. w. weg, daſs die beiden Enden nach auſsen, die Schlinge nach innen kommen, steckt darauf das obere Ende durch die Schlinge und bindet es mit dem andern Ende fest zusammen. Behufs der Anwendung der Bänder zur blutigen Heftung, müssen diese schmäler seyn. Vergl. Blutige Naht.

Synon. Lat. *Ligamen.* Franz. *Lien.* E. Gr. — e.

BAND (*Syndesmus, ligamentum*). Man nennt einen groſsen Theil der Verbindungsmittel unserer getrennten Körpertheile Bänder, und theilt diese ein in eigentliche oder wahre (*Ligamenta vera*) und in uneigentliche oder falsche (*L. spuria*).

1) Die wahren Bänder verbinden getrennte Knochen, oder Knorpel mit einander, und gehören zu dem von *Bichat* aufgestellten faserigen System (*Systema fibrosum*). Sie bestehen aus sehnigen, gelblich weifsen, oft silberglänzenden Fasern, haben wenig Blutgefäfse und gar keine eigene Nerven, zeigen, mit wenigen Ausnahmen einiger Bänder der Wirbelsäule, geringe Elasticität, zerreifsen bei plötzlich und starker Ausdehnung bald, lassen sich hingegen allmählich stark ausdehnen, ausgedehnt aber zeigen sie geringe Contractilität, weshalb eine Erschlaffung derselben oft Jahre lang andauert.

Man theilt sie wieder ein in Kapselbänder und in faserige Bänder ohne Kapseln.

a) Die Kapselbänder umkleiden alle beweglichen Gelenke, schliefsen als hohle Behälter die sich einander zugewandten überknorpelten Gelenkenden vollkommen ein, und bestehen aus einer äufsern faserigen und einer innern serösen Schicht. — Die Faserschicht bildet, mit Ausnahme einiger Gelenke, z. B. des Hüft- und Schultergelenks, unvollkommene Kapseln, und geht, im Umfange der Gelenkenden, von der Beinhaut des einen Knochens zu der des andern über. — Die seröse Schicht, Synovialhaut (*Membrana synovialis*) genannt, bildet immer vollkommen geschlossene Kapseln, ist mit der innern Seite der Faserkapsel fest verbunden, überzieht aber aufserdem die überknorpelte Fläche der Gelenkenden, und bildet auf diese Weise die Knorpelhaut (*Perichondrium*) derselben, welche mit der Knorpelsubstanz untrennbar verbunden ist. Liegt eine Zwischenknorpelscheibe in einem Gelenk, so ist die Synovialkapsel doppelt, die Faserkapsel aber nur einfach vorhanden. In vielen Gelenken, besonders im Hüft- und Kniegelenk, findet man in faltenförmigen Verlängerungen der Synovialkapsel, oder zwischen ihr und der Faserkapsel, oder in einer eigenen von ihr überkleideten Grube der Gelenkflächen selbst ein eigenes, gefäfsreiches, zartes, jedoch festes Fettgewebe, was, obgleich schon *Cowper* bekannt, nach *Clopton Havers* (Osteologia nova or some new observations on the bones, Lond. 1691.), der es ausführlicher beschrieb, und in ihm eine drüsige Struktur und die Function der Absonderung der Gelenkschmiere (*Synovia*) zu finden glaubte, mit dem Namen Glandulae Haversii belegt worden ist; allein *Th. Sömmerring* (Bänderlehre §. 5.) und *Fr. Meckel* (Anat. Bd. 1. S. 558.) leugnen mit Recht die drüsige Structur desselben. Wegen seines Gefäfsreichthums kann es wohl einen Einflufs auf Vermehrung der Gelenkschmierabsonderung haben; dafs dieselbe indefs nicht davon abhängt, beweisen die Gelenke, wo es fehlt und doch Gelenkschmiere vorhanden ist.

b) Die eigentlichen Faserbänder haben sowohl eine runde, bündelförmige, als eine platte, häutige Gestalt, und kommen an den Gelenkkapseln als Seiten- oder Verstärkungsbänder vor; aufserdem aber fügen sie Knochen oder Knorpel ohne Gelenkflächen mit einander zusammen, und schränken dadurch die Beweglichkeit derselben, meistens nur nach einer Richtung hin, ein.

2) Falsche Bänder nennt man die häutigen Falten, welche weiche Theile unter einander verbinden, oder in ihrer Lage befestigen, z. B. an den Lippen, der Zunge, der Leber, der Milz, dem Magen u. s. w. Es sind meistens seröse oder Schleimhäute, nur einige haben eine faserige Structur z. B. das runde Band der Leber, die Bänder der Augenlider u. s. w. *S — m.*

Verzeichnifs
der im vierten Bande enthaltenen Artikel.

B.

Verzeichniſs

der im vierten Bande enthaltenen Artikel nach ihren Autoren.

Berlin, gedruckt bei August Petsch.

www.ingramcontent.com/pod-product-compliance
Lightning Source LLC
LaVergne TN
LVHW092120300926
849161LV00002B/186